现代特殊营养学

名誉主编　顾景范

主　　编　蒋与刚　郭长江

副 主 编　黄承钰　杨昌林　王　枫　王舒然

人民卫生出版社

·北　京·

图书在版编目（CIP）数据

现代特殊营养学 / 蒋与刚，郭长江主编. —北京：人民卫生出版社，2020.9

ISBN 978-7-117-30409-2

Ⅰ. ①现… Ⅱ. ①蒋…②郭… Ⅲ. ①营养学 Ⅳ. ①R151

中国版本图书馆 CIP 数据核字（2020）第 158856 号

人卫智网	www.ipmph.com	医学教育、学术、考试、健康，购书智慧智能综合服务平台
人卫官网	www.pmph.com	人卫官方资讯发布平台

现代特殊营养学

Xiandai Teshu Yingyangxue

主　　编：蒋与刚　郭长江
出版发行：人民卫生出版社（中继线 010-59780011）
地　　址：北京市朝阳区潘家园南里 19 号
邮　　编：100021
E - mail：pmph @ pmph.com
购书热线：010-59787592　010-59787584　010-65264830
印　　刷：北京铭成印刷有限公司
经　　销：新华书店
开　　本：787 × 1092　1/16　　**印张：**43
字　　数：1046 千字
版　　次：2020 年 9 月第 1 版
印　　次：2020 年 10 月第 1 次印刷
标准书号：ISBN 978-7-117-30409-2
定　　价：149.00 元
打击盗版举报电话：010-59787491　E-mail：WQ @ pmph.com
质量问题联系电话：010-59787234　E-mail：zhiliang @ pmph.com

编委会成员

（按姓氏笔画排序）

常翠青　北京大学运动医学研究所
蒋与刚　军事科学院军事医学研究院环境医学与作业医学研究所
韩军花　国家食品安全风险评估中心
程义勇　军事科学院军事医学研究院环境医学与作业医学研究所
程道梅　成都医学院公共卫生学院
蔡美琴　上海交通大学医学院
蔺新英　山东大学公共卫生学院
暴永平　英国东英吉利大学医学院（School of Medicine，University of East Anglia）
糜漫天　陆军军医大学军事预防医学院

秘　书　李　辉　军事科学院军事医学研究院环境医学与作业医学研究所
张　晗　军事科学院军事医学研究院环境医学与作业医学研究所
国旭祺　军事科学院军事医学研究院环境医学与作业医学研究所

序

特殊营养的研究对象是特殊环境与特殊作业人群，涉及高原、高温、低温、航空、航天、航海、潜水、低照度以及运动、军事作业、工矿、农牧渔业等，是现代营养学中的一个新兴领域。我国特殊环境大多分布于边境地区，具有非常重要的战略意义；另外，随着"一带一路"倡议等国家战略的实施，内地前往特殊环境地区从事经济开发、旅游服务等的人员数量不断攀升。人暴露于特殊环境如不能很快产生习服，将导致高原反应、冻伤、中暑等健康问题，甚至危及生命。目前我国特殊作业人群主要包括运动员、军人、矿工、农牧渔业人员等，多从事一些比较特殊或十分重要的工作，有些人群的工作场所还同时涉及特殊环境。

鉴于特殊营养研究的重要性，中国营养学会于 1983 年 10 月专门成立了特殊营养专业筹备组；1986 年 11 月正式成立了特殊营养专业组，由中国航天医学工程研究所于志深研究员担任组长；2002 年 9 月改称特殊营养分会，并于 1991 年和 2009 年编辑出版了《特殊营养学》第一、二版。近年来，通过广大特殊营养工作者的努力工作，我国特殊营养在高原、高温、低温、航空与航天、运动员和军事作业人员营养研究等领域内取得不少可喜进展。因此，有必要对《特殊营养学》进行修订，以臻完善。本书正是在前两版的基础上，由蒋与刚、郭长江教授主编，组织了 60 余位特殊营养领域专家和青年才俊参与编写，系统总结了近年来我国特殊营养领域的研究进展，增加了相关的基础理论内容，充实了实际应用部分，体现了本领域的最新研究成果和发展动态，具有较高的学术水平和应用价值。我代表中国营养学会热烈祝贺《现代特殊营养学》的出版，相信本书的出版必将进一步推动我国特殊营养事业的发展，更好地服务于我国的国民经济和国防事业。衷心希望我国广大特殊营养工作者齐心协力、奋发工作，为贯彻科技兴国、实现中华民族的伟大复兴作出更大的贡献！

2020 年 4 月 18 日

前　言

特殊营养学是营养学中的重要分支学科，该学科以营养、机体和环境与作业因素相互作用为研究重点，主要涉及特殊环境、特殊职业人群营养代谢、营养需要量、营养保障措施和合理膳食等方面问题，并根据相关研究进展，制定出特殊环境、特殊作业条件下营养供给量和合理的膳食原则，达到从饮食营养的角度提高机体对各种特殊环境、特殊作业因素的适应能力及维护机体健康的目的。

本书第一版于 1991 年由科学出版社出版发行，后于 2009 年进行修订，仍由科学出版社出版发行。第二版出版至今已超过 10 年。期间特殊营养学研究已经取得了显著进展，如原国家卫生和计划生育委员会 2017 年发布了国家卫生行业标准《高温作业人员膳食指导（WS/T 577—2017)》；在航天营养方面，我国航天营养专家制定了航天员膳食能量推荐供给量，解决了宇航员短期和中长期飞行期间营养保障问题；在军事作业人员营养方面，2016—2019 年，完成了全军多兵种营养调查，进行了军人营养素供给量与食物定量标准的修订，颁布了《军人营养素供给量（GJB 823B—2016)》新标准；此外，组学技术等新技术在特殊营养学领域的应用也初见端倪。综合上述情况，我们认为本书修订的条件已经成熟，有必要将近年来现代特殊营养学研究领域内取得的进展和成果进行系统总结，以满足广大特殊营养以及相关领域工作者的需要。

《现代特殊营养学》分为四篇三十九章。其中包括现代特殊营养学概论、现代特殊营养学基础、特殊环境人群营养和特殊作业人员营养四篇。概论部分主要介绍特殊营养学的概念、环境与机体的交互作用、食物营养的特殊健康效应、我国特殊营养学研究的回顾和展望；现代特殊营养学基础部分重点阐述营养与应激反应、免疫功能、抗氧化功能、体能、脑功能、骨骼肌肉功能、肠道微生态调节功能等领域的新进展，以及植物化学物、膳食营养补充剂、膳食模式、军用食品、特殊医学用途配方食品和营养组学等研究的新观点，还简要介绍了环境因素模拟技术；特殊环境人员营养主要针对的特殊环境因素包括高温、低温、高原以及雾霾；特殊作业人员营养重点关注的对象是宇航员、航空航海人员、潜水人员、运动员、脑力劳动人员、接触低照度作业人员、接触辐射作业人员、接触有毒有害物质作业人员、矿工、农牧渔民、驾驶员、农民工、灾害人群和军事作业人员等。与第二版比较，新增 16 章，保留的章节也增添了不少新内容，故更名为《现代特殊营养学》。

本次编写过程中，得到了中国营养学会第二届理事会理事长顾景范研究员、第七届理事会理事长程义勇研究员、特殊营养分会老主任委员刘继鹏和高兰兴研究员、海军军医大学赵法伋和郭俊生教授等诸位前辈的悉心指导，其中已去世的刘继鹏教授为我国特殊营养学特别是军事营养学的发展作出了重要贡献，值得铭记；中国营养学会杨月欣理事长欣然为本书作序，是对我们的最大鼓励；当然也得到了特殊营养研究领域诸多专家特别是特殊营养分会各位委员的鼎力支持；王锋博士、李辉博士和张晗硕士承担了文字校对、排版、与编委的联系等大量事务性工作，在此一并表示诚挚的谢意！

肩负特殊营养学事业薪火相传的责任和前辈的殷殷期望，经过60余位作者、三年的辛勤耕耘，本书得以完成。在即将付梓之际，心中充盈着收获的喜悦之情；但更多的是感恩与惴惴不安。要特别感谢《特殊营养学》前两版作者的辛苦付出！

蒋与刚　郭长江

2020年4月20日

目　　录

第一篇　现代特殊营养学概论

第二篇　现代特殊营养学基础

第四篇 特殊作业人员营养

第一篇　现代特殊营养学概论

随着科学技术的发展，人类在征服大自然的道路上，从戈壁沙漠到南北极，从珠峰到大洋海底，甚至已进入宇宙空间，开辟了航天登月的新纪元。可见人类具有适应和利用特殊环境的良好能力，而营养正是加强这种能力的重要因素。特殊作业人群是生产战线上的重要力量。工业化、信息化时代所遇到的各种物理因素如高温、低温、辐射、噪声等，各种化学因素如有害毒物、工业污染等，各种作业条件如各军兵种、竞技体育等，都对体能、智能甚至健康有所影响。如要出色完成任务，提供营养保障是必不可少的。因此，现代特殊营养学作为营养学的重要分支应运而生，并随着生命科学研究技术的进步而迅猛发展，现代特殊营养学正在并必将对我国经济发展与人民健康水平产生日益广泛而深刻的影响、做出重要贡献！

本篇主要介绍现代特殊营养学的概念与范畴、环境与机体的交互作用、食物营养的健康效应；简要回顾我国特殊营养学研究的历史与主要进展，并分析现代特殊营养学的未来发展方向和趋势。

第一章

现代特殊营养学的概念和范畴

现代特殊营养学是营养学和环境医学、作业医学的交叉学科，是现代营养学的一个新兴领域，以营养、机体和特殊环境与作业因素相互作用为研究重点，探讨特殊环境与特殊作业条件下机体营养代谢、营养需要量、合理膳食模式以及特殊的营养保障措施，并制定出特殊的营养素供给量和膳食指南，达到以营养措施维护机体健康、提高机体对各种特殊环境与特殊作业因素适应能力的目的（图 1-1）。

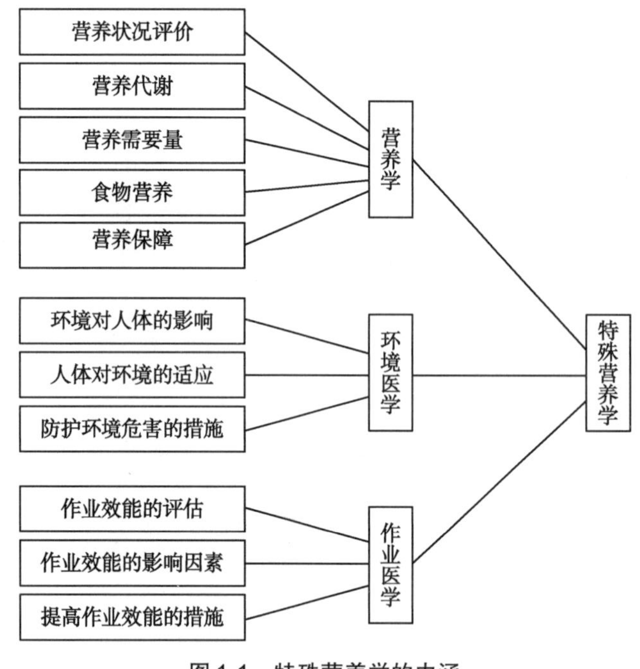

图 1-1 特殊营养学的内涵

特殊营养学的研究对象是特殊环境与特殊人群，包括高原、高温、低温、航天、航空、航海、潜水、辐射以及运动、军事作业、工矿、农牧渔业等。特殊营养学的研究内容主要包括：①环境因素对机体生理和代谢作用的影响及机制；②营养与机体内环境稳定、对外环境适应与耐受的关系；③特殊环境下生活与作业的营养需要量及膳食构成；④食物中营养素及其他成分对环境有害因素的防护作用。

这里的内环境是指细胞、器官、系统、体液的各种成分、理化性质及生理、心理活动，外环境包括自然环境、社会环境、作业环境。

特殊环境下作用于机体的环境因素包括物理性因素和化学性因素。物理性因素主要包括气温、气压、振动、辐射、重力、限制空间、时间节律等；化学性因素包括金属、无机化合物、有机化合物等。此外，特殊环境下精神复合因素对特殊人群健康的影响日益受到关注，这些因素包括高度紧张、过度兴奋、惊恐、悲伤、愤怒、抑郁、焦虑等。

研究环境因素对机体生理及代谢的作用规律和机制，需要注意两个问题：①要考虑一切可能影响实验观察结果的因素。以物理性因素为例，其作用多是全身性的，对人体有利有弊，主要取决于机体的接触量（强度），超过阈强度则产生危害，并且其严重程度与其作用强度（包括时间因素在内）有一定的平行关系。一般情况下，连续作业的影响大于间歇性作业。②要考虑许多作业的环境因素的复合效应。如高原环境与缺氧、寒冷、紫外线照射的复合；高温环境下车间作业，有时也有化学性毒剂的危害。提示我们进行实验研究时要和现实情况相结合。

我国特殊环境大多分布于边境地区，具有非常重要的战略意义，新中国成立以来发生的历次局部战争均是在这些特殊环境地区进行的；近年来有关国家在南海主权问题上与我国发生的争端也引起广泛关注。因此，特殊环境地区对于维持我国的国防安全或领土完整十分重要。除了战略层面上的意义以外，我国特殊环境地区的自然与旅游等资源也十分丰富，国家相继实施了诸如西部大开发等战略，使内地前往特殊环境地区从事经济开发、旅游服务等的人员数量不断攀升。对于人体而言，暴露于特殊环境必然会带来一系列生理生化反应过程，如不能很快产生习服，将导致一系列健康问题，乃至于发生生存危机。据有关统计资料显示，进入高原一周内，有 60%～80% 的人群出现轻重不一的急性高原反应，严重者甚至出现脑水肿、肺水肿，危及生命；在低温环境下，不少人出现了冻伤等问题；而高温环境容易使敏感人群出现中暑，严重时将导致热休克与死亡。因此，特殊环境营养研究作为特殊环境医学研究中的一个重要领域有必要得到足够的重视，以发挥营养在促进人类对于特殊环境习服或适应过程中的作用。目前我国特殊人群主要包括运动员、军人、矿工、农牧渔业人员等，虽然人数不多，但多从事一些比较特殊或十分重要的工作，有些人群的工作场所还同时涉及特殊环境。

（蒋与刚　郭长江　顾景范）

参考文献

1. 顾景范，郭长江. 特殊营养学(第二版). 北京：科学出版社，2009.
2. 杨月欣，葛可佑. 中国营养科学全书. 北京：人民卫生出版社，2019.
3. 中国营养学会. 中国营养学会史. 上海：上海交通大学出版社，2008.

第二章

环境与机体的交互作用

特殊环境的营养问题是特殊营养学研究的主要内容之一。因此，对环境与机体关系的认识是特殊营养学诞生和发展的基本出发点。本章主要从环境因素对机体的影响和机体对环境因素的反应两个方面阐述环境与机体的关系。

第一节　环境因素对机体的影响

20 世纪 70 年代兴起的环境科学是一门综合性很强的、研究人与环境关系的科学。从环境科学的观点看，人类所处的外环境包括自然环境和由于生产劳动、生活方式、生活习惯等所构成的生活环境与作业环境。作用于人体的环境因素一般被分为物理性、化学性及生物性三大类，另外由于社会环境、经济条件、人际关系和作业性质等因素造成的精神（心理）负荷（如高度紧张、过度兴奋、惊慌、恐惧、悲伤、愤怒、焦虑等）、强体力负荷等对机体的生理和代谢也有不可忽视的影响。环境是作用于机体的所有事物和力量的总和。人和环境是相互依存、相互影响的对立统一体。日光、空气、水和食物等都是人类赖以生存和发展必需的环境条件，机体依赖这些因素的作用来维持自身的生存，同时，也无时不在受到环境因素的制约和影响。一切生物只有适应环境才能生存和发展。人与其他生物的区别在于人类不像其他生物那样仅靠自身的存在影响环境、仅靠自身的生理反应能力来适应环境，而是能够通过自己的劳动控制、改造和利用自然环境为人类服务。并且人类对环境的影响程度和改造能力，随着社会生产力的发展而逐步提高。人类在改造客观世界的同时也改造着自己，在与不良环境的斗争中繁衍、发展、壮大。

从系统科学的观点看，人体是一个开放的、复杂的、多层次的巨系统，人与环境构成更复杂的超巨系统。钱学森教授指出："现代生命科学虽然已经发展到了分子生物学的水平，但还是不能解决人的整体问题，回过头来，还要研究由亿万分子所构成的整体，因为整体的性质和功能不等于其各个组成部分的简单相加。人体科学是从整体研究人体的科学，是研究人在客观环境中所处功能态的科学，并且人体的功能态通过与外环境的物质交换、信息交换及大脑意识的作用，是可以调节的"。

环境因素的变化可以直接影响机体的生理状况和代谢，如高温环境中体温的调节主要靠蒸发散热，由于水、矿物盐和多种水溶性维生素的丢失，体温调节障碍，体内热蓄积，可以发生中暑、热痉挛等症状；低温环境，由于机体能量需要量增加，食物的质和量与机体的耐寒能力直接有关；噪声不仅损伤听觉器官的功能，而且对神经内分泌系统、心血管系统和代谢也有影响，有些变化甚至发生在听力损伤之前；航天失重及 / 或运动减退导致航天员体重减轻、水盐代谢和氮代谢负平衡，并有骨骼肌萎缩、骨盐丧失等现象发生。在环境医学和职业病工作领域内，有大量资料说明环境因素影响机体的生理状况和代谢，并与多种疾病的发生有密切关系。作用于机体的环境因素并不仅限于污染环境的有害因素，而是包括所有对机体生理和代谢有影响的因素在内。并且，人体是一个有机整体，外环境的变化、环境因素的综合作用，通常都是首先影响神经内分泌系统并通过其反应而引起机体生理变化及代谢变化的。所以应激适应与营养的关系在特殊营养工作中占有特别重要的地位。

第二节　机体对环境因素的反应

生物与非生物都受环境的制约，其主要区别在于任何一个活细胞都能够通过新陈代谢的化学活动获取其生命活动所需要的物质和能量，并具有应答环境刺激、适应环境变化的能力。

一、机体对环境反应的有序性

生命现象是一种特殊的、高级的物质运动形式。高度的组织化、高度的有序性是生命的重要特征。从结构上看，构成机体的每个生物大分子都是一个组织程度很高的分子系统，它们的原子排列有严格的规律性。由分子组成细胞器，细胞器组成细胞，细胞组成组织和器官，形成机体的各个系统，组成整个机体。所以，整个机体就是一个组织结构精密复杂的、多层次的巨系统；从机体的生理功能和代谢方面看，一切生命现象都是体内无数化学反应高度有序地相互协同、相互制约的结果和表现。

生命活动的维持和种属的进化，都只能在机体与环境的联系及交往过程中才能实现。因为机体的新陈代谢，机体与环境间的物质、能量和信息交换是维持机体生存和发展必不可少的条件，机体靠不断从外界摄取营养物质，并在物质和能量的转化过程中维持其存在的结构。任何一个活细胞或生命体，都是一方面要维持其内环境的稳定状态，另一方面又必须与其周围环境进行物质和能量交换。代谢过程中合成与分解的同时存在，化学反应中吸能反应与释能反应的耦联，都表明机体的有序与无序是对立统一的两个方面，生命体的有序性是在不断克服无序的基础上建立和维持的。

二、维持机体内环境的稳态性

1857 年，法国生理学家 Bernard 提出“生物内环境”的概念，即：生物生存在它所习惯的外环境中，而生物体内各种组织却生活于生物的内环境里。内环境的稳定是生命存在的前提，内环境要经常同外环境保持平衡，否则生命现象就要发生紊乱。1926 年，美国生理心理学家 Cannon 又进一步总结出“内环境稳定（homeostasis）理论”，认为内环境稳定是维持多数器官稳态的生理协调过程。交感神经系统是体内平衡的基础，这一系统可以恢复由应激破坏的内环境稳定状态，并提高器官的生存能力。Cannon 指出在正常生理情况下机体内环境的各种成分和理化性质只在很小的范围内变动，这种状态称为稳态（homeostasis）。例如体温维持在 37℃左右，血浆 pH 维持在 7.4 左右，血压、血糖、血脂等生理生化指标都有一个正常范围，超出这个范围，就是病态。

由于细胞不断进行代谢活动，就不断地与细胞外液发生物质交换，这样就不断破坏内环境的稳态；同时，外界环境因素的改变也影响内环境的稳态。因此，内环境稳态的维持是细胞与细胞外液之间的物质交换以及细胞外液与环境之间的物质交换达到动态平衡的结果，也是身体各个细胞、器官、系统正常生理活动的结果。最近，稳态的概念已大大扩展，不仅指内环境的相对稳定，而且泛指体内从分子、细胞和器官、系统乃至整体各个水平上的生理活动保持相对稳定的状态。

1956 年加拿大生理学家和化学家 Selye 提出“应激（stress）理论”，应激是机体对外界或内部各种异常刺激所产生的非特异性应答反应的总和。这些外来刺激如感染、中毒、创伤、出血、失水、高温、低温、缺氧、放射线，甚至由此而引起的恐惧、紧张等心理等因素都可称为应激原（stressor），而外来刺激也可称为环境刺激。环境刺激也包括一些有节律性的、可预知的环境变化，如每天昼夜及一年四季的循环交替等。这些与应激原关系不大的非特异性反应称之为一般适应综合征（general adaptation syndrome）。这些刺激对机体无伤害且能完全适应。应激反应主要分三个阶段：①惊恐反应阶段或动员阶段；②适应或抵抗阶段；③衰竭阶段。

应激的现代概念已扩展为：当机体内环境受到威胁时，机体对应激原产生特异性或非特异性反应，以维持机体于新的稳态。新稳态如果被破坏，则将进一步发展，直至该系统崩溃，在其他系统内再寻求稳态。

在生命活动的过程中，环境因素对机体的作用与机体对环境因素的反应总是同时存在的。在应激情况下，一方面蛋白质分解增加，另一方面代谢产物的蓄积和激素类对腺苷酸环化酶的活化，又能促进与机体功能细胞基因相关联的脱氧核糖核酸（DNA）、核糖核酸（RNA）及蛋白质合成，从而使这些系统的适应功能得到发展。所以，应激反应的作用，不仅是动员机体的潜力应付急需，维持内环境的稳定，而且在环境应激（environmental stress）的情况下，有逐渐使机体适应新环境的作用。健康的维持或病变的发生就体现了机体对环境适应性反应的成功或失败。所以，适度的环境应激也是促进机体防御体系和适应能力发展的重要条件。运动负荷和低氧环境的训练，能有效地提高机体对缺氧的耐力，就是一个明显的例证。

三、维持内环境稳态的调控系统

物质、能量和信息三方面有组织的活动是生命的基础，全靠机体有功能完善、反应灵敏、准确高效的调节控制系统才能实现。调控系统的作用是负责信息的接收、转换、传递，并以反馈和负反馈的方式，调节控制不同情况下不同组织器官的功能和代谢。当外界环境发生改变时，机体能适应外环境引起内环境成分和理化性质以及一些生理活动的各种改变，使被扰乱的内环境得到恢复，重新维持稳态。这一过程依赖于生理功能和代谢的调节控制系统。

机体对内环境稳态的维持主要依靠神经调节、内分泌调节、免疫调节和酶的调节等方式实现。

1. 神经调节　主要依靠中枢神经系统和自主神经系统实现。体内各器官的生理活动都受神经系统的调节和整合，以适应内外环境的变化。这种调节的基本形式是反射（reflex），即各种刺激通过各种感受器转变为各种形式的神经电信号，然后通过传入神经纤维传至相应的神经中枢，中枢对信号进行分析并作出反应，再通过传出神经纤维将中枢的指令传达到相应的效应器官，作出反应。中枢分布于脊髓、延髓、脑桥、下丘脑以至大脑皮质等部位。脊髓是初级中枢，可以完成一些基本的反射活动，如膝反射等。延髓是维持生命活动的中枢，调节包括心血管活动、呼吸运动等内脏器官的反射。下丘脑是较高级的中枢，能将内脏活动与其他生理功能包括躯体运动和情绪反应等联系起来，进行整合，从而对体温、内分泌、生物节律、摄食行为、情绪控制等生理过程进行调节。

中枢对内脏活动的神经调节是通过自主神经传出部分实现的。自主神经包括交感神经和副交感神经，分布至各内脏器官、平滑肌和腺体，调节这些器官的活动，是内脏反射活动的传出部分，其作用是通过不同的神经递质（neurotransmitter）和受体而实现的。交感神经节后纤维释放的主要神经递质是去甲肾上腺素，还有 5- 羟色胺、脑啡肽、生长抑素等，副交感神经节后纤维主要释放乙酰胆碱。去甲肾上腺素甲基化即生成肾上腺素，肾上腺素由肾上腺髓质分泌，肾上腺素能神经元主要分布在延髓，在外周并无释放它的神经纤维。对内外环境的变化，自主神经在协调各系统的活动中发挥重要作用。例如，在剧烈运动、窒息、失血或寒冷刺激等情况下，交感神经可动员各器官的潜在功能以适应环境的变化，使心率加速、皮肤及腹腔内脏血管收缩、红细胞增多、循环血量增加，保证重要器官的血液供应；同时支气管平滑肌舒张，肺通气量增加；肝糖原分解加速，血糖升高，肾上腺素分泌增加等。副交感神经的活动也有所增强，促进消化，积蓄能量，加强排泄功能，使机体尽快恢复，从而发挥保护机体的作用。

2．内分泌调节　体内有多种内分泌腺和内分泌细胞能分泌激素（hormone），在细胞与细胞之间传递信息，或由血液或组织液运输，到达全身具有相应受体（receptor）的靶细胞，调节其活动。内分泌腺生成的主要激素有：甲状腺素、甲状旁腺素、胰岛素、胰高血糖素、皮质醇、醛固酮、肾上腺素、睾酮、雌二醇、孕酮等。脑垂体受下丘脑神经的支配，分泌促甲状腺素（TSH）、促肾上腺皮质激素（ACTH）、促卵泡激素（FSH）、黄体生成素（LH）、生长激素（GH）等。非内分泌腺的器官生成的主要激素有胃肠道的肠促胰岛素（incretin）、增食素（ghrelin）、缩胆囊素（CCK），肝脏的胰岛素样生长因子 -1（IGF-1），脂肪组织的脂联素（adiponectin）、瘦素（leptin），下丘脑的加压素（vasopressin）、缩宫素（oxytocin）与多种神经肽。

激素参与水和电解质平衡、酸碱平衡、体温、血压、三大营养素代谢等调节过程，还参与外环境因素引起的应激反应，能全面整合机体功能，维持内环境稳态。几乎所有内分泌腺都受自主神经支配，各种信息都有可能经下丘脑引起反应，下丘脑除直接有神经支配垂体外，还可释放神经肽调节垂体的内分泌活动，而垂体生成的激素又促进了相关内分泌腺的活动。因此，神经内分泌系统在维护机体内环境稳定的过程中起主导作用，而下丘脑是神经系统和内分泌系统发生联系的枢纽。如外环境发生变化时，神经内分泌系统进行高级整合，促肾上腺激素释放激素（CRH）- 促肾上腺皮质激素（ACTH）- 皮质醇轴被激活，发生应激反应。这就是 Selye“应激学说”的基础。

3．免疫调节　免疫系统除有抵御病原微生物、抗感染的基本功能外，还有清除体内衰老、损伤、突变的细胞，以维系机体内环境稳定的功能。近年来，随着分子生物学和免疫学的发展，人们发现神经系统、内分泌系统和免疫系统共有激素、神经递质、神经肽和细胞因子（cytokine）等信息分子和受体，而且都通过类似的细胞信号转导途径发挥作用，共同维持内环境的稳态，于是形成了“神经 - 内分泌 - 免疫网络”的概念。

免疫调节主要通过以下途径：①免疫应答，包括抗原识别阶段，T、B 细胞活化（增殖、分化）阶段和效应阶段。②相关因子调节，主要包括抗体（与抗原结合，促进吞噬）、补体（活化片段，与受体结合）、趋化性细胞因子（IP-10、Mig、MCP-1）以及免疫细胞表达的相应受体。③免疫细胞调节，包括 Th1 细胞（介导细胞免疫和炎性反应）、Th2 细胞（介导细胞免疫和炎性反应）、调节性 T 细胞（抑制 CD4+、CD8+、T 细胞活化和增殖）。

当机体受到外环境刺激时，一方面，细胞或体液中介的免疫反应被激活，免疫细胞分泌细胞因子如白介素 -1（IL-1）和肽类激素等，刺激下丘脑释放 CRH，从而促进 ACTH 和皮质激素的分泌增加。另一方面，内分泌系统中的多数激素如生长抑素、ACTH、糖皮质激素、性激素等具有免疫抑制作用，可使淋巴细胞增殖力、抗体生成和吞噬功能减弱。另有少数激素如生长激素、缩宫素、催乳素、甲状腺素、β- 内啡肽等则具有免疫增强作用，使淋巴细胞增殖力、抗体生成、吞噬能力增强，特别是生长激素几乎能促进所有免疫细胞的分化，并增强它们的功能。

4．酶的调节 机体不断调节各种物质代谢，适应内外环境的变化。这种调节有细胞水平、激素水平和整体水平三个层次，而细胞水平的代谢调节是基础。酶是细胞内一切物质代谢反应的催化剂，影响着代谢的强度、方向和速度。各组织细胞与亚细胞结构具有各自的代谢酶谱与代谢特点，在体内各种代谢途径中互不干扰而又彼此协调，使一系列酶反应能连续进行，并提高了反应速度与调控效率。

细胞水平的代谢调节主要通过改变关键酶的活性实现。如果是通过改变酶分子结构改变其活性，称为快速调节；如果是通过改变细胞内酶的含量改变酶的活性，则称为缓慢调节。

快速调节：①别位调节（变构调节）。即外源或内源小分子化合物（别位效应剂）结合酶蛋白活性中心以外的某部位，引起酶的构象变化，如亚基的聚合或解聚，原聚体聚合为多聚体或解聚。代谢终产物可使催化该产物代谢的酶受到抑制，即反馈抑制。②化学修饰调节。指酶蛋白肽链上某些残基在酶的催化下发生可逆的共价修饰，引起酶活性的改变。包括磷酸化和脱磷酸、乙酰化和脱乙酰、甲基化和脱甲基、SH 与 S-S 互变等。③别位调节与化学修饰调节相辅相成，协同完成。

缓慢调节：①诱导或阻抑蛋白基因表达可改变酶的含量。诱导剂或阻抑剂在酶蛋白生物合成的转录或翻译过程中起作用，激素对酶表达的诱导很常见。如糖皮质激素能诱导一些氨基酸分解酶和糖异生关键酶的合成；胰岛素能诱导糖酵解和脂酸合成中关键酶的合成等。②改变酶蛋白分子降解速度能调节细胞酶含量。非 ATP 依赖的蛋白质降解途径存在于溶酶体；ATP- 泛素的蛋白质降解途径存在于蛋白酶体。

蛋白质、脂肪及碳水化合物在体内氧化供能，虽然其分解代谢的途径各不相同，但有共同规律。乙酰辅酶 A 是三大营养素共同的中间代谢物，三羧酸循环（tricarboxylic cycle）是三大营养素的共同代谢途径，释出的能量以三磷酸腺苷（ATP）形式储存。通过多种酶的作用，在应激时，能量代谢加速，体内储存的糖原很快就消耗完了，此时由蛋白质分解代谢形成的氨基酸可通过糖异生作用转变为葡萄糖，以供应脑细胞与红细胞等能量的需要，以维持生命。当能量摄入多而消耗少时，膳食中过多的糖可转变为脂肪储存起来，导致肥胖。

在物质代谢过程中，生物氧化产生了一些自由基，但因有内源性抗氧化物和抗氧化酶如谷胱甘肽过氧化物酶（GSHPx）、超氧化物歧化酶（SOD）、过氧化氢酶（CAT）的拮抗，保持了体内氧化抗氧化状态的平衡或稳态。不少应激原带有或产生自由基，在体内可破坏抗氧化酶活性，引起过氧化反应甚至造成损伤。

5. 控制系统　体内各种生理活动的调节主要是以负反馈（negative feedback）机制的形式进行的。如外界因素使某系统的活动增强，破坏了原来的稳态，则通过相应的感受器将这个信息反馈给中枢，经中枢分析后，发出相反的指令，使该系统的活动减弱，直至恢复到原来的稳态。反之，如某系统活动减弱，则同样通过负反馈机制，使其活动重新增强，恢复到稳态。所以，负反馈控制的作用可使机体的内环境和各种生理活动之间维持稳态。体内许多负反馈控制系统都设置了一个“调定点”（set point），作为负反馈机制对受控部分活动调节的参照水平，即规定受控部分的活动只能在靠近调定点的一个狭小范围内变动。例如，在体温调节机制中，体温的调定点设置在 37℃；在体液酸碱度的调节中，pH 的调定点设置在 7.4。

正反馈控制（positive feedback）是指受控部分的活动如果增强，通过感受装置将此信息反馈至中枢后，中枢仍发出同样的指令使受控部分的活动更加增强，如此循环往复，使整个系统的稳态受到破坏后，不仅没有恢复，而且形成恶性循环，稳态的破坏更加严重。在正常生理情况下，正反馈控制系统在体内是很少的。例如血液凝固是正反馈控制，当一处血管破裂时，各种凝血因子被相继激活，使血液凝固，形成血凝块，直至将血管裂口封住。在细胞水平上，神经细胞膜的去极化达到一定程度时，膜上的钠通道开放，膜外的钠离子流入膜内，使膜进一步去极化，这一反复过程使膜电位能以极快的速度发生去极化，向钠离子的平衡电位靠近，形成动作电位的升级。

机体对应激损伤的反应及调控模式如图 2-1 所示。

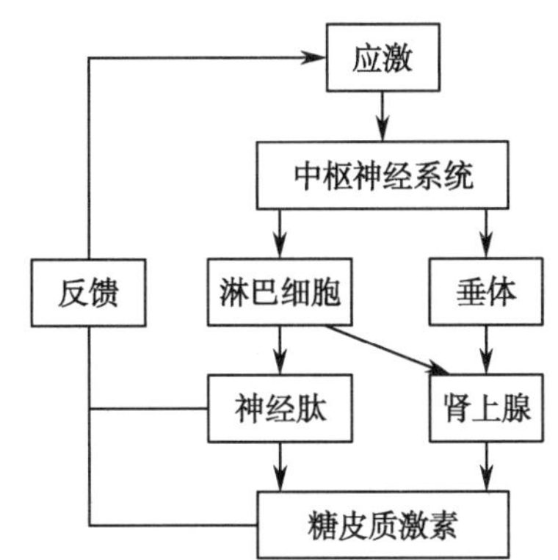

图 2-1　机体对应激损伤的反应及调控模式

（蒋与刚　郭长江　顾景范）

参考文献

1. 顾景范，郭长江. 特殊营养学. 2 版. 北京：科学出版社，2009.
2. 杨月欣，葛可佑. 中国营养科学全书. 北京：人民卫生出版社，2019.

第三章

食物营养的特殊健康效应

食物是人类赖以生存的物质基础，是各种营养素和有益的生物活性物质的主要来源。食物具有广泛的健康效应，大量研究证实特定的膳食模式与疾病的风险降低有关。本章聚焦机体特殊生理功能的维护与提高（如提高环境习服适应能力、增强运动能力或脑体作业效能等），以军事领域的应用为例，重点阐述食物营养的特殊健康效应及其机制。

第一节　提高环境习服适应能力

现代高技术条件下，海、陆、空、磁、电、信息等多维战场已取代传统的海、陆、空三维战场，军事作业环境呈现多维化趋势，极端自然环境如炎热、寒冷和高原缺氧等，新的人工环境包括低照度作业环境、热辐射、光辐射、电磁辐射等作业环境。20 世纪 90 年代后，美军重点开展了增进士兵健康和提高极端恶劣环境条件下生存、作战能力的军队营养与供膳保障研究，这些作战条件包括：睡眠剥夺、极端气候、气压变化、跨越时区、持续作战、生存条件、核生化战争。未来高技术战争中作战部队的大范围战略机动、气象武器人工影响气候，使作战部队所处的自然环境频繁转换，如从沙漠干旱地区到热带丛林地区或高原严寒地区，或者人为制造出暴洪、闪电、冰雹、大雾，甚至飓风、台风等自然灾害，参战人员很难迅速适应这种气候极端转变。研究发现，热环境作业或极端气候（寒热）转换直接导致身体功能降低、热应激损伤甚至热休克，许多营养因素对促进热适应、提高耐热能力有重要作用，如酪氨酸、谷氨酸、精氨酸等能够显著纠正热应激下机体氮流失，提高机体热适应能力；矿物元素普遍能增强机体热应激能力，特别是钠、钾、铬、硒等，我军也发现一些天然植物化学物特别是某些中草药成分如苦丁茶等对于提高机体抗热应激能力有显著作用。急进高原和高原作业时，缺氧及乳酸、尿素等代谢物滞留状态导致机体生理功能下降，大豆多肽、红景天与某些维生素、微量元素组成的高原功能食品，以及我军的耐缺氧食品能较好缓解机体缺氧症状。低照度作业人员（如雷达部队、电子对抗部队、侦察兵、航空兵及车辆驾驶人员等）营养保障研究中，发现低照度作业人员多种微量营养素需要量高于一般人群，结合平时和战时不同需求，我军设计了提高暗适应能力营养保障方案，即紧急情况下一次口服大剂量复合微量营养素能在短时间内快速提高夜视能力，平时每天补充 0.8g 牛磺酸及适量多种微量营养素能显著改善微光近视力和暗适应功能。

依照打造新型军队适应未来战争需要的设想，在军队结构建设上，各国军队着力加强特殊军兵种建设，如空降兵、雷达兵、潜艇部队、导弹部队等。作为现代化程度高、技术密集部队，其面临的特殊使命、特殊环境都极大地影响军人的健康及军事作业能力，各国军队也对特殊军兵种的营养保障措施开展了大量研究。例如针对大型潜艇作业人员的特种营养保障研究表明，全封闭舰艇舱室产生100多种有机化合物，噪声、振动、高温、晕船、电磁场和辐射等都影响着人体的营养代谢，使机体分解代谢增强，能量与营养素消耗量增加。同时，远航过程中，由于航行时间长、劳动强度大、作业环境复杂、作业地区温差变化大、膳食结构发生变化等原因，很容易导致官兵发生营养缺乏病，从而导致官兵的正常生理功能受到影响而影响健康。美军制定的“*The Navy SEAL Nutrition Guide*”“*Peak Performance Through Nutrition and Exercise*”“*Force Health Protection Nutrition and Exercise Resource Manual*”等手册，针对性地提出了提高海军潜艇部队作战效能的一系列训练和营养保障措施，我军海军医学研究所于20世纪90年代研究制定的海军舰艇部队营养素供给量标准中，也对海军舰艇部队营养素供给量提出了建议。

第二节 增强运动能力或体能

针对超强体力负荷军事作业能力提升，开展了特种营养研究。现代战争时、空禁区限制大为缩小，跨区战略大投送及快速推进成为战争常态，在海湾战争、科索沃战争及伊拉克战争中，以美军为首的多国部队在极短的时间内通过空运、舰载、陆运将数十万大军快速机动到战区，由于辗转颠簸导致体力消耗、疲劳及跨时区睡眠觉醒模式转变等导致部队战斗力削弱问题突显。面对未来战争，美军提出连续作战8～13天、英军提出连续作战10天、俄军提出不分昼夜的作战思想，对军人的高连续作战能力、承受超强体力负荷以及抗疲劳能力也提出了极高的要求。

体能是军事作业能力的基础，研究战争应激因素对体能、能量代谢、营养素需求的影响，并提出有效增强体能营养保障措施是军事营养研究的重要组成部分。美军利用Douglas袋法对不同军兵种在模拟战争应激条件下士兵的能量消耗状况进行了系统调查，着重研究了膳食碳水化合物、脂肪和蛋白质三大供能营养素的适宜构成比，研制出了提高体能、提高心理应激能力、增强夜视能力以及维持部队在紧急状态下生存的系列营养配方。而且，鉴于糖的诸多特点，如产能效率比脂肪高出4.5倍，能以比脂肪快3倍的速度给肌肉、神经细胞直接供能，且在体内分解后不增加体液酸度，可有效防止疲劳发生等，外军尤其重视糖在提升军事作业能力方面的作用，已提出了军事作业前、中、后的补糖原则，研制了特种糖类营养补充包，可供士兵高强度、持续体力消耗时以及高应激条件下食用，起到有效改善士兵耐力与认知能力的作用。外军还深入探讨了不同血糖生成指数的碳水化合物及长链、短链、游离脂肪酸对体能维持时间的影响，为军用口粮食物种类选择提供依据。此外，筛选出的能够提高体能的特殊营养成分如L-肉碱、胆碱、肌酸、辅酶Q10、小麦胚芽油（二十八烷醇）等，外军已经研发了含有特殊功效成分的军用口粮、功能性食品及营养助剂以满足军事作业所需。如美军攻击口粮就包含了大量特殊营养因子，HOOAH和ERGO-DRINK能够提高军人耐力达15%；日军战斗Ⅱ型口粮中管装能量果冻，富含维生素的能量棒、谷物棒、巧克力棒等。此外，美国纳蒂克士兵中心还开发了高能营养模块、新型特效食品，可依据计算机程序和数据库，根据作战任务对口粮能量、营养素含量、个人喜好、体积重量和品种花式等提出口粮配餐的最佳方案。

第三节 增强脑功能

对营养因素影响认知功能作用的兴趣在相当程度上源于对各种食物成分的研究。酪氨酸、咖啡因和碳水化合物对机体警觉性、惊醒性以及抗应激等方面的作用已得到证实。动物实验和人体研究结果表明，酪氨酸可预防应激相关的情感障碍与认知功能衰退；给从事高强度体力活动、消耗大量能量的士兵补充碳水化合物，似有增强认知能力的作用；咖啡因不仅对警觉性有非同寻常的功效，而且可增强睡眠剥夺者的其他方面的认知功能。另外，浆果、坚果的认知增强效应近年来也备受关注。

一、酪氨酸

酪氨酸是儿茶酚胺的前体，就其认知效应及其应用已开展了大量研究。结果表明，酪氨酸可降低应激环境下急性应激对认知能力的损害作用。基于抗心理应激损伤方面的独特作用，酪氨酸已成为目前营养与认知领域研究的重点。

目前的研究证据提示酪氨酸确实可作为应激相关认知功能减退的防治措施。这些应激原通常包括：军事作业所致的心理应激、冷应激、寒冷与高原的复合应激、模拟飞行时的心血管应激以及支撑作业等。给急性应激的志愿者服用酪氨酸可使其认知测试、症状检查以及情感等产生变化。Banderet 和 Lieberman 在研究中发现，给接受寒冷与低氧暴露的志愿者服用酪氨酸可全面改善警醒、选择反应时、模式识别、编码与地图 - 罗盘阅读等复杂行为学指标。而且上述应激导致的可察觉的寒战、头痛等负症候群减少，疲劳、思维混乱、紧张等多种情感状态也得到改善。Shurtleff 等观察到，酪氨酸对寒冷环境下工作人员的记忆有改善作用。Deijen 发现酪氨酸可改善从事战斗训练的青年军校生的记忆及情感反应。

普遍认为，酪氨酸对认知功能发挥有益作用的生理基础在于它是去甲肾上腺素（NE）和多巴胺合成的前体。这两类神经递质在许多应激相关行为学改变中发挥关键作用。另外，NE 对中枢认知反应的调节至关重要。各种应激均可导致脑区 NE 的大量释放。NE 在各类应激反应中被耗竭，而当补充酪氨酸时由于提供了充足的底物，NE 释放增加。酪氨酸与苯异丙胺及其他类似益智药一样，影响同一递质系统，而后者具有许多毒副作用。

二、富含碳水化合物的食物

脑功能活动所需的能量主要靠血糖氧化供给。葡萄糖是维持脑功能主要能源。脑对葡萄糖的缺乏十分敏感。血糖浓度下降时，较早损害认知功能。另外，糖酵解是维持神经递质代谢，激活 Na^+-K^+ 泵所必需。大脑细胞摄取 K^+，使细胞外 K^+ 浓度少量升高，可以增强海马蛋白质合成，有利于增强脑功能。

有关碳水化合物对认知功能作用的科学文献非常有限。Lieberman 等观察到，以碳水化合物饮料形式提供能量可对行为学产生有益作用，因而在军事领域有重要意义。最近，在美军特种部队进行了双盲安慰剂对照研究以评价一种特殊碳水化合物剂处方（EGRO 饮料）对士兵体能和脑功能的影响。研究结果显示，补充碳水化合物饮料不仅可增强受试者的体能，而且可显著改善警觉。可见补充能量 / 碳水化合物的效用明显且与剂量有关。研究还发现，接受 EGRO 饮料的志愿者的情感智力得到改善，而思维混乱减少，其结果与警觉研究一致。

三、咖啡因

咖啡因（caffeine）是多种食物中存在的有益智活性的天然食物成分。美军军事营养委员会（CMNR）在综述报告中指出，100～600mg 的咖啡因可维持正常的脑功能，发生睡眠剥夺时尤其如此。该报告试验数据来自多家军队实验室进行的研究。结果显示，咖啡因能够持续改善静息状态志愿者的警觉以及睡眠剥夺者的认知功能。

美国陆军环境医学研究所（USARIEM）利用静息或睡眠剥夺的志愿者进行了一系列试验研究。研究中使用了中等剂量的咖啡因，主要观察指标为警觉。结果证实，咖啡因对脑功能有改善作用因而具有军事学意义。例如，Fine 等在研究中让受试者连续 2 小时盯着雷达屏，完成被称为视觉警觉任务（visual vigilance task）的试验。结果显示，对未接受睡眠剥夺的军队志愿者单独给予中等剂量（200mg）的咖啡因即可显著改善其 2 小时注意力。既往研究表明，中等剂量的咖啡因（32～256mg）即可改善静息志愿者的听觉警觉性（auditory vigilance）。Johnson 的研究表明，对未接受睡眠剥夺的军队志愿者补充 200mg 的咖啡因即可改善其瞄靶反应速度且不影响气步枪射击的准确度。

USARIEM 对美国海军海豹突击队进行了咖啡因的量效研究。在该研究中，海豹突击队队员服用 100mg、200mg、300mg 的咖啡因或安慰剂后实施 3 天的睡眠剥夺，同时测试其认知能力。结果显示，咖啡因呈剂量依赖的改善视觉警觉度、选择反应时、记忆重拾，降低疲劳感和睡意等自觉症状。服用 1 小时效应最大，并可持续 8 小时。中等剂量的咖啡因即可对脑认知功能产生明确而有益的作用。最佳剂量为 200mg，相当于喝两杯咖啡。

研究认为，咖啡因通过调节垂体抑制性神经递质肾上腺素而对大脑起作用。细胞液核酸类物质肾上腺素分布在多个脑区，其功能性受体尤其是 A1 亚型与觉醒的水平调节有关。能稳定渗透血 - 脑脊液屏障的咖啡因可阻断肾上腺素对脑神经元的作用。由于肾上腺素被认为是一种内源性抑制性神经递质或调质，而神经元分布有功能性肾上腺素受体，因此，咖啡因通过抑制肾上腺素的效应刺激大脑神经元。

四、浆果

人们通常食用的浆果有草莓、蓝莓、蔓越莓、黑莓、黑树莓和红树莓。浆果富含水分与可溶性纤维，还含有天然抗氧化剂（抗坏血酸，α- 胡萝卜素，β- 胡萝卜素，叶黄素，玉米黄质和 α- 生育酚，β- 生育酚，γ- 生育酚，δ- 生育酚）、维生素（烟酸和叶酸）、矿物质 / 微量元素（钾、钙和硒）及多酚类物质（花青素和鞣花单宁等类黄酮为主）。研究发现，经常进食浆果似乎与提高心血管疾病和癌症疗效、增强免疫功能和降低泌尿道感染的复发有关。此外，食用浆果还可能对氧化损伤与炎症、血管反应性和血小板聚集产生积极作用。因此其具有促进脑健康的潜在效用。

一项来自护士健康研究（Nurse’s Health Study）的流行病学研究分析了由 16 010 名大于 70 岁的女性组成的样本后发现，随着花青素和黄酮类的摄入，食用越多的浆果和草莓，认知衰退的速度越慢。数据分析显示摄入浆果可以延缓认知老化多达 2.5 年。动物研究表明，短期或长期补充浆果对认知功能有益。有限的人体干预试验结果也提示，浆果对老年患者在记忆功能、整体认知与抑郁等方面均具有潜在保护作用。

五、坚果

坚果属于高能量食品，富含脂肪，主要为单不饱和脂肪酸和多不饱和脂肪酸。坚果还含有大量植物蛋白（色氨酸、精氨酸和赖氨酸的来源）、维生素（叶酸、核黄素、α- 生育酚、β- 生育酚、γ- 生育酚、δ- 生育酚）、矿物质（钙、磷、镁、钾和钠）、微量元素（锌、铜和硒）、可溶性纤维（棉子糖、水苏糖）以及其他具有潜在神经保护作用的化合物（褪黑素和多酚）。

2009 年 Willis 报道了核桃对老龄鼠认知行为的潜在有益作用，这是显示摄入坚果可以改善认知能力的第一项具有里程碑意义的研究。一项研究以年轻人为受试者，探究在饮食中补充核桃对其认知能力的影响。在这项双盲随机交叉试验中，受试者被分为两组，一组食用加入核桃的 60g 香蕉面包，另一组则不加入核桃，干预 8 周，中间有 6 周的平衡期。通过非语言及语言逻辑推理、记忆和情绪测试来收集数据。这个短期的坚果补充研究发现，补充核桃对受试者记忆力、情绪及非语言推理能力没有影响，但他们的语言逻辑推理能力显著提高，补充核桃也能轻微改善这些认知功能正常的年轻人的健康状况。

坚果是地中海式饮食的传统组成部分。两个来自地中海饮食预防医学研究（PREDIMED）的试验发现，食用坚果对抑郁症患者有一定帮助，能延缓年龄相关的认知衰退。研究者发现，日常饮食中经常食用加工和原生橄榄油、咖啡、核桃和白酒的受试者表现出更好的记忆力和总体认知能力。特别是单独补充核桃与更高的工作记忆分数相关。这些与认知能力提高有关的食物均富含多酚类物质。Doetinchem 队列研究发现，经常食用坚果可以在一定程度上提高认知功能，包括记忆力、反应速度、认知活性和整体认知能力。

（蒋与刚　郭长江　刘天鹏）

参考文献

1. 顾景范，郭长江. 特殊营养学. 2 版. 北京：科学出版社，2009.
2. 杨月欣，葛可佑. 中国营养科学全书. 北京：人民卫生出版社，2019.
3. 程义勇，钱令嘉，蒋与刚. 营养与脑健康. 北京：人民军医出版社，2015.

第四章

我国特殊营养学研究的回顾与展望

多年来，通过广大特殊营养工作者的努力工作，我国特殊营养在高原、高温、低温、航空与航天、运动员和军人营养研究等领域内取得不少可喜进展。近年来，国家体育部门和军队有关部门开展了一些特殊环境或特殊人群营养的研究，但总体上而言，由于投入有限，使特殊营养研究缺乏系统性、连续性，除了运动营养外，大多数研究领域发表论文数量有限，多数研究偏重于现场调查或营养缺乏病的防治，而在环境 - 机体 - 营养复杂的交互作用研究方面缺乏实质性或突破性进展。

在未来的特殊营养学研究中，应注重以下几个方面：①多学科结合探讨营养与特殊因素的关系。特别像新兴的“应激医学”“自由基医学”“生命组学”“肠道微生态学”“脑认知神经科学”等领域，可能为我们在研究思路上的创新提供线索。②研究营养和食物加速机体与特殊环境下的适应性、耐受性。充分运用分子生物学、细胞生物学、医学免疫学、稳定同位素等新技术，研究营养与食物加速机体在特殊环境下的适应性和耐受性及其机制。③结合国情，提出防控特殊环境对人体危害的有效措施。

第一节　我国特殊营养学研究回顾

一、特殊环境人员营养

特殊环境主要指特殊地理或气候条件，主要包括高原、高温和低温等环境。在这些特殊环境条件下，人体营养代谢和营养状况发生显著变化，同时，人体的一些重要生理功能如心肺功能、脑功能、免疫功能等也出现一系列变化。

二十世纪六十年代以后，随着工业建设和国防建设的发展，特殊环境营养的研究逐渐展开，主要在军队开展工作较多。参加热带地区研究的有侯祥川、周德勤、杨志铭、顾景范、孙明堂、赵法伋、邱仞之、陈以师等。同济医科大学刘毓谷与张国高进行了高温作业工人的营养与卫生保健问题的研究。参加寒带地区研究的有周超、谢锦光、刘恩波、姜在福、苏引、于守洋等。参加高原地区研究的有王成发、王佩纲、顾景范、王大琛、彭洪福、方允中、苏鸿鑫、杨家驹、潘光熹等。

（一）高原营养

在医学上高原指海拔在 3 000m 以上的地区。高原营养主要研究长期生活在高原或者从非高原地区进入高原后人体的营养状况、营养代谢、营养需要量等相关的营养问题。

1953 年，西南军区高山病防治组专家随康藏公路筑路部队去西藏进行卫生保障及高原营养研究，但当时仍以预防营养缺乏病为主。1990 年，方允中、顾景范主编的《高原营养》出版，这是最早也是迄今唯一一本汇集高原营养学理论研究与现场调研资料的专著，包括高原地理环境，缺氧对人体的生理影响，高原热能、蛋白质、矿物质、维生素营养，以及高原适应不全症、指甲凹陷症与营养、野生植物与营养等内容。

检索近年来发表的论文发现，从事高原营养研究的人员主要集中在军队和国家体育部门，而处于高原地区的大专院校、科研单位发表的针对高原原居民的研究论文数量相对较少。研究对象主要是驻高原部队或者进行高原集训的运动员；研究内容主要包括驻高原部队营养状况调查分析、高原寒区部队膳食营养调查、营养素（特别是微量营养素）补充对身体功能的影响、促进高原适应能力的营养措施以及高原地区儿童营养状况分析等。

高原军队营养调查发现，由于复杂的地理环境及恶劣的交通状况，高原地区新鲜蔬菜水果供应从品种、数量上都较内地缺乏，采购和贮存难度比较大，从而容易导致一些维生素供给不足，如 B 族维生素和维生素 D；高原空气稀薄、气压低，使水的沸点低于平原地区，食物烹饪必须使用高压锅，造成维生素类额外损失；高原部队官兵胃肠道功能减退，各种营养物质特别是维生素吸收率降低，造成微量营养素缺乏，出现腹胀、便秘、食欲不振等多种不适症状。有调查结果显示，较易出现缺乏的营养素主要是维生素 A、维生素 B_2、维生素 C、钙、锌和硒；维生素 A 的摄取量仅为摄入标准的 34.98%，并出现营养缺乏病体征。高原汽车兵血清同型半胱氨酸、叶酸和维生素 B_{12} 相关性调查分析结果表明，因叶酸和维生素 B_{12} 缺乏可导致同型半胱氨酸升高，因为同型半胱氨酸是心血管疾病的一个独立危险因素，故需要进行叶酸和维生素 B_{12} 的补充。近年来一些高原军队营养研究开始关注快速习服高原环境和提高高原军事作业效率的营养措施研究，进行多种维生素高剂量补充的研究较多，而且大多取得了较好的效果。但是，大多数研究采用了不同的维生素组合和不同量的维生素，尚没有一个公认的高原维生素补充配方。

高原运动员营养调查发现，高原集训的运动员三餐配比符合运动项目的特点，膳食营养基本能满足运动员的日常训练消耗的需要；存在的主要问题是维生素 A、维生素 B_1 摄入不足，锌摄入量普遍偏低；而高原原居民运动员的膳食调查发现，膳食结构不合理，动物性食品和油脂类摄入量偏高；热源质分配比例不当，蛋白质和脂肪含量偏高（分别为 16.11% 和 42.5%），碳水化合物含量偏低（43.39%）；部分维生素和矿物质摄入不足。体格检查显示，有 50% 的运动员的 BMI $<20kg/m^2$。生化检查显示，有 75% 的运动员维生素 B_1 营养不足或缺乏，25% 的运动员体内维生素 C 营养不足。这也同时提出了一个问题，即采用 BMI 法评价运动员营养状况是否合理，有学者提出应采用 BF% 和 BMI 联合评价运动员的营养状况。另外，一些研究也关注营养补充对提高高原训练效果的作用。

近年来也有关于高原地区原居民营养状况的研究，如朱艳芳等研究了高原地区藏族儿童的生长发育情况，发现高原地区藏族学龄儿童生长发育存在明显迟滞现象，营养不良患病率较高，饮食结构单一，家长营养意识淡薄等；高原地区儿童、老人的营养状况普遍低于内地平原地区等。

有关高原营养基础方面的研究发现，高原地区应该保证充足的能量供应，碳水化合物对维持体力非常重要。离体心脏实验证明，补充葡萄糖可增强严重缺氧心肌的功能，即使缺氧 30 分钟后，增加葡萄糖灌注浓度仍能有效地提高心肌功能。还有研究发现，急性高原缺氧能降低血糖浓度和瘦素的浓度，而葡萄糖的利用增强。高脂膳食不利于缺氧习服，高原膳食尤其是初入高原者膳食中脂肪含量不宜过高，其原因与初入高原者不喜欢高脂膳食有关，也有人认为脂肪可能会降低血氧饱和度，影响红细胞携带氧的能力。但是，高原原居民的膳食脂肪摄入量往往较高。而且有人观察发现，登山队员对脂肪有较高的需求。蛋白质则有利于缺氧习服，在缺氧习服过程中蛋白质的合成增强，某些氨基酸，如色氨酸、酪氨酸、赖氨酸、谷氨酸具有提高缺氧耐力的效果，可能因为这些氨基酸与体内某些调节物质的合成有关。另外也有研究发现，牛磺酸、肉碱等的补充有利于高原习服。近年来高原营养研究最多的是维生素，特别是与能量代谢相关的B族维生素和抗氧化维生素。氧化损伤学说一直被认为是高原损伤的机制之一，故有关抗氧化维生素，比如维生素C、维生素E、胡萝卜素以及抗氧化物质硫辛酸也得到了许多人的关注。有不少研究探讨了抗氧化维生素，特别是维生素E对促进红细胞生成含铁细胞酶合成、改善因缺氧导致的过氧化损伤、诱导HIF-1基因表达、拮抗局部脑缺血和神经死亡、对线粒体的保护作用、防止细胞凋亡信号转导途径激活等进行了研究；有研究证明维生素C也可以改善缺氧状态下氧化还原过程，提高氧利用率，还可以间接通过影响HIF-1、一氧化氮合酶等。此外，有研究表明，某些草本植物具有抗缺氧的作用，关注的热点有红景天和三七。研究结果表明，红景天和三七提取物对进入高原人群的生理功能有改善作用，但是相关的研究可能因草本植物成分复杂，无法获得可信结果。

近年来国外高原营养相关的研究比较少，主要研究对象是登山人员，没有取得令人瞩目的突破。美国于20多年以前制定了美军特殊环境作战营养指导手册，虽然进行了修订，但是变化不多。由于地理环境的原因，印度高原营养相关的研究相对多一些，但是也没有取得突破性的研究成果。近年来，我国有一些国家资助的大项目进行有关高原适应的研究，主要目的在于研制促进快速适应高原的药物和急进高原人员代谢酶的变化，研究方法主要是采用基因组和蛋白质组学的方法，有关的研究还在收集生物标本的阶段。此外，我国一些大专院校建立了一些模拟高原低氧环境的实验室，进行了一些高原营养的研究。

（二）高温营养

人类最适宜生活的环境是温和的气候环境，随着人类的进化和对特殊环境的适应，某些人群也能生活在炎热环境，所以现在有不少人生活在南北回归线之间的热带。此外，因为一些特殊原因，比如远洋、探险、科学研究、边防驻守等，有些人群需要在高温环境中生活和工作。高温环境可引起人体代谢（包括物质代谢和能量代谢）和生理功能发生一系列应激反应，这些反应在一定范围内是人体在高温环境下的代偿性反应，但如果外界高温环境超出了机体耐受限度，则将影响人体的健康，甚至危及生命。由于气候的差异，热区的植物与其他地区也有所不同，研究热区人体的营养需要和快速习服热环境的特殊营养需要以及食物成分对生活在热区的人身体的影响就显得尤为重要。我国相关高温营养研究主要集中在军队和体育部门，近年来农业、养殖业等领域也开展了有关研究。

在高温地区部队营养调查中发现，官兵总体营养状况较好，能量基本能满足需要，蛋白质摄入充足，存在的主要问题有脂肪产能比例过高，达到39%以上，钙、维生素B_1和维生素B_2等摄入不足，维生素A、维生素C和硒可能也存在不足；此外，膳食结构不合理，烹调方法不当，由于缺乏基本的营养知识和食物供应限制，主食和动物食品摄入过多。生化检查发现热区部队人员还存在血脂偏高的现象。运动员营养调查发现，在热环境下运动训练时，机体产热增加，导致体温升高，内环境稳定性发生变化，运动员热习服过程一般需要 10～14 天，与个体的适应能力有关。在热习服过程中，运动员受高温影响，唾液、胃液等消化液分泌减少，导致食欲下降，消化功能减弱，容易造成能量和其他营养素摄入不足。天气炎热，机体大量出汗，从而丢失大量水分、矿物质等，如果得不到合理的营养补充，势必影响机体营养和健康状态，导致体能水平下降。在热环境中进行运动训练时，能量代谢既受高温环境的影响又受运动训练的影响。在 30～40℃的热环境中运动训练时，温度每升高 1℃，能量消耗就增加 0.5%；与常温训练相比，在高温环境下训练应增加能量的摄入，以增加 10% 左右的能量为宜。对唐山市某钢铁厂高温作业工人 226 人的营养调查结果显示，调查对象的水、抗坏血酸、核黄素、维生素 A、钾、钙、硒的摄入不足；95.6% 工人体内抗坏血酸缺乏，维生素 A、钾、钠的体内缺乏率均在 0% 以上。因此，需要对高温作业工人进行营养指导以改善其膳食结构，并根据高温作业等级进行工间液体补充。

不少研究发现，对于高温作业人员进行合理的营养干预，限制脂肪摄入，补充糖、水、维生素和电解质，可以大大改善机体的营养状况和各项生理指标，运动员能量摄入不足的情况得到改善，碳水化合物和蛋白质摄入比例提高；在相同训练环境下，运动员排汗时间提前，出汗量增加，失水和缺盐情况得到改善，说明运动员的热习服情况比较理想。体成分分析显示，运动员体重稍有增加，瘦体重明显增加，体脂百分比明显下降，说明营养干预促进了运动员能量代谢平衡，身体成分发生良性改变。生化测试指标都在正常范围之内。此外，有些研究采用了动物和细胞模型，观察了白藜芦醇、精氨酸、抗氧化营养素等对热休克蛋白表达的影响，对于认识营养干预改善作用的机制具有一定意义。

国家卫生行业标准《高温作业人员膳食指导（WS/T 577—2017）》，2017 年 9 月 14 日由原国家卫生和计划生育委员会发布，2018 年 4 月 1 日实施。主要内容包括高温作业人员的膳食能量和主要营养素推荐摄入量及膳食指导原则；特别对班中餐进行了定义，对工间消耗较大的能量和产能营养素，以及钠、钾、维生素 B_1、维生素 B_2 和维生素 C 等主要营养素摄入量进行了推荐，给出了包括合理补充水分，多吃蔬菜、水果，增加优质蛋白质摄入及其食物选择和合理搭配班中餐的膳食指导原则；并在附录中列出了高温作业人员适宜饮水量、推荐的高温作业人员饮品的主要成分以及常见富含钾、维生素 B_1、维生素 B_2 和维生素 C 的食物。该标准针对高温作业人群的特殊营养代谢消耗制定，对减轻高温作业所致健康危害具有重要意义。

国外有关热区人群膳食调查、营养干预的研究报道较少。一些研究者认为，高温环境是一个实际存在、不可避免的天然现象，只要制定适当的营养指南就可以解决热区的营养问题，高温营养问题的解决还取决于食物的充足供应。国外研究者主要关心某些植物提取物、营养素抗高温环境生物作用的机制问题，研究内容主要与细胞内的信号转导有关。

（三）低温营养

20 世纪 80 年代以前，由于国际形势变化的原因，东北、西北地区是我国的战略重点，所以低温营养研究得到了重视，取得了一些成果，例如先后证实了增加饮食中的脂肪比例、增加维生素 C、维生素 E、铁等的摄入量均可加速大鼠冷适应的形成。改革开放以后，由于战略重心的转移，低温营养研究被大大削弱。所以近年来有关低温营养的研究文献很少。少量的研究集中在生活工作在极寒地区特殊人群的营养调查，如南极考察人员的营养调查、营养补充特别是复合营养素补充对低温地区作业人员机体的影响、可作为食物的寒区动物的营养成分等。自从发现白色脂肪组织与棕色脂肪组织可以转化以后，有关低温环境动物代谢特点的研究也是近年来的研究热点之一。

在对 34 名南极考察队员进行了 1 年的营养调查后发现，禽肉类摄入量等超过中国居民膳食指南建议的摄入量；蔬菜、水果、奶类摄入量低于建议的摄入量；能量、蛋白质和脂肪摄入量均超过中国居民膳食营养素参考摄入量（DRIs）建议的摄入量，而维生素 A、维生素 B_1、维生素 B_2、维生素 C 等显著低于中国居民 DRIs 建议的摄入量；蛋白质脂肪等摄入过高的原因可能与南极非常寒冷的气候有关；而维生素类摄入量过低则主要是因为食品供给无法充分保障造成的。

不少研究证实，充足的营养供应有利于维持低温地区作业人群的健康水平。最近，有研究以冷暴露大鼠为研究对象，给予复合营养素和人参、淫羊藿、红景天等中药提取物干预 3 周，观察了大鼠骨骼肌 ATP 含量和肌细胞超微结构，发现复合营养素和中药提取物对冷暴露大鼠骨骼肌有很好的保护作用，表明药食两用的植物中可能含有一些拮抗寒冷损伤的有效成分。

对于如何促进低温环境作业人群的冷习服，国外研究者着重于通过物理方法保护低温环境条件下作业者，并主要致力于低温环境下机体代谢改变及其机制的研究。国外的研究发现，低温环境下脂肪的代谢形式会发生变化，以往大家公认在成人体内不存在棕色脂肪组织，近年的研究发现，处于不同环境的人体，白色脂肪组织可以转化为棕色脂肪组织，使产热量增加。

二、特殊作业人员营养

我国特殊人群主要包括运动员、军人、航空航天人员、航海人员、矿工、农牧渔业人员等。新中国成立以前，由于经费与设备条件所限，比较多的工作只是各类人群的营养调查，其中也包括少数工人与士兵营养状况的调查。新中国成立以后，中央卫生研究院设有营养系，杨恩孚任主任，曾与金大勋、陈学存、陈春明前往朝鲜进行志愿军营养调查，并对维生素 A 缺乏所致夜盲症进行防治，绘制了《野菜图谱》供部队使用。侯祥川为渡江战斗部队发生的流行性阴囊皮炎进行核黄素治疗，取得了明显成效。1951 年，解放军医学科学院（后为军事医学科学院）成立，设营养系，王成发任主任，对全军各兵种的营养状况进行了调查。

此外，参加航海研究的有王德恺、刘广青、王恩美、高镭等。参加航空研究的有关桂梧、徐星友、伊长荣、杨昌林等。参加航天研究的有于志深、李庆天、刘成林、白树民等。此外，陈吉棣在运动员营养研究、杨家驹在低照度作业营养研究、刘继鹏在重体力劳动营养研究、方允中在放射营养研究方面是我国这一领域的开创者，为填补我国这方面研究工作的空白作出了贡献。目前特种兵、火箭军等特殊军兵种的营养保障研究成为重点，郭长江、蒋与刚等正开展这方面的研究。近年来的研究大多集中于现场营养调查与分析，部分研究涉及特殊人群的营养代谢、营养评价、营养素需要量以及抗疲劳等功能营养方面的研究。

（一）运动员

运动员营养是研究运动员在不同训练时期或比赛过程中的营养需要、营养因素与机体功能、运动能力、体力适应与恢复以及运动性疾病等的关系。研究目的是为运动员提供合理营养，以维护身体健康、保持机体良好的功能状态，为运动水平的提高提供有利条件。

近年来，随着对慢性非传染性疾病防治研究的不断深入，认识到运动是健康生活方式的一个必要组成部分，运动与营养存在多层次而密不可分的联系。作为特殊人群营养中的一个重要分支，运动营养已经不再局限于专业和业余运动员营养的狭窄范围。既往运动营养研究关注的内容集中在运动改变蛋白质、脂肪、碳水化合物、维生素、矿物质、水等营养素代谢的过程和由此引起的生理和病理影响，在应用中强调维持运动者在运动前、运动中、运动后的生理功能和稳态，保障持续的运动训练过程中的营养；如今有关运动所引起的能量代谢改变及其对能量平衡调节的影响受到更多的注意，由此与肥胖和糖尿病等慢性非传染性疾病发生了更多的联系；未来运动营养学科将继续在这两个方向前行和发展。

2008 年北京奥运会之后的几年来，运动营养学科建设在国家大规模投资之后，进入了综合完善时期。运动队优秀运动员的营养保障既是运动营养工作者的日常硬性任务，也是他们科学研究的主要方向。随着运动员医学保障系统的形成，这方面的工作更多地与医疗、康复等工作整合在一起。在提高相关专业人员素质、普及运动员和教练员营养教育的同时，运动员营养保障不仅仅体现在食堂的膳食组织和供给，更落实在运动员外出比赛过程中的膳食组织和食物供给等多个方面。从成效上看，运动营养在保证运动员发挥最佳竞技能力所起到的作用和实际贡献有目共睹，但作为运动员医学保障的一个组成成分，常常只能隐含在运动员医学保障工作的综合评价结果之中。

运动员营养保障的一项重要工作是运动营养品的安全和功效评价。历届奥运会、亚运会、全运会等大型体育比赛及其备战训练时期，保证运动员使用的营养品中不含任何禁用兴奋剂成分一直是政府和行业监管的重点，有关运动营养品的营养功效长期以来缺乏有效的评价。为此，国家体育总局运动营养中心经过多年研究，起草并通过了专家委员会的评审，在 2014 完成了体育行业标准《运动员营养品功效评价程序和方法》。该标准已由国家体育总局发布实施。运动营养品是运动营养科学研究成果应用于实际的重要载体，其研发联系着科研教学机构和企业。国内专业运动营养品公司和一些大型保健食品企业在运动营养和产品上都有不小的科研投入，一些研究和产品针对优秀运动员，更多的研究和产品针对以运动健身为目的的大众人群。2015 年初，国家食品安全标准《运动营养食品通则》已经完成并通过了各级专业审评，并于 2015 年 11 月发布。

近年来，针对运动健身人群和个体，运动营养知识普及内容在各种媒介中的传播数量大幅增加，健身场所中的运动营养的个体指导愈发普及，其中有很多公共营养师和体育指导员的参与和贡献，随着他们专业素质的提高，有关运动营养知识的传播内容和个体指导可以更加规范和科学，多部运动营养相关专著出版。随着政府的公共投入增加，科技部批准了“十二五”科技支撑项目“科学健身专家指导系统和服务平台的关键技术研究”，其中与运动营养有关联的内容包括各类身体活动能量消耗水平的测量，国家自然科学基金也资助了涉及运动营养内容的研究项目，如抗坏血酸相关生理过程的活体电分析化学基础研究、Prohibitin1 在运动能量代谢中的作用及调控 FOF1-ATP 合酶机制、能量平衡 - 瘦素对雄性早期肥胖性腺发育不良的影响和作用机制等。

近年来，国外学者在运动营养的应用研究领域中鲜有突破，注意力更多地集中于应用的可行性和个性化。目前国内运动营养研究的关键不足之处在于过多地纠缠于动物研究和体外研究模型，而对于落地的人体试验投入不足，特别是试验设计和方法学上与国外同类研究差距较大。

（二）军人

有关军队营养调查的文章发表较多，大部分调查结果显示，随着新的《军人食物定量》标准的颁布与实施，目前大部分部队基层单位官兵的膳食营养状况较好，但也有不少调查报告显示一些部队存在营养不平衡的问题，如动物性食品摄入过多、蔬菜与水果摄入偏少等，导致部分人员出现一些水溶性维生素摄入不足、饱和脂肪摄入过多等问题。值得注意的是一些驻守边防或贫困地区的部队由于环境或食物资源等方面的因素，尚有不少人员出现营养不足或缺乏的症状，生化检查结果也印证了膳食调查的结果。东海某部 285 名官兵研究表明，碘摄入水平处于不足状态者占 51.58%。因此，一方面需要进一步加强部队的伙食管理，坚决执行《军人食物定量》标准，加大营养宣教力度；另一方面应针对驻守边防或贫困地区部队的特殊情况，适当增加投入，改善食物供应状况，必要时实施营养强化计划。此外，一些部队现场研究还探讨了军人部分营养素的需要量，如采用生化分析等方法，先后探讨了军人维生素 B_2、维生素 C 的供给量，结果表明从事重度劳动部队维生素 B_2、维生素 C 的供给量分别为 1.8mg 和 140mg，上述研究数据已应用于《军人营养素供给量》的修订。

军事医学科学院卫生学环境医学研究所（军事科学院军事医学研究院环境医学与作业医学研究所的前身）在大规模营养调查的基础上，结合人体试验，于 1957 年、1965 年、1974 年年相继制定了陆军、空军和海军的营养供给量标准。1982 年、1989 年、2007 年、2016 年又先后根据不同时期调查中各军兵种在新的战略方针与装备条件下特殊需要的研究结果而进行了修订。

《军人营养素供给量》（GJB 823B—2016）是中央军委后勤保障部 2016 年 5 月 5 日批准的国家军用标准，是对《军人营养素供给量》（GJB 823A—1998）的修订。保留了原标准中陆勤、海勤、空勤的划分，根据近年来一些研究进展，对其中的一些维生素、矿物质的供给量进行了调整，对膳食营养素质量提出了一些新的要求，并增设了一些重要常量元素的供给量和部分维生素、矿物质可耐受最高摄入量。另外，军事科学院军事医学研究院环境医学与作业医学研究所目前已经组织全军力量完成了多兵种军人营养健康与作业能力调查，正在对《军人食物定量》标准进行新的修订，将于 2020 年出台。新标准的实施对于保障我军官兵身心健康、提高战斗力、打赢未来战争具有重要意义。

营养评价是衡量人体营养状况的必要手段，军人是一个特殊的群体，对于营养评价的要求也有一定的特殊性。通过调查分析南北方 1 802 名男性军人的身高、体重、体质指数、皮褶厚度、上臂围、体脂等数据，在此基础上得出了中国军人的身高、体重、皮褶厚度、上臂围、上臂肌围、体脂的正常参考范围，并应用于《军队营养调查与评价方法》标准的修订。在男性军人体成分与军事体力作业能力相关性研究方面，发现军人体肌肉含量的增加与军事体力作业能力呈显著正相关，而脂肪含量的增加和腰臀脂肪比的升高与军事体力作业能力呈显著负相关，肌肉、体脂含量及腰臀脂肪比可作为军人军事体力作业能力预测与评估模型的重要参数因子。此外，有研究发现，人体唾液中唾液淀粉酶、嗜铬粒蛋白 A 和唾液皮质醇可作为反映湿热环境军事作业负荷的生物学标志物，其中唾液皮质醇可作为标志性生物学分子用于评估热环境条件下军事作业强度负荷。有研究采用代谢组学技术探讨了小鼠游泳疲劳后血清代谢组的变化，结果发现除了能量代谢出现显著变化外，胆碱类物质也出现了显著变化，提示胆碱类物质可能参与了疲劳的发生过程，有可能作为一个潜在的生物标志物应用于疲劳的评价。

维持和提高军人作业效率措施的研究近年来一直是军事医学研究重点领域之一，营养作为生命的物质基础在维持和提高军人健康和脑体功能方面发挥着不可替代的作用，尽管不少军队科研单位陆续开展一些营养提高军人作业效率措施的研究，但尚缺乏突破性进展，由于种种原因，许多成果也没有得到及时转化。一系列研究表明，部分氨基酸（精氨酸、天门冬氨酸、支链氨基酸、谷氨酰胺）、卵磷脂、二十八烷醇、肉碱、辅酶 Q10、肌酸以及一些中药材（人参、西洋参、淫羊藿、火麻仁）等具有一定的抗疲劳作用。在以复合维生素和矿物质为主要成分的抗疲劳营养制剂研究中发现，经过复合营养素干预后，某部新兵疲劳感明显减轻，爆发力、耐力等有明显提高。采用低聚麦芽糖、大豆蛋白粉、支链氨基酸和维生素等组成的抗疲劳营养保障包进行干预，结果表明可以显著提高军人体力作业能力，延缓疲劳的产生，促进体能的恢复。此外，采用常见的植物化学物槲皮素干预后发现，槲皮素具有改善疲劳状态下的能量代谢的作用，上述研究为植物化学物应用于提高军事作业能力提供了理论依据。

外军如美军较早地开展了功能营养的研究，不少研究成果已以功能食品的形式装备应用于部队，产生了显著的军事效益。此外，美军十分重视对军人营养过剩的干预研究。目前，美国不仅将营养作为一种提高军事作业效率的战术武器，而且还将营养因素提升为一种可以影响国家安全的重要因素。

（三）航天员

伴随载人航天工程的起步和发展，如何保障航天员在航天飞行期间的营养健康，利用有限的航天器内部资源提供安全、营养、可口、高效的航天食品，不发生任何食源性的营养失衡和饮食安全问题，就成为载人航天工程技术领域研究与保障的重要内容。充足良好的营养状态对于维持航天员长期在轨驻留和返回后的健康恢复是至关重要的。体重下降、肌萎缩及骨丢失是航天员面临的常见航天医学与营养学问题。空间环境也会引起航天员的肠道菌群紊乱，而肠道微生态失衡则通过改变食欲和消化吸收过程，进一步影响到航天员的营养状态。

航天营养重点研究航天特因环境（空间微重力、载人航天器噪声、振动、狭小空间及昼夜节律变化等）载对机体生理和代谢的影响规律和作用机制。我国航天营养研究近年来取得了一些进展：①制定了航天员膳食能量推荐供给量：围绕载人航天飞行任务特点，2014 年 6 月—2015 年 12 月，通过 700 余人次模拟航天特殊工况下人体代谢参数测量试验，模拟航天员在轨一日作息制度，获取了舱内静息、舱内作业、出舱活动等典型活动量代谢率数据，制定了航天员飞行食谱膳食能量推荐供给量。②短期飞行航天员营养保障：通过 14 人 30 天、16 人 45 天，22 人 15 天（女性）等多轮次的头低位卧床试验和模拟飞行任务密闭舱实验，获得了三大产能营养素、矿物质、维生素及水的摄入和代谢数据，制定了短期航天飞行营养素供给量标准，针对航天特殊工况和环境，重点调整了钾、钠、铁、维生素 D、维生素 E、维生素 K、维生素 C 及叶酸等营养素的供给量标准。设计研制了历次载人航天任务飞行食谱，保障了神舟六号至神舟十一号飞行任务。③中长期飞行航天员营养保障：通过 21 人 60 天头低位卧床试验、3 人 53 天模拟飞行任务密闭舱试验，建立了膳食营养素数据库，优化了飞行食谱；通过 2 人 30 天、4 人 180 天等载人受控生态密闭舱试验，系统研究了预配置食物及舱内自产食物配给组合模式及比例，为建立月球基地、火星及深空探测航天员营养保障奠定了基础。研究发现，长期密闭隔离环境下，膳食摄入量降低问题普遍存在，体重有减低趋势；血清维生素 D 水平降低问题突出；有必要增加食物多样性，改善感官接受性以增进进食量及通过膳食途径强化维生素 D；肠道菌群组学研究表明，肠道菌群多样性降低，双歧杆菌、乳杆菌数量显著减少；此外，营养代谢相关肠道型发生拟杆菌型（bacteroides）、普氏菌型（prevotella）和瘤胃球菌型（ruminococcus）的更迭，并具有个体差异。航天员肠道菌群失调可能对航天员的营养健康产生不利影响，维持航天失重环境下肠道菌群稳态是航天员营养健康保障重要内容之一。

国外非常重视航天营养与食品研究。基于"国际空间站"长期驻留乘员营养与食品保障的研究主要开展：①长期飞行中乘员的营养健康监测与评价（包括乘员临床营养评价）；②营养素与长期飞行健康风险相关性研究；③航天食品研究，如"国际空间站"食品营养素稳定性研究、航天食品研发、太空蔬菜种植研究。月球、火星任务的航天营养与食品研究主要开展：①长期飞行乘员营养需求及营养评价研究；②长保质期食品研究；③前哨基地舱内种植作物及转化为食物的研究。

（四）其他特殊人群

近年来，其他一些特殊人群的营养研究也见诸于文献，但多数报道停留于一般性调查分析，缺乏有深度和广度的研究。对于远洋船员的膳食营养问题，认为应改善远洋船员膳食结构、科学烹饪、补充远航保健食品。通过模拟大深度饱和潜水试验前后潜水员的营养状况变化研究发现，潜水 19 天后体重明显下降，血浆白蛋白水平也呈下降趋势。有关少数民族营养问题也有一些报道，如新疆喀什地区维吾尔族居民的膳食调查发现的主要问题是营养摄入不平衡；不同民族学生贫血流行程度不同，回族学生贫血已达到"中度流行"，应对该民族和乡村地区少数民族，尤其是少数民族女生进行贫血的重点防治。

国外的一些研究多侧重于相关的基础研究，如对于少数民族的研究侧重于研究其基因表达的差异导致的营养代谢的变化；在航天营养研究领域，美国、俄罗斯一直处于国际的研究前沿，基本解决了中长期航天过程中的营养保障问题。

第二节　特殊营养学研究展望

一、特殊环境人员营养

未来高原营养研究首先要详细调查分析高原原居民的营养及身体状况，他们传统的膳食模式是否是高原地区最好的选择；第二，要应用现代生物学的方法，研究高原原居民在营养组学方面与平原地区居民的差异，根据其差异对进驻高原的人们进行有效的营养干预；第三，要根据现有的研究结果制定一套行之有效的高原营养补充方案并对方案进行有效评价。

肠 - 脑轴（the gut-brain axis）已成为高原低氧认知损伤营养干预新靶标。肠 - 脑轴是沟通肠道与大脑功能的双向调节轴。随着肠道菌群调控健康与疾病作用的发现，从"肠 - 脑轴"延伸的"肠道菌群 - 肠 - 脑轴"成为新的概念受到广泛关注。肠道菌群在肠 - 脑轴调节中发挥关键作用，会对宿主的认知功能产生重要影响。研究资料表明，高原低氧环境可导致肠道菌群失衡，ω-3 PUFAs 可能通过肠道菌群改善高原低氧所致认知损伤。生理状况下，肠道菌群与机体和外部环境保持着一个平衡状态。但在高原低氧环境下，可引起肠道屏障的破坏，导致肠道细菌移位，出现肠道菌群失衡。大量研究证实，ω-3 PUFAs 可以调节肠道菌群的数量和组成。英国诺丁汉大学和伦敦国王学院的研究人员对一个大型中年和老年女性队列进行了肠道菌群检测，发现 ω-3 PUFAs 水平与菌群 α 多样性显著相关。Watson 等采用随机开放交叉试验研究 ω-3 PUFAs 对健康中年志愿者肠道菌群的影响，结果发现 ω-3 PUFAs 可使产生短链脂肪酸的双歧杆菌属、罗斯菌属和乳杆菌属的丰度增加。国内浙江大学和东南大学等单位通过动物实验也先后印证了 ω-3 PUFAs 增加乳杆菌属丰度的优势。此外，Yang 等发现补充 Akkermansia 菌后，下丘脑小胶细胞增生和炎性细胞因子的表达显著降低。由于短链脂肪酸可以通过血 - 脑脊液屏障进入中枢参与代谢，对大脑发育、细胞信号传递起重要作用。鉴于高原低氧环境可导致肠道菌群失衡，而 ω-3 PUFAs 可以调节肠道菌群的数量和组成，推测 ω-3 PUFAs 可能通过肠道菌群调控高原低氧所致认知损伤，然而目前 ω-3 PUFAs 对认知和肠道菌群影响的研究多为独立报道，亟待丰富该方面的科学依据。

高温环境下人体的生理变化已经为人们所熟知，要解决高温环境条件下营养缺乏的问题主要应该致力于供应充足的食物和普及基本的营养知识。今后高温营养的研究方向应该着眼于：①热环境相关疾病的防治；②某些营养素特别是微量维生素以及植物化学物对于相关疾病发生发展和热适应能力的影响；③食物加工过程中加热对食物营养成分的影响以及这些营养成分的变化对人体的影响。

低温环境显著影响人体的生理和代谢状况，所以寒区人群的膳食结构也与其他地区有所不同，比如脂肪摄入量偏高等，而低温环境又限制了食物的供应，这可能会加重寒区生活人群的营养问题。在今后，低温营养关注的人群可能会限制在一些特殊的群体，比如食物供应特别困难的人群，重点研究如何有效解决这些人群面临的食物缺乏问题；另外，寒区脂肪摄入比例偏高是否会对慢性代谢性疾病的发生产生影响、提高冷适应能力维生素适应补充量，也是今后应该探讨的一个问题。应特别关注植物化合物、中药材中的某些活性物质、寒区民众冬季食物某些成分与冷适应能力关系的研究。

二、特殊作业人员营养

未来运动营养的发展必将随着越来越广泛的学科交叉融合不断外延，从分子、细胞、组学的不同角度，在遗传背景、表达调节、应对适应等不同领域，深入认识急性运动过程和慢性运动期间、健康运动人群和不同疾病状态参加运动者等各种情况、条件和对象的营养需要及其保障和干预措施。针对越来越多的大众参与运动锻炼、响应公共政策健康生活方式的倡导、追随市场需求和社会资源投入的指向，运动营养研究预期将更多地关注能量代谢通路、肌肉和骨骼健康及其衰老过程，营养干预运动引起的内分泌、应激、疲劳、水平衡改变等运动营养的传统内容仍将是主要关注的领域。

军人的作业能力已扩展到体能、技能、智能和信息作业能力。在未来相当长的时期内，我军军事营养研究应借鉴外军先进经验，加强对现代技术成果的凝练、集成和创新，重点研究影响军人体力与脑力作业能力关键营养因素及营养干预措施、特殊环境与高强度军事应激条件下特殊营养保障等问题；并积极拓展军用特种食品、营养制剂的研发，结合纳米、微胶囊、中水分等现代食品加工新技术，构建便携式单兵军用食品、固体饮料包、缓释高能营养补充剂、体能补充剂等产品的系列化膳食保障模块，满足未来战争超强脑力和体力负荷及信息化作业需求，形成切实而高效的保障力。

在载人航天任务的牵引下。人们对营养素在长期航天飞行中对乘员健康作用和影响的认识正在不断丰富和深入。在“国际空间站”这个在轨实验平台上，科学家正在获得更多的相关生理、生化标记和信息，从而不断完善乘员营养状况的在轨监测，并尝试通过营养手段对飞行中出现的有关健康风险进行干预和缓解。航天营养将以实现航天员长期在轨驻留健康生活、高效工作为目标，开展航天特因环境下人体营养代谢规律研究、航天食品与包装工程关键技术研究、航天食品安全控制与风险评价技术研究，当前迫切需要研究长时间执行航天任务时航天员的营养需求变化，研发更接近地面“家”的感觉的预包装食品。

在其他特殊作业人群营养研究领域，应特别关注少数民族和厂矿企业员工的营养问题，同时还需要考虑环境因素的交互影响。近年来，我国自然灾害频发，往往使早期的营养保障工作十分困难，有必要采用现代食品加工技术，研制一批体积小、重量轻、携带方便、储存期长，能够提供适当的能量和各种营养素的救灾食品，便于在抗灾的早期使灾民和救灾人员能够迅速得到有效的营养保障，避免发生大规模营养缺乏病的流行，影响抗灾工作的进程。

特殊营养学虽然是一门新的分支学科，在我国发展还不很普遍，但是从实际需要出发，已经在若干领域取得了令人瞩目的成就，例如：部队在各种特殊环境下训练或战备，已制定了相关的营养素供给量标准，制备了符合营养保障要求的军用食品；从高原、极地、航空、航海至航天都进行了特殊营养的研究，神舟飞船载人上天的成功就充分说明了特殊营养领域所取得的卓越成果。运动员的营养问题也得到了较系统的科研成果，包括各类运动的营养供给量标准和相应的食品，保证了我国竞技运动在奥运会和许多世界赛事中取得的胜利。我们希望特殊营养学的进一步发展会在工农业生产与国防建设中发挥更大作用，为贯彻科技兴国，实现中华民族的伟大复兴作出更大的贡献！

（蒋与刚　郭长江　顾景范　王　锋）

参考文献

1. Li B., He Y., Ma J., et al. Mild cognitive impairment has similar alterations as Alzheimer's disease in gut microbiota. Alzheimer's & Dementia, 2019, 15(10): 1357-1366.
2. Nagpal R., Neth B.J., Wang S., et al. Modified mediterranean-ketogenic diet modulates gut microbiome and short-chain fatty acids in association with Alzheimer's disease markers in subjects with mild cognitive impairment. EBio Medicine, 2019, 47: 529-542.
3. McCann A., Jeffery I.B., Ouliass B., et al. Exploratory analysis of. covariation of microbiota-derived vitamin K and cognition in older adults. The American Journal of Clinical Nutrition, 2019, 110(6): 1404-1415.
4. Lew L.C., Hor Y.Y., Yusoff N.A.A., et al. Probiotic lactobacillus plantarum. P8 alleviated stress and anxiety while enhancing memory and cognition in stressed adults: a randomised, double-blind, placebo-controlled study. Clinical Nutrition (Edinburgh, Scotland), 2019, 38(5): 2053-2064.
5. Wang J., Wang Z., Li B., et al. Lycopene attenuates western-diet-induced. cognitive deficits via improving glycolipid metabolism dysfunction and inflammatory responses in gut-liver-brain axis. International Journal of Obesity, 2019, 43(9): 1735-1746.
6. Lee H.J., Hwang Y.H., Kim D.H. Lactobacillus plantarum C29-Fermented Soybean. (DW2009) alleviates memory impairment in 5XFAD transgenic mice by regulating microglia activation and gut microbiota composition. Molecular Nutrition & Food Research, 2018, 62(20): e1800359.

7. Chen D., Yang X., Yang J., et al. Prebiotic effect of fructooligosaccharides. from morinda officinalis on Alzheimer's disease in rodent models by targeting the microbiota-gut-brain axis. Frontiers in Aging Neuroscience, 2017, 9: 403.
8. Marques C., Fernandes I., Meireles M., et al. Gut microbiota modulation. accounts for the neuroprotective properties of anthocyanins. Scientific reports, 2018, 8(1): 11341.
9. Gao K., Pi Y., Mu C.L., et al. Increasing carbohydrate availability in the hindgut promotes hypothalamic neurotransmitter synthesis: aromatic amino acids linking the microbiota-brain axis. Journal of Neurochemistry, 2019, 149(5): 641-659.
10. Zhuang P, Shou Q, Wang W, et al. Essential fatty acids linoleic acid and. alpha-linolenic acid sex-dependently regulate glucose homeostasis in obesity. Molecular Nutrition & Food Research, 2018, 62(17): e1800448.
11. Wang F, Zhu H, Hu M, et al. Perilla oil supplementation improves. hypertriglyceridemia and gut dysbiosis in diabetic KKAy mice. Molecular Nutrition & Food Research, 2018, 62(24): e1800299.
12. Yang Y., Zhong Z., Wang B., et al. Early-life high-fat diet-induced obesity programs hippocampal development and cognitive functions via regulation of gut commensal Akkermansia muciniphila. Neuropsychopharmacology, 2019, 44(12): 2054-2064.
13. Chen K, Zhang Q, Wang J, et al. Taurine protects transformed rat retinal ganglion cells from hypoxia-induced apoptosis by preventing mitochondrial dysfunction. Brain Res, 2009, 1279: 131-138.
14. Liu J, Wu J, Yang J, et al. Metabolic study on vitamin B_1, B_2 and PP supplementation to improve serum metabolic profiles in mice under acute hypoxia based on 1H NMR analysis. Biomed Environ Sci, 2010, 21(4): 312-318.
15. Fang Y, Zhang Q, Tan J, et al. Intermittent hypoxia-induced rat pancreatic β-cell apoptosis and protective effects of antioxidant intervention. Nutr Diabetes, 2014, 28(4): e131.
16. Liu P, Zou D, Yi L, et al. Quercetin ameliorates hypobaric hypoxia-induced memory impairment through mitochondrial and neuron function adaptation via the PGC-1α pathway. Restor Neurol Neurosci, 2015, 13: 2741-2748.
17. Huang X, Li L, Zhang L, et al. Crosstalk between endoplasmic reticulum stress and oxidative stress in apoptosis induced by α-tocopheryl succinate in human gastric carcinoma cells. Br J Nutr, 2013, 109(4): 727-735.
18. Wu X, Ruan Z, Gao Y, et al. Dietary supplementation with L-arginine or Ncarbamylglutamate enhances intestinal growth and heat shock protein-70 expression in weanling pigs fed a corn and soybean meal-based diet. Amino Acids, 2010, 39(3): 831-839.
19. Zhu W, Jiang W, Wu LY. Dietary L-arginine supplement alleviates hepatic heat stress and improves feed conversion ratio of Pekin ducks exposed to high environmental temperature. J Anim Physiol Anim Nutr(Berl), 2014, 98(6): 1124-1131.
20. Wu X, Xie C, Yin Y, et al. Effect of L-arginine on HSP70 expression in liver in weanling piglets. BMC Vet Res, 2013, 9: 63.
21. Yao X, Shan S, Zhang Y, et al. Recent progress in the study of brown adipose tissue. Cell Biosci, 2011, 28: 355.
22. Wu J, Gao W, Wei J, et al. Quercetin alters energy metabolism in swimming mice. Appl Physiol Nutr Metab, 2012, 37: 912-922.
23. 曹平，李红毅，兰海云. 航天营养与食品工程现状与展望. 航天医学与医学工程，2018，31(2)：189-197.
24. 朱德兵，黄贱英，李红毅，等. 综合防护措施对模拟失重人员营养状况的影响. 解放军预防医学杂志，2015，33(4)：368-371.

25. 李红毅，陈斌，韩晓龙，等．模拟失重条件下人体尿液代谢产物谱的变化．中外医学研究，2014，12(6)：148-149.
26. 朱德兵，龙玥姣，黄贱英，等．15d-6° 头低位卧床女性志愿者主要膳食营养素摄入分析．航天医学与医学工程，2011，24(4)：269-272.
27. 雷浪伟，韩炳星，兰海云，等．头低位卧床期间人体肠道益生菌多样性变化．中国微生态学杂志，2015，27(11)：1253-1257.
28. 董海胜，陈朴，赵伟，等．基于高分辨质谱的 180 天受控生态密闭系统环境人体小分子代谢物变化规律研究．航天医学与医学工程，2018，31(2)：295-300.
29. 陈卡，糜漫天，朱俊东．军事特种营养研究进展(上)．人民军医，2013，56(3)：272-279.
30. 陈卡，糜漫天，朱俊东．军事特种营养研究进展(下)．人民军医，2013，56(4)：396-398.
31. 刘莉．高原某部新兵身体状况和膳食营养调查研究．西安：第四军医大学，2013.
32. 赵秋玲，杨全峰，李晓明．急进驻高原官兵胃肠道应激反应的营养干预研究．临床军医杂志，2011，39(6)：1147-1149.
33. 张和平，郭建新，王秋慧，等．高原汽车兵血清 Hcy、叶酸和维生素 B_{12} 的测定及相关性研究．西南国防医药，2012，22(2)：180-181.
34. 黄文，惠华强，肖立宁，等．氨基酸维生素对高原官兵疲劳的预防和快速恢复作用．解放军医学杂志，2012，37(1)：14-16.
35. 钟延强，鲁莹．高原部队多维元素类营养补充剂研究进展．解放军医学杂志，2013，38(11)：873-878.
36. 汪元浚，杨发满，刘冀，等．大剂量维生素 C、维生素 E 对高原肺心病急性发作期患者脂质过氧化损伤的保护作用研究．现代预防医学，2012，39(8)：1996-1997.
37. 梁鸿．备战 21 届冬奥会我国短道速滑女子优秀运动员膳食营养调查与分析．辽宁体育科技，2011，165(3)：58-60.
38. 张迪．对冬训期间女子马拉松运动员膳食调查及营养补充的研究．吉林体育学院学报，2012，28(5)：93-96.
39. 曾全寿，宋淑华，翟波宁．中长跑运动员高原训练的运动营养补剂．科技信息，2009，10：580-581.
40. 朱艳芳，律鹏．高原地区藏族学龄儿童生长发育与营养状况调查．中国妇幼保健，2009，24(35)：5021-5022.
41. 姚志伟，汪志平，李曙光，等．海军军人碘营养水平与甲状腺功能调查．第二军医大学学报，2016，37(7)：895-898.
42. 宋逸，张冰，胡佩瑾，等．中国少数民族学生贫血现况及其与营养状况的关联研究．北京大学学报(医学版)，2016，48(3)：425-439.
43. 林静．热区某部营养状况调查与分析．上海：第二军医大学，2009.
44. 林静，郭俊生，秦海宏，等．热区某部官兵营养状况评价．解放军预防医学杂志，2010，28(5)：347-348.
45. 李斌，杨则宜，李际海．两周热环境训练结合营养干预对优秀女子网球运动员营养和机能状况的影响．中国运动医学杂志，2010，29(2)：214-216.
46. 路广辰，刘士松．热环境下运动训练的营养学研究．工程科技，2012(4)：265-266.
47. 余万霰，徐群英，朱建华，等．中国南极考察越冬队员营养摄入状况调查及分析．江西医药，2011，46(6)：491-193.
48. 王基野，陈耀明，张文斌，等．复合营养素对寒冷暴露大鼠骨骼肌功能的保护作用．实用预防医学，2010，17(3)：425-427.
49. 伊木清，刘健康，张勇．运动与营养的健康效应机制研究进展．生理科学进展，2014，5：358-363.
50. 周丽丽，王启荣，付劲德，等．利用能量代谢测定仪和运动员膳食营养分析系统进行运动员个性化能量平衡指导．中国运动医学杂志，2009，28：202-204.

51. 郭长江，韦京豫，杨继军，等. 影响我军陆勤部队平时营养保障能力的主要因素分析. 解放军预防医学杂志，2010，28(6)：394 -398.
52. 郭长江，金宏，蒋与刚，等. 我军部分陆勤部队常量元素摄入量调查. 解放军预防医学杂志，2010，28(3)：187-188.
53. 高蔚娜，刘长虹，吴健全，等. 装甲兵某部膳食营养状况短期波动的调查. 军事医学，2011，35(3)：228-230.
54. 吴健全，郭长江，韦京豫，等. 我军炮兵部队膳食调查与评价. 军事医学科学院院刊，2009，33(3)：259-261.
55. 庞伟，蒋与刚，洪燕，等. 通信兵部队维生素营养及心理健康状况调查. 解放军预防医学杂志，2011，29(6)：412-414.
56. 蒋与刚，李树田，房恒通，等. 我军步兵与通信兵部队营养健康现状调查——1. 步兵部队膳食调查. 解放军预防医学杂志，2008，26(4)：261-264.
57. 李树田，陈伟强，洪燕，等. 我军步兵与通信兵部队营养健康现状调查——2. 通信部队膳食调查. 解放军预防医学杂志，2009，27(1)：40-41.
58. 庞伟，蒋与刚，洪燕，等. 我军步兵与通信兵部队营养健康现状调查——3. 通信兵体格与脑体功能的检测. 解放军预防医学杂志，2010，28(1)：19-22.
59. 庞伟，郭长江，金宏，等. 410 名青年战士维生素及矿物质营养状况调查与评价. 解放军预防医学杂志，2016，34(5)：672-674.
60. 刘家建，王紫玉，庞伟，等. 火箭军某部官兵膳食调查. 解放军预防医学杂志，2017，35(11)：1390-1393.
61. 王紫玉，傅经明，孙寿丹，等. 含蓝莓花色苷的谷物发酵物抗疲劳作用的研究. 军事医学，2016，40(7)：558-560.
62. 郭长江，韦京豫，扬继军，等. 我军重度劳动部队推荐的核黄素摄入量. 解放军预防医学杂志，2010，28(4)：238 -241.
63. 郭长江，吴健全，杨继军，等. 基于尿负荷试验结果分析我军重度劳动维生素C推荐摄入量. 军事医学科学院院刊，2009，33(4)：350-352.
64. 郭长江，金宏，蒋与刚，等. 1802 名男性军人营养状况相关体格测量数据的分析. 军事医学，2013，37(4)：291-293.
65. 游嘉，陈卡，常辉，等. 男性青年体成分与军事体力作业能力相关性研究. 第三军医大学学报，2012，34：632-635.
66. 吴健全，郭长江，高蔚娜，等. 小鼠负重游泳后血清代谢模式变化分析. 中国应用生理学杂志，2011，27(1)：42-45.
67. 高蔚娜，吴健全，韦京豫，等. 复合营养素制剂对新兵体能的改善作用. 解放军预防医学杂志，2012，30(2)：91-94.
68. 陈卡，朱俊东，周启程，等. 特种抗疲劳食品提升军人军事体力作业能力的效应研究. 军事医学，2014，38：586-590.
69. 韩辉，柯晓安，郁小红，等. 模拟大深度饱和潜水试验前后潜水员的营养状况. 解放军预防医学杂志，2012，30：251-253.
70. 玛丽娅木　阿不都沙拉木，冷爱枝，刘建波，等. 喀什地区维吾尔族不同异常体液类型居民的膳食营养调查. 新疆医科大学学报，2014，37：667-671.
71. 陈斌，董海胜. 国内外航天营养与食品工程研究回顾与展望. 北京工商大学学报(自然科学版)，2012，30：10-18.
72. 曹平，李红毅，兰海云. 航天营养与食品工程现状与展望. 航天医学与医学工程，2018，31(2)：189-197.
73. 董海胜，赵伟，臧鹏，等. 长期载人航天飞行航天营养与食品研究进展. 食品科学，2018，39(9)：280-285.

74. 刘璐，徐刚，李鹏，等. 高原边防部队膳食营养调查分析. 军事医学，2017，41(6)：457-461.
75. 林静，郭俊生，秦海宏，等. 热区某部官兵营养状况评价. 解放军预防医学杂志，2010，28(5)：347-348.
76. 郑翔，刘为甜，张博，等. 唐山市某钢铁厂高温作业工人膳食营养状况调查. 环境与职业医学，2018，35(6)：506-510，515.

第二篇　现代特殊营养学基础

现代特殊营养学基础部分主要包括与特殊环境和特殊作业人群营养有关的特殊功能营养、该领域相关重要营养学理论与实践以及开展特殊营养研究所需的技术方法等。重点阐述营养与应激反应、免疫功能、抗氧化功能、体能、脑功能、骨骼肌肉功能、肠道微生态调节功能等领域的基本理论与研究新进展，以及植物化学物、膳食营养补充剂、膳食模式等研究的新观点；特别介绍了特殊医学用途配方食品、军用食品的发展概况、国内外进展及实践应用。

特殊环境因素包括高原低氧、寒冷、高温环境等单一环境因素及两个或两个以上因素复合的环境因素，其实验模拟是开展特殊营养学尤其是特殊环境营养研究的前提；而基因组学、转录组学、蛋白质组学和代谢组学等多组学技术的问世及迅猛发展是生命科学领域的突破性事件，也为现代特殊营养学研究提供了崭新的技术手段与重要的发展机遇。因此，本篇也重点介绍了特殊环境因素实验模拟技术和多组学技术的基本原理、方法及其在特殊营养领域的初步应用。

第五章

营养与应激

应激广泛影响人体健康，主要表现在生活中多种因素无处不在并能引起机体广泛的应激反应。气温或气压的变化、生活节律的改变、体力劳动或脑力劳动负荷的增加、自然灾害、精神因素的刺激、感染等，都可以成为机体发生应激反应的诱因。机体应激反应涉及多种心理、生理及生化改变，超负荷应激可导致机体发生多系统和多器官的病理性损伤。随着“单纯生物医学模式”向“生物 - 心理 - 社会医学模式”的转变，心理、社会因素与应激及应激相关疾病的关系受到了更多关注。然而，并不是所有的应激反应都必然导致机体的应激损伤或疾病，应激反应是否损害健康或引起疾病，不仅取决于应激原的强度和持续时间，也取决于机体自身的状况。预防医学的重要使命就在于减少应激原的损害，并采取营养等相关干预措施，提高机体的应激适应能力，避免或减少应激性疾病的发生。

第一节　应激与应激反应

一、应激的概念和分类

（一）应激的概念

应激（stress）由匈牙利科学家 Hans Selye 于 1936 年首先提出。Hans Selye 认为，应激是人或动物对环境刺激的一种生物反应现象，是在内外环境剧变的刺激下，机体出现的综合应答状态，包括精神、神经、内分泌和免疫等方面的反应。这些反应具有非特异性，即多种不同的刺激引起相似的机体生物学反应。1946 年，Hans Selye 将应激反应定义为全身适应性综合征（general adaptation syndrome，GAS）。1955 年，Hans Selye 提出适应性疾病与肾上腺皮质激素有关，加深了人们对应激反应的认识。

当前认为应激是指机体在受到内外环境因素及社会、心理因素刺激时所出现的全身性非特异性适应反应，又称为应激反应（stress response）。这些刺激因素称为应激原（stressor）。应激是内环境稳定受到威胁时，机体的一种不协调状态。正常生理条件下，生物体在神经内分泌系统的调节下保持相对稳定的状态，即内稳态平衡。当机体受到各种内外因素刺激时，机体便会动员体内防御系统来消除各种刺激对其造成的不利影响，以维持内稳态平衡。这一系列提高机体自身适应能力的非特异性全身反应，即应激反应。

应激反应对机体的影响具有双重性：损伤与抗损伤效应。适度应激会改善人体对环境的适应力，增强个体对应激的抵抗力和耐受力，这正是推动人类不断进步的动力。对个体而言，一定的应激反应可以看成是及时调整与环境的契合关系，这种应激性锻炼有利于人格和体格的健全，从而为将来适应环境提供条件。但是在应激过程中，机体处于高度动员状态，对机体也是一种负担，特别是长期高度应激必然会对机体造成过度消耗状态，使机体抵抗力下降，最终成为损伤或疾病发生、发展的基础。大量研究提示，应激反应与许多器质性疾病，如恶性肿瘤、心血管疾病、胃肠道疾病等的发生发展有密切关系。

（二）应激的分类

根据引起应激的应激原性质及来源的不同，可将其分为三类：①外环境因素：包括各种物理的、化学的、生物学的刺激，如高热、寒冷、射线、噪声、强光、药物、外伤、病原微生物及化学毒物等。②内环境因素：如贫血、休克、器官功能衰竭及酸碱平衡紊乱等。③心理、社会因素：如工作和生活压力，不良的人际关系，丧偶等事件打击，愤怒、焦虑及恐惧等情绪反应等。

在临床上和科研中常把应激分为急性应激和慢性应激。前者一般是指一些重大生活事件如攻击、侵袭性行为，或者突如其来的身外的痛苦刺激；而慢性应激是指一些日常生活中的困扰，日复一日的重复性应激事件，其作用小却长久。

由于在遗传素质、个性特点、神经类型及既往经验方面千差万别，不同个体对同样的应激原存在不同的敏感性及耐受性，因而强度相同的应激原在不同个体可引起程度不同的应激反应。

二、应激引起的机体反应

机体受到应激原刺激时，神经内分泌反应是应激的基本反应，神经内分泌系统的主要变化为蓝斑 - 交感 - 肾上腺髓质系统及下丘脑 - 垂体 - 肾上腺皮质（HPA）的强烈兴奋，并伴有其他多种内分泌激素的改变，同时引起心理、生理和行为的相应变化。

（一）应激的生理反应

应激引起机体的生理反应，涉及神经内分泌系统、免疫系统、循环系统、呼吸系统等的改变，这已在大量的动物实验和人体对照研究中得到证实。应激引起 HPA 轴和蓝斑 - 交感 - 肾上腺髓质系统发生变化，使糖皮质激素和儿茶酚胺的分泌增加，进而引起广泛的全身反应，比如心率加快、血压上升、肺泡通气量增加、血糖升高和促进脂肪动员等。在应激条件下消化功能一般受到抑制，可出现食欲减退、胃肠蠕动缓慢等。持续升高的糖皮质激素水平可抑制免疫反应，使淋巴细胞转化反应下降、B 细胞和 T 细胞减少、巨噬细胞的活化能力降低及球蛋白形成抑制等。

20 世纪 30～40 年代，Selye 的应激理论认为，机体在对各种刺激因素的应答过程中，可引起一系列神经内分泌变化，这些变化具有一定适应代偿意义，并导致机体多方面的紊乱与损害，称为全身适应性综合征，一般需要经历警觉期、抵抗期和衰竭期三个阶段。

1. 警觉期　在应激原作用后立即出现，主要是机体动员自身资源进行适应性防御，其神经内分泌改变以交感 - 肾上腺髓质系统兴奋为主，并伴有肾上腺糖皮质激素（GC）的分泌增多。该期持续时间较短，如应激原持续存在，且机体依靠自身的防御代偿能力度过此期，则进入第二阶段。

2. 抵抗期　以交感 - 肾上腺髓质兴奋为主的反应将逐步消退，而肾上腺皮质开始肥大，GC 分泌进一步增多。在本期中，GC 在增强机体的抗损伤方面发挥重要作用。但免疫系统开始受到抑制，胸腺萎缩，淋巴细胞数目减少及功能减退。在大多数情况下，机体经过这两阶段的变化可达到适应状态，但如果外界刺激过于强大或持续时间过长，则会进入第三期。

3. 衰竭期　机体在经历持续强烈的应激原作用后，其能量贮备及防御机制被耗竭，虽然 GC 水平可仍然升高，但 GC 受体的数目及亲和力可下降，机体内环境严重失调，继续进展则可能产生适应性疾病，甚至死亡。

全身适应综合征（GAS）是对应激反应的经典描述，其主要理论基础是应激时的神经内分泌反应，GAS 的提出对于理解应激反应的基本机制是有益的。但 GAS 只重点描述了应激时的全身性反应，没能顾及应激时器官、细胞、基因水平变化的特征，并且未能对精神心理应激进行足够的阐述。因此，GAS 对于应激的描述是不够全面的。

（二）应激的心理反应

应激时机体出现的心理反应受多种因素的影响。通常情况下，机体处于一种被唤起的状态，这可使机体集中注意力，产生积极的思维和动机调整，提高机体的应对能力；与之相反，如果机体被唤起的程度不当，机体不能进行正确的认知和评价，则会影响机体应对能力的发挥，导致应对不良。较常见的心理反应有以下几种。

1. 焦虑　机体应对即将来临、预期会造成危险和灾难等不良后果的事件时，出现的紧张、不愉快的情绪反应，是日常生活中最为常见的一种心理反应，其典型表现是出现紧张不安的期待情绪、心神不宁，严重者可能伴有生理性症状，如恶心、厌食、多汗、胸闷、失眠等。

2. 抑郁　常由灾难性或重大负性生活事件引起，如丧失亲人、离异、重大疾病等。此时机体情绪低落、心境悲观、自身感觉不良、对生活丧失信心、自我评价低、有自卑和自责倾向。事件越多，应激程度越高，抑郁症的发生率就越高。各种慢性应激动物模型所表现出的兴趣丧失、求食行为抑制、木僵状态和记忆障碍等也与抑郁症临床表现极为相似。

3. 认知能力低下　由于情绪被过度唤起，导致机体的观察、分析、判断及推理能力下降。

4. 恐惧　机体在应对即将到来的危险或伤害时，出现的负性情绪反应。恐惧者通常能意识到危险的存在，并且知道恐惧的原因，但是缺乏战胜危险的能力和信心。

5. 愤怒　当活动目的受阻，特别是一再受到阻碍时，个体为了排除阻碍和恢复自尊而出现的一种情绪反应。愤怒发生时，机体交感神经系统兴奋，心跳加速，肾上腺分泌活动增强，易激惹，有攻击性倾向。

（三）应激的行为反应

在出现生理和心理反应的同时，个体通常还会出现一些异常的行为表现，动物实验则表明，慢性应激不仅损伤运动功能，使实验动物活动减少，疏于修饰，同时使其学习和记忆能力明显降低。较常见的行为反应有以下几种。

1. 逃避与回避　逃避是指接触到应激原后而采取的远离应激原的行动，回避是指事先知道应激原将要出现在未接触应激原之前就采取行动远离应激原。

2. 退化与依赖　退化是当人受到挫折时，放弃成年人应对方式而使用幼儿时期的方式应付环境变化或满足自己的欲望。退化行为必然会伴随产生依赖心理和行为，退化与依赖多见于病情危重经抢救脱险后的病人以及慢性病人之中。

3. 敌对与攻击　敌对是内心有攻击的欲望但表现出来的是不友好、谩骂、憎恨或羞辱别人。攻击是在应激刺激下个体以攻击方式做出反应，攻击对象可以是人或物，可以针对别人也可以针对自己。

4. 无助与自怜　无助是一种无能为力、无所适从、被动挨打的行为状态，自怜即自己可怜自己，对自己怜悯惋惜，倾听他们的申诉并提供适当的社会支持可改善自怜行为。

5. 物质滥用 某些人在心理冲突或应激情况下会以习惯性地饮酒、吸烟或服用某些药物的行为方式来转换自己对应激的行为反应方式。

三、机体对应激反应的调节和适应

机体对应激的调节和适应，主要是通过下丘脑 - 垂体 - 肾上腺皮质系统（HPA）和蓝斑 - 交感 - 肾上腺髓质系统两条轴分泌的应激激素来完成的。机体出现应激适应或适应不良，乃至发生疾病，都与这两条轴的功能密切相关。

（一）下丘脑 - 垂体 - 肾上腺皮质系统（HPA）

下丘脑中的室旁核（PVN）是该神经内分泌轴的中枢位点，其上行纤维与杏仁复合体、海马结构等有广泛联系，下行纤维则通过促肾上腺皮质激素释放激素（CRH）控制垂体促肾上腺皮质激素（ACTH）的释放，从而调控肾上腺糖皮质激素（GC）的合成和分泌。应激发生时，下丘脑室旁核分泌 CRH，垂体上 CRH 受体接受 CRH，分泌 ACTH，然后 ACTH 刺激肾上腺皮质分泌 GC。GC 是应激反应中对机体代谢影响广泛的一种重要激素，也是机体对应激适应的关键激素。GC 可促进糖异生，与胰岛素共同调节糖代谢，促使外周组织释放更多底物以满足糖原异生的需要；GC 可诱导肝微粒体内细胞色素 P450 的产生，参与多种药物、毒物、胆碱等的氧化反应；GC 还可阻断免疫介质的产生及其作用过程。GC 受体分布于脑的各处，是 GC 反馈形成的基础，因而可以调整 HPA 轴的活动。

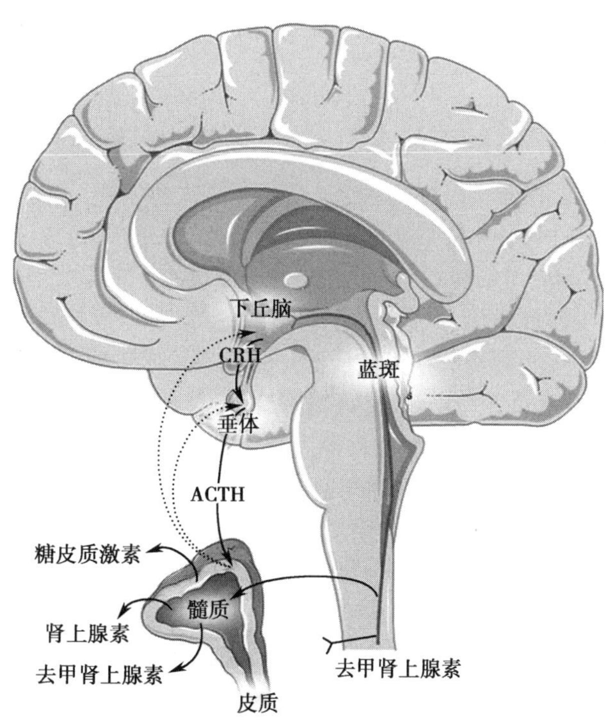

图 5-1 下丘脑 - 垂体 - 肾上腺皮质系统（HPA）

引自：Nicolaides NC，Kyratzi E，Lamprokostopoulou A，et al. Stress，the Stress System and the Role of Glucocorticoids. Neuroimmunomodulation，2015，22：6-19.

（二）蓝斑-交感神经-肾上腺髓质系统

蓝斑-交感-肾上腺髓质系统是应激时发生快速反应的系统。蓝斑是中枢神经系统对应激最敏感的部位，其去甲肾上腺素能神经元具有广泛的上、下行纤维联系。其上行纤维是应激时情绪变化及行为改变的结构基础，下行纤维则调节交感神经张力及肾上腺髓质中儿茶酚胺的分泌。儿茶酚胺包括去甲肾上腺素、肾上腺素和多巴胺，是机体发生应激反应时的重要激素，儿茶酚胺有助于维持血压、控制心率、调节器官的血液供应、促进创伤后代谢率的增加。儿茶酚胺还可刺激肝脏的糖原异生和糖原分解过程，增加葡萄糖的利用；以及增加骨骼肌中乳酸的释放和脂肪组织中非脂化脂肪酸的动员等。在脑内，去甲肾上腺素能神经元主要分布于脑干蓝斑核内，应激发生时，脑内去甲肾上腺素分泌增多能够唤醒注意和引起焦虑，在外周则通过交感神经刺激肾上腺髓质分泌去甲肾上腺素和肾上腺素，作用于靶器官，使之调整和适应应激。

应激反应涉及机体许多系统，其中HPA与蓝斑-交感神经-肾上腺髓质系统是应激基本反应的核心，两者间相互作用，形成一个正反馈环路。一个系统激活后，另一个系统也常被激活。例如，去甲肾上腺素可以使PVN分泌CRH增多，同时，通过α1去甲肾上腺素能受体，中枢CRH也能唤起交感系统并使儿茶酚胺的分泌升高。

第二节 应激性损伤

机体处于应激状态时，可影响机体的内稳态，引起多个系统发生生理、生化改变，甚至导致器官出现结构上的异常。神经内分泌系统、消化系统、心血管系统、免疫系统、抗氧化防御系统等都对应激较为敏感。

一、神经系统

HPA轴是人体重要的神经内分泌轴之一，调节机体的生理、心理、行为活动，使机体保持着内平衡状态。应激时HPA轴兴奋，引起CRH、ACTH水平升高，并最终造成GC水平升高。高强度或长期的应激负荷可以导致HPA轴过度兴奋，使GC大量分泌，引起各系统的功能改变，并导致相关神经组织和细胞产生功能退化，从而导致其功能紊乱或功能障碍。除了上述神经递质以外，一些神经肽在调节应激过程中也发挥重要的作用。例如，异孕〔甾〕烷醇酮随着应激反应的增强而增加，而异孕〔甾〕烷醇酮能降低大鼠下丘脑CRH的释放，缓解ACTH和皮质醇的释放；γ-氨基丁酸能神经肽可以拮抗紧张引起的HPA轴功能紊乱；生物蝶呤和新蝶呤是中枢神经系统低水平神经递质（多巴胺、5-HT、去甲肾上腺素）的合成底物。此外，研究发现紧张反应可增加肾上腺和HPA轴的小分子神经传导因子一氧化氮（NO）的表达，NO抑制剂也能刺激促皮质素释放因子和ACTH的释放。

海马作为介导应激反应的重要脑区，不仅是高位调节中枢，更是应激反应作用的主要靶区。海马富含各种信使受体，尤其是皮质激素、兴奋性氨基酸和血清素受体。研究证实，慢性应激可以使糖皮质激素和中枢兴奋性氨基酸大量释放，造成海马兴奋毒性，从而使海马CA3区的锥体细胞萎缩和丢失。同时，HPA轴的持续亢进也使得GC分泌增高，高水平的GC不仅可以直接损伤海马，而且可促进脑内兴奋性氨基酸释放，造成海马乃至全脑兴奋性毒性，使海马中GC受体数量减少，负反馈环路不能建立，从而无法控制应激反应。

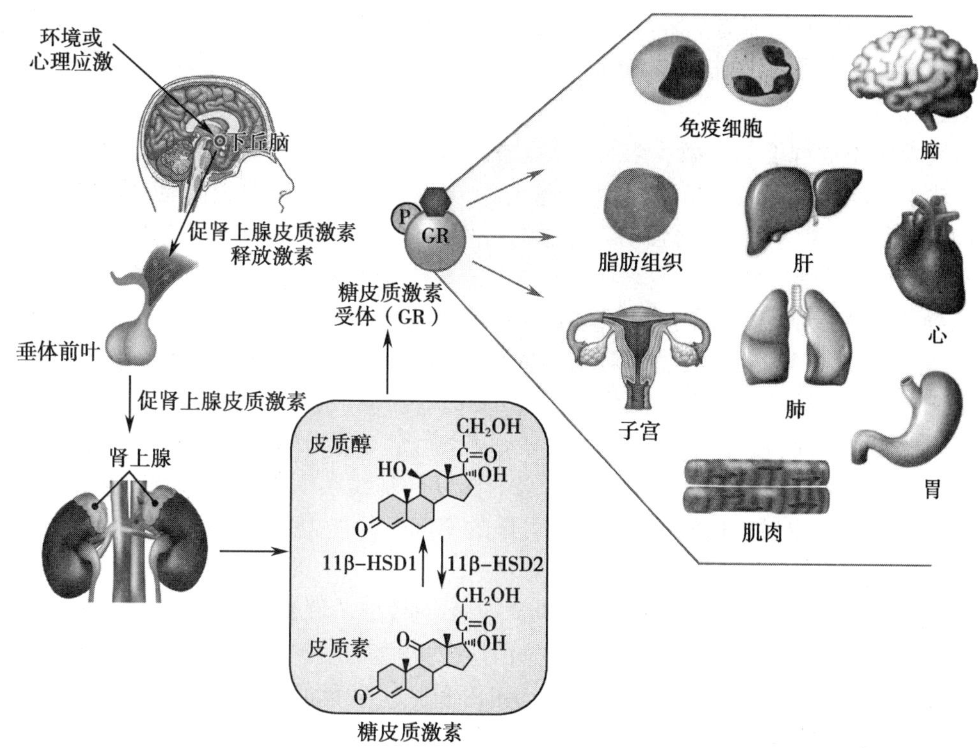

图 5-2　应激时 HPA 轴通过调节糖皮质激素分泌对身体各系统产生影响

引自：Cruz TD，Cidlowski JA. One hormone two actions：anti- and pro-inflammatory effect of glucocorticoids. Neuroimmunomodulation，2015，22（1/2）：20-32.

神经系统严重应激反应或长期慢性应激可对中枢神经系统，特别是对海马组织造成损伤，由此影响神经系统的正常生理功能。应激对神经系统的损伤主要表现为广泛的情绪反应以及认知障碍。情绪反应表现为不适当的焦虑、恐惧、抑郁、狂躁，还可能进一步导致多种形式的精神疾患和心理障碍。认知障碍则以学习记忆能力的降低为主要特征。

（一）情绪反应

社会心理应激原能直接导致一系列情绪反应。这与边缘系统（如扣带皮质、海马、杏仁复合体）及下丘脑等部位关系密切。根据其临床表现可分为以下几类：

1. 急性心因性反应　是指由于急剧而强烈的心理社会应激原作用后，在数分钟至数小时内所引起的功能性精神障碍。患者可表现为伴有情感迟钝的精神运动性抑制，如对周围事物漠不关心、不言不语，也可表现为伴有恐惧的精神运动性兴奋，如兴奋、激越、恐惧、紧张或叫喊。上述状态持续时间较短，一般在数天或一周内缓解。

2. 延迟性心因性反应　又称创伤后应激障碍，是指受到严重而剧烈的精神打击（如经历恐怖场面、残酷战争、凶杀场面等）而引起的延迟出现或长期持续存在的精神障碍，一般在遭受打击后数周至数月后发病。其主要表现为反复重现创伤性体验，做噩梦，易触景生情而增加痛苦；易出现惊恐反应，如心慌、出汗、易惊醒、不与周围人接触等。大多数患者可恢复，少数呈慢性病程，可长达数年之久。

3. 适应障碍　是由于长期存在的心理应激或困难处境，加上患者本人脆弱的心理特点及人格缺陷而产生的一类精神障碍。其表现以抑郁、焦虑、烦躁等情感障碍为主，伴有社会适应不良、学习及工作能力下降、与周围接触减少等。该类障碍通常发生在应激事件或环境变化发生的1个月内，病情持续时间一般不超过6个月。

（二）认知功能

研究表明不同程度的应激反应对学习记忆具有改善和损伤双重作用。短时、适度的应激可易化小鼠的学习记忆功能，而随着应激时间的延长，小鼠的学习记忆能力则明显下降。

1. 情绪性学习　应激能增强动物对恐惧条件化任务和积极回避任务的学习，但可损害动物复杂空间任务的学习。研究表明，足底电击应激导致消极回避学习任务的易化，心理应激也导致情绪性学习的易化，而强迫游泳应激则损害消极回避任务学习。采用“社会隔离”和“高密度笼养”心理应激模式对动物情绪性学习进行研究后发现，两种极端的笼养条件分别影响两种不同的神经内分泌系统。

2. 空间学习　高强度社会应激可造成大鼠空间学习能力的缺失。慢性应激损害大鼠迷宫学习，即使在应激4周后大鼠皮质酮水平恢复到基线水平时，其学习能力依旧呈现受损状态。经过慢性皮质酮处理的中、青年大鼠的空间学习能力受损程度和衰老大鼠的空间能力受损程度类似。

3. 联想学习　不同应激对联想学习可产生不同效应。联想学习是指两种或两种以上刺激所引起的脑内两个以上的中枢兴奋之间形成的连接而实现的学习过程。研究显示，游泳应激、间断性尾部电击或者厌恶性事件均可严重损害大鼠的联想学习，而束缚应激或间断性尾部电击可以促进大鼠经典眨眼条件反射的学习。

4. 记忆　研究发现，不同应激方式可导致不同甚至相反的后果，这可能与肾上腺皮质激素两类受体对空间记忆与皮质醇水平之间的倒U型曲线关系有关。

二、消化系统

应激性消化道溃疡是典型的应激性疾病，其主要症状为胃和十二指肠黏膜层糜烂、出血和溃疡，其病变常较表浅，少数溃疡可较深甚至穿孔，应激性溃疡导致的侵蚀性大血管出血往往是导致重症者死亡的主要原因。其发生的主要原因是机体在应激状态下，交感-肾上腺髓质系统兴奋而引起胃肠血管收缩，血流量减少，胃肠黏膜缺血而造成黏膜上皮细胞的损伤；增多的糖皮质激素可抑制胃黏液的合成和分泌，减缓黏膜细胞更新，从而使黏膜屏障遭到破坏；此外，应激可造成对 H^+ 等的抵御能力降低，以至出现胃、肠黏膜糜烂、溃疡。但这种消化道溃疡如未发生穿孔，则可能在应激原消失后数日内自愈。

CRH在机体发生应激反应的过程中起着重要的作用，CRH可通过血-脑脊液屏障从中枢进入外周，引起外周多个器官的应激反应。有研究发现，向新生小鼠腹腔内注射CRH可模拟避水应激诱导的结肠上皮屏障缺陷。也有研究表明，在应激状态下，乙酰胆碱及神经降压素可通过直接或间接作用影响肠黏膜上皮细胞。有研究证实，肥大细胞是中枢神经系统调节肠黏膜功能的桥梁，应激状态下，肥大细胞通过脱颗粒释放多种炎性介质和细胞因子影响屏障功能。对缓解期的肠易激综合征患者进行持续性的冷加压刺激，可发现结肠黏膜上皮细胞线粒体明显损伤，同时结肠黏膜固有层和黏膜下层激活的肥大细胞数量明显增加。

三、心血管系统

高血压和冠心病是心血管疾病研究的重点领域。这两种疾病的发生除生物学因素以外，心理社会因素已引起注目。时间紧迫感、竞争性、易激惹等是此类患者突出的性格特点。应激时，交感-肾上腺髓质系统兴奋，导致儿茶酚胺分泌增多，而儿茶酚胺参与原发性高血压发病机制，某些高血压患者，尤其是青年患者血浆儿茶酚胺含量显著高于正常人，其中去甲肾上腺素的升高较肾上腺素更明显。交感-肾上腺髓质系统可通过以下途径引起血压升高：使小动脉收缩，增大外周阻力，舒张压升高；使静脉收缩，增加回心血量，收缩压升高；通过兴奋心脏的β受体使心脏收缩加强、加快，从而提高心排血量；直接或间接激活肾素-血管紧张素系统。交感-肾上腺髓质系统的强烈兴奋亦可导致冠脉痉挛、血小板聚集、血液黏滞度升高而导致心肌缺血及心肌梗死。强烈的精神应激可引起心律失常及猝死。

有人将应激反应引起心血管系统发生的病理改变，归纳为应激诱导儿茶酚胺和糖皮质激素升高，肾素-血管紧张素系统发生改变，血脂水平异常，高密度脂蛋白胆固醇水平下降，而低密度脂蛋白胆固醇水平上升，同时心血管系统过氧化反应增强，结果高血压和缺血性心脏病危险性增加。

四、免疫系统

适度的应激一般可以增强机体的免疫功能，使免疫功能快速而短期增强。应激反应可使机体组织细胞产生多种具有神经内分泌样作用的细胞因子，如肿瘤坏死因子、干扰素等，这些因子不仅可以在局部产生显著的生理或病理作用，而且可进入循环系统产生相应的内分泌激素样作用。应激的急性反应阶段，甚至抵抗阶段，均可发现外周血中吞噬细胞数目增多，活性增强，补体、C反应蛋白等含量升高。但持续而高强度的应激可造成免疫系统的功能抑制或功能紊乱，从而易诱发多种免疫性疾病，如系统性红斑狼疮、变应性湿疹等。这是由于免疫系统的变化受到神经内分泌系统的调节。神经内分泌激素通过作用于免疫细胞膜上的受体而调节免疫反应。应激时大量释放GC与儿茶酚胺对免疫系统具有强烈抑制作用，因而持续强烈的应激表现为免疫功能的抑制。免疫系统对神经内分泌系统亦具有调节作用。免疫细胞可释放多种神经内分泌激素，这些激素可在局部或全身发挥作用，参与应激反应的调控。

（一）应激对固有免疫的影响

应激状态下的小鼠对被动过敏反应的敏感性降低。精神和心理上的反应也可导致体液免疫反应改变，例如，惊吓和悲伤可降低狗和狒狒对细菌抗原的特异性抗体反应。情绪刺激能显著升高大鼠肾上腺素、去甲肾上腺素、皮质酮水平，同时引起体液免疫功能明显降低。某些细胞因子也可受心理应激影响而变化。有人建立游泳大鼠应激模型，发现白介素2（IL-2）水平降低，肿瘤坏死因子（TNF-α）水平升高，提示急性应激使大鼠单核巨噬细胞激活，其产生的TNF-α对HPA轴的激活作用占主导地位。同时，IL-2与TNF-α的相关性与对照组不同，提示急性应激使免疫系统的稳态遭到了破坏。

急性反应可抑制机体的体液免疫反应，但是如果反复给予同样的刺激，动物可逐渐适应，体液免疫反应可恢复至原来水平，甚至高于原来水平，提示机体对应激具有适应性。例如，小鼠在束缚和拥挤状况下，B淋巴细胞受到抑制，如果反复给予这种刺激，3天后可恢复至原来的水平。此外，不同的应激对体液免疫反应的影响还与性别有关，所以应激原诱导的免疫效应除与本身的特性有关外，还与机体的生物学和社会影响的特性有关。

（二）应激对适应性免疫反应的影响

应激可使外周血中淋巴细胞数目减少，全血中淋巴细胞转化功能受到抑制，并且其抑制效应与强度成正比。应激诱导的淋巴细胞反应的抑制作用可能与心理状态有关。实验发现，如果给予大鼠不可回避的电刺激，可造成大鼠淋巴细胞转化功能降低，如果大鼠可对刺激自行回避，则对淋巴细胞的抑制效应不明显，说明大鼠对刺激的应付能力可改变应激效应。心理性刺激因素在人类的反应更为突出，有研究发现，在丧偶后的2个月内，个体免疫反应大多数降低，其中一部分人可恢复，这些变化并无年龄和性别的差异，提示转化反应的抑制可能直接由丧偶刺激引起。已有大量研究表明，心理应激可以引起淋巴细胞转化反应下降，使B细胞、T细胞及T细胞亚群减少，还可产生免疫抑制因子。最终心理应激通过对免疫功能的多方面影响使机体对疾病的易感性增加。

五、抗氧化防御系统

慢性应激可对机体的抗氧化防御体系产生影响，导致组织和细胞发生氧化损伤。持久应激状态下，氧化活动增强和抗氧化机制减弱使自由基的产生远大于自由基的清除，自由基直接攻击多种生物分子，激发脂质过氧化作用，并由此扩大自由基的连锁反应，同时产生有毒的脂质过氧化物。活性氧自由基和脂质过氧化物从各个水平破坏细胞的结构和功能，可引起膜通透性增加、蛋白质交联、酶失活、DNA碱基变性甚至细胞坏死，总体表现为器官和系统功能紊乱，甚至发生疾病。

应激可使交感神经活动增强，并引起血浆儿茶酚胺浓度显著升高。研究表明，高浓度儿茶酚胺可通过多种机制导致过氧化损伤：高浓度儿茶酚胺使小动脉痉挛，引起组织缺血，再灌注后产生活性氧自由基；儿茶酚胺自身氧化过程中产生的肾上腺素半醌和去甲肾上腺素半醌，可传递电子给氧分子，产生超氧阴离子自由基；儿茶酚胺通过β-肾上腺素能受体，激活各种控制细胞内钙离子水平的信号传递机制，促使细胞内存储钙释放和细胞外钙离子流入细胞，使细胞内钙离子显著增加，激活氧自由基产生过程；高浓度儿茶酚胺通过受体活化机制激活磷脂酶A_2，此酶分解膜磷脂，释放脂肪酸，其中释放的花生四烯酸可经脂加氧酶途径和环加氧酶途径产生脂质过氧化物。另一方面，应激反应也可诱导体内抗氧化物质金属硫蛋白的产生，其消除自由基的作用，主要在于其分子中含有还原状态的巯基。

第三节　营养与应激适应能力

人体良好的营养状况不仅是正常情况下维护生理功能的物质基础，也是应激反应条件下保持内稳态的决定性因素之一。大量研究表明，改善机体的营养状况可增强人体对应激的适应能力，并减少各种应激性损伤或应激性疾病的发生。例如在临床营养领域，传统的肠内营养（EN）主要目标是提供充足的热量和底物，近年提出应用含特殊营养物质的免疫增强型EN制剂，以便改变应激状态时机体的代谢反应，有效减轻创伤等应激后机体的分解代谢、炎性反应过程和免疫功能损害，从而改善患者的预后。

在应激状态下，机体的代谢情况会发生明显的变化，这种改变又随应激的方式、强度及持续时间的不同而异。研究证明，在应激发生时，食欲下降进食量减少，同时由于代谢紊乱、机体消耗增加导致对某些营养素需要量的增加，易发生营养缺乏症；并且，营养不良可使机体对多种有害刺激的敏感性增加，机体的调控系统（如脑、肝脏、肾脏、造血器官等）更易受到损害，而合理的饮食营养能提高机体对有害刺激的抵抗。因此，膳食营养对提高机体应激适应能力具有重要意义。

一、氨基酸

应激时，由于神经内分泌的调节，机体的分解代谢明显高于合成代谢，严重者，分解代谢较正常机体可增加 40%～50%，骨骼肌群的蛋白质分解代谢可增加 70%～110%，其分解出的氨基酸重新分布，以满足机体代谢及免疫需求。因此，蛋白质是保证应激适应最重要的营养成分之一。良好的蛋白质营养使机体有充足的蛋白质，以应付急性应激时负荷的短时间大量消耗。在应激适应过程中，中枢神经系统起着决定性的调节作用，保持应激时正常的脑功能，除保证脑血流供氧、供能量外，保证神经递质的合成、抗脂质过氧化、消除分解代谢产生的胺都需要有适量的蛋白质和氨基酸。有些氨基酸作为神经递质或其合成前体，在神经细胞兴奋、神经冲动传导方面均具有重要的功能。

（一）谷氨酰胺

谷氨酰胺是人体最丰富的游离氨基酸，也是蛋白质代谢的重要调节因子。谷氨酰胺有降低高分解代谢，促进蛋白合成、保护肠黏膜、提高机体免疫功能、加快创面愈合等多种功能。严重应激状态下，肠道黏膜上皮细胞内谷氨酰胺很快被耗竭，难以维持黏膜屏障的完整性，补充谷氨酰胺后，可促进受损黏膜的修复、降低肠上皮的通透性，从而保护应激状态下的肠黏膜。谷氨酰胺是淋巴细胞增殖所必需的，可促进淋巴细胞、巨噬细胞的分裂和增殖，抑制 TNF、白介素 1 等细胞因子的产生，减少应激造成的免疫抑制作用。此外，谷氨酰胺是细胞合成重要抗氧化剂谷胱甘肽的前体物质，补充谷氨酰胺有利于提高机体抗氧化能力，减轻应激造成的氧化损伤，并有利于受损细胞的修复。

（二）精氨酸

精氨酸在饥饿、创伤、应激状态下可成为必需氨基酸，其代谢产物具有促生长与维持机体平衡的作用。精氨酸可调节血管收缩、糖类代谢，并且可以调节学习和记忆以及社会行为等。有研究显示，精氨酸在急性应激调节过程中发挥着重要作用，如果缺少精氨酸将影响 HPA 轴在应激反应中的作用。大剂量的精氨酸能有效地减轻或消除应激反应引起的胸腺受损。研究证实，动物摄入精氨酸后淋巴细胞分裂反应增强，而且对于寒冷和超压氧的耐受能力都得到明显提高。小鼠实验发现热应激后补充适量 L- 精氨酸可减少应激造成的细胞损伤并对 T 细胞亚群功能和数量的改善有积极作用。

（三）色氨酸

色氨酸是各种蛋白质中含量比最小的必需氨基酸，但它能促进肝细胞合成蛋白质，又是 5- 羟色胺（5-HT）的前体，5-HT 能提高机体对电离辐射的耐受力。补充色氨酸可以选择性地提高脑组织中的色氨酸含量，使 5-HT 水平升高，从而可缓解应激导致的紧张情绪。有研究发现，色氨酸可使抑郁模型小鼠下丘脑中 5-HT 水平升高，提高其空间学习记忆能力，并能调节机体免疫。

（四）酪氨酸

在身心应激状态下，补充酪氨酸能减轻应激的急性期反应，减少作业疲劳的发生。应激反应时，脑内去甲肾上腺素和多巴胺等儿茶酚胺类神经递质大量消耗，而且这种消耗尤其是去甲肾上腺素的消耗与应激导致的作业能力下降密切相关。酪氨酸是儿茶酚胺类神经递质合成的前体物质，给应激动物喂饲酪氨酸不仅可以缓解脑内儿茶酚胺的消耗，还可以减轻应激诱导的认知能力降低。对人体补充酪氨酸也具有同样作用，可以减轻应激诱导的神经系统中去甲肾上腺素含量的下降，并提高各种应激状态下的作业效率。

（五）磷脂酰丝氨酸

磷脂酰丝氨酸（PS）是磷脂和氨基酸的复合物。长期口服磷脂酰丝氨酸可以消除应激诱导的 HPA 轴活化。PS 通过减少应激状态下皮质醇和 ACTH 的过度分泌来正向调整内分泌系统对应激的反应。研究证实，PS 可降低运动引起的皮质醇浓度增加，减轻过度训练后经常发生的肌肉酸痛、心理压抑等症状。

二、脂类和脂肪酸

脂类和脂肪酸在应激反应中有重要作用。一方面，应激反应与心血管疾病、肿瘤和心理异常密切相关，为预防这些疾病的发生，应减少膳食脂肪的摄入量，特别是饱和脂肪酸。另一方面，某些脂类在应激反应中对机体具有积极的保护作用，如膜磷脂所含的脂肪酸是许多生物活性物质的贮存池，如前列腺素、白三烯、血小板活化因子以及其他活性脂类等。许多受体参与的信号传递过程，都涉及生物膜上磷脂的分解和这些活性成分的释放。因此，对于应激条件下的脂类营养应当慎重地区别补充。

近年来，多不饱和脂肪酸（PUFA）在应激反应中的有益作用日益受到关注。ω-3 脂肪酸、ω-6 脂肪酸和亚油酸，是前列腺素、前列腺环素、血栓素和白三烯等花生四烯酸代谢产物的前体。它们均是细胞膜磷脂的主要成分。实验证明，ω-6 脂肪酸和亚油酸能促进促炎性反应因子如 IL-1、IL-6 和肿瘤坏死因子 α 的释放；而 ω-3 脂肪酸可抑制亚油酸转变成花生四烯酸，并且 ω-3 脂肪酸可取代细胞膜磷脂中的 ω-6 脂肪酸，减少前列腺素、白三烯的形成，从而减少促炎因子的产生，增强机体免疫能力，减少内毒素移位等，因此 ω-3 脂肪酸是免疫营养剂中的关键成分。动物实验和人体干预研究证实，补充 ω-3 脂肪酸有利于提高应激反应机体的免疫功能。

三、维生素

应激时，去甲肾上腺素及肾上腺素等儿茶酚胺类激素大量释放，同时，高血糖素以及皮质醇类激素分泌增加，合成代谢激素（胰岛素、生长激素等）相对减少，机体的分解代谢明显高于合成代谢，葡萄糖载体或胰岛素受体受抑，糖氧化利用受限，而脂肪氧化加速，可达正常的 200%。由于生理代谢增强，而许多酶促反应都需要维生素的参与，因此机体对多种维生素的需要量增加，如 B 族维生素和维生素 A、C、E 等。

（一）B 族维生素

机体应激反应时能量代谢发生急剧变化，涉及许多 B 族维生素的参与。例如，丙酮酸向乙酰辅酶 A 的转化过程是影响糖代谢功能和脂肪、蛋白质合成的重要环节，需要烟酸、硫胺素、泛酸、生物素等的参与。核黄素参与生长激素、促肾上腺皮质激素及胰岛素的合成；泛酸参与可的松、生长激素和乙酰胆碱的合成。不同形式维生素 B_6 之间的转化须有烟酸、核黄素的参与。过多的硫胺素可促成维生素 B_6 不足，维生素 B_6 不足的人，尽管抗坏血酸的摄入量不变，血液抗坏血酸水平也会出现下降。叶酸转化为它的辅酶型须有核黄素的参与，儿茶酚胺的合成也需要叶酸作为酶的辅因子。烟酸参与合成生长激素、胰岛素，而且应激状态下，烟酸的消耗量增大，体内合成1mg烟酸需消耗60mg色氨酸，补充烟酸可节约色氨酸的用量。另外，维生素 B_{12} 和叶酸缺乏，不仅可影响造血系统的功能，还可导致记忆力下降、智商减退、情绪和性格改变等。甲基维生素 B_{12} 可对应激状态下的皮质醇产生影响，它并不影响总皮质醇浓度的变化，但可以改变皮质醇的分泌高峰，使生物节律更加适应特殊情况下的日程安排。因此，适当补充B族维生素有助于增强应激时机体内分泌系统的适应性。

（二）维生素C

维生素C在应激反应中具有特殊的意义。它不仅参与酪氨酸和色氨酸的羟化反应，保证肾上腺和卵巢正常分泌激素，而且在胶原合成、维持毛细血管完整性、清除体内毒素、激活噬菌活性以及促进胆固醇转化为胆酸等过程中均发挥着重要的作用。在机体的抗氧化功能方面，维生素C能使被氧化的维生素E还原，使其重新具有抗氧自由基的作用。研究证实，高于推荐摄入量的维生素C有助于维持肾上腺功能、防止皮质醇水平过高，口服维生素C也可缓解外源性ACTH诱导的皮质醇浓度升高。临床研究发现慢阻肺急性加重患者及肾衰竭患者在补充维生素C后，氧化应激状态均可得到改善。

（三）抗氧化维生素

应激可对机体的抗氧化防御体系产生影响，导致组织和细胞发生氧化损伤。具有抗氧化作用的维生素，如维生素A、维生素E、维生素C以及β-胡萝卜素等，它们与微量元素硒、锌、铜、锰、铁等构成机体主要的抗脂质过氧化防御系统，对于减轻应激反应诱发的氧化损伤，保护组织细胞的正常功能具有重要作用。有研究发现静脉补充多种维生素可增加腹部手术后患者的总抗氧化应激能力，减轻全身炎性反应，并促进伤口的愈合。

四、微量元素

微量元素营养状况与机体的心理行为和作业能力有密切关系，如锌缺乏可导致机体的应激适应能力下降；缺铁性贫血则可引起心理行为异常，工作精度和工作效能下降。应激反应时机体的免疫功能受到抑制，微量元素供应不足常常会加剧这种抑制作用。缺铁可使白介素1的生成减少，中性粒细胞中的含铁酶-髓过氧化物酶活性降低；锌缺乏时T细胞分化受限，胸腺素分泌量下降；缺硒和缺铜则使中性粒细胞的灭菌活性受到抑制。

多种微量元素与机体的抗氧化功能有关，它们与其生物配体组成了机体抗氧化防御系统的重要部分。锌、铜、硒、锰在清除自由基和抗脂质过氧化方面具有重要作用。锌、铜与金属硫蛋白、铜蓝蛋白、过氧化氢酶、超氧化物歧化酶等金属酶都有抗脂质过氧化的功能。锌对生物膜有重要的保护作用，机体缺锌不仅减少金属硫蛋白的合成，而且能促进内源性自由基的产生，使大鼠肝脏脂质过氧化增加，线粒体发生脂质过氧化。硒是机体抗氧化酶谷胱甘肽过氧化物酶的必需成分，适当补硒可提高此酶的活力以及机体的抗氧化能力。有研究显示，硒对慢性应激引起的小鼠海马神经元损伤和抑郁样行为具有保护作用，该作用可能与其抗应激动物脑脂质过氧化有关。锰参与构成或催化丙酮酸羧化酶、精氨酸酶、谷氨酰胺合成酶等酶，而这些酶可促进糖原异生及蛋白质代谢废物（氨）清除，而且锰对于保证应激情况下脑功能的正常发挥和红细胞的代谢也是必需的。此外，当线粒体内钙离子蓄积增多时，锰还可防止钙离子对线粒体膜产生破坏作用。

五、植物化学物

在近年的应激反应研究中，不少学者发现植物性食物中的一些活性成分能够调节生理功能，有效提高机体的应激适应能力。这些植物性食物中的活性成分又称植物化学物。研究较多的植物化学物有植物黄酮、原花青素、植物多糖等。这些成分可通过调节神经内分泌活动、增强免疫功能或提高抗氧化能力等机制协助机体维护内稳态，减少应激损伤。

黄酮是一大类以苯色酮环为基础的酚类化合物，在植物界分布很广，主要的天然黄酮类化合物包括黄酮醇、异黄酮、黄烷酮类、黄烷醇、花色素类、查尔酮等。黄酮类化合物具有抗氧化作用，并能改善学习记忆作用。其酚羟基可作为自由基的氢原子供体，从而形成自由基中间体，阻断自由基连锁反应。有研究显示合欢花黄酮花能拮抗慢性应激模型大鼠抑郁症，其机制可能与增加脑内 5 羟色胺、去甲肾上腺素含量与脑源性神经生长因子表达，降低凋亡诱导蛋白表达，减少海马细胞凋亡有关。也有研究发现大豆异黄酮可以降低心理应激所致的小鼠卵巢组织的氧化损伤。

原花青素是自然界中广泛存在的聚多酚类混合物，具有极强的抗氧化及清除自由基活性，在体内的抗氧化活性为维生素 C 的 20 倍、维生素 E 的 50 倍。原花青素分子结构上有多个酚羟基，它们可以与暂存性自由基结合，生成稳定的自由基，通过终止自由基链式反应，螯合金属离子，清除活性氧，减少或消除氧自由基对机体组织和器官的损害作用。有研究显示葡萄籽原花青素可改善慢性应激对大鼠造成的抑郁和焦虑样行为，其机制可能与其能够增强脑源性神经营养因子和磷酸化 cAMP 反应元件结合蛋白表达有关。也有研究发现预服一定剂量的沙棘原花青素对应激性胃溃疡的发生有一定的预防作用。

植物多糖是指植物细胞代谢产生的聚合度超过 9 个的聚糖，植物多糖具有多种生物活性。有研究证实，来源于 22 种不同植物的 35 种多糖能够增强巨噬细胞的功能，部分多糖能增强自然杀伤细胞和细胞毒性 T 淋巴细胞的活性。此外，多种多糖具有较强的还原能力、总抗氧化能力和清除自由基的能力，某些多糖还可通过调节应激的信号转导，减轻应激造成的氧化损伤。

（张　曼　蔺新英　陈伟强　程义勇）

参考文献

1. Selye H. Stress and disease. Science，1955，122：625-631.
2. Chrousos GP，Gold PW. The concept of stress and stress system disorders. JAMA，1992，267：1244-1252.
3. Wheatley D，Frepsych MD. Stress，anxiety and depression. Stress Med，1997，13：173-177.
4. De Kloet ER，Oitzl MS，Joels M. Stress and cognition：are corticosteroids good or bad guys. Trends Neurosci，1999，22：422-426.
5. McEwen BS. Effects of adverse experiences for brain structure and function. Biol Psychiatry，2000，48：721-731.
6. Nicolaides NC，Kyratzi E，Lamprokostopoulou A，et al. Stress，the Stress System and the Role of Glucocorticoids. Neuroimmunomodulation，2015，22：6-19.
7. Cruz TD，Cidlowski JA. One Hormone Two Actions：Anti- and Pro-inflammatory Effect of Glucocorticoids. Neuroimmunomodulation，2015，22（1/2）：20-32.
8. Gilbertson MW，Gurvits TV，Lasko NB，et al. Multivariate assessment of explicit memory function in combat

veterans with post-traumatic stress disorder. J Trauma Stress，2001，14：413-432.

9. Kondoh M，Inoue Y，Atagi S，et al. Specific induction of metallothionein synthesis by mitochondrial oxidative stress. Life Sci，2001，69：2137-2146.
10. Polidori MC，Cherubini A，Senin U. Hyperhomocysteinemia and oxidative stress in ischemic stroke. Stroke，2001，32（1）：275.
11. Yeghiayan SK，Luo S，Shukitt-Hale B，et al. Tyrosine improves behavioral and neurochemical deficits caused by cold exposure. Physiol Behav，2001，72（3）：311.
12. Huong TM，Ishida T，Harashima H，et al. The complement system enhances the clearance of phosphatidylserine（PS）-liposomes in rat and guinea pig. Int J Pharm，2001，215（1/2）：197.
13. Yang EV，Glaser R. Stress-induced immunomodulation and the implications for health. Int Immunopharmacolgy，2002，2（2/3）：315-324.
14. Brody S，Preut R，Schommer K，et al. A randomized controlled trial of high dose ascorbic acid for reduction of blood pressure，cortisol，and subjective responses to psychological stress. Psychopharmacology-（Berl），2002，159（3）：319.
15. Shimosawa T，Shibagaki Y，Ishibashi K，et al. Adrenomedullin，an endogenous peptide，counteracts cardiovascular damage. Circulation，2002，105（1）：106.
16. Kiecolt-Glaser JK，McGuire L，Robles TF，et al. Emotions，morbidity，and mortality：new perspectives from psychoneuroimmunology. Annu Rev Psychol，2002，53（53）：83-107.
17. Redwine L，Snow S，Mills P，et al. Acute psychological stress：effects on chemotaxis and cellular adhesion molecule expression. Psychosom Med，2003，65（4）：598-603.
18. Lillberg K，Verkasalo PK，Kaprio J，et al. Stressful life events and risk of breast cancer in 10 808 women：a cohort study. Am J Epidemiol，2003，157（5）：415-423.
19. Urakawa H，Katsuki A，Sumida Y，et al. Oxidative stress is associated with adiposity and insulin qresistance in men. J Clin Endocrinol Metab，2003，88（10）：4673-4676.
20. Luyer MD，Jacobs JA，Vreugdenhil AC，et al. Enteral administration of high-fat nutrition before and directly afterhemorrhagic shock reduces endotoxemia and bacterial translocation. Annals of Surgery，2004，239（2）：257-264.
21. Rector RS，Warner SO，Liu Y，et al. Exercise and diet induced weight loss improves measures of oxidative stress and insulin sensitivity in adults with characteristics of the metabolic syndrome. Am J Physiol Endocrinol Metab，2007，293（2）：E500-E506.
22. Crujeiras AB，Parra D，Abete I，et al. A hypocaloric diet enriched in legumes specifically mitigates lipid peroxidation in obese subjects. Free Rad Res，2007，41（4）：498-506.
23. Gonzalez MJ，Miranda-Massari JR. Diet and stress. Psychiatr Clin North Am，2014，37（4）：579-589.
24. Lindsay KL，Buss C，Wadhwa PD，et al. The Interplay between Maternal Nutrition and Stress. during Pregnancy：Issues and Considerations. Annals of Nutrition & Metabolism，2017，70（3）：191-200.
25. Bjørklund G，Chirumbolo S. Role of oxidative stress and antioxidants in daily nutrition and human health. Nutrition，2017，33：311-321.
26. Saha SK，Lee SB，Won J，et al. Correlation between Oxidative Stress，Nutrition，and Cancer Initiation. International Journal of Molecular Sciences，2017，18（7）：1544.
27. 罗海吉，杨真，曾静，等. 补充L-精氨酸对热应激小鼠血清NO、NOS和T细胞亚群的影响. 营养学报，2006，28（4）：292-295.
28. 赵景茹，李娜，李俐涛，等. 精氨酸加压素对学习记忆与应激性情绪反应的调节作用. 脑与神经疾病杂志，2014，22（5）：395-398.

29. 杨宝娟，朱建津，辛琳，等. 色氨酸对应激小鼠空间学习能力和下丘脑单胺类递质的影响. 食品工业科技，2012，33（7）：379-382.
30. 武超，王新颖，刘思彤，等. 多种维生素对腹部手术后患者氧化应激及过度炎性反应的影响. 中华损伤与修复杂志（电子版），2013，8（2）：151-154.
31. 李万里，王侠，高原，等. 合欢花黄酮对慢性应激模型大鼠抗抑郁作用. 中国公共卫生，2013，29（4）：515-517.
32. 肖卫荣，袁照清，余玉珍，等. 大豆异黄酮对心理应激所致小鼠卵巢氧化损伤的保护作用. 实用临床医学，2012，13（12）：15-18.
33. 土文珍，吴凡，严奇植，等. 原花青素对慢性应激模型大鼠抑郁焦虑样行为的改善作用. 中国药理学与毒理学杂志，2014（3）：345-350.
34. 徐晓云，潘思轶，谢笔钧，等. 沙棘原花青素对大鼠应激性胃溃疡的预防作用. 营养学报，2007，29（1）：58-61.
35. Schepetkin IA，Quinn MT. Botanical polysaccharides：Macrophage immunomodulation and therapeutic potential. International Immunopharmacology，2006，6（3）：317-333.
36. Li H，Ding F，Xiao L，et al. Food Derived Antioxidant Polysaccharides and Their Pharmacological Potential in Neurodegerative Diseases. Nutrients，2017，9（7）：E778.

第六章

营养与饥饿

饥饿（starvation）是指食物供应受到限制以至于断绝，或者食物摄入受到影响，进食困难以至于不能进食，从而使机体处于能量、营养素摄入不足或缺乏的状态。饥饿可以分成不同的类型，如按照饥饿的程度，在机体完全得不到或完全无法摄入食物时称为完全饥饿状态；能够得到或摄入部分食物，但又不能完全满足机体需要时称为不全饥饿状态。机体处于饥饿状态时，产生一系列生理生化变化，表现为消瘦、低血糖、高血尿酮症、脱水、抵抗力下降、精神不振等，如果得不到及时救治，最终将导致死亡。正常机体体内由于具有一定的能量物质储备，因此，短期内通过动用体内储备，加上合理的应变措施，不仅可以在一定时间内成功地维持生存，而且还可以保持一定的生理功能。

饥饿产生于一些特殊情况下，如自然灾害、战争年代、野外作业、旅游遇险时等。历史上有不少因自然灾害或战争状态造成的饥荒记载，如汉武帝时期建元三年的春天，因黄河决口引起“大饥”，造成“人相食”事件；明末时中国经历了历史上罕见的连年低温和旱灾，因饥荒和战争造成中国人口急剧下降；1845—1850 年间，爱尔兰出现大饥荒，俗称“马铃薯饥荒”，造成人口锐减了将近四分之一。战争状态下，部队正常饮食往往得不到保障而出现饥饿，如第一次世界大战期间，因食物供应的限制造成俄军出现大量非战斗性减员；第二次世界大战期间，苏联在后送的伤员中 48.9% 是由于饥饿造成的营养不良；我军在抗美援朝战争初期，由于食物供应得不到有效保障，部队产生了因不全饥饿造成的各种形式的营养不良，严重削弱了部队战斗力。此外，临床上一些病人因不能进食或消化吸收功能减弱乃至于丧失也可发生饥饿，减肥病人也可能有类似情况出现。早在 20 世纪 70 年代，美国营养工作者在波士顿几家大医院的调查中发现，约半数左右的病人因饥饿或不全饥饿出现不同程度的营养不良，由此引发了临床营养的“首次革命”。

由于饥饿对人类的影响，研究和认识饥饿对机体所产生的影响以及采取相应的应变措施早已引起了人们的关注。我国明永乐四年（公元 1406 年）朱橚编著的《救荒本草》不仅在国内广泛流传，后来还流传到国外。该书分上下两卷，共记载植物 414 种，每种植物以图片展示，并附文字描述其形态，对植物资源的利用、加工炮制方面均有介绍。此外，该书还记载了一些须经过加工处理才能食用的有毒植物，在饥荒时期借以充饥。20 世纪 20 年代，美国 Benedict 等进行了人体全饥饿研究；30 年代，中国侯祥川等在上海收治了许多营养缺乏病患者，报道了各种临床表现与诊治措施，后编著出版了《营养缺乏病纲要及图谱》；40 年代，美国 Keys 等进行了半饥饿研究，编著出版了 *The Biology of Human Starvation*（人体饥饿生物学）专著；80 年代，中国出版了《中国野菜图谱》。此外，外军和我军先后研制了各种救生口粮，供军事人员在特殊情况下使用。

第一节　人体的营养储存与耐饥潜力

一、人体的营养储存

正常状态下，机体对能量和营养素的需要通过摄入膳食得到满足。饥饿状态下，由于得不到外界足够的能量和营养素供应，机体必须通过分解自身组织，来满足自身的能量和营养素需要。体内储备的能源物质主要包括脂肪、蛋白质、糖原以及部分游离的葡萄糖、脂肪酸和三酰甘油等。体内的糖原储备十分有限，以一个 70kg 体重的正常男性成年人为例（表 6-1），体内有 300g 左右的糖原，其中，1/3 左右储存于肝脏，2/3 左右储存于肌肉，另外 20g 左右储存于外周血液之中，这些糖原氧化分解约产生 5.02MJ（1 200kcal）的能量，可以维持机体 8～24 小时的能量需要，但是，一般情况下机体不分解或很少分解肝脏和肌肉中的糖原，缺氧或剧烈运动时才大量动用；体内的脂肪储备是饥饿时的主要能源物质，约有 15kg，氧化分解后产生的能量可以满足机体 60 天左右的能量需要。一些报道显示体内脂肪储备的多少是饥饿后生存时间的主要决定因素之一；体内的蛋白质一般不作为能源物质，但是，饥饿后体内蛋白质也氧化分解产生能量，体内可分解的非结构性蛋白质约有 6kg，氧化分解后产生的能量可以满足机体 14 天左右的能量需要，体内蛋白质的不断分解将严重影响机体的生理功能，如果分解超过 40% 将危及生命。体内一些矿物质和维生素的储备十分有限，如体内的钾离子随着蛋白质的分解而不断丢失，在饥饿的早期即可出现负钾平衡；所有维生素中以维生素 B_1 在体内储存最少（表 6-2），饥饿后几天内游离的维生素 B_1 就可能被耗竭，2 周内就可能出现缺乏症状。

表 6-1　正常男性成年人体内的能源物质储备（体重 70kg）

成分	重量	能量 /kcal
组织		
脂肪（脂肪组织）	15kg	135 000
蛋白质（主要为肌肉）	6kg	24 000
肌糖原	150g	600
肝糖原	75g	300
血液		
葡萄糖	20g	80
脂肪酸	0.3g	2.7
三酰甘油	3g	27

引自：Cahill GF，1970.

表 6-2　一些维生素体内的储存期限

维生素	时间
维生素 B_1	4～10 天
维生素 B_2，维生素 B_6，维生素 C，烟酸，维生素 K	2～6 周
叶酸	3～4 月
维生素 A	1～2 年

引自：Keys A，Brozek J，Henschel A，Mickelsen O，Taylor HL，1950.

二、人体的耐饥潜力

饥饿后的生存时间取决于饥饿的程度、时间、饮水情况、活动量、环境因素等的影响。在安静和保证饮水的情况下，根据体内能源物质的储备情况，健康成年人理论上耐饥时间可达 8～12 周。第二次世界大战期间，四名苏联的水兵在黑海漂泊了 19～36 天，他们每天饮用海水 2 水壶（黑海的水比其他一般的海水淡二倍），结果成功地生存了下来，被救起时，体重下降了 32% 左右。1981 年，一名爱尔兰共和军绝食后生存了 61.6 天，死亡时体内脂肪消耗了 94%，蛋白质消耗了 19%。2008 年我国四川汶川大地震中，60 岁的王有群不幸被埋，遭受了饥饿的折磨，仅靠雨水生存，在被困 196 小时（即 8 天零 4 小时）后成功获救，被救时身体极度虚弱，并有脱水表现；另有来自绵竹的 8 名工人被困 16 天后获救，遇险期间依靠 5kg 大米、1 袋食盐、山上野菜和雨水生存。据报道，肥胖人的耐饥能力很强，美国一名体重 207kg 的 27 岁肥胖男子，在饥饿状态下生存了 382 天。

美国明尼苏达大学曾经完成了一项历时 6 个月人体不全饥饿试验，参加试验的人员为青年男性志愿者，每天饮食所提供的能量约为正常的 2/3，试验期间未出现意外死亡，试验结束时参试人员体重平均下降 23%，体内 70% 的脂肪被动员消耗，肌肉消耗了 20% 左右，出现了典型的蛋白质能量营养不良（protein energy malnutrition）（图 6-1）。

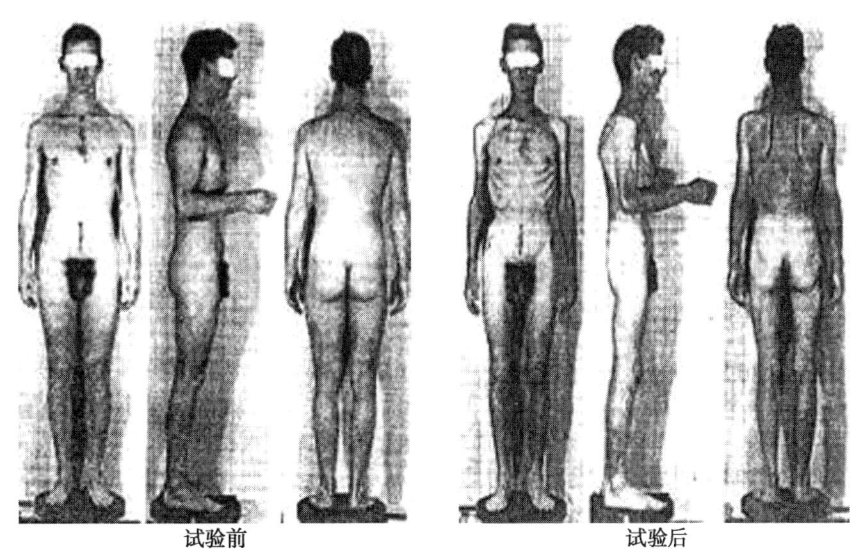

图 6-1　美国明尼苏达大学不全饥饿试验一名男性志愿者试验前后的照片

引自：Keys A，Brozek J，Henschel A，Mickelsen O，Taylor HL，1950.

饥饿的最终结果将是死亡，一般而言 BMI 男性低于 $13kg/m^2$、女性低于 $12kg/m^2$ 时将面临生命危险。大多数情况下饥饿的死亡原因并不是由于体内的能源物质耗竭所致，而是由于机体抵抗力下降导致呼吸道、消化道感染，引发败血症所致，或者是由于体内电解质紊乱、心律失常、心功能衰竭所致。

第二节 饥饿后生化代谢与生理功能变化

一、完全饥饿

（一）生化代谢

完全饥饿后典型的生化代谢变化可以分成四个时期，即食物兴奋期、酸中毒期、代偿期和并发症或耗竭期。

1. 食物兴奋期　为饥饿开始的1～4天，此时主观上的饥饿感特别强烈，体内血糖、血脂、血游离氨基酸水平有所下降，胰岛素分泌减少，儿茶酚胺、胰高血糖素、生长激素等分泌增加，糖异生加强，体内脂肪、蛋白质开始动员分解，血酮体水平升高（表6-3）。

表6-3　人体短期完全饥饿后的一些代谢变化

时间	*n*	血浆尿素（单位：nmol/L）	尿总氮（单位：g/d）	血浆肌酐（单位：μmol/L）	尿肌酐（单位：mmol/d）	血酮体（单位：mmol/L）	血糖（单位：mmol/L）	血浆白蛋白（单位：g/L）
饥饿前	5	4.6±1.5	11.6±1.3	80±5	14.3±0.8	0.16±0.85	5.03±0.17	36.6±0.7
饥饿后								
第1天	5	—	10.5±1.1	—	14.6±0.9	—	—	—
第2天	5	5.2±1.6	12.3±0.8	90±5	13.5±0.8	4.26±0.37**	3.14±0.15**	37.0±0.6
第3天	5	—	12.8±0.8	—	12.9±0.6	—	—	—
第4天	5	4.1±1.6	9.8±0.7*	90±7	12.4±0.6*	5.69±0.28**	3.44±0.17**	38.0±0.3

注：数据为均数±标准差；与饥饿前比较：*$P<0.05$，**$P<0.01$

引自：顾景范，郭长江. 特殊营养学. 2009.

2. 酸中毒期　由食物兴奋期进入酸中毒期后，体内分解代谢加快，酸性代谢产物生成大量增加，此时体重显著下降，体能、反应敏捷性、抵抗力也有所下降，容易疲劳，出现烦躁、头痛、头晕、胃部不适等症状，体内酮体大量生成，有酸中毒的表现，如果得不到充分的饮水，情况将更为严重，甚至有生命危险。

在饮水得到充分保证的情况下，完全饥饿后体重下降的主要原因是机体自身组织的分解，尤其是脂肪组织，因为此时体内的能量代谢逐渐转变为以脂肪分解代谢为主，蛋白质分解代谢同时也有所升高（表6-4）。在体重下降的同时，胸围、腰围、臀围等也不断减小。动物实验显示完全饥饿后体内大多数脏器的重量也显著下降，但是，不同脏器重量的下降程度有所不同，以脾脏、胰腺、肝脏最为明显，超过或接近体重下降的幅度，脑、肺、骨骼重量的变化最不明显（图6-2）。

3. 代偿期　饥饿2周左右以后进入代偿期，此时主观上的饥饿感已经不是十分明显，机体完全适应了靠动员体内脂肪来提供所需能量的状况，大脑的能源物质也由葡萄糖逐渐转变为酮体，尿氮排出显著减少，出现适应现象，体内还可能出现葡萄糖氧化不完全和胰岛素抵抗（insulin resistance）现象。由于体内的矿物质与维生素储存也在不断减少，机体可出现电解质紊乱和维生素缺乏的表现。

表 6-4 人体短期完全饥饿后的能量代谢改变

时间 /d	氮消耗 /%	能量 /kcal	能量代谢(占总代谢 %)		
			碳水化合物 /g	蛋白质 /g	脂肪 /g
第 1 天	7.1	1 663	69(16.6)	43(10.3)	135(73.1)
第 2 天	8.4	1 646	42(10.2)	50(12.2)	142(77.6)
第 3 天	11.3	1 598	39(9.8)	68(17.0)	130(73.2)
第 4 天	11.9	1 524	4(1.0)	71(18.7)	136(80.3)
第 5 天	10.4	1 449	0(0)	63(17.4)	133(82.6)
第 6 天	10.2	1 441	0(0)	61(16.9)	133(83.1)
第 7 天	9.8	1 442	0(0)	59(16.4)	134(83.6)

引自:顾景范,郭长江. 特殊营养学. 2009.

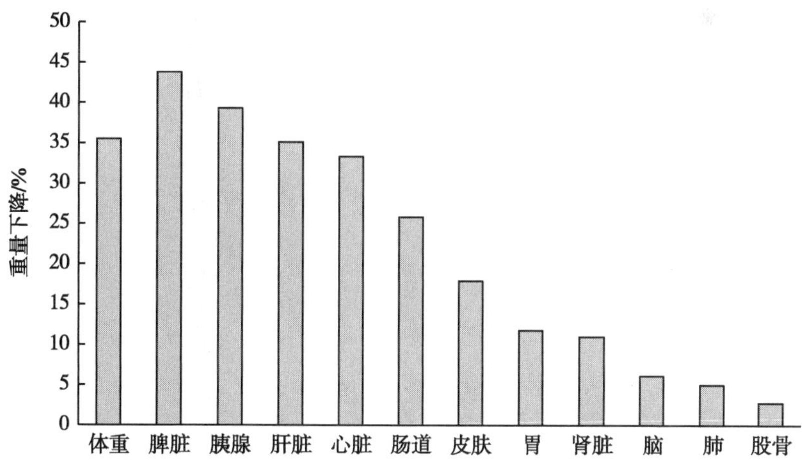

图 6-2 豚鼠完全饥饿 6.8 天后体重及脏器组织重量的变化

注:与正常对照比较。

引自:顾景范,郭长江. 特殊营养学. 2009.

4. 并发症或耗竭期 饥饿进一步发展进入最后的并发症或耗竭期,此时饥饿者体内脂肪与肌肉组织大量消耗,免疫功能极其低下,容易发生电解质紊乱和感染性并发症,如果得不到有效救治将面临死亡。

(二) 消化系统

消化系统对饥饿十分敏感,动物完全饥饿后肝脏病理检查发现肝细胞萎缩,出现脂肪浸润、含铁血黄素沉着,线粒体有肿胀、空泡样变性,同时,肝脏代谢也发生显著变化,以糖异生和酮体产生为主;除了肝脏外,胃肠道变化表现为胃下垂、黏膜萎缩、肠壁变薄、蠕动变慢和消化液分泌减少,导致消化吸收功能障碍,黏膜屏障功能减弱,伴有溃疡发生。还有研究发现大鼠完全饥饿 3 天后,小肠黏膜细胞凋亡发生率显著升高。

(三) 泌尿系统

完全饥饿后,肾脏有轻度萎缩的表现,泌尿功能基本维持正常。但是,随着饥饿时间的延长,尿液中出现蛋白和红细胞,表明肾功能受到一定程度的损害。

（四）心血管系统

完全饥饿后心脏的萎缩也比较明显，X 线检查显示心影缩小，显微镜下可见心肌细胞体积减小，纹理减弱，并有液性间质渗出，同时，心率减缓，心排血量减少，导致血压有所下降，心电图检查除了心率缓慢外，尚可见 QT 段延长，P 波、QRS 波及 T 波减小，QRS 轴右偏等。

（五）神经系统

完全饥饿后变化最小的脏器除了骨骼外就是脑组织，而且，除了烦躁或抑郁等表现外，脑功能的变化也不是十分明显。但是，显微镜检查发现饥饿动物的脑组织出现了一些病理变化，如神经细胞周围空间增大，并有空泡出现。

（六）免疫系统

完全饥饿对机体的免疫功能也有显著影响，小鼠完全饥饿 48～72 小时后胸腺 T 细胞、脾脏 T、B 细胞和外周血淋巴细胞数减少，但是，中性粒细胞反而增加，同时小鼠对大多数细菌感染的抵抗力减弱；大鼠完全饥饿一周后外周血淋巴细胞数也显著减少；人体饥饿试验的结果与动物实验的结果不尽一致，健康成年人完全饥饿 3～10 天，外周血中性粒细胞、T 细胞、B 细胞、单核细胞数以及 IgG、IgA、IgM、IgE 浓度均无明显变化，但是，白细胞体外吞噬能力下降，同时，淋巴细胞对植物血凝素（PHA）、商陆丝裂原（PWM）和结核菌素（PPD）的刺激反应降低，而对刀豆素 A（ConA）的刺激反应无明显变化，因此，人体完全饥饿早期免疫功能变化可能不是十分明显。

（七）抗氧化防御体系

一些动物实验研究发现，完全饥饿后机体的抗氧化防御体系功能也有显著变化。大鼠完全饥饿 10 天后，外周血总抗氧化力、总超氧化物歧化酶（SOD）与谷胱甘肽过氧化物酶（GSH-Px）活性均显著下降，同时，外周血丙二醛（MDA）含量下降。除了外周血抗氧化功能变化外，饥饿后不同组织脏器抗氧化功能也有变化，成年大鼠禁食 36 小时后，肝脏自由基生成增加，过氧化氢酶和 Cu-Zn SOD 活性下降，而 GSH-Px 活性、MDA 含量没有变化。另有报道表明大鼠禁食 4 天后脑组织 MDA 含量显著升高。有关研究还发现大鼠完全饥饿 3 天后，小肠黏膜重要的抗氧化物质还原型谷胱甘肽（GSH）含量也显著下降。

二、不全饥饿

（一）生化代谢

实际情况下，不全饥饿的发生多于完全饥饿。不全饥饿后的生化代谢变化一般没有完全饥饿后明显或剧烈，主要取决于不全饥饿的时间、能量与各种营养素摄入的多少以及环境、心理等因素的影响，有些不全饥饿属于单纯性的能量摄入不足，如能量限制（caloric restriction），有些则伴有蛋白质或一些微量营养素的营养不良。不全饥饿时饥饿感一般持续时间较长，大多数情况下不全饥饿后主要表现为蛋白质能量营养不良的症状，轻度时主要表现为体重有所下降、消瘦、全身乏力、皮下脂肪减少及一些生化指标异常；严重的蛋白质能量营养不良分为水肿型（kwashiorkor）、干瘦型（marasmus）以及两种类型症状兼而有之的混合型（marasmic kwashiorkor），发生机制目前尚不十分清楚。

水肿型蛋白质能量营养不良（又称恶性营养不良）患者主要表现为水肿，轻者见于下肢脚踝部，重者可发展至躯干、面部，严重时出现胸腔积液、腹水；皮肤干燥、角化，失去弹性、光泽，伴有红斑、鳞状脱皮，类似于糙皮病；皮下脂肪消耗因水肿原因往往不明显；毛发干枯、脆细，颜色变浅，无光泽；患者多并发呼吸道、消化道的炎症。

干瘦型蛋白质能量营养不良（又称消瘦型蛋白质能量营养不良）患者主要表现为明显消瘦，严重者出现“皮包骨”外观；皮肤干燥、松弛、多皱纹，无弹性、光泽；皮下脂肪几乎消失，肌肉组织也明显消耗；头发纤细稀少，干燥，易脱落；脉搏缓慢，血压、体温偏低；患者常常并发干眼病、腹泻，严重时出现脱水、酸中毒以及电解质紊乱等表现。但是，不全饥饿状态下维生素和矿物质缺乏的症状并不比想象多，原因可能是由于其他症状更为突出而相对掩盖了维生素和矿物质缺乏症状；同时，不全饥饿时机体启动调节适应机制，使代谢率降低，尿排出量减少，机体自身组织的分解也释放一部分维生素和矿物质来满足自身需要。

代谢组学研究表明，水肿型、干瘦型蛋白质能量营养不良以及社区儿童血清代谢谱存在显著差异（图 6-3），水肿型蛋白质能量营养不良儿童血清中大多数营养素或营养代谢产物明显低于干瘦型蛋白质能量营养不良和健康儿童，尤其是氨基酸和生物胺类、磷脂酰胆碱、酰基肉碱等物质，表明水肿型蛋白质能量营养不良造成的生化代谢变化最为显著，即使恢复出院后水肿型蛋白质能量营养不良儿童血清代谢谱尚不能完全恢复正常。

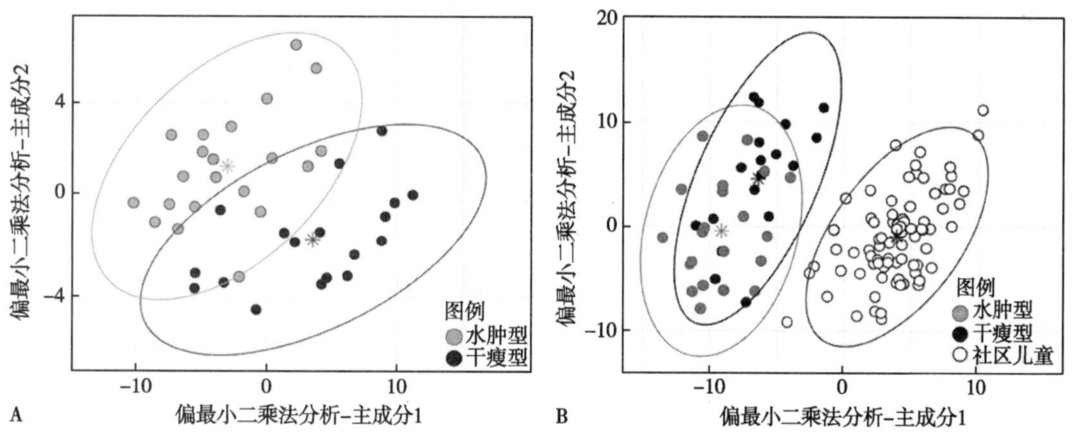

图 6-3　水肿型、干瘦型蛋白质能量营养不良以及社区儿童血清代谢谱比较

注：A：水肿型与干瘦型比较；B：水肿型、干瘦型蛋白质能量营养不良以及社区儿童比较。

引自：Giovanni VD，Bourdon C，Wang DX，et al.，2016.

（二）生理功能

不全饥饿状态下机体的生理功能也有显著变化。有研究表明，青年志愿者不完全饥饿 10 天后，一些体能指标出现了变化（表 6-5）。试验设正常对照组、50% 能量限制组及 70% 能量限制组，每组 9 人，正常组每人每日能量摄入为（12.44±0.81）MJ，50% 及 70% 能量限制组分别摄入能量为 6.22MJ/d 和 3.72MJ/d。体能观察指标有引体向上、俯卧撑、立定投弹、100m 跑、3km 越野跑和 PWC170 试验。试验前后结果比较显示，正常对照组试验前后未见差异，而 50% 和 70% 能量限制的两组试验前后比较，除俯卧撑和 100m 跑两项外，其他四种指标均出现了显著和非常显著的差异，说明 50% 和 70% 能量限制对受试者的体能是有影响的。70% 能量限制组与 50% 能量限制组相比体能没有更大的区别，表明能量限制差 20% 还不足引起体能的差异。此外，也有报道表明，长期不全饥饿可导致免疫功能、性功能或生育功能的下降，但脑功能的变化不甚明显。

表 6-5 青年志愿者不全饥饿 10 天后体能的一些变化

组别	n	引体向上/个	俯卧撑/个	立定扔弹/m	100m 跑/s	3km 越野/min	PWC170［单位：kg/(m•min)］
正常对照组							
实验前	9	16±1	75±7	37.7±4.7	14.03±0.59	11.11±0.37	1 387±316
实验后	9	15±2	74±6	35.8±3.7	14.22±0.36	12.31±0.77	1 404±179
70% 能量限制组							
实验前	9	14±2	78±5	38.6±4.4	14.30±0.57	10.99±0.19	1 517±399
实验后	9	12±2**	59±11	34.9±2.7**	14.63±0.64	12.03±0.30*	1 473±201
50% 能量限制组							
实验前	9	17±3	78±7	40.9±4.8	14.40±0.46	10.98±0.27	1 459±367
实验后	9	13±3**	58±16	37.4±4.9*	15.45±1.11*	12.67±0.69**	1 282±134*

注：数据为均数±标准误；与实验前比较：$^*P<0.05$，$^{**}P<0.01$.

引自：马先鹤，黄少锦，应利民. 解放军预防医学杂志，2000，18：167-169.

第三节 饥饿的生存应变对策

一、个人应变措施

饥饿情况下，为了成功地生存下去，应尽可能减少体力活动，以减少能量消耗，节约体内能源物质的动员分解，并且想方设法保证饮水量。不同环境和作业条件下人体对水的需要量差异很大，一般情况下成年人每天水的需要量至少为 2 500ml，排除体内代谢生成的水后人体每天最少饮水 1 500～1 700ml，以促进体内代谢产物的排泄。因遇险而遭受饥饿的人员应该树立起坚强的信心，等待营救人员的到来。为了尽可能减轻饥饿反应，应该寻找一切可食之物，如可食野菜、野果、野生动物等，同时应注意食品卫生，防止食物中毒的发生。饥饿感强烈时，可以采用喝水和勒紧裤腰带的方法来加以缓解克服。

二、人体最低营养供给量的研究

美军开展了一系列紧急情况下最低营养供给量的研究。第一次研究由 6 名 21～54 岁的健康男子饥饿 10 天，但可随意饮水。10 天完全饥饿后，体重大量减轻，出现严重的负水平衡、高酮血症和电解质大量丢失；6 名受试者试验阶段均出现心电图异常。第二次试验分为三个阶段，对照期 8 天，摄食量限制期 10 天，恢复期 8 天，8 名青年男子随机分为两组，一组补盐，另一组不补盐，限制期的膳食每天供给碳水化合物能量 420kcal，受试者能量消耗量维持在 3 200kcal。与完全饥饿试验相比，虽然症状有所减轻，但整个状况仍比较严重，表明给予有限的碳水化合物不足以减轻蛋白质的分解代谢。第三次试验过程基本与第二次相同，唯一不同的是在 10 天限制期中，受试者每天摄取能量 500kcal，由 85g 碳水化合物及

40g 蛋白质组成，研究结果显示该方法虽然能保留较多的体液，但仍为负氮平衡，两次试验丢失的氮低于完全饥饿，表明供给有限的碳水化合物和蛋白质，并补充盐确实能减轻机体的分解代谢，但每天供给 420～500kcal 的能量，机体还是会发生明显的代谢和心血管功能异常，最终仍会导致体能和作业能力明显降低。其后，美军在巴拿马进行了观察研究，以确定不致严重影响士兵脑体作业效能的最低营养供给量。在已习服于热带环境的部队中，评价了四种能量供给量，即 603、947、1 362、3 301kcal/d，研究共进行了 10 天。根据试验结果，他们得出当摄入能量限制在 1 000kcal/d 时，给予低能量的抗酮体生成的膳食，再摄入适量的盐，能防止高酮血症，降低蛋白质的分解代谢，维持体液平衡和减少电解质的排出。但每人每天 1 000kcal 的能量供应对机体仍有一定损害。因此，他们主张每人每天必须有 1 400kcal 的最低能量供应，其中碳水化合物供给量以 100g 为宜。

我军也开展了膳食最低能量及营养素供给量的研究，以限制食物供给方式进行了动物和人体的不全饥饿实验，观察了体重、血浆蛋白、血糖、血脂、免疫功能和维生素尿负荷实验等指标的变化，全面评估了能量和营养素限制对机体可能产生的影响，并提出了具有维持机体一定工作能力，同时又不产生不可逆损伤的最低能量和营养素供给量标准（表 6-6），为研发救生食品和指导紧急状况下营养供给提供了依据。

表 6-6　战时陆勤部队日膳食最低能量及营养素供给量

能量及营养素	3 天作战时间				7 天作战时间			
	轻度劳动	中度劳动	重度劳动	极重度劳动	轻度劳动	中度劳动	重度劳动	极重度劳动
能量 /MJ（kcal）	4.2（1000）	5.0（1 200）	5.9（1 400）	8.4（2 000）	5.5（1 300）	6.0（1 450）	10.0（2 000）	12.0（2 800）
蛋白质 /g	60	65	75	80	70	80	90	100
钙 /mg	800	800	800	800	800	800	800	800
铁 /mg	15	15	15	15	15	15	15	15
锌 /mg	10	10	10	10	10	10	10	10
硒 /μg	30	30	30	30	30	30	30	30
碘 /μg	100	100	100	100	100	100	100	100
钠 /mg	2 200	2 200	2 200	2 200	2 200	2 200	2 200	2 200
钾 /mg	2 000	2 000	2 000	2 000	2 000	2 000	2 000	2 000
维生素 A/μgRE	1 000	1 000	1 000	1 000	1 000	1 000	1 000	1 000
维生素 D/μg	5	5	5	5	5	5	5	5
维生素 E/mg	10	10	10	10	10	10	10	10
维生素 B_1/mg	1.5	1.5	1.5	1.5	1.5	1.5	1.5	1.5
维生素 B_2/mg	1.3	1.3	1.3	1.3	1.3	1.3	1.3	1.3
维生素 B_6/mg	2	2	2	2	2	2	2	2
烟酸 /mg	15	15	15	15	15	15	15	15
维生素 C/mg	100	100	100	100	100	100	100	100

引自：《战时陆勤部队日膳食最低能量及营养素供给量》（GJB—2007）.

三、野生食物资源的利用

野生食物资源的利用是饥饿时维持生存的重要措施之一。美军印有专门的救生手册，该手册有如何识别可食野菜、野果和野生动物，对于完全不认识的色泽鲜艳的植物，如折断茎干有白浆流出则不能食用，以防中毒。我国在抗美援朝时，由杨光圻、金大勋编著了《野菜与营养》专著。1967 年，我军编绘了《热区野菜图谱》，介绍了可食植物 73 种，特别警告有 9 种有毒植物不能食用；对可食植物，标有名称，识别特征、产地及生长环境，录集季节及食用方法等；对有毒植物还介绍了中毒症状、含毒成分及解救方法。1982 年 3 月，我军总后勤部军需部委托军事医学科学院卫生学环境医学研究所和中国科学院植物研究所共同研究野生植物的利用，通过三年在全国六个大区选点进行野外调查，采集标本 259 种，分别进行了理化检验、营养素分析、毒性检测，并多次组织人员试吃。最后，本着生长多、分布广、有营养、无毒害、易识别的原则，筛选出 100 种较好的品种和 57 个参考品种，汇编了《中国野菜图谱》，于 1989 年由解放军出版社出版发行。

四、救生食品的研究

为了应付突发事件和应急救生的需要，提高部队紧急或野战条件下的生存能力，许多国家或军队研制了救生口粮（survival rations）或限制性口粮（restricted rations），其特点为体积小、能量密度大、储存时间长，一般含有丰富的脂肪和适量的蛋白质，短期内食用可保持一定的工作能力。美军通过现场研究后认为 10 天内对人体脑体功能没有显著影响的最低能量需要量应为 5.86MJ（1 400kcal）；另有研究发现不全饥饿状态下高蛋白食物并不能减少体内蛋白质的分解，因此，不全饥饿状态下提供超过人体需要的蛋白质是没有必要的；从维持机体的营养状态和体能的效果方面，高脂食品明显优于高糖和高蛋白食品，美军救生口粮的脂肪供能比例接近 40%，由于脂肪含量较高，体内出现肉碱相对缺乏的状况，因此，高脂膳食情况下补充肉碱可以加速脂肪酸向线粒体转运、减少酮体的生成，有利于促进脂肪在体内的充分利用。此外，作为 CoA 前体的泛酸，补充后可能通过改善体内的能量代谢而有利于饥饿后的生存。不全饥饿状态下，由于机体对一般性的维生素和矿物质的需要量可能有所降低，因此，除了特殊情况如热应激等以外，大量补充维生素和矿物质可能并不对饥饿后的生存产生显著影响，美军限制性口粮标准中的维生素和矿物质供给量规定为正常的 1/2（表 6-7）。

表 6-7　美军作战和限制性口粮营养标准

成分	单位	作战口粮	限制性口粮
能量	MJ（kcal）	15.06（3 600）	6.28（1 500）
蛋白质	g	91	50
碳水化合物	g	494	200
维生素 A	μgRE	1 000	500
维生素 D	μg	5	3
维生素 E	mg	15	8
维生素 K	μg	80	40

续表

成分	单位	作战口粮	限制性口粮
维生素 C	mg	90	45
维生素 B_1	mg	1.2	0.6
维生素 B_2	mg	1.3	0.7
烟酸	mgNE	16	8
维生素 B_6	mg	1.3	0.7
叶酸	μgDFE	400	200
维生素 B_{12}	μg	2.4	1.2
钙	mg	1 000	500
磷	mg	700	350
镁	mg	420	210
铁	mg	15	8
锌	mg	15	8
钠	mg	5 000～7 000	2 500～3 500
碘	μg	150	75
硒	μg	55	28
氟	mg	4	2
钾	mg	3 200	2 000

注：本标准依据军队膳食营养素参考摄入量（MDRIs）制定，脂肪供能应不超过35%；
RE：视黄醇当量；NE：烟酸当量；DFE：膳食叶酸当量。

美军研究的救生口粮包括通用救生食品、弃船救生食品、飞行救生食品，其中，通用救生食品含有6个压缩食品条，即一个冬青葡萄糖条、二个谷物条、三个曲奇饼条，外加牛肉清汤粉和柠檬茶，能量为6.05MJ（1 447kcal），其中蛋白质、脂肪、碳水化合物所提供的能量分别占5%、39%和56%，连续食用不应超过5天。此外，美军还研制了限制性口粮，主要用于长距离巡逻、突袭、侦察等情况，连续食用不应超过10天。我军也研制了类似的通用救生口粮、飞行员救生口粮和舰艇救生口粮。

第四节　饥饿后的恢复措施

饥饿人员得到营救后，应根据情况采取不同的营养恢复措施。遭受短期饥饿的人员得到营救后，由于消化吸收功能尚可，可以立即给予正常膳食，机体将得到迅速恢复；遭受较长期饥饿的人员得到营救后，由于消化道萎缩、消化吸收功能受损，不可立即恢复正常饮食，应首先考虑肠外营养即静脉营养的方法提供机体所需的能量和营养素，纠正水盐平衡紊乱，控制感染，继而逐渐过渡到肠内营养和正常膳食（图6-4）。1940年Burger等报道了再喂综合征（refeeding syndrome），在第二次世界大战时期战俘和集中营里的幸存者中，部分人获救后摄入高糖饮食后迅速出现水肿、呼吸困难和心力衰竭。后来的研究发现长期饥饿后恢复进食或进行营养支持，血糖很快上升，胰岛素分泌增加，并作用于各组织和器官，导致低钾、低磷、低镁血症。另外，糖代谢和蛋白质合成增强，消耗大量维生素 B_1，导致体内

维生素 B_1 缺乏。在上述因素联合作用下，可引起重要器官功能衰竭，严重时将危及生命。

饥饿造成体内脂肪与蛋白质的大量分解，使机体组成（body composition）发生显著变化。饥饿后恢复期膳食组成的不同对机体组成的恢复有不同影响，高碳水化合物、高钠膳食将容易导致水肿的发生；低蛋白、高能量膳食将会使体内脂肪组织迅速增加；高蛋白膳食可减少体内氮的丢失，即使机体处于能量负平衡状态，而高蛋白、高能量膳食可同时促进机体脂肪组织和蛋白质组织的恢复。饥饿后肌肉组织的恢复除了需要增加蛋白质摄入外，尚需要进行肌肉功能的恢复性锻炼。因此，在控制感染或水盐代谢紊乱等的基础上，饥饿后恢复膳食基本原则是增加能量的摄入，使机体处于正能量平衡状态，同时，应增加蛋白质尤其是优质蛋白质的摄入，一般以 1.5～2.0g/kg 体重为宜，使机体蛋白质和脂肪组织得以迅速恢复。

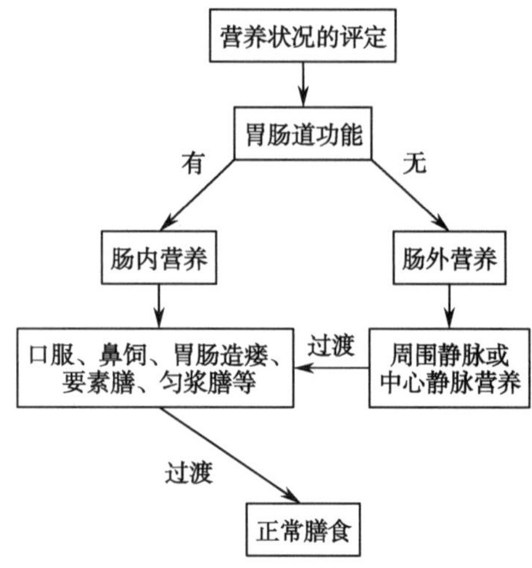

图 6-4 长期饥饿后的营养支持原则

引自：糜漫天，郭长江．军事营养学．2004.

（郭长江 刘继鹏 顾景范）

参考文献

1. Keys A，Brozek J，Henschel A，et al. The Biology of Human Starvation. Vol 1-2，Minneapolis：the University of Minnesota Press，1950.
2. Cahill GF. Starvation in man. N Engl J Med，1970，282：668-675.
3. Phillips W J. Starvation and survival：some military considerations. Military Medicine，1994，159（7）：513-516.
4. Hoffer LJ. Metabolic consequences of starvation. In：Modern Nutrition in Health and Disease. 9th，1998，645-662.
5. Boza JJ，Moennoz D，Vuichoud J，et al. Food deprivation and refeeding influence growth，nutrient retention and functional recovery of rats. J Nutr，1999，129：1340-1346.
6. Feng Y，Guo CJ，Wei JY，et al. Necessity of carnitine supplementation in semi-starved rats fed a high fat diet. Nutrition，2001，17：628-631.
7. Marczuk-Krynicka D，Hryniewiecki T，Piatek J，et al. The effect of brief food withdrawal on the level of free radicals and other parameters of oxidative status in the liver. Med Sci Monit，2003，9：131-135.
8. Giovanni VD，Bourdon C，Wang DX，et al. Metabolomic changes in serum of children with different clinical diagnoses of malnutrition. J Nutr，2016，146：2436-2444.
9. 郭长江，韦京豫，杨继军，等．不全饥饿状态下的营养干预研究．解放军预防医学杂志，1999，17：319-323.
10. 蒋与刚，冯宇，郭长江，等．不全饥饿对大鼠组织中微量元素及金属硫蛋白代谢改变的影响．微量元素与健康研究，1999，16：3-5.
11. 冯宇，郭长江，韦京豫，等．半饥饿状态下高脂喂养对大鼠肉碱及脂类代谢的影响．中国临床营养杂志，2000，8：96-99.
12. 韦京豫，郭长江，冯宇，等．半饥饿状态下血浆、肝脏游离氨基酸浓度变化的比较．营养学报，2000，22：240-242.
13. 冯宇，郭长江，韦京豫，等．肉碱对不全饥饿大鼠脂肪利用的影响．营养学报，2000，22：59-62.

14. 马先鹤，黄少锦，应利民，等. 限制能量对军人体能及生存能力的影响. 解放军预防医学杂志，2000，18：167-169.
15. 丁玉琴，郭俊生，赵法伋，等. 泛酸钙对全饥饿鼠存活时间、尿氮排出与学习记忆影响的实验研究. 解放军预防医学杂志，2002，20：12-16.
16. 丁玉琴，郭俊生，赵法伋，等. 泛酸钙对全饥饿大鼠脑组织脂质过氧化的影响. 中国公共卫生，2002，18：933-934.
17. 郭长江，杨继军，韦京豫，等. 半饥饿状态下复合电解质维生素对实验性热应激的干预作用. 解放军预防医学杂志，2002，20：86-89.
18. 郭长江，杨继军. 饥饿与生存. 解放军预防医学杂志，2003，21：155-156.
19. 杨继军，郭长江，韦京豫，等. 全饥饿对大鼠外周血抗氧化防御系统功能的影响. 解放军预防医学杂志，2004，22（2）：90-92.
20. 顾景范，郭长江. 特殊营养学. 2 版. 北京：科学出版社，2009.
21. 糜漫天，郭长江. 军事营养学. 北京：人民军医出版社，2004.
22. 高兰兴，郭俊生，郭长江. 军事营养与食品学. 北京：军事医学科学出版社，2008.

第七章

营养与免疫

19 世纪初，当 Menkel 报道胸腺萎缩与严重营养不良有关后，人们开始意识到营养对免疫功能的影响。20 世纪初，人类发现维生素并被认为其能增强宿主的防御功能。进入 21 世纪，人类健康面临着各种新的威胁，如重症急性呼吸综合征（SARS）、获得性免疫缺陷综合征（艾滋病）、病毒感染、肿瘤等，人们更清醒地意识到增强自身免疫力是抵御此类疾病的有效方法。因此，有关营养与免疫功能间关系的研究越来越被重视。

第一节 概 述

免疫（immunology）系统（表 7-1）由免疫器官和组织、免疫细胞与免疫分子组成，承担免疫防御（immune defense）、免疫监视（immune surveillance）与免疫自身稳定（immune homeostasis）等功能。

表 7-1 机体免疫系统组成

组成	种类	组成
免疫器官和组织	中枢免疫器官	骨髓与胸腺
	外周免疫器官和组织	淋巴结、脾脏、黏膜相关淋巴组织（如扁桃体、阑尾、肠及鼻相关淋巴组织等）、皮肤相关淋巴组织
免疫细胞	固有免疫细胞	吞噬细胞、树突状细胞、自然杀伤（NK）细胞、NKT 细胞、其他（嗜酸性粒细胞、嗜碱性粒细胞、肥大细胞、B-1 细胞、先天淋巴样细胞（ILC）、γδT 细胞等）
	适应性免疫细胞	T 细胞、B 细胞
免疫分子	膜型分子	TCR、BCR、CD 分子、黏附分子、MHC 分子、细胞因子受体
	分泌型分子	免疫球蛋白、补体、细胞因子

引自：曹雪涛. 医学免疫学. 北京：人民卫生出版社，2016.

免疫应答（immune response）（表 7-2）分固有免疫（innate immunity）与适应性免疫（adaptive immunity）两大类，前者又称先天性免疫或非特异性免疫（non-specific immunity），适应性免疫又称获得性免疫（acquired immunity）或特异性免疫（specific immunity）。

与免疫功能相关的“营养”并非仅局限于机体所需的营养素（如蛋白质、维生素、矿物质等），还涉及与免疫功能相关的食品中生物活性物质、多糖体、核酸等。研究显示，机体营养状况对免疫识别与免疫调控存在不同程度的影响，其影响大小取决于营养素的种类、缺乏

表 7-2　固有免疫和适应性免疫的比较

	固有免疫	适应性免疫
获得形式	固有性（或先天性） 无需抗原激发	获得性免疫 需抗原激发
发挥作用时相	早期，快速（数分钟至 4 天）	4～5 天后发挥效应
免疫原识别受体	模式识别受体	特异性抗原识别受体 由于细胞发育中基因重排产生多样性
免疫记忆	无	有，产生记忆细胞
举例	抑菌、杀菌物质，补体，炎因子， 吞噬细胞，NK 细胞，NKT 细胞	T 细胞（细胞免疫 - 效应 T 细胞等） B 细胞（体液免疫 - 抗体）

引自：曹雪涛．医学免疫学．北京：人民卫生出版社，2016.

（过量）的程度等。免疫系统对某些营养素的需要量可能高于其他组织或系统，如维持正常免疫功能所需的维生素 A、维生素 E 比机体预防维生素 A、维生素 E 缺乏症所需的量要高；处于创伤、感染、应激等状况时，机体出现超常应激反应，巨噬细胞过度活化，从而出现两种转归，一种是免疫功能显著下降；另一种是免疫功能异常上调，炎性介质大量产生进而影响相应的生理代谢及内稳态，某些氨基酸、脂类及微量营养素的消耗随之发生改变。此时，适量补充蛋白质、多不饱和脂肪酸（polyunsaturated fatty acids，PUFA）、维生素 A、维生素 E 等有助于改善免疫功能；但过量补充对免疫功能反而造成抑制效应。某些特殊的环境因素对免疫功能也存在影响，如初入高原者，除新陈代谢发生显著变化外，免疫功能也有所下降。因此，适当的营养保障不仅能改善特殊环境与作业条件下机体的营养状况，还能改善免疫功能。

第二节　特殊环境和特殊作业与免疫

一、高温环境

高温环境中，因外环境高温、高湿导致散热不利，引起机体生理与代谢发生一系列应激性反应。除表现为体温调节、水盐代谢紊乱外，早期即引起免疫功能改变。热应激下，外周血中 T 细胞减少、吞噬细胞功能下降、抗体免疫应答减弱，热习服后免疫功能得以部分恢复。

观察高温作业人群发现，体内中性粒细胞吞噬活性、单核细胞活性均下降，皮肤杀菌能力减弱，IgG 水平、补体效价降低。这些变化与体内糖皮质激素、儿茶酚胺、前列腺素等分泌增加有关。此外，高温环境中机体体温升高，水、矿物质、水溶性维生素丢失增加，导致血液浓缩、中枢神经系统兴奋性降低等亦可降低免疫系统尤其是固有免疫系统功能；促习服后能在一定程度上改善免疫功能，但无法达到正常水平。

动物实验表明，高温作为一种外来刺激信号，使细胞免疫功能发生改变，并通过上调促凋亡基因表达或下调促生长基因表达，从而使 HeLa 细胞周期受阻，p53 表达上调以诱导 bax 基因表达，抑制 bcl-2 基因表达从而导致细胞凋亡。此外，高温、低温与低 pH 等非遗传毒性生理应激可激活 p53，再激活 caspase-3 后在细胞内通过 bax 介导细胞凋亡；热诱导 p53

基因还可调控 p53 依赖信号转导及与热敏感有关途径。总之，高温环境对免疫功能存在影响的研究结论是明确的。

二、低温环境

低温环境能降低免疫功能并使循环系统与代谢功能发生变化。当多个外部应激源（低温、低氧、膳食单一等）同时存在时，免疫损伤或抑制的风险高于单一应激源。低温环境作业者在应激诱导下比常温时更易产生免疫损伤，即使短暂暴露也会诱导肾上腺素能受体通过下调自然杀伤细胞活性（NKCA）而改变去甲肾上腺素水平；低温环境 NK 细胞裂解活性下降，Th1 细胞因子与唾液 IgA 水平降低，皮质类固醇、儿茶酚胺，乳酸水平升高，这些改变导致白细胞减少；此外，炎性介质降低了黏附分子在炎性细胞上的表达与对丝裂原的刺激。临床移植或颅脑手术需低温处理者，外周血 IL-2 水平下降、T 细胞数减少、CD4/CD8 下降、吞噬细胞活性与 NKCA 减弱，具体机制尚待进一步研究。

动物实验表明，低温环境下大鼠肺组织中 IL-6、IL-10、分泌型 IgA（sIgA）、褪黑素（MT）有不同程度下降。低温还导致小鼠腹腔巨噬细胞吞噬活性、脾细胞中 NKCA、T 细胞转化反应等指标短时间内下调。冷适应建立后，上述免疫指标有所恢复，该变化可能与脑垂体、下丘脑生物活性肽分泌变化有关。

三、低氧环境

低氧暴露下免疫功能改变的原因是多方面的，除低氧外，氧化应激、神经内分泌所致的糖皮质激素分泌增加等可直接或间接影响免疫功能。

人群观察发现，低氧与中性粒细胞的吞噬功能、炎性反应、TNF-α 与 PGE2 释放增加、抗原递呈能力下降、单核巨噬细胞迁移力抑制等有关。低氧环境下红细胞膜受损，C3b 受体活性降低致红细胞黏附功能下降而降低其细胞免疫功能。低氧暴露还可引起中性粒细胞、单核细胞、巨噬细胞等固有免疫功能与淋巴细胞数量及功能下降。低氧对机体免疫抑制随着进驻时间延长而降低。此外，低氧暴露后体内形成的某些代谢产物，如顺式尿酐酸等也对免疫功能产生抑制作用。

动物实验发现，低氧使雄鼠干扰素 γ、脾淋巴细胞扩增下降而出现明显的免疫抑制，但雌鼠变化不明显。神经系统可能参与低氧暴露中的免疫调节，交感神经及去甲肾上腺素有免疫抑制作用，副交感神经及乙酰胆碱有免疫增强作用。动物在低氧情况下，β- 内啡肽通过交感神经系统发挥免疫抑制作用。体外研究提示，外周血单核细胞（PBMC）在低氧条件下培养 16～40 小时，IL-2、IL-4、IL-6、IFN-γ 分泌增加，IL-10 分泌减少，T 细胞增殖下降，细胞周期延迟，大多数细胞停留于 G1 期，原因与低氧条件下 cyclin A 和 cyclin B 表达下降有关。

四、辐射作业

辐射作业直接损伤各类生物大分子产生自由基，造成免疫系统、造血系统功能改变；辐射损伤的程度取决于射线种类、剂量、照射方式及个体耐受性等因素。

人群观察发现大剂量辐射可抑制免疫细胞增殖，急性放射病患者多伴发感染的现象也提示辐射对免疫功能有损伤。辐照 3～5 天，细胞增殖水平达平稳期，无明显的细胞增殖，这可能与辐照细胞后导致 DNA 损伤使细胞周期受阻有关。辐照可诱导 G1、G2 细胞周期阻滞、S 期延迟及 S/M 解耦联从而影响细胞周期进程。0.5Gy 的 X 射线照射 24 小时后，CD8 细胞最敏感，其次为 B 细胞、NK 细胞、CD4 细胞、粒细胞与单核细胞。流行病学调查表明，接触低剂量辐射的人员免疫功能有所增强，肿瘤发病率下降，提示低剂量辐射对免疫功能有兴奋效应。

动物实验表明，辐射能触发线粒体产生活性氧簇（mROS），刺激小鼠固有免疫生成骨髓源性巨噬细胞（BMDM）；辐射形成的 mROS 是诱导 BMDM 产生 TNF-α、IL-6、IL-12p40 与蛋白的前提。辐射暴露还导致 BMDM 中丝裂原活化蛋白激酶（MAPK）、核因子（NF）-κB 通路被快速激活；辐射诱导的 MAPK 活化与 NF-κB 信号在巨噬细胞中受 mROS 调控。此外，辐射诱导的 TNF-α、IL-6 和 IL-12p40 表达有赖于 JNK、p38 与 NF-κB 在 BMDM 中的活化程度，表明辐射诱导的促炎性反应、MAPK 活性、NF-κB 通路是通过 mROS 生成而被激活的。一些动物实验显示，低剂量辐射可刺激免疫细胞增殖、分化与成熟，增强小鼠脾细胞丝裂原刺激后的增殖反应，激活 T 辅助细胞，同时 NK 细胞、腹腔巨噬细胞活性增强，IL-2 和 IFN-γ 等细胞因子分泌增加。

五、接触有毒有害物质作业

（一）铅

铅进入机体后在一定程度上加重机体的炎性反应，如增加 TNF-α 与 PGE2 表达。铅对机体固有免疫系统的影响总体表现为抑制作用，但机制尚不明了。已有研究提示铅可能抑制巨噬细胞的吞噬和杀菌功能。对调节性免疫影响的主要特征是抑制 Th1 反应、促进 Th2 反应，从而表现为减少 IFN-γ 产生，降低机体对胞内菌与病毒的抵抗力，减轻迟发型变态反应等。Th2 增加表现为体液免疫、过敏反应增强，并加重某些自身免疫疾病等。发育阶段铅暴露可致神经损伤并因此诱导某些免疫应答。

动物实验表明：极低浓度的铅即可对动物产生毒性反应；随着铅剂量增加，溶菌酶活性及表达量、ALAD 活性均降低，铅暴露组热休克蛋白 70（HSP70）、TNF-α、IL-10、免疫球蛋白 M 基因表达均增强而溶菌酶基因表达减少。此外，铅诱导鲫鱼的氧化应激具有免疫毒性作用，铅还诱导雌性小鼠氧化应激并上调应激反应基因。

（二）汞

汞在自然界主要以 3 种形态存在，单质汞（Hg^0）、无机汞（Hg^{2+}）和甲基汞（MeHg）。人类最早对汞毒性的认识源于 20 世纪 50 年代日本的水俣病事件，神经系统是其主要靶器官。研究发现：生物体长期处于低浓度汞暴露下，免疫系统也是靶目标之一。汞暴露不仅对免疫细胞产生直接或者间接影响（如诱导免疫细胞凋亡及免疫细胞的 DNA 损伤），还影响免疫系统调节功能（如免疫细胞分化和免疫分子的表达）。近年来有关汞的免疫毒性研究逐渐完善，包括免疫抑制、免疫刺激与自身免疫性疾病的诱导等。

汞使还原型谷胱甘肽（GSH）过量消耗，导致细胞及线粒体中活性氧堆积从而激活有关细胞凋亡信号传导系统；汞能引起 Fos 与 Jun 基因活化、bcl-2 家族蛋白表达改变，即早基因（IEG）作为转录调控因子参与细胞凋亡过程的调控来诱导免疫细胞凋亡。汞还对肺泡巨噬细胞具有细胞毒性并抑制产生 INF-α 与 NO。因此，汞可通过改变巨噬细胞功能和细胞因子调节作用影响机体免疫功能。

动物实验表明：甲基汞能使小鼠胸腺淋巴细胞 DNA 产生链断裂损伤并存在剂量 - 效应关系；甲基汞还可使小鼠胸腺细胞 DNA 合成能力下降，氚 - 胸腺嘧啶核苷（3H-TdR）掺入量降低并抑制胸腺细胞 DNA 合成。有关甲基汞对小鼠淋巴细胞 DNA 损伤修复影响的研究发现：在一定剂量范围内，甲基汞致小鼠外周血淋巴细胞和胸腺细胞程序外 DNA 合成能力增强，间接证明甲基汞有 DNA 损伤作用。低浓度的氯化汞暴露在不引起 U-937（人单核细胞特征的细胞系）细胞凋亡的情况下就可发生 DNA 损伤，说明存活细胞中 DNA 损伤是比凋亡更为敏感的环境侵害指标。

（三）砷

砷是细胞原浆毒物，可在体内脏器组织中蓄积，使细胞代谢障碍并对多种酶产生抑制作用，引起免疫、神经等多系统病变，主要通过食品、环境污染或职业暴露进入人体。砷暴露对免疫器官、细胞免疫、体液免疫、单核吞噬细胞系统及免疫功能相关基因表达都有不同程度的影响。从最初的固有免疫（包括皮肤黏膜屏障）、继而致巨噬细胞吞噬功能、T 淋巴细胞亚群比例，尤其是 $CD4^+$ 细胞（包括 Th1 细胞与 Th2 细胞）减少，不仅导致机体细胞免疫能力下降，还使体液免疫功能受损。Th1 细胞是细胞免疫应答的有效诱导者，能增强单核细胞与巨噬细胞的杀伤力与溶解细胞内微生物的效率；Th2 细胞有助辅助 B 淋巴细胞发展为抗体分泌细胞。因此，砷中毒不仅可致机体细胞免疫能力下降，还可使体液免疫功能受到影响。临床视 T 淋巴细胞亚群为砷暴露的敏感效应指标之一。

动物实验提示，低剂量砷暴露可致小鼠 CD4/CD8 升高并对淋巴细胞的增殖反应起促进作用，这可能是长期低浓度砷接触而致皮肤癌前病变时核过度分裂的基础。文献报道亚砷酸钠可致被激活的 T 细胞的细胞骨架发生变化，影响 T 细胞蛋白转运功能，并抑制 T 细胞 IL-2 功能表达，进而降低 CD4/CD8 比值，多因素综合作用导致染砷组大鼠的免疫调节失衡、免疫监控减弱。

第三节 营养素及食物活性成分与免疫

几乎所有的营养素在维持“最佳”免疫应答中发挥重要作用，营养素缺乏不仅阻碍幼儿胸腺发育，也会延迟适应性抗体滴度增高，营养与免疫还与慢性非传染性疾病的发生有关。

一、能量、蛋白质与氨基酸

能量与蛋白质是维持免疫功能的物质基础，能直接影响免疫器官发育、免疫反应及上皮、黏膜、胸腺、脾脏等组织器官的功能。

（一）能量与蛋白质

长期能量与蛋白质供给不足会导致免疫功能低下，表现为免疫器官重量下降、结构损坏，细胞活力低下、分化发育受阻、数量减少，抗体、补体、黏附分子与细胞因子等无法合成等，胎儿、婴幼儿、儿童及孕妇最为敏感。2004 年的“阜阳奶粉事件”即因蛋白质摄入不足导致营养不良而出现免疫功能低下。

动物实验发现：蛋白质轻度缺乏但能量摄入正常时，细胞免疫功能反增不降，对细菌感染的抵抗力也有所增强；但重度蛋白缺乏时，因多伴能量摄入不足，细胞免疫功能明显下降，体液免疫功能在没有感染发生时变化不显著。给两组大鼠分别喂饲 0.5%、18% 的蛋白饲料，前者大鼠补体 C_1、C_4、C_2、C_3 与 CH_{50} 效价均低于后者；喂饲 0.5% 蛋白饲料 4 周后，大鼠对结核菌素皮肤反应降低，8 周后完全消失。

人群流行病学调查表明，机体因各种原因导致蛋白质 - 能量营养不良（protein-energy malnutrition，PEM）时，免疫器官的结构与功能均受影响。PEM 对免疫系统各组成部分均有显著影响（表 7-3），以细胞免疫受损为主。恶性营养不良（kwashiorkor）患者的免疫功能受损尤为明显，消瘦型营养不良（marasmus）患者在无并发症时免疫功能改变不明显，出现并发症时免疫功能迅速下降。

表 7-3　蛋白质 - 能量营养不良对免疫系统的影响

免疫系统	变化
胸腺	胸腺萎缩；皮、髓质分界不清；小叶萎缩；细胞数减少；Hassal 小体增大、坏死、钙化；胸腺激素分泌减少；严重不良时胸腺结构、细胞密度改变，出现“营养性胸腺切除”
淋巴结	淋巴结胸腺依赖区损害明显、生发中心变小、淋巴细胞数减少、浆细胞与吞噬细胞相对增加。PEM 存在反复胃肠道感染时肠系膜淋巴结增大
脾脏	脾脏小血管周围细胞减少
细胞免疫	白细胞轻度增加，外周血 T 细胞减少（T 辅助细胞、Th 细胞），裸细胞增加（F_C 受体、C 受体减少），T_S 细胞（抑制性 / 细胞毒性淋巴细胞）增加。外周血 B 细胞一般正常或稍高。脱氧核苷酸转移酶活性升高，T 细胞转化反应减弱，NK 细胞活性下降，皮试反应减弱或阴性。皮肤延迟超敏反应（DCH）中部分过程受抑制
吞噬细胞	趋化、游走功能受损，吞噬功能基本正常，消化作用减弱
补体系统	总补体及补体 C3 处于临界状态，伴随感染时补体消耗增加
体液免疫	抗体水平正常或略升高、亲和力下降，对胸腺依赖性抗原的抗体应答反应减弱，肠道黏膜分泌型 SIgA 减少，对食源性的 IgG、IgA 增加，但单独测定抗体水平不能准确反映体液免疫状态
溶菌酶	血浆与白细胞中活性降低，伴有感染时，白细胞中的溶菌酶渗出增多
其他	IL-1、IL-2、IL-6、TNF、IFN-γ 分泌减少；大多数补体水平下降，尤其是 C3、C5，血清乳铁蛋白、运铁蛋白浓度降低且与营养不良的程度有关

PEM 引起的免疫功能改变除与蛋白质、能量有关外，还与病人外周血中存在某些免疫抑制因子有关。研究发现，此类免疫抑制因子可能为糖皮质激素、应激蛋白、可溶性免疫复合物等；自由基损伤在 PEM 发病过程中也起一定的作用。

（二）氨基酸及其衍生物

氨基酸对体液免疫影响显著，尤其是支链氨基酸（如亮氨酸、异亮氨酸、缬氨酸）与芳香族氨基酸（苯丙氨酸、酪氨酸），有改善创伤后机体营养与促进小肠黏膜细胞增殖等作用，但具体机制尚不明确。

1. 精氨酸　精氨酸可刺激生长素、IGF-1 等的分泌，代谢产生 NO 与多胺等。创伤或烧伤时，精氨酸的免疫增强作用受蛋白质 / 能量营养状况的影响；静脉输入高浓度精氨酸，可促进胸腺发育、增强大鼠肺泡巨噬细胞吞噬能力。发生 PEM 时，精氨酸的免疫增强功能明显减弱或消失；补充精氨酸可改善危重病人、肿瘤术后病人及烧伤、创伤病人的免疫功能。精氨酸对抗原性较强的肿瘤有显著抑制作用，对抗原性较弱的肿瘤抑制作用不明显，提示精氨酸抑制肿瘤生长是通过增强肿瘤免疫力实现的。

2. 谷氨酰胺 淋巴细胞体外增殖需要谷氨酰胺(Gln);补充 Gln 能增强免疫功能,部分逆转传统肠外营养所致的肠道黏膜萎缩,说明 Gln 与肠道黏膜屏障完整性有关。吞噬细胞体外 MHC Ⅱ抗原表达也依赖 Gln 存在;Gln 水平下降,机体会出现淋巴细胞转化率与 NK 细胞活性降低。

动物实验发现,小鼠注射 Gln 可促进单核 - 巨噬细胞活力,促使淋巴细胞增殖与转化,增强小鼠吞噬细胞活性;Gln 还可增强猪、大鼠与小鼠 T 细胞增殖反应,上调 LAK 细胞活性;调节 IL-1、IL-2、IL-6、IL-8 与 TNF-α、IFN-γ 等细胞因子分泌的作用;肠内营养途径补充 Gln 可增加动物存活率。

3. 其他氨基酸及其衍生物 天冬氨酸能促进骨髓 T 淋巴细胞前体分化发育成为成熟 T 淋巴细胞。赖氨酸缺乏时,大鼠胸腺与脾萎缩,单核 - 巨噬细胞系统功能下降,对细菌、病毒、放射性物质、肿瘤等致病因子防御与适应性免疫反应能力减弱。缬氨酸缺乏妨碍胸腺与外周淋巴组织的生长,抑制中性、酸性白细胞增生,是免疫球蛋白中比例最高的氨基酸,缺乏则阻碍抗体合成。牛磺酸是半胱氨酸的代谢产物,1827 年首次分离成功,1975 年动物实验提示与视网膜变性有关。研究表明牛磺酸在吞噬过程中形成毒性较小的氯胺牛磺酸(chloramine taurine),具有下调炎性介质(如 IL-1、IL-6、TNF-α、PGE2)的合成与分泌,从而保护吞噬细胞免受氧化损伤。谷胱甘肽是由谷氨酸、半胱氨酸及甘氨酸组成的三肽,对维持淋巴细胞功能十分重要,淋巴细胞内 GSH 一旦耗尽,其增殖反应显著减弱;老龄小鼠补充谷胱甘肽后免疫功能显著改善。以 N- 乙酰半胱氨酸形式补充半胱氨酸可升高血中 GSH 浓度,降低 IL-8 分泌,减少 TNF 受体表达,增加 CD4 细胞、NK 活细胞性与淋巴细胞转化反应。

二、脂类

脂类对免疫功能的影响除取决于膳食中脂肪酸的种类外还与剂量 - 效应有关。改变膳食中不同种类脂肪酸的比例(*n*-3/*n*-6,SFA、胆固醇与 UFA 或 PUSFA 的比例)能影响免疫细胞膜的脂质构成,进而引起相应细胞功能改变而影响免疫功能。部分脂肪酸是前列腺素与白三烯等的直接前体。

(一)膳食脂肪

一定量的膳食脂肪对维持正常免疫功能是必要的,膳食脂肪缺乏会导致淋巴器官萎缩、血清抗体降低;膳食脂肪还影响淋巴细胞膜的构成(磷脂与蛋白质构成),膜蛋白是免疫细胞功能的物质基础,也是受体或细胞标志物,与免疫细胞的分化、增殖、杀伤等功能有关。胞浆膜的磷脂改变可影响 IgG 的转运与分泌,使膜的流动性及通透性改变而致淋巴细胞结合抗原、信息传递及增殖出现异常。当淋巴细胞受外来刺激后,细胞膜多不饱和脂肪酸[尤其是亚油酸、花生四烯酸(arachidonic acid,AA)]含量增加,提示淋巴细胞膜脂类成分改变可能与其活化过程相关。但研究发现过多摄入膳食脂肪也会损害机体免疫功能。动物实验显示:给啮齿类动物饲养高浓度 PUFA,其肿瘤发生率升高。Yamashita 等向体外培养的 NK 细胞培养液中加入 20∶5*n*-3,引起 NK 细胞活性受抑;体内注射 20∶5*n*-3 或 22∶6*n*-3,导致 NK 细胞活性降低 65%。由此可见,NK 细胞功能障碍是进食过量 PUFA 引起肿瘤发生增多的重要原因;膳食脂肪还能影响固有免疫功能。

(二)多不饱和脂肪酸

PUFA 通过改变淋巴细胞膜流动性及影响前列腺素、白三烯、磷脂酰肌醇的合成等途径影响免疫功能。磷脂酰肌醇作为第二信使可参与调节淋巴细胞功能。当细胞膜表面受体受刺激后，磷脂酶C分解磷脂释放出磷脂酰肌醇，后者进一步分解为1,2-二酰基甘油和肌醇-1,4,5-三磷酸，作为第二信使介导多种细胞的活化与分泌，如T细胞、IL-2、肥大细胞等；磷脂酰肌醇可能是内源性AA的主要来源。目前研究较多的是PUFA与免疫功能的双向调节作用，即免疫增强与免疫抑制。

正常或略高剂量的摄入PUFA能促进体液免疫与抗体产生，增强淋巴细胞的增殖和分化，使体内淋巴细胞的数量与Th/Ts细胞比率升高，这意味着机体免疫增强，杀伤靶细胞（如感染细胞、肿瘤细胞等），促进细胞因子的产生，发挥免疫调节作用。

高剂量摄入PUFA可负向抑制适应性免疫与炎性反应。人体观察与动物实验证明，高浓度PUFA可抑制细胞免疫反应。Offiner等研究发现AA及PGE_1和PGE_2均能抑制PHA和纯化蛋白衍生结核菌素（PPD）诱导的人淋巴细胞的增殖反应；小鼠实验证明，*n*-6系列能明显抑制感染肺炎支原体或注射致癌物的小鼠迟发型皮肤变态反应（DCH）。

健康成年男性摄入EPA 12周后可增加PBMC含量；随着EPA摄入增加，PBMC中EPA含量随之增多。对缺乏EPA与硬脂酸（STA）的人群每天补充2gγ-亚麻酸（GLA）可增加PBMC中二聚谷氨酸含量，但难以改变中性粒细胞与单核细胞吞噬活性，无法使单核细胞产生炎性细胞因子、T淋巴细胞增殖或迟发型超敏反应；另一研究采用每天摄食2g EPA，受试者体内T细胞增殖明显提高，NK细胞比例增加，但对中性粒细胞、单核细胞与淋巴细胞亚群无影响。EPA还与血浆IgG_2浓度升高有关，但摄入1g/d时不影响人体免疫功能。

AA是合成前列腺素、血栓烷素（thromboxane，TXS）与白三烯等二十碳衍生物的直接前体。动物实验表明AA缺乏可使动物免疫功能减弱；大量摄入AA使淋巴细胞转化减弱，皮试反应异常，NK细胞功能下降，IL-1、IL-2、TNF产生减少，移植排斥反应减弱等。

三、维生素

维生素缺乏可使机体免疫功能降低、防御能力减弱、对感染性疾病的抵抗力降低，补充维生素能显著恢复和提高机体的免疫功能、增强抗感染免疫能力。

（一）维生素A与β-胡萝卜素

维生素A与β-胡萝卜素缺乏对免疫功能的影响早于干眼症，对体液免疫和细胞介导的免疫应答起重要辅助作用，如促进Th1细胞分泌IL-2、γ-干扰素进而介导细胞免疫，促进Th2细胞分泌IL-4、IL-5而增强抗体分泌与体液免疫，并能提高机体抗感染和抗肿瘤能力，目前认为维生素A不仅起佐剂的作用，更重要的是它直接参与抗体合成。维生素A缺乏或不足时对固有免疫、适应性免疫均产生影响。研究发现，某些造血干细胞表面存在视黄酸受体，由此推测，维生素A对淋巴细胞的发育成熟存在影响；A缺乏时Ⅱ型T细胞、IL-4、IL-5基因转录受抑制。创伤、烧伤、感染等应激情况下，补充适量维生素A可改善免疫功能，但过量补充对免疫功能不利。

动物实验发现，维生素A、β-胡萝卜素缺乏大鼠的消化液中IgA水平明显降低，肠系膜淋巴结中B淋巴细胞数目减少，消化道上皮淋巴细胞及Th细胞减少。有实验发现维生素A能增强细胞杀伤活性，阻断应激所致的胸腺萎缩，消除类固醇激素引起的免疫抑制，补充维生素A能增强移植物排斥和DCH。肝脏中维生素A含量与抗体产生呈正相关，缺乏时外周血中淋巴细胞、NK细胞减少，中性粒细胞、单核巨噬细胞功能受损，抗体应答反应减弱。

维生素 A 缺乏小鼠接受抗原刺激后，空斑形成细胞（plaque forming cell，PFC）降低约 50%，IgG 分泌显著减少。实验证实维生素 A 缺乏时 T 细胞向 B 细胞传递刺激信号受阻，补充维生素 A 后 T 细胞功能恢复。缺乏维生素 A 的动物肺泡巨噬细胞中 SOD、GPx 活性下降，补充维生素 A 后肺泡巨噬细胞的细胞毒作用及吞噬能力加强。

β- 胡萝卜素自身存在免疫增强作用，也能刺激胸腺生长、增加胸腺细胞、增强 T 细胞转化反应、提升吞噬细胞和 NK 细胞活性等，但效率低于维生素 A。

（二）维生素 E

维生素 E 可调节免疫细胞的信号转导与基因表达，作为免疫调节剂，能促进免疫器官发育与免疫细胞分化，通过保护细胞膜表面不饱和脂肪酸起到维持细胞膜正常流动性与渗透性，从而提高机体细胞免疫与体液免疫功能。维生素 E 还能提高胸腺、脾中 T、Th 细胞百分比，降低 T 抑制性细胞（Ts）数量，从而使 Th/Ts 比值升高，促进免疫器官的发育。此外，能促进 Th 细胞增殖，使脾 T 淋巴细胞百分比、幼龄小鼠与老人脾 T 淋巴细胞对 Con A 体外有丝分裂反应上升，提示维生素 E 可能具有促进 T 淋巴细胞成熟、增强细胞免疫的作用。

维生素 E 能促进吞噬细胞（如肺尘细胞、腹腔巨噬细胞）功能，缺乏维生素 E 后，吞噬细胞表面受体减少，杀菌能力减弱，T 细胞转化反应下降，PFC 减少，IL-2 分泌减少。维生素 E 可刺激豚鼠腹腔巨噬细胞的吞噬作用，补充维生素 E 可增强巨噬细胞、淋巴细胞的趋化作用、迁移能力，产生超氧阴离子。略高于正常摄入量的维生素 E 可促进 IgG、IgM 分泌。老年人群在补充维生素 E 摄入后，淋巴细胞转化反应增强、IL-2 产生增加、IL-4 和 IL-6 产生减少、免疫抑制物质水平下降，对呼吸道感染性疾病的抵抗力显著增强。此外，与维生素 A 相似，维生素 E 在局部存在佐剂样作用，可拮抗应激引起的免疫抑制效应，对某些肿瘤有一定的预防作用。

动物实验发现，雏鸡采用抗原免疫 10 天后，用 150IU/kg 维生素 E 饲喂雏鸡其抗效价显著升高。维生素 E 可有效预防逆转录病毒引起的小鼠 IL-2 分泌抑制，缓解经环磷酰胺（CTX）诱导产生的免疫功能低下，小鼠血中 IFN-γ 含量升高从而促进细胞免疫。

（三）维生素 D

维生素 D 缺乏时免疫功能低下的症状早于佝偻症。破骨细胞属巨噬细胞中的一种，当维生素 D 缺乏时直接干扰破骨细胞功能，表现为巨噬细胞的吞噬作用、血小板激活、酶反应及肥大细胞中组胺释放等过程异常。

作为一种神经 - 内分泌免疫调节激素，维生素 D 能促进固有免疫功能。研究发现 1,25-$(OH)_2$-D_3 有免疫调节激素样作用。体外培养与动物实验均揭示维生素 D 对适应性免疫功能具有抑制作用，表现为下调抗原提呈细胞（APC）功能，减少辅助性 T 细胞，使淋巴细胞转化反应减弱，对某些炎性细胞因子分泌存在抑制作用等。

体内单核 - 巨噬细胞表面均有维生素 D 受体表达，其功能受维生素 D 调节并对维生素 D 缺乏敏感。维生素 D 可刺激未分化的新生骨髓单核细胞分化成为巨噬细胞并促使单核 - 巨噬细胞、被激活的 T 细胞产生 IL-1、IL-2、IL-3、IL-6 等，增加 γ 干扰素的合成，进而增强免疫吞噬与细胞免疫功能。此外，正常人胸腺、扁桃体内激活的 T 细胞及患有风湿性关节炎病人的外周血 T 细胞也有维生素 D 受体表达，但 B 细胞无表达，表明维生素 D 与 T 细胞功能有关。因此，维生素 D 主要影响细胞免疫，轻微缺乏即能影响免疫功能，但这种影响具有可逆性与暂时性特点，补充维生素 D 后免疫功能即可恢复。维生素 D 对体液免疫影响不明显。

（四）维生素 C

维生素 C 是机体重要的抗氧化剂及基因调控家族的辅助因子，参与固有免疫与适应性免疫系统，补充维生素 C 能提高吞噬细胞活性，参与机体免疫活性物质（如抗体）合成，促进干扰素产生，提高中性粒细胞、巨噬细胞与淋巴细胞的抗菌、抗病毒能力，促进淋巴母细胞生成，刺激淋巴细胞增殖反应，提高机体对外来或突变细胞的识别与吞噬，提高吞噬细胞的活性等。人群观察发现：补充足够量维生素 C 能预防和治疗呼吸系统感染。若血浆中维生素 C 浓度（100～200mg/d）不饱和，会影响细胞优化与免疫水平，此时感染的治疗需要更高剂量的维生素 C 来补偿炎性反应的代谢需求。大剂量维生素 C 对老年人、儿童、剧烈运动项目运动员及寒冷环境人群的免疫功能具有一定改善作用。

维生素 C 对细胞免疫作用的机制尚不明确，但已证实可增强 B、T 细胞的分化与增殖，这可能与基因调控有关。研究发现维生素 C 含量与吞噬细胞数量及趋化功能相关，当吞噬细胞中富集维生素 C 时能增强趋化性、吞噬作用、产生活性氧并杀死微生物，加速感染部位巨噬细胞的凋亡、清除中性粒细胞，从而减少坏死、网状内皮细胞与潜在的组织损伤。

维生素 C 参与免疫球蛋白分子装配过程中二硫键的形成，摄入适量的维生素 C 可增加抗体产生。饲料中补充维生素 C 的鸡在接种法氏囊病（IBD）疫苗后，抗体效价显著高于未补充者并能耐受 IBDV 冲击而不表现临床症状或死亡，说明维生素 C 能促进体液免疫。维生素 C 能激活免疫因子，提高 C_1 补体酯酶活性，增加补体 C_3 产生。Jeongmin 等发现，补充复合抗氧化剂可预防逆转录病毒引起鼠 IL-2 分泌抑制与 IL-6 生成增加，对 LPS 诱导的单核细胞 IL-6、TNF-α 分泌存在抑制作用。

动物实验表明：动物 PBMC 中维生素 C 含量高于血清含量。体外培养时，中性粒细胞具有从培养液中富集维生素 C 的作用。豚鼠缺乏维生素 C 后，中性粒细胞及单核巨噬细胞的移动能力降低、杀菌能力减弱，但对吞噬能力影响不大。维生素 C 缺乏对豚鼠补体系统也有一定影响。

（五）维生素 B_6

维生素 B_6 缺乏直接影响 DNA 转录、复制与翻译，对免疫系统的影响较其他 B 族维生素更为重要。动物实验及人体观察显示，维生素 B_6 缺乏时细胞免疫功能与体液免疫功能均受影响。

维生素 B_6 影响免疫器官发育，表现为胸腺萎缩、外周血淋巴细胞减少、转化减弱、皮试反应异常、抗体应答反应受损、单核巨噬细胞功能异常等。缺乏维生素 B_6 的动物的胸腺仅为对照组的 1/8，脾发育不全，PFC 数少，淋巴结萎缩和周围血中的淋巴细胞数减少。

维生素 B_6 能维持细胞免疫，缺乏时动物迟发型皮肤超敏反应（DCH）减弱，如迅速补充，反应可恢复正常。缺乏维生素 B_6 的大鼠的胸导管中的淋巴细胞数减少。老年人群免疫功能低下与维生素 B_6 缺乏有关，补充维生素 B_6 后免疫功能得以改善。从维持最佳免疫功能而言，老年人群对维生素 B_6 的需要量高于成年人。

维生素 B_6 还参与免疫分子的合成，缺乏时阻碍免疫细胞的分化与分裂，进而抑制抗体合成。尽管维生素 B_6 营养状况对维持机体正常免疫功能极为重要，但正常情况下成年女性每天补充超过 2.1mg 剂量的维生素 B_6 并不能产生显著的免疫增强效果。

（六）其他维生素

叶酸缺乏可引起中性粒细胞功能异常，使 PHA 诱导的 T 细胞增殖停滞在 S 期，凋亡增加，CD8 细胞减少，CD4/CD8 比例升高，对感染性疾病抵抗力下降，抗体应答反应也减弱。补充叶酸后，上述异常得以改善。大剂量服用叶酸并不能显著增强免疫功能，反而对 NK 细胞功能有一定不利影响。

维生素 B_{12} 缺乏影响细胞内核酸合成及叶酸代谢，导致恶性贫血（pernicious anemia），患者外周血液中性粒细胞、淋巴细胞减少，淋巴细胞转化反应受影响，CD8 细胞减少，CD4/CD8 比例升高，NK 细胞功能下降，抗体应答反应减弱。补充维生素 B_{12} 后，上述异常表现得以改善。由于维生素 B_{12} 缺乏的动物模型制备较困难，因此，有关该维生素的实验研究报道较少。

维生素 B_1 缺乏对免疫功能影响不明显，个别研究报告，大鼠维生素 B_1 缺乏后，抗体应答受一定程度影响。大剂量服用维生素 B_1 并不产生显著的免疫功能增强效应。维生素 B_2、烟酸、泛酸缺乏对免疫功能的影响尚待进一步研究。生物素缺乏时大鼠、豚鼠的细胞与体液免疫功能均有一定改变，人体试验也有类似结果报道。

四、微量元素

（一）锌

锌作为酶与蛋白转录因子的构件、催化和调节离子，是体内多种稳态机制的关键微量元素，参与固有免疫与适应性免疫的细胞信号传导通路的调节，是维护免疫功能必不可少的微量元素之一。

锌直接参与胸腺九肽（thymulin）的生物活性，刺激淋巴细胞发生转化反应；作为 DNA、RNA 聚合酶中的辅助因子，锌还直接参与免疫细胞分化、成熟与增殖过程；锌缺乏能影响骨髓与胸腺内淋巴细胞发育与分化过程。

锌稳态主要是通过锌调控蛋白 ZIP 转运家族中 ZIP1-14 开放内流、锌转运蛋白 1 抗体（ZnT 1-10）调控外流及锌结合蛋白表达来共同维持的。目前有关锌对免疫功能影响的研究更多关注于锌稳态相关的信号分子的激活及表观遗传修饰，强调锌是免疫功能的“守护者”。作为免疫系统的信使，锌离子信号削弱或不存在时，NK 细胞功能减弱，导致靶细胞中主要组织相容性复合体（major histocompatibility complex，MHC）基因家族 -Ⅰ（MHC-Ⅰ）的识别功能与裂解活性下降。相反，补锌除能促进 CD3 祖细胞分化外，对 NK 细胞杀伤活性与细胞内穿孔素浓度也有影响。

人类常染色体隐性遗传疾病肠病性肢端皮炎（acrodermatitis enteropathica）因编码锌转运蛋白的 SLC39A4 基因突变，导致肠道锌吸收障碍、免疫功能受损严重，包括淋巴组织与器官萎缩、胸腺激素分泌减少、CD4/CD8 细胞比值下降、淋巴细胞转化反应减弱、NK 细胞活性下降等，补充含锌制剂后效果明显。锌过量对免疫功能有不利影响，健康成人每日摄入 150mg 锌，6 周后 T 淋巴细胞转化反应及巨噬细胞吞噬与趋向能力明显受到抑制。

动物实验揭示：受孕大鼠与成年雄性大鼠给予不同浓度的含锌饲料喂养 17 周后，幼鼠与成年雄性大鼠 T 细胞增殖减缓，血浆中 IF-γ、TNF-α 下调，免疫器官 ZIP2、ZIP8、NF-κB、IL-6 mRNA 表达而降低血浆细胞因子水平与细胞介导应答。此外，锌缺乏饲养大鼠的胸腺萎缩，脾脏 G0/G1 期细胞增加，S 期、G+M 期细胞减少。小鼠实验发现，过量摄入锌可抑制对绵羊红细胞抗体应答反应。体外培养试验也证实：高浓度锌（100～300μm）可导致淋巴细胞功能受损、凋亡甚至死亡。

（二）硒

基于人群观察与动物研究提供有关硒参与免疫系统功能的证据越来越多。硒半胱氨酸是GSH-Px的活性中心，硒缺乏可使此酶活性下降，其活力大小可反映机体硒水平。单核吞噬细胞在吞噬消化过程中释放各种自由基，硒通过GSH-Px保护免疫细胞免受氧化损害。硒还参与中性粒细胞、巨噬细胞、NK细胞、T淋巴细胞及其他一些免疫过程。硒摄入量升高可减轻包括氧化应激与炎性反应在内的病理状况。硒缺乏对体液免疫功能也有一定影响，使IgM、IgG浓度下降。

人群观察表明，膳食硒摄入量与新生儿免疫细胞分化及功能有关，母体硒摄入量不足会影响新生儿免疫系统发育。男性在补充不同浓度天然硒240天后，各组血硒与GSH-Px浓度显著不同；不同补锌组血清免疫球蛋白、补体成分与对流感病毒亚单位疫苗的免疫应答等无明显改变，但高硒组白喉疫苗再接种后抗体效价增高2.5倍；细胞毒性T淋巴细胞（cytotoxic lymphocyte，CTL）活性、T细胞活性较低硒组增强；体外培养自体血发现，外周淋巴细胞计数增殖、对刺激源有丝分裂的增殖反应显著高于低硒组且反应速度快于低硒组。该研究支持硒在增强机体免疫、部分改善B淋巴细胞活化与增殖和T细胞活性等方面存在积极作用。

动物实验发现：硒缺乏后单核吞噬细胞、中性粒细胞、NK细胞功能均受影响，补充适量硒后，上述细胞功能有所恢复。

（三）铜

铜作为辅助因子或组成成分参与血浆铜蓝蛋白（CP）、铜-锌超氧化物歧化酶（Cu/Zn-SOD）、细胞色素C氧化酶（CCO）、亚铁氧化酶类（ferroxidases）、单胺氧化酶（MAO）等酶的组成和活化，影响内稳态调节、免疫功能、氧化应激、信号转导、基因调控等过程。铜对固有免疫与适应性免疫及细胞因子都有一定影响。铜可改善对T细胞的毒性作用；铜缺乏可导致T淋巴细胞凋亡，表现为对T细胞介导的感染敏感性提高。铜还构成血清免疫球蛋白并在IgM、lgG生成过程中起重要作用。机体铜缺乏时，免疫器官萎缩，肝脏单核细胞功能降低，有丝分裂原诱导DNA合成下降。铜通过调节TNF、干扰素、IL-2等因子的含量而影响T细胞、B细胞、NK细胞、巨噬细胞的发育及活性来调控机体的免疫功能。此外，以铜为辅基形式构成的酶参与机体防御系统。铜缺乏会降低细胞抗炎、抗氧化能力从而导致免疫功能低下。

健康人群低铜膳食后，淋巴细胞转化反应减弱，血中B细胞计数增加，T细胞亚群及中性粒细胞吞噬功能不受显著影响，补铜可防止上述表现进一步发展。高铜摄入对免疫功能存在不利影响，健康人每天摄入7～7.8mg铜后可使外周血中性粒细胞数、血清IL-2和感冒病毒抗体滴度下降，IL-6水平升高。

动物实验发现，铜缺乏影响肉鸡免疫器官发育，淋巴细胞数量减少并出现变性和坏死现象。日粮中添加铜300～600mg/kg导致雏鸡淋巴细胞增殖分化受阻，外周血T淋巴细胞ANAE阳性率及CD4/CD8降低，细胞免疫功能受损；血清中免疫球蛋白含量降低，体液免疫功能也受不同程度影响。低铜喂饲使雏鸡抵抗力下降，淋巴细胞转化减弱，辅助性T细胞显著减少，NK细胞功能下降，对绵羊红细胞抗体应答减弱，IL-2减少，IL-1升高。日粮中添加铜100mg/kg时可提高血清IL-2含量，而添铜量>300mg/kg则会抑制血清中IL-2合成。

（四）铁

铁作为人体必需的微量元素对免疫器官发育、免疫细胞形成及细胞杀伤力有直接影响。

缺铁致细胞内蛋白质合成减少可能是造成免疫功能异常的重要机制之一。铁缺乏还影响过氧化物酶、细胞色素酶类活性；铁还是中性粒细胞吞噬杀菌过程中依赖于髓过氧化物酶（myeloperoxidase，MPO）的辅助因子。

动物实验证实，多种免疫细胞表达运铁蛋白受体；缺铁可导致胸腺萎缩、胸腺细胞减少、外周血 T 细胞减少、CD4/CD8 细胞比例下降、淋巴细胞转化反应减弱、皮试反应异常、NK 细胞功能下降，同时伴有脾脏肿大，补铁后恢复过程较为缓慢；缺铁还引起抗体应答反应异常，但血液免疫球蛋白水平变化不明显。此外，中性粒细胞吞噬能力也有所下降，巨噬细胞 IL-1 分泌减少，TNF-α 生成增加，IL-2 活性降低，血液溶酶体水平升高。

铁不仅为维持正常免疫功能所必需，一些病原微生物的生长、繁殖也需铁的参与。流行病学调查提示，过量补铁可能导致感染性疾病发病率升高；过量游离铁在体内可诱导产生氧化应激反应，使淋巴细胞转化反应减弱，CD4 细胞减少，IL-4、IL-6、IL-10 分泌增加，IFN-γ 和 NO 分泌减少，吞噬细胞和 NK 细胞功能受损。因此，在预防铁缺乏的同时也应避免铁过量。

五、食物中的生物活性成分

多数动物实验研究表明，类胡萝卜素、皂苷、部分多酚类、有机硫化物等食物中生物活性成分对免疫功能有调节作用。

（一）类胡萝卜素

某些类胡萝卜素（carotenoids）具有免疫增强作用，主要靶细胞是 T 细胞，在不同的免疫系统中各种类胡萝卜素活性不同。番茄红素、β- 胡萝卜素、β- 隐黄素、虾青素能促进 T、B 淋巴细胞增殖，增强巨噬细胞、NK 细胞杀伤肿瘤细胞的能力，减少免疫细胞的氧化损伤。β- 胡萝卜素摄入量充足可增加人外周血 CD4、NK 细胞、IL-2 受体细胞与 CD4/CD8 比值并抑制小鼠乳腺肿瘤的生长；叶黄素的免疫增强作用强于 β- 胡萝卜素；β- 隐黄素、虾青素、番茄红素等可调控促炎细胞因子与促炎介质的表达与分泌。各种抗原导致的机体炎症与体液免疫应答的激活会降低血中类胡萝卜素水平。因此，对促炎和抗炎细胞因子及其他免疫介质表达的调控可能是类胡萝卜素免疫调控的一个重要机制。

动物实验发现：叶黄素可调控鸡的系统炎症应答指标，改善促炎和抗炎细胞因子分泌；叶黄素能调控犬、猫的淋巴细胞亚群及其增殖，抑制小鼠乳腺肿瘤生长并加速植物凝血素（PHA）诱导的淋巴细胞增殖。饲料中添加叶黄素可减少母鸡及后代仔鸡促炎细胞因子 IL-1β、IL-6、TNF-γ、脂多糖（LPS）诱导的 TNFα 因子（lipopolysaccharide-induced TNFα factor，LITAF）表达，增加细胞因子 IL-4、IL-10 表达；减少大鼠眼球晶状体 NO、TNF-α、IL-6、前列腺素 E2、巨噬细胞炎性蛋白 -2 的浓度；也可减少 LPS 应激火鸡肝脏 IL-1β 的分泌等。

（二）皂苷类化合物

皂苷（saponin）是一类广泛存在于植物茎、叶、根中的化合物，许多中草药如人参、远志、桔梗、甘草、知母和柴胡等都含有皂苷，部分皂苷在增强免疫功能时呈现双向调节作用。

绞股蓝皂苷（gypenosides，GPS）约有 140 余种成分，对固有免疫与适应性免疫功能均有增强作用，其中部分成分具有升高白细胞、增强 NK 细胞活性的作用，对免疫系统调节存在双向性。动物实验表明：环磷酰胺（CTX）损伤的免疫缺陷小鼠在添加 200～400mg/kg GPS 后免疫增效明显，但超过一定用量时增效作用减弱；正常小鼠采用不同浓度 GPS 水溶液灌胃，结论提示 200mg/kg 能增加正常小鼠脾脏与胸腺重量，促使小鼠淋巴细胞增殖，提高免疫器官指数与血清溶血素含量，增强小鼠腹腔巨噬细胞吞噬功能，对细胞免疫与体液免疫有促进作用。

大豆皂苷（soyasaponin）是目前研究最多的与免疫功能有关的皂苷，以大豆皂苷原 A 为配基的有 6 种、以大豆皂苷原 B 为配基的有 5 种。大豆皂苷对 T 细胞数量尤其是 T 细胞功能有显著增强作用，能提高 IL-2 分泌从而保护 T 细胞、促使 T 细胞分泌淋巴因子、增强 NK 细胞分化、提高淋巴因子激活杀伤细胞（LAK）与 NK 细胞活性，提高 B 细胞转化增殖、增强体液免疫从而增强机体的免疫功能。

人参皂苷（panaxoside）成分不同作用不同。Rh2 可增强机体免疫力、快速恢复体质，可抑制肿瘤细胞生长及向其他器官转移；Rb2 可促进 DNA 和 RNA 合成、降低细胞内钙、抗氧化、清除体内自由基与改善免疫器官缺血再灌注性损伤；Rb3 可保护人体自身免疫系统；Ro 具有消炎、抑制血小板凝集及活化巨噬细胞作用等。

（三）多酚类化合物

多酚类化合物（polyphenols）主要指酚酸与黄酮类化合物，后者又称为生物黄酮（bioflavonoids）或类黄酮（flavonoids）。研究发现此类化合物具有增强免疫调节、抗炎、抑制病毒与细菌生长繁殖等作用，还可提高机体免疫球蛋白总量，刺激抗体产生，增强体液免疫与细胞免疫。

茶多酚可增强免疫球蛋白含量及活性，调节细胞因子分泌，改善机体免疫力。动物实验证明，表没食子儿茶素没食子酸酯（epigallocatechin gallate，EGCG）具有促进小鼠脾脏 B 细胞增殖作用，对荷瘤小鼠 T 细胞、NK 细胞功能有增强作用。EGCG 在体内、体外均能减少白细胞清除产物引起的巨噬细胞 TNF-α 分泌、减轻炎性反应。将茶多酚添加进肉仔鸡饲料中可提高肉鸡免疫能力、增强抗病力。猪饲料中添加茶多酚，总抗氧化能力与茶多酚添加量有关。

（四）有机硫化物

有机硫化物（organosulfur compounds，OSCs）包括存在于十字花科植物中的芥子油苷（glucosinolates，GS）及其水解产物异硫氰酸盐（isothiocyanates，ITCs）与存在于百合科葱属植物中的烯丙基硫化物。

GS 主要通过降解产物 ITCs 表现其生物活性，ITCs 种类很多，目前公认的结构有 8 类，均有增强机体免疫力、抗氧化、抗突变与抗癌作用。ITCs 调节具有双向性，不仅能激活多种抗氧化酶或非酶蛋白防止细胞氧化，也能直接清除硫醇、损伤线粒体过氧化而导致线粒体跨膜能力丧失出现的细胞损伤。Nakamura 等发现 ITCs 能诱导大鼠肝脏上皮细胞 RL34 中Ⅱ相代谢酶—谷胱甘肽 S- 转移酶（GST）的活性；Northern 与 Western 印迹分析表明，ITCs 能明显诱导 GSTP1 的生成。存在于茎椰菜中的莱菔硫烷有明显的Ⅱ相代谢酶诱导作用。对 18 244 例男性较大样本评估机体尿中 ITCs 总量、GST 遗传分型及肺癌的直接关系的研究显示，遗传分型属纯合子 GSIM-1 阴性者，膳食中 ITCs 的保护作用显著，相对危险度为 0.36（95% 可信区间为 0.20～0.63）；GSTM-1 及 GSTT-1 均属阴性者 ITCs 亦存在保护作用，相对危险度仅为 0.28（95% 可信区间为 0.13～0.57），这是膳食中 ITCs 可降低人类肺癌发病率的首次证明。

OSCs 在大蒜中含量丰富，约有 30 余种，其中以大蒜素（garlicin）多见。用大蒜制剂对焦炉工在不脱离生产的情况下进行为期半年的干预，发现服用大蒜制剂后，焦炉工的唾液酸与脂质过氧化产物较服用前降低、GSH-Px 活性提高；在细胞免疫方面表现为酸性 α 醋酸萘酯酶活性升高，而对照组人群的细胞免疫功能及生物损伤均无明显改善，说明大蒜对焦炉工的细胞免疫及抗氧化能力有一定的保护作用。我国援外医疗队在乌干达用大蒜治疗 98 例艾滋病患者，其中 64 人症状显著好转，说明大蒜可改善人体细胞免疫；服食大蒜 1 个月后恶性肿瘤病人的细胞免疫功能较用药前有所改善；大蒜对免疫功能的调节可能是其抗肿瘤的机制之一。动物实验发现：大蒜素能提高免疫功能低下小鼠的淋巴细胞转化率，提高碳廓清指数及对抗由 CTX 所致的胸腺、脾萎缩，说明大蒜素能提高免疫功能低下小鼠的细胞免疫与体液免疫功能。

（五）其他食物活性成分

1. 活性多糖　目前常见的活性多糖有：①菌（蕈）类多糖，如灵芝多糖、猪苓多糖、茯苓多糖、银耳多糖、香菇多糖等；②五加科植物多糖，如人参多糖、刺五加多糖等；③豆科植物多糖，如黄芪多糖等；④茄科多糖，如枸杞多糖等；⑤其他：鼠李科植物多糖、蓼科植物多糖、桔梗科植物多糖、玄参科植物多糖等。研究表明，多糖类化合物是一种免疫调节剂，具有双向调节人体免疫功能的效应，不仅能激活 T 淋巴细胞、B 淋巴细胞、巨噬细胞、NK 细胞等，还能活化补体、促进细胞因子生成，对免疫系统发挥多方面调节作用，可归结为以下几点：①促进细胞免疫，加速 T 细胞成熟、增殖和向血管外组织的渗出；②促进细胞因子的产生与分泌，对细胞免疫功能的作用呈剂量依赖的双向调节作用；③调节和促进体液免疫，如鹿茸多糖（PAPS）对免疫低下小鼠模型的免疫功能有明显改善作用，使抗体形成、免疫细胞数量增加、溶血素测定值恢复至正常水平，但存在剂量依赖性；④激活与调节补体活性，对某些细菌和酵母多糖可通过旁路途径激活补体并存在双向调节作用；⑤促进单核巨噬细胞的吞噬功能；⑥多糖类物质可通过影响淋巴因子、单核因子分泌及细胞内钙离子、cGMP 和 cAMP 浓度等途径对免疫系统内信号转导产生影响。

2. 核酸　核酸是 DNA 与 RNA 的基本结构单位，可利用体内氮源与碳源合成。1994 年有研究提出，尽管体内能合成核酸，但某些免疫细胞在免疫应答过程中迅速分化、增殖，核酸的需要量随之增加，当自身合成量不能满足需要时，免疫细胞因原材料不足而合成下降进而影响免疫功能。近年研究发现，处于生长、衰老期、感染、创伤等应激情况下，机体内生性核酸自我合成量不足，需要补充外源性核酸；摄入核酸对生命早期的生长发育、免疫系统、其他营养素利用等是必不可少的。核酸对肠黏膜屏障功能也有保护作用，人群观察报道，喂哺含核酸配方乳的婴儿，其 NK 细胞活性明显高于无核酸配方乳的婴儿。肾移植病人肠外补充以酪蛋白为主的核酸含量极低的营养液后，机体免疫功能受到抑制，移植排斥反应减弱。研究还证实，含有核酸的肠内营养制剂可显著提高病人免疫功能，降低感染率与并发症的发生率，缩短住院天数。

动物实验提示，核酸能促进骨髓、腋窝淋巴结增殖，增加 B 细胞特异性抗体分泌量和 IFN-γ 量；促进 Th2 细胞向 Thl 细胞转换，抑制抗原特异的 IgE 应答，增加化学抗原、细菌抗原等引起的迟发型超敏反应强度；增强巨噬细胞的吞噬功能，提高 NK 细胞活性；促进脾淋巴细胞及骨髓细胞 IL-2、IL-2R 及 Thy-1、Thy-2 与 Lyt-1 表面标志物表达；解除因营养不良、饥饿等诱导的免疫抑制并使之恢复正常，此时补充蛋白质不及补充核酸的效果。此外，核酸还能通过提高 NK 细胞活性、促进白介素的产生来吞噬癌细胞与病毒。当小鼠限制核酸摄入后，表现为对感染抵抗力下降，移植排斥反应延迟，淋巴细胞转化反应减弱，IL-2 产生减少。补充外源性核酸后可促进造血干细胞的生长与繁殖，增加外周血白细胞数，增强机体对感染的抵抗力。

3. 益生菌与益生元　益生菌及良好的肠道微生态与健康关系密切，机制之一即为提高机体免疫力，即所谓“免疫赋活”，即作为免疫佐剂发挥作用。益生菌通过在肠道局部和进入体内的途径，利用自身的菌体（抗原、LPS）、产物（如多糖、糖蛋白）经常或长期刺激免疫系统，使其始终保持戒备状态与反应性。益生菌的免疫增强反应与其生产的各种营养物质，如多糖、蛋白质、氨基酸、脂肪酸、维生素、有机酸等的免疫促进作用有关。益生菌进入机体后能存活于胃肠道不同部位，是胃肠道黏膜屏障中重要组成成分之一，起到调节肠道微生态、拮抗致病菌生长、中和有毒成分、促进损伤上皮修复、提高营养物质消化吸收率从而发挥增强肠道免疫功能的作用。

益生元是具有选择性促进肠内益生菌生长的营养物质，如双歧因子、非消化性聚糖（NDOs）等。目前，临床治疗中已采用肠内生态营养疗法（econutrition），即采用益生菌加益生元的合生元制剂来改善病人的免疫功能并取得一定疗效。

（余　清　郭长江　顾景范）

参考文献

1. 曹雪涛. 免疫学前言进展. 北京：人民卫生出版社，2014.
2. 曹雪涛. 医学免疫学. 北京：人民卫生出版社，2016.
3. 王大永，徐翔，孙立倩，等. 亚低温治疗对脑出血大鼠 TLR4/NF-κB 介导的神经炎症反应的影响. 神经解剖学杂志，2015，31（3）：309-314.
4. 王亚楠，张勇，王宁，等. 亚低温对大鼠脑损伤后 TNF-α、IL-1β 及 NF-κB 表达的影响. 中国免疫学杂志，2014，30（5）：618-622.
5. 陈亚妮，王延琦，万红，等. 高原高寒环境对人体功能的影响及预防. 职业与健康，2014，30（10）：1409-1412.
6. 孙嵘，马琼，杜丽，等. 毫米波辐照所致急性应激对小鼠细胞因子和 Th1/Th2 免疫平衡的影响. 解放军医学杂志，2013，38（10）：859-863.
7. 郭曦尧，尹玉伟，茆安婷，等. 铅暴露对鲫鱼抗氧化及免疫能力的影响. 中国兽医科学，2018，48（2）：222-227.
8. 李玄，王锐，尹大强. 饮用水汞暴露对小鼠免疫系统的毒性. 环境化学，2014，33（9）：1427-1432.
9. 许智鸿，王冰焱，王雅华，等. 慢性砷暴露对大鼠组织与免疫细胞功能的影响. 福建医科大学学报，2016，50（1）：6-10.
10. 郭长江，顾景范. 植物化学物及其生物学作用. 营养学报，2010，32（6）：521-523.
11. 高蔚娜，韦京豫，郭长江，等. 不同产地原料蜂胶对衰老小鼠体液免疫功能影响的比较研究. 中国免疫学杂志，2013，29（12）：1262-1264.
12. 石塔拉，高蔚娜，郭长江. 膳食成分与肠道菌群相互作用. 营养学报，2016，38（6）：530-535.
13. Knez W，Girard O，Racinais S，et al. Does living and working in a hot environment induce clinically relevant changes in immune function and voluntary force production capacity. Industrial health，2014，52（3）：235-239.
14. Sturrock A，Woller D，Paine R. Hypoxia Suppresses Innate Immune Function in Primary Murine Alveolar Epithelial Cells Through Effects On The Redox-Sensitive Factor. Am J Resp Crit Care，2016，193（5）：152-161.

15. Kim S, Choe JH, Lee GJ, et al. Ionizing Radiation Induces Innate Immune Responses in Macrophages by Generation of Mitochondrial Reactive Oxygen Species. Radiation research, 2017, 187(1): 32-41.
16. Perween S, Kumar K, Chandramoni, et al. Effect of feeding different dietary levels of energy and protein on growth performance and immune status of Vanaraja chicken in the tropic. Veterinary world, 2016, 9(8): 893-899.
17. Jiao X, Yang K, An Y, et al. Alleviation of lead-induced oxidative stress and immune damage by selenium in chicken bursa of Fabricius. Environmental Science and Pollution Research International, 2017, 24(8): 7555-7564.
18. Kasten-Jolly J, Lawrence DA. Sex-specific effects of developmental lead exposure on the immune-neuroendocrine network. Toxicol Appl Pharmacol, 2017, 334(1): 142-157.
19. Hornsby E, Pfeffer PE, Laranjo N, et al. Vitamin D supplementation during pregnancy: Effect on the neonatal immune system in a randomized controlled trial. The Journal of Allergy and Clinical Immunology, 2018, 141(1): 269-278.
20. Min YN, Niu ZY, Sun TT, et al. Vitamin E and vitamin C supplementation improves antioxidant status and immune function in oxidative-stressed breeder roosters by up-regulating expression of GSH-Px gene. Poultry science, 2018, 97(4): 1238-1244.
21. Kloubert V, Blaabjerg K, Dalgaard TS, et al. Influence of zinc supplementation on immune parameters in weaned pigs. J Trace Elem Med Biol, 2018, 49(9): 231-240.
22. Zheng L, Feng L, Jiang WD, et al. Selenium deficiency impaired immune function of the immune organs in young grass carp(Ctenopharyngodon idella). Fish Shellfish Immunol, 2018, 77(3): 53-70.
23. Patel S. Phytochemicals for taming agitated immune-endocrine-neural axis. Biomed Pharmacother, 2017, 91(7): 767-775.
24. Zhuo X, Sun H, Wang S, et al. Ginseng Stem-and-Leaf Saponin(GSLS)-Enhanced Protective Immune Responses Induced by Toxoplasma gondii Heat Shocked Protein 70(HSP70) Against Toxoplasmosis in Mice. The Journal of Parasitology, 2017, 103(1): 111-117.
25. Ahlberg V, Hjertner B, Wallgren P, et al. Innate immune responses induced by the saponin adjuvant Matrix-M in specific pathogen free pigs. Veterinary Research, 2017, 48(1): 30-39.
26. Choi JH, Chung MJ, Jeong DY, et al. Immunostimulatory activity of isoflavone-glycosides and ethanol extract from a fermented soybean product in human primary immune cells. Journal of Medicinal Food, 2014, 17(10): 1113-1121.
27. Bhardwaj J, Chaudhary N, Seo HJ, et al. Immunomodulatory effect of tea saponin in immune T-cells and T-lymphoma cells via regulation of Th1, Th2 immune response and MAPK/ERK2 signaling pathway. Immunopharmacology and Immunotoxicology, 2014, 36(3): 202-210.
28. Tang C, Sun J, Zhou B, et al. Effects of polysaccharides from purple sweet potatoes on immune response and gut microbiota composition in normal and cyclophosphamide treated mice. Food Funct, 2018, 9(2): 937-950.
29. Pan GF, Xie ZW, Huang SX, et al. Immune-enhancing effects of polysaccharides extracted from Lilium Lancifolium Thunb. International Immunopharmacology, 2017, 52(11): 119-126.
30. Oh MJ, Choi HD, Ha SK, et al. Immunomodulatory effects of polysaccharide fraction isolated from Fagopyrum esculentum on innate immune system. Biochemical and Biophysical Research Communications, 2018, 496(4): 1210-1216.
31. Jia XJ, Liang YE, Zhang C, et al. Polysaccharide PRM3 from Rhynchosia minima root enhances immune function through TLR4-NF-kappa B pathway. Bba-Gen Subjects, 2018, 1862(8): 1751-1759.

32. Iurescia S，Fioretti D，Rinaldi M. Nucleic Acid Sensing Machinery：Targeting Innate Immune System for Cancer Therapy. Recent Patents on Anti-Cancer Drug Discovery，2018，13（1）：2-17.
33. Ori D，Murase M，Kawai T. Cytosolic nucleic acid sensors and innate immune regulation. Int Rev Immunol，2017，36（2）：74-88.
34. Miyake K，Shibata T，Ohto U，et al. Emerging roles of the processing of nucleic acids and Toll-like receptors in innate immune responses to nucleic acids. J Leukocyte Biol，2017，101（1）：135-142.
35. Yamashiro LH，Oliveira SC，Bafica A. Innate immune sensing of nucleic acids from mycobacteria. Microbes Infect，2014，16（12）：991-997.

第八章

营养与氧化损伤

氧化损伤主要是由于活性氧增加或者抗氧化剂浓度降低引起活性氧清除能力降低造成体内或细胞内活性氧蓄积，导致生物大分子（如脂质、蛋白质和 DNA）的损伤。氧化损伤与多种疾病的发生有关，可以破坏正常的细胞信号传导途径，进而导致衰老的进程、加快人类疾病的发生与发展。在生物体正常生命活动过程中，营养素在发挥营养作用的同时，对维持体内氧化还原平衡状态也起重要作用。膳食营养素能直接或间接地影响体内氧化还原平衡的自稳态环境。许多营养素在被吸收进入体内或细胞内与生物体发挥相互作用时，不可避免会受到氧化 - 抗氧化平衡作用的影响，进而影响体内氧化 - 抗氧化的平衡过程。

第一节　自由基与抗氧化防御系统

一、自由基与抗氧化防御系统概述

氧化应激（oxidative stress，OS）是机体必不可少的新陈代谢过程。在活体动物中，机体的新陈代谢可产生高剂量活性氧（reactive oxygen species，ROS），当机体组织或细胞内 ROS 生成增多或清除能力降低时，可导致 ROS 在机体组织或细胞内堆积，进而引发机体内重要的生物大分子（如脂质、蛋白质和 DNA）的氧化损伤过程，如可以与多不饱和脂肪酸（polyunsaturated fatty acid，PUFA）、蛋白质和 DNA 作用，造成脂质过氧化、蛋白 - 蛋白交联、DNA 链断裂及蛋白 -DNA 交联等组织或细胞的氧化性损伤。在动物体内，酶类和非酶类抗氧化物质组成了细胞的抗氧化防御系统，共同发挥清除自由基和保护机体免受氧化损伤的功能。除了内源性抗氧化防御系统外，通过日常饮食摄入富含天然抗氧化物质的膳食也可提高机体的抗氧化水平，帮助机体抵御活性自由基的攻击，同时也可降低 OS 相关疾病发生的潜在风险。

（一）自由基与氧化损伤

1. 自由基　自由基又称游离基，它是体内正常的代谢产物，含有 1 个或 1 个以上不配对电子的任何原子和原子团，能够独立存在但化学性质极不稳定，很容易失去或得到电子，可以与各种有机基质反应。在慢性炎症时活化吞噬细胞产生的以活性氧、氮或碳为基础的活性物质。机体内常见的自由基可以分为两大类：氧自由基和氮自由基，主要为氧自由基，约占自由基总量的 95%，统称为 ROS，其主要活性形式为超氧阴离子自由基（$O_2^{\cdot-}$）、羟自由基（$^{\cdot}OH$）和单线态氧（$^1O_2$）等。正常代谢产生的超氧阴离子（$O_2^{\cdot-}$）、过氧化氢（H_2O_2）及羟自由基（$^{\cdot}OH$）等均属于 ROS 的种类范畴。NO 和过氧亚硝酸根（$ONOO^-$）也是 ROS，因分子中含氮又称为活性氮（reactive nitrogen species，RNS）分子，在细胞代谢过程中具有重要意义。

外界的化学因素（各种环境污染物，如苯醌的氧化还原衍生物、NO_2、臭氧等）、物理因素（主要为 UV 及 γ 射线）和生物因素（如作用于细胞的各种因子、有些生物毒素等）可以诱导细胞内产生高浓度的 ROS 和 RNS。人体内持续形成的自由基来自人体正常新陈代谢过程，剧烈体育运动、炎症、吸烟、食用脂肪和腌熏烤肉、食用农药污染食品、服用某些抗癌药物和安眠药以及射线暴露等均能增加 ROS 产生。另外，有机物腐烂、塑料用品制造过程、油漆干燥、石棉、空气污染、化学致癌物、大气中的臭氧等，以及燃料废气、香烟和一些粉尘造成的大气污染也都能产生自由基，大气上空的自由基占分子污染物总量的 1%～10%，污染环境中的自由基反应也是不可忽视的。

细胞内部的生理代谢则是 ROS 分子的胞内来源。细胞能量代谢进行的电子传递过程中，有 2%～5% 单电子逃逸出，部分还原为 O_2，产生 $O_2^{\dot{-}}$。H_2O_2 和 $O_2^{\dot{-}}$是中度活跃的 ROS，一旦转化成 $^{\cdot}OH$，则具有非常强的反应活性。氧还原成水的过程需要接受电子，产生 3 个中间产物，分别为 $O_2^{\dot{-}}$、H_2O_2 和 $^{\cdot}OH$。其中 H_2O_2 不是自由基，但却是 ROS。在细胞代谢发生 OS 时，除了上述 3 种 ROS 形式外，氢过氧基（$HO_2^{\cdot}$）、烷氧基（$RO^{\cdot}$）、烷过氧基（$ROO^{\cdot}$）、氢过氧化物（ROOH）、单线态氧（$^1O_2$）、次卤酸（HOX）和臭氧（O_3）都属于 ROS。

NO 由一氧化氮合酶（NOS）合成。精氨酸经 NOS 催化，其胍基被氧化生成 NO 和瓜氨酸。NOS 有三种同工酶，血管内皮中的 eNOS 和神经元中的 nNOS 均为 Ca^{2+}/ 钙调蛋白依赖，合成的 NO 具有松弛素和神经递质作用。诱导性的 iNOS 主要分布于淋巴细胞中的效应细胞如中性粒细胞、巨噬细胞、单核细胞中，在介导炎症和宿主免疫反应中发挥重要的病理作用。iNOS 比 eNOS 和 nNOS 催化合成的 NO 含量要大得多，是 NO 发挥病理作用的主要来源，对机体异物细胞如肿瘤细胞、病毒及某些正常细胞如神经元细胞等产生抑制乃至毒杀效应。NO 能与 $O_2^{\dot{-}}$快速反应生成 $ONOO^-$。次黄嘌呤 / 黄嘌呤氧化酶、脂氧合酶、环氧合酶等也是内源性 ROS 的来源。

2．ROS 生成的反应形式　细胞正常代谢过程中产生 ROS，常由多种酶参与催化反应。当受到外界因素如射线、高压氧、香烟烟雾、空气污染、金属离子、抗癌药、抗生素、杀虫剂、麻醉剂药物或化学试剂等刺激时，会促进生物体产生 ROS。物理因素（射线、光、热等）、化学因素（氧化还原反应、电子传递、金属离子催化、药物等）和生物因素（酶的催化）都能使生物体产生 ROS。

（1）酶促反应：

1）黄嘌呤氧化酶（xanthine oxidase，XO）：XO 可使次黄嘌呤氧化成黄嘌呤、黄嘌呤氧化成尿酸，同时生成 $O_2^{\dot{-}}$。

$$\text{次黄嘌呤} + H_2O_2 + 2O_2 \longrightarrow \text{黄嘌呤} + 2O_2^{\dot{-}} + 2H^+$$

$$\text{黄嘌呤} + H_2O_2 + 2O_2 \longrightarrow \text{尿酸} + O_2^{\dot{-}} + 2H^+$$

2）蛋白激酶 C（protein kinase C，PKC）：PKC 可催化还原型辅酶Ⅱ（NADPH）产生氧化反应，生成 H_2O_2。

$$NADPH + O_2 + H^+ \longrightarrow NADP^+ + H_2O$$

3）还原型辅酶Ⅱ氧化酶（NADPH oxidase）：还原型辅酶Ⅱ氧化酶常被简称为 NADPH 氧化酶。中性粒细胞受激后，细胞质中 NADPH 在 NADPH 氧化酶的催化下，氧化生成 NADP，同时产生 $O_2^{\dot{-}}$。

$$NADPH + O_2 \longrightarrow NADP^+ + 2O_2^{\cdot-} + H^+$$

4）髓过氧化物酶（myeloperoxidase，MPO）：髓过氧化物酶富含在中性粒细胞溶酶体（lysosome）中，中性粒细胞受激后，该酶就从溶酶体释放到空泡和细胞的外环境中，催化 H_2O_2、氧化卤化物，产生次卤酸，次卤酸与 $O_2^{\cdot-}$ 作用生成 $^{\cdot}OH$。

5）一氧化氮合酶（nitricoxide synthase，NOS）：NOS 广泛存在于血管内皮细胞、血小板、小脑、丘脑、大脑皮层、神经垂体、肠肌神经丛、血管壁神经丛、脊髓传入神经、视网膜、嗅细胞、肾上腺、阴茎海绵体、前列腺等处，它能使 L- 精氨酸生成 NO。

$$L\text{-精氨酸} + O_2 \xrightarrow{NOS} \text{皮细 } NO + \text{瓜氨酸}$$

（2）非酶促反应：

1）加热：炸制食品可使脂肪裂解，产生自由基。所以，几乎所有炸制食品都含有自由基，有些形态的自由基可存在很长时间。

2）电离辐射：可见光、紫外线、X 射线和其他能产生电离辐射均能使甲硫氨酸、组氨酸、色氨酸、半胱氨酸等生成自由基。光照射牛奶后很容易使酪氨酸生成自由基、导致牛奶变味和酸败。人体的皮肤经过日光暴晒，容易使黑色素生成自由基诱发皮肤癌。

3）氧化还原过程：当体内物质例如过氧化氢（H_2O_2）、维生素 C 等与金属离子如铁等发生氧化还原反应时，如通过 Fenton 和 Haber-Weiss 反应可迅速形成 $^{\cdot}OH$。

Fenton 反应原理为：

$$H_2O_2 + Fe^{2+} \longrightarrow {}^{\cdot}OH + OH^{\cdot} + Fe^{3+}$$

Haber-Weiss 反应原理如下：

$$O_2^{\cdot-} + H_2O_2 \longrightarrow O_2 + OH^{\cdot} + {}^{\cdot}OH;$$

$$Fe^{3+} + O_2^{\cdot-} \longrightarrow Fe^{2+} + O_2$$

$$Fe^{2+} + H_2O_2 \longrightarrow Fe^{3+} + OH^{\cdot} + {}^{\cdot}OH$$

血红蛋白中结合了大量的铁离子。当铁超负荷或者铁离子从血红蛋白分子上解离下来以后，参与 Fenton 反应，产生自由基，并造成铁过负荷。

3. 氧化损伤 人体正常代谢产生的自由基可以被相应的自由基清除酶，如超氧化物歧化酶（superoxide dismutase，SOD）、谷胱甘肽过氧化物酶（glutathione peroxidase，GSH-Px）等及时清除，使自由基的产生与去除之间处于动态平衡，当机体内的自由基生成水平大于其清除能力时，就会引发一系列的 OS 反应，进而形成氧化损伤。

4. ROS 对细胞功能的调控效应 国内外有关 ROS、RNS 对细胞功能的调控作用及机制研究已经取得显著进展，早在 20 世纪 80 年代的研究中就发现微量的 ROS 对于正常细胞分化是不可缺少的。许多功能已经被揭示清楚，如在微粒体系统加入一定浓度的氧化激发因子（如维生素 C/Fe^{2+}、CCl_4/NADPH）就能激发产生 ROS；同样在培养细胞中加入一定剂量的氧化剂，对细胞的发展和归宿具有明显的剂量 - 效应影响。比如，较低剂量的 ROS 可能影响细胞信号功能，中等剂量的 ROS 可导致细胞凋亡，剂量过高的 ROS 则可造成细胞结构损伤，直至死亡。

ROS 作为信号因子对细胞信号转导的调控作用，主要表现在细胞内调节细胞氧化还原状态作用。外界刺激在信号传递过程中可以导致 ROS 的产生，而 ROS 又可以刺激信号通路。在某些细胞信号途径中，外界刺激导致 ROS 产生，氧化剂可以部分模拟外界刺激信号，而且用还原剂阻断 ROS 则可以衰减细胞的响应。说明 ROS 在这些信号系统中主要起到了第二信使的作用。OS 通过活化细胞信号通路，最终激活各种转录因子，诱导许多基因，包括转录因子本身及效应靶基因的表达。氧化往往会影响其 DNA 结合能力、转录激活能力，下调其活性。

ROS 调控细胞的氧化还原有特定的靶蛋白。除了损伤作用外，ROS 主要参与细胞信号转导的调控。生物体内巯基是普遍存在且十分活跃的亲核中心，容易氧化形成 S- 亚硝基巯基化合物。因此，细胞中 ROS 在被调控蛋白的“靶点”主要是半胱氨酸残基的巯基（—SH），巯基易被氧化成次磺酸（RSOH）、亚磺酸（RSO_2H），直至磺酸（RSO_3H）。但由于胞内外抗氧化剂的存在，当 ROS 进攻巯基生成 RSOH 后，另一个巯基加入反应，生成二硫键（RSSR）。二硫键又可在 GSH、Trx 等抗氧化剂作用下恢复为巯基。如果抗氧化剂活性不高，进一步氧化为 RSO_2H、RSO_3H，形成不可恢复的受损蛋白。ROS 的靶蛋白种类及其调节作用包括：①与蛋白质酪氨酸激酶 EGF 受体、胰岛素受体、PDGF 受体结合，激活 Src 等调控因子；②使蛋白质酪氨酸磷酸酶失活；③激活蛋白质丝氨酸 / 苏氨酸激酶 MAPK、JNK、P38、BMK1、Akt、S6 激酶 PKC；④使蛋白质丝氨酸 / 苏氨酸磷酸酶 PP1、PP2A、钙调磷酸酶失活；⑤激活 G 蛋白 Ras；⑥激活脂类信号通路 PLC、PLD、PLA_2、PI 3- 激酶；⑦与 Ca^{2+} 通路肌醇三磷酸受体、斯里兰卡肉桂碱（ryanodine）受体结合，激活 Ca^{2+}-ATPase，Ca^{2+}/Na^{+} 交换蛋白；⑧使转录因子 AP-1（C-Fos，C-Jun）、NF-κB（P50，Rel）、USF、TTF-1、GR、Myb、NF-Y、p53 等失活。

在信号通路的上游，细胞氧化态有助于信号的增强，而在通路的下游，还原态有助于转录因子的激活。这就是所谓“细胞信号转导的双重氧化还原调节”。例如氧化剂激活 PLA_2，PLA_2 作用产生信号分子花生四烯酸（AA），AA 则活化 NADPH 氧化酶，促进了胞内 ROS 的生成，形成了信号增益的正反馈；又如 H_2O_2 及亚油酸氢过氧化物在很多细胞中可激活 PLD 活性，而 N- 甲酰 -Met-Leu-Phe 在中性粒细胞中正是以 PLD 依赖的方式诱导 H_2O_2 的产生并释放。NO 也可以激活 G 蛋白、离子通道及影响氧化还原敏感的蛋白激酶、转录因子等，将化学信号转化成细胞信号，参与信号传递。

体外研究表明，不同剂量的 ROS 作用于细胞，细胞存活状态具有不同反应性。

1）高剂量 ROS 引起细胞坏死：高浓度 ROS 对细胞有直接杀伤作用，如在培养的某些肿瘤细胞系和肝、肺分离的原代细胞中加入 H_2O_2 的终反应浓度超过 200μmol/L 时，会出现大量坏死细胞，光镜下表现为形态破坏、出现许多细胞碎片，细胞活力显著下降。机体吞噬细胞的过氧化氢体就是利用 ROS 对所吞噬的异物进行消化分解。高浓度 ROS 可使 Caspase 失活，造成细胞坏死。

2）中剂量 ROS 会引起细胞凋亡：细胞凋亡在生物正常发育中起着极其重要的作用。从目前已初步建立的凋亡信号转导系统看，死亡刺激往往诱导细胞色素 C 从线粒体中释放、并开放线粒体膜上的通透转移（PT）孔道而使线粒体膜电位下降，导致凋亡活化因子活化，并进一步使 Caspase-9 的前体激活。活化的 Caspase 级联最终可以激活 DNA 片断化因子（DFF）或 Caspase-3 激活 DNase（CAD）的活性。此外，膜电位的下降还导致凋亡诱导因子（AIF）的释放。

OS 是细胞凋亡的促进因子，ROS 可以通过诱导多途径引发凋亡，凋亡过程本身也产生 ROS。如在培养的某些肿瘤细胞系和分离肝、肺原代细胞中加入 H_2O_2 的终反应浓度为

80μmol/L 时，会出现大量凋亡细胞，光镜下表现为细胞固缩、折光性强，流式细胞术测定会在凋亡区域出现许多凋亡细胞。中等剂量的 H_2O_2 刺激细胞丧失响应 Fas 诱导凋亡的能力，导致 Caspase 的激活。OS 启动上游凋亡的元件，却又可以抑制下游凋亡效应器如 Caspase 的活化。此外，ROS 氧化还原作用作为中间桥梁，沟通了细胞凋亡与细胞存活两个对立的系统，因为氧化可激活 MAPK、Akt，两者均有抑制细胞凋亡的倾向；H_2O_2 还诱导 HsP27 被磷酸化而激活，减轻氧化引起的蛋白质损伤。

3）低剂量 ROS 有信号转导和促进细胞增殖作用：ROS 作为生理介质均是小分子，可以自由通透质膜、穿越胞外空间，进入邻近细胞，在细胞间传递信息。如 NO 作为松弛素，能以"旁分泌"的方式自由地从血管内皮扩散进入血管平滑肌；作为神经递质可以通过神经突触传递于神经元之间。ROS 在细胞信号转导过程中起着十分重要的调控作用。通过氧化还原修饰作用，ROS 可改变信号分子活性及功能，调节细胞生长、分化及凋亡等生理过程。

近年研究发现，低浓度的 ROS 是细胞维持生存和生长不可或缺的因子，低浓度 ROS 可作为重要的信号分子，参与细胞信号转导，从而促进细胞的增殖、分化。研究表明，ROS 对正常细胞和肿瘤细胞都有促进增殖的作用，并且这种作用存在剂量 - 效应关系。Kusmartsev 等进一步研究发现，这些显著升高的 ROS 主要是 H_2O_2，而不是 O_2^- 或 NO。进一步研究表明，低剂量 H_2O_2 能够激活核转录因子 NRF2 调控下游抗氧化酶表达，维持机体氧化还原平衡状态。

（二）抗氧化防御系统

生物体内有 ROS 的产生必然伴随着 ROS 的清除。正常情况下氧化与抗氧化维持在一个对生物体有利的动态平衡状态。目前，参与 ROS 清除的主要包括两个抗氧化剂防御系统：酶类与非酶类抗氧化防御系统。

1. 酶类抗氧化防御系统　包括超氧化物歧化酶（SOD）、谷胱甘肽过氧化物酶（GSH-Px）、谷胱甘肽还原酶（GR）、谷胱甘肽硫转移酶（GST）、过氧化氢酶（CAT）和血氧合酶 -1（HO-1）等。大量研究证实，进化寿命长的动物体内抗氧化酶活性强，反之则寿命短；同样，进化寿命长的动物体内氧化损伤终产物含量少，反之则含量多，表明 OS 状态与生物进化的寿命相关。

2. 非酶类抗氧化防御系统　主要由一些血浆蛋白和小分子抗氧化物质组成，包括维生素 A、维生素 C、维生素 E、β- 胡萝卜素、还原型谷胱甘肽（reduced glutathione，GSH）、辅酶 Q、尿酸、胆红素以及褪黑素等。近年来一系列研究表明，食物中一些非营养素类天然抗氧化物质也可吸收进入机体发挥抗氧化作用。

正常情况下，生物体内的自由基浓度很低，不会对机体造成损伤。机体的抗氧化防御系统，包括内源性抗氧化剂和外源性抗氧化剂能迅速地消除自由基，使机体内产生和消除处于动态平衡。外源性抗氧化剂主要来源于膳食，如亲水性的自由基清除剂（维生素 C 和 GSH），与亲脂性的自由基清除剂，即生育酚、类黄酮、类胡萝卜素和辅酶 Q（均直接清除 O_2^- 和 ·OH 及 $^1O_2$）。内源性和外源性抗氧化剂共同（如协同）作用，以保持或重新建立氧化还原平衡。线粒体的酶类和非酶类抗氧化物质组成了细胞的抗氧化防御系统，包括亲水性和亲脂性的自由基清除剂，共同发挥清除自由基和保护机体免受氧化损伤的功能。在结构和功能完整的线粒体中，大多数 ROS 的有害效应可被细胞内有关酶和低分子量的抗氧化物质所拮抗。

二、氧化损伤与疾病的关系

（一）氧化损伤的病理生理机制

1. 自由基的生成 通常细胞内 80%～90% 的分子氧在线粒体呼吸链系统消耗，线粒体是多数真核细胞产生 ROS 的主要部位。线粒体的 OS 及损伤是健康和寿命的决定因素。线粒体被誉为“细胞的能量工厂”，可以通过高效的呼吸链反应生成机体生命活动所需的 ATP。线粒体同时也是 ROS 合成的主要场所，这使得线粒体对 OS 非常敏感。线粒体损伤后氧自由基等活性物质产生增加，通过这些活性物质启动细胞损伤的分子机制。自由基引起膜脂质过氧化增强，使膜的通透性增强，流动性减弱，细胞外的钙离子内流增加导致细胞死亡，导致线粒体膜上的凋亡相关基因 p53 和 Bax 活化及细胞色素 C 释放等。另外通过活化转录因子 NF-kB（Nuclear factor kappaB，NF-kappaB），激活 c-Jun 氨基末端激酶和 p38 丝裂原活化的蛋白激酶通路等诱导细胞凋亡和死亡。人体正常代谢产生的自由基可以被相应的自由基清除酶如 SOD、GSH-Px 等及时清除，使自由基的产生与去除之间处于动态平衡，当机体内的自由基水平大于其清除能力时，就会引发一系列的 OS 反应，进而形成氧化损伤。

2. 抗氧化防御功能下降

（1）抗氧化剂水平下降：抗氧化剂是一种可以有效地还原助氧化剂，并生成无毒性或低毒性产物的物质。Halliwell 等提出抗氧化剂的最佳定义，是指与可氧化的底物（DNA、蛋白质、脂肪或糖类）相比，在低浓度时可显著延迟或防止 ROS 引起该底物氧化损伤的物质。其可能是通过抑制 ROS 或 RNS 的产生和对其清除的能力、还原力、金属螯合能力、$^1O_2$ 猝灭活性及 H_2O_2 分解活性来发挥保护作用。抗氧化剂作为一种防御性的因子，可对抗体内自由基的效应，不仅能消除 ROS，还能调节细胞的氧化还原状态，使氧化还原信号转导成为可能。其通过抑制起始和延伸步骤，导致反应终止并延缓氧化过程，抑制疾病恶化的氧化机制。

（2）酶功能减弱：ROS 在机体新陈代谢中持续产生，但是正常情况下机体可通过抗氧化防御系统及时清除体内过多的 ROS，阻断 ROS 对生物大分子的氧化损伤。ROS 的清除机制主要发生在线粒体。机体抗氧化防御系统主要分为酶系统和非酶系统两个体系。由于抗氧化酶的突变、毒性反应或天然抗氧化剂的摄入减少导致内源性及外源性抗氧化剂的浓度降低，进而打破促氧化剂和抗氧化剂之间的平衡，造成机体的氧化损伤。

（二）氧化损伤对机体健康的损伤

1. 诱导疾病发生 活性氧自由基在发生氧化应激的早期阶段发挥了重要作用。ROS 破坏生物膜结构，使其通透性增加，诱发细胞毒性水肿，破坏微循环。有研究报道，它们游离在机体中，攻击胞内的重要大分子物质，包括细胞核中的 DNA 和质膜中的磷脂类物质等，可以破坏正常的细胞信号传导途径进而导致癌症的发生，其中包括癌症、神经退行性疾病、糖尿病、阿尔茨海默病、抑郁症、心血管疾病、感染等。例如，RNA 氧化损伤可造成神经系统疾病、动脉粥样硬化及癌症等慢性退行性疾病（图 8-1）；硝酸和 DNA 氧化损伤可引发炎症，进而引起癌症（图 8-2）。

2. 对生物大分子的危害

（1）核酸：核酸是 ROS 最重要的靶分子，核酸受到射线轰击变成自由基后，就会使细胞产生突变和癌变等一系列严重的损伤后果，受到原子弹爆炸影响的幸存者人群亲代或子代患癌的危险性极高，出现许多子代畸形儿。ROS 能使 DNA 双链断裂和单键断裂，使 DNA

的碱基变成自由基，并生成稳定的氧化产物。

由 ROS 产生的核酸损伤称氧化性损伤，有 6 种形式：①双链或单链断裂；②姊妹染色单体互换；③ DNA-DNA 或 DNA- 蛋白质交联；④损伤后的碱基既可插到碱基序列中，也可脱掉；⑤去甲基化；⑥基因突变。

（2）蛋白质：蛋白质自身或组成蛋白质的氨基酸都是 ROS 攻击的靶分子。从表 8-1 中可以看到蛋白质中氨基酸受到 ROS 攻击后发生的结构变化。

蛋白质与自由基发生反应后，还会在氨基酸中产生激发自由基反应，蛋白质的特定氨酰基变成自由基后，生成的自由基还会沿着变性蛋白质上的氨基酸序列实现转移，诱发相关氨酰基自由基反应（表 8-1），这个过程称作蛋白质上的自由基在氨基酸上的转移。

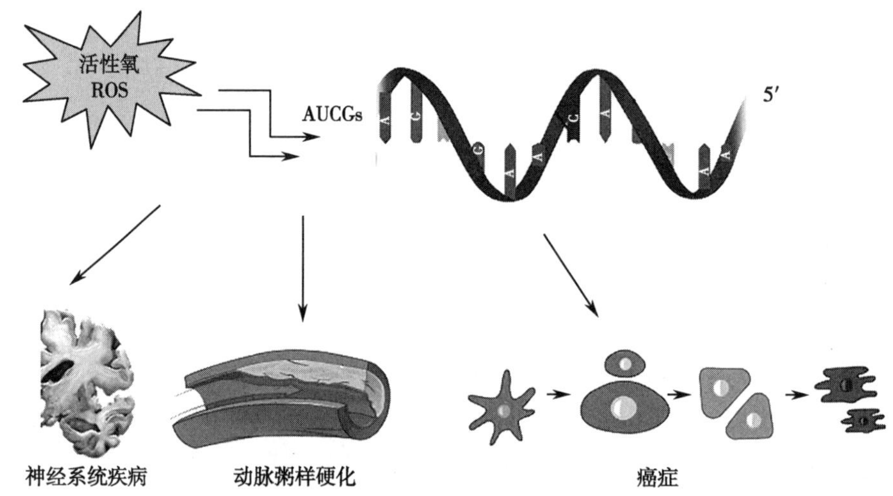

图 8-1　RNA 氧化损伤在不同的慢性退行性疾病中起作用

引自：Oxid Med Cell Longev. 2015；2015：358713

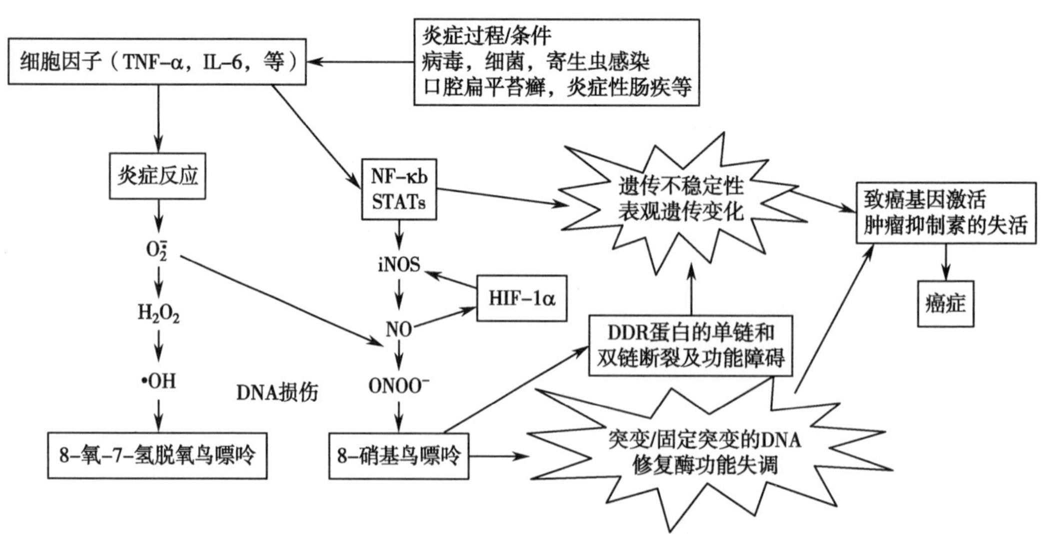

图 8-2　硝酸和 DNA 氧化损伤在炎症相关癌变中的作用

引自：J Biomed Biotechnol. 2012；2012：623019

ROS 可使蛋白质的肽链断裂，断裂方式有两种，一种是肽链水解，另一种是从 α- 碳原子处直接断裂，ROS 可使蛋白质交联，例如半胱氨酸的巯基（—SH）可被氧化生成二硫键（RSSR）；酪氨酸可氧化成二酪氨酸。这样可使蛋白质发生分子内交联或分子间交联。ROS 还可使蛋白质的二级、三级和四级结构破坏，折叠减少，无规律卷曲增加。蛋白质经受的这些深刻变化，当然会造成生物功能的巨大变化。

诱导产生 ROS 的因素，如电离辐射、紫外线照射及化学物质都能使蛋白质氧化。蛋白质受 ROS 攻击后，必然生成羰基（>C=O）衍生物，羰基就成为判断蛋白质是否氧化的标志。以蛋白质中赖氨酸残基（$P—CH_2—NH_2$）为例，它首先与 Fe^{2+} 形成蛋白质亚铁离子配位化合物，进一步通过 Fenton 反应与 H_2O_2 作用生成 ·OH 和蛋白质高铁离子羟负离子。·OH 从氨基酸的 C 原子上抽氢后，生成了以 C 为中心的蛋白质自由基，这个单电子立刻转移到 Fe^{2+} 上，使 Fe^{3+} 还原成 Fe^{2+}，同时产生了亚胺（—CH=NH）衍生物，亚胺发生水解生成终产物赖氨酸的醛衍生物，含有的羰基可以被检测。还可用电子自旋共振仪（EPR）测定到酪氨酸酚氧基（tyrosine phenoxy1 radical）及过氧基，判断蛋白质氧化损伤状况，卟啉环也易受 H_2O_2 攻击而破裂，释放出 Fe^{2+}，催化 Fenton 反应而生成 ·OH。

表 8-1　氨基酸与 ROS 反应后的产物

氨基酸	产物
精氨酸	谷氨酸半醛 + NO
赖氨酸	2- 氨基己二酸半醛
脯氨酸	谷氨酸半醛→焦谷氨酸盐→谷氨酸盐
组氨酸	组氨酸内过氧化物、天冬氨酸盐、天冬酰胺
半胱氨酸	半胱氨酸 - 二硫化物、二硫化物、磺酸、亚磺酸、次磺酸
蛋氨酸	蛋氨酸亚砜、蛋氨酸砜
色氨酸	5- 羟基色氨酸、犬尿素、N- 甲酰犬尿素
酪氨酸	二酪氨酸
苯丙氨酸	酪氨酸

（3）脂肪：细胞膜上的存在大量多不饱和脂肪酸（PUFAs），是自由基攻击的主要靶点。生物膜中多种不饱和脂肪酸，如花生四烯酸、油酸和亚油酸，经自由基攻击后，极易产生过氧化作用。脂类过氧化反应是一个典型的自由基链锁反应，一个自由基 R· 可对不饱和脂肪酸抽氢，产生脂基 L·，接着发生不饱和键重排，形成共轭双键的结构（在 233nm 处有特征峰）；接着在单电子所在的碳原子上发生过氧化、表现出耗氧过程，同时生成脂过氧基 LOO·。LOO· 可像反应起始时的 R· 一样，对另一个不饱和脂肪酸抽氢，引发不断循环的链锁反应。LOO· 也可形成环氧化物，环氧化物断裂后产生许多种醛类和烃类的普通分子，使链锁反应终止。醛类中的丙二醛（malondialdehyde，MDA）是脂类过氧化的终产物之一，常作为脂类过氧化的指标。丙二醛与蛋白质或核酸交联后成为惰性老年斑（age pigment）的构成成分，实际上就是脂褐素（lipofusin），氧的消耗和 MDA 的生成量常用来判断脂类过氧化的损伤程度。不过近些年来，人们顾虑其假阳性的存在，因而在表述氧化损伤程度时改为硫代巴比妥酸（TBA）与 MDA 反应产物的多少来表示，具体描述为 TBA 反应物质（TBA reacting substances)。多不饱和脂肪酸在 ROS 的作用下，可在不饱和双键上不断发生过氧化作用，经过典型的自由基链锁反应，形成许多中间产物，包括有脂氧基（lipoxide radical，LO˙）、脂过氧基（lipoperoxide radical，LOO˙）和氢过氧化脂（lipid hydroperoxide，LOOH）。最后使不饱和键过氧化作用后成为饱和键，中间继发产物都属于 ROS。很显然，如果红细胞膜发生过氧化，细胞膜就会失去弹性和变形性，不能以自由变形来穿过比红细胞直径还小的微血管，造成红细胞破碎，或造成微循环堵塞。

除了细胞膜上的 PUFAs 与自由基发生联系，大量摄入脂肪也常常成为自由基作用的对象。自由基可攻击不饱和脂肪酸双键上的任一碳原子，双键发生位移，形成共轭或非共轭氢过氧化物，不同脂肪酸链结构的差异，能够生成多种过氧化物，在多种酶或自发进一步分解成小分子活跃结构，形成大量的 ROS，转换生成的 ROS 就会再作用细胞膜上，发生氧化应激修饰，导致膜结构异常和破坏；ROS 还作用于胆固醇、脂蛋白，引起脂质氧化修饰，如形成 ox- 胆固醇、ox- 脂蛋白，使 LDL 增加，导致脂代谢紊乱，代谢产物在细胞内、外堆积，因而成为心血管疾病、2 型糖尿病、老年性白内障、老年性痴呆等疾病发生的“元凶”，导致衰老加速、皮肤出现大量老年斑。给大鼠饲养高饱和脂肪食物，能增加肝脏和结肠 iNOS 活性，刺激骨骼肌线粒体和全身自由基生成和 DNA 氧化损伤。

（4）碳水化合物：碳水化合物（多糖或单糖）是机体的主要营养素，也是机体组织构成细胞的必需成分，因此，极易受到自由基的攻击。所有细胞表面都带有一层由糖蛋白和糖脂构成的包被成分，不同细胞间、同种细胞的不同细胞周期间和不同状态间，包被的结构各不相同，但它们都有细胞受体、识别、通讯、免疫等重要功能。碳水化合物所以能承担丰富多样的功能是由于它结构的特殊性决定的。

组成多糖的基本单位单糖可以有多种不同的连接方式，既有链状，又有树枝状，结构十分复杂，因此携带的生物信息十分丰富。4 种氨基酸只能构成 24 种不同的多肽，4 种核苷酸也只能构成 24 种不同的四核苷酸，可是 4 种单糖却能组成 35 650 种四糖。也就是说只有碳水化合物才有能力来胜任生物体极其复杂的功能。尽管如此，自由基生物学和医学的研究人员至今对碳水化合物的自由基反应知之甚少，有时甚至忽视它的存在与作用。单糖水溶液在室温下哪怕只放置几分钟就会产生有害物质。单糖自动氧化时可产生多种 α- 羰醛类产物，α- 碳醛类物质能与 DNA、RNA 和蛋白质发生交联，能抗有丝分裂、抗癌，因对癌细胞和正常细胞都有毒，不宜用于临床。由于它与蛋白质的交联而使酶失活，并使细胞膜变形性下降，导致细胞衰老和死亡。糖尿病性白内障和毛细血管病也可能与单糖的自动氧化有关，烟叶燃烧时，纤维素、淀粉和单糖多聚体焦化，产生多种 α- 碳醛（表 8-2）。

表 8-2　单糖自动氧化的 α- 羰醛类产物

单糖	产物
乙醇醛	乙二醛
甘油醛	羟丙酮醛
二羟丙酮醛	羟丙酮醛
甘油醛 -3- 磷酸盐	羟丙酮醛磷酸
二羟丙酮磷酸盐	羟丙酮醛磷酸
D- 葡萄糖	D- 葡萄糖醛酮

（三）抗氧化研究的意义

氧化和抗氧化的平衡是健康的关键。抗氧化治疗通过抗氧化、自由基清除等来阻止或延缓细胞的变性坏死是目前防治氧化损伤的基本策略。近年来，对抗氧化剂的摄入及其在降低慢性疾病，如癫痫、癌症、冠心病、脑卒中、糖尿病和关节炎发病率中的作用愈加重视，其在保护生物体或组织或非生物系统对抗氧化损伤方面的研究越来越多。提出抗氧化剂的保护作用部分是由于抗氧化营养素（如维生素 C 和类胡萝卜素）抑制氧化磷酸化和氧化细胞损伤。抗氧化剂可直接清除氧化剂或催化氧化剂反应生成其他物质而减轻氧化损伤。

有研究表明，膳食补充乙酰基肉碱和硫辛酸及富含类黄酮的植物提取物可预防年龄相关性小鼠生理功能下降，并解释为是由于线粒体氧化损伤的保护或修复。大量研究证实抗氧化酶如超氧化物歧化酶、谷胱甘肽过氧化物酶及过氧化氢酶等能够对抗 β 淀粉样蛋白诱导的 ROS 的产生，清除神经细胞胞浆中的自由基，减少脂质过氧化物，如醛基、酮基等的形成，阻止进一步 OS 的发生。研究发现，维生素 E 也能减少 β 淀粉样蛋白所导致自由基的蓄积和形成，对防治神经细胞损伤和死亡具有重要作用。银杏提取物 Egb761 具有良好的抗氧化作用，在德国应用于老年痴呆的治疗，具有显著疗效，研究证实其机制与抗氧化、清除氧自由基、稳定细胞膜等作用有关。近年来，褪黑素（molatonin，MT）被认为是一种强有力的自由基清除剂和抗氧化剂，其对自由基的清除能力是维生素 E 的 2 倍。体内外实验证实，MT 可以提高抗氧化酶的活性，抑制 Aβ 的沉积和产生，通过抑制自由基的生成等发挥神经保护作用。

第二节　特殊环境和特殊作业中氧化损伤及其生物学机制

人们不可避免地要在特殊的环境条件下（高温、低温、高原、辐射等）生活和工作，甚至不可避免地接触各种有害因素（铅、汞、砷、苯等）。前者可引起人体内代谢的改变，后者更可干扰、破坏机体正常的生理过程，或干扰、破坏营养物质在体内的代谢，或损害特定的靶组织或靶器官，危害人体健康。特殊环境和特殊作业下机体需要通过生理上的适应性改变，来维持机体处于特殊环境下的生活或作业状态，这些改变导致了机体对营养和膳食的特殊要求。适宜的营养和膳食可能增强机体对特殊环境的适应能力和对有毒物质的抵抗力。

一、特殊环境与机体氧化损伤

（一）高温环境与机体氧化损伤

当机体长时间处于高温环境时，自由基产生过多或机体的抗氧化功能下降，造成自由基在体内大量堆积。热应激是高温为应激源所发生的“全身性适应综合征”。在受到热应激时，由于体内儿茶酚胺分泌增加，机体可能出现严重的组织缺氧。另外，在热应激状态下，血液和组织中的 SOD 和 GSH-Px 活性下降，导致细胞不能及时清除氧自由基，氧自由基堆积进而使脂类形成脂质过氧化物，发生脂质过氧化作用。

（二）低温环境与机体氧化损伤

当外界温度下降时，皮肤冷觉感受器受到刺激，冷敏神经元兴奋，然后沿着运动神经和交感神经系统反射性引起肌肉紧张，引起肾上腺髓质和皮质以及甲状腺的分泌加强，从而加强糖原分解和组织氧化过程。随着冷暴露时间的延长及外界环境温度的降低，交感神经兴奋，释放儿茶酚胺（肾上腺素和去甲肾上腺素）进一步增加，耗氧量增加，机体能量物质消耗增加，乳酸等物质的生成增多，很可能引起体内脂质过氧化物增加。体内自由基生成，引起脂质过氧化物增加的途径很多，例如呼吸链氧化还原，次黄嘌呤的代谢，细胞还原状态紊乱，儿茶酚胺、血红蛋白、肌红蛋白等自氧化，细胞质钙离子浓度增加等都会引起机体脂质过氧化物的剧增。

（三）高原环境与机体氧化损伤

高原低氧环境可造成血循环中氧分压或氧含量下降，供氧不足，产生一系列病理状态。在高原环境长期工作的人员，体内氧化应激水平升高，动物实验研究也发现，高海拔低氧暴露可导致小鼠线粒体 OS 反应升高，并降低线粒体的抗氧化应激能力。OS 是高原低氧导致组织器官损伤的主要机制之一，高原缺氧对肺、肾、心、脑等造成损伤。

（四）电离辐射与机体氧化损伤

电离辐射作用于生物体会产生许多活性基团，可直接和间接造成细胞和组织器官的损伤。直接作用指射线直接作用于生物大分子（如核酸、蛋白质、脂质等），使其发生电离、激发或化学键断裂，造成分子结构和性质的改变。间接作用指射线首先引起机体内的水分子电离，产生大量氧自由基，氧自由基引起生物大分子氧化，造成 DNA、蛋白质和脂质的结构和功能的破坏，最终导致细胞损伤或死亡。其中，造血系统对电离辐射特别敏感，小于 1Gy 的射线就可以引起骨髓造血功能损伤。在众多水辐解产物中，OH˙ 在导致辐射损伤中具有重要地位。研究表明，药物的辐射防护作用与对 OH˙ 清除能力成正比，自由基清除剂能与水分子自由基结合使之失去破坏能力，另外，可通过氢供给（如巯基化合物上氢的转移，与含硫自由基相互作用）使靶分子得到修复。

1. 对产能营养素代谢的影响　辐射通过抑制线粒体氧化磷酸化和三羧酸循环过程，导致机体能量消耗增加，体内能量不足又可提高对辐射的敏感性。辐射后，由于核酸代谢异常，蛋白质合成受阻（如血清白蛋白和球蛋白、抗体、胶原蛋白等合成减少），氨基酸分解代谢增强，尿氮排出量增加，出现负氮平衡。大剂量的辐射可加快三酰甘油合成代谢，血清三酰甘油、胆固醇等水平升高，出现高脂血症等；同时，辐射可使机体多不饱和脂肪酸发生过氧化作用，加速生物膜的老化；导致氨基酸糖异生作用加强，出现高血糖等表现。

2. 对矿物质代谢的影响　大剂量照射后，尿钾、钠和氯离子排泄增多，通过呕吐和腹泻物引起钠、氯离子丢失增加，导致电解质紊乱。还有研究表明，照射后血清锌、铁、铜、镁与硒的含量也发生改变。

3. 对维生素代谢的影响　由于辐射引起机体产生大量的 ROS，明显增加了抗氧化维生素（如维生素 C、维生素 E 和 β- 胡萝卜素等）的消耗；另外，血中 B 族维生素含量减少，尿中 B 族维生素尤其是维生素 B_1 的排出量增加。

二、特殊作业与机体氧化损伤

（一）接触化学毒物作业与机体氧化损伤

接触的化学毒物（noxious substance）侵入并作用于机体后，在肝脏经微粒体混合功能氧化酶代谢，其中绝大多数经代谢减毒后经胆汁或尿排出体外，部分有毒有害化学物可直接与还原型谷胱甘肽结合而解毒。然而，许多膳食营养素具有解毒、清除自由基和抑制脂质过氧化等作用，良好的机体营养状况和适合的膳食营养可以提高机体对有毒物质的解毒能力和抵抗力。本节主要介绍铅和苯作业中的氧化损伤。

1. 铅作业的氧化损伤 血铅增高会直接降低锌、铁和钙等的吸收率。铅可促进维生素C不可逆的氧化过程，使其失去生理功能，如长期接触铅可引起机体血液和尿中维生素C水平下降，出现维生素C缺乏症，降低了SOD的活性，从而导致氧自由基蓄积，引起生物膜脂质过氧化作用而造成机体损害。铅使1,25-(OH)$_2$-D$_3$的分解代谢加强，活性型维生素D$_3$减少，影响钙的吸收和利用。

2. 苯作业的氧化损伤 要经呼吸道吸入体内，液态苯可经皮肤侵入人体，在胃肠内完全吸收。因具有强的亲脂性，苯可直接吸附到细胞表面，抑制细胞氧化还原过程，降低细胞活性，减少ATP合成；还可以与谷胱甘肽和其他含巯基的活性物质结合，使巯基失去活性。作用靶器官是神经和造血系统，急性中毒主要对中枢神经系统呈麻醉作用，慢性中毒则对造血系统损害为主。苯可增加蛋白质的损失和减少铁的吸收，减少体内维生素C的贮存，降低血维生素C水平，并增加机体对维生素C的消耗。另外，苯可促使生物膜变性生成过氧化脂质，进而使SOD活性降低。

（二）航空作业与机体氧化损伤

航空作业时，经常受到高空缺氧、低气压、噪声、震动和精神紧张等因素的影响，各种负荷因素均能引起胃肠道功能紊乱，其中高空缺氧是航空作业中最大的影响因素。缺氧可导致SOD活性下降，MDA水平升高，机体清除氧自由基能力下降，过多氧自由基产生使机体抗氧化能力下降，过氧化/抗氧化失衡，造成蛋白质、脂质、DNA等氧化损伤，使机体处于应激状态。国内外大量研究表明，地表模拟失重条件以及航天飞行微重力环境亦可诱发机体的OS损伤，并与机体多系统的功能变化密切相关。

（三）航海及潜水作业与机体氧化损伤

航海及潜水作业人员期间接触诸多不利因素，可引发机体氧化损伤，导致机体内的抗氧化酶活性降低，脂质过氧化产物增加。有研究表明，潜航人员远航后的总抗氧化力(T-AOC)和SOD值较远航前降低，MDA含量则升高，淋巴细胞增殖活性对氧化损伤的敏感性增加，说明远航可使潜艇人员的抗氧化能力下降；红细胞溶血度较远航前升高，说明远航后潜航人员的机体脂质过氧化水平较远航前增加。潜水作业时，无论是休息或劳动，氧耗量均有增加。尤其是在呼吸氦氧混合气体时，氧耗量比呼吸空气时更大，这种代谢过程加速了机体的氧化损伤过程。

（四）运动与机体氧化损伤

运动员竞技训练和比赛时，机体处于高度的生理应激和负荷基线状态，机体发生一系列的改变，继而引起机体营养素代谢和营养需要的改变。运动员由于机体不断受到外界负荷刺激，组织产生氧化应激的程度和频率比普通人要高，导致ROS大量产生，抗氧化酶消耗殆尽，超过了抗氧化系统的防御能力，整体抗氧化能力下降。因此，提高机体抗氧化能力，增强机体自由基清除能力，对运动员训练成果的维持、运动性疲劳的延缓、运动能力的提高及促进恢复有重要意义。

1. 急性运动对机体自由基代谢及抗氧化酶的影响 一系列动物和人体实验表明，短时间较小强度的运动，能提高机体抗氧化系统的能力，组织中自由基清除速率加快。长时间、力竭运动机体抗氧化能力下降，自由基生成与清除失去平衡，致使机体自由基和脂质过氧化水平提高，从而导致脂质、DNA以及蛋白质的氧化损伤。

2．运动训练对机体自由基代谢及抗氧化酶的影响　多数研究表明，有氧运动训练可以提高机体各器官（除脑组织）SOD的活性，降低MDA在机体的含量，特别是经过一段时间耐力锻炼，可以使机体的抗氧化酶增加，MDA含量减少，从而使自由基对机体的损伤弱化。机体抗氧化酶的活性和自由基含量的变化也受锻炼强度和时间的影响，大部分学者认为中等强度的耐力训练可以提高各器官SOD的活性。

经过运动训练后的机体，短时间运动后抗氧化酶系统活性升高，清除自由基的效率明显。而较长时间的亚极限或高强度运动尤其是力竭运动后，这些酶的活性不可能仍维持于较高的水平，而呈逐步下降的趋势，清除自由基的效率下降。但是经过一段时间的无氧运动适应后，机体的大部分器官MDA含量减少，SOD活性上升显著下降，机体对运动会产生积极的适应变化。

第三节　抗氧化营养素及其作用机制

一、抗氧化营养素

（一）蛋白质与氨基酸

蛋白质为生命的物质基础，蛋白质营养不良将使体内蛋白质包括抗氧化酶合成减少，使机体对活性氧的清除能力下降，从而使机体对氧化损伤的敏感性增加。对于水肿型蛋白质能量营养不良的儿童研究发现其血浆与骨髓中游离铁水平显著升高，由此揭示蛋白质营养不良尚可通过影响一些血浆蛋白如运铁蛋白等的合成，造成机体铁结合能力的下降，使体内游离铁增加，从而间接诱发OS。增加膳食蛋白尤其是动物蛋白的摄入也有可能引起机体的OS反应，原因是动物蛋白摄入增加后，体内同型半胱氨酸生成增加，同型半胱氨酸增加血管组织中$O_2^{\cdot-}$的生成，导致氧化损伤；另外，有人体研究结果表明，蛋白摄入增加后，外周血多形核白细胞和单核细胞中活性氧产生增加，导致大量脂质过氧化物的生成，同时，体内NO合成也显著增加。

氨基酸为蛋白质的基本组成单位，一些氨基酸已被证明直接或间接地参与体内抗氧化防御体系。半胱氨酸结构中含有巯基，具有一定的还原作用，并参与体内许多蛋白质功能基团以及GSH的组成，GSH在体内抗氧化防御体系中占据着非常重要的地位，它通过GSH-Px和GR，清除H_2O_2、$^1O_2$、$^{\cdot}OH$等活性氧。动物实验结果表明，GSH缺乏将引起溶血等严重后果。

一些研究结果表明牛磺酸具有抗氧化作用，牛磺酸尚可通过抑制肝细胞、巨噬细胞等iNOS基因的表达，减少氧化应激情况下NO的生成。精氨酸为体内NO合成的底物，NO在体内具有“双刃剑”的作用，即既发挥细胞内信使、扩张血管等作用，又具有氧化作用，有研究发现精氨酸缺乏时，通过eNOS催化反应，导致体内$O_2^{\cdot-}$合成增加。

（二）脂肪酸

流行病学研究表明，摄食富含ω-3 PUFA的鱼油，能降低人心脏血管疾病的危险，其作用部分是由于抑制肝脏脂质生成和刺激脂肪酸氧化作用。鱼油易发生过氧化，形成氢过氧化物和增加氧化应激。与ω-6 PUFAs相反，ω-3 PUFAs是自由基生成的抑制剂。富有鱼油的食物能增加大鼠肝脏抗氧化物如GST、解耦联蛋白-2和Mn-SOD的基因表达和上调脂分解代谢基因的表达。ω-3 PUFAs 能抑制 iNOS 表达和诱导性 NO 合成。因此，ω-3 PUFA 经过两种机制发挥对心脏血管功能的有益作用：①降低血浆三酰甘油的浓度；②抑制自由基生成。

另有研究表明，增加细胞外脂肪酸和 LDL 的浓度，能引起胰腺、血管平滑肌肉和巨噬细胞等 iNOS 表达；给大鼠喂饲高饱和脂肪食物，能增加肝脏和结肠 iNOS 的活性，刺激 FR 生成和骨骼肌线粒体 DNA 氧化损伤。

（三）维生素

机体新陈代谢中需要维生素，如维生素 A、维生素 C、维生素 E、维生素 K、维生素 D 和类胡萝卜素等，FR 与这些维生素发生反应，改变其生理特性，进而失去其应有的生理功能。一些维生素也直接地清除 ROS 和上调抗氧化物酶的活性。

维生素 C，即抗坏血酸（ascorbic acid），在自动氧化过程中突出的化学性质是氧化还原，故既是抗氧化剂，又是具有氧化增强作用的典型化合物。辐射暴露后生成 ˙OH，导致 DNA 氧化损伤标志物 8- 羟基脱氧鸟嘌呤核苷（8-hydroxydeoxyguanosine）形成，维生素 C 能防止自由基诱导的氧化损伤、发挥显著的 DNA 保护作用。维生素 C 和叶酸合用能提高抗辐射氧化损伤的有效性，大鼠叶酸缺乏时，与经尿排泄的亚胺甲谷氨酸盐（formiminoglutamate）和组氨酸代谢增加具有相关性。

维生素 E 已经被认为是最重要的抗氧化剂之一，又称 α- 生育酚，或 α- 妊娠醇，为脂溶性分子，人体不能合成，只能由食物供给。维生素 E 能插入到有不饱和脂肪酸存在的生物膜中，在机体中，主要存在于内质网、线粒体膜、肾上腺和血液脂蛋白内。维生素 E 抑制 ROS 诱导的脂质过氧基生成，藉此保护细胞膜磷脂 PUFA 免受过氧化作用，包括血浆 VLDL、细胞蛋白、DNA 和膜的氧化损伤。缺乏维生素 E 的饮食减少了肝脏的 CAT、GSH-Px、GR 的活性，导致肝脏脂质过氧化作用，引起神经和心脏血管紊乱，这些能通过补充维生素 E 予以纠正。

许多植物中含有多种胡萝卜素家族成分，包括 α、β、γ- 胡萝卜素及玉米黄素。胡萝卜素是维生素 A 的前体。维生素 A 包括视黄醇（retinol）、视黄醛（retinal）和视黄酸酯（retinyl ester），维生素 A 是视觉、生殖、维持细胞氧化还原状态和生长发育等正常功能所必需的。此外，许多类胡萝卜素也能抑制细胞的 iNOS 表达和诱导性 NO 合成，还能明显减少细胞质维生素 E 的消耗。

经膳食补充维生素 B_{12} 和叶酸也同样能够减少辐射诱导大鼠的自由基损伤，改善血白细胞计数减少；补充维生素 B 复合物或维生素 C 能纠正肝脏 8- 羟基脱氧鸟嘌呤核苷浓度的异常增加。一些 B 族维生素能消除高半胱氨酸导致的内皮细胞 OS，减少心脏血管病的危险。此外，具有支持神经细胞作用的许多维生素能通过 iNOS 抑制 NO 生成，1,25 二羟维生素 D_3、维生素 K_2 和烟酸也具有抑制 iNOS 表达作用。

（四）矿物质

镁是葡萄糖 -6- 磷酸脱氢酶等的辅助因子，膳食镁摄入不足可减少葡萄糖 -6- 磷酸脱氢酶合成，进而减少 GR 活性，引起骨骼肌、脑和肾脏的蛋白氧化损伤。铜、锌和锰也是机体许多酶不可缺少的矿物质，如 Cu、Zn-SOD 和 Mn-SOD。因此，这些矿物质膳食摄入不足，能显著减少组织中 Cu、Zn-SOD 和 Mn-SOD 活性，造成线粒体功能不良，引起氧化损伤。铜或锌摄入不足还可提高肝脏和肺的微粒体 P-450 活性，刺激 ROS 生成，增加肠道 iNOS 的表达。微量元素硒是硒依赖性酶 GSH-Px 的辅助因子，膳食中硒摄入减少可使其活性显著降低，同样引起线粒体氧化损伤。

铁是机体内含量最丰富的微量元素，铁与许多蛋白具有多种内在联系。铁离子与体内氧化应激具有密切关系，主要形态是 2 价离子，其原因是：① Fe^{3+} 不是水溶性的；② Fe^{2+} 参与自由基生成。细胞内外铁浓度负荷增加，与饮食铁摄入过量、饮食蛋白不足尤其是铁 - 结合蛋白浓度降低有关。细胞铁负荷增加能促进 ROS 的生成，引起 OS 和脂质过氧化作用。细胞非血红蛋白铁的额外增加，能促进 iNOS 蛋白表达，导致许多类型的细胞合成 NO 增加，经与 ROS 反应形成过氧亚硝酸基，促进氧化损伤。有报道，通过膳食补充硫酸铁（14mg/d）和大剂量维生素 C（260mg/d）12 周，能引起人类白细胞 DNA 的氧化。

（五）食物中的其他天然抗氧化物质

在众多蔬菜、水果中含有大量黄酮类物质，属于多酚化合物中的一部分。目前已发现的种类超过 4 000 多种，主要分布于叶、树皮、果实、种子和花的色素中。根据其分子结构的不同，有些为强抗氧化剂，有些为弱抗氧化剂。常见的有山柰酚、槲皮素、芦丁、橙皮苷和粗毛甘草素等，它们具有多种多样的生物学作用，能有效地抑制脂类过氧化作用，清除 $O_2^{\cdot-}$、$^{\cdot}OH$ 和 $^1O_2$，有些黄酮类物质能络合 Fe^{2+}，还能抑制许多酶如 NADH 氧化酶、脂氧化酶、环氧化酶、髓过氧化物酶和黄嘌呤氧化酶等的活性，减少自由基的生成量。

存在于水果、蔬菜中的单宁（tannin），又名鞣质，具有抑制多种肝微粒体过氧化模型中自由基反应的作用，也是一种较强的抗氧化剂。许多蔬菜、水果的抗氧化作用可能与此有关。但是，由于单宁具有蛋白凝固、沉淀作用，所以使用剂量的大小会严重影响作用效果。蔬菜、水果还含有大量含巯基物质，具有清除自由基作用，主要包括 GSH、硫辛酸（LA）、辅酶 A、蛋氨酸、N- 乙酰半胱氨酸（NAC）、半胱氨酸等一类含巯（—SH）或二硫键（RSSR）的物质。

茶叶为人类提供丰富的抗氧化物质。茶多酚是绿茶中存在的天然多酚类化合物，茶多酚的主要成分是儿茶素，具有抗氧化、捕集体内自由基、抗衰老、抗辐射等多方面的功效，还有预防与治疗心脑血管疾病和免疫增强作用。此外，茶叶提取物中还有茶叶多糖、茶叶咖啡碱等抗氧化物质。

番茄中含有的番茄红素（lycopene）是迄今发现的清除 $^1O_2$ 的最强物质，可以有效地抑制光敏反应。

葡萄酒中也富含黄酮类物质，其预防心血管病的作用备受西方人重视。从葡萄籽中可以提取原花青素、白藜芦醇等天然抗氧化物质。

二、抗氧化营养素的作用机制

抗氧化剂可能通过两种方式抑制或延缓氧化，一是通过清除自由基抗氧化，被称为初级抗氧化剂，如酚类化合物；二是通过不涉及直接清除自由基的机制，被称为刺激抗氧化剂，如通过金属离子的螯合将氢过氧化物转化为非自由基物质、ROS 清除等。目前，除了维生素 C 和 GSH，只有极少数天然物质属于抗氧化剂，目前比较常用的合成抗氧化剂为酚类化合物，但是由于其可能出现的致癌及其毒性作用，更青睐于天然抗氧化剂。人类膳食中含有具有抗氧化活性或基于其结构特性可清除 ROS 的一系列不同化合物，如决明子提取物中的天然生物活性物质可通过多种机制抑制自由基。提取物具有抗氧化特性，并能保护

DNA 和细胞膜免受氧化损伤（图 8-3）。膳食抗氧化剂的突出代表有维生素 C、维生素 E、类胡萝卜素和黄酮类化合物。研究发现在动物日粮中添加外源性抗氧化剂，一方面可以提高抗氧化酶的活性；另一方面可增加抗氧化剂在动物机体组织或细胞的浓度，提高抗氧化应激的能力。

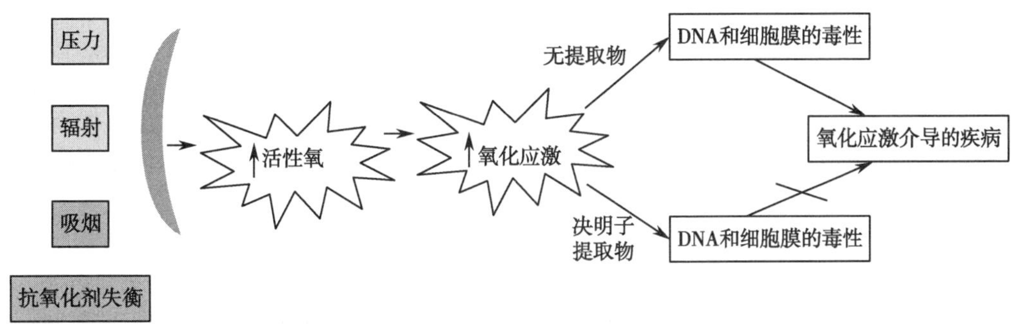

图 8-3 决明子提取物中的天然生物活性物质通过多种机制抑制自由基

引自：J Pharm Bioallied Sci. 2017 Jan-Mar；9（1）：33-43.

研究证实，使用抗氧化剂预防或治疗高血压无效，说明其没有益处。与此相反，富含水果、蔬菜和粗粮的膳食却可通过减少自由基的应激保护心血管系统并降低血压。一些研究表明，单独补充维生素 C、维生素 E 或 β- 胡萝卜素没有任何有益效应，且在高剂量时发挥助氧化的作用。越来越多的研究显示，植物性食物的健康益处可能不是来源于某一个特定的化合物，而是水果和蔬菜的整体作用，即其中的植物化学物质和营养物质复杂的协同作用。许多人体试验中未观察到补充单一物质的健康益处。例如，研究发现，不去皮苹果中的维生素 C 仅占总抗氧化活性的 0.4%，这表明水果和蔬菜的大部分抗氧化活性可能来自苹果中的酚类和黄酮类化合物。植物化学物质在水果和蔬菜中协同作用是其强效的抗氧化剂和抗癌活性的原因，并且富含水果和蔬菜的饮食的益处归因于存在于整个食物中的植物化学物质的复杂混合。

许多健康组织也建议，应该摄取富含天然抗氧化剂的“全食物”，所谓“全食物”意味着吃完整的食物，获取完整的营养。其包含营养素（如维生素）和植物化学物质（如多酚）。事实上，人类是不能够从头合成这些抗氧化成分的，而植物性食物，如苹果、李子、香蕉、西红柿、土豆、洋葱、西兰花等是这些抗氧化剂成分的天然来源。抗氧化剂除了天然存在于食品外，强化、补充分离得到的抗氧化成分及摄入合成抗氧化剂，也是抗氧化剂的来源。

（杨建军 海春旭 顾景范）

参考文献

1. Gülcin İ, Elmastas M, Aboul-Enein HY. Antioxidant activity of clove oil: a powerful antioxidant source. Arabian Journal of Chemistry, 2012, 5（4）: 489-499.
2. Bouayed J. Polyphenols: a potential new strategy for the prevention and treatment of anxiety and depression. Current Nutrition & Food Science, 2010, 6（1）: 13-18.
3. Davies KJA. Oxidative stress, antioxidant defenses, and damage removal, repair and replacement systems. IUBMB Life, 2000, 50（4/5）: 279-289.

4. Zheng X, Wu J, Shao Q, et al. Apoptosis of THP-1 macrophages induced by pseudohypericin-mediated sonodynamic therapy through the mitochondria-caspase pathway. Cell Physiol Biochem, 2016, 38(2): 545-557.
5. Gülçin İ. Antioxidant and antiradical activities of L-carnitine. Life Sciences, 2006, 78(8): 803-811.
6. Gülçin İ. Antioxidant properties of resveratrol: a structure-activity insight. Innovative Food Science & Emerging Technologies, 2010, 11(1): 210-218.
7. Corsinovi L, Bias F, Poli G, et al. Dietary lipids and their oxidized products in Alzheimer's disease. Molecular Nutrition Food Research, 2011, 55 Suppl 2: S161-S172.
8. Nordberg J, Zhong L, Holmgren A, et al. Mammalian thioredoxin reductase is irreversibly inhibited by dinitrohalobenzenes by alkylation of both the redox active selenocysteine and its neighboring cysteine residue. Journal of Biological Chemistry, 1998, 273(18): 10835-10842.
9. 胡静，陈新祥，胡剑峰，等. 姜黄素对乙醇诱导的人 L-02 肝细胞氧化损伤的保护作用研究. 医学理论与实践，2013，26(1): 3-4，7.
10. Xavier SM, Barbosa CO, Barros DO, et al. Vitamin C antioxidant in hippocampus of adult Wistar rats after seizures and status epilepticus induced by pilocarpine. Neuroscience Letters, 2007, 420(1): 76-79.
11. Gülçin İ, Oktay M, Koksal E, et al. Antioxidant and radical scavenging activities of uric acid. Asian Journal of Chemistry, 2008, 20(3): 2079-2090.
12. Riabchenko NI, Riabchenko VI, Ivannik BP, et al. Antioxidant and prooxidant properties of the ascorbic acid, dihydroquercetine and mexidol in the radical reactions induced by the ionizing radiation and chemical reagents. Radiatsionnaia Biologiia Radioecologiia, 2010, 50(2): 186-194.
13. He H, Dong W, Huang F. Anti-amyloidogenic and anti-apoptotic role of melatonin in Alzheimer disease. Curr Neuropharmacol, 2010, 8(3): 211-217.
14. Prasad R, Chan LF, Hughes CR, et al. Thioredoxin reductase 2(TXNRD2) mutation associated with familial glucocorticoid deficiency(FGD). J Clin Endocrinol Metab, 2014, 99: 2013-3844.
15. Touyz RM, Briones AM. Reactive oxygen species and vascular biology: implications in human hypertension. Hypertension Research, 2011, 34(1): 5-14.
16. Biehler E, Bohn T. Methods for Assessing Aspects of Carotenoid Bioavailability. Current Nutrition & Food Science, 2010, 6(1): 44-69.
17. Cabezas-Opazo FA, Vergara-Pulgar K, Perez MJ, et al. Mitochondrial Dysfunction Contributes to the Pathogenesis of Alzheimer's Disease. Oxid Med Cell Longev, 2015, 2015: 509-654.
18. Kumar RS, Narasingappa RB, Joshi CG, et al. Evaluation of Cassia tora Linn against Oxidative Stress-induced DNA and Cell Membrane Damage. J Pharm Bioallied Sci, 2017, 9(1): 33-43.
19. Fimognari C. Role of Oxidative RNA Damage in Chronic-Degenerative Diseases. Oxidative Medicine and Cellular Longevity, 2015, 10(11): 1-8.
20. Murata M, Thanan R, Ma N, et al. Role of Nitrative and Oxidative DNA Damage in Inflammation-Related Carcinogenesis. Journal of Biomedicine and Biotechnology, 2012: 1-11.

第九章

营养与体能

体能（physical fitness）是通过力量、速度、耐力、协调、柔韧、灵敏等运动素质表现出来的人体基本的运动能力，是运动员竞技能力的重要构成因素。“体能”是在先天遗传和后天获得的基础上，身体对外界的适应能力，包括身体形态、身体功能和运动素质。身体形态和功能是体能的物质基础，运动素质是体能的外在表现、是体能的核心，表现为力量、速度、耐力、柔韧和灵敏等素质。体能可以分为健康体能和竞技体能，目前，运动生理所探讨的“体能”主要是指竞技体能，如爆发力、速度、耐力、柔韧、敏捷等，其目的在于取胜及创造记录。Hartmann 等认为，体能是以人体三大供能系统的能量代谢活动为基础，通过骨骼肌系统表现出来的运动能力。从生物化学的观点分析，运动员体能的高低主要取决于运动过程中能量的供给、转移和利用的整合能力高低。

第一节　骨骼肌结构与体能

任何的身体活动与体育运动中，都是借助骨骼肌（skeletal muscles）收（伸）缩完成的，人体共有 600 多块骨骼肌，约占体重的 40%。肌肉的力量和耐力，直接影响到运动时的表现，也是体能的基础。

一、骨骼肌的结构

（一）骨骼肌的结构

骨骼肌是由特殊分化的具有收缩能力的肌细胞（肌纤维）所组成，并且由结缔组织（connective tissue）所覆盖和接合在一起。每一条肌纤维均由一层称为肌内膜（endomysium）的结缔组织所覆盖，多条肌纤维组合一起便构成了一个肌束（muscle bundle 或 fasciculus），并由一层称为肌束膜（perimysium）的结缔组织所覆盖和维系。每条肌肉可以由不同数量的肌束组成，再由一层称为肌外膜（epimysium）的结缔组织所覆盖和维系。这个在肌肉内由结缔组织所形成的网络最后联合起来，并连接到肌肉两端由致密结缔组织（dense connective tissue）构成的肌腱，再由肌腱把肌肉间接地连接到骨骼上（图 9-1）。

（二）肌纤维的组成

在光学电子显微镜下，骨骼肌纤维呈深浅相间的横纹，所以骨骼肌又称作横纹肌（striated muscle）。肌纤维膜（sarcolemma）之内是一种红色并带黏滞的液体，称为肌浆（sarcoplasm），当中悬浮着细胞核、线粒体、肌红蛋白、脂肪、糖原、磷酸肌酸、三磷酸腺苷（ATP）及数以千计线状的蛋白丝，称作肌原纤维（myofibrils）。肌原纤维内的肌节（sarcomeres），就是肌肉

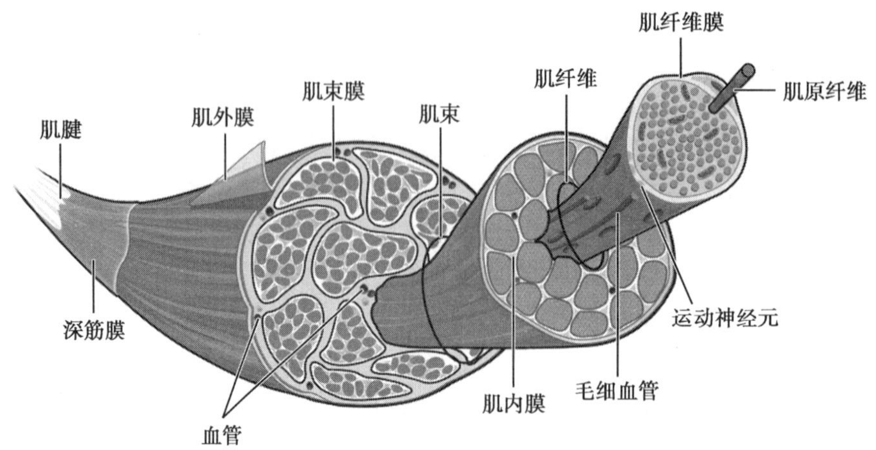

图 9-1 肌纤维结构及组成

引自：T. Jeff Chandler，Lee E. Brown. Conditioning for Strength and Human Performance. Lippincott Williams & Wilkins，2008.

收缩的单位。肌节主要由两种肌原纤维微丝（myofilaments）所组成，肌动蛋白微丝（actin filament）和肌球蛋白微丝（myosin filament）。肌肉收缩就是由于肌动蛋白微丝在肌球蛋白微丝之上滑行所致。

（三）肌纤维类型

根据生理、代谢和形态差异，骨骼肌纤维有不同的亚型分类，依据收缩速度分为慢肌纤维（slow-twitch fibers）和快肌纤维（fast-twitch fibers）两大类，慢肌纤维亦称作红肌纤维或Type Ⅰ纤维；快肌纤维亦称作白肌纤维或 Type Ⅱ纤维，甚至可以再被划分为ⅡA，ⅡB 两类。快肌纤维直径较大，由较大的运动神经元支配，无氧代谢能力强，收缩速度快、力量大。慢肌纤维毛细血管网较丰富，且线粒体含量多、体积大，有氧代谢能力强，收缩速度慢，持续时间长。

成年人的肌肉内，在同一个体的不同肌肉中，在同一块肌肉的不同区域，不同类型肌纤维的比例有很大的差异。例如，小腿比目鱼肌（soleus）的慢肌纤维就比其他的腿部肌肉多25%～40%，而三头肌（triceps）的快肌纤维则比其他的手部肌肉多 10%～30%。此外，研究结果还显示耐力项目运动员倾向有较高比例的慢肌纤维，力量或速度项目运动员则有较高比例的快肌纤维。而且拥有较高比例慢肌纤维的人，其最大摄氧量亦较高。

表 9-1 不同类型肌纤维在结构与功能上的区别

特点	慢肌纤维	快肌纤维	
	TypeⅠ	TypeⅡA	TypeⅡB
肌纤维直径	小	大	大
粒线体密度	高	高	低
微血管密度	高	中	低
肌红蛋白成分	高	中	低
PC 储备	低	高	高
糖原储备	低	高	高

续表

特点	慢肌纤维	快肌纤维	
	Type Ⅰ	Type Ⅱ A	Type Ⅱ B
三酰甘油储备	高	中	低
糖酵解酶活性	低	高	高
有氧代谢酶活性	高	高	低
抗疲劳的能力	高	低	低

二、骨骼肌的功能

骨骼肌属于随意肌，即其运动受人的意识支配。骨骼肌通常是通过肌腱附在骨骼的两端，其收缩及舒张可以带动骨骼的移动，从而产生各种不同的动作。根据肌长度和肌张力的变化可以把肌肉收缩分为三种类型。

肌肉收缩时，长度缩短的收缩称为向心收缩；肌肉在收缩产生张力的同时被拉长的收缩称为离心收缩；肌肉在收缩时其长度不变，称为等长收缩，又称为静力收缩。肌肉等长收缩时由于长度不变，因而不能克服阻力做机械功（表 9-2）。

表 9-2　向心、离心和等长收缩的比较

	向心收缩	离心收缩	等长收缩
长度	缩短	拉长	不变
产生的外力与肌肉张力	>肌张力	<肌张力	=肌张力
收缩速度	加速	减速	不动
肌肉对外做功	增加	减少	不做功

三、骨骼肌的供能系统与体能

从运动生物化学的观点分析，运动员体能的高低主要取决于运动过程中能量的供给、转移和利用的整合能力高低。这三个供能系统主要是磷酸原供能系统，糖酵解供能系统和有氧供能系统。在短时间高强度运动中，主要由磷酸肌酸（CP）分解和糖氧酵解快速合成 ATP；而在中低强度运动状态下，ATP 主要通过有氧供能系统提供。

运动时能量消耗与运动强度、运动持续时间等因素有关。肌肉活动的直接能源物质是三磷酸腺苷（ATP），ATP 在 ATP 酶的作用下释放能量满足一切生理活动。骨骼肌细胞内 ATP 的浓度低，安静时约为 6mmol/kg 湿肌，而肌肉收缩时所需要的 ATP 量为 10mmol/（kg•s）。ATP 合成的途径有三条：

（一）磷酸原供能系统

磷酸肌酸是肌纤维中的高能磷酸化合物，当肌肉收缩且强度很大时，随着 ATP 水平的下降，CP 分解释放能量，使 ADP 磷酸化生成 ATP，为肌肉提供能量。CP 全部分解时也只能维持数秒钟的时间，其供能的意义在于快速再合成 ATP，与速度和爆发力素质有关。在静息状态下，肌酸在肌酸激酶（CK）的催化作用下，利用 ATP 提供的能量转变为 CP，CP 浓度可达 ATP 浓度的 5 倍，也就是说，CP 是机体重要的能量储存方式。

（二）糖酵解供能系统

运动时间持续在10秒以上，且强度很大时，机体所需要的能量已远远超过磷酸原供能系统所能提供的能量。此时，机体运动所需要ATP再合成的能量主要来源于糖酵解。运动时，随着细胞内ATP和CP的消耗，细胞质内的ADP、AMP、Pi和肌酸大大增加，激活了细胞内的糖分解过程，产生大量的丙酮酸和NADH，而且，其生成速率远远超过线粒体内的氧化速率，结果，丙酮酸和NADH在细胞质基质中大量积累，导致细胞内产生较多的乳酸。

糖酵解的能源物质为肌糖原和葡萄糖，通常情况下，在以最大强度运动6～8秒后，糖酵解供能过程被激活，肌糖原迅速分解参与供能，成为维持极量强度的重要供能系统。在全力运动30～60秒时，糖酵解供能速率可达到最大，约是磷酸原输出功率的一半左右，但持续时间较长，一般为2～3分钟，主要与人体的速度耐力素质有关。无氧酵解供能的重要意义是在机体缺氧情况下满足特殊细胞（如红细胞）的能量代谢，以及提供骨骼肌剧烈运动时的供能过程。

（三）有氧代谢供能系统

在有氧的条件下，糖、脂肪和蛋白质彻底氧化成水和二氧化碳，并伴有能量生成的反应过程，称为有氧代谢。运动过程中，骨骼肌通过三大能源物质有氧代谢释放能量合成ATP，构成有氧代谢供能系统。

有氧代谢系统是人体主要的能量供能系统，有氧供能系统的能量物质来源广、储备量大，但有氧代谢过程复杂、供能速度慢，脂肪的氧化供能因耗氧量大，受氧利用率的影响，只有在运动强度低，氧供应充足的条件下才能被大量利用。

肌糖原是运动时主要的能源物质，在体内储量约300～400g，主要维持大强度有氧运动的供能。脂肪在体内储量丰富，理论上可供运动时间不受限制。蛋白质作为能源物质供能的地位不大，体内也没有以能源物质形式储存的蛋白质，在长于30分钟的大强度运动中才参与供能，并与肌糖原的储备有关。一般在安静状态下，骨骼肌主要以脂肪酸和少量的葡萄糖作为能源物质，运动时脂肪供能比例随运动强度的增大而降低，随运动持续时间的延长而增加，尤其在低强度长时间的运动中脂肪的供能地位较为突出。所以有氧供能系统是耐力运动项目的主要供能来源。

（四）供能系统与体能的关系

运动中各供能系统的参与比例主要与运动的强度、持续的时间及运动训练状态及膳食营养等有密切关系。运动中基本不存在单一供能系统供能的情况，肌肉可以利用所有的能量物质，只是时间、顺序和相对比例随运动状况而异。各供能系统合成ATP的功率不同，其中磷酸原的输出功率最大，其次是糖酵解及有氧代谢系统，且分别以50%的速率依次递减。各供能系统由大至小的顺序：磷酸原系统＞糖酵解＞糖的有氧代谢＞脂肪酸的有氧代谢。

各供能系统以最大输出功率运动时，能维持的运动时间分别为：磷酸原供极量强度运动的时间一般6～8秒，最多不超过10秒，主要与速度、爆发力有关；糖酵解通常在30～60秒达最大输出功率，一般持续2～3分钟，主要与速度、速度耐力有关；超过3分钟以上的运动项目，主要以有氧代谢供能为主，长时间大强度通常以糖的有氧供能为主，而长时间中低强度运动，脂肪的供能比例增加，时间越长，脂肪参与的比例越大。在超过30分钟的大强度运动中，蛋白质参与供能的比例有所增加，但不会成主要的供能物质。

1. 不同类型体力工作的能量供应　运动训练的方式、强度和持续时间均影响有氧代谢与无氧代谢的比例，如100m疾跑中，无氧代谢占比达98%以上。

从表9-3可知，100m跑是典型的速度性项目，要求输出功率大的能量供应，以磷酸原系统为主，但无氧糖酵解仍占有相当高的比例。马拉松跑的持续时间长，运动中以有氧供能系统为主，但也有一定的无氧酵解供能。而且，随着训练水平的提高，各供能系统所占的比例也会出现有利于提高成绩的变化。

表9-3　不同项目无氧及有氧代谢供能的比例

项目	无氧代谢/%	有氧代谢/%
100m	98	2
200m	90	10
5 000m	20	80
10 000m	10	90
马拉松	2.5	97.5

引自：Robert J. Maughan，Michael Gleeson. The biochemical basis of sports performance. Oxford：Oxford University Press，2010.

2. 不同供能系统对体能的影响　磷酸原系统储备量小，维持时间短，但其能量可以快速动员，短时间内输出功率大，短距离跑、跳、投、冲刺、举重等需要在几秒内完成的运动，几乎全部依赖该供能系统。供能系统对运动训练的适应主要表现为提高运动员骨骼肌CP的储量和相关代谢酶的活性。

无氧酵解主要来自肌糖原和葡萄糖的无氧分解，是短时间大强度的主要供能系统。进行无氧供能能力的训练能显著提高人体酵解供能能力，在完成相同的定量运动时，专项训练者的血乳酸值相对较低；但在完成短时间力竭运动后，专项运动员的血乳酸值则比无训练者高，反映了有训练者肌肉中糖原及无氧酵解酶活性高。

有氧氧化系统主要利用糖和脂肪分解生成二氧化碳和水，同时生成大量的能量。有氧氧化系统是进行长时间耐力活动的主要供能系统，供能的功率相对低，但能源物质储备充足。其中最有效的能源物质是肌糖原，可以维持相对高强度的有氧运动，针对性的训练可以提高肌糖原的储备。肌糖原的储量也是肌肉耐力性体能的关键限制因素。另一方面，血糖的维持也依赖于体内糖原的储备，糖原储备耗竭时，血糖降低引起的中枢疲劳也是耐力性疲劳的重要因素。耐力训练可以增加肌肉利用脂肪和氨基酸的能力，起到节省糖储备的作用，也有助于提高耐力性体能。

第二节　营养与体能

人体的运动能力既取决于先天的身体素质、心理素质，也与后天的训练、恢复和营养等因素有关。合理的营养影响运动训练的效果和运动能力的发挥，如充足的能源物质、优质的蛋白质、平衡的水分和微量营养素等营养因素，都与体能关系密切。

糖和脂肪是肌肉运动的主要能源物质，训练负荷强度和持续时间影响它们在肌肉产生能量的代谢途径，体能与膳食供给的差异也可影响肌肉代谢它们的能力和比例。力量性运动项目中需要合成更多的肌肉蛋白质，力量练习期间相应补充蛋白质则有助于肌肉蛋白的恢复。耐力训练可增加机体糖原和脂肪的储备，也会提高机体利用糖和脂肪的能力。在长时间运动中，相同运动负荷情况下，有训练者利用脂肪供能的比例较无训练者高。

一、能量及宏量营养素与体能

体能的能量需求

能量平衡是决定体能的重要因素之一，其中能量消耗与能量摄入对体能的影响受多种因素影响。

1. 能量消耗与体能　能量消耗对体能的影响主要取决于热量控制的程度和时间，以及身体的营养状况。Garrow 等人的研究发现，减重往往是通过能量控制达到减少脂肪组织与非脂肪组织的重量来实现，他们发现通过节食控重的个体中，大约 25% 的减重者其体重下降主要为非脂肪组织质量的减少，而在减少的脂肪组织中，与皮下脂肪相比，内脏脂肪优先被分解。

有关能量限制对人体肌肉功能的研究相对较少。Weiss 等人对 50～60 岁的健康人群进行 12 个月的能量控制（16%～20% 的能量限制），结果发现受试者的体重减少约 8kg，同时其去脂体重、大腿肌肉量和膝屈肌力量均出现下降，但肌肉体积和肌肉力量与基线值没有差异。在进行持续 4 周，每日摄入 544kcal 能量的饮食控制中，32 名肥胖女性在膝关节伸展过程中的肌肉耐力增加。相比于体重正常和超重人群，体重不足者节食后肌肉功能则下降。

适度低能量饮食似乎对于体重正常以及超重人群的有氧能力没有负面影响。研究通过对 20 名 BMI 为（24.3±3.1）kg/m^2 的健康妇女进行 8 周的饮食干预，限制标准为 400kcal/d，发现受试者的体重下降约 2kg，但通过递增负荷的踏车测力计测试发现，饮食干预并没有影响最大有氧功率的输出。

2. 能量消耗与体能　对超重或肥胖人群，相对于单一能量控制而言，能量控制和运动训练的结合对体能的影响更为有意义。最近的一项研究总结了饮食控制结合运动训练对减重和体成分的影响，它强调了适度的能量限制和运动相结合，比单独饮食限制更能诱导体重和脂肪的减少，同时保持非脂肪组织的质量。

饮食控制和运动对肌肉力量、肌肉耐力和心血管健康会产生积极的效果，研究表明，在能量限制的情况下，增加身体锻炼可以提高正常体重或超重者的肌肉力量和有氧能力，但是训练的最佳频率、持续时间和强度有待确定。

运动员可以采取能量控制来减重，进而提升运动技能相关的健康水平，或进入较低重量级别的竞赛中或达到相关项目所要求的美感。若运动员在持续 7 天或更长时间的能量控制中可能会导致体能的损害。Horswill 等人对 12 名训练有素的受试者进行为期 4 天的能量控制，受试者减重约为体重的 6%，但对速度训练、手臂摆动和情绪状态存在不良影响。同样，相似的研究采取 7 天的低碳水化合物食物，减少了柔道运动员左臂力量和 30 秒跳跃测试的成绩，耐力运动员的力竭时间也缩短。这些负面影响可能是碳水化合物摄入不足以及随后的糖原储备不足与血糖水平下降有关。

另外，对于女性运动员在特殊时期，若低能量摄取，可能会损害运动表现等，主要包括了低能量摄入（一般 <30kcal/kg 非脂肪组织）、闭经和骨质疏松症，这些情况对女性运动员可能是单独存在，也可能同时发生，且低能量摄入还会影响生殖和骨骼健康等。

3. 能量摄入与体能　高能量饮食会导致体重增加。在一项较早的研究中，最初身体脂肪为 15% 的男性志愿者在 40 周内将热量摄入增加到 7 000kcal/d。研究结果发现，他们的体重增加了 25%，体脂百分比翻了近一番。在增重的案例中，较瘦人群的去脂体重增加了 60%～70%，而肥胖者的去脂体重增加了 30%～40%。两项纵向研究已经评价了增重对非厌食者肌肉功能和有氧能力的关系，表明在非力量训练和正常体重受试者中，其体重增加的越高，体能水平越低。相反的，高能量饮食对低体重人群是有益的。

当结合体育锻炼，特别是耐力训练，高能量摄入可能增加瘦体重上升的比重。McArdle 等人发现，700～1 000kcal/d 的能量摄入增加到正常饮食的能量摄入量，其瘦体重每周增加 0.5～1.0kg。Rozenek 等人对 73 名健康非肥胖男性的研究，分别为高能量饮食组（2 010kcal/d）和对照组（正常饮食），他们都进行了一个 4 天 / 周的阻力训练，试验共持续 8 周。结果发现，高能量组的体重增加 3kg（主要为瘦体重的增加），而对照组的体成分没有变化。且通过能量补充与抗阻训练的刺激，即使是年长者，其肌肉质量和功能也可能提高。

正常体重或超重者的低能量饮食可能引起脂肪和去脂体重的下降，其肌肉力量和有氧能力也会相对下降。然而，在体重不足的情况下，会降低有氧能力。高能量饮食对身体健康的负面影响主要是针对正常体重和超重者，而不是体重过低者。增加体力活动，无论是耐力还是抗阻运动，只要摄入足够的碳水化合物，都能起到增加和维持瘦体重的效果，同时改善肌肉质量和有氧能力。对于运动员来说，当饮食调整与抗阻运动同时进行，可以有效提高运动员的瘦体重。

二、短期宏量营养素的摄入与体能

运动训练的不同时期摄入宏量营养素对体能影响有差异，特别是碳水化合物和蛋白质的摄入。对于耐力运动项目而言，碳水化合物的摄入，目的是最大限度提高肌糖原含量，减少肌糖原的利用以及维持血糖水平。蛋白质的摄入是否会与碳水化合物有相关性，应考虑到促进肌肉蛋白的合成以及预防急性运动引起的肌肉损伤。

有关短期营养摄入对体能影响的研究存在一些局限，这些局限通常与研究样本较少，缺乏统计学支持；受试对象对营养补充的液体或固体的偏好差异；实验室检测和评定并不能反映实际的运动条件（温度、湿度、运动强度等）对运动能力的影响等。

（一）运动前的营养和运动能力

运动前 2～4 小时补充碳水化合物可以提高肌糖原和肝糖原的储存以及维持血糖平衡；且运动前单次补碳水化合物能够提高有氧代谢耐力。

运动前 1 小时内摄入碳水化合物可能的不良反应是血清胰岛素浓度升高，从而导致低血糖并降低运动能力。Hawley 等人的研究发现，耐力运动前 1 小时内摄入碳水化合物可以增强耐力运动能力，另有研究结果表明会降低运动能力，而另有五项研究表明运动前 1 小时内摄入碳水化合物对耐力运动并没有什么影响。这些研究结果表明，运动前 1 小时摄入碳水化合物尚不足以提高运动能力，甚至应避免采用。

蛋白质或氨基酸结合碳水化合物的摄入，能够增强肌肉蛋白的合成、提高肌肉力量、提高去脂组织质量以及预防肌肉损伤。国际运动营养学会建议运动前 3～4 小时，摄入碳水化合物 1～2g/kg 和蛋白质 0.15～0.25g/kg。美国运动医学会、美国营养学会以及加拿大营养师协会共同建议，竞赛前的饮食应为低脂、低纤维从而促进胃排空，同时保证充足的碳水化合物和适当的蛋白质摄入。为了提高运动表现能力，运动前 3～4 小时补充碳水化合物的量为 200～300g。

（二）运动中的营养与运动能力

大部分研究表明运动中补充碳水化合物是有利的，其机制包括维持血糖水平，促进碳水化合物的氧化，维持糖原的储存以及低强度运动中糖原的合成。Jeukendrup 等人认为碳水化合物的补充方案可能触发口腔味觉的刺激，进而反馈中枢神经系统的奖励或快乐中枢。为了提高运动能力，所需要的碳水化合物的量可能低至 16g/h，而超过 75g/h 似乎没有更多益处。碳水化合物摄入的形式（固体或者液体）似乎与摄入频率一样对运动能力没有太大影响。

一项新的研究检测了不同碳水化合物的类型对其氧化速率的影响。葡萄糖的氧化速率大约是 1g/min，果糖和半乳糖需要先转化成葡萄糖，然后被氧化。相反，碳水化合物的氧化过程中，葡萄糖和蔗糖的混合物氧化速率可以增加到 1.2g/min，葡萄糖、果糖和蔗糖的混合物氧化速率甚至可以达到 1.7g/min。Currel 等人研究了碳水化合物的类型对运动能力的影响，他们将 8 名训练有素的自行车选手随机补充水、葡萄糖以及葡萄糖和蔗糖的混合物，以 55% 的最大摄氧量进行 120 分钟的自行车训练。葡萄糖和蔗糖混合补充能够提高 8% 的运动能力，这可能与内源性的糖原储存和外源糖的补充有关，而这一切的发生可能是通过改善胃的吸收能力或提高氧化效率。

在运动过程中补充碳水化合物并添加蛋白质来提高利用率是有争议的。在耐力运动中，与单独摄入碳水化合物相比，添加蛋白质或许不能改变运动表现能力。在抗阻训练中，研究表明添加蛋白质可以降低血清皮质醇水平，增加胰岛素水平，防止肌肉蛋白分解。

国际运动营养学会 2008 年建议：

（1）在阻力训练之前，摄入高血糖指数和高碳水化合物（600～1 000g 或 8～10g/（kg•d）可以促进最大的内源性糖原储备。单独摄入游离氨基酸和蛋白质或同时加碳水化合物，可以最大限度地刺激蛋白质合成。

（2）运动中必须以每小时 30～60g 的速率补充碳水化合物，每 10～15 分钟补充 250～500ml 浓度为 6%～8% 的碳水化合物液体。如果在碳水化合物溶液中加入蛋白质，其比例碳水化合物∶蛋白质 =3～4∶1，可以在一次或连续运动中，最大地增加耐力能力和最大限度地促进糖原再合成。

（3）阻力练习中，一次性或长期单纯摄入碳水化合物或摄入碳水化合物 + 蛋白质可以增加肌糖原，减少肌肉损伤，较好地帮助训练适应。

（4）运动后 30 分钟内大剂量的碳水化合物［8～10g/（kg•d）］，刺激肌糖原再补充合成。如果在此基础上加蛋白质［0.2～0.5g/（kg•d）］，达到碳水化合物∶蛋白质 =3～4∶1，可以进一步增加肌糖原再合成。

（5）运动后即刻到 3 小时摄入以必需氨基酸为主的氨基酸，可以刺激蛋白质合成增加。如果再加入碳水化合物，效果会进一步增强。另外，运动前再补充碳水化合物 + 蛋白质，可以使蛋白质合成到达峰值。

（6）在持续的长时间阻力运动中，运动后使用不同剂量的碳水化合物 + 蛋白质，可以增强力量和改善体成分。

（7）及时的能量摄入和某些营养素的补充，将有助于加速大运动量训练后的恢复及组织的修复，增加蛋白的合成，改善精神状态。

当运动持续时间超过 60 分钟时，摄入 30～60g/h 碳水化合物，建议在补充碳水化合物的同时添加蛋白质可以提高耐力运动水平；抗阻训练过程中补充葡萄糖或者与含有蛋白质的碳水化合物，能够提高肌糖原的储备并防止肌肉损伤。美国运动医学会、美国营养学会以及加拿大营养师协会共同建议在运动过程中摄入蛋白质，但没有确凿的证据可以推荐蛋白质的摄入量。

（三）运动后营养补充和体能

早期研究认为恢复肌糖原和肝糖原的储存达到运动前水平需要 48 小时。现在认为 24 小时为机体内糖原数量的恢复提供足够的时间，且达到最优化。与运动后两小时补充碳水化合物相比较，运动后即刻补充碳水化合物使糖原的合成效率最高。然而，依照每千克体重 1.5g 葡萄糖与每千克体重 3.0g 葡萄糖的摄入没有什么不同。摄入的碳水化合物的类型更为重要，葡萄糖和蔗糖可以引起相似水平的肌糖原合成，远远高于果糖的促进糖原的合成效率。此外，高血糖指数的碳水化合物在剧烈运动后的 24 小时内补充，比低血糖指数的碳水化合物更能促进肌糖原的储存。只要摄入足够的碳水化合物，碳水化合物摄入的频率和形式对糖原的合成并没有影响。

与单独摄入碳水化合物相比较，同时添加蛋白质对糖原的合成或储存没有影响。Berardi 等研究，对 6 名男性自行车运动员在食用标准化早餐后做了一项耗糖运动，随后，他们被随机分到运动后立即进行安慰剂补充、碳水化合物补充、碳水化合物以及蛋白质混合物补充，以及运动后 1 小时和运动后 2 小时补充，后两组在 4 小时后再补充固体食物。6 小时后，运动员再进行 60 分钟的训练。结果表明，摄入额外蛋白质可以增强糖原的合成，但不会影响再次运动能力。因此，即使额外补充蛋白质可能在糖原合成过程中产生有利的影响，而对运动后体能的恢复并没有提供可靠的证据。与单独摄入碳水化合物相比，碳水化合物和蛋白质的同时摄入能够增加肌肉蛋白的合成。

国际运动营养学会建议运动后 30 分钟内补充碳水化合物的量为 8～10g/（kg•BW）。优先使用添加蛋白质的碳水化合物，从而促进糖原的储存和肌肉蛋白的合成。该建议意识到氨基酸对增加肌肉蛋白合成的潜力，以及碳水化合物和蛋白质同时补充对增加肌肉力量以及维持身体成分起到积极作用。美国运动医学会、美国营养学会以及加拿大营养师协会共同建议，运动后 4 小时内的恢复期补充碳水化合物更能提高运动能力。他们提倡添加蛋白质来帮助肌肉的修复以及更多的激素合成代谢，但否定了蛋白质补充对糖原合成速率的影响。

食用高碳水化合物者，运动后肌糖原的再合成能力增强，而选择低碳水化合物者的肌糖原含量则持续下降，3 天后几乎消耗殆尽。Costil 等做过一个经典的实验，让跑步者使用低碳水化合物（占 40% 总能量）和高碳水化合物（占 70% 总能量）两种不同的膳食，连续训练 3 天，每天训练 2 小时。采用高碳水化合物膳食者，训练后 22 小时内，肌糖原可以恢复到原来的水平；而采用低碳水化合物到第三天，肌糖原几乎耗竭。表明膳食中碳水化合物是影响运动后糖原再合成的主要来源及方式。

运动前、中、后碳水化合物的摄入有利于提高耐力运动和抗阻训练的运动能力。无论是运动前中后期进行的蛋白质补充都可以防止肌肉损伤并提高肌肉的合成率。对耐力运动而言，额外补充蛋白质的碳水化合物对运动能力的影响是存在争议的。表 9-4 和表 9-5 总结了美国运动医学、美国营养学会、加拿大营养师协会以及国际运动营养协会对短期内补充碳水化合物和蛋白质的建议。

表 9-4 运动员碳水化合物摄入指南

运动时期	碳水化合物摄入建议(以每千克体重为准)
长时间运动项目	
1 小时以内或低强度运动	5～7g/(kg•d)
1～3 小时的中等至高强度运动	7～8g/(kg•d)
4～5 小时的中等至高强度运动	10～12g/(kg•d)
短时间运动项目	
最优肌糖原储存	7～10g/(kg•d)
运动前补充葡萄糖	运动前 1～4 小时 1～4g/kg
运动后 8 小时内快速恢复糖原	运动后即刻补充 1g/kg，此后每 2 小时补充
中等强度或间歇性运动糖的摄入	0.5～1.0g/(kg•h)

表 9-5 短期运动碳水化合物和蛋白质摄入指南

	碳水化合物摄入		蛋白质摄入	
	ACSM、ADA、DC	ISSN	ACSM、ADA、JC	ISSN
运动前	运动前 3～4 小时，200～300g	运动前 3～4 小时，1～2g/kg	—	运动前 3～4 小时，0.15～0.25g/kg
运动中	葡萄糖：30～60g/h，每 10～15 分钟一次	每 10～15 分钟，以 20～60g/h，浓度：6%～8% 碳水化合物，剂量：250～500ml	—	碳水化合物：蛋白质 =(3～4)∶1
运动后	运动后 30 分钟内 1.0～1.5g/(kg•h)，随后每 2 小时补充一次，3～4 次结束	运动后 30 分钟内，8～10/(kg•d)	—	碳水化合物：蛋白质 =3∶1

注：ACSM：美国运动医学学会；ADA：美国饮食协会；DC：加拿大营养师协会；ISSN：国际运动营养学会。

三、体能训练与宏量营养素的长期补充

据美国运动医学学会、美国饮食协会、加拿大饮食协会的声明，运动个体的宏量营养素基本与常人相当。

（一）长期蛋白质摄取与体能训练

人体内源性蛋白质的来源主要有血浆、内脏组织和肌肉，而骨骼肌中含有人体总蛋白质储存量的 65%。通常推荐成人蛋白质应摄入 0.8～1.0g/kg 体重或总能量的 10%～15%。然而，目前一些人为了达到减重、控体重或增肌的目的，摄取了远超于需求的蛋白质。

一项 Meta 分析比较了高碳水或高蛋白对体重和身体成分的影响，研究发现，仅四周的高蛋白能量饮食控制可以改善肌肉流失和增加去脂体重，且每日摄入蛋白质 1.05g/kg 比每日摄入小于 0.7g/kg，其去脂体重有明显改善。一个较早的研究证明蛋白质摄入量达到 1.5g/kg 体重将会减少去脂体重的流失，推测高蛋白饮食诱导的高体重丢失和去脂体重保留，主要是高蛋白饮食促进食物的热效应、降低食欲，从而导致食物摄入减少所致。也有实验表明相比于高碳水化合物饮食，高蛋白饮食会减少胰岛素分泌、进而减少去脂体重的分解代谢。

然而，上述实验中并没有明确表示是否其结果只与蛋白质摄入有关，而不是因为减少了其他营养素摄入。

关于耐力训练后蛋白质补充量的问题，Friedman 和 Lemon 以 5 名优秀的耐力运动员为对象，分别摄入两种不同量的蛋白质各 6 天，每天剂量分别为 0.8g/kg 和 1.5g/kg。在此期间运动员采用规律的训练安排（每天跑 11～16km），采用尿液和汗液中的氮排泄的测试显示，高蛋白质摄入时机体表现为明显的正性氮滞留，低蛋白质摄入时则明显减少，研究表明采用长期蛋白质 RDA（0.8g/kg）不足以保证运动员从事高强度的有氧运动。为了使训练效果最大化，有氧耐力运动员应适时摄入蛋白质将更为有利。

对于补充不同蛋白质对体能的影响，一般研究认为动物蛋白优于植物蛋白。一些研究发现乳清蛋白较容易消化吸收，在服用后的 1～2 小时，所含的氨基酸很快地进入血液循环中，而在 3～4 小时消化完毕。相对而言，酪蛋白的消化吸收较慢，服用后约需 1.5 小时，所含的氨基酸才逐渐进入血液中，一直到 7 小时后，酪蛋白中的氨基酸仍然以稳定的速率进入血液循环。一项对女大学生篮球运动员进行为期 8 周的双盲试验，分别在运动前后补充 24g 乳清蛋白和酪蛋白的补充试验，测试身体成分、肌肉耐力、纵跳等运动能力，结果发现运动员的体成分及运动能力均在补充蛋白质和运动训练后出现显著性改善，但是补充乳清蛋白和酪蛋白没有显著性差异。

运动，特别是长时间离心运动容易引起骨骼肌超微结构的异常性变化，造成运动能力下降、身体疲劳，影响运动员的正常训练和比赛。王新颖等以高体能消耗的军人为研究对象，在试验期间两组志愿者每日进行 5 000m 无障碍跑和正常队列操练，试验组在开始的第 1～7 天的午餐及晚餐前口服蛋白强化的营养制剂，结果发现蛋白强化的营养制剂通过动员血胰岛素样生长因子（IGF-1）的利用，增加骨骼肌含量，同时减轻机体的氧化应激反应。研究认为对高强度训练的人员提供蛋白强化的营养制剂，可以使骨骼肌的修复加快，含量增多，同时 IGF-1 的利用增加，氧化应激损伤减轻，训练人员恢复加快。

关于增重和维持体重的蛋白质需要量争议很大，蛋白质需求与氮平衡研究有关，他们推荐耐力训练运动员需要 1.1g/（kg•d），力量训练运动员需要 1.3g/（kg•d）蛋白质。运动员需要更多的蛋白质是由于运动、肌肉修复和肌肉增长时氨基酸氧化增加，导致蛋白质消耗增多。反对者则认为这个氮平衡的理念并不能提供生理上的可靠结果。其他检测蛋白质需要量的方法，如同位素追踪法和蛋白质充足的功能指标等，在这些年来也引起了很大的争议。除此之外，反对者认为运动训练可以造成蛋白质水解的氨基酸再利用，如此可能导致蛋白质需求量减少。对于大部分运动项目，这场争论是毫无意义的，因为运动员实际摄入的蛋白质已经高于之前提出推荐量。但对于需要能量控制的运动项目上，这场争论还是有必要的，因为高蛋白摄入可能会降低碳水化合物的摄入，导致肌糖原储备不充足，最终损害体能。

美国运动医学学会（ACSM）、美国饮食协会（ADA）、JC20 及国际运动营养学会（ISSN）推荐结果如表 9-6。

我们应注意高蛋白摄入的安全问题，虽然目前没有直接证据表明其对肾脏有危害作用。Poortmans 等比较了健美运动员（摄入蛋白质高达 2.8g/kg）和常规饮食下的运动员肌酐清除率、尿素、白蛋白水平，发现并没有明显的差异。看来在一些情况下，高蛋白饮食仅仅只会导致血尿素升高，刺激氨基酸分解。但是，也应注意高蛋白饮食有导致尿酸和钙结石的倾向。另一个需要注意的问题是对血脂的影响。虽然大多数运动员过量摄入蛋白质，但也需

表 9-6 运动医学大学(ACSM)、美国饮食协会(ADA)、JC20 及国际运动营养学会(ISSN)推荐的蛋白质摄入量

	ACSM、ADA、JC20[单位：g/(kg•d)]	ISSN[单位：g/(kg•d)]
耐力运动员	1.2～1.4	1.4～1.6
间歇运动运动员	暂无	1.6～1.8
力量运动员	1.2～1.7	1.8～2.0

要意识到有约 20% 的运动员仍然面临蛋白质摄入不足的风险。这些运动员往往由于减重项目或素食，连续的低蛋白摄入且没有合理的控制能量，可能会大量丢失瘦体重，引起免疫反应、神经肌肉功能和力量下降。

（二）长期碳水化合物摄入和体能

充足的碳水化合物能够减少组织蛋白消耗和酮体产生，降低后续酮症的发生几率。DRI 推荐成年人应摄入总能量的 55%～65%。由于碳水化合物是中等强度持续运动和高强度间歇运动的主要底物，目前研究主要通过优化糖储存来延缓疲劳的发生，从而促进运动能力。

需要注意的是合理的碳水化合物摄入量，以便于糖原储存。目前关于碳水化合物的补充指南已有发表（表 9-7），但给出这些指南内容是较为困难的，尤其是在运动员不同糖原储存状态下，考虑补充量和运动能力等因素均存在很多争议。另外，目前碳水化合物推荐摄入量中所使用的占总能量百分比的说法，可能会产生歧义，应该用克来表达。例如，那些摄入能量低的运动员，按照百分比来计算可能摄入的碳水化合物会不足，而本来摄入高能量的运动员，碳水化合物摄入可能会过高。这些指南中也没有提及力量训练的运动员，如健美运动员等，除了 Lambert 等综合了之前的试验，推荐对此应摄入 5～7g/（kg•d）碳水化合物。

表 9-7 运动员碳水化合物摄入指南

情况	推荐碳水化合物摄入量
长期	
中等强度（<1 小时或低强度）	5～7g/（kg•d）
耐力训练（1～3 小时中等或高强度）	7～10g/（kg•d）
极限项目（>4～5 小时中等或高强度）	10～12g/（kg•d）
短期	
优化糖原储备	7～10g/（kg•d）
运动前饮食，延长运动时间	1～4g/kg
运动后快速恢复糖原	1g/kg 运动后 2 小时再补充一次
中等或间歇训练间隙	0.5～1.0g/（kg•h）

糖原负荷可能是改善运动能力的重要方式。其原本是先通过低碳水化合物饮食和运动进行 7 天的糖原耗竭，然后进行 3 天的碳水化合物补充和休息，以提高糖原储备，后来对此方法进行了调整，去掉了糖原耗竭过程，只进行 3 天的高碳水化合物补充。一些研究表明进行 1 天的 10～12g/（kg•d）糖原补充并伴随减少运动可以最大限度地进行肌肉糖原储备。

（三）长期脂肪摄入和体能

非超重个体体内脂肪通常占体重的10%～30%。大约90%的体脂都聚集在皮下脂肪组织中。脂肪供能主要是低或中强度训练中，DRI推荐脂肪摄入应占到总能量的20%～30%。很多实验检测了高脂饮食对运动能力的影响，理论上来说高脂饮食可以增强肌肉内三酰甘油水平，从而增加运动中对三酰甘油的利用率，增强糖原储备。

Johnson等综述了高脂膳食对运动能力的影响，发现至今没有证据表明肌肉三酰甘油的耗竭可以降低运动能力，但短期和长期的高脂低糖饮食可以通过增强酶水平、脂肪酸转运和β氧化来促进脂肪氧化；高脂饮食与高碳水化合物饮食相比，可能会降低运动耐力。除此之外，Burke等发现相比于高碳水化合物饮食，5天的高脂饮食可以减少肌肉对糖原的利用率（图9-2）。

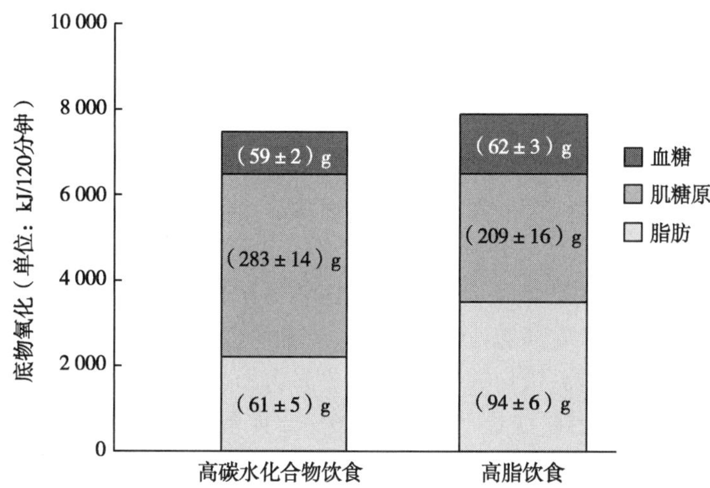

图9-2 5天高脂或高碳水化合物饮食后进行120分钟的70% VO_2max训练中底物氧化比例

ACSM、ADA和DC表明高脂饮食可以改变底物使用情况，但是对运动能力无益。一些研究调查了糖原负荷后对短期高脂饮食的影响，发现高脂饮食增加对脂肪作为底物的依赖，减少人体对肌肉糖原的利用，但是高脂饮食对运动表现的效果令人争议，且缺乏明显的运动表现变化。如长期的高脂饮食并没有提高耐力和力量，可能是因高脂饮食对于耐力和力量表现被碳水化合物摄入过低带来的不利影响所抵消了。

在有限的研究中并没有明确脂肪摄入的不同比例与运动能力的关系。但是大多数情况下运动员应摄入适宜的膳食脂肪，摄入太多的脂肪会使总能量超标，体重增加；如果摄入脂肪过少，运动能力也会降低。Horvath等测试了摄入等能量、不同脂肪含量的运动员有氧运动能力，以80%的最大摄氧量强度跑至力竭，运动前4周采用16%、31%和44%三种不同的脂肪摄入比例，结果发现31%的脂肪摄入者有氧耐力显著高于16%者，但与44%者没有差别。

总之，对于正常或超重个体来说，蛋白质摄入上述DRI推荐量似乎可以维持瘦体重和肌肉力量。至于运动员，摄入DRI推荐量是否可以增加肌肉合成，仍具有争议。在大部分实验中，运动训练时期或比赛前一星期进行糖原负荷可以增加肌糖原，改善运动表现。高脂饮食可以维持肌糖原储备，但是在糖类负荷后进行高脂饮食，并不能改善体能表现。

第三节 力量性和耐力性体能与营养

一、力量性体能与营养

常见力量性体能训练一般有器械练习、投掷、拳击、摔跤、速跑、快速游泳等。这类运动锻炼的特点是强度大、时间短、运动中有间歇，主要是无氧代谢的磷酸原及糖酵解供能为主。

（一）力量性体能的生理及代谢基础

力量的产生取决于肌肉的收缩能力。与肌肉的生理横断面、参与肌肉收缩的肌纤维的数量、各肌肉群的协调性、肌肉的伸展性和弹性有关，更为重要的是与肌肉供能系统的供能作用，最大力量主要取决于磷酸原供能和无氧糖酵解供能能力。力量训练最明显的外在效果是肌肉力量增加、肌肉横截面积增大，具体表现在Ⅱ型肌纤维增加，肌肉中代谢底物——CP、肌糖原含量增加，肌酸激酶、糖酵解关键酶活性增加等适应。

（二）力量性体力工作的营养需要特点

力量性体能训练的主要目的之一是使肌肉变得更加强壮有力。肌肉强壮的基础是肌肉蛋白质的合成增多，与蛋白质的营养补充密不可分。另外，在大负荷力量训练中常造成肌肉组织的损伤，而肌肉损伤后的修复也需要蛋白质补充。因此，力量性训练者蛋白质需要量增加，蛋白质营养要注意其质和量两个方面。在质方面，宜选择完全蛋白质，及大豆等优质蛋白，其中优质蛋白质占总蛋白的1/3以上；在量方面，建议摄入量为2.0g/kg体重，或占总能量的12%～15%。但也要注意不宜超过3.0g/kg体重，但蛋白质摄入过多，不仅不会额外增加肌肉质量和力量，反而会引起体液偏酸，导致酸碱平衡紊乱，肝肾负担加重，钙丢失增多，以及水分丢失增加等，对运动不利。

力量训练过程消耗的能源物质主要是肌糖原，在营养补充方面不要忽略碳水化合物。骨骼肌糖原储备对保持力量性运动锻炼时的体力及恢复都很重要。肌糖原储备有助于糖酵解供能及乳酸的清除，若肌糖原不足也会影响无氧代谢能力，最终导致肌肉做功能力下降。

力量性体能对矿物质和维生素的需要量方面，为了减少体液酸度增加的趋向，体内应有充足的碱贮备。食物中应含有丰富的钾、钠、钙、镁等电解质，提供充足的蔬菜和水果。和其他项目一样，力量性体能的膳食也应当是平衡的，含有丰富的碳水化合物、维生素及无机盐。

（三）保证力量性体能的膳食营养措施

根据力量训练的特点，补充充足的碳水化合物食物，如谷类、薯类等，以确保满足训练期间的供能和肌肉恢复的糖原储备，同时充足的糖类能源也有助于节省蛋白质。

力量性体能训练要提供充足的蛋白质饮食，尤其是优质的蛋白质食物，如精肉、鱼虾、奶蛋和大豆制品等，在抗阻力量训练的状态下，提高蛋白质的吸收利用率。

近些年来，为增加力量性体能，一些营养补充剂也发挥重要作用。如乳清蛋白、支链氨基酸、谷氨酰胺、精氨酸等营养品，吸收利用率高的蛋白粉及氨基酸补充剂促进了肌肉蛋白合成，另外，最常用的是肌酸营养品，力量练习后适量的肌酸补充有助于磷酸肌酸的合成，肌酸和磷酸肌酸储量的增加有利于维持高强度运动时的ATP水平，并促进反复高强度运动的间歇期磷酸肌酸的再合成，对于提高肌肉力量有促进作用。但肌酸更易引起肌肉蛋白合成，过多补充可导致肌肉酸胀等副作用，长期补充还会使体内肌酸合成系统受抑制。

二、耐力性体能与营养

一般长距离或长时间进行体能训练都属于耐力性运动，如长跑、长距离自行车、马拉松、长距离游泳和滑雪等项目。其中体能训练的特点是运动时间长、运动中无间歇；以糖和脂肪的有氧氧化供能为主，热能和各种营养素消耗大，对各种营养素的需要量均较高。耐力运动后期，能源物质的亏空（肌糖原耗竭），血糖降低，代谢废物积累，水及电解质丢失等，易出现中枢神经系统和肌肉疲劳。

（一）耐力性运动的营养代谢特点及需求

能量消耗大。耐力性运动一般持续时间较长，主要以糖和脂肪的有氧代谢提供能量，能量的消耗可达到150～1 800kcal/h，每日能量的摄入范围约3 500～6 000kcal。因此，耐力运动员膳食应首先满足能量的消耗，否则运动能力会下降。在膳食成分方面应注意碳水化合物的摄取，应占总能量的60%～70%，并且在运动过程注意糖的补充，维持血糖水平。当三餐摄入的能量不能满足需要时，可在三餐外安排1～2次加餐，如含糖饮料、点心、水果、蛋糕和巧克力等，但加餐的食物应考虑营养平衡和营养密度。

耐力训练增加体内蛋白质的转换及更新，如提高运动员血红蛋白的储量和参与有氧代谢酶的活性。重复性、高冲击性的耐力运动容易引起损伤，也会导致机体蛋白质分解增加。另外，由于耐力运动员比赛和训练时需要消耗巨大的能量，所以一部分蛋白质也会参与机体能量的供应。但是，蛋白质并不是主要的能量来源，只有在机体消耗大量的能量时，才会将蛋白质分解作为能量来源。当运动员日常饮食中能量供应不能满足机体训练所消耗的能量时，这种情况还会加剧。因此，耐力运动员膳食蛋白质的供给量应丰富，每千克体重1.2～1.5g，不宜超过2.0g。

耐力运动需要补充大量的营养物质，维生素和矿物质自然必不可少。部分维生素和矿物质对耐力运动显得更为重要：B族维生素、维生素C、维生素E，以及Na、Ca、K、Fe等。维生素B_1在糖原的利用和支链氨基酸的转换中扮演着重要角色；维生素B_2在糖类、蛋白质和脂肪的产能过程至关重要；烟酸是辅酶NAD和NADP的重要组成部分，与能量生成有关。维生素C和维生素E在氧化还原代谢反应中起调节作用，可以防止耐力运动中自由基对人体的伤害。补充大量的维生素C、维生素E可以使运动员尽快从大强度、长时间训练造成的疲劳中恢复过来。每日维生素C的补充量应在250～500mg。这一范围既可以满足机体的需要，又可以修复运动对身体造成的氧化性损伤。

铁对耐力运动员来说非常重要。长时间大强度的训练易引起红细胞破坏增多，铁丢失增加。另外，铁也会随着汗液流失。所以，这些因素使耐力运动员普遍缺铁。需在饮食方面注意摄取含铁丰富的食物。钙对耐力运动也至关重要。钙是构成骨骼的主要成分；兴奋的传导、神经递质的释放需要钙的参与，肌肉的收缩与钙密切相关。钙可以激活与糖原分解与合成相关的酶。钙也参与体内凝血物质的合成。与B族维生素和铁类似，运动员只需在日常饮食中注意摄取含钙丰富的食物即可。

（二）保障耐力性体能的膳食营养措施

首先膳食原则是供应充足的能量，满足对大运动量能量消耗的需要。研究表明，高碳水化合物膳食有助于提高肌糖原的储备。因此，应尽可能使膳食中碳水化合物占总能量的60%左右。碳水化合物含量高的食物有大米、白面、淀粉、粉条、土豆和蔗糖等。膳食中的脂肪供给量可达到总能量的25%～30%，以满足体内脂肪动员供能的需要。为促进体内脂肪代谢，还可增加牛奶、奶酪、牛肉、羊肉等富含蛋氨酸的食物。膳食中蛋白质达总能量的12%～15%即可，要多选择含优质蛋白质的食物，如肉、蛋、奶、豆类等，还可适量添加支链氨基酸。

食物中应该有足量的蔬菜和水果，以补充维生素和矿物质的消耗。如果大量出汗，则应补充含有糖类、电解质的运动饮料。在耐力运动的前、中、后适量补液，有利于维持体液平衡和内环境稳定，保持运动能力和促进恢复。

（三）低糖原水平的训练是提高耐力的新途径

长期耐力训练也有助于肌糖原的储量增加。肌糖原负荷是提高耐力运动员肌糖原储备的方法，有助于提高运动能力。最近的一些研究认为，在肌糖原耗尽状态下，进行训练更为有利。纳卡尔等发现，大鼠进行跑台训练时，同时给予一种药物激活PPARγ的转录因子，会产生相同糖原耗竭状态的训练，从而促进脂肪氧化供能。这些数据表明，与糖原充足状态下相比，在糖原耗竭状态下运动激活PPARγ转录因子程度明显增加，而PPARγ能更有效地促进脂肪酸的氧化供能。为了达到低糖原状态下的训练，一般是通过运动训练使肌糖原降低约1/3的水平，然后再进行相对较大强度的训练，提高机体供能能力，最终再通过合理的补糖使肌糖原达到最理想的状态，

肌糖原耗尽状态的训练增加了运动员氧化脂肪的能力。在长时间耐力比赛中，脂肪氧化的增加可能会节省肌糖原并改善运动能力（尽管对运动能力的影响尚不清楚）。然而，在力量训练和少于1小时的耐力运动中，机体的磷酸肌酸和糖是主要的能量来源，在肌糖原耗竭状态下的训练并没有任何益处。

第四节 体能训练与恢复的时相营养

体能的超代偿是在恢复中实现的。近些年来提出了“时相营养”。所谓营养补充的时相性就是指运动训练期间，在合适的时间，吃正确的食物。JOHN等将运动肌肉24小时代谢循环分成3个时期，即肌肉运动能量期、恢复期和生长期，并提出相应的3个时相，即能量时相、合成时相和生长时相。为了使肌肉在各个不同时期内获得最佳的代谢功能状态，就应该在相应的时期给予适量、正确的营养物质。

一、体能恢复的能量时相

运动时的能量时相，是指运动时要释放出足够的能量，以驱动肌肉收缩。碳水化合物是这时的关键物质，它可以防止肌糖原的耗竭、增强耐力、维持血糖水平、推迟疲劳的发生。碳水化合物、蛋白质以及特殊的氨基酸、维生素补充，将节省肌糖原，增加肌肉耐力，抑制分解激素的升高。

（一）碳水化合物的补充

运动前除了保证足够的主食之外，运动前、中、后都要注意碳水化合物的补充，以保证最佳的能源利用及储备。

（二）肌酸

作为短时间高强度运动的能源物质，磷酸肌酸的含量一直备受关注。肌酸在运动中广泛应用，不仅仅是因为它促进蛋白质合成的作用，还因为它有助于能量的快速补充。因此赛前补充肌酸，对高强度重复性、短距离以及间歇性运动项目有支持作用。外源性补充肌酸可提高机体肌酸储备量，提高运动员大强度运动能力。但肌酸的服用并不是对所有的运动员都有效，如果运动员机体原有肌酸水平较高，补充肌酸效果会不明显；而原有肌酸水平较低者补充肌酸效果较好，在补充肌酸的同时结合运动则效果会更好。补充肌酸对提高短时间、高强度运动项目运动能力有利，对耐力项目运动能力的作用目前尚未见权威性报道，因此肌酸的补充目前主要是在短时间、高强度项目运动员中使用。

肌酸的补充要注意服用的时间和剂量，不能在整个训练阶段都大量服用。运动员口服肌酸常采用以下方法：以 0.2～0.3g/kg 体重的剂量作为肌酸负荷阶段补充 5 天，然后以 0.02～0.03g/kg 体重的维持剂量保持一个月，肌肉中肌酸会在数周保持较高水平。在口服肌酸的同时补充蛋白质、氨基酸、糖等，比单独补充肌酸效果要好，因为胰岛素的分泌可以促进肌肉从血液中吸收肌酸，可以更好地促进肌肉蛋白合成，有利于运动员速度和力量的提高。

Ralf 等给受试运动员服用 5g/d 枸橼酸肌酸 28 天，使用前后测试 10 次 15 秒最大强度握力器（间歇 45 秒）运动能力，与对照组相比，10 次的总做功能力显著增强。补充肌酸也会有副作用，常见的是肌肉酸胀，体重增加，这和水潴留以及蛋白合成增加有关。长期大量补充肌酸会使内源性肌酸合成受到抑制。同时肌酸的补充并不是越多越好，超过机体最大吸收能力，多余的肌酸会从尿液中排出。

（三）1,6- 二磷酸果糖（FDP）

FDP 是细胞内的糖代谢的中间产物，也是重要的调节多种糖酵解关键酶的物质，如反馈刺激磷酸果糖激酶（PFK）和丙酮酸激酶（PK）的活性，改善和增强糖的无氧代谢能力。冯美云等研究表明，使用 FDP 后，45 秒极限运动时最大输出功率、平均输出功率和总功率均显著提高。

二、体能恢复的合成时相

合成时相即运动后即刻至 45 分钟内。此时的关键是受损的肌肉组织开始修复，肌肉蛋白合成和肌糖原填充。在运动后即刻，肌细胞对合成激素——胰岛素高度敏感，是实施肌糖原填充和肌肉修复的最佳时间。这时所需要的营养物质是碳水化合物 + 蛋白质 + 抗氧化剂。随后这种敏感性很快会下降，在几小时后肌细胞甚至变得对胰岛素产生抵抗，在产生胰岛素抵抗的情况下，肌糖原的恢复、肌肉组织的修复、新的肌肉合成都会明显地下降。

三、体能恢复的生长时相

生长时相即从合成时相结束到下次运动开始的这一段时间。此阶段涉及收缩蛋白数量、肌纤维体积的增加以及能量时相所消耗的肌糖原的完全填充。蛋白质和碳水化合物是保持最佳肌肉生长的要素。如果在营养素补充上遵循营养时相系统的规律，就可以保持高水平的合成状态，完成肌糖原储备、修复肌肉组织和合成新的肌肉组织。

（一）训练后肌糖原及时恢复

运动中肌糖原消耗，甚至耗竭，运动后肌糖原的再合成就成了恢复的关键。长时间运动后到第一次补碳水化合物的时间间隔将明显影响肌糖原再合成的速率，如运动后即刻给予碳水化合物补充，肌糖原再合成速率高达 7～8μmol/（g•d）。这样的速率只能维持大约 2 小时，其后会降低约 50%。6 小时后会降到 1～2μmol/（g•d）。图 9-3 显示运动后即刻与 2 小时补糖的肌糖原合成的差异。在补碳水化合物的同时，补充蛋白质对肌糖原的储量也有很大的区别。

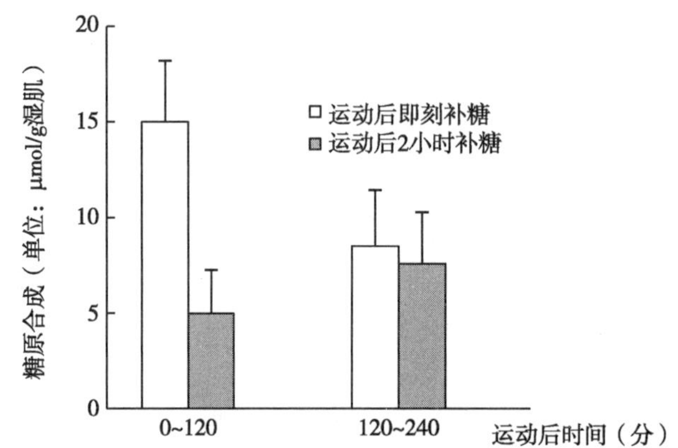

图 9-3 运动后不同时间补碳水化合物对肌糖原再合成的影响

引自：Ivy，et al. 1988.

（二）训练后肌肉的修复及再合成

运动训练某种程度上会对肌肉造成一定的损伤，而这种微小的损伤恰恰是肌肉修复及再合成的前提及保障。若没有足够达到肌肉微结构损伤的训练，对于肌肉质量和力量的增长来说是无效的训练。运动后骨骼肌损伤的修复过程涉及形态组织层面、血清酶活性、自由基代谢、蛋白质合成等结构与功能的变化，而这些变化与运动后的营养手段有关联。

1. 蛋白质及氨基酸补充 通过对运动前后不同时间段氨基酸代谢的研究，可见运动后的血浆氨基酸水平影响肌肉蛋白质的合成速率，胰岛素水平也可影响肌肉蛋白质的代谢。进食蛋白质和氨基酸可以增加血浆氨基酸水平，食物中碳水化合物刺激胰岛素分泌。有报道 BCAA 有促进蛋白质合成的作用，尤其是亮氨酸。谷氨酰胺有助于运动后的恢复，但还需要更多的实验去证实。

乳清蛋白中支链氨基酸的含量相对较高。大豆中的蛋白是运动后可选择的另一种蛋白质，它能够提供肌肉重建及修复的必需氨基酸。研究表明运动后碳水化合物和蛋白质配合补充要比单独补充的效果好，能够加速恢复过程。原因是混合补充时产生的胰岛素效应较高，提高了蛋白质合成的速率，从而加速恢复过程。同时也发现，碳水化合物加上蛋白质在运动后越早补充，越有利于提高肌糖原再合成。

不管有没有碳水化合物的摄入，要想增加肌肉蛋白的合成，至少要补充 6g 的必需氨基酸。近来的研究也提示在运动后摄入 6～20g 蛋白质会对恢复过程起到一定的促进作用。配合碳水化合物补充，可以将糖原合成的效果最大化，刺激肌肉合成的激素分泌，提高蛋白质合成。

运动后补充蛋白质和氨基酸的时间也很重要，有研究证实在 3 小时内，必需氨基酸能有效地刺激肌肉蛋白质合成。建议在运动结束之后，尽快进食含有蛋白质的食物，这样可以加速血流速度以及激素的分泌速度。因此，在实际中，运动后蛋白质的补充应该是在活动后的3小时之内，而且补充的蛋白质中应该含有所有的氨基酸，尤其是必需氨基酸。

2. 缓解体力疲劳和促进恢复的营养产品 恢复期补充抗氧化物质能在一定程度上缓解肌肉损伤、促进恢复。针对大负荷训练时经常遇到的血红蛋白降低和低血清睾酮，从营养角度促进运动后恢复还可以补充如铁、叶酸、维生素 B_{12} 等与造血功能有关的营养素和具有调节内分泌作用的一些天然植物成分。营养因素对运动后心理状态和中枢神经系统兴奋抑制状态平衡的影响，在科学认识上还有限，一些营养补剂，如褪黑素、某些植物化学物和糖等的有益作用已被一些学者的研究证实，可以根据实际需要应用。目前市场上有不少声称具有提高体能的产品，其作用基础依据一些缓解体力疲劳和促进恢复的营养成分（表9-8）。但是多数尚缺乏充分的科学验证。

表9-8 一些具有改善体能作用的营养物质

功效成分/组分	作用	功效成分/组分	作用
果糖	补充能量	红景天皂苷	抗应激
可消化低聚糖	补充能量	五味子	抗应激
二磷酸果糖	补充能量、调节代谢	人参皂苷	抗应激
支链氨基酸	补充能量、调节代谢	刺五加	抗应激
肌酸	补充能量	大戟色素体	抗应激
丙酮酸	补充能量、促进脂代谢	蜕皮酮	雄激素样作用
咖啡因	兴奋中枢、促进脂代谢	蒺藜皂苷	雄激素样作用
牛磺酸	中枢调节、抗氧化	山药提取物	雄激素样作用
肉碱	促进脂代谢	野生燕麦	雄激素样作用
谷氨酰胺	调节免疫、补充能量	育亨宾提取物	雄激素样作用 麻黄碱样作用
天冬氨酸盐	调节酸碱平衡、补充能量	碱性盐	调节酸碱平衡

在时相营养系统的合成期和生长期尽快拮抗分解激素，刺激合成激素，从而促进合成代谢，减少肌肉损伤和加速糖原和蛋白质合成是关键。Ivy等提出了合成期和生长期的营养补充建议（表9-9、表9-10）。

表9-9 合成期理想营养补充

合成期时相营养目标	营养品	数量
分解代谢转化成合成代谢	乳清蛋白	13～15g
增加肌肉血流量加快代谢物的排出	高血糖指数碳水化合物	40～50g
补充肌糖原储备	亮氨酸	1～2g
启动肌肉修复开始进入肌肉增长，减少肌肉分解，增强免疫功能	谷氨酰胺	1～2g
	维生素C	60～120mg
	维生素E	80～400IU

引自：Ivy J，Portman R. Nutrient Timing：The Future of Sports Nutrition. Basic Health Publications，2004.

表 9-10　生长期的理想营养补充

生长时相营养目标		营养品	数量
快速阶段（前 4 小时）	维持、增加胰岛素的敏感性、维持合成状态	乳清蛋白	14g
		酪蛋白	2g
稳定阶段（随后的16～18 小时）	维持正氮平衡和参加蛋白质合成促进蛋白更新和肌肉发展	亮氨酸	3g
		谷氨酰胺	1g
		高血糖指数食物	2～4g

引自：Ivy J，Portman R. Nutrient Timing：The Future of Sports Nutrition. Basic Health Publications，2004.

过去的研究已经证明，无论是宏量营养素和微量营养素在运动训练中均可以发挥重要的作用。然而，在提高运动表现的背景下，碳水化合物补充仍然是最重要的，而一些运动促力物质（例如咖啡因、肌酸、碳酸氢钠、β- 丙氨酸、硝酸盐）都能在一定的训练环境中改善运动能力。近期一些研究表明，减少碳水化合物和提高蛋白质摄入的策略可以提高训练适应，而高碳水化合物的补充和抗氧化剂补充实际上削弱了训练适应。

对于体能训练的人群来讲，营养是其提高训练效果，保持体能稳定的必备要素，科学、合理、正确地补充营养素可促进机体肌肉的快速修复与合成，有助于防止伤病的发生。相反，则会导致体能下降、恢复速率降低甚至缩短运动寿命。

（史仍飞）

参 考 文 献

1. 陈吉棣. 运动营养学. 北京：北京大学医学出版社，2002.
2. 张文栋，杨则宜. 实用体能训练营养学. 北京：人民体育出版社，2014.
3. 史仍飞，袁海平. 运动营养学. 北京：北京体育大学出版社，2015.
4. 王新颖，牛程麟，金丽，等. 蛋白强化的营养制剂对高体能消耗人员骨骼肌合成及氧化应激的影响. 中华损伤与修复杂志（电子版），2010，5（4）：449-452.
5. Chandler TJ，Brown LE. Conditioning for Strength and Human Performance. Lippincott Williams & Wilkins，2008.
6. Chaston TB，Dixon JB. Factors associated with percent change in visceral versus subcutaneous abdominal fat during weight loss：findings from a systematic review. International Journal of Obesity，2008，32（4）：619-628.
7. Edward PW，Susan BR，Dennis TV，et al. Lower extremity muscle size and strength and aerobic capacity decrease with caloric restriction but not with exercise-induced weight loss. Journal of Applied Physiology，2007，102（2）：634-640.
8. Krotkiewski M，Grimby G，Holm G，et al. Increased muscle dynamic endurance associated with weight reduction on a very-low-calorie diet. Am J Clin Nutr，1990，3：3.
9. Ross R，Dagnone D，Jones PJ，et al. Reduction in obesity and related comorbid conditions after diet-induced weight loss or exercise-induced weight loss in men. A randomized，controlled trial. Ann Intern Med，2000，133（2）：92-103.
10. Nattiv A，Loucks AB，Manore MM，et al. American College of Sports Medicine position stand. The female athlete triad. Med Sci Sports Exerc，2007，39（10）：1867-1882.
11. Jeukendrup A. A step towards personalized sports nutrition：carbohydrate intake during exercise. Sports Med，2014，Suppl 1：S25-S33.

12. Sims EA，Horton ES. Endocrine and metabolic adaptation to obesity and starvation. Am J Clin Nutr，1968，21（12）：1455-1470.
13. Forbes GB. Body fat content influences the body composition response to nutrition and exercise. Ann N Y Acad Sci，2000，904：359-365.
14. Kerksick C，Harvey T，Stout J，et al. International Society of Sports Nutrition position stand：nutrient timing. J Int Soc Sports Nutr，2017，14：33.
15. Jeukendrup AE. Carbohydrate intake during exercise and performance. Nutrition，2004，20（7/8）：669-677.
16. Baar K. Nutrition and the adaptation to endurance training. Sports Med，2014，Suppl 1：S5-S12.
17. Jentjens RL，Achten J，Jeukendrup AE. High oxidation rates from combined carbohydrates ingested during exercise. Med Sci Sports Exerc，2004，36（9）：1551-1558.
18. Currell K，Jeukendrup AE. Superior endurance performance with ingestion of multiple transportable carbohydrates. Med Sci Sports Exerc，2008，40（2）：275-281.
19. Saunders MJ，Kane MD，Todd MK. Effects of a carbohydrate-protein beverage on cycling endurance and muscle damage. Med Sci Sports Exerc，2004，36（7）：1233-1238.
20. Osterberg KL，Zachwieja JJ，Smith JW. Carbohydrate and carbohydrate þ protein for cycling time-trial performance. J Sports Sci，2008，26（3）：227-233.
21. Berardi JM，Price TB，Noreen EE，et al. Postexercise muscle glycogen recovery enhanced with a carbohydrate-protein supplement. Med Sci Sports Exerc，2006，38（6）：1106-1113.
22. Tipton KD，Witard OC. Protein requirements and recommendations for athletes：relevance of ivory tower arguments for practical recommendations. Clin Sports Med，2007，26（1）：17-36.
23. Costill DL，Miller JM. Nutrition for endurance sport：carbohydrate and fluid balance. Int J Sport Med，1980，1：2-14.
24. Campbell BI，Spano MA. NSCA's Guide to sport and exercise Nutrition. Human Kinetics，2011.
25. Cermak NM，van Loon LJ. The use of carbohydrates during exercise as an ergogenic aid. Sports Med，2013，43（11）：1139-1155.
26. Scott BR，Duthie GM，Thornton HR，et al. Training Monitoring for Resistance Exercise：Theory and Applications. Sports Med，2016，46（5）：687-698.
27. Friedman JE，Lemon PW. Effect of chronic endurance exercise on retention of dietary protein. Int J Sports Med，1989，10（2）：118-123.
28. Ivy J，Portman R. Nutrient Timing：The Future of Sports Nutrition. Basic Health Publications，2004.
29. Peake JM，Neubauer O，Della Gatta PA，et al. Muscle damage and inflammation during recovery from exercise. J Appl Physiol，2017，122（3）：559-570.
30. Perez-Schindler J，Hamilton DL，Moore DR，et al. Nutritional strategies to support concurrent training. Eur J Sport Sci，2015，15（1）：41-52.
31. Maughan RJ，Gleeson M. The biochemical basis of sports perfoemance. Oxford：Oxford University Press，2010.
32. Rozenek R，Ward P，Long S，et al. Effects of high-calorie supplements on body composition and muscular strength following resistance training. J Sports Med Phys Fitness，2002，42（3）：40-47.
33. Smiles WJ，Hawley JA，Camera DM. Effects of skeletal muscle energy availability on protein turnover responses to exercise. J Exp Biol，2016，219（Pt 2）：214-225.
34. Jeukendrup AE. Periodized Nutrition for Athletes. Sports Med，2017，47（Suppl 1）：51-63.
35. Colin DW，Lem WT，Jordan O，et al. The Effects of Pre- and Post-Exercise Whey vs. Casein Protein Consumption on Body Composition and Performance Measures in Collegiate Female Athletes. Journal of

Sports Science and Medicine，2013，12（1）：74-79.

36. Victoria Pons，Joan Riera，Xavier Capó，et al. Calorie restriction regime enhances physical performance of trained athletes. J IntSoc Sports Nutr，2018，15：12.
37. Trexler ET，Smith-Ryan AE，Norton LE. Metabolic adaptation to weight loss：implications for the athlete. J Int Soc Sports Nutr，2014，11（1）：7.
38. Jlid MC，Maffulli N，Elloumi M，et al.et al. Rapid weight loss alters muscular performance and perceived exertion as well as postural control in elite wrestlers. J Sports Med Phys Fitness，2013，53（6）：620-7.
39. Mettler S，Mitchell N，Tipton KD. Increased protein intake reduces lean body mass loss during weight loss in athletes. Med Sci Sports Exerc，2010，42（2）：326-337.
40. Dudgeon WD，Kelley EP，Scheett TP. In a single-blind，matched group design：branched-chain amino acid supplementation and resistance training maintains lean body mass during a caloric restricted diet. J Int Soc Sports Nutr，2016，13（1）：1.
41. Hansen AK，Fischer CP，Plomgaard P，，et al. Skeletal muscle adaptation：training twice every second day vs. training once daily. J Appl Physiol，2005，98：93-99.
42. Narkar VA，Downes M，Yu RT，et al. AMPK and PPARdelta agonists are exercise mimetics. Cell，2008，134：405-415.

第十章

营养与脑功能

由于脑功能对生命维持和生命质量的重要性以及神经系统疾病对人类健康的巨大威胁，有关脑的高级功能研究已成为生命科学的研究热点之一。同时又基于提高儿童智力以及解决人口老龄化所出现的越来越多的认知障碍性问题的需要，脑的营养保健亦日受注目。

营养对脑健康的重要性是不言而喻的。科学研究证实，多种营养素或食物成分在中枢神经系统的结构和功能中发挥着重要作用。有的参与神经细胞或髓鞘的构成；有的直接作为神经递质及其合成的前体物质；还有的与认知过程中新突触的产生或新蛋白的合成密切相关……。随着营养科学与脑科学的不断交叉，一些营养素在脑发育、脑功能以及心理行为中的生物学作用正得到越来越多的揭示和发掘。基于此，深入探讨膳食营养因素对神经系统功能的影响以及在脑损伤和神经系统疾病发生中的作用，对预防、延缓脑衰老以及各种神经系统疾病，促进精神健康均具有重要而深远的意义。

第一节　脑的结构与功能

一、概述

脑位于颅腔内，由头盖骨包裹着，是人体最复杂的器官，大致可分为大脑、小脑和脑干三个部分。

大脑由前脑泡演化而来，两侧高度发育，向外膨出形成端脑即左、右大脑半球。由浅入深分为大脑皮质（半球表面的灰质层）、大脑髓质（深部的白质）和基底核（白质内的灰质核团）。两个大脑半球之间的腔隙为侧脑室。

小脑位于大脑后方，覆盖在脑桥及延髓（medulla oblongata）之上，横跨在中脑和延髓之间。其大小仅次于大脑。该小脑由神经纤维与间脑、中脑及脊髓相连，这样，各个部分就形成一个紧密相连的网络，组成了复杂而又高级的器官。

脑干位于脊髓和间脑之间，从下往上由延髓、脑桥和中脑三部分组成。主要是维持个体生命，包括心跳、呼吸、消化等重要生理功能。

二、大脑

大脑半球（cerebral hemisphere）左、右各一，大致对称，前窄后宽，以顶结节间最宽。表面是灰质，即大脑皮质，皮质下是厚的白质，即大脑髓质。随着年龄增加，灰质与白质均可萎缩，灰质萎缩发生于20～50岁，白质萎缩发生于70～90岁，老年人脑质量减少7%～8%。

大脑半球占据脑的大部分，表面有许多沟，沿此沟分为额叶、顶叶、枕叶和颞叶，分担各自的功能。其中额叶位于大脑的前半部分，占据了大脑的40%，负责思维、演算，与个体的需求和情感相关；顶叶，大脑半球中部部分，负责身体感觉、味觉、触觉等信号的处理；枕叶是大脑皮质顶枕裂之后的部位，负责视觉处理；颞叶位于外侧裂下方，负责处理听觉信息，也与记忆和情感有关。

一般认为，大脑左半球是处理语言、准备手工操作、命名、数学计算等分析功能的主要活动中心，主管分析、逻辑和语言功能；大脑右半球主要处理空间概念，识别脸形、几何图形、距离、乐谱和环境声音，可能还处理直觉和艺术方面的信息。

三、小脑

小脑（cerebellum）位居颅后窝内，小脑幕以下，位于脑桥及延髓的背侧，其正中区以第四脑室与脑桥和延髓分开。

（一）小脑的结构

1. 外部结构　小脑大致呈球形，中部狭窄部称小脑蚓（vermis），两侧膨大部为小脑半球（cerebellar hemisphere），其上面较平坦，下面膨隆，小脑下面靠小脑蚓两侧小脑半球突起称小脑扁桃体（tonsil of cerebellum）。

2. 内部结构　小脑由表面的皮质、深部的白质及白质内的小脑核团构成；按形态结构的不同可将其分为绒球小结叶（flocculonodular lobe，原小脑或古小脑）、小脑前叶（anterior lobe，旧小脑）、小脑后叶（posterior lobe，新小脑）；按功能不同可将其分为前庭小脑（archicerebellum，原小脑或古小脑）、脊髓小脑（paleocerebellum，旧小脑）、大脑小脑（neocerebellum，新小脑）。

（二）小脑的功能

小脑通过它与大脑、脑干和脊髓之间丰富的传入和传出联系，参与躯体平衡和肌肉张力（肌紧张）的调节，以及随意运动的协调。小脑就像一个大的调节器保持机体运动的协调，如喝醉酒时走路不稳是因为酒精麻痹了小脑。此外，小脑也与骨骼肌运动的调控有关，它可能还影响一些内脏活动、参与记忆及运动的学习等。

四、脑干

脑干（brainstem）位于大脑下方，是大脑和脊髓之间的较小部分，呈不规则的柱状形。脑干自下而上由延髓、脑桥、中脑三部分组成。延髓部分下连脊髓。

（一）延髓

1. 结构　延髓是脑干的最尾侧部分，形似倒置的锥体，上端与脑桥在腹侧面以横行的延髓脑桥沟分界，其下端在平枕骨大孔处续于脊髓，在背侧面以第四脑室横行的延髓髓纹为界。

2. 功能　延髓是脊髓的直接上延部分，是脑干的后段。延髓调节控制机体的心搏、血压、呼吸、消化等重要功能，延髓受到局部损害常危及生命，故被看作机体的生命中枢。延髓是中枢神经系统许多感觉和运动纤维传导的必经之路。其中一些上行冲动能影响大脑皮质的功能、对维持觉醒和产生睡眠有重要作用。向下的冲动参与了肌紧张和躯体运动的调节。另外，延髓内一些神经核团接受内脏感觉传入，参与内脏运动及腺分泌的调节。

延髓在处理感觉及运动讯息传送方面也有一定功用。延髓具有心血管中枢及呼吸中枢等重要维生中枢的结构及感应器，能借此维持体内平衡。由于延髓由不能再生的中央神经元组成，故此部分受伤许多时候都是致命的。

（二）脑桥

1. 结构 脑桥（pons）是介于中脑与延髓之间的一个部分，为小脑所覆盖。其背侧部的被盖为延髓背侧部分的延续，包括部分网状结构和若干脑神经核。腹侧部称为脑桥基底，主要由纵横纤维束组成，纤维间有许多细胞团块，称为桥核。脑桥只见于哺乳动物，尤以人最为发达，许多传导信息的神经纤维束在此通过，或以此为中继站，如皮质延髓束、皮质脊髓束、皮质桥束、皮质小脑束、皮质桥小脑束等。脑桥的神经纤维将左右小脑半球联系起来，也将小脑与大脑联系在一起，使随意运动得以协调进行。脑桥部位有许多脑神经及其核，如位听神经、面神经、外展神经、三叉神经，对维持机体的正常活动起重要作用。

2. 功能

（1）调整呼吸：脑桥参与调节呼吸节律，脑桥的网状结构是呼吸中枢的组成部分。脑桥的头端 1/3 区域内，有调整延髓呼吸中枢节律性活动的神经结构，称为呼吸调整中枢，它能抑制延髓吸气中枢的紧张性活动，使吸气向呼气转化。脑桥调整中枢内除了有呼气神经元和吸气神经元以外，还有较多的跨时相神经元。它与延髓呼吸中枢之间有复杂的相互作用，一般认为它在脑桥呼吸调整中枢的功能活动中起重要作用。

（2）调节肌肉运动：肌紧张和肌肉运动是由脑干网状结构控制的。脑桥网状核是网状结构易化区域之一。脑桥的被盖和延髓网状结构背外侧部、中脑中央灰质以及下丘脑后部和丘脑中缝核群等共同对同侧伸肌起调节作用，主要是易化性影响。另外，在大脑 - 脑桥 - 小脑之间形成一个环形联系，共同协调肌肉运动。

（三）中脑

1. 结构 中脑位于脑桥之上，恰好是整个脑的中点。中脑是视觉以及听觉的反射中枢。所有大脑皮质与脊髓间的上行及下行神经通路都经过中脑，同时，中脑通过白质与其他中枢神经系统的分部相联系。

2. 功能 中脑是视觉以及听觉的反射中枢。如果在动物中脑与间脑之间对脑组织作一横切，中脑及中脑以下各部就不再受神经系统高级部位的控制，这种动物叫中脑动物。它与脊髓动物或延髓动物（延髓、脊髓与高级部位之间无联系）相比，有更复杂的反射，如初级光反射、初级听反射、瞳孔对光反射，还可调节肌紧张、随意运动以及进行翻正反射活动等。正常情况下中脑的上述活动都从属于中枢神经系统的高级部位，也就是大脑皮质的冲动可以直接或通过纹状体苍白球体系而入红核、黑质、四叠体等中脑组织，中脑再经延髓、脊髓内的传出神经元而引起各种生理反应。

（四）脑干网状结构

1. 结构 脑干网状结构是指在脑干内除界限清楚、功能明确的神经细胞核团和神经纤维束外的、从脊髓到丘脑底部由神经细胞和神经纤维交织成的网状结构；网眼内散布着大小不等的神经细胞胞体；嘴侧端起自丘脑板内核，尾侧端移行于颈髓的中间质外侧部网状结构，横断面占据脑干被盖部内侧 2/3 和外侧 1/3。

2. 功能 目前对于网状结构所包括的核团尚无统一结论，多数学者认为有以下主要核群：即中核及附近核群；内侧核群或中央核；外侧核群等。

网状结构的功能复杂，一般可归纳为以下几个方面：①对躯体运动的影响；②参与内脏活动，脑干内有许多重要的内脏活动中枢，如：心血管中枢、呼吸中枢、吞咽中枢等，通过网状脊髓束调节内脏活动；③对传入中枢的感觉信息有修改、加强或抑制等多方面的影响；④通过网状上行激活系统对睡眠、觉醒和意识产生影响。当病人脑干损伤时常出现的昏迷或昏睡，就是网状结构非特异性上行激活系统受损所致。

五、血 - 脑脊液屏障

1. 结构和功能　血 - 脑脊液屏障（blood brain barrier）是介于血液和脑组织之间的对物质通过有选择性阻碍作用的动态界面，由脑的连续毛细血管内皮及其细胞间的紧密连接、完整的基膜、周细胞以及星形胶质细胞脚板围成的神经胶质膜构成，其中内皮是血 - 脑脊液屏障的主要结构。

中枢神经系统内神经元的正常活动，需要保持稳定的微环境，这个环境（如氧、有机物及无机离子浓度）的轻微变化，都会影响神经元的活动。中枢神经系统内有相应的结构对物质在毛细血管或脑脊液与脑组织间转运过程中进行一定的限制或选择。

2. 对营养物质的通透作用　通过限制和调节离子、蛋白质和水溶性电解质在血浆与脑脊液之间的交换，保护大脑不受病原菌及有害物质的侵害，并为神经功能提供较稳定的离子和营养环境。

对被研究过的许多物质来说，血 - 脑脊液屏障并不是一个绝对的壁垒。完全被限制入脑的仅仅是一些大分子物质（如血浆蛋白、铁蛋白、辣根过氧化物酶等）。其他的物质可借助于各种不同的方式以不同的速度出入大脑。葡萄糖可以通过血 - 脑脊液屏障，大脑几乎都用葡萄糖来供能，只有在长期饥饿状态下以脂肪代谢产物酮体来供能。蛋白质是由不同的氨基酸构成，氨基酸的重要功能之一是产生神经递质，而神经递质影响情绪和神经系统的整体功能。氨基酸通过血 - 脑脊液屏障需要载体分子的参与，且载体分子必须经过特定通路通过血 - 脑脊液屏障并进入大脑。小分子的脂肪酸以及包括水在内的其他营养物质也能通过血 - 脑脊液屏障。此外，维生素也能通过血血 - 脑脊液屏障，但维生素 B_6 和维生素 B_{12} 等需要载体分子传输。

第二节　营养物质在脑内的代谢

一、碳水化合物

平均来说，一个标准成人的脑质量仅占体质量的 2%，但却需要约 15% 的心输出量、20% 的总耗氧量和 25% 的总葡萄糖消耗量。大脑对葡萄糖的利用包括两个过程：葡萄糖转运和细胞内的分解代谢。葡萄糖转运主要依赖葡萄糖转运蛋白（glucose transporters，GLUT）。GLUT 在调整葡萄糖转运和维持大脑能量稳态方面发挥重要的作用，大脑中 GLUT 主要为 GLUT-1 和 GLUT-3。GLUT-1 根据相对分子质量不同可分为 2 种亚型，分子量为 5.5×10^4 的 GLUT-1 主要表达于脑血管的上皮细胞；分子量为 4.5×10^4 的 GLUT-1 主要表达于星形胶质细胞，能够转运葡萄糖通过血 - 脑脊液屏障。GLUT-3 是重要的神经元 GLUT，负责将葡萄糖转运至神经元细胞内。星形胶质细胞中含有大量的糖原颗粒，在血糖过低时该糖原可以转化为葡萄糖，依赖对胰岛素敏感的 GLUT-1 转运至胞外，从而为神经元活动提供葡萄糖。

细胞内葡萄糖氧化分解代谢是一个复杂的过程，包括磷酸戊糖途径、糖酵解、三羧酸循环、氧化磷酸化等。通过脑内细胞内氧化分解代谢，葡萄糖转变成 ATP 和其他代谢产物，为神经活动提供能量，以及为相关生物合成提供必需的底物。三羧酸循环和氧化磷酸化过程在线粒体内完成，糖酵解和磷酸戊糖途径则发生在细胞质中。葡萄糖在细胞质中经糖酵解生成丙酮酸，在丙酮酸脱氢酶复合体（PDHC）的催化下，丙酮酸氧化脱羧生成乙酰辅酶 A（CoA）。三羧酸循环是葡萄糖氧化分解的主要步骤，其中 CoA 是该循环的入口物质，又是合成脂类例如胆固醇的起始物质。这就意味着丙酮酸既可走向继续分解提供能量的途径，又可走向生物合成途径，关键在于 PDHC 的活性的调控。整个 TCA 循环包含 9 种酶体，其中 3 个关键限速酶分别为柠檬酸合成酶、异柠檬酸脱氢酶和 α- 酮戊二酸脱氢酶复合体。研究发现，阿尔茨海默病（AD）中丙酮酸脱氢酶复合体（PDHC）、α- 酮戊二酸脱氢酶复合体（KGDHC）活性明显降低。氧化磷酸化是糖代谢的最终过程，步骤繁多，需要众多的酶体、辅酶、金属离子和细胞色素以及维生素等参与。任何一种因子或者是上游代谢步骤（三羧酸循环 / 糖酵解）功能紊乱都会导致氧化磷酸化过程障碍，从而导致糖代谢功能减退。

二、氨基酸

氨基酸在多种代谢反应中存在动力学平衡，其在大脑中的代谢是中枢神经系统代谢机制中重要的部分。氨基酸及其衍生物的多样性保证了机体与外部环境的联系，它们在神经系统中的特殊代谢已有研究，但目前仍有一些氨基酸在大脑中的代谢过程尚不清楚，有待进一步研究。

1. γ- 氨基丁酸　氨基酸分为神经递质和神经调质两类，在大脑中进行特异性代谢。作为神经递质的氨基酸，首先是 γ- 氨基丁酸（GABA），在动物体内，GABA 几乎只存在于神经系统中，其中脑组织中的含量最多，免疫学研究表明，其浓度最高的区域为大脑中黑质。与其他传统的神经递质一样，γ- 氨基丁酸在大脑不同的部位含量不同，黑质、苍白球和视床下部是其主要富集区，在血液中含量很少。但当其在血液中的含量较高时，将通过血 - 脑脊液屏障进入脑中，因此 γ- 氨基丁酸代谢受到广泛关注。γ- 氨基丁酸在脑部的循环包括 3 个酶联反应，称为 GABA 支路，它与三羧酸循环相联系，从而为谷氨酸分解提供能量。

2. 甘氨酸　神经系统中至少有 3 条甘氨酸的分解代谢途径：①脑中丝氨酸和甘氨酸的可逆互相转化，丝氨酸羟甲基转移酶可以降解甘氨酸；②中枢神经系统存在的氨基酸氧化酶可降解甘氨酸；③位于线粒体的甘氨酸脱羧酶可降解甘氨酸，此酶的活性依赖于 NAD^+ 和四氢叶酸。

3. 谷氨酸　可在神经元和神经胶质中代谢。作为一种兴奋性神经递质，谷氨酸在神经元中不断被消耗。关于神经元中谷氨酸再生的机制目前有假说认为存在一种特殊的胞间谷氨酸循环。神经胶质细胞可利用神经元细胞分泌的谷氨酸盐，将其转化成谷氨酸，然后传递到神经元细胞进行神经递质的合成，从而完成谷氨酸的再生。这个假说已经被一些研究证实。

4. 天冬氨酸　在大脑中的含量很高。在静息状态下，天冬氨酸只在神经元细胞末端的兴奋性细胞中积累；当钾离子或藜芦碱存在时，天冬氨酸则在星细胞中大量积累。天冬氨酸除具有直接的刺激作用外，对于磷酸肌醇的水解亦有抑制作用。因此至少有一部分天冬氨酸在神经传递中影响次级信号的转导。

5. 牛磺酸 牛磺酸作为神经调质类的氨基酸，在大脑皮质、小脑、中脑皮质（富含多巴胺的区域）和脑嗅球中的含量比血液中的高。与甘氨酸和 γ- 氨基丁酸类似，牛磺酸能诱导超极化并抑制神经元细胞的兴奋性。牛磺酸可被神经胶质细胞吸收，证实了神经胶质具有调节牛磺酸突触功能的作用。

6. N- 乙酰天冬氨酸 是脑中游离氨基酸的主要成分。在绝大多数动物体内，其含量是天冬氨酸的 3 倍，在灰质中的含量比白质中多，也存在于周围神经系统和视网膜中。人和动物出生时体内 N- 乙酰天冬氨酸的含量很低，随着生长发育其含量逐渐增多。N- 乙酰天冬氨酸的形成需要乙酰辅酶 A。现已发现外源性 N- 乙酰天冬氨酸的乙酰基是脑发育中脂肪酸合成的主要碳源。

7. 含硫氨基酸 分子中含有巯基的氨基酸称为含硫氨基酸，包括蛋氨酸、半胱氨酸和胱氨酸 3 种，蛋氨酸可转变为半胱氨酸和胱氨酸，但后者不能转变为蛋氨酸，因此蛋氨酸是必需氨基酸。从蛋氨酸形成的 S- 腺苷蛋氨酸进一步变成高半胱氨酸，再由高半胱氨酸合成蛋氨酸，这一循环称为 S- 腺苷蛋氨酸循环。该循环第一阶段与甲基化有关，后一阶段与神经传递和神经调节有关，尤其是牛磺酸的合成有关。

8. 芳香族氨基酸 含有芳香环的氨基酸称为芳香族氨基酸，主要包括色氨酸、苯丙氨酸和酪氨酸，在大脑代谢中均有涉及。色氨酸是一种必需氨基酸，且在人脑中无法合成。在机体中它可以利用草酰乙酸作为胺类基团受体进行转氨作用，也可以进行脱羧作用，前一种反应的生理学作用尚不清楚。色氨酸更重要的作用是形成复合胺和褪黑激素，这一反应可利用机体内 5% 的色氨酸。

9. 苯丙氨酸 苯丙氨酸是一种人体必需的氨基酸，可在脑部进行转氨作用和脱羧作用。苯丙氨酸在苯丙氨酸羟化酶作用下经羟化反应可生成酪氨酸，这是苯丙氨酸在体内主要的代谢途径，但是在脑中尚未发现。酪氨酸转化成儿茶酚胺是酪氨酸在脑和肾上腺中的主要代谢途径。代谢过程的第一步是由酪氨酸羟化酶催化生成多巴胺（DA），酶活性被儿茶酚胺所抑制。L - 酪氨酸 -α- 酮戊二酸氨基转移酶也可催化酪氨酸的转氨基作用。

三、脂类

脂类是脂肪和类脂的总称。脂肪即甘油三酯（TG），类脂包括固醇及其酯、磷脂和糖脂等。因血 - 脑脊液屏障的存在，大脑不能利用甘油三酯作为机体重要的能量物质。不过胆固醇、磷脂及糖脂是组成脑内细胞生物膜的重要组成，参与细胞识别及信号传递，还是多种生物活性物质的前体。

1. 胆固醇 脑内胆固醇主要以非酯化形式存在于髓鞘、星形胶质细胞及神经细胞膜，主要参与髓鞘的构成。少量胆固醇存在于神经元、神经胶质细胞的生物膜和细胞外脂蛋白上，参与并维持神经细胞的正常生理功能。血浆 LDL 和 HDL 很难通过血脑屏障转运至脑组织，即循环系统的胆固醇和脑内胆固醇的代谢几乎完全被血脑脊液屏障阻隔。星形胶质细胞合成胆固醇远远大于神经元细胞，研究表明在脑组织内，胆固醇通过 Apo E 实现神经元与星形胶质细胞之间的转运。

脑内的胆固醇主要经胆固醇 -24S- 羟化酶（CYP46）转化为 24S- 羟胆固醇自由扩散通过血 - 脑脊液屏障，经肝脏代谢排出体外。在大脑中主要表达的 LDLR 家族有：LRP1、LRP2、LDLR 和 vLDLR 等。这些受体可以结合并内化脂蛋白，在胆固醇的转运和代谢中起重要作用。体外实验表明，LDLR 和其家族成员在调节胆固醇脑内运输以供给神经元和胶质细胞利用的过程中发挥作用。LDLR 相关蛋白（LRP）是 BBB 转运 β- 淀粉样蛋白的主要受体 Apo E 可与 LRP 的结合可以影响 Aβ 通过 BBB 转运而影响脑内外的平衡。脑胆固醇最终生成 24S- 羟胆固醇从脑内清除到外周血循环系统，是脑胆固醇清除出脑的主要途径之一。

2. 脑苷脂和脑硫脂　脑苷脂是髓鞘中发现的最典型的脂质，并且在脑与脊髓中的浓度相当。脑苷脂和脑硫脂主要存在于髓脂中。在髓脂中脂肪酸主要是饱和脂肪酸和单一双键脂肪酸，而在神经元膜特别是突触小体以多聚不饱和脂肪酸为主。二者是神经元和胶质细胞膜结构和功能的必需物质，也是髓鞘的主要组成物质，在成熟神经元的快速传导中发挥重要作用。

四、维生素

维生素对维持大脑的正常功能十分重要，每一种维生素对大脑都有独特的作用。维生素按溶解性分为两大类，脂溶性维生素和水溶性维生素。脂溶性维生素包括维生素 A、维生素 D、维生素 E、维生素 K；水溶性维生素包括 B 族维生素和维生素 C。维生素可以通过血 - 脑脊液屏障，但维生素 B_6 和维生素 B_{12} 的通过需要载体分子传输。下面分述几种与脑功能密切的维生素。

1. 维生素 A　维生素 A 是指含有视黄醇结构，并具有其生物活性的一大类物质，它包括已形成的维生素 A 和维生素 A 原以及其代谢产物。在机体内，主要以棕榈酸视黄酯的形式储存于肝星状细胞和肝主细胞。

当脑组织需要时，水解为视黄醇，先后与视黄醇结合蛋白（RBP）、前白蛋白（PA）结合，形成“VA-RBP-PA 复合体”并释放入血，在锌的协助下转运通过血 - 脑脊液屏障，靶细胞膜上的特异性受体识别 RBP，复合体释放 VA，经细胞融合作用，视黄醇进入细胞内，在细胞内被氧化成视黄醛，再进一步被氧化为视黄酸（RA），发挥重要的生物学功能。

RA 通过介导 RARs、RXRs 两类视黄酸核受体，调控靶基因的表达。这两者受体的分布具有组织特异性及发育时期特异性。RARα 广泛分布于全身，在中枢神经系统中主要分布于海马、丘脑和脑桥，RARβ 在纹状体、下丘脑及髓质中大量表达，RXRα 表达于大脑皮质和海马，RXRβ 位于前脑、中脑、后脑和脊神经节中。这些受体只有结合相关配体后才有活性，以二聚体的形式结合到靶基因的激素应答原件（HRE）上，调控靶基因转录。全反式视黄酸（at-RA）作为 RARs、RXRs 受体的共同配体，与二者结合后作为转录调控因子，调控细胞的生长、分化。

最后，维生素 A 在体内被氧化成一系列的代谢产物，后者与葡萄糖醛苷结合后由胆汁进入粪便排泄。

2. 维生素 E　维生素 E 是指含苯并二氢吡喃结构、具有 α- 生育酚生物活性的一类物质。它包括八种化合物：四种生育酚和四种生育三烯酚，其中 α- 生育酚的生物活性最高，故通常以 α- 生育酚作为体内维生素 E 研究的代表。

生育酚在食物中可以以游离的形式存在，必须经胰酯酶和肠黏膜酯酶水解，然后才被吸收。消化的产物在胆汁的作用下以胶团的形式被动扩散吸收，后掺入乳糜微粒，经淋巴导管进入血液循环。血液中的维生素 E 主要由 LDL 运输，穿过血 - 脑脊液屏障到达靶细胞后，α- 生育酚具有脂溶性可以更好地透过细胞膜，α- 生育酚可与机体产生的氧自由基通过相关反应夺取其分子配对电子后生成 α- 生育醌，然后形成结构稳定的强氧化性分子，并与自由基结合减轻机体过氧化反应对脑组织及脑细胞的损害。

大部分维生素 E 以非酯化的形式贮存在脂肪细胞，大脑中贮存很少。脂肪组织中的维生素 E 的贮存随维生素 E 的摄入剂量增加而呈线性增加，大脑组织的维生素 E 基本不变或很少增加。相反，当机体缺乏维生素 E 时，大脑中的维生素 E 下降很快，而脂肪中维生素 E 的降低相当慢。

3. B 族维生素　对大脑功能有作用的主要有维生素 B_1 和维生素 B_6。维生素 B_1 由含有氨基的嘧啶环和含硫的噻唑环通过亚甲基桥相连而成，又称硫胺素。维生素 B_6 包括三种形式，即吡哆醇（PN）、吡哆醛（PL）和吡多胺（PM），体内经磷酸化成 5′- 磷酸吡哆醇（PNP）、5′- 磷酸吡哆醛（PLP）、5′- 磷酸吡哆胺（PMP）。

食物中的维生素 B_1 有三种形式，即游离形式、硫胺素焦磷酸酯和蛋白磷酸复合物。吸收的主要部位是空肠和回肠，浓度高时由被动扩散吸收，浓度低时主要由主动转运系统吸收，吸收过程中需要 Na^+ 存在，并且消耗 ATP。吸收的硫胺素在空肠黏膜细胞内磷酸化作用转变成焦磷酸酯，通过门静脉进肝脏，然后入血，可不经载体直接通过血 - 脑脊液屏障。

一般情况下，神经组织的主要能量来源于糖代谢，在维生素 B_1 缺乏时，由于焦磷酸硫胺素的减少，可造成糖代谢的障碍，引起神经组织的供能减少，进而产生神经组织功能和结构上的异常。此外，维生素 B_1 的缺乏还能够造成硫酸戊糖代谢障碍，影响磷脂类的合成，使周围和中枢神经组织出现脱髓鞘和轴索变性样改变。

维生素 B_6 主要通过被动扩散形式在空肠和回肠吸收，经磷酸化成 PLP 和 PMP，并参与多种酶的反应，目前已知有近百种的酶依赖磷酸吡哆醛，如参与氨基酸代谢；参与脂肪的代谢和维生素 C 的协同作用，参与不饱和脂肪酸的代谢；参与神经系统中许多酶促反应，使神经递质的水平升高，包括 5- 羟色胺、多巴胺、去甲肾上腺素等。在脑切片及分离脉络丛中，没有 PN 及磷酸化合物存在，只有 PLP 和 PMP 存在，在维生素 B_6 缺乏的动物（大鼠）组织 PL 激酶有所下降，肝中 PL 激酶下降 50% 而脑中仅下降 14%。这也说明维生素 B_6 对神经系统的重要性。

血液循环中 PLP 约占 60%。PLP 分解代谢为 4- 吡哆酸后主要从尿中排出，少量从粪便排泄。

4. 维生素 C　维生素 C 在体内的代谢过程及转换方式，目前仍无定论，但可以确定维生素 C 最后的代谢物是由尿液排出。此外，空腹吸收率低于餐后吸收率。维生素 C 是一种生物活性很强的物质，在体内具有多种生理功能，如清除自由基、抗氧化作用，改善铁、钙和叶酸的利用，促进类固醇代谢和参与合成神经递质的作用。

五、矿物元素

目前已知天然存在的化学元素有 92 种，在人体内已发现 81 种，而在脑内至少存在 52 种元素，其中包括 26 种必需元素，10 种可能必需微量元素和 16 种非必需微量元素。

人体中的矿物元素主要来源于食物、空气和水，但胃肠道是主要的吸收部位，其中一部分被机体吸收，另一部分则被排出体外。胃肠道对各元素的吸收率存在很大差异，如对 Al 的吸收率 2%，Mn 的吸收率 3%～4%，Zn 的吸收率 30%～70%。但一般来说，对必需微量元素的吸收率较高。

人体吸收的矿物元素主要随血液运送到大脑，金属与血浆结合主要有4种结合蛋白，这4种蛋白就是：运铁蛋白、铜蓝蛋白、白蛋白和α2-巨球蛋白。其中铝的结合蛋白主要是运铁蛋白，锰的结合蛋白是运铁蛋白，Zn的结合蛋白是白蛋白和α2-巨球蛋白。对大多数金属来说，血-脑脊液屏障的通透性是很低的。对屏障的穿透能力用Kin表示，称转移系数，通过对Kin的研究，表明即使穿透最快的金属，在血浆浓度发生变化后，该元素在脑细胞外液中达到平衡至少需要3小时的时间，对那些穿透较慢的金属需要20天才能达到平衡。同时影响血-脑脊液屏障功能的因素还有年龄，如婴幼儿的血-脑脊液屏障还未发育成熟，金属也更易透过并在脑内蓄积，这就是为何有毒金属元素对婴幼儿的损害较成人更为严重。此外，元素间的相互作用也可影响矿物元素通过血-脑脊液屏障，有研究发现饮食中Zn水平低可增加Al在脑中的累积；Al干扰脑中Ca平衡；Ca和Mg的营养性缺乏可增加Ca和Al的肠道吸收并导致在神经元中的沉积。另外，亦发现Al还可通过鼻-嗅觉通道进入脑部。

金属元素一旦进入中枢神经系统，就能进入脑细胞并影响神经过程。许多必需元素是重要脑酶的修复基团，如多巴胺-β-羟化酶（Cu）、碳酸酐酶（Zn）和谷氨酸脱氢酶（Zn）等。有毒金属如Al等，也结合到细胞成分上，通过干扰各种酶、运输和调节过程而显示其作用。

锰是与脑功能有关的金属元素，脑内最重要的锰酶是锰超氧化物歧化酶和谷氨酰胺合成酶，缺Mn可变更神经递质的体内平衡和引起脂质过氧化作用，但过多的Mn也影响体内单胺的平衡。许多研究表明，锌与作为酶协同因子不同，对正常的神经功能有特殊作用。人类中可观察到急性严重缺锌引起神经精神损伤：如大脑功能异常、厌食、味觉和嗅觉功能不全等。铝（Al）是最引人注目的与老年痴呆症有关的矿物质。1937年，Scherp和Church就提出Al可引起神经元退化。1965年，Klatzo发现铝中毒的兔脑内出现了老年性痴呆特有的神经元纤维缠结病变，之后又有学者观察到一名49岁工人的进展性脑病和痴呆与铝尘吸入有关（脑内极高的Al）。1976年有学者发现老年性痴呆患者有28%的脑样品中Al超过正常人样品平均值的三倍标准差，之后的学者也不断发表相关报道。

人体对必需元素有一套体内平衡机制以防止过量摄入，并能将已过量摄入的元素迅速排泄到体外去，摄入不足时又能增加吸收而保住这些元素。未被吸收的金属随粪便排出，被吸收的金属其中的一部分又通过尿液、皮肤、头发等排出体外。Al作为有毒元素平衡状况没那么好，会有少量蓄积在脑内。

第三节　营养与脑功能

一、宏量营养素

（一）蛋白质

蛋白质和核酸的合成是脑发育的重要标志，蛋白质缺乏极易造成发育期神经系统的损伤。Thakur等在妊娠及哺乳期蛋白质缺乏对仔鼠脑蛋白质和RNA合成影响的研究中发现，仔鼠脑匀浆中DNA含量及线粒体、细胞核和细胞质中蛋白质和RNA的含量均较对照组降低。作者认为可能是蛋白质缺乏使实验大鼠脑中RNA的分解速率超过了合成速率所致。另一项研究发现，饥饿所致的营养不良可使神经胶质细胞形成髓鞘的过程受阻。动物饲料中若缺乏蛋白质，髓鞘形成和突触生成都将受到影响，进而导致运动失调、认知功能降低。

氨基酸与认知功能也有密切关系。传统观点认为，人体依靠血 - 脑脊液屏障可使中枢神经系统免受血浆中各种食物成分、激素或餐后代谢产物浓度变化等外周代谢反应的影响。但事实上血 - 脑脊液屏障属于选择性渗透，它允许褪黑激素、氨基酸等一些生物活性物质进入大脑。氨基酸须经一套特殊转运系统穿过血 - 脑脊液屏障。在这些转运系统中，一部分负责运送苯丙氨酸、色氨酸、酪氨酸和支链氨基酸等大量中性氨基酸；一部分负责运送胆碱；而另外一部分负责运送赖氨酸、精氨酸、鸟氨酸等碱性氨基酸进入大脑。

氨基酸在某些情况下可影响中枢神经递质合成并对行为产生潜在影响。胆碱、色氨酸、酪氨酸、苯丙氨酸、精氨酸和苏氨酸等几种氨基酸是某些神经递质或神经调质的前体；其利用率会影响一些神经递质的水平。研究表明，给人体注射色氨酸可促进褪黑激素的释放。

（二）碳水化合物

有关碳水化合物影响认知功能的科学文献非常有限。Lieberman 等在美军特种部队进行了一项随机双盲对照研究，评价了一种特殊碳水化合物处方（EGRO 饮料）对士兵脑功能的影响。与商品化碳水化合物运动类饮料不同，EGRO 饮料的独到之处在于加入了一种复杂碳水化合物——麦芽糖糊精。受试部队进行的训练模拟了典型的步兵作战环境，包括行军、跑步、步枪实弹射击等并持续 10 小时。研究期间用警觉检测仪评价听觉、警觉。训练期间供应的常规膳食不足以满足被研究对象的能量需求。143 名男性志愿者被随机分为三组，即安慰剂组、6% 碳水化合物组和 12% 碳水化合物组。供给志愿者的饮料在口味、外观、液体量等方面完全一致。结果显示，补充碳水化合物饮料可显著改善警觉而且其效用与剂量有关。6% 碳水化合物（35kJ/kg）对警觉的影响正好处于对照组（0kJ/kg）和 12% 碳水化合物组（70kJ/kg）之间。研究还发现，接受 EGRO 饮料的志愿者的情感、智力得到改善，同时思维混乱减少，其结果与警觉研究一致。可见以碳水化合物饮料形式提供能量可对行为学产生有益作用。

有关摄入碳水化合物食物对认知功能影响的结果有时似乎相互矛盾。例如，不同研究者报道，碳水化合物或葡萄糖能增强或削弱认知功能。这可能是方法学的不同以及实验设计的缺陷所致。比如有些研究缺乏合适的安慰剂或对照处理。而在很多情况下，食物研究不大可能实施真正的安慰剂处理。又比如，作为安慰剂的某种固体碳水化合物食物不可能在口感、外观方面做到很逼真。如果一种安慰剂食物由非营养性物质组成，那将会产生胃肠道不适，从而干扰实验结果。

（三）脂肪酸

脂肪酸可分为饱和脂肪酸和不饱和脂肪酸。饱和脂肪酸如棕榈酸存在于肉、奶制品、饼干和油酥点心中。中链不饱和脂肪酸（MUFA）大多存在于橄榄油中。长链多不饱和脂肪酸（LCPUFAs）则主要存在于蔬菜油以及大麻哈鱼、金枪鱼、鲭鱼等富含脂肪的鱼类之中。

膳食中脂肪酸的摄入可能与认知功能以及某些神经系统疾患有关。研究发现，饱和脂肪、胆固醇和痴呆或认知损伤之间存在正相关，而鱼或 n-3 脂肪酸和痴呆或认知损伤之间则存在负相关关系。研究还表明，LCPUFAs 为神经系统的功能和发育所必需，可以促进神经元的生长与分化，提高学习记忆能力。

有关脂肪酸影响认知功能以及认知障碍性疾病的机制，研究者依据动物实验或人体研究提出了多种假说。①对心血管病的影响：心血管疾病与认知损伤、血管性痴呆甚至 AD 的发生有关。膳食中高饱和脂肪及胆固醇的摄入可增加心血管病和动脉粥样硬化发生的危险性。另外，膳食中过多的脂肪和能量的摄入可增加氧化应激程度，从而导致动脉硬化和脑损伤的发生。*n*-6多不饱和脂肪酸与心血管病呈负相关，由于它可广泛影响脂类代谢，因而可降低痴呆发生的危险性。而亚油酸可增加氧化性低密度脂蛋白胆固醇的含量，进而增加动脉粥样硬化和痴呆发生的危险性。鱼类中的二十碳五烯酸（EPA）和二十二碳六烯酸（DHA）可降低心血管病发生的危险性，因而可能与痴呆存在负相关。②与炎症的关系：一项有趣的研究发现日本老年人中AD发病率较低。一种解释可能就是他们吃鱼很多。如前所述，Rotterdam研究已经发现了鱼的摄入对AD有特殊的保护作用。其机制可能是鱼中*n*-3多不饱和脂肪酸有抗炎特性，可降低人体中促炎性细胞因子的产生。神经病理学证据表明，炎症过程可能由Aβ肽所诱导，这可能与AD的发病机制有关。③β-淀粉样变的累积：高饱和脂肪及胆固醇的摄入可提高血清中低密度脂蛋白胆固醇浓度，降低高密度脂蛋白胆固醇浓度。一项大规模研究发现，降胆固醇药物安特诺斯（statins）可使AD发病率降低60%～70%。体内外试验表明，安特诺斯可减少β-淀粉样蛋白的生成。而洛凡斯丁（Lovastatin）除降低胆固醇外，还可渗入中枢神经系统，通过神经药理学作用影响认知功能。④与膜功能的改变有关：DHA、EPA为婴儿脑生长发育和成人神经细胞膜发挥正常功能所必需。许多动物实验发现，膳食中添加了DHA的大鼠的学习能力好于对照组，而亚油酸慢性缺乏的动物行为学分数有所降低。而脂肪酸组成成分的变化可影响膜结构、膜上的酶类、离子通道、信号转导系统以及其他许多的代谢过程。神经元膜脂肪酸的分泌依赖于膳食补充。改变神经元细胞膜中脂肪酸的比例，会引起神经递质结合到神经元细胞膜效率的变化。

二、微量营养素

（一）微量元素

1. 锌　锌与脑认知功能关系密切。流行病学研究资料表明，智力低下儿童及老年性痴呆患者的血清锌和发锌含量均明显降低。动物实验及临床研究结果提示，大鼠发育期缺锌可出现大脑先天畸形，成年后缺锌则导致学习记忆功能降低；儿童、青少年缺锌可严重影响其体格与智力的正常发育；而且缺锌还与AD、帕金森病（Parkinson's disease，PD）等神经退化性疾病的发生、发展有密切关系。

锌在海马、下丘脑等大脑边缘系统含量丰富，因而研究者推测锌与脑功能及行为有密切关系。大量研究亦证实，无论轻度、中度还是重度锌缺乏都会在一定程度上损伤实验动物和人脑的功能；同时锌缺乏对儿童、成人甚至老人均有影响。近年来，研究者们运用神经解剖学、神经生理学、神经生物化学、细胞生物学及分子生物学等多个学科的技术手段，从不同侧面探索了锌影响脑发育和行为功能的机制。研究表明，缺锌可影响大鼠脑中神经递质含量及其与受体的结合；并引起豚鼠皮质突触膜N-甲基-D-天冬氨酸（NMDA）受体水平的降低。NMDA在中枢神经系统中参与突触传递的调节及长时程增强效应（LTP）的形成。锌对于脑内神经递质γ-氨基丁酸（GABA）含量以及纹状体、大脑皮质和海马中的乙酰胆碱及其受体的表达也有影响。另外，锌可影响脑中核酸的合成及基因的转录。实验表明，缺锌使大鼠脑中DNA和RNA合成减少。锌可作为酶的活性中心组分参与基因表达，如RNA聚合酶Ⅰ、Ⅱ、Ⅲ为含锌金属酶，分别为合成rRNA、tRNA和mRNA所必需。锌还可作为锌指蛋白的组分调节基因表达。已有的研究结果显示，缺锌可影响脑中多种酶和功能蛋白质的活性与结构。缺锌可使幼鼠髓鞘质标记酶2′，3′-环磷酸核苷水解酶和L-谷氨酸脱水酶活性显著降低；还可使大鼠小脑纹状体、下丘脑中一氧化氮合酶（NOS）活性明显下降；并可能引起脑中金属硫蛋白、锌转运体蛋白、微管相关蛋白等一些功能蛋白的 mRNA 和蛋白质水平降低。可见，锌脑功能的影响主要与中枢神经递质及其受体、神经活性肽及其受体、信号转导、脑中酶和功能蛋白的活性与结构、神经系统内某些基因表达的改变有关。

2. 铁　铁是神经系统发育所必需的微量元素。研究发现，大鼠和小鼠脑中髓鞘质相对丰富的部位转铁蛋白含量亦较高。人脑中主要的含铁细胞—少突胶质细胞参与髓鞘的形成，如果脑发育过程中缺铁，髓鞘的形成将受阻。婴儿期铁营养状况可影响其行为发育。缺铁性贫血婴儿常常易激动或对周围事物缺乏兴趣，青少年缺铁则表现为注意力降低、学习记忆能力异常、工作耐力下降等。另一方面，铁摄入过多又与某些神经系统疾病的发生有关。临床研究表明，老年痴呆症患者海马、小脑、基底核以及大脑皮质等多个脑区的铁含量异常升高；精神分裂症、分裂样精神病和情感性精神障碍患者血清铁含量亦偏高。由于铁能与过氧化氢和氧反应，大量铁启动脂质过氧化，可致膜损伤甚至细胞死亡。

除参与髓鞘的形成外，铁还与神经递质的代谢有关。铁缺乏可影响脑中单胺氧化酶、色氨酸羟化酶和醛氧化酶的活性，进而导致脑中儿茶酚胺、5- 羟色胺（5-HT）等一些神经递质的代谢障碍。

铁离子的不平衡与精神疾病和神经退行性疾病的发生有关。Levenson 在研究中用含不同量铁离子的食物喂饲健康的和携带 AD 风险因子的小鼠。结果显示，高水平的铁离子不仅能加重 AD 小鼠的病况，还能使健康小鼠发生类似 AD 的症状，低水平的铁结果正相反。

3. 碘　大量流行病学调查显示缺碘地区儿童视觉运动协调功能降低，伴语言障碍、智力低下。动物实验表明缺碘大鼠出现一系列病理学、生物化学和认知行为学改变，如脑重减轻、沟回减少变浅、皮质变薄、海马组织结构异常、大脑中蛋白质与 DNA 比值异常以及对外界刺激的分析识别能力和反应速度降低等。

过量碘摄入除引起高碘性甲状腺肿外，也可对神经系统造成损害。研究显示，高碘甲状腺肿大鼠的子代临界期脑重减轻、脑蛋白质和 DNA 含量减少、蛋白质与 DNA 的比值以及 RNA 与 DNA 的比值降低、迷宫所用时间延长且错误次数增多，提示高碘可引起智力低下、学习记忆能力下降以及精神运动功能障碍。国内学者通过测试高碘地区人群的神经心理功能发现，高碘可引起儿童反应速度、动作技能、动作稳定性、准确性、耐力等受损。目前高碘对智力影响的机制尚不十分清楚，有待进一步研究。

（二）维生素

维生素对中枢神经系统具有重要作用。已经发现一些维生素缺乏会导致多个酶系统的功能障碍，进而产生一系列形态学、神经生物学和神经化学变化，最终影响脑发育和脑功能。

1. 人体维生素状况与脑发育　维生素缺乏能影响大脑发育。形态学观察发现维生素 B_6 缺乏大鼠子代出生 15 天即出现明显的神经细胞结构改变和髓鞘化不全；Kirksey 等进一步观察到，维生素 B_6 缺乏大鼠子代大脑的新生皮质神经元数目减少并出现固缩。动物实验结果显示，维生素 B_1 缺乏大鼠的子代脑中蛋白质合成水平降低、蛋白质与 DNA 的比值下降；幼鼠摄入缺乏维生素 B_2 的饲料后脑重较对照组下降 19.8%，髓磷脂、脑苷脂和神经鞘磷脂的含量均明显降低。体外神经细胞培养结果显示，维生素 E 和 C 可明显提高神经细胞的存活率，拮抗神经元氧化损伤。临床研究则发现母体缺乏维生素 B_6 会使后代出现震颤、易怒、癫痫发作等症状。

2. 人体维生素状况与脑神经递质的功能 维生素可影响脑中多种神经递质的合成与释放。研究发现，维生素 B_1 和维生素 B_{12} 均参与脑中乙酰胆碱（Ach）的合成；维生素 B_6 与叶酸则可影响脑中 5-HT 的合成效率。实验大鼠静注 10mg/kg 维生素 B_6 后，脑中 5-HT 合成速度增加。叶酸缺乏大鼠脑中 5-HT 含量明显降低；叶酸缺乏儿童常伴有认知缺陷。维生素 B_6 还参与谷氨酸及其受体激活的调节。谷氨酸属于兴奋性神经递质之一，含量过高会损伤神经元。Guilarte 等利用离体脑片观察到，维生素 B_6 缺乏的新生大鼠谷氨酸能递质系统异常。有人还在研究中发现，母体维生素 B_6 缺乏的新生大鼠脑中谷氨酸 NMDA 受体通道的调节能力异常。

另外，维生素 C 可影响去甲肾上腺素（NE）等重要神经递质的合成，并可调节多巴胺受体和肾上腺素受体的结合。动物实验观察到，喂饲维生素 C 缺乏饲料的豚鼠脑内儿茶酚胺类神经递质水平明显下降。神经生理研究揭示，维生素 C 可与兴奋性氨基酸进行跨膜交换，并可在受体水平调节兴奋性氨基酸的作用。

3. 人体维生素状况与认知行为 有关维生素缺乏影响认知功能的研究资料较为丰富。Langlais 等发现，维生素 B_1 缺乏大鼠空间分辨能力降低，并出现认知障碍、学习记忆能力受损等行为学改变。国内近期报道用维生素 B_1 缺乏饲料喂养小鼠 24 天后，完成水迷宫所需的时间和平均错误次数增加；同时避暗反应的平均潜伏期缩短。Crowe 等用氨甲蝶呤造成小鸡体内叶酸缺乏，其被动回避反应能力下降，记忆缺失。迷宫实验显示维生素 E 缺乏大鼠的空间辨别能力下降。近年研究提示老年人认知功能低下与一些维生素的缺乏有关。老年人群缺乏维生素 B_1、维生素 B_6、维生素 B_{12}、维生素 C、叶酸可出现抑郁、意识障碍以及记忆力减退等一系列神经、精神方面的改变。国外学者发现老年人血清中叶酸和维生素 B_{12} 含量低者，其记忆测试结果得分均较低。Riggs 等观察到，老年男性血浆中维生素 B_{12} 和叶酸浓度降低及同型半胱氨酸浓度增高均使认知测试得分降低，而维生素 B_6 浓度增加则使记忆得到改善。

与此同时，维生素补充对认知功能的改善作用在人体研究中得到了验证。给 120 名 9～19 岁孤儿补充维生素 B_1，每日 2mg，持续一年后，其身高、视力、快速反应能力和智力水平均明显高于对照组。Cott 的研究表明，500 名学习障碍儿童补充维生素 B_6、尼克酸和维生素 C 后成绩明显提高。健康成年人每日补充 50mg 维生素 B_1，两个月后情绪和认知等心理行为均有改善。Meador 等的研究结果表明补充维生素 B_1 可在一定程度上改善东莨菪碱所致认知功能损害。Deijen 等给 38 名 70～79 岁老人每日补充 20mg 维生素 B_6，连续 3 个月，结果其长时记忆功能明显改善。Sram 等给老人连续补充维生素 E 一年，结果观察对象的短时记忆、运动能力以及情绪反应等多项指标均得到改善。Masaki 等在研究中发现，补充维生素 E 对老年血管性痴呆有明显的防治作用；同时对正常人群认知功能的改善有益。上述研究结果从脑功能角度为合理补充维生素提供了新的科学依据。

三、食物其他成分

（一）咖啡因

咖啡因（caffeine）是多种食物中存在的天然食物成分。其化学名称是甲基黄嘌呤 -1,3,7-三甲基黄嘌呤。世界大部分地区的人群均摄入咖啡、茶、可乐等含咖啡因的食物，但不同食物中咖啡因的含量存在很大差异。咖啡中含量最高，为 65～110mg/ 杯；茶水中含量为 40～

60mg/ 杯；可乐及其他软饮料为 40mg/ 份。

美军军事营养委员会（CMNR）在 2001 年的一份报告中指出，100～600mg 的咖啡因可维持正常的脑功能，发生睡眠剥夺时尤其如此。该报告实验数据来自多家军队实验室进行的研究。结果显示，咖啡因能够持续改善静息状态志愿者的警觉以及睡眠剥夺者的认知功能。研究认为，咖啡因通过调节垂体抑制性神经递质——肾上腺素而对大脑起作用。肾上腺素分布在多个脑区，其功能性受体尤其是 A1 亚型与觉醒的水平调节有关。能稳定渗透血 - 脑脊液屏障的咖啡因可阻断肾上腺素对脑神经元的作用。由于肾上腺素被认为是一种内源性抑制性神经递质或调质，而神经元分布有功能性肾上腺素受体，因此，咖啡因通过抑制肾上腺素的效应而刺激大脑神经元。

Usariem 利用静息或睡眠剥夺的志愿者进行了中等剂量咖啡因影响警觉的实验研究。结果证实，咖啡因对脑功能有改善作用。Fine 等在研究中观察到，未接受睡眠剥夺的志愿者单独给与中等剂量（200mg）的咖啡因即可显著改善其 2 小时注意力。既往研究表明，中等剂量的咖啡因（32～256mg）即可改善静息志愿者的听觉警觉性。Johnson 的研究也证实，未接受睡眠剥夺的志愿者补充 200mg 的咖啡因即可改善瞄靶反应速度且不影响其射击的准确度。

Usariem 进行的另一项研究是评估美军海豹突击队队员睡眠剥夺期间咖啡因的剂量效应。实验施加的应激类似于战斗应激，被称作“Hell Week”（地狱周），包括：几乎全部的睡眠剥夺、冷暴露、持续高强度体力活动以及紧张的心理应激。研究中海豹突击队队员服用 100mg、200mg、300mg 的咖啡因或安慰剂后实施 3 天的睡眠剥夺，同时测试其认知能力。结果显示，咖啡因呈剂量依赖地改善视觉警觉度、选择反应时、记忆重拾，并能降低疲劳感和减少睡意。服用 1 小时效应最大，可持续 8 小时。中等剂量的咖啡因即可生效，但最佳剂量为 200mg，相当于喝两杯咖啡。

当然，服用高剂量的咖啡因也会增加焦虑和出现情绪不稳定。Smith 的研究表明，长时间服用高剂量咖啡因在一定程度上干扰睡眠。咖啡因有成瘾性，因此，部分经常服用高剂量咖啡因者突然停用会出现头痛、情感淡漠等副作用。

（二）色氨酸、酪氨酸和褪黑激素

色氨酸和酪氨酸均属于人体必需氨基酸，是研究最为广泛的食物成分。由于它们是几种重要中枢神经递质的前体，因而成为脑科学研究的重点。松果腺产生的褪黑激素是色氨酸的代谢产物之一。可能是考虑到其具有调节作用和益智功效，在美国被作为一种营养补充剂使用。

1. 色氨酸和褪黑激素　色氨酸存在于几乎所有的蛋白质食物，是神经递质 5-HT 的前体。5-HT 在大脑中具有广泛的功能，对情绪尤其是抑郁、警觉的调节作用可产生影响。5- 羟色胺能神经元还同时参与痛觉灵敏性、攻击性及食物摄取的调节。人们常把色氨酸作为一种睡眠助剂使用。研究证实，服用一定剂量的色氨酸可帮助战士睡眠且不影响其作业能力。实际上，色氨酸是一种有用的镇静剂，还可作为抗抑郁药和经前综合征用药使用。

褪黑激素是色氨酸和 5-HT 的代谢产物。服用色氨酸可增加人体褪黑激素的释放。褪黑激素具有催眠特性，极低剂量的褪黑激素即可产生催眠效果。一项研究表明，褪黑激素作为一种催眠剂和心功能调节剂能改善飞行员的警醒状态。

2. 酪氨酸　实验表明，酪氨酸可降低急性应激所致脑功能损伤。一系列动物实验结果显示，补充酪氨酸可减轻冷、热、高原、心理等多种应激反应。基于在抗心理应激损伤方面的独特作用，酪氨酸确实可作为应激相关认知功能减退的防治措施。这些应激原通常包括：军事作业所致的心理应激、冷应激、寒冷与高原的复合应激、模拟飞行时的心血管应激以及支撑作业等。给急性应激的志愿者服用酪氨酸可使其认知测试、症状检查以及情感等产生变化。Shurtleff 等观察到，酪氨酸对冷环境下工作人员的记忆有改善作用。Deijen 则发现酪氨酸补充可改善从事战斗训练的青年军校生的记忆及情感反应。

酪氨酸影响应激机体脑功能的机制在于它是去甲肾上腺素（NE）和多巴胺合成的前体，而这两类神经递质在许多应激相关行为学改变中发挥关键作用。其中 NE 对中枢认知反应的调节至关重要。各种应激均可导致脑区 NE 的大量释放，NE 在各类应激反应中被耗竭，而当补充酪氨酸时由于提供了充足的底物，NE 的释放增加。

（三）银杏叶提取物

由于氧化应激和炎症过程均与痴呆时信号系统及行为学缺失有关。一个重要问题就是增加抗氧化剂摄入能否延缓或预防这些变化的发生。已进行了许多有关应用洋葱、姜等草本植物以及茶叶、银杏（Ginko Biloba）等多酚类膳食成分以期改变衰老时行为与神经元缺陷的研究。结果表明这些多酚类物质对衰老以及 AD 病时的行为功能具有改善作用。

银杏叶提取物 EGb761 已用于心脑血管病等氧化应激相关疾病的治疗。以佛波酯刺激的人中性粒细胞为观察对象，研究发现 EGb761 是自由基清除剂及 NADPH 氧化酶抑制剂，能显著减少超氧阴离子、H_2O_2 和羟自由基的产生。Bridi 的实验表明，EGb761 可增加不同脑区海马中 SOD 等抗氧化酶活性。体外实验证实，银杏叶提取物可拮抗低氧时活性氧自由基（ROS）损伤。Oberpichler 观察到，EGb761 可延长脑缺氧小鼠的存活时间、改善脑区的局部血液供应。补充银杏提取物最终可改善行为功能。给衰老大鼠补充 EGb761 可易化其记忆的获取、认知和存留过程，提高动物在迷宫中的作业能力，并延长寿命。

由于 AD 病与 ROS 损伤有关，而 EGb761 改善动物认知功能的效用与其抗氧化活性有关，提示 EGb761 可能具有防治衰老和 AD 病时认知功能紊乱的应用价值。Bars 的实验表明，给痴呆患者服用 EGb761 半年到一年，其认知评分、日常生活评分以及社交能力均得到提高，与服用安慰剂的对照组相比，各脑区评分下降速度降低；而且使用安全、稳定。另一项研究证实，给 AD 型痴呆患者服用 EGb761 3 个月即可改善认知能力。

（四）蔬菜、水果中的植物化学物

既然膳食中补充植物来源的多酚类化合物有效，那么蔬菜、水果中的植物化学物（phytochemicals）是否有类似效果，值得研究。虽然该领域的文献不如银杏广泛，但以 ORAC（氧自由基清除能力）为指标发现，富含抗氧化剂的蔬菜水果与其根部一样，对衰老及神经退行性疾病有一定的改善效用。

研究表明，毒蕈碱受体（mAchR）对氧化应激的灵敏性变化与衰老有关。AD 病 mAchR 的敏感性降低，而草莓或菠菜提取物补充可防止衰老相关 mAchR 敏感性的降低；并同时改善认知功能。类似地，研究者观察到衰老机体中枢 β- 肾上腺素能受体敏感性、海马 Ca^{2+} 缓冲能力、运动能力等均缺失，而膳食中补充草莓、菠菜、蓝莓可逆转衰老诱导的小脑浦肯野细胞神经元 β- 肾上腺素能受体功能的减退并改善学习能力。给 19 月龄老年大鼠补充上述蔬菜、水果 18 周，可逆转神经元功能的增龄性缺失同时改善短时记忆和平衡、协调功能，其中以蓝莓效果最好。研究者进一步发现，补充蓝莓可调节成年大鼠海马神经的发生；增加肿瘤坏死因子-α（TNFα）对热休克蛋白-70（HSP-70）表达的拮抗作用；并恢复痴呆动物对炎性应激的反应性。

第四节 营养与脑老化

脑老化（brain aging）是指随着年龄的增长，大脑组织结构、功能、形态逐渐出现的衰退老化现象，并表现为一定程度的脑高级功能障碍，其中认知功能减退是其重要特征之一。脑老化是一种正常生理现象，它与病理性大脑变性（如阿尔茨海默病）有着本质的区别，我们不应该把脑老化看成是脑的病理现象。从生物学角度来看，脑老化是继脑自然生理过程中的发育阶段与成熟阶段后脑必然要经过的一个自然阶段，是脑生理三大阶段中的最后一个阶段，所以脑老化理所当然也是属于一种生理现象。当进入到脑老化阶段后，大脑便逐渐开始出现各种各样的神经系统功能紊乱而逐渐明显地出现神经退行性改变（neurodegeneration）。这是符合“生长-发育-退化”这一自然法则的，也是老年时期脑的必然表现和结果。

一、宏量营养素

（一）能量

能量摄入受限（caloric restriction，CR）的概念是美国康奈尔大学 Mary Crowell 等人在 1934 年提出的，可以作为一种延长机体寿命的方法。在维持大鼠微量营养素的同时降低其能量的供应，与没有限制能量摄入的大鼠相比，这些大鼠寿命延长了近一倍。大鼠、小鼠等啮齿动物研究结果均表明能量受限对动物寿命有延长作用。膳食能量摄入过多与多种年龄相关性疾病相关，同时亦增加 AD 的患病风险。动物试验表明，能量限制能减少氧自由基的产生，调控神经炎症和氧化应激水平，激活细胞内神经信号系统，减少大脑中淀粉样蛋白 β（Aβ）沉积和神经纤维缠结，对神经具有保护作用。

CR 可以显著提升老年人的记忆能力。研究选取 50 名 50～80 岁的健康人作为实验对象，在对其进行记忆力测试后分为 3 组：限制 30% 卡路里摄入的 20 人实验组、给予非饱和脂肪酸（UFA）的 20 人实验组及 10 人的对照组。经过 3 个月的观察，CR 组的老年人的记忆与 3 个月前相比显著提升（约 30%），另外两组并无统计学差异。除此之外，实验证实记忆水平的提升与 CR 的时间呈正相关的趋势。

AD 的发病机制，目前的研究主要认为是脑内 Aβ 斑块的沉积，神经纤维缠结（NFT）以及线粒体功能受损等造成。CR 在老年性痴呆中的保护作用主要基于其对于 Aβ 斑块以及线粒体功能的影响。CR 可降低小鼠脑内 Aβ 斑块的含量；CR 可以改善脑内线粒体的功能大量研究证实，线粒体功能的缺失是导致 AD 发病的重要原因。根据上述研究，关于减慢大脑衰老，2009 年，Contestabile 提出长期限制卡路里的摄入量的方法，对与年龄相关的神经退行性疾病有保护作用。

（二）脂类

1. 脂肪酸　鱼类及海鲜类食物富含 ω-3 脂肪酸，有学者认为 ω-3 脂肪酸有助于大脑抵抗由 AD 所致的记忆丧失和细胞损伤，但最近的一些实验指出。ω-3 脂肪酸对于预防或治疗 AD 没有帮助，而是更侧重于延缓未患有 AD 老年群体的认知功能下降。有研究提示，多吃鱼对于 AD 的改善可能更大程度上归因于高硒的摄入而非 ω-3 脂肪酸。因此，ω-3 脂肪酸与 AD 的关系还有待进一步研究。

膳食中脂肪酸的摄入可能与认知功能以及某些神经系统疾患有关。研究发现，饱和脂肪、胆固醇与痴呆或认知损伤之间呈正相关，而鱼油或 n-3 脂肪酸与痴呆或认知损伤之间呈负相关关系。研究还表明，长链多不饱和脂肪酸（LCPUFA）为神经系统的功能和发育所必需，可以促进神经元的生长与分化，提高学习记忆能力。

以老年人为对象的流行病学研究发现，膳食总脂肪、饱和脂肪和胆固醇的摄入增加了痴呆发生的危险性；亚油酸的摄入量似乎与痴呆发生呈负相关关系、但与认知下降却无关联。临床观察研究发现肉食者包括吃猪肉和鱼肉者痴呆发生的危险性为素食者的 2 倍，原因可能在于素食者低的饱和脂肪酸和胆固醇消耗以及高的水果和蔬菜摄入。

以阿尔茨海默病（Alzheimer's disease，AD）患者为对象的随机对照研究发现，给予多不饱和脂肪酸补充剂治疗的患者短时记忆、情感、合作能力、食欲、睡眠和行走能力均有所改善。

有关脂肪酸影响认知功能以及认知障碍性疾病发生的机制，研究者提出了多种假说。

（1）对心血管病的影响：心血管疾病与认知损伤、血管性痴呆甚至 AD 的发生有关。膳食中高饱和脂肪及胆固醇的摄入可增加心血管病和动脉粥样硬化发生的危险性。另外，膳食中过多的脂肪和能量的摄入可增加氧化应激程度，从而导致动脉硬化和脑损伤的发生。n-6 多不饱和脂肪酸与心血管病的发生呈负相关，由于它可广泛影响脂类代谢，因而可降低痴呆发生的危险性。而亚油酸可增加氧化型低密度脂蛋白胆固醇的含量，进而增加动脉粥样硬化和痴呆发生的危险性。鱼类中 EPA 和 DHA 可降低心血管病发生的危险性，因而可能与痴呆存在负相关。

（2）与炎症的关系：研究发现，日本老年人中 AD 发病率较低。可能与鱼摄入量较高有关。如前所述，Rot-terdam 研究已经发现了鱼的摄入对 AD 有特殊的保护作用。其机制可能是 n-3 多不饱和脂肪酸有抗炎特性，可降低人体中促炎性细胞因子的产生。神经病理学证据表明，炎症过程可能由 β- 淀粉样肽所诱导，这可能与 AD 的发病机制有关。

（3）β- 淀粉样变的累积：高饱和脂肪及胆固醇的摄入可提高血清中低密度脂蛋白胆固醇浓度，降低高密度脂蛋白胆固醇浓度。一项大规模研究发现，降胆固醇药物可使 AD 发病率降低 60%～70%。而降脂药洛伐他汀（lvastatin）除降低胆固醇外，还可渗入中枢神经系统，通过神经药理学作用影响认知功能。

（4）与膜功能的改变有关：DHA 和 EPA 为婴儿脑生长发育和成人神经细胞膜发挥正常功能所必需。多个动物实验观察到，膳食添加 DHA 的大鼠，学习能力好于对照组，而亚油酸慢性缺乏的动物行为学分数有所降低。脂肪酸组成的变化可影响膜结构、膜上的酶类、离子通道、信号转导系统以及其他许多的代谢过程。神经元膜脂肪酸的分泌依赖于膳食补充。改变神经元细胞膜中脂肪酸的比例，会引起神经递质结合到神经元细胞膜效率的变化。

2. 胆固醇　胆固醇能增加 β- 淀粉样肽（Aβ）前体蛋白的修饰，并通过其代谢产物影响 β- 和 γ- 分泌酶的活性，从而影响 β- 淀粉样肽的代谢。动物试验显示，富含饱和脂肪酸和胆固醇的膳食将增加大脑中 β- 淀粉样肽以及其他 AD 相关性蛋白的产生，引起记忆力损害和海马病变。相反，抑制胆固醇的合成则能够减少 Aβ 的生成。人群观察表明，中年时期血胆固醇水平≥240mg/dl 的个体与＜200mg/dl 的个体相比，30 年后发生 AD 的风险增高 57%。

二、维生素

1. 维生素 E　是维持大脑正常功能所必需的脂溶性维生素，具有较强的抗氧化性，它不仅能抑制脂质过氧化反应，保护细胞膜免受自由基攻击与过氧化损伤，还可通过其抗氧化作用减少 Aβ 蛋白的沉积和形成，使大脑免受神经毒害。一项历时 5 年的研究证明，具有抗氧化作用的维生素，如维生素 E、C，可减轻认知功能下降。

临床观察性研究发现，AD 的病程进展与血浆和脑脊液中脂蛋白氧化反应有关，适量补充维生素 E 可减轻体内脂质过氧化，预防 AD 和血管性痴呆发生。给老年人连续补充一年维生素 E 后，研究者观察到受试者的短时记忆、运动能力及情绪反应等均有改善；不仅如此，给 AD 患者补充维生素 E（500mg），10 周后发现，受试者自由基产生减少，认知功能得到一定程度的改善。

2. B 族维生素　维生素 B_{12}、叶酸、维生素 B_6 等 B 族维生素与同型半胱氨酸的甲基化有关，B 族维生素的低摄入量或高需求都会引起同型半胱氨酸在体内含量升高。

同型半胱氨酸有很强的细胞毒性，血浆中的高同型半胱氨酸增加可导致细胞内的同型半胱氨酸升高。实验证明，B 族维生素缺乏可导致小鼠患高同型半胱氨酸血症，且明显影响其大脑的认知和记忆功能。维生素 B 族在脑内能促进蛋白质代谢，是改善大脑功能的重要物质，摄入不足易导致神经系统病变。

三、矿物元素

1. 锌　锌与人体健康息息相关，为许多生理和生化功能所必需。锌具有催化、结构和调节三大功能，对中枢神经系统的功能和结构有重要影响，它可能是神经传导介质或神经传导介质的复合物。在正常浓度下，补锌能延缓神经退化的进展。在正常脑功能情况下，释放大量的锌（超过 300μM）入突触间隙也不产生神经退行性病变。但在一定实验条件下，也发现了锌对细菌、病毒以及培养的神经元存在毒性作用。

锌与老年脑认知功能关系密切。流行病学资料表明，老年期缺锌可出现抑郁、意识障碍以及记忆力减退等症状；动物实验及临床研究结果提示，缺锌还与神经退行性疾病的发生、发展有密切关系。对锌在老年痴呆症发生中的作用进行过广泛研究，但结论并不一致。老年痴呆症的“锌学说”或许可以解释 Aβ 沉积局限于大脑新皮质（neocortex）的原因，因该脑区的锌浓度最高。然而，老年痴呆症患者尸检后脑锌含量的检测结果并不一致。多数文献报道脑锌水平升高；也有报道降低甚至不变。

近年来，研究者们运用神经解剖学、神经生理学、神经生物化学、细胞生物学及分子生物学等多个学科的技术手段，从不同侧面探索了锌影响脑功能的机制。认为锌对脑功能的影响主要与中枢神经递质及其受体、神经活性肽及其受体、信号转导、脑中酶和功能蛋白的活性与结构、神经系统内某些基因表达的改变有关。

2. 铝和锰　神经退行性疾病与铝、锰、锌、铜的摄入有关，20 世纪以来，铝的神经毒性已得到了充分认识。目前，已清楚铝对人类神经系统、骨骼系统、血液系统有毒性作用并引起严重的肾衰竭。病因学中的铝假说起源于发现给兔子脑注射铝盐后产生神经纤维退化，随后，其他研究进一步证实了这种观点。

脑铝平衡是通过铝被运送出脑和铝被神经元和神经胶质细胞吸收来维持的。事实上，人体有两道严格阻止铝吸收的屏障：第一道是肠屏障，第二个是血-脑脊液屏障（BBB）。研究表明：铝对血-脑脊液屏障渗透性的影响是迅速的、可逆的，而且它主要取决于具有不同物理化学性质的不同金属物种配体。血-脑脊液屏障结构与功能的变化被认为是有关铝毒性与研究结果的基础。转铁蛋白（Tf）已被证明能携带铝通过 BBB。自 20 世纪以来，对以锥体外功能障碍和神经精神症状为特征的锰神经毒性已有充分认识。

由于锰几乎完全是通过胆管排泄，因此，慢性肝功能衰竭患者易得肝性脑病，这可能是锰在脑内聚积的结果。由于从清除锰需要很长时间，故锰的神经毒性可能要到晚年才发生，并因此而增加老年患者的疾病发作频率。

四、食物活性成分

1. 银杏叶提取物　由于氧化应激和炎症过程均与痴呆时信号系统及行为学缺失有关。一个重要问题就是增加抗氧化剂摄入能否延缓或预防这些变化的发生。已进行了许多有关应用洋葱、姜等草本植物以及茶叶、银杏（ginkgo bilobal）等多种膳食成分以期改变衰老时行为与神经元缺陷的研究。结果表明多酚类物质对衰老以及 AD 病时的行为功能具有改善作用。

银杏叶提取物 EGb761 已用于心脑血管病等氧化应激相关疾病的治疗。研究以佛波酯（TPA）刺激的人中性粒细胞为观察对象，结果发现 EGb761 是自由基清除剂及 NADPH 氧化酶抑制剂，能显著减少超氧阴离子 H_2O_2 和羟自由基的产生。Bridi 的实验表明，EGb761 可增加不同脑区海马中 SOD 等抗氧化酶活性。体外实验证实，银杏叶提取物可拮抗低氧时活性氧自由基（ROS）损伤。Oberpichler 观察到，EGb761 可延长脑缺氧小鼠的存活时间、改善脑区的局部血液供应。此外，补充银杏提取物最终可改善行为功能。给衰老大鼠补充 EGb761 可易化其记忆的获取、认知和存留过程，提高动物在迷宫中作业能力，并延长寿命。

由于 AD 病与 ROS 损伤有关，而 EGb761 改善动物认知功能的效用与其抗氧化活性有关，提示 EGb761 可能具有防治衰老和 AD 有着认知功能紊乱的潜在应用价值。Bars 的试验表明，给痴呆患者服用 EGb761 后 6 个月到 1 年，其认知评分、日常生活评分以及社交能力均得到提高，与服用安慰剂的对照组相比，各脑区评分下降速度降低，而且使用安全、稳定。另一项研究证实，给 AD 患者服用 ECb761 三个月即可改善认知能力。

2. 白藜芦醇　白藜芦醇（resveratrol）在葡萄和红酒中含量丰富，红酒对神经变性的保护作用常归结为白藜芦醇。研究发现，人类服用白藜芦醇后，能被稳定地吸收至体内，进入血循环中（总白藜芦醇包括原型的代谢物）。并发现喂饲动物特定剂量的白藜芦醇 45 天后，能在大脑中发现其存在，提示其在大脑中具有生物学活性。一项为期 52 周的人群多中心随机对照研究结果表明，口服 500mg/d 白藜芦醇能缓解大脑 Aβ 沉积，并具有较好的安全性和可耐受性。

研究表明，白藜芦醇参与 Aβ 的清除，减轻其毒性。白藜芦醇降低或清除 Aβ 主要经以下途径：①通过促进激活蛋白酶体和去乙酰化蛋白，发挥清除 Aβ 效应；②通过促进 PKC 通路磷酸化过程，激活非淀粉样蛋白形成 AβPP 清除途径，导致 Aβ 释放减少；③以非特异性激活蛋白酶体，协助 Aβ 清除过程，降低神经细胞凋亡。

3. 姜黄素　姜黄素（curcumin）是印度膳食中的主要组分，在印度咖喱中含量丰富。在印度，70～75 岁老年人 AD 患病率比美国低 4.4 倍，分析其原因可能与膳食中的姜黄素有关。

研究显示，姜黄素作为一种抗氧化物和抗炎症分子具有多种生物学效应，其具有类似非甾体抗炎药的作用，并能够淬灭氮氧自由基。动物试验研究发现，姜黄素能抑制 Tg2576AβPPSW 转基因小鼠大脑炎症和氧化损伤。低剂量，无毒性的姜黄素能减少可溶性和不溶性 Aβ 水平，减少脑组织中 Aβ 的沉积。此外，细胞培养研究结果表明，姜黄素不仅能够淬灭氧自由基，还能抑制纤维化的 Aβ 在大脑中的沉积过程。姜黄素保护四氢吡啶诱导的脑部氧化损伤，同时能够缓解 3- 硝基丙酸诱导的神经毒性。在大鼠脑部，姜黄素能阻遏铅和镉诱导的脂质过氧化，以及铅诱导的组织损害，并能螯合过渡金属（铁和铜），保护脑组织。

4. 花色苷 研究证实，富含花色苷的蓝莓提取物可增强老龄动物认知功能。研究者给 19 月龄 F344 老龄大鼠补充蓝莓 8 周后，发现其记忆错误次数减少；其作用机制与促进神经元生成、激活 MAP 激酶信号转导级联反应有关。Joseph 等给 19 月龄 F344 大鼠补充蓝莓提取物 8 周，发现能有效逆转认知缺陷，同时改善运动平衡和协调功能。蒋与刚的研究表明适宜剂量的蓝莓提取物可增强老龄小鼠、AD 转基因小鼠的空间学习记忆能力。该课题组在另一个研究中用银杏叶、蓝莓提取物与复合营养素对老龄大鼠进行干预，观察动物学习记忆功能的变化。结果发现，营养干预可有效改善老龄大鼠的学习记忆能力。

5. 茶多酚 其主要活性成分是表儿茶素、表没食子儿茶素（EGC）、表儿茶素没食子酸酯和表没食子儿茶素没食子酸酯（EGCG）等。研究表明，EGCG 可激活细胞信号通路、调节线粒体功能对神经元起保护作用，并可减少 AD 患者 β 淀粉样蛋白纤维缠结形成。绿茶多酚可显著改善年龄相关性认知衰退，并对 AD、PD 及脑缺血再灌注损伤神经有保护作用。

（余焕玲 蒋与刚）

参考文献

1. 孙长颢. 营养与食品卫生学. 7 版. 北京：人民卫生出版社，2017.
2. 秦俊法. 微量元素与脑功能. 北京：原子能出版社，1994.
3. 于志深，顾景范. 特殊营养学. 北京：科学出版社，1991.
4. 糜漫天. 军事营养学. 北京：人民军医出版社出版，2004.
5. 林晓明. 高级营养学. 北京：北京大学医学出版社，2004.
6. 赵斌. 阿尔茨海默病. 北京：科学出版社，2015.
7. 高秀来. 人体解剖学. 2 版. 北京：北京大学医学出版社，2009.
8. 李谷才，尹端沚，汪勇先. 微量元素与神经退行性疾病. 微量元素与健康研究，2005，22（4）：52-54.
9. 李廷玉. 维生素 A 与脑发育. 中国儿童保健杂志，2006，14（1）：4-5.
10. Creasey H，李镜荣. 人脑的老化. 国际神经病学神经外科学杂志，1985，5：249-251.
11. 孙丽霞，周丛乐，王红梅，等. 母亲孕期糖尿病对子代脑发育影响的研究. 中华围产医学杂志，2004，7（6）：346-348.
12. 蒋与刚，杨红澎，庞伟. 老年营养与认知功能. 营养学报，2009，31（2）：120-124.
13. 雷秋成，王新. 蛋白质 - 能量营养不良与脑功能的关系. 肠外与肠内营养，2015，22（3）：184-188.
14. 徐彤，谭龙，王磊，等. 浆果与认知功能关系的研究进展. 卫生研究，2018，47（4）：681-684.
15. 程义勇，钱令嘉，蒋与刚. 营养与脑健康. 北京：人民军医出版社，2015.
16. Long Tan，Hongpeng Yang，Wei Pang，et al. Investigation on the role of BDNF in the benefits of blueberry extracts for the improvement of learning and memory in AD mouse model. Journal of Alzheimer's Disease，2017，56：629-640.

17. TAN Long，YANG Hong Peng，PANG Wei，et al. Cyanidin-3-O-galactoside and blueberry extracts supplementation improves spatial memory and regulates hippocampal ERK expression in senescence-accelerated mice. Biomed Environ Sci，2014，27（3）：186-196.
18. Hong-Peng Yang，Wei Pang，Hao Lu，et al. Comparison of Metabolic Profiling of Cyanidin-3-O-galactoside and Extracts from Blueberry in Aged Mice. J Agri Food Chem，2011，59（5）：2069-2076.

第十一章

营养与骨骼健康

人体不同的骨骼通过关节、肌肉、韧带等组织连成一个整体，对身体起支撑作用。骨骼如同一个框架，对身体起保护作用，如颅骨保护着大脑组织，脊柱和肋骨保护着心脏、肺，骨盆保护着膀胱和子宫等。骨骼与肌肉、肌腱、韧带等组织协同共同完成人的运动功能。骨骼还提供运动必需的支撑，附着在骨骼上的肌肉、肌腱提供运动的动力，韧带的作用是保持骨骼的稳定性，使运动得以连续地进行下去。骨骼与人体的代谢关系十分密切。骨骼中含有大量的钙、磷及其他有机物和无机物，是体内无机盐代谢的参与者和调节者。骨骼还参与人体内分泌的调节，影响体内激素的分泌和代谢。骨骼还与体内电解质平衡有关。骨骼的造血功能主要表现在人的幼年时期，骨髓腔内含有大量的造血细胞，这些细胞参与血液的形成。人到成年后，部分松质骨内仍存在具有造血功能的红骨髓。

第一节　骨骼的结构与功能

一、人体骨骼的构造和发育

（一）骨骼构造

骨与关节是骨骼的两个重要的基本构件。

1. 骨的构造　成人有206块骨，除6块听小骨属于感觉器外，按部位可分为颅骨23块，躯干骨51块，四肢骨126块。

骨组织由羟基磷灰石晶体、嵌入胶原纤维的离子、糖蛋白和蛋白多糖基质构成。骨形成需要的微量营养素主要有钙、磷、镁、锌、铜、锰等和维生素C、维生素D、维生素K等，这些营养素与晶体和胶原的形成、软骨和骨代谢，钙磷动态平衡等有关。

2. 关节的构造　骨与骨之间连接的地方称为关节，能活动的称之为“活动关节”，不能活动的称之为“不动关节”。这里所说的关节是指活动关节，如四肢的肩、肘、指、髋、膝等关节。关节由关节囊、关节面和关节腔构成。关节囊包围在关节外面，关节内的光滑骨被称为关节面，关节内的空腔部分为关节腔。两骨相接触的关节面一般一个为凸面，另一个为凹面，从而使形状相互适应。关节面上有一层薄面光滑的关节软骨，两个关节富有弹性，减少摩擦，并缓冲运动时的冲击和震荡。正常时，关节腔内有少量液体，以减少关节运动时摩擦。关节有病时，可使关节腔内液体增多，形成关节积液和肿大。关节周围有许多肌肉附着，当肌肉收缩时，可作伸、屈、外展、内收以及环转等运动。

3. 关节的功能　关节的形态结构与其生理功能相适应，关节的功能表现为运动的灵活性与稳定性的对立统一，灵活与稳定的程度则因身体各部的功能不同而异。决定关节的灵活性与稳固性的因素主要有关节面的形状、关节面的面差、关节囊的厚薄和松紧、囊内外韧带的强弱、有无关节盘的介入以及关节周围肌肉的强弱和收缩幅度等。例如，肩关节头大、盂浅、面差大、关节囊薄弱松弛、运动灵活，但关节周围肌肉的静力收缩又保持关节面相贴而防止脱位；相反，髋关节头大、臼深、面差小、韧带多、关节囊厚而紧张、关节周围虽有强大肌肉收缩，但运动幅度小，关节稳固。

人体骨骼从胚胎中胚层分化而来，由于胎儿生活在母亲子宫的环境中，因此母体骨矿代谢的异常情况如营养不足和疾病，以及胎盘矿物质转运异常等情况，可以影响胎儿的骨骼发育。

（二）骨骼的发育

人体骨量从胎儿期、婴儿期到成年期前一直在聚集，此过程与人体的线性生长基本平行。

1. 胎儿期和婴儿期　是人体骨骼发育的最重要时期，容易受遗传基因、环境和营养、孕妇疾病和生活方式等因素影响，并可持续影响人体骨骼健康。胎儿骨骼生长发育需要从孕妇体内获得钙和磷，受维生素 D、甲状旁腺素、胰岛素样生长因子等激素调节。在孕 20 周时，胎儿的血钙浓度就高于母体，出现母体 - 胎儿血钙浓度的梯度；同时，母体肠道钙吸收增加，骨钙动员也增加，以满足母体向胎儿钙的供给，整个孕期母体的骨量减少。维生素 D 可以影响胎儿骨骼细胞的分化，调节钙磷代谢并影响骨量。孕妇吸烟影响胎儿骨量。

妊娠早期是骨骼细胞分化的最重要时期，在妊娠晚期胎儿骨量显著增加。胎儿体内蓄积的钙在胎龄 24 周时约为 5g，到 40 周时增加到约 30g。婴儿期是人体生长最迅速时期，体重和骨量增加约 3 倍。

2. 青春期和成年期　人体 15%～20% 身高在青春期获得，此期骨骼同时变得粗壮，骨量增加大约 45%，到青春期末即 18～20 岁，此时骨量占成人峰值骨量的 90% 左右。在之后的 10 余年骨量继续增加，在 30～35 岁达到一生中骨质的最高峰值，称为骨峰值或峰值骨量。儿童青少年期未达到合适骨量的个体，容易导致儿童青少年期骨折，以及增加成年后患骨质疏松症的风险。

二、骨骼相关疾病

维生素 D 缺乏症（佝偻病）是儿童期常见的疾病，骨质疏松和骨关节炎是影响老年生活质量的两大主要的骨与骨关节疾患。

（一）佝偻病

佝偻病（rickets）是由于生长中骨骺软骨的矿化障碍所致。维生素 D 缺乏性佝偻病是最常见的佝偻病，目前仍然是为我国婴幼儿最常见的疾病之一；缺乏的常见原因有膳食中钙、磷供给不足、母亲妊娠期维生素 D 不足、日光照射不足等，再加上婴幼儿生长速度快，对维生素 D 的需要量增加；疾病和药物等因素影响也可以导致维生素 D 缺乏。在维生素 D 缺乏状况下，饮食中钙只能吸收 10%～15%。佝偻病患儿骨骺软骨生长和矿化、皮质骨骨膜下矿化都受影响，导致骨骼变形、骨端突出、肋骨串珠等表现，同时有骨密度降低和骨软化，严重者导致骨骼畸形和骨折。

儿童青少年一般很少患骨质疏松症，但是一些慢性疾病和药物也可导致骨质疏松症，如少年特发性骨质疏松症、类风湿性关节炎、胆汁淤积性肝病、乳糖不耐症、胰岛素依赖型糖尿病、慢性肾衰和糖皮质激素诱导的骨质疏松症等。

（二）骨质软化症

骨软化症（osteomalacia）即成人的佝偻病，多见于寒冷、贫困地区经产妇，少数病例为肾小管病变、肝病及抗惊厥药所致。它是由于皮质骨骨膜下矿化障碍所致。佝偻病患者同时伴有骨软化。

（三）骨质疏松症

骨质疏松症（osteoporosis）是老年期常见的骨骼疾病，骨的新陈代谢非常旺盛，在完成生长发育达到骨峰值后也仍然处于不断更新重建中，以修复骨组织的疲劳与损伤。但是尽管骨骼和关节非常强韧并不断更新，随着年龄进展，日常磨损的逐渐累积伴随骨重建能力下降，原有老骨组织缩小，骨矿物质下降，容易发生骨质疏松和骨关节炎。

骨质疏松症是以骨量减少、骨的微观结构退化为特征的，骨的脆性增加，易于发生骨折的一种全身性骨胳疾病。骨质疏松症可分为：

1. 原发性骨质疏松　原发性骨质疏松又可以分为Ⅰ型和Ⅱ型。Ⅰ型为绝经后骨质疏松，主要发生在女性绝经后 15～20 年内，此时骨吸收和骨形成均很活跃，但以骨吸收为主，以松质骨骨量丢失为主，骨折主要发生在桡骨远端和椎体。Ⅱ型骨质疏松为老年性骨质疏松，主要发生在 70 岁以上男性和 60 岁以上女性，此时骨吸收和骨形成均不活跃，但还是以骨吸收为主，松质骨和皮质骨均有丢失，骨折主要发生在髋部、椎体和长管状骨干骺端。

2. 继发性骨质疏松　主要是由于甲状旁腺亢进、糖尿病等疾病或糖皮质激素等药物引起骨代谢改变而引起的骨质疏松。低钙摄入可使血钙有所降低，继发性 PTH 分泌增加，从而引起骨吸收增强，骨钙被动员进入血液以保持血钙水平正常。若长期摄入钙不足，则骨钙不断流失，导致骨量减少、骨密度降低，引起骨质疏松；而补钙可以使细胞外钙离子浓度增高，通过细胞膜上的钙感受器作用，抑制破骨细胞功能，使破骨细胞收缩并加速其凋亡，使骨吸收明显下降，同时促进成骨细胞的增殖能力，从而使骨钙流失减少，维持正常骨密度。

成年期前获得的峰值骨量的高低和成年后的骨量丢失的速度是骨质疏松症发病的两个重要因素。其他因素还包括：运动特别是负重运动可以增加骨峰值，延缓骨量丢失。不运动、少运动或失重（制动）条件下骨量丢失加快。吸烟者引起骨吸收加快而骨量丢失加快，肠钙吸收下降，吸烟者可过早绝经。酒伤肝，影响 25-（OH）-D 生成，酒精抑制成骨细胞的成骨作用，酒精使血中睾丸酮含量减少。

3. 特发性骨质疏松　主要发生在青少年，病因尚不明。

（四）骨性关节炎

骨性关节炎又称退行性关节病、增生性骨关节炎，属风湿免疫科，是一种慢性关节疾病，它的主要改变是关节软骨面的退行性变和继发性的骨质增生。主要表现是关节疼痛和活动不灵活，X 线表现关节间隙变窄，软骨下骨质致密，骨小梁断裂，有硬化和囊性变。关节边缘有唇样增生。后期骨端变形，关节面凹凸不平。关节内软骨剥落，骨质碎裂进入关节，形成关节内游离体。X 线片异常的人群中仅有 30% 存在临床症状。本病的发生率随年龄的增高而增多。

1. 临床症状　关节炎是指发生在关节及其周围组织的炎性病变，表现为红、肿、热、痛、功能障碍及骨摩擦音，病变过程包括：

（1）关节肿胀：常由于关节积液或关节囊及其周围软组织充血、水肿、出血和炎症所致。

（2）关节破坏：关节软骨及其下方的骨性关节面骨质为病理组织所侵犯、代替所致。

（3）关节退行性变：早期改变为关节软骨细胞变性、坏死、溶解，并逐渐为纤维组织或纤维软骨所代替。

（4）关节强直：可分为骨性强直和纤维性强直。

（5）关节脱位：即关节骨端的脱离、错位，分为完全脱位和半脱位。

2．影响因素　除了遗传、营养，还有年龄、咖啡因、吸烟、教育程度、药物、闭经、围绝经期等多种混杂因素。适当的身体活动对骨关节炎有预防作用，但是，过度使用关节、超重加重关节耗损，如工作劳累、干重体力活者，从事剧烈运动的运动员，经常做家务的家庭主妇等，都是骨性关节炎的高发人群。另外长期穿高跟鞋可以造成身体前倾，重心前移，引起上半身的脊椎问题。使前脚掌受过多压力，膝关节吸收更多震荡力，加快了韧带的老化，膝关节受损。穿裙子或短裤使下肢受寒冷的刺激，腿部血管痉挛，使膝关节周围供血减少，关节抵抗力下降，增加患风湿性关节炎的可能性。

第二节　营养与骨骼健康

一、蛋白质与骨骼健康

（一）蛋白质功能

蛋白质是构成骨基质的重要原料，长期蛋白质缺乏，会造成骨基质合成不足，新骨生成落后，如同时缺钙，可加快骨质疏松。过多的摄取蛋白质又将增加尿钙的排泄。所以，蛋白质的摄入量宜适中。

（二）蛋白质摄入对骨骼的影响

应用骨组织形态计量学的方法观察并比较了低蛋白和高蛋白饲料对大鼠骨骼的影响。实验结果表明，低蛋白、高蛋白饲料均能造成骨质疏松。低蛋白饲料对骨代谢的影响表现为骨形成能力受抑制，骨吸收虽增加但变化不明显。总体表现为低转化，骨骼更新减少，脆性增强，易于骨折，原因可能是：蛋白质的缺乏降低了控制骨合成的生长激素（GH）- 胰岛素样生长因子（IGF-1）的数量。IGF-1 是长骨生长的一种必需因子，它刺激软骨细胞、成骨细胞的增殖和分化，增加Ⅰ型胶原的合成，碱性磷酸酶的活性以及骨钙素的产生，所以 IGF-1 因子的降低使股骨、胫骨骨矿物质密度（BMD）下降，并延缓骨生长和降低骨峰值骨量。

高蛋白饲料对骨代谢的影响，可能是蛋白质分解生成的硫酸盐。含硫氨基酸可使肾小管中钙的重吸收受到抑制，使尿钙升高，骨吸收增加，骨矿物质减少。两组相比，低蛋白组对骨抑制程度大于高蛋白组。

（三）人体蛋白质摄入量

一般认为健康成人每日蛋白质摄入量为 1.0～1.2g/（kg·BW）比较合适。处于生理特殊时期（生长期、妊娠期、哺乳期）则应酌量增加。动物性和植物性蛋白质合理搭配（其中优质蛋白质占 1/3～1/2）。人到了 35 岁以后，胶原蛋白和钙逐渐流失，容易引起骨关节炎、骨质疏松症等骨关节疾病，常吃一些富含胶原蛋白和弹性蛋白的食物（如牛奶、蛋类、核桃、骨糊、肉皮、鱼皮、猪蹄胶冻、鸡等）是有益的，有助于延缓膝关节的退行性变。

二、微量营养素与骨骼健康

（一）维生素

1. 维生素 D　维生素 D 对骨矿物质代谢的影响是双向的。一方面维生素 D 可促进骨形成。对骨形成的间接作用是促进肠钙吸收，提高血钙浓度，为钙在骨骼中沉积、骨骼矿化提供原料。维生素 D（VD）是钙磷代谢的重要调节因子之一，维持正常的血钙和磷水平，参与许多组织细胞的分化和增殖等生命过程，是影响骨骼健康的关键营养素。

皮肤中的 7- 脱氢胆固醇，经光照转变成维生素 D_3，在肝中经羟化形成 25-OH-D_3，然后在肾中羟化为 1,25-（OH）$_2$-D_3，以维生素 D 的活性形式调节肠道钙的吸收，抑制甲状旁腺素的合成和分泌，调节小肠和肾细胞中钙离子通道，并可以促进骨钙蛋白、I 型骨胶原等骨骼蛋白质的合成和成骨细胞的分化。维生素 D 代谢与骨质疏松的关系还不清楚。骨质疏松的患者肠钙吸收往往有轻度的减少，血浆 1,25-（OH）$_2$-D_3 可能也减少，使用 1,25-（OH）$_2$-D_3 或 1a-（OH）-D_3 可以使肠钙吸收增加。较低的维生素 D 水平可能导致膝关节内的软骨流失。

维生素 D 缺乏有三种类型：①日照及饮食摄取不足所致的维生素 D 缺乏，应补充维生素 D；②肾脏 1a 羟化酶活性降低致活性维生素 D 产生不足，应补充阿法骨化醇或骨化三醇；③靶组织活性维生素 D 抵抗，部分患者应用大剂量活性维生素 D 有效。但补充维生素 D 和钙剂仅能改善骨矿化不良，而对骨质疏松症本身的疗效，尚缺乏足够的证据。

维生素 D 可以由膳食中获得，也可以通过皮肤自身合成。在日照充足的季节和地区，每天户外活动 1 小时左右可以获得机体所需的维生素 D。季节、年龄、衣着、空气污染等情况均可影响自身皮肤合成的效果。足够的钙和充分的维生素 D 是防治骨质疏松的基础，是抗骨质疏松药物达到最佳效果的必要条件，两者联用可增强老年患者的肌力，有助于维持身体的平衡和防止因跌倒引起的骨折。

老年人的血中维生素 D 水平常低于年轻人，有几项临床实验评价了老年人补充维生素 D 对骨折发生率及骨密度的影响，实验组在每天补充维生素 D 400IU 一年以后，用双能 X 线骨密度仪所测得的骨密度较对照组有明显改善。因此，65 岁以上的老年人，每日维生素 D 推荐摄入量为 15μg。

维生素 D 营养疗法：中国营养学会提出的 18 岁以上成人维生素 D 的每日推荐摄入量为 10μg/d，中老年人均应多进行户外活动，多晒太阳，以增加体内维生素 D 的合成，老年人可在医师的指导下适量补充维生素 D。含维生素 D 丰富的食物有鱼肝油、海鱼、动物肝脏、蛋黄、奶油和奶酪等。必要时可服用维生素 D 强化食品或在医师的指导下采用维生素 D 制剂。

2. 维生素 K　维生素 K 与骨钙素关系的研究发现，维生素 K 缺乏时，一部分谷氨酸残基未能形成 γ- 羧基谷氨酸，因而与羟基磷灰石结合力低下，影响骨骼的正常矿化。骨钙素的羧化是评价维生素 K 状况的一项灵敏指标，研究对人血中未羧化骨钙素水平与骨密度及髋部骨折率进行相关分析，发现未羧化骨钙素水平与骨密度有负相关关系。

维生素 K 与骨健康的流行病学研究结果发现，髋部骨折及脊椎压缩性骨折患者血清维生素 K 水平远远低于未发生骨折的人。维生素 K 人体相对匮乏的原因是由于人体自身不能合成，可通过肠道微生物合成，但是由于抗生素的滥用，造成肠道菌群紊乱，使得合成量不足，而且日常食物中含量低。维生素 K 的干预试验结果表明，补充不同量的维生素 K 均能有效地减少血中未羧化骨钙素的含量。补充维生素 K 还能减少尿钙排出量。维生素 K 与维生素 D 联合补充，对减少骨丢失有协同作用。

（二）矿物质

1. 钙　人体内 99% 以上的钙存在于骨骼和牙齿中，钙是影响骨量的重要膳食因素，钙缺乏的原因有原发性负钙平衡（饮食缺乏）和继发性负钙平衡（需求增多、吸收降低或排出增多）。

骨密度低不完全是一种钙缺乏病，钙摄入只是许多影响骨密度的因素之一，其他因素包括内分泌状况、年龄、体重、体力活动及钙吸收率等。但提高钙和维生素 D 干预措施简便易行，花费不大，而且对大部分人群是安全可靠的。

在妊娠和哺乳期，有相当可观量的钙从母体转移至胎儿或婴儿。在足月妊娠过程中，母体约有 30g 钙输送给胎儿。这种对钙的需求可通过增加母体从肠道吸收钙或减少尿钙排泄等方式来满足。由于妊娠最后 3 个月的雌激素水平较高，以及因妊娠体重增加所致的骨负荷增高，骨质还可能增加。哺乳期妇女对钙的需求与母乳的量及喂养时间有关。完全哺乳 6 个月估计消耗母体骨骼中的钙约 4%～6%。

钙的吸收率随年岁增长而下降。婴儿为 60%，11～16 岁为 35～40%，成年人为 20%～30%，老年人的钙吸收率最低 $<20\%$。钙的吸收受多种因素影响，维生素 D 是主要因素，老年人原来皮肤合成维生素 D 就少于年轻人，如果户外活动少合成更少，而且老年人肝肾对维生素 D 的活化功能降低。胃酸有利于钙的吸收，但老年人胃酸分泌减少。老人的食欲不振会影响摄入量，消化功能减弱又会影响吸收率。一般由肠道排出内源性钙约 100mg/d，肾排出 100～240mg/d。所以，老年人容易存在钙的负平衡。其他营养素如食物中的钙磷比例可影响钙的吸收与利用，蛋白质、维生素 A 等的营养状况影响骨有机质的代谢，对骨盐沉着有调节作用，如果缺乏也促进骨质疏松症的发生。其他还与镁、硼、氟等元素有关。

老年人由于食欲下降等因素造成膳食钙摄入量远远低于推荐摄入量标准，而且老年人对钙的吸收率降低，老年人肾脏功能降低，使具有生理活性的 1,25-$(OH)_2$-D_3 的合成减少。老年女性绝经后，雌激素、卵巢激素、甲状旁腺素、降钙素含量大大减少，使尿中钙排出增加。以上因素综合影响老年人的钙营养状况。

在骨质疏松症的治疗中，以钙为中心的营养疗法是最基本的方法。日常膳食应多食用富含钙的食物，满足钙的摄入量。尤其是儿童少年、孕妇、乳母更应增加钙的摄入。奶和奶制品是钙的最好食物来源，其含量与吸收率都高。虾皮、鱼、海带、坚果类及芝麻酱含钙量也高。豆类和某些蔬菜如甘蓝菜、花椰菜，含钙多而含草酸少，也是钙的较好食物来源。注意烹调方法，如谷类中的植酸、蔬菜中的草酸、过高的膳食纤维等都能影响肠道对钙的吸收。

特殊人群必要时可在医师的指导下选用钙制剂来进行补充，少量多次的分剂量补钙可以增加钙吸收利用。至于服钙剂的时间，胃酸分泌正常者，可在两餐之间服用，对于胃酸分泌减少的老年人，最好与进餐同时服用。

不能认为补钙越多越好，过多的钙也会产生副作用，会出现便秘、结石，并影响铁的吸收。在选用钙制剂时，要注意钙元素含量，不同类型的钙其吸收率是不同的。中国营养学会于 2000 年提出钙的适宜摄入量为：18 岁以上推荐摄入量为 800mg/d，50 岁以上推荐摄入量为 1 000mg/d。

2．磷　磷是构成骨骼和牙齿的重要原料。血中钙、磷浓度之间有一定关系。正常人钙磷乘积在30～40，如小于30时，即反映骨质钙化停滞，可能发生软骨病。

摄入磷过多时，可发生细胞外液磷浓度过高，而表现为高磷血症，可能造成一些相应的危害。①对骨骼的不良作用：细胞外液无机磷浓度上升的结果，会减少尿钙丢失，降低1,25-（OH）$_2$-D3的肾合成，从而减少血清中钙离子，导致甲状旁腺激素的升高，由此可引起骨骼中骨细胞与破骨细胞的吸收，称为肾性骨萎缩性损害。②转移性钙化作用：高磷血症引起非骨组织的钙化，在人类主要是在肾疾病晚期的病人或在维生素D中毒的状态下发生。③对钙吸收的干扰：在高磷摄入时，由于在食糜中与钙形成复合物并降低其吸收，从而干扰钙的营养。由于钙的摄入水平对于高磷摄入的生理耐受性有决定作用。若钙的摄入偏低，如每天低于400mg。而磷的摄入远多于钙时，会影响钙被有效吸收，所以，关键问题仍然是提高膳食中钙的水平，理论上膳食中的钙：磷比值宜在1～1.5较好。

关于饮食中磷的正确摄取量及其重要性几乎不知道，但摄取过量的磷就阻碍了钙的吸收。目前，中国营养学会提出的膳食磷的推荐摄入量成人为720mg/d，磷的可耐受最高摄入量是3 500mg/d。含磷丰富的食物有瘦肉、蛋、奶、动物的肝、肾以及海带、紫菜、芝麻酱、花生、干豆类、坚果、粗粮等。粮谷中的磷为植酸磷，吸收利用率低。

3．氟及氟化物　氟是对人体有益的微量元素，氟在骨骼与牙齿的形成中有重要作用。氟是牙齿的重要成分，氟被牙釉质中的羟磷灰石吸附后，在牙齿表面形成一层抗酸性腐蚀的坚硬的氟磷灰石保护层，有防治龋齿的作用。

人体骨骼固体的60%为骨盐（主要为羟磷灰石），而氟能与骨盐结晶表面的离子进行交换，形成氟磷灰石而成为骨盐的组成部分。骨盐中的氟多时，骨质坚硬，而且适量的氟有利于钙和磷的利用及在骨骼中的沉积，可加速骨骼生长，促进生长，并维护骨骼的健康。氟化物直接作用于成骨细胞，促进新骨形成，增加脊椎骨的骨矿密度，但对骨强度和骨折发生率的影响尚无定论。

老年人缺氟时，钙、磷的利用受到影响，可导致骨质疏松，因此，氟有一定预防作用。在水中含氟较高（4～9mg/L）地区的居民中，骨质疏松症较少。

至于用治疗剂量的氟以治疗骨质疏松症，虽然有效，但易发生副作用，使血清钙下降，出现甲状旁腺功能亢进和形成形态异常的骨骼。为保证用药的安全性，定期监测血氟浓度和血清碱性磷酸酶的水平是氟化物治疗中的基本原则，以防止氟中毒并及时观察患者对氟化物治疗的反应性。由于新骨快速形成，易致继发性钙缺乏、骨软化和继发性甲状旁腺功能亢进症，故给氟的同时给予钙和维生素D，以克服氟的副作用。据报告，氟-钙治疗是妇女停经后骨质疏松症的唯一有效疗法，X线片清楚证明骨质增加。

中国营养学会提出的氟的适宜摄入量（AI）18岁以上为1.5mg/d。人体摄入的氟来自食物、空气、水，而食物氟及水氟含量又与土壤及氟污染密切相关。一般情况下，动物性食品中氟高于植物性食品，海洋动物中氟高于淡水及陆地食品，鱼和茶叶中氟很高。适量饮茶有助于预防骨质疏松。不过，氟摄入量需严格掌握，过多或不足都有害。

4．镁　成人体内含镁总量为834～1 200mmol（20～38g），其中60%～65%存在于骨骼，是组成骨的主要成分之一，是骨细胞结构和功能的必需元素，具有维持和促进骨骼、牙齿生长的作用。镁与其他一些电解质、维生素D以及甲状腺素之间存在相互关联，血镁高低可直接或间接影响钙平衡与骨代谢。

镁对骨矿物质代谢的调节作用与钙调蛋白(calmodulin)有关，镁缺乏可改变钙的代谢及钙调激素，补充镁则可改善骨矿物质密度。1991年Fatemi等对26例正常受试者对低镁膳食(<1meq/d)3星期研究结果表明，轻微的镁缺乏能损害矿物质的平衡，是骨质疏松症的危险因素。镁缺乏与骨质疏松常同时出现。2002年李万里等对177名60岁以上妇女进行膳食调查和骨密度检查，结果显示：骨密度正常者129名，骨密度异常者48例，正常组摄入钙、镁、锌、磷、硒等含量与骨密度值有明显相关关系($P<0.05$)。

5. 锌　成人体内约含1.4～2.3g锌，其中30%存在于骨骼，骨锌含量为150～250ug/g。在骨矿化作用开始时，锌结合在骨前组织内，随矿化进程的进展锌含量日益增多，在骨矿物质沉淀之后，羟磷灰不吸附锌，仅在骨吸收时锌才移出，人到40岁以后骨锌含量有下降趋势。

一些疾病，特别是消化道疾病可使锌吸收障碍，许多疾病均可使锌的需要量增加；长时间使用青霉胺、抗生素等会增加锌的排出；食物精加工增加锌的丢失；微量元素不平衡可使锌的吸收率降低；膳食中锌摄入不足、吸收障碍、排出量大、需要量增加均可导致锌缺乏，而引起一系列病变。缺锌时，含锌酶的活性迅速下降，直接影响其刺激软骨生长的生物学效应。成骨细胞活性降低，骨骼发育受抑制，影响骨细胞的生长、成熟与骨的钙化，在成骨细胞居多的部位表现最为明显，X线检查显示骨龄推迟。

6. 铜　成人体内的含铜量为50～120mg，其中一半分布在骨骼和肌肉中。骨骼中的铜的浓度约为4.1μg/g。如果铜缺乏，会影响骨胶原的合成与稳定性，使其强度减弱，骨骼的矿化作用不良，成骨细胞活动减少停滞。临床检查发现骨质异常，骨骼变形，结构疏松，发生骨折的危险性增加。人发铜低可能是原发性骨质疏松症的骨外表现，可作为疾病早期的特征，用于诊断。

由于绝经后妇女雌激素水平降低影响血浆铜蓝蛋白水平，长期使用糖皮质激素治疗导致体铜水平降低，许多西方式饮食供铜不足，乳糖干扰铜代谢，因而应该更加注意微量元素，特别是铜在绝经后妇女骨质疏松病因学中的作用。

7. 锰　成人体内含锰总量为10～20mg，骨骼是含锰最多的部位。骨细胞的分化，胶原蛋白及黏多糖的合成等都与锰有关(骨细胞的分化过程需要RNA聚合酶催化，黏多糖的合成必须依赖锰或者葡萄糖转移酶催化)。锰缺乏时，骨细胞分化及其重要结构成分的合成受到抑制，组织结构发生缺陷，骨骼呈现异常。有人认为缺锰是骨质疏松症的潜在致病因素。

综上所述，对骨质疏松的防治，补钙同时补充锰，铜，锌和镁等微量矿物质比单纯补钙效果好，可进一步阻止骨质矿密度的损失，提高骨质疏松症防治的疗效。一些植物性食品如玉米胚、麦麸、麦胚、芝麻酱、杏仁、榛子仁、核桃、花生、大豆含镁量较多。

锰含量较多的食物有茶叶、坚果、粗粮、干豆等，偏食精白米面和肉类者锰的摄入量低。含锌较多的食物有：海产品、牡蛎、动物的胰脏、肝脏、肉类、干豆、整谷、粗粮、坚果类等。含铜较多的食物有：动物肝脏、肉类、牡蛎、芝麻、荠菜、菠菜、大豆等。与骨代谢有关的微量元素有很多，适量而平衡的微量元素有助于骨的代谢，增强骨密度，避免骨质流失。中国营养学会推荐的常见矿物质的参考摄入量见表11-1。

8. 镓　能直接影响骨形成，抑制和阻止钙丢失。镓能降低骨钙蛋白的合成，该蛋白为破骨细胞再吸收的信号分子。大鼠头盖骨外形移植，接触硝酸镓48小时后，能增加脯酸和胶原，所以，硝酸镓能刺激胶原合成。两种方法复制大鼠骨质疏松模型：①去卵巢法，以硝酸镓注射液腹腔注入治疗；②维甲酸导致大鼠骨质疏松模型，用氯化镓口服液灌胃治疗。两种药物治疗后，其骨质疏松模型都能改善或减轻，镓盐治疗骨质疏松是一种有效的方法，其中有机镓效果好。

表 11-1　常见矿物质的参考摄入量

年龄/岁	钙（RNI/mg）	磷（RNI/mg）	镁（RNI/mg）	锌（RNI/mg）		氟（AI/mg）	锰（AI/mg）	钼（RNI/mg）
0～	200（AI）	100（AI）	20（AI）	2.0（AI）		0.01	0.01	2（AI）
0.5～	250（AI）	180（AI）	65（AI）	3.5		0.23	0.7	15（AI）
1～	600	300	140	4.0		0.6	1.5	40
4～	800	350	160	5.5		0.7	2	50
7～	1 000	470	220	7		1.0	3	65
				男	女			
11～	1 200	640	300	10	9	1.3	4.0	90
14～	1 000	710	320	11.5	8.5	1.5	4.5	100
18～	800	720	330	12.5	7.5	1.5	4.5	100
50～	1 000	720	330	12.5	7.5	1.5	4.5	100
65～	1 000	700	320	12.5	7.5	1.5	4.5	100
80～	1 000	670	310	12.5	7.5	1.3	4.5	100

注：RNI：推荐摄入量；AI：适宜摄入量。

三、生物活性物质与骨骼健康

（一）大豆异黄酮

是存在于大豆及制品中的一类植物雌激素。大豆异黄酮可以与不同组织器官的雌激素受体结合，发挥类雌激素或拮抗内源性雌激素的作用。大豆异黄酮被认为是选择性雌激素受体调节剂，绝经后骨质疏松症是由于绝经后雌激素缺乏导致的骨量减少及骨组织结构变化，而导致骨脆性增多易于骨折等症状。大豆异黄酮或代谢产物在绝经后妇女表现为弱雌激素作用，与成骨细胞内的雌激素受体结合，加强成骨细胞的活性，促进骨基质的产生、分泌和骨矿化过程，从而改善骨质疏松。

Meta 分析表明，围绝经期和绝经后女性补充富含大豆异黄酮的食物或提取物半年以上，可以明显增加腰椎骨密度，而对于股骨颈、总髋部和大转子的骨密度没有影响围绝经期和绝经后女性补充大豆异黄酮后，骨吸收受到了抑制，而骨形成明显促进，表现为尿羟脯氨酸水平降低和血清骨特异性碱性磷酸酶水平升高。

Meta 分析研究发现每天补充 47～150mg 的大豆异黄酮提取物 3 个月以上，可以有效增加围绝经期和绝经后女性的腰椎骨密度。

（二）葛根素

葛根素作为最早分离得到的异黄酮类植物提取物，属于一种植物雌激素，它具有与雌激素相类似的化学结构，从而发挥雌激素样作用。有研究发现，给予去卵巢组大鼠每天注射葛根素 50mg/kg，10 周后测量大鼠骨密度、子宫系数、血尿中骨代谢生化指标。结果显示：实验组大鼠骨密度明显升高，血碱性磷酸酶显著降低，尿脱氧吡啶啉降低，表明葛根素可以减少大鼠的骨吸收，促进骨形成，增加骨密度。

（三）氨基葡萄糖和硫酸软骨素

氨基葡萄糖（glucosamine，GS）对软骨具有保护作用，并显示出抗炎和促进创面愈合的积极作用。氨基葡萄糖具有维持关节软骨正常功能的作用，是软骨组织的主要组成成分，以氨基聚糖聚合物的形式存在，具有渗透性，可吸收水分，使软骨膨胀以抵抗软骨所受的压缩力。氨基葡萄糖聚合物含量不足，可破坏软骨的完整性导致骨关节炎。氨基葡萄糖能抑制某些炎性因子的合成，起到抗炎或促进合成代谢的作用。氨基葡萄糖是透明质酸的组成成分，透明质酸在结缔组织和皮肤中含量丰富，在关节滑膜液、眼球玻璃体和皮下组织基质中存在，有滑润及填充作用。

硫酸软骨素（chondroitin sulfate，CS）为动物的软骨、韧带、血管壁等结缔组织经皂化及去除蛋白质后制得的一种酸性黏多糖，能加快氨基葡萄糖渗入关节的过程，两者联用能更有效地修复关节软骨、逆转损坏软骨，更有效地抑制关节组织中的多种炎症介质和氧自由基的产生，起到抗炎和镇痛的作用。两者联用还可以促进关节软骨组织中蛋白多糖及胶原的合成，维持软骨细胞外基质的稳定，也间接地起到消除炎症和缓解疼痛的作用。临床观察也表明对于中、重度患者的治疗，GS与CS联合用药效果高于单一用药，能更有效地减轻患者痛苦。

中国骨关节炎（OA）诊断及治疗指南指出：硫酸软骨素能有效减轻OA的症状，减轻疼痛，改善关节功能，减少非甾体类抗炎药（NSAIDs）或其他止痛药的用量。骨关节炎的康复治疗专家共识指出：氨基葡萄糖或硫酸软骨素类药物具有一定软骨保护作用，可延缓病程、改善患者症状。中国居民膳食营养素参考摄入量DRIs推荐：成人每日硫酸或盐酸氨基葡萄糖特定建议值（specific proposed levels，SPL）为1 500mg。

（四）丹参水提物和丹参素

丹参是传统的中药，具有抗氧化、改善微循环防止血栓形成等多种功能，近年来又发现丹参可促进骨愈合，预防股骨头坏死，有效降低绝经期妇女骨质疏松患者血中骨吸收指标，提示丹参水提物可有效预防糖皮质激素引起的大鼠骨代谢不良反应，其作用机制主要通过抑制骨吸收，促进成骨细胞功能，促进骨基质合成。

（蔡美琴）

参考文献

1. 冷扬. 低蛋白和高蛋白饲料对大鼠骨代谢的影响. 实验动物科学与管理，2002，19（1）：15-17.
2. Bonjour JP，Sclurch MA，Chevalley T，et al. Protein intake，IGF-1 and osteoporosis. Osteoporos Int，1997，7（suppl 3）：36-42.
3. 李广元，李延. 微量元素镓防治骨质疏松的进展概况. 中国医学杂志，2004，2（3）：101-104.
4. 顾景范. 现代临床营养学. 北京：科学技术出版社，2003.
5. 李万里，田玉慧，卜军，等. 老年妇女膳食营养素与骨密度相关因素研究. 实用预防医学，2002，9（6）：586-587
6. Rude RK，SINGER FR. Skeletal and hormonal effects of magnesium deficiency. J AM Coll Nutr，2009，28（2）：131-134.

7. 黄延玲，石凤英．葛根素对去卵巢大鼠骨密度和骨代谢生化指标的影响．中国临床康复，2002，8（12）：2307-2309.
8. 崔燎．丹参水提物和丹参素促进成骨细胞活性和防治泼尼松所致大鼠骨质疏松．中国药理学通报，2004，20（3）：286-291.
9. 张伟滨．氨基葡萄糖治疗骨关节炎的专家共识．中华外科杂志，2008，46（18）：1437-1438.
10. 中华医学会风湿病学分会．骨关节炎诊断及治疗指南．中华风湿病学杂志，2010，14（6）：416-419.
11. 周谋望，岳寿伟，何成奇，等.《骨关节炎的康复治疗》专家共识．中华物理医学与康复杂志，2012，34（12）：951-953.
12. 中国营养学会．中国居民膳食营养素参考摄入量（2013 版）．北京：科学出版社，2014.
13. 葛可佑．中国营养科学全书．北京：人民卫生出版社，2004.
14. Ma DF，Qin LQ，Wang PY，et al. Soy isoflavone intake increases bone mineral density in the spine of menopausal women：Meta-analysis of randomized controlled trials. Clinical Nutrition，2008，27（1）：57-64.
15. Ma DF，Qin LQ，Wang PY，et al. Soy isoflavone intake inhibits bone resorption and stimulates bone formation in menopausal women：meta-analysis of randomized controlled trials. Eur J Clin Nutr，2008，62（2）：155-161.

第十二章

营养与肠道微生态调节

肠道是人体重要的消化器官，同时也是人体最大的免疫器官。栖息在肠道中的微生物群落组成一个复杂而庞大的微生态体系，直接或间接地参与人体的食物消化、营养吸收、能量代谢、免疫反应、神经系统的发育及认知行为等生理生化学过程，同时人体为肠道菌群提供适宜的定殖场所和能量来源，两者形成互惠共生的栖息关系。肠道微生态的平衡与否直接影响人体的发育和健康，大量研究发现，肠道微生态的失衡可能和多种疾病和亚健康状态，如过敏、肥胖、糖尿病、炎症性肠病、肝脏疾病有着密切的关系。肠道微生态的平衡与宿主的营养状态、遗传、饮食、年龄和环境等因素密切相关，其中，饮食可能是肠道微生态平衡最为重要的决定因素。人体肠道菌群从婴儿出生就开始建立，而母乳作为婴儿第一次摄入的食物，对肠道菌群早期的形成具有不可或缺的影响。现有的资料显示，膳食纤维、益生元和益生菌的干预均可调节肠道菌群的构成，抑制致病菌的生成，维持健康的肠道微生态平衡。

第一节　人体肠道微生态

一、人体肠道微生态的构成及功能

（一）肠道菌群的定殖和构成

肠道细菌是人体肠道微生态核心组成部分和人体肠道微生态最重要的特征之一。人体肠道中栖息着超过 100 万亿个肠道细菌，其种类超过 1 000 种，基因分析发现肠道菌群的基因总数超过 500 万，大约是人类基因组的 150 倍。不同的解剖部位，肠道细菌的数量也各不相同。研究发现，由于胃酸和肠蠕动的作用，肠道细菌主要集中在结肠和远端小肠，其密度分布随着从肠道远端向近端、从肠腔内向肠腔外两个方向递减，同时肠道菌群多样性也同向递减，其中肠道专性厌氧菌占绝对优势，肠道兼性厌氧或需氧的革兰阴性细菌只占细菌总数的 0.11%。

目前人类认识的细菌多达 50 个门，肠道菌群主要包括厚壁菌门（*Firmicutes*）、拟杆菌门（*Bacteroidetes*）、变形菌门（*Proteobacteria*）、放线菌门（*Actinobacteria*）、疣微菌门（*Verrucomicrobia*）和梭杆菌门（*Fusobacteria*），其中厚壁菌门和拟杆菌门占绝对优势。厚壁菌门主要包括梭状芽孢菌（*Clostridium*）、乳酸菌（*Lactobacillus*）、胃瘤球菌（*Ruminococcus*）、真杆菌（*Eubacterium*）、柔嫩菌（*Faecalibacterium*）及罗氏菌（*Roseburia*）等菌属；拟杆菌门主要包括拟杆菌属（*Bacteroides*）和普雷沃菌属（*Prevotella*）；变形菌门的主要成员是埃希菌属（*Escherichia*）

和脱硫弧菌属（*Desulfovibrio*）；放线菌门中的主要菌属是双歧杆菌（*Bifidobacterium*），其中多个菌种是益生菌；目前疣微菌门中的阿克曼菌属（*Akkermansia*）被研究得较多，梭杆菌门的主要菌属为梭杆菌属。

这些肠道细菌按照对人体的作用又可大致分为3类：①共生性细菌，宿主终身携带，菌量多，对人体有益无害，主要为专性厌氧菌，如双歧杆菌、乳酸杆菌；②条件致病菌，与宿主共栖，在一定条件下才会对宿主产生危害，如肠杆菌、链球菌和肠球菌；③致病菌，含量极少，肠道微生态平衡时不会致病，如变形杆菌、梭菌、假单胞菌、葡萄球菌。

人类从出生就开始建立肠道微生态系统，新生儿体内的微生物主要来自母体。有研究认为，在孕期内，母体肠道中的特异性菌株即可通过胎盘直接传递给胎儿，定殖于胎儿结肠，肠道微生态系统开始初步构建，并在婴儿出生后2周内完成初步演替。婴幼儿出生后，肠道微生态由最初的需氧菌与兼性厌氧菌为优势菌群，由分娩时母体羊水、产道和粪便等移植到新生儿肠道的大肠杆菌、金黄色葡萄球菌和链球菌等兼性厌氧微生物的增殖，造成肠道的厌氧环境，逐渐转变为专性厌氧菌为优势菌群，如拟杆菌和双歧杆菌。母乳喂养可将母体的菌群转向至婴儿体内，同时，母乳中的微生物、低聚糖、免疫物质等调节婴儿肠道菌群，抑制病原微生物的增殖。哺乳期结束后，逐渐添加辅食，母乳喂养的婴儿1周岁时肠道菌群的定殖基本完善，同时饮食逐渐向成人饮食模式转变，3周岁时肠道菌群基本接近成年人。因此，婴幼儿期是肠道菌群的定殖和发育的重要阶段，将对婴幼儿乃至对成年以后的营养、代谢及免疫发育发生重要影响。进入成年期后的肠道菌群比较稳定，但当进入老年期时，一些生理功能包括免疫系统功能的改变将显著影响肠道菌群的组成，具体表现为有益菌减少。

（二）肠道菌群的主要生理功能

1．构成肠黏膜的生物屏障　肠黏膜屏障包括机械屏障、生物屏障、化学屏障及免疫屏障，具有消化、吸收和防御功能。除生物屏障外，其他几个肠道黏膜屏障主要受宿主的遗传因素控制，而生物屏障则受宿主所在的生态环境影响，4个屏障之间相互协作，共同维护肠道环境的稳态。人体的肠道菌群作为肠黏膜生物屏障的重要组成部分，在抵御外来病原微生物的入侵，维持肠道内环境稳定和微生态平衡中起着重要作用。肠道菌群在代谢过程中产生短链脂肪酸、乳酸、细菌素等，降低肠道pH，抑制外来微生物的入侵和繁殖，从而使这些细菌产生的有害代谢产物减少。

2．合成和代谢营养物质　由于缺乏某些酶和生化途径，人体自身难以分解多糖、寡聚糖和糖蛋白等非消化性物质。定殖于人体肠道的微生物群落可将这些不易分解的物质发酵生成短链脂肪酸为宿主提供能量，同时也为肠道微生物的生长繁殖提供营养物质。肠内正常微生物如双歧杆菌、乳杆菌、大肠杆菌等能合成多种人体生长发育必需的维生素，如维生素B、维生素K等，并参与碳水化合物、蛋白质和脂质的代谢，帮助肠道消化吸收这些营养物质。

3．参与机体的免疫功能　肠道作为人体第一大免疫系统，肠道菌群与宿主免疫系统的相互作用是多方向、交互式的化学交流传递通道。肠道菌群通过其本身或细胞壁成分（磷酸壁、脂多糖等）刺激宿主免疫系统，活化免疫细胞（T细胞、B细胞等），从而增加抗体分泌、调节淋巴细胞的吞噬作用以及增加干扰素的分泌等增强宿主的免疫功能。正常的肠道菌群可参与肠黏膜免疫系统的调控，通过刺激肠道黏膜，激活黏膜免疫产生分泌型免疫球蛋白A（secretory IgA，sIgA），从而抵御有害微生物的侵袭与感染。对健康中老年人的研究发现，部分肠道菌群和血液IgA水平及$CD8^+$ T细胞存在显著的正相关，但是和$CD4^+$ T细胞及$CD4^+/CD8^+$负相关，表明肠道菌群可能与机体的免疫功能存在密切的关系。

4．维持消化道正常功能　肠道菌群主要位于下消化道结肠及直肠中，与消化道的关系最为密切，健康肠道菌群中厚壁菌和拟杆菌为主要菌群，其在消化食物时产生的代谢产物具有抗炎作用，可限制氧气和硝酸盐的产生而抑制兼性厌氧菌的过度繁殖。肠道菌群失衡与许多消化道疾病存在联系，如炎症性肠病、肠易激综合征、功能性消化不良和结直肠癌等，消化道疾病通常伴有肠道优势菌群的数量下降，因此肠道微生态的稳定对维持消化系统的正常工作有着重要的影响。

二、人体肠道微生态与健康的关系

肠道微生态与人体健康密切相关，肠道微生物帮助宿主消化吸收食物中的营养成分，利用部分代谢产物以及肠道黏液等进行新陈代谢活性并维持自身的数量平衡，通过自身的各项生理活动在多个方面影响宿主的健康。宿主借助微生物来降解一些自身不能分解利用的物质，同时产生人体必需的氨基酸、维生素、短链脂肪酸等功能物质为宿主所用。目前国内外大量研究表明，肠道菌群与多种疾病有关，肠道微生物能够从宿主的免疫系统、能量代谢、神经行为的肠-脑轴等多种途径影响机体的健康（图12-1）。

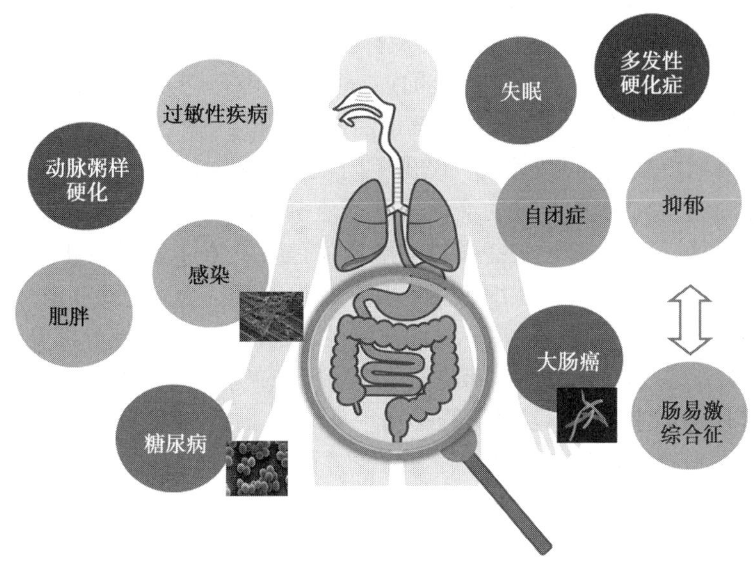

图12-1　人体肠道微生态和疾病

（一）人体肠道微生态对免疫功能的影响

一般来说，人体胃肠道可容纳高达70%的淋巴细胞群，是人体内最大的免疫器官，在调节免疫稳态中起到重要作用。肠道免疫系统由肠上皮细胞、菌膜、肠上皮内淋巴细胞、固有层淋巴细胞及派氏淋巴结等组成。肠道免疫的诱导物是肠道菌群和食物源抗原。研究表明，肠道菌群的建立过程几乎和免疫系统的完善同步进行，肠道微生物的定殖能促进肠道内免疫系统的发育与成熟。人体肠道微生态的平衡和免疫系统的建立以及功能的正常发挥紧密相连，健康的肠道菌群可增强人体的免疫功能。

1. 肠道菌群促进肠道免疫系统的发育和成熟 肠黏膜免疫系统可有效防止细菌、毒素等病原体穿过上皮细胞向体内扩散，同时可辨别病原体和“无害”抗原，并产生对前者防御和对后者耐受的正常免疫反应。人出生后，随着在肠道定殖的微生物数量及种类的迅速增加，黏膜免疫系统结构发生变化，免疫细胞逐渐分化且数量增加，使肠道黏膜免疫系统的发育逐渐成熟。

动物实验证明，早期生活中的微生物定殖对免疫系统的最佳发育是必需的。与常规饲养的小鼠相比，无菌小鼠在没有微生物的情况下，肠黏膜免疫不发达，体内存在较小的肠系膜淋巴结和派氏淋巴结，免疫细胞数量减少，导致抵抗致病菌的能力减弱。同时，有研究发现，菌群可分泌信号交流分子促进菌群定殖和宿主信号传递基因的表达。

2. 肠道菌群调控机体免疫细胞的分化 肠道菌群可调控 T、B 淋巴细胞的分化。T 细胞主要介导细胞免疫，调节性 T 细胞（Treg）、辅助性 T 细胞 17（Th17）均为 T 细胞亚群，Treg 的主要作用是维持肠道黏膜免疫的稳态。肠道微生物可通过产生短链脂肪酸，增加 Treg 的数量。机体可通过调节 Th17 和 Treg 间的平衡来防止肠道免疫系统对肠道菌群的异常免疫反应（炎性反应），Th17 和 Treg 间必须保持平衡来限制过强的免疫反应，否则会直接影响肠道微生态的平衡。肠道微生物参与 Th17 的分化，Th17 细胞可分泌白介素 17（interleuki-17，IL-17）和 IL-22，在保护宿主尤其是肠黏膜表面免受细菌和真菌感染方面具有重要作用。

B 细胞主要介导体液免疫，B 细胞可在外来抗原（细菌、病毒、食物相关性抗原等）的刺激下分化为浆细胞，浆细胞可合成、分泌免疫球蛋白（IgG 和 IgA）执行机体的体液免疫。肠道微生物在诱导 B 细胞合成与释放 sIgA 的过程中起关键作用，而 sIgA 也可反过来影响肠道菌群的组成和功能，其分泌减少可导致细菌的过度生长。

3. 肠道菌群调节细胞因子的生成 细胞因子是由免疫细胞产生的，具有调节固有免疫和适应性免疫、炎症及血细胞生成的活性小分子蛋白质，可分为白介素、肿瘤坏死因子、干扰素、生长因子和趋化因子等。某些梭状芽孢杆菌有助于 Treg 的增殖和分化，通过刺激固有层淋巴细胞和 T 细胞，诱导产生细胞因子 IL-22，促进杯状细胞分泌黏液来保护肠上皮屏障，降低外界抗原进入机体的可能性。双歧杆菌能通过刺激免疫细胞分泌 IL-1 和 IL-6 来促进 B 淋巴细胞的分化成熟，增强 NK 细胞的杀伤功能和 T 淋巴细胞的增殖。

（二）人体肠道微生态对能量代谢的影响

机体从外界摄取的营养物质包括碳水化合物、脂肪、蛋白质、微量元素、水及维生素等，其中碳水化合物、脂肪、蛋白质是人体的主要能量来源。人体肠道微生物参与宿主的能量代谢，调控碳水化合物、脂肪、蛋白质等在肠道的消化吸收，从而影响人体的健康和疾病的发生发展。

1. 碳水化合物 肠道菌群将人体内膳食纤维（如抗性淀粉、寡聚糖、菊粉）和内源性肠黏液等非消化性底物进行发酵降解，为宿主提供能量。在结肠厌氧菌的作用下，发酵成短链脂肪酸（short chain fatty acids，SCFAs），主要包括乙酸盐、丙酸盐和丁酸盐。SCFAs 是最重要的肠道细菌产物之一，并且影响着人体的能量消耗与肠道动力。不同的肠道菌群产生不同种类的 SCFAs，拟杆菌门主要生成乙酸盐和丙酸盐，而厚壁菌门主要生成丁酸盐。

碳水化合物被消化后，肠道微生物将其发酵产生短链脂肪酸，丁酸可通过刺激脂肪细胞中瘦素的产生和诱导由肠道细胞分泌胰高血糖素样肽 -1 进而调节能量代谢。丁酸盐是人体结肠细胞的主要能量来源，可诱导肠癌细胞凋亡，激活肠道糖异生，促进葡萄糖和能量的平衡，预防肠道菌群失调。丙酸盐转移至肝脏，通过与肠道脂肪酸受体的相互作用调节糖异生和饱腹感信号；乙酸盐是最丰富的SCFAs，也是其他细菌生长的必需代谢物，到达用于胆固醇代谢和脂肪生成的外周组织，并可能在中枢食欲调节中发挥作用。随机对照试验结果表明，SCFAs产量增加与饮食诱导的肥胖降低和胰岛素抵抗降低相关。动物实验显示，丁酸盐和丙酸盐可能通过控制肠道激素，减少小鼠的食欲和食物的摄入量。

2. 脂肪　近年许多研究发现，肠道菌群的失衡与肥胖、2型糖尿病、非酒精性脂肪肝和高脂血症等脂质代谢紊乱性疾病的发生发展有着密切的联系。对比肥胖人群与非肥胖人群，发现肥胖个体更易表现出肠道菌群多样性低、胰岛素抵抗、血脂异常和慢性炎症等症状。从人类和动物研究中积累的数据表明，肠道微生物可通过多种直接或间接的生物学机制影响宿主的脂肪代谢。肠道菌群产生的信号分子对肝脏脂质和胆汁代谢、胆固醇逆转运、能量消耗和胰岛素敏感性产生有效作用。

脂肪的代谢主要是经各种酶和胆汁酸的作用，水解成甘油、脂肪酸等。肠道微生物产生的酶可促进胆汁酸代谢，如乳酸菌可通过产生胆盐水解酶分解胆汁盐，产生作为信号分析和代谢调节剂的非结合胆汁酸和继发性胆汁酸，从而影响宿主的代谢通路。肠道菌群可直接代谢胆固醇，某些肠道微生物可产生胆固醇氧化酶，加速胆固醇的降解。不仅如此，正常肠道菌产生的初级胆汁酸水解酶能将结合胆汁酸转变成游离胆汁酸，影响胆汁酸的肠肝循环，使血中的胆固醇更多地被转化，从而降低血胆固醇。肠道微生物代谢的其他重要产物也可影响人体健康，如三甲胺和吲哚丙酸。肠道微生物合成胆碱，胆碱代谢成三甲胺，三甲胺在肝脏被氧化成三甲胺氮氧化物，这与动脉粥样硬化和主要不良心血管事件的风险增加相关。降低胆碱的生物利用度可能导致非酒精性脂肪肝和改变糖代谢。吲哚丙酸与膳食纤维摄入量密切相关，并具有强效的体外自由基清除活性，这可能会降低2型糖尿病的发病率。

3. 蛋白质　人体从食物中获得的蛋白质在蛋白酶的作用下，在胃肠道中被分解为肽和游离氨基酸，从而被肠细胞吸收并在机体的不同器官中代谢。未被小肠消化和吸收的膳食蛋白质、多肽和游离氨基酸将进入大肠，在肠道微生物的作用下进一步发酵。大肠内的蛋白酶活性主要归因于拟杆菌、链球菌和乳杆菌等。肠道微生物通过脱氨基反应代谢氨基酸来产生短链脂肪酸，也可通过脱羧反应产生胺类物质，这些代谢产物通过不同的受体和机制引发广泛的生物学功能。在体外和动物模型中，蛋白质发酵导致一些可能对宿主有毒的代谢产物的生成，如NH_3、H_2S、吲哚和胺类化合物，但正常情况下，大部分可在肠壁和肝脏中被解毒。

肠道菌群可代谢色氨酸，使其生成吲哚、吲哚乙酸、粪臭素等吲哚类物质。在机体处于正常状态或饮食蛋白质合理的情况下，这些代谢产物并不会对机体造成影响，但如果机体代谢功能异常或摄入过量蛋白质，这些吲哚类物质会在结肠内过量聚集，造成结肠上皮细胞的损伤，甚至引发结肠癌。肠道菌群通过脱硫反应可产生硫化物，正常浓度的H_2S对维持结肠细胞的生长有重要作用，过量的H_2S浓度可抑制结肠上皮细胞呼吸并引起DNA损伤。由于其亲脂性，H_2S可穿透结肠上皮细胞的生物膜，抑制线粒体电子传递链的末端氧化酶—细胞色素C氧化酶的催化活性。

肠道微生物可通过脱羧反应生成多胺化合物，如组胺、酪胺、胍丁胺、精胺、亚精胺、腐胺和尸胺。在正常生理浓度下，这些多胺化合物可与结肠细胞内的多种大分子物质结合，影响细胞的生长和繁殖。腐胺对于癌性结肠上皮细胞的有丝分裂必不可少，而胍丁胺在体外实验中显示能减缓癌性结肠细胞的有丝分裂。NH_3 是氨基酸代谢的重要产物，是肠道微生物的主要氮源。肠腔内的 NH_3 主要是氨基酸脱氨和尿素水解的结果。正常情况下，大多数的 NH_3 通过粪便排泄或在肠道中吸收并随着尿液排出体外，但随着饮食中蛋白质的增加，产生的 NH_3 也在肠内积累。高浓度的 NH_3 会抑制结肠上皮细胞中的 SCFAs 氧化，从而影响结肠和肠道微生物的能量供应。

（三）人体肠道微生态对认知行为的影响

认知功能是一个复杂的生理过程，包含了学习、记忆、语言、思维、精神、情感等一系列随意、心理和社会行为。最初认知功能被认为仅由中枢神经系统介导，但后来的研究发现其他系统如免疫系统也参与了认知功能的调节。近年来，随着肠道菌群的研究逐渐深入，研究者们发现无菌鼠存在许多行为学缺陷，例如活动能力增加、焦虑感减少，海马中脑源性神经营养因子（brain-derived neurotrophic factor，BDNF）表达的增加，在通过抗生素诱导的肠道菌群紊乱模型的小鼠中也发现了认知功能障碍的存在。此外在一些临床试验中，研究者发现抑郁症或自闭症患者也存在肠道菌群紊乱的现象。这些研究证明了肠道菌群与脑部之间有着密切的关联，虽然动物实验和人群研究结果揭示了肠道菌群可通过免疫途径、内分泌途径以及代谢途径在大脑行为与认知功能发育中起到调控的作用，但肠道菌群对脑部作用的机制仍未完全阐明清楚。

脑部和肠道是一个双向调节的有机整体，常被称作为肠 - 脑轴（gut-brain axis）。它们的双向调节涉及肠神经系统（enteric nervous system，ENS）、神经 - 免疫系统、神经内分泌系统、交感和副交感神经系统、中枢神经系统以及下丘脑 - 垂体 - 肾上腺轴（hypothalamic-pituitary-adrenal axis，HPA）。目前大量研究表明肠道微生物参与了肠 - 脑轴的功能反应，在肠道与大脑的信息交流中起着非常重要的作用，肠道菌群影响脑部认知功能和行为的可能机制主要是通过菌群 - 肠 - 脑轴（microbiota-gut-brain axis）的 5 种通路来实现的。

1. 肠 - 脑神经网络　大脑与肠道通过两个神经解剖学途径联系起来，一个是依靠脊髓中的自主神经系统（autonomic nervous system，ANS）和迷走神经进行直接的信息交流，另一个是通过 ENS 和脊髓中的 ANS 以及迷走神经之间的双向联系来进行间接的信息交流。脑部通过 4 个层次传递信息来控制肠道功能：第一层次是 ENS；第二层次是椎前神经节；第三层次是脊髓中的 ANS、脑干孤束核和迷走神经背运动核；第四层次是大脑中枢。如果这 4 个层次中任意一部分出现了损害或异常，都会影响脑部对肠道功能的调节。肠道菌群和脑部的双向神经交流主要是依靠迷走神经，例如，细菌可以刺激 ENS 的传入神经元，经过 ENS 和迷走神经之间的传递，这个迷走神经信号可以刺激机体产生抗炎反应来预防致病菌引起的脓毒血症。

2. 神经内分泌途径（HPA 轴）　肠道菌群有助于神经内分泌系统的发育成熟。肠道菌群的缺乏或者 Toll 样受体（toll-like receptors，TLRs）表达缺失或者降低将会影响机体对肠道致病菌产生神经内分泌反应。动物实验研究发现，当遭受刺激时，无菌小鼠的应激反应高于正常小鼠，将正常小鼠的肠道菌群移植至无菌小鼠后可部分扭转无菌小鼠增强的应激反应，而婴儿双歧杆菌可以完全扭转这种反应，故提示肠道菌群对胎儿出生后正常应激反应的产生非常重要，并且生命早期肠道菌群出现的时间是影响正常 HPA 轴发育的关键期。同时，一些动物实验结果表明肠道微生物能影响与应激相关的神经回路和行为。

3. 肠道免疫途径 肠道免疫系统的发育依赖肠道菌群。细菌同宿主的交流可以通过许多途径，其中 TLRs 在宿主和细菌的交流中起着关键作用。TLRs 是固有免疫系统的一员，广泛分布在神经元上，是诱导细胞因子产生的第一步。它们可区分识别肠道内共生菌和致病菌，从而介导机体对肠内细菌的免疫耐受和清除，维持肠道内环境稳态。因此，神经元也能对细菌和病毒作出免疫反应。肠道上皮细胞可以将微生物及其代谢产物运输至机体内环境，神经系统同样可以和这些细菌和病毒相互作用。

4. 肠道菌群代谢途径 肠道菌群可以促进机体产生γ-氨基丁酸、5-羟色胺（5-hydroxytryptamine，5-HT）、多巴胺和短链脂肪酸，如大脑边缘系统中 5-HT 受体和针对几种 5-HT 受体亚型的药物与认知记忆相关。此外，还有研究表明 5-HT 可能是调节肠道菌群 - 肠 - 脑轴中的重要因素，因此肠道菌群可以通过促进机体合成某些神经递质间接对全身包括脑部产生影响。

5. 肠道黏膜屏障和血 - 脑脊液屏障 神经内分泌途径、肠道免疫途径和肠道菌群代谢途径这三种途径产生的物质必须通过肠道黏膜屏障和血 - 脑脊液屏障进入机体外周血液和脑部，从而使得肠道菌群对大脑功能产生影响。但当肠道黏膜受损时肠黏膜通透性增加，可能会影响到上述三种途径的调节功能。

（四）肠道微生态与 2 型糖尿病

2012 年，深圳华大基因研究院等单位完成肠道微生物与 2 型糖尿病（type 2 diabetes mellitus，T2DM）的宏基因组关联分析，鉴定并验证了大约 60 000 个 T2DM 相关肠道微生物标志物，发现 T2DM 患者为中度肠道微生物菌群失调，产丁酸盐细菌丰度降低，而各种条件致病菌丰度升高，且细菌还原硫酸盐和抗氧化应激能力增强。该研究是世界范围内第一个对肠道微生物进行宏基因组关联分析的成功典范，不仅从物种、功能及生态群落上详尽展示了肠道微生物与 T2DM 的关联特征，而且还令人信服地指出肠道微生物可以用来对 T2DM 进行风险评估。开始于 2014 年的人类微生物组整合计划，将微生物组与糖尿病前期列为三大重点关注领域之一，对健康和血糖调控受损者随访 4 年，发现影响胰岛素抵抗的微生物有 *Blautia*、*Odoribacter*、*Oscillibacter* 和 *Pseudoflavonifracter*，代谢产物有吲哚乳酸和马尿酸，这为糖尿病的早期诊断，以及阐释糖尿病前期的生物学机制带来启示。

目前，调节肠道菌群已经成为防治 T2DM 的新靶标。富含膳食纤维食物可以选择性地促进产短链脂肪酸细菌的富集，降低 T2DM 患者的空腹血糖、餐后血糖和糖化血红蛋白水平。食用含 *Lactobacillus acidophilus* La-5 菌和 *Bifidobacterium animalis subsp lactis* BB-12 菌的发酵乳，可以降低 T2DM 患者的糖化血红蛋白水平。二甲双胍与中药复方改善 T2DM 合并高脂血症患者糖脂代谢效应与 *Blautia spp* 菌有关。将健康人肠道菌群移植至代谢综合征患者可增加其胰岛素敏感性。

（五）肠道微生态与阿尔茨海默病

尽管肠道菌群与中枢神经系统疾病的关系备受关注，但是阿尔茨海默病（Alzheimer's disease，AD）患者的肠道菌群分析起步较晚。2017 年首次报道 AD 患者微生物多样性、厚壁菌门和放线菌门丰度下降，拟杆菌门丰度上升。在属水平上，AD 患者拟杆菌属和 *Lachnoclostridium* 丰度降低，*Subdoligranulum* 丰度增加。认知受损且脑部出现淀粉样变性老人的直肠真杆菌和脆弱拟杆菌丰度下降，埃希氏杆菌属和志贺氏菌属丰度上升。在轻度认知障碍（mild cognitive impairment，MCI）阶段，肠道菌群已发生与 AD 相似的改变，表现为拟杆菌属丰度降低，埃希氏菌属和乳杆菌属丰度增加，而且简易精神状态量表（mini-mental state examination，MMSE）得分与 *Fusicatenibacter*、布劳特氏菌属和杜尔氏菌属丰度呈负相关，与粪杆菌属、丁酸梭菌属和 *Hungatella* 丰度呈正相关，颞叶内侧萎缩程度与阿克曼氏菌属丰度呈正相关。从认知正常、MCI 到 AD，肠杆菌科丰度逐渐增加，基于肠杆菌科变化所建立的预测模型可以有效区分这三类人群。

肠道菌群的改变也会进一步影响胆汁酸、氧化三甲胺、短链脂肪酸和维生素 K 等代谢产物的水平。AD 患者血清胆酸含量下降，脱氧胆酸、甘氨脱氧胆酸和牛磺脱氧胆酸含量上升，脑脊液 $A\beta_{42}$ 水平与甘氨脱氧胆酸 / 胆酸、牛磺脱氧胆酸 / 胆酸和甘氨石胆酸 / 鹅脱氧胆酸呈负相关，脑脊液磷酸化 tau 水平与甘氨鹅脱氧胆酸、甘氨石胆酸和牛磺石胆酸含量呈正相关。AD 和 MCI 患者脑脊液氧化三甲胺水平升高，而且与磷酸化 tau、总 tau、磷酸化 tau/$A\beta_{42}$ 和轴索变性呈正相关。MCI 患者脑脊液 $A\beta_{42}$ 水平与丙酸和丁酸含量呈负相关。老年人 MMSE 得分与甲基萘醌 4、8、9 和 10 的水平呈正相关。

第二节　营养对肠道微生态的调节作用

研究表明，肠道菌群的部分组成受到宿主遗传的影响，但饮食、药物、营养状态、年龄等因素是肠道微生态平衡的更大决定因素。其中，饮食是影响肠道菌群结构及其代谢至关重要、也较为快速的因素，肠道菌群也会参与饮食的代谢，生成人体必需的营养成分，进而影响人体的健康状态。

一、母乳营养对肠道微生态早期形成的影响

健康母亲的乳汁是最完全营养的天然食物，含有婴儿所必需的、最合适比例的营养成分。作为婴儿首次摄入的食物，健康的母乳不仅能够促进婴儿的生长和免疫系统的发育，还有助于婴儿早期肠道菌群的定殖，影响着人类短期和长期的健康状况。母乳喂养是新生儿和母体菌群交换的一种重要方式，大量研究证实母乳微生物和母乳的营养活性成分在建立婴儿健康的肠道菌群结构、抑制病原微生物的增殖、调节肠道黏膜屏障和免疫功能中起到关键作用。

母亲在分娩后的第一批乳汁称为初乳，初乳含有较高的乳铁蛋白、免疫球蛋白 A、白细胞和特定的发育因子，以及少量的乳糖、钾和钙，主要用于免疫功能发育的基础而非营养。分娩后 2 周，母乳成分趋于稳定。人乳的主要成分是：①常量营养素，如蛋白质、脂肪和乳糖，其浓度取决于哺乳期和母体状态；②微量营养素，包括锌、铁、钙、维生素（如维生素 A、维生素 B、维生素 C 和维生素 D）等，与母亲的饮食和身体储存有关；③生长因子，对内分泌系统、神经系统和肠道具有强烈活性；④免疫因子，对于保护新生儿免受炎症和感染至关重要；⑤微生物，在新生儿早期肠道菌群的形成中起到关键作用。母乳有助于肠道微生物群的建立，并通过提供微生物代谢所必需的营养素，特别是母乳低聚糖（human milk oligosaccharides，HMOs），促进微生物与婴儿之间的共生。到目前为止，没有任何婴儿配方奶粉能够提供母乳所含有的母体微生物和益生元寡糖。

1. 母乳微生物对肠道微生态早期形成的影响　人类早期肠道菌群的发展是在母亲怀

孕时就开始的连续过程，直至婴儿3岁时才与成人的肠道菌群基本相似。婴儿出生后，母乳中的微生物是婴儿早期肠道菌群定殖的主要来源。母乳喂养能将母体微生物包括链球菌、双歧杆菌以及乳酸杆菌等不断向婴儿肠道转移并加速肠道菌群的增殖和成熟。新生儿粪便的微生物主要由兼性厌氧菌组成，如葡萄球菌属、链球菌属和乳杆菌属，这些微生物的代谢不断消耗氧气，从而使肠道用于专性厌氧菌的定殖，如双歧杆菌、拟杆菌和梭菌。

0～3岁是婴幼儿肠道菌群建立的关键阶段，如果生命早期肠道菌群发生紊乱，可导致免疫耐受破坏，从而引起婴幼儿过敏性疾病。人群研究发现，过敏的儿童双歧杆菌的数量低于正常儿童，特应性皮炎患儿肠道菌群的多样性和拟杆菌比例均比正常儿童低。母乳喂养的新生儿在出生后的第1～2周获得相对简单和稳定的微生物群，以双歧杆菌属、乳杆菌属为主。配方奶喂养的婴儿肠道菌群则更加多样化，但不稳定，双歧杆菌、乳杆菌和葡萄球菌较少，拟杆菌、肠球菌、链球菌和梭菌等较多。同时，与配方奶喂养的婴儿相比，母乳喂养的新生儿拥有更多的有益微生物，如双歧杆菌和乳酸杆菌，以及较少的潜在致病菌，如梭状芽孢杆菌和肠杆菌。

母乳微生物可在新生儿肠道生态系统中起作用并影响肠道菌群的建立。首先，母乳微生物可通过诱导黏蛋白和胞外多糖的生成，减少渗透性，来增强黏膜屏障的功能，也可通过菌群间的竞争性抑制，降低婴儿感染和发病的概率。其次，母乳细菌具有免疫调节功能，诱导生成sIgA，同时可平衡促炎和抗炎应答，如可调节IL-10的生成。此外，母乳微生物可促进有机酸、过氧化氢和细菌素等抗菌化合物的生成。

2. 母乳低聚糖对肠道微生态早期形成的影响　人乳中含有的可溶性母乳低聚糖属于益生元，同时也是一种重要的免疫调节物质。HMOs的3种主要成分：2′-岩藻糖基乳糖（2′-fucosyllactose，2′-FL）、乳糖二岩藻四糖和3′-FL被肠道中的微生物发酵。成熟乳中HMOs浓度大约12～13g/L，是继乳糖（70g/L）和脂质（30～60g/L）后第三丰富的固体乳成分。HMOs浓度在很大程度上取决于泌乳期，初乳浓度最高（20～25g/L），随着泌乳时间的延长而降低。

HMOs对胃肠道低pH和酶消化具有抗性。尽管被吸收了一小部分，但大多数HMOs通过婴儿胃和胃肠道上部完整地传递到远端小肠和结肠。发酵HMOs过程中产生的短链脂肪酸，不仅促进双歧杆菌和乳杆菌的生长，还可降低环境pH值，抑制致病菌的生长。HMOs通过充当底物直接影响新生儿肠道菌群，有利于特定共生肠道细菌的生长，充当抗黏附抗菌剂，以及间接调节免疫应答。另外，HMOs与细菌和病毒的表面分子结合，阻止它们与肠上皮结合，并且通过作用于信号通路减少肠道炎症。近年有研究指出双歧杆菌对HMOs作用存在菌种特异性，如两歧双歧杆菌可以通过分泌在菌体外的分解酶的作用降解母乳低聚糖，产生各种单糖供包括双歧杆菌在内的其他肠道细菌使用，促进肠道微生态的正常构建和发挥正常功效。

3. 母乳蛋白对肠道微生态早期形成的影响　糖基化母乳蛋白质如免疫球蛋白、乳铁蛋白、溶菌酶影响肠道有害微生物的生长繁殖，可保护婴儿免受感染。在婴儿肠道内糖基化蛋白质是抵御潜在致病菌的第一道防线，常以协同方式发挥作用。这些物质不但能影响肠道菌群生长，还在调节婴儿免疫系统和刺激上皮屏障功能中发挥作用。

免疫球蛋白是人乳汁中公认的免疫保护因子，sIgA是母乳中主要的免疫球蛋白（>90%）。婴儿免疫系统发育尚未成熟，自身不能产生足够的sIgA，直到5岁时，sIgA的分泌量才达到成人水平。sIgA可结合病原体，防止机体感染而不刺激免疫应答。sIgA能够阻止病原体与肠道上皮层的接触，并清除黏蛋白层内的病原体。此外，人乳 sIgA 通过凝集防止抗原通过黏膜进入全身循环，通过黏液纤毛清除被黏液包裹的抗原。

乳铁蛋白是人乳中研究较多的一种糖蛋白，初乳和过渡乳中含量较多，并在大多数外分泌物中普遍表达。乳铁蛋白有多种防御机制，它可通过结合铁，与细菌膜结合，抑制肿瘤坏死因子 α 和 IL-1β，刺激淋巴细胞的活性和成熟，也可促进机体的抗氧化。乳铁蛋白和乳铁蛋白肽的分解产物具有特异性的抗细菌和抗真菌作用。溶菌酶能够水解细菌细胞壁肽聚糖，导致细胞溶解。同时，溶菌酶还能有效地抵抗革兰氏阳性菌（如链球菌和芽孢杆菌）的感染。

二、膳食纤维、益生元对肠道微生态结构的影响

饮食对肠道微生物的组成、多样性和丰富度有重要影响。不同的饮食成分会让肠道菌群随时间变化而定殖。根据人体内微生物的种类和数量，可将不同人群分为不同的“菌型（enterotypes）”，目前确定的菌型有 4 种：拟杆菌型、普氏菌型、瘤胃球菌型和厚壁菌型。长期的膳食模式和所谓的“菌型”有关，如以蛋白质和脂肪为主的膳食模式是“拟杆菌型”，而以碳水化合物或植物基础为主的膳食模式则是“普氏菌型”。

1. 膳食纤维和益生元的概念　膳食纤维是指 10 个和 10 个以上聚合度的碳水化合物聚合物，且不能被人体小肠内的酶水解，并对人体具有健康效益。膳食纤维主要包括非淀粉多糖（纤维素、半纤维素、果胶等）、抗性低聚糖（低聚果糖、低聚半乳糖）、抗性淀粉、木质素。从溶解度来看，膳食纤维分为不溶性和可溶性两种形式。大多数不溶形式如纤维素和半纤维素具有粪便膨胀效应，即它们到达结肠不会或缓慢地被肠道细菌消化。大多数可溶性纤维如果胶、β- 葡聚糖和低聚糖不会造成粪便膨胀，但会被肠道细菌发酵，生成代谢产物。

益生元是膳食纤维中的一类不能被宿主消化和吸收的碳水化合物，只能够选择性地刺激宿主肠道内一种或几种有益菌的活性和 / 或生长繁殖，典型的改变是肠道微生物中的双歧杆菌和 / 或乳杆菌属的组成增加。益生元主要指非消化性低聚糖，如菊粉、低聚果糖、乳果糖等。含有益生元的食品主要有奶制品、乳饮料、烘焙食品和婴幼儿食品等。

2. 肠道菌群对膳食纤维的代谢　膳食纤维因其在肠道中的生理作用已被证明对人体健康有益，包括作为益生元选择性地富集有益的肠道微生物。有益微生物通常指能增强肠道发育和消化能力，改善宿主营养和免疫，抵抗肠道病原体感染的一类微生物，如乳酸杆菌和双歧杆菌。由于人体自身缺乏相关酶，无法消化、吸收和利用膳食纤维，而肠道菌群可产生相关酶，发酵膳食纤维，产生的代谢产物反过来则可调节菌群结构，维持肠道微生态平衡，同时也为肠道黏膜提供能量来源。

膳食纤维是盲肠和结肠居住的菌群的重要能量来源。在特定肠道条件下，厌氧菌通过关键酶和代谢路径来分解复杂的碳水化合物，从而产生代谢产物，如 SCFAs。SCFAs 在调节宿主代谢、免疫系统和细胞增殖方面具有关键作用。在盲肠和近端结肠中发现高水平的 SCFAs，在那里它们被用作结肠细胞（特别是丁酸盐）的能量来源，但也可以通过门静脉输送到末梢循环以作用于肝脏和外周组织。尽管外周循环中 SCFAs 的水平较低，但现在人们普遍认为它们作为信号分子并调节宿主中不同的生物过程。例如，体内和体外试验中，证实菌粉来源的果聚糖能够促进肠道菌群增加丁酸盐的产生，进而预防溃疡性结肠炎的发生。膳食纤维促进 SCFAs 的含量增加的同时，肠腔内 pH 值下降，抑制致病菌的生长。

3. 膳食纤维对肠道菌群组成的影响　低聚果糖、低聚木糖和低聚半乳糖等低聚糖广泛存

在于洋葱、大蒜、芦笋、香蕉等果蔬中，可以促进肠道内双歧杆菌和乳酸杆菌的增殖及 SCFAs 含量的增加，抑制肠杆菌、沙门氏菌等肠道有害菌的生长；作为婴幼儿奶粉中的益生元，可增加青春双歧杆菌、链状双歧杆菌和普拉氏梭杆菌的数量，减少拟杆菌和肠杆菌的丰度。

在人群试验观察到，食用抗性淀粉可丰富特定的微生物群体，如青春双歧杆菌、布氏瘤胃球菌和直肠真杆菌。同时，抗性淀粉和其他膳食纤维类型不同，其富集的微生物群体也不同。这表明富集特定微生物不仅与碳水化合物的结构有关，还与微生物可利用碳水化合物的酶有关。不仅如此，肠道微生物需要黏附特定的底物，并适应发酵带来的环境变化，如低 pH。

研究发现，不同类型的膳食纤维均可改善肠道菌群。在饮食中同时加入低聚果糖和菊粉的膳食补充剂，可明显增加人体肠道内的双歧杆菌，促进肠道菌群的组成向着更健康的方向改变。在一项双盲、随机对照试验中，每日补充一定量的菊粉，结果显示人体肠道内双歧杆菌增加，乳酸杆菌少量增加。双歧杆菌能够与潜在的病原体竞争，从而有助于宿主的整体健康。双歧杆菌的有益作用还包括刺激免疫系统成分，帮助某些离子的吸收和 B 族维生素的合成。低聚半乳糖已被证明在大肠中起到益生元的作用，将肠道菌群的组成改变为以乳酸杆菌和双歧杆菌为主的微生物群落。小麦糊精的摄入可导致结肠 pH 降低，致病菌减少，SCFAs 和乳酸产量增加。

三、益生菌对肠道微生态构成及功能的影响

益生菌是一类对宿主有益的活性微生物的总称，达到足够数量就能改善宿主的微生态平衡，发挥有益作用。最常见的益生菌是乳酸菌，主要是双歧杆菌属和乳杆菌属，其他常见的益生菌还有乳球菌、链球菌、肠球菌等。

乳杆菌属，包括嗜酸乳杆菌、干酪乳杆菌、鼠李糖乳杆菌和瑞士乳杆菌，在预防人类和动物疾病方面进行了广泛的研究。动物实验中发现，与正常小鼠相比，摄入益生菌能明显改变高脂饮食的小鼠肠道菌群的组成，有益菌增加，厚壁菌门减少。在高脂血症的小鼠模型中，乳杆菌干预导致微生物群组成的明显变化，拟杆菌和疣微菌的丰度明显增加，厚壁菌含量降低。益生菌在调节 T 细胞和维持许多疾病的免疫平衡起到关键作用，调节 T 细胞分泌抗炎细胞因子 IL-10、IL-17 和 IL-22，促进免疫系统的平衡。乳杆菌可以调节肠道紊乱的体内平衡，从而起到预防炎性疾病的保护作用。

双歧杆菌属，包括青春双歧杆菌、短双歧杆菌、长双歧杆菌等，可通过改变肠道微生物的组成来缓解各种疾病。与乳杆菌一样，双歧杆菌也可以抑制有害细菌的定殖，改善胃肠屏障功能，抑制促炎细胞因子的生成。研究表明，双歧杆菌通过改变树突状细胞的功能来调节肠道的免疫稳态趋于健康，或者启动抵御病原体的保护措施。不仅如此，双歧杆菌还显示具有控制炎症性肠病、癌症和过敏的可能性。

益生菌能够改变肠道的微生物组成、抑制致病菌在肠道中的定殖，同时帮助宿主建立健康的肠黏膜保护层，增强肠道屏障作用，增强宿主的免疫系统功能，分泌酶或影响酶活力，从而促进机体的健康。在肥胖、糖尿病、精神疾病和免疫疾病等疾病人群中发现肠道菌群组成的明显改变，这说明肠道菌群的紊乱与疾病的发生有一定的关联。大量动物模型和人体试验结果表明，益生菌能有效地调节多种原因引起的肠道微生态失衡。因此，益生菌在维持宿主肠道微生态平衡方面发挥着重要作用（图 12-2）。

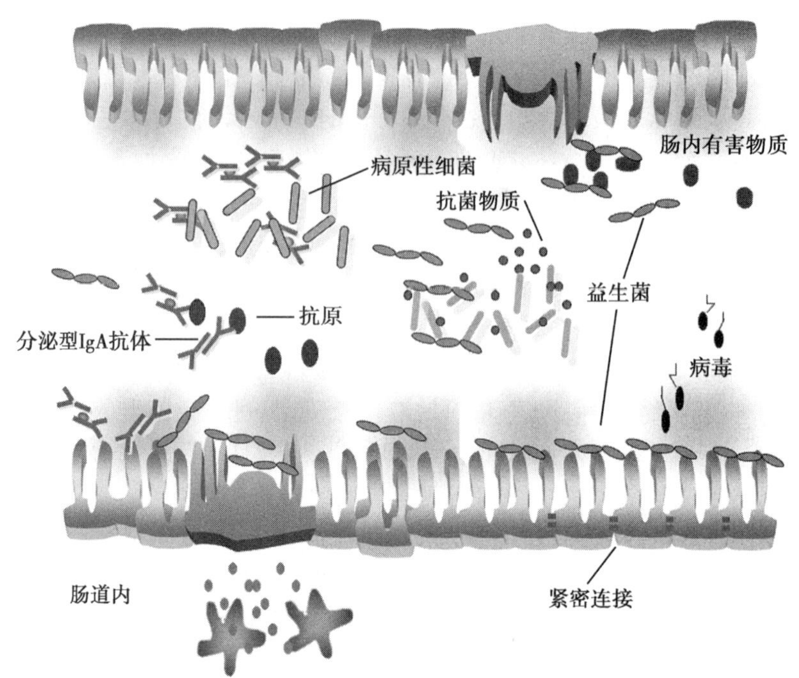

图 12-2 益生菌在维持宿主的肠道微生态平衡中的作用

(一)抑制致病菌在肠道中的定殖

人体肠道微生物群落处在平衡状态中，健康人群肠道中有益菌的数量大于致病菌的数量。益生菌的作用方式与肠道微生物群的调节有关，通过促进有益菌的定殖和抑制有害微生物的繁殖发挥“屏障”效应。益生菌通过在黏膜、皮肤等表面或细胞之间定殖，从而形成生物屏障阻止病原微生物的入侵。同时，益生菌与胃肠道的上皮细胞发生反应，抑制肠道致病菌的黏附和定殖。这种抑制可能的原因是：①益生菌代谢产生广谱抗生素类物质；②益生菌可发酵非消化性的碳水化合物产生短链脂肪酸、有机酸等降低 pH 值；③益生菌可竞争排斥病原菌占据肠黏膜上的结合位点，从而降低病原菌在肠腔中的数量；④益生菌可降低黏膜对细菌的通透性，抑制细菌的黏附。

(二)改善肠黏膜屏障功能

作为与肠道菌群接触最为直接的肠黏膜，被喻为人体最重要的防线之一。肠道菌群与肠黏膜及肠淋巴组织长期合作而建立的良好的稳态环境对维持人体健康起到十分重要的作用，肠道菌群结构发生改变导致肠道微生态发生紊乱，破坏菌群与肠黏膜的正常交流，使得肠上皮细胞发生病变，影响肠道健康。这种屏障功能不仅取决于肠上皮细胞间的紧密连接的状态，也和 Paneth 细胞、黏液细胞有关，Paneth 细胞产生抗微生物肽(防御素、溶菌酶)，黏液充当保护层，防止与肠腔的细菌直接接触。因此，益生菌可通过在信号传导途径中起作用，加强黏液层或产生防御素。同时，益生菌也可以作用于肠上皮细胞紧密连接的相关蛋白质，改善肠道的生理屏障功能。

(三)调节免疫系统

超过 70% 的免疫细胞位于肠道，特别是在小肠中，构成肠道相关的淋巴组织。肠黏膜作为人体重要的防线，在抵御食物中携带的致病菌和食物消化后的有毒物质起着重要的生理作用。这些外来物质被机体识别为抗原，刺激肠道固有层的免疫细胞，并产生免疫应答，其中最直接的免疫应答就是产生大量的 sIgA，sIgA 可以阻止具有潜在威胁的抗原蛋白入侵机体，同时阻断致病菌对肠道黏膜的进一步伤害，机体自身的免疫应答可以及时预防由口服耐受而引起的入侵性炎性疾病发生。具有益生功能潜力的细菌，可以全身或局部有限地刺激 sIgA 的产生，有效地提高 sIgA 的分泌量，并且调节由炎性细胞所产生的细胞因子的含量，进而有效地抑制炎症的发生，同时也降低了机体自发性免疫过剩，即过敏反应的发生。体外试验发现益生菌可以通过介导人体免疫系统间接地影响脂肪细胞的生长或分化以及功能表达，导致机体脂代谢功能的变化，促进机体的健康（图 12-3）。动物研究结果表明，双歧杆菌可改善幼鼠肠道菌群的组成及其代谢，提高肠道内 SCFAs 浓度，促进肠道上皮细胞组成及机体免疫功能的发育，同时还可降低幼鼠成长后对 IgE 介导的过敏性疾病的易感性。

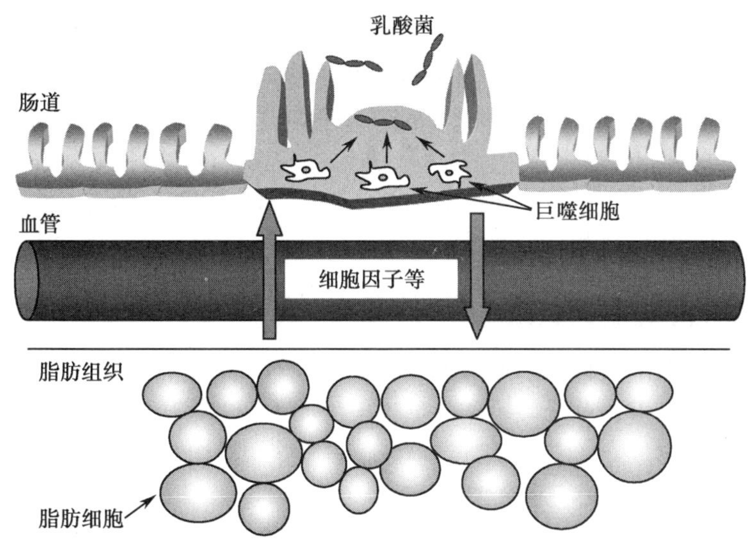

图 12-3 益生菌对机体脂质代谢的作用

（四）分泌酶或改变酶活力

益生菌可以在肠道内直接释放各种酶，参与消化过程，改善肠道消化吸收不良的症状，例如，益生菌释放的 β- 半乳糖苷酶，可改善乳糖酶缺乏者的乳糖不耐受症。细菌酶种类众多，研究较多的是 β- 葡萄糖醛酸酶，当机体发生恶性肿瘤病变时，粪便中该酶活性增高，益生菌的摄入可以降低该酶的活性，间接说明益生菌在一定程度上可能与肿瘤的发生减少有关。但也有一些研究发现摄入益生菌对该酶活力无明显影响，这可能是不同的人其肠道定殖的菌群结构本身差异就比较大，益生菌带来的影响有限，摄入后得到的结果也不同。

第三节 高原低氧环境对肠道微生态的影响

正常生理状况下，肠道菌群与机体和外部环境保持着一个平衡状态；但在高原低氧环境下，可出现肠道菌群失衡以及肠黏膜屏障功能损伤，后者包括机械屏障损伤、免疫屏障损伤和化学屏障损伤。

一、高原低氧环境对肠道菌群的影响

高原低氧环境容易诱发肠道菌群紊乱。前往高原训练的运动员发生腹泻可能与肠道菌群的改变有关。登山者有益菌双歧杆菌数量减少，条件致病菌变形菌门和大肠杆菌数量增加。对青藏高原 6 个地区（2 800～4 500m 海拔范围）208 名藏族志愿者的调查结果显示，藏族人肠道菌群的核心种属包括普氏菌属、粪杆菌属和布劳特菌属，随着海拔升高，肠道内厌氧菌的种类显著上升，证实了肠道菌群对不同地理环境和生活方式的独特适应性。与生活在成都的汉族人相比，移民至拉萨的汉族人肠杆菌目、肠杆菌科、γ- 变形菌纲、志贺氏菌属和紫单胞菌科的相对丰度增加。军事科学院军事医学研究院的科研人员发现，随着海拔上升，青年军人厚壁菌门相对丰度显著下降，拟杆菌门成为优势菌群，乳杆菌层、双歧杆菌属等比例下降。

动物实验发现，野生家鼠厌氧菌与海拔呈正相关，而兼性厌氧菌、微需氧菌和耐氧菌与海拔呈负相关。西藏恒河猴厚壁菌门相对丰度增加，拟杆菌门相对丰度降低。将 Wistar 大鼠放在海拔 3 848m 的马衔山，会减少有益菌双歧杆菌数量，增加条件致病菌大肠杆菌数量。当海拔升至 4 767m 时，菌群失调愈发明显。使用低压氧舱模拟海拔 6 000m 对小鼠进行低氧暴露的结果显示，模型组小鼠肠道球菌和革兰氏阴性菌百分比、肠组织缺氧诱导因子 -1α 表达水平均高于对照组。

二、高原低氧环境对肠黏膜屏障的影响

肠黏膜屏障主要由机械屏障、免疫屏障和化学屏障组成，能够保护机体不受内源性微生物及其毒素的伤害，是机体屏障系统的重要组成部分。高原具有大气压低、氧分压低、紫外线强等复杂多变的自然条件，容易引起肠黏膜各屏障功能损伤。

（一）高原环境对肠黏膜机械屏障的影响

肠黏膜机械屏障包括肠蠕动、肠上皮细胞紧密连接和肠黏液等。在缺氧条件下，肠道的节律性收缩和对其固有神经跨壁刺激的应答性降低。缺氧 15 分钟后，只有 29% 肠道组织对刺激有应答，缺氧 60 分钟后，整个组织都无应答。小肠为缺氧敏感组织，血液中氧的水平及弥散入组织的氧浓度，对维持肠黏膜上皮细胞的各种正常代谢起着至关重要的作用。大鼠急性低压低氧暴露可见空肠黏膜上皮细胞超微结构排列紊乱，出现萎缩、脱落等黏膜屏障损伤症状。肠上皮的黏液主要由黏蛋白所组成。黏蛋白是一类糖蛋白，其碳氢结构是细菌黏附的类似物，有细菌黏附结合的生态位点，其位点可与肠上皮细胞上的结合位点竞争，阻止细菌与肠上皮细胞结合，使细菌留在黏液层，利于肠蠕动时被清除。

（二）高原环境对肠黏膜免疫屏障的影响

肠黏膜免疫屏障由胃肠相关淋巴样组织及分泌型抗体组成。表达于回肠淋巴结的黏膜定居因子引导淋巴细胞集结移位至肠道相关淋巴组织，而后 B 淋巴细胞在此分化成浆细胞，产生特异型的 sIgA，形成肠道的免疫屏障。在低压低氧状态，机体存在应激反应，交感神经兴奋，肠血管收缩，肠黏膜处于低灌注状态下而受到损伤，肠道产生 sIgA 的功能受到抑制，主要表现为 sIgA 含量减少，合成 sIgA 的浆细胞数量减少及被 sIgA 包被的革兰氏阴性菌数量减少，体液免疫受到抑制。此外，当肠道发生炎症时，肠上皮细胞所分泌的细胞因子能趋化肠黏膜固有层炎性细胞，放大免疫反应。

（三）高原环境对肠黏膜化学屏障的影响

胃肠道分泌的胃酸、胆汁、消化酶和溶菌酶等形成肠黏膜的化学屏障。高原低氧环境使下丘脑 - 垂体应激反应增强，醛固酮分泌增加，导致皮质功能紊乱，副交感神经兴奋性降低，消化液分泌减少。安达斯山高原人群胃液酸度低于平原，减弱胃酸清除进入胃肠道细菌的能力，增强细菌在胃肠道上皮的黏附和定殖概率。高原缺氧还可引起胃肠蠕动紊乱，影响胆汁的分泌，排泄到肠内的胆汁酸盐能与肠腔内的内毒素结合，阻止肠道吸收内毒素。

（何　方　王　锋　周玮忻）

参考文献

1. 秦环龙，尹明明. 肠道微生态和肠道营养. 中华普通外科学文献，2015，9(3)：182-187.
2. 刘瑞雪，李勇超，张波. 肠道菌群微生态平衡与人体健康的研究进展. 食品工业科技，2016，37(6)：383-387.
3. 王凤，赵成英，田桂芳，等. 果蔬功能成分与肠道菌群相互作用研究进展. 生物产业技术，2017(4)：53-61.
4. 甄建华，于河，谷晓红. 肠道微生态医学研究进展概述. 中华中医药杂志，2017，32(7)：3069-3075.
5. Oozeer R，Van LK，Ludwig T，et al. Intestinal microbiology in early life：specific prebiotics can have similar functionalities as human-milk oligosaccharides. American Journal of Clinical Nutrition，2013，98(2)：561S-571S.
6. Yatsunenko T，Rey FE，Manary MJ，et al. Human gut microbiome viewed across age and geography. Nature，2012，486(7042)：222-227.
7. 唐立. 人类肠道微生态基础与应用研究进展. 沈阳医学院学报，2016，18(5)：321-324.
8. 刘昌孝. 肠道菌群与健康、疾病和药物作用的影响. 中国抗生素杂志，2018，43(1)：1-14.
9. Shen X，Miao J，Wan Q，et al. Possible correlation between gut microbiota and immunity among healthy middle-aged and elderly people in southwest China. Gut Pathogens，2018，10(1)：4.
10. Byndloss MX，Olsan EE，RiveraChávez F，et al. Microbiota-activated PPAR-γ signaling inhibits dysbiotic Enterobacteriaceae expansion. Science，2017，357(6351)：570.
11. Takiishi T，Fenero C，Câmara N. Intestinal barrier and gut microbiota：Shaping our immune responses throughout life. Tissue Barriers，2017，5(4)：e1373208.
12. Yamanaka T，Helgeland L，Farstad IN，et al. Microbial colonization drives lymphocyte accumulation and differentiation in the follicle- associated epithelium of Peyer's patches. The Journal of Immunology，2003，170(2)：816-822.
13. 王丽娜，周旭春. 肠道菌群与肠黏膜免疫及相关肠道疾病的研究进展. 中国微生态学杂志，2017，29(4)：494-497.
14. Ince MN，Blazar BR，Edmond MB，et al. Understanding luminal microorganisms and their potential effectiveness in treating intestinal inflammation. Inflammatory Bowel Diseases，2016，22(1)：194-201.
15. Atarashi K，Tanoue T，Oshima K，et al. Treg induction by a rationally selected mixture of Clostridia strains from the human microbiota. Nature，2013，500(7461)：232-236.
16. Stefka AT，Feehley T，Tripathi P，et al. Commensal bacteria protect against food allergen sensitization. Proc Natl Acad Sci USA，2014，111(36)：13145-13150.
17. Olszak T，AN D，Zeissig S，et al. Microbial exposure during early life has persistent effects on natural killer T cell function. Science，2012，336(6080)：489-493.
18. Valdes AM，Walter J，Segal E，et al. Role of the gut microbiota in nutrition and health. BMJ，2018，361：k2179.

19. 刘彩虹，张和平. 肠道菌群与肠道内营养物质代谢的相互作用. 中国乳品工业，2014，42(5)：33-36.
20. Filipe DV，Petia KD，Daisy G，et al. Microbiota-Generated Metabolites Promote Metabolic Benefits via Gut-Brain Neural Circuits. Cell，2014，156(1/2)：84-96.
21. 王晨，钟赛意，邹宇晓. 膳食纤维经肠道微生态途径调节脂质代谢作用的研究进展. 食品科学，2019，40(3)：347-356.
22. Ghazalpour A，Cespedes I，Bennett BJ，et al. Expanding role of gut microbiota in lipid metabolism. Current Opinion in Lipidology，2016，27(2)：1.
23. 郭慧慧，黄帅，王璐璐，等. 肠道菌群对机体营养物质的代谢研究. 中国医药生物技术，2016，11(4)：340-345.
24. De Mello VD，Paananen J，Lindstrom J，et al. Indolepropionic acid and novel lipid metabolites are associated with a lower risk of type 2 diabetes in the Finnish Diabetes Prevention Study. Scientific Reports，2017，7：46337.
25. Conlon MA，Bird AR. The impact of diet and lifestyle on gut microbiota and human health. Nutrients，2015，7(1)：17-44.
26. Fröhlich EE，Farzi A，Mayerhofer R，et al. Cognitive impairment by antibiotic-induced gut dysbiosis：Analysis of gut microbiota-brain communication. Brain，Behavior，and Immunity，2016，56：140-155.
27. Yano JM，Yu K，Donaldson GP，et al. Indigenous bacteria from the gut microbiota regulate host serotonin biosynthesis. Cell，2015，161(2)：264-276.
28. Wang HX，Wang YP. Gut Microbiota-brain Axis. Chinese Medical Journal，2016，129(19)：2373-2380.
29. Mulak A，Bonaz B，Department of Gastroenterology and Hepatology，Wroclaw Medical University，et al. Brain-gut-microbiota axis in Parkinson's disease. World Journal of Gastroenterology，2015，21(37)：10609-10620.
30. Bauer KC，Huus KE，Finlay BB. Microbes and the Mind：Emerging Hallmarks of the Gut Microbiota-Brain Axis. Cellular Microbiology，2016，18(5)：632-644.
31. Dissanayake D，Hall H，Bergbrown N，et al. Nuclear factor-KB1 controls the functional maturation of dendritic cells and prevents the activation of autoreactive T cells. Nature Medicine，2011，17(12)：1663-1667.
32. Sudo N，Chida Y，Aiba Y，et al. Postnatal microbial colonization programs the hypothalamic-pituitary-adrenal system for stress response in mice. The Journal of physiology，2004，558(1)：263-275.
33. Mayer EA，Tillisch K，Gupta A. Gut/brain axis and the microbiota. Journal of Clinical Investigation，2015，125(3)：926-938.
34. Yano J，Yu K，Donaldson G，et al. Indigenous Bacteria from the Gut Microbiota Regulate Host Serotonin Biosynthesis. Cell，2015，161(2)：264-276.
35. Rothschild D，Weissbrod O，Barkan E，et al. Environment dominates over host genetics in shaping human gut microbiota. Nature，2018，555(7695)：210-215.
36. Toscano M，Grandi RD，Grossi E，et al. Role of the Human Breast Milk-Associated Microbiota on the Newborns' Immune System：A Mini Review. Frontiers in Microbiology，2017，8：2100.
37. Cacho NT，Lawrence RM. Innate Immunity and Breast Milk. Frontiers in Immunology，2017，8：584.
38. Davis EC，Wang M，Donovan SM. The Role of Early Life Nutrition in the Establishment of Gastrointestinal Microbial Composition and Function. Gut Microbes，2017，8(2)：143-171.
39. 杨成彬，赵梅珍，杨平常，等. 肠道菌群与婴幼儿食物过敏的研究进展. 实用临床医学，2014，15(8)：117-119，124.
40. Kalliomaki M，Kitjavainen P，Eerola E，et al. Distinct patterns of neonatal gut microflora in infants in whom atopy was and was not developing. J Allergy & Clin Immunol，2001，107(1)：129-134.

41. Abrahamsson T, Jakobsson H, Andersson A, et al. Low diversity of the gut microbiota in infants with atopic eczema. J Allergy Clinlmmunol, 2012, 129(2): 434-440.
42. 边燕飞，孙志宏，孙天松. 母婴间菌群传递的研究进展. 中国微生态学杂志，2017，29(6)：725-730.
43. 赵洁，孙天松. 母乳对婴儿肠道菌群及免疫系统影响的研究进展. 食品科学，2017，38(1)：289-296.
44. Garrido D, Dallas DC, Mills DA. Consumption of human milk glycoconjugates by infant-associated bifidobacteria: mechanisms and implications. Microbiology, 2013, 159(4): 649-664.
45. Newburg DS, He Y. Neonatal gut microbiota and human milk glycans cooperate to attenuate infection and inflammation. Clin Obstet Gynecol, 2015, 58(4): 814-826.
46. Gotoh A, Katoh T, Sakanaka M, et al. Sharing of human milk oligosaccharides degradants within bifidobacterial communities in faecal cultures supplemented with *Bifidobacterium bifidum*. Scientific Reports, 2018, 8(1): 13958.
47. 潘善越，周娇锐，于蓉，等. 早期饮食如何影响婴儿肠道微生态. 中国微生态学杂志，2018，30(4)：484-488.
48. Legrand D. Overview of lactoferrin as a natural immune modulator. J Pediatr, 2016, 173: S10-S15.
49. Makki K, Deehan EC, Walter J, et al. The impact of dietary fiber on gut microbiota in host health and disease. Cell Host & Microbe, 2018, 23(6): 705-715.
50. Fuller S, Beck E, Salman H, et al. New Horizons for the Study of Dietary Fiber and Health: A Review. Plant Foods Hum Nutr, 2016, 71(1): 1-12.
51. 王凤，赵成英，田桂芳，等. 果蔬功能成分与肠道菌群相互作用研究进展. 生物产业技术，2017(4)：53-61.
52. Koh A, Vadder FD, Kovatcheva-Datchary P, et al. From Dietary Fiber to Host Physiology: Short-Chain Fatty Acids as Key Bacterial Metabolites. Cell, 2016, 165(6): 1332-1345.
53. O'Keefe SJ. Diet, microorganisms and their metabolites, and colon cancer. Nat Rev Gastroenterol Hepatol, 2016, 13(12): 691.
54. Walker AW, Ince J, Duncan SH, et al. Dominant and diet-responsive groups of bacteria within the human colonic microbiota. The ISME Journal, 2011, 5(2): 220-230.
55. Ramnani P, Gaudier E, Bingham M, et al. Prebiotic effect of fruit and vegetable shots containing Jerusalem artichoke inulin: a human intervention study. Brit J Nutr, 2010, 104(2): 233-240.
56. Elia M, Cummings JH. Physiological aspects of energy metabolism and gastrointestinal effects of carbohydrates. Eur J Clin Nutr, 2007, 61: S40-S74.
57. Pasman W, Wils D, Saniez M, et al. Long-term gastrointestinal tolerance of NUTRIOSE® FB in healthy men. Eur J Clin Nutr, 2006, 60(8): 1024-1034.
58. Shin JH, Nam MH, Lee H, et al. Amelioration of obesity-related characteristics by a probiotic formulation in a high-fat diet-induced obese rat model. European Journal of Nutrition, 2017, 6(57): 2081-2090.
59. Chen D, Yang Z, Xia C, et al. The effect of *Lactobacillus rhamnosus* hsryfm 1301 on the intestinal microbiota of a hyperlipidemic rat model. BMC Complementary & Alternative Medicine, 2014, 14(1): 386.
60. He Y, Gao M, Cao Y, et al. Nuclear localization of Metabolic enzymes in Immunity and Metastasis. Biochim Biophys Acta, 2017, 1868(2): 359-371.
61. Xue L, He J, Gao N, et al. Probiotics may delay the progression of nonalcoholic fatty liver disease by restoring the gut microbiota structure and improving intestinal endotoxemia. Scientific Reports, 2017, 7: 45176.
62. Fu L, Song J, Wang C, et al. *Bifidobacterium infantis* Potentially Alleviates Shrimp Tropomyosin-Induced Allergy by Tolerogenic Dendritic Cell-Dependent Induction of Regulatory T Cells and Alterations in Gut Microbiota. Frontiers in Immunology, 2017, 8: 1536.

63. 马晨，张和平. 益生菌、肠道菌群与人体健康. 科技导报，2017，35(21)：14-25.
64. Ashraf R, Shah NP. Immune system stimulation by probiotic microorganisms. Critical Reviews in Food Science & Nutrition, 2014, 54(7): 938-956.
65. Butel MJ. Probiotics, gut microbiota and health. Médecine Et Maladies Infectieuses, 2014, 44(1): 1-8.
66. Miyazawa K, He F, Yoda K, et al. Potent effects of, and mechanisms for modification of crosstalk between macrophages and adipocytes by *Lactobacilli*. Microbiology & Immunology, 2012, 56(12): 847-854.
67. Cheng RY, Li M, Li SS, et al. Vancomycin and ceftriaxone can damage intestinal microbiota and affect the development of the intestinal tract and immune system to different degrees in neonatal mice. Pathogens and Disease, 2017, 75(8): 1-9.
68. 范文广，王婷婷，霍贵成. 婴幼儿肠道微生物的定殖特征. 食品工业科技，2014，35(6)：86.
69. 张家超，郭壮，孙志宏，等. 益生菌对肠道菌群的影响—以 *Lactobacillus casei* Zhang 研究为例. 中国食品学报，2011，11(9)：58-68.
70. Qin J, Li Y, Cai Z, et al. A metagenome-wide association study of gut microbiota in type 2 diabetes. Nature, 2012, 490(7418): 55-60.
71. Zhou W, Sailani MR, Contrepois K, et al. Longitudinal multi-omics of host-microbe dynamics in prediabetes. Nature, 2019, 569(7758): 663-671.
72. Zhao L, Zhang F, Ding X, et al. Gut bacteria selectively promoted by dietary fibers alleviate type 2 diabetes. Science, 2018, 359(6380): 1151-1156.
73. Tonucci LB, Olbrich Dos Santos KM, Licursi de Oliveira L, et al. Clinical application of probiotics in type 2 diabetes mellitus: a randomized, double-blind, placebo-controlled study. Clinical Nutrition, 2017, 36(1): 85-92.
74. Tong X, Xu J, Lian F, et al. Structural alteration of gut microbiota during the amelioration of human type 2 diabetes with hyperlipidemia by metformin and a traditional Chinese herbal formula: a multicenter, randomized, open label clinical trial. MBio, 2018, 9(3): e0239217.
75. Vrieze A, Van Nood E, Holleman F, et al. Transfer of intestinal microbiota from lean donors increases insulin sensitivity in individuals with metabolic syndrome. Gastroenterology, 2012, 143(4): 913-916.
76. Vogt NM, Kerby RL, Dill-McFarland KA, et al. Gut microbiome alterations in Alzheimer's disease. Scientific Reports, 2017, 7(1): 13537.
77. Zhuang ZQ, Shen LL, Li WW, et al. Gut microbiota is altered in patients with Alzheimer's disease. Journal of Alzheimer's Disease, 2018, 63(4): 1337-1346.
78. Cattaneo A, Cattane N, Galluzzi S, et al. Association of brain amyloidosis with pro-inflammatory gut bacterial taxa and peripheral inflammation markers in cognitively impaired elderly. Neurobiology of Aging, 2017, 49: 60-68.
79. Martin AM, Yabut JM, Choo JM, et al. The gut microbiome regulates host glucose homeostasis via peripheral serotonin. Proceedings of the National Academy of Sciences of the United States of America, 2019, 116(40): 19802-19804.
80. Liu P, Wu L, Peng G, et al. Altered microbiomes distinguish Alzheimer's disease from amnestic mild cognitive impairment and health in a Chinese cohort. Brain, Behavior, and Immunity, 2019, 80: 633-643.
81. MahmoudianDehkordi S, Arnold M, Nho K, et al. Altered bile acid profile associates with cognitive impairment in Alzheimer's disease-an emerging role for gut microbiome. Alzheimer's & Dementia, 2019, 15(1): 76-92.
82. Nho K, Kueider-Paisley A, MahmoudianDehkordi S, et al. Altered bile acid profile in mild cognitive impairment and Alzheimer's disease: relationship to neuroimaging and CSF biomarkers. Alzheimer's & Dementia, 2019, 15(2): 232-244.

83. Vogt NM, Romano KA, Darst BF, et al. The gut microbiota-derived metabolite trimethylamine N-oxide is elevated in Alzheimer's disease. Alzheimer's Research & Therapy, 2018, 10(1): 124.
84. Nagpal R, Neth BJ, Wang S, et al. Modified Mediterranean-ketogenic diet modulates gut microbiome and short-chain fatty acids in association with Alzheimer's disease markers in subjects with mild cognitive impairment. EBioMedicine, 2019, 47: 529-542.
85. McCann A, Jeffery IB, Ouliass B, et al. Exploratory analysis of covariation of microbiota-derived vitamin K and cognition in older adults. The American Journal of Clinical Nutrition, 2019, 110(6): 1404-1415.
86. 韩天雨，胡扬，张玮佳，等. 高原训练中运动员腹泻发生状况及肠道菌群的变化. 现代生物医学进展，2018，18(10)：1909-1915.
87. Kleessen B, Schrödl W, Stueck M, et al. Microbial and immunological responses relative to high-altitude exposure in mountaineers. Medicine and Science in Sports and Exercise, 2005, 37(13): 13-18.
88. Lan D, Ji W, Lin B, et al. Correlations between gut microbiota community structures of Tibetans and geography. Scientific Reports, 2017, 7(1): 16982.
89. Li K, Dan Z, Gesang L, et al. Comparative analysis of gut microbiota of native Tibetan and Han populations living at different altitudes. PLoS One, 2016, 11(5): e0155863.
90. Suzuki TA, Martins FM, Nachman MW. Altitudinal variation of the gut microbiota in wild house mice. Molecular Ecology, 2019, 28: 2378-2390.
91. Zhao J, Yao Y, Li D, et al. Characterization of the gut microbiota in six geographical populations of Chinese Rhesus Macaques (Macaca mulatta), implying an adaptation to high-altitude environment. Microbial Ecology, 2018, 76: 565-577.
92. 单体栋. 低聚半乳糖对急进高原大鼠肠道菌群影响的分子生物学实验研究. 兰州：兰州大学，2012.
93. 杨文翠，张方信，吴文明，等. 急进高原大鼠肠道微生态变化的探讨. 胃肠病学和肝病学杂志，2010，19(6)：543-545.
94. 李玲，安方玉，刘永琦，等. 黄芪百合颗粒对高原低氧模型小鼠肠黏膜屏障的保护作用. 解放军医学杂志，2016，41(9)：773-778.
95. 吴文明，张方信. 高原缺氧与肠黏膜屏障损伤研究进展. 世界华人消化杂志，2009，17(14)：1432-1436.

第十三章

植物化学物与特殊营养

食物中除了含有多种营养素外，还含有其他许多对人体有益的物质。大量研究证实，这类物质在维护人体健康、调节生理功能和预防疾病方面发挥重要的作用，因此，也被统称为“食物中的生物活性成分（bioactive food components）”。本章重点阐述植物化学物代谢及生物学活性，特别是植物化学物的特殊营养效应，并对其应用现状做简要介绍。

第一节 植物化学物的定义及分类

植物化学物（phytochemicals）是植物能量代谢过程中产生的多种中间或末端低分子量次级代谢产物（secondary metabolites），除个别是维生素的前体物（如 β- 胡萝卜素）外，其余均为非传统营养素成分。与植物中的蛋白质、脂肪、碳水化合物等初级代谢产物（primary metabolites）相比，这些次级代谢产物的含量微乎其微。早在 20 世纪 50 年代，Winter 等就提出植物次级代谢产物对人类有药理学作用，近些年来营养科学工作者才开始系统研究植物化学物对机体健康的促进作用。

植物化学物可按照其化学结构或者功能特点进行分类。其中摄入量较高且功能相对比较明确的植物化学物包括类胡萝卜素、多酚类、皂苷、异硫氰酸酯、硫化物、植物雌激素、单萜类、蛋白酶抑制剂、植酸及植物固醇等。

一、类胡萝卜素

类胡萝卜素（carotenoids）广泛存在于微生物、植物、动物及人体内，为黄色、橙色或红色的脂溶性色素。类胡萝卜素仅在植物和微生物中可自行合成，动物自身不能合成。类胡萝卜素由 8 个异戊二烯基本单位组成的多烯链并通过共轭双键连接而成，目前已从自然界中鉴定出 700 多种。类胡萝卜素可分为两类，一类为不含有氧原子的碳氢族类胡萝卜素，称为胡萝卜素类（carotene）；另一类为含有氧原子的类胡萝卜素，称为叶黄素类（xanthophyll）。主要的类胡萝卜素包括 α- 胡萝卜素、β- 胡萝卜素、γ- 胡萝卜素、叶黄素、玉米黄素、β- 隐黄素、番茄红素等。

二、多酚类

多酚类化合物（polyphenols）是所有酚类衍生物的总称，主要指酚酸和黄酮类化合物（flavonoids）。黄酮类化合物，又称生物类黄酮（bioflavonoids）或类黄酮，是最具代表性的多酚类化合物，在植物体内大部分与糖结合以苷类或碳糖基的形式存在，小部分以游离形式存在。目前已知的黄酮类化合物已达数千种，按其结构可分为黄酮（flavones）和黄酮醇类（flavonols），如槲皮素、芦丁、黄芩素等，其中槲皮素为植物中含量最多的黄酮类化合物；二氢黄酮（flavanones，也称黄烷酮）和二氢黄酮醇类（flavanonols），如甘草素和小水飞蓟素；黄烷醇类（flavanols），如茶多酚中的儿茶素、表没食子儿茶素没食子酸酯（epigallocatechin gallate，EGCG）等；异黄酮（isoflavones）和二氢异黄酮类（isoflavanones），如大豆苷、染料木素和葛根素；双黄酮类（biflavonoids），如银杏黄酮、异银杏素；花青素类（anthocyanidins），如天竺葵素、矢车菊素、飞燕草素等；查尔酮类（chalcones），如异甘草素、红花苷；其他，如黄烷类、山黄酮类、二氢查耳酮等。

三、皂苷类

皂苷（saponin）又名皂素，广泛存在于植物茎、叶和根中。皂苷由皂苷元（sapogenins）和糖、糖醛酸或其他有机酸组成。根据皂苷元化学结构的不同，可将皂苷分为甾体皂苷和三萜皂苷两大类。甾体皂苷主要存在于薯蓣科和百合科植物中。三萜皂苷在豆科、石竹科、桔梗科、五加科等植物中居多。三萜又可分为四环三萜和五环三萜两类，尤以五环三萜最为多见，大豆皂苷即属于五环三萜类皂苷。据统计，目前已研究了 100 多种植物中的 200 余种天然皂苷，较常见的有大豆皂苷、人参皂苷、三七皂苷、绞股蓝皂苷、薯蓣皂苷等。

四、异硫氰酸酯

异硫氰酸酯（isothiocyanates，ITCs）以其前体物芥子油苷（glucosinolates，GS）形式广泛存在于十字花科蔬菜中（如西蓝花、甘蓝、包心菜、芥菜等）。在十字花科植物细胞中存在黑芥子酶（myrosinase），当十字花科植物因收割、加工、咀嚼等或植物水解而使植物细胞破碎时，内源性黑芥子酶释放出来，使 GS 水解生成 ITCs 及其他物质。ITCs 是含有 N=C=S 结构的小分子化合物的总称，存在于食物中的 ITCs 有 20 几种，含 ITCs 最高的三种十字花科蔬菜分别是豌豆苗或称水田芥、芥菜、西蓝花目前研究最多的 ITCs 为莱菔硫烷（sulforaphane，SFN），其次还有烯丙基异硫氰酸酯（allyl isothiocyanate，AITC）、苯甲基异硫氰酸酯（benzyl isothiocyanate，BITC）、苯乙基异硫氰酸酯（phenylethyl isothiocyanate，PEITC）。

五、硫化物

硫化物（sulphides）包括所有存在于大蒜和其他球根状植物中的有机硫化物。蒜氨酸存在于完整大蒜中，组织破损（如切割或挤压）后，蒜氨酸便在蒜氨酸酶的作用下迅速生成大蒜素（allicin），其中主要为蒜氨酸（alliin）和 γ- 谷氨酰 -S- 烯丙基半胱氨酸（g-glutamyl-S-allylcysteine，GSAC）。大蒜素在室温下极易转化成二烯丙基一硫化物（diallyl sulfide，DAS）、二烯丙基二硫化物（diallyl disulfide，DADS）、二烯丙基三硫化物（diallyl trisulfide，DATS）、二硫杂苯类（dithiins）和阿藿烯（ajoene）等。GSAC 在 γ- 谷氨酰转肽酶（γ-GT）的催化下可转化成 S- 烯丙基半胱氨酸（S-allylcysteine，SAC），并进一步转化为 S- 烯丙基巯基半胱氨酸（S-allylmercaptocysteine，SAMC）和 S- 甲基半胱氨酸（S-methylcysteine，SMC）。

六、植物雌激素

植物雌激素（phytoestrogens）结构与雌激素相似，故可与雌激素受体（estrogen receptors，

ER）结合发挥类雌激素或抗雌激素效应，在哺乳动物体内产生双向调节作用。植物雌激素主要属于多酚类化合物，依据其分子结构可分为异黄酮类（isoflavones）、木酚素类（lignans）、香豆素类（coumestans）和芪类（stilbenes）等四大类。异黄酮类包括染料木黄酮、大豆苷元、大豆苷等，主要存在于豆科植物中；香豆素类包括香豆雌醇和 4- 甲氧基香豆雌醇等；芪类代表物为白藜芦醇，在葡萄、葡萄酒、花生等食物中含量较多。

七、单萜类

萜类化合物（terpenes）的基本结构单位是异戊二烯，单萜类是最常见的萜类化合物。根据单萜分子中碳环的数目可分为：①无环（链状）单萜：又可分为萜烯类（如柠檬烯、月桂烯）、醇类（如香茅醇、香叶醇）、醛类（如香茅醛、柠檬醛）、酮类等；②单环单萜：由链状单萜环合作用衍变而来，包括萜烯类、醇类和醛酮类，代表物有薄荷醇、松油醇、紫苏醇、薄荷酮、香芹酚等；③双环单萜：双环单萜的结构类型较多，以蒎烷型（如芍药苷）和坎烷型（如樟脑、龙脑）最稳定。还有一类特殊的单萜环烯醚萜，如梓醇、山栀苷。

八、蛋白酶抑制剂

蛋白酶抑制剂（protease inhibitors，PI）包括蛋白质类蛋白酶抑制剂和其他天然小分子类蛋白酶抑制剂。根据作用于靶酶的活性基团不同及其氨基酸序列的同源性，PI 可分为四大类：丝氨酸蛋白酶抑制剂、半胱氨酸蛋白酶抑制剂、金属蛋白酶抑制剂和酸性蛋白酶抑制剂。目前已发现的植物来源的蛋白类 PI 主要属于前三种类型，研究较多的是大豆胰蛋白酶抑制剂 Bowman-Birk 家族及 Kunitz 家族、豇豆胰蛋白酶抑制剂、马铃薯蛋白酶抑制剂、番茄蛋白酶抑制剂、水稻半胱氨酸蛋白酶抑制剂等。植物中天然小分子类 PI 主要包括植物中的多酚类化合物以及其他多种天然化合物，如绿茶中的 EGCG、咖啡酸、原花青素、槲皮素、染料木黄酮、姜黄素、茶黄素、白藜芦醇、山柰酚、黄芩素、根皮素、碧萝芷、大蒜素等。

九、植酸

植酸（phytic acid）又名肌醇六磷酸（inositol hexaphosphate，IP6），为含有六分子磷酸的肌醇酯。植酸进入消化道后即被水解为终产物肌醇和无机磷酸，当水解不完全时其产物则包括五、四、三、二和单磷酸肌醇的系列混合物（IP1～5）。肌醇在肠道细胞内被磷酸化形成 IP6，然后去磷酸化形成低磷酸化形式 IP1～5。哺乳动物细胞内几乎均含有肌醇六磷酸及其低磷酸化形式。

十、植物固醇

植物固醇（phytosterols）主要存在于各种植物油、坚果、种子中，以环戊烷全氢菲为主架结构，主要包括 β- 谷固醇（β-sitosterol）、豆固醇（stigmasterol）、菜油固醇（campesterol）等及其相应的烷醇（stanols）。

第二节　植物化学物的特殊营养效应

目前国内外关于植物化学物的研究已经取得了显著进展，但是有关植物化学物在特殊营养学领域的研究还相当有限。在国内外已有文献中只举出下列有限的研究，作为这方面有启示性的例证。

一、植物化学物预防紫外线引起的损伤

阳光对于人类生活是必不可少的，但过多暴露于阳光中，因其中不同波长紫外线（ultraviolet，UV）的存在，会引起多种损伤。常见的紫外线主要包括 UVB（波长 200～280nm）和 UVA（波长 315～340nm）。近年来，植物化学物在光保护特别是作为光化学保护剂的研究引起学者的极大关注。植物化学物在抵御皮肤癌及其他皮肤疾病中发挥显著作用。研究表明，多种植物化学物包括多酚、黄酮、异黄酮、植物抗毒素（phytoalexins）、花青素以及类胡萝卜素都能通过调节细胞功能来发挥光保护作用，对宇航、航空、高原与放射作业十分必要。表没食子儿茶素没食子酸酯（epigallocatechin gallate，EGCG）是目前研究最为广泛的具有光保护作用的植物化学物之一。EGCG 作为一种潜在的抗氧化剂，对多种自由基都有清除作用。EGCG 能抑制 UVB 诱导的氧化性损伤，健康人群志愿者试验发现 EGCG 能缓解 UVB 所致的皮肤红斑，同时还能明显降低受试者表皮和真皮中过氧化氢、一氧化氮以及脂质过氧化水平。此外，多项研究表明 EGCG 对皮肤肿瘤有抑制作用。

染料木黄酮（genistein）能抑制 UVB 引起的 DNA 损伤。给免疫缺陷小鼠灌胃染料木黄酮后，能显著降低 UVB 诱导的皮肤中过氧化物（H_2O_2 和丙二醛）及 8- 羟基脱氧鸟苷（8-OHDG）的生成。染料木黄酮还能抑制制斑素（psoralen）与 UVA 联合作用引起的皮肤粗糙，消除皮肤红斑及溃疡的形成。此外，白藜芦醇（resveratrol）、莱菔硫烷（sulforaphane）、芹菜甲素（apigenin）、番茄红素（lycopene）、姜黄素（curcumin）、槲皮素（quercetin）、大豆异黄酮（soy isoflavone）、姜辣素（6-gingerol）、大豆皂苷（soysaponin）等的光保护作用近年也有广泛报道。

二、植物化学物对化学毒物的拮抗作用

随着社会工业化进程的加速，特殊作业环境中新老污染物的出现，给人类健康造成极大威胁。从膳食营养学角度提高人体对入侵毒物的抵抗能力，已成为解决这一问题的重要策略之一。研究发现，异硫氰酸酯（isothiocyanates，ITCs）和槲皮素通过诱导Ⅱ相代谢酶和抑制Ⅰ相代谢酶，减少吡啶类杂环胺（PhIP）与 DNA 形成加合物，从而减轻环境毒物对机体的损伤作用。在两项人群试验研究中发现，摄入十字花科蔬菜（甘蓝和绿菜花）能抑制烤肉中杂环胺（heterocyclic amine，HCA）在体内的代谢转化，并促进代谢物从体内的清除。在人肝癌 HepG2 细胞中，莱菔硫烷（1μmol）和槲皮素（5μmol）能降低 PhIP-DNA 结合物的形成；但二者的作用机制并不相同：槲皮素抑制了 PhIP 的代谢活化过程，而莱菔硫烷则通过激活Ⅱ相代谢酶 UDP- 葡萄糖醛酸转移酶（UGT）和谷胱甘肽 S- 转移酶（GST），加速了 PhIP 的解毒过程。此外，茶多酚在拮抗药物毒性、重金属（如铅、镉、镍）毒性以及其他化学毒物方面发挥了积极的作用。

三、植物化学物对缺氧 / 缺血的保护作用

机体内的氧是与血红蛋白结合在一起被运送到各个器官而被利用的，因此机体缺氧总与缺血相伴而行，互为因果，常见于高空、高原等氧分压降低的作业环境。具有抗氧化作用的植物化学物对缺氧 / 缺血损伤的保护作用十分显著。绿茶提取物主要含有儿茶素及黄酮

类成分，具有强大的活性氧（reactive oxygen species，ROS）捕获能力及其他抗氧化作用。绿茶提取物能阻断脑缺血 / 缺氧所致的大鼠脑损伤。绿茶中的儿茶素 EGCG 对脑缺血 / 缺氧造成的神经元损伤具有保护作用。此外，白藜芦醇在脑动脉缺血 / 缺氧及在灌注损伤中也具有一定的保护作用。其他植物化学物如莱菔硫烷以及异黄酮都在缺血 / 缺氧诱导的脑神经损伤中表现出了有益的作用。

综上，建议应充分研究、开发并利用这些植物化学物的特殊营养学功能，使其更好地为防御各种环境因素所致的人体损伤发挥保护作用。这将是特殊营养学和极端环境生物学研究的一个热点领域，有着广阔的发展前景，也是当代营养学家的一项重要使命。例如，2008 年我国“神舟七号飞船”的宇航员已用水苏糖来改善在太空中可能出现的胃肠功能不适，为植物化学物用于特殊职业人群提供了有力的例证。

第三节 几种主要植物化学物的生物学活性

“护士健康研究（Nurse's Health Study）”以及“健康专业跟踪研究（Health Professional's Follow-up Study）”是较早和较大的两项关于蔬菜水果与心血管疾病的前瞻性研究。这些结果证明了增加蔬菜、水果的摄入能够降低因冠心病或缺血性卒中致死的发病风险。此外，其他几项大型综合型队列研究及横断面流行病学研究结果，也支持“增加果蔬摄入（每天至少 5 份）可以降低心血管疾病及卒中发病率和死亡率”的观点。蔬菜水果与癌症发病率或死亡率的负相关关系还没有可靠的证据。主要是由于缺乏足够样本量的大型人群流行病学调查数据。1992 年，Shibata 等对 11 000 多名退休社区居民进行了 7 年的队列研究。结果发现，每天食用超过 10 份蔬菜和水果的女性，其整体患癌风险显著下降；相比于每天摄入量少于 2.5 份的女性，每天食用超过 4.5 份水果的女性也获得了保护效果。2003 年，Sauvaget 等对 4 万名日本男、女性个体进行了膳食评价，发现增加果蔬膳食摄入能够降低癌症发病风险。然而，有两个大规模的研究队列结果提示水果或蔬菜摄入对相关的癌症无保护作用。

基于大量流行病学研究资料，发现蔬菜水果的有益健康作用可能得益于其中含有的丰富的植物化学物。植物化学物是植物代谢产生的多种低分子量的末端产物，通过降解或合成产生不再对代谢过程起作用的化合物。这些产物除个别是维生素的前体物（如 β- 胡萝卜素）外均为非营养素成分。植物化学物可按照各自的化学结构或功能特点的不同来分类，常见的有以下几类：类胡萝卜素、多酚、植物固醇、异黄酮 / 植物雌激素、皂苷、异硫氰酸酯、单萜类、植酸、硫化物等。随着人们对植物化学物的深入认识，关于植物化学物的分类将不断被更新和准确归类。

一、槲皮素

（一）结构及来源

槲皮素（quercetin）与后述的原花青素、白藜芦醇、大豆异黄酮均属于多酚类（polyphenols）植物化学物。多酚类中，除研究较少的酚酸（phenolic acids）之外，主要是类黄酮（flavonoid）。

槲皮素按化学结构属于类黄酮衍生物。类黄酮又称为黄酮类化合物，多达 8 000 余种，分属于 10 多个不同类别，如黄酮、黄烷醇、异黄酮、双氢黄酮、双氢黄酮醇、黄烷酮、花色素、查耳酮、色原酮、儿茶酚等。

槲皮素及其衍生物多以苷的形式存在，如芦丁、槲皮苷、金丝桃苷等，经酸水解可得到槲皮素。在植物界中约有100种中草药含有槲皮素，广泛分布于多种植物花、果实、叶中；荞麦的杆和叶、沙棘、山楂、洋葱中含量较高，许多中草药如槐米干燥花蕾、地耳草（田基黄）、银杏叶、番石榴叶、贯叶连翘、洋葱、槐花、刺五加、满山红等均含此成分。

（二）代谢动力学

槲皮素及其衍生物对胃酸稳定，但在胃部能否被吸收尚无定论。研究发现，大鼠空肠和回肠可以快速而有效地吸收槲皮素。多项研究提示，槲皮素在体内的吸收过程涉及葡萄糖转运途径。槲皮素在体内的代谢转化与肠道内菌丛密切有关。人类肠道菌群能产生α-鼠李糖苷酶、β-葡萄糖苷酶等，可将槲皮素葡萄糖苷代谢为酚酸等物质。此外，肠道黏膜细胞分泌的酶类也在槲皮素的生物转化中起重要作用。有关槲皮素肝脏代谢的研究还不多，初步表明槲皮素在肝脏可发生甲基化、硫代反应及磺基取代反应等。槲皮素在血中主要是以结合形式而非单体形式存在。给予人群志愿者含槲皮素的食物3小时后，血浆槲皮素的浓度显著增加，7小时后开始下降，20小时后达到基础水平。目前研究认为，肠道上皮细胞和肾脏可能是槲皮素的主要排泄器官，苯甲酸衍生物可能是更为常见的槲皮素排泄形式。

（三）特殊营养效应及其他生物学活性

1. 特殊营养效应

（1）对紫外线损伤的保护作用：槲皮素对紫外线（UVB）照射诱导精子细胞的氧化应激具有明显的保护作用，槲皮素能减少ROS含量，减轻精子的DNA损伤，并使精子的凋亡率下降，提示槲皮素可能作为辅助生殖技术的制剂。

（2）对矽肺患者的保护作用：彭海兵等通过采集矽肺职业暴露患者肺泡灌洗液（AM），使用 SiO_2 再次染尘刺激AM，取其上清液刺激人胚肺成纤维细胞（HELF），同时采用不同浓度的槲皮素处理细胞。结果发现，槲皮素抑制HELF胶原合成，该研究结果为槲皮素治疗矽肺纤维化提供实验依据。

（3）对过量高压氧的防护作用：长期暴露于过量的高压氧环境中可以导致白内障的发生。国内学者研究发现，槲皮素能保护高压氧对人晶状体上皮细胞（LECs）的氧化型损伤和细胞凋亡。该研究为槲皮素应用于特殊环境作业人群如航天人员视力健康的防护提供了思路。

2. 其他生物学活性

（1）抗肿瘤作用：槲皮素是已知的最强抗癌剂之一。槲皮素对很多种恶性肿瘤细胞如白血病细胞、膀胱癌细胞、前列腺癌细胞、胃癌细胞、结肠癌细胞、肺癌细胞、乳腺癌细胞等均有抑制作用。槲皮素的抗癌机制主要包括对癌基因和抑癌基因的调控、诱导细胞凋亡、诱导细胞周期阻滞、抑制酪氨酸蛋白激酶，此外，还与雌激素受体、热休克蛋白等有密切关系。目前槲皮素已经作为酪氨酸蛋白激酶抑制剂应用于Ⅰ期临床试验。

（2）抗氧化作用：槲皮素体外的抗氧化作用及机制主要包括直接清除活性氧自由基、抑制脂质过氧化性损伤、螯合金属离子、抑制DNA的氧化性损伤。槲皮素能预防柔红霉素诱导的大鼠心肌线粒体的氧化损伤；许多金属离子如铁、铜等是自由基产生的催化剂。槲皮素可与Fe、Cu离子络合，通过影响金属离子的平衡来改变细胞内氧化状态而发挥其抗氧化作用；研究认为槲皮素抑制DNA氧化损伤与其结合DNA双链体的方式和体内络合自由基有关。

（3）抗病毒作用：槲皮素能抑制复发性口腔溃疡（ROUS）肉瘤病毒和人疱疹病毒生长。槲皮素可以抑制单纯疱疹病毒（HSV1）、脊髓灰质炎病毒（polio）、副流感病毒3型和呼吸道合胞病毒对细胞的感染以及病毒在细胞内的复制。槲皮素能抑制流感病毒A1和A2所致的肺炎。槲皮素能抑制人类免疫缺陷病毒的拓扑异构酶，发挥抗HIV感染的作用。在一例小样本量的临床干预研究中，用槲皮素治疗人乳头瘤状病毒（HPV）阳性的宫颈鳞状上皮不典型增生（ASCUS）患者6个月后，发现治疗组高危型HPV的转阴率明显高于对照组。

（4）对心血管系统的保护作用：槲皮素对氧化型低密度脂蛋白、过氧化氢和高糖等损伤因素造成的血管内皮细胞损伤有明显的保护作用。此外，槲皮素还能抑制凝血酶引起的血小板胞浆游离 Ca^{2+} 的升高，而使血小板活化聚集受到抑制，从而间接地起到保护心血管的作用。

二、原花青素

（一）结构及来源

1967年，Joslyn等从葡萄皮和葡萄籽中提取分离出4种多酚化合物，因该化合物在酸性递质中加热后均可产生花青素而被命名原花青素（procyanidin或proanthocyanidins，PC）。PC主要存在于葡萄、苹果、山楂、花生、银杏、番荔枝、野草莓等植物中，葡萄是PC的重要来源之一。目前已发现超过600种原花青素，其中从葡萄籽和葡萄皮中就分离鉴定了二十几种。

PC是由不同数量的儿茶素或表儿茶素缩合而成，分为二聚体、三聚体直至十聚体。其中二聚体分布最广、研究最多；七聚体以下称寡聚体，八聚体以上称多聚体。根据化学结构，PC又可分为花青素苷类、花青素、花精（anthosin）等，它们均是以植物类黄酮为构架的植物色素衍生物。

（二）代谢动力学

原花青素的主要吸收部位在胃和小肠。花青素在大鼠体内的分布具有器官特异性，肝脏中主要为甲基花青素，空肠和血浆中主要以苷元形式存在。天竺葵素（一种花青素）在血浆中主要以葡萄糖醛酸的结合物存在。摄入体内的原花青素除部分以原形排出外，其他部分通过羟基的甲基化、与葡萄糖醛酸或硫酸结合成酯而进行代谢。在摄入含黑莓食物的人群中检测到多种花青素代谢产物，如甲基糖苷、葡萄糖醛酸结合型苷元和糖苷、硫酸结合型矢车菊素和苷元等。目前认为，花青素主要以原形和代谢物的形式从尿液、胆汁和粪便排泄。人尿液中花青素水平在摄入后3～6小时达到峰值，24小时尿液中的总回收率为摄入量的5.0%。吸收后通过胆汁排泄的花青素和未被吸收的花青素都进入大肠，被肠道菌群分解后，部分分解产物被吸收入血循环，未被分解的花青素通过粪便排出体外。

（三）特殊营养效应及其他生物学活性

1. 特殊营养效应

（1）特殊人群的抗氧化作用：原花青素是目前发现的最有效的自由基清除剂之一。苹果渣中原花青素清除自由基的能力是维生素C或维生素E的2～3倍，清除超氧化物的能力是维生素C或维生素E的10～30倍。国内多个研究小组，开展了沙棘花青素软胶囊、葡萄籽提取物原花青素对中老年人群的抗氧化干预研究，干预3个月后，均发现不同来源的花青素能有效提高体内抗氧化酶活性，清除自由基，降低体内脂质过氧化反应水平，对促进人体健康有重要意义。

（2）对长波紫外线损伤的保护作用：导致皮肤损伤的紫外线主要是UVA和UVB。过多接触紫外线可造成皮肤的氧化损伤，引起光老化、皮肤癌变、免疫抑制等。国内学者史先花等观察到葡萄籽原花青素（GSP）对长波紫外线（UVA）造成的人角质形成细胞的损伤有保护作用。

2. 其他生物学活性

（1）对心血管系统的保护作用：PC可保护血管内皮细胞，维持血管壁的正常功能。PC可影响人皮肤成纤维细胞和猪动脉平滑肌细胞弹性纤维的连接，从而改善弹性纤维抗降解能力，提高纤维细胞间相互作用。此外，还可影响构成细胞膜和某些间质细胞骨架的结构成分。另外，PC通过诱导一氧化氮合酶活性，增加NO水平而具有一种内皮依赖性的血管舒张作用。PC可有效降低胆固醇（TC）及低密度脂蛋白胆固醇（LDL-C）水平，有助于预防心脑血管疾病的发生。由于PC具有强大的抗氧化活性和自由基消除能力，使其在抗缺血-再灌注损伤中发挥重要作用。大鼠补充葡萄籽原花青素（GSP）3周后，左室舒张压较缺血前分别恢复93%和74%。此外，PC对心血管系统的保护作用还表现在抗高血压、抗血小板凝集以及调节血脂等方面。

（2）抗癌作用：原花青素对皮肤癌、口腔癌、乳腺癌、肝癌、肺癌、前列腺癌、胰腺癌、胃癌、结肠癌等都有一定的预防或治疗作用。在佛波酯（12-O-tetradecanoylphorbol-13-acetate，TPA）诱导的小鼠皮肤肿瘤中，GSP能以剂量依赖关系降低鸟氨酸脱羧酶和髓过氧化物酶的活性。原花青素可诱导人口腔鳞癌细胞HSC22及涎腺癌细胞HSG凋亡，其作用机制与激活半胱天冬酶（caspases）有关。此外，原花青素还可通过抑制p53基因和Bcl-2的表达来发挥抑癌作用。

（3）调节血糖：PC主要通过延缓肠道内葡萄糖的吸收，以及对胰岛素敏感组织发挥胰岛素样的作用。

（4）免疫调节作用：PC能提高老龄小鼠T淋巴细胞和B淋巴细胞的功能，增强骨髓造血干细胞的增殖能力；PC还通过调节白介素水平和增强NK细胞的杀伤能力来提高机体的免疫功能。

三、白藜芦醇

（一）结构及来源

白藜芦醇（resveratrol，Res）又称三酚，是非黄酮类的多酚化合物，白藜芦醇（$C_{14}H_{12}O_3$）结构为3′,4,5′-三羟基1,2-二苯乙烯，无色针状晶体，难溶于水，易溶于有机溶剂。白藜芦醇有顺式和反式两种结构，植物中主要以反式结构为主。白藜芦醇存在于葡萄科、百合科、豆科等70多种植物中，在葡萄中的含量较为丰富，每克新鲜的葡萄皮中约含50～100μg，在红葡萄酒中的浓度高达1.5～30mg/L。白藜芦醇具有广泛的生物学活性，与人类健康及饮食关系十分密切。

（二）代谢动力学

在体外培养的细胞中，白藜芦醇主要代谢形式为硫酸酯化，而在啮齿类动物和人体内，则以硫酸酯化和葡萄糖醛酸苷化为主。大量体内实验均表明白藜芦醇的生物利用度很低，在体内代谢迅速，血液中几乎检测不到游离白藜芦醇，其血药浓度远远低于体外实验的有效浓度。然而，相关动物实验则证明白藜芦醇在体内能够发挥有效的生理活性。因此，许多学者推测白藜芦醇的代谢产物如白藜芦醇葡萄糖醛酸苷或硫酸酯可以发挥生物活性，但相关的体外转化产物白藜芦醇单硫酸酯已被证实不具有有效的生物活性，真正发挥活性的代谢形式是游离的白藜芦醇苷元。

目前研究认为，肠上皮细胞只能吸收白藜芦醇糖苷且吸收过程受葡萄糖苷酸酶的影响。因此，糖苷配基的总量和食物中糖基化的白藜芦醇的含量可能是影响白藜芦醇吸收率的关键因素。动物实验发现，经口摄入白藜芦醇后，其糖苷及其共轭形式可很快在血中检测到，但随着时间的推移血中浓度逐渐下降，然后再出现第二次浓度高峰。肾脏是白藜芦醇的主要排泄器官，主要以尿液的形式排出体外，在尿液主要以共轭形式排泄。

（三）特殊营养效应及其他生物学活性

1. 特殊营养效应　目前对白藜芦醇的特殊营养效应研究主要集中在对各种波长的紫外线辐射的防护作用。较一致的结果是，白藜芦醇可以抑制中波和长波紫外线 UVB 和 UVC 对人皮肤成纤维细胞、人角质形成细胞（HaCaT 细胞）DNA 损伤作用。

2. 其他生物学活性

（1）抗肿瘤作用：白藜芦醇通过抑制肿瘤细胞增殖、诱导肿瘤细胞分化、肿瘤细胞凋亡及细胞周期阻滞等多方面机制来表现出其强大的抗肿瘤活性。白藜芦醇能抑制细胞色素 P4501A1（CYP1A1）活性，从而抑制环境致癌物如二噁英、多环芳烃与生物大分子 DNA 的结合、抑制氧自由基的产生而抑制诱癌过程。不仅如此，白藜芦醇还能诱导Ⅱ相解毒酶如醌氧化还原酶的活性，从而促进苯并芘的代谢解毒过程。白藜芦醇对环氧合酶 -2（COX-2）的抑制作用是其发挥抗肿瘤活性的又一关键机制。此外，白藜芦醇还通过多种机制如抑制线粒体呼吸链、促进线粒体细胞色素 C 释放等、抑制癌基因（p53、bcl-2、c-myc 等）表达、诱导细胞周期阻滞和细胞凋亡等发挥抗肿瘤作用。

（2）心血管系统保护作用：白藜芦醇可通过抑制 NF-kB 活化，来抑制 E- 选择素介导的单核细胞向内皮细胞的黏附过程。白藜芦醇可明显抑制血栓形成。白藜芦醇可提高人血管内皮细胞 HUVEC 中组织型纤溶酶原激活物和尿激酶型纤溶酶原激活物的 mRNA 表达，增加纤溶活力，促进纤维蛋白溶解。内皮细胞 NO 的释放需要 eNOS 的催化。白藜芦醇是最强的刺激 eNOS 转录和表达的多酚类物质。内皮素 1 是引发心血管疾病的关键内源性致病因子之一。白藜芦醇是 ET-1 的拮抗剂，该作用与 MAPK 信号途径有关。脂质过氧化是动脉粥样硬化的主要诱因。白藜芦醇能抑制脂肪氧化酶活性，从而抑制脂质过氧化。白藜芦醇联合瑞替普酶可以显著降低心肌梗死后心绞痛的发生率，并减少不良反应的产生。

（3）抗氧化作用：白藜芦醇对氧自由基所致的大鼠脑线粒体有明显的保护作用，能抑制膜磷脂降解和线粒体肿胀，增加膜流动性，改善线粒体能量代谢状态，提高抗氧化能力。白藜芦醇能够竞争性抑制大鼠脑的单胺氧化酶活性。此外，白藜芦醇还可通过抑制二硫化谷胱甘肽的形成，维持谷胱甘肽的还原状态，抑制自由基的形成，其抗氧化作用强于维生素 E 和维生素 C。

（4）其他作用：白藜芦醇类似雌激素己烯雌酚，提示其在防治骨质疏松、调节骨代谢紊乱等方面将发挥重要作用。此外，白藜芦醇在免疫调节、保肝、抗炎、抗菌、抗病毒等方面也发挥着重要的作用。

四、大豆异黄酮

（一）结构及来源

异黄酮（isoflavone）仅存在于豆科植物的个别种属中，在常见食用植物中仅大豆、葛根和苜蓿含有异黄酮。人体摄入的异黄酮几乎全部来自大豆，所以通常将其称为大豆异黄酮（soy isoflavone）。

大豆异黄酮在自然界中存在两种形式，一种为游离的苷元，另一种为与糖基结合形成的糖苷。大豆异黄酮主要包括 3 种成分物质，即染料木素（也称金雀异黄素，genistein）、大豆黄素（也称为大豆苷元，daidzein）和黄豆黄素（glycitein）。当大豆在加工、发酵或体外水解时，糖苷基脱离，可释放出游离的异黄酮糖苷配基。迄今已发现了 12 种异黄酮，其中 9 种为异黄酮糖苷，其他 3 种为配糖体。

（二）代谢动力学

大豆异黄酮的主要吸收部位在小肠。丙二酰化和乙酰化的糖苷则需先被大肠中的微生物降解为苷元等成分后才能被吸收。异黄酮在体内的代谢与肠道微生物密切相关。进入尿及肠道中的大豆黄素（daidzein）在细菌作用下降解最终代谢产物为雌马酚。大豆异黄酮的代谢还受饮食结构、肠道菌群构成、性别等因素影响。异黄酮在人体内的生物利用率也与肠道菌群有关，如乳酸菌和双歧杆菌能分泌 β- 葡萄糖苷酶，有利于异黄酮糖苷水解和吸收。但梭菌属细菌在厌氧的环境中能破坏异黄酮的原有结构。糖苷的生物利用率优于相应的苷元。目前认为，人体摄入大豆异黄酮后的平均生物利用率在 13%～35%。另外，有异黄酮存在的肝肠循环将提高其在体内的生物利用率。

（三）特殊营养效应及其他生物学活性

1. 特殊营养效应

（1）对中老年人群骨质疏松的改善作用：直至 20 世纪 90 年代初，科学家才确证大豆异黄酮具有防治骨质疏松症的作用。Potter 等对 66 位绝经后妇女的干预试验表明，膳食摄入异黄酮（90mg/d）半年可以明显增加腰椎骨的矿物质含量和骨密度，但对其他部位的骨密度无影响，膳食摄入异黄酮（56mg/d）半年，对骨密度无影响。对 90 名 47～57 岁绝经后妇女的临床干预试验表明，大豆异黄酮能减少绝经后妇女骨质的再吸收并增加骨的形成。

（2）对中老年人群血脂及抗氧化功能的影响：人体摄食实验表明，大豆异黄酮可提高中老年个体的抗氧化水平。研究者采用食物频数问卷分析了 395 名广州市中老年居民每日大豆异黄酮的摄入量与血脂水平的关系，发现二者呈负相关。该研究结果对大豆异黄酮改善血脂的作用予以了肯定和支持。

（3）对高原人群视听认知功能的改善作用：国内学者采用大豆异黄酮，对 37 名移居高原人群进行了干预研究。采用视听整合连续测试系统，发现大豆异黄酮能够明显改善干预者听觉反应控制谨慎商数和视觉反应控制一致性商数。认为大豆异黄酮能提高高原人群的部分视听觉认知功能。

2. 其他生物学活性

（1）雌激素和抗雌激素活性：大豆异黄酮是目前国际上唯一认可的安全有效的天然植物雌激素。大豆异黄酮对机体雌激素水平有双向调节作用，如对于高雌激素水平者呈现抗雌激素活性，而对于低雌激素水平者如去卵巢动物、更年期妇女或手术绝经妇女显示雌激素活性。人群调查结果显示，美籍高加索妇女的雌激素水平明显高于经常摄入大豆制品的日本妇女，这可能部分解释前者乳腺癌发病率高于日本妇女4倍的原因。妇女摄食大豆可以使她们一生中月经周期减少，从而也就减少了机体接触潜在雌激素的可能性。

（2）酶抑制活性：大豆异黄酮能抑制人体内多种与甾体激素合成、代谢有关的酶活性。大豆异黄酮是公认的蛋白质酪氨酸激酶（PTK）抑制剂；此外，高剂量的染料木黄酮（50μg/ml）既能抑制拓扑异构酶Ⅱ的解链活性又能稳定DNA-拓扑异构酶Ⅱ复合物的结构。大豆异黄酮在防治酒精中毒、血栓形成以及降血糖等方面的作用都与其对相关酶的抑制作用有关。

（3）抗氧化作用：大豆异黄酮的抗氧化作用机制主要有：①清除自由基，直接发挥抗氧化作用，与维生素C可能存在协同作用；②提高抗氧化酶的活性，抑制脂质和脂蛋白的氧化；③诱导金属硫蛋白及其他氧化-还原酶：金属硫蛋白（MT）对自由基有非常强的清除作用，同时对心肌缺血-再灌注损伤产生的自由基也有清除作用；④其他：给衰老小鼠灌服大豆异黄酮，可降低脑组织中单胺氧化酶活性。

（4）心血管疾病的保护作用：含异黄酮的大豆蛋白能有效地降低猕猴的血脂以及血中总胆固醇、低密度脂蛋白（LDL）、极低密度脂蛋白（VLDL），并抑制动脉粥样斑块的形成。进一步研究发现，大豆异黄酮还可降低冠状动脉硬化损伤，外周血管动脉脂质化及损伤。大豆异黄酮能有效结合LDL，产生抗氧化作用，大豆异黄酮对LDL的拮抗作用可能与LDL受体有关。异黄酮可抑制血小板衍生生长因子（PGDF）等引起的人体胸主动脉血管平滑肌细胞增殖及胶原分泌。大豆异黄酮对其他的动脉粥样硬化相关因子，如血小板、淋巴细胞、单核细胞等都有调节作用。

（5）抗癌作用：大豆异黄酮对多种肿瘤如人乳腺癌、胃癌、肺癌和结肠癌等均有抑制作用。美国国家癌症中心于1996年将染料木黄酮列为肿瘤化学预防药物发展计划之一。大豆异黄酮抗癌的机制可概括为几个方面：①雌激素及抗激素作用；②抑制相关酶如酪蛋酸激酶、拓扑异构酶等的活性；③抑制血管增生作用；④抗氧化作用；⑤调节细胞周期、细胞凋亡等。

五、茶多酚

（一）结构及食物来源

茶多酚（green tea polyphenols，GTPs或tea polyphenols，TP）是茶叶中几种类黄酮与多酚类的总称，主要有黄烷醇（flavanol）又称儿茶素（catechin）、黄酮醇（flavonol）、槲皮素、酚酸及缩酚酸等。这四种物质统称为茶多酚，占绿茶干重的36%，茶多酚中儿茶素占茶多酚的80%，所以茶多酚的化学性质可以儿茶素来代表。二分子儿茶素氧化缩合成茶黄素（theaflavin），其多聚体则为茶玉红素（thearubigen）。

（二）代谢动力学

各种儿茶素口服吸收和生物利用度都不高，儿茶素的人体吸收率为20%～50%。表没食子儿茶素没食子酸酯（EGCG）属于在小肠中较难吸收的物质，在肠道中主要借助转运蛋白来转运。EGCG可能是两个重要的外排转运蛋白P-糖蛋白（P-gp）和多药耐药蛋白（MRP）的共同底物，这两种蛋白质可将儿茶素物质泵出细胞外，阻止其吸收入细胞。早期研究中，受试者服用不同剂量的绿茶提取物后发现，EGCG在血浆中主要以原型存在（游离态），其葡糖醛酸和硫酸盐结合物占比非常小。摄入绿茶后，大量的儿茶素和代谢产物穿过小肠进入大肠；受试者的回肠液中检测到占摄入量 70% 的儿茶素和代谢产物。这些物质进入结肠，被微生物群产生的各种酶水解，经解离后的糖苷配基发生分解代谢反应生成环裂变产物和小分子酚酸物质，这些分解产物被机体吸收后重新进入循环系统，最终通过尿液排出体外。

（三）特殊营养效应及其他生物学活性

1. 特殊营养效应

（1）保护铀矿粉尘所致的支气管损伤：铀矿粉尘及其氧化物可通过呼吸道及消化道进入人体形成内辐射，从而发生辐射效应。研究发现，茶多酚能在一定程度上降低铀矿尘诱发的人支气管细胞氧化损伤。该研究结果将为茶多酚应用于铀矿尘的接触人群特别铀矿作业人群的职业防护提供营养学依据。

（2）对飞行员的多种保护作用：飞行人员职业特殊，作业过程中会受到正加速度、低压、缺氧、噪声和辐射等不良因素的影响。国内学者给 40 名飞行员摄入茶多酚（600mg/d）20 天，发现其体内的抗氧化功能明显提高。另外一项研究提示，飞行员摄入等量的茶多酚 20 天后，可明显改善其微循环的功能。这些研究提示茶多酚在改善飞行员健康的应用潜力。

（3）提高矽肺患者机体清除自由基的能力：在一项有 50 名矽肺患者参与的干预研究中，每天口服茶多酚（300mg/d），持续 3 个月及 1 年后，可有效提高机体对自由基的清除能力，受试者的抗氧化能力明显提高。

（4）对移居高原人群听觉认知功能的改善作用：国内学者开展了针对 38 名移居高原（海拔高度为 3 700m，移居时间为 90 天）的健康男性青年的干预研究。受试者每天摄入茶多酚 300mg，30 天后受试者听觉反应控制谨慎商数明显升高；提示茶多酚能提高移居高原人群部分视听觉认知功能。

2. 其他生物学活性

（1）抗氧化作用：茶多酚的抗氧化作用机制主要包括：①清除活性氧和自由基，以酯型的 EGCG 能力最强；②激活抗氧化酶；③络合诱导氧化的金属离子 Fe^{2+}、Fe^{3+}、Ca^{2+}、Cu^{2+} 等；④增强机体内固有的抗氧化能力。

（2）预防癌症：美国针对 35 000 名老年妇女的前瞻性流行病学调查和我国启东与茅山的报告，均认为饮茶人群癌症发病率明显降低。茶多酚的化学预防作用也为动物与人体实验所证实，其防癌作用可归因于防护自由基对 DNA 的损伤；阻断致癌物如亚硝酸胺的形成和加速其排出；增强机体免疫力；抑制癌细胞增殖。

（3）其他作用：茶多酚可抑制口腔细菌预防龋齿、抑制肠道致病菌预防消化系统疾病、抑制病毒预防流感与肝炎。

六、异硫氰酸酯

（一）结构及来源

异硫氰酸酯（isothiocyanates，ITCs）是以芥子油苷（β-thioglucoside N-hydroxysulfates，GS）前体存在于十字花科蔬菜和西蓝花、水田芥、抱子甘蓝、卷心菜、菜花中的一类植物化学物。由于品种、气候和其他播种条件的差别，各种十字花科蔬菜中含有的 GS 种类和数量也各不相同。在 3 000 多种十字花科蔬菜中，至少存在着 120 种 GS。

（二）代谢动力学

人体摄入十字花科蔬菜后，经内源性黑芥子酶的水解作用后生成了具有生物学活性的

ITCs，ITCs 主要是经硫醚尿酸途径代谢并由尿排出体外。肠黏膜和其他全身组织内葡糖异硫氰酸酯分解产物的量，关键取决于摄入和消化十字花科蔬菜时黑芥子酶的活性是否同步和到位。黑芥子酶的活化发生在植物组织的物理性破坏，而这类破坏一般发生在收获、加工或食物制备过程的各个阶段。实际上切碎只会造成蔬菜切面上少量的葡糖异硫氰酸酯流失，如果这些蔬菜生吃，那么活性黑芥子酶及其底物就会被摄取，并在消化道内继续发生反应。此外，肠道菌群也能代谢一些葡萄糖异硫氰酸酯，有学者曾在人粪便中分离出一株能降解葡糖异硫氰酸酯的多形拟杆菌（*Bacteroides thetaiotaomicron*），其在降解葡萄糖异硫氰酸酯中的作用强度和特性等方面还有待于进一步研究。

（三）特殊营养效应及其他生物学活性

1. 特殊营养效应

（1）对辐射损伤的保护作用：莱菔硫烷（sulforaphane，SFN）可保护电离辐射引起的纤维组织母细胞 DNA 的断裂。同时，SFN 还能保护肿瘤放疗引起的淋巴细胞 DNA 的损伤。可见，SFN 的上述保护作用与其诱导的经典的抗氧化反应通路密切相关。

（2）对哺乳期重金属铅暴露的解毒作用：一项在哺乳期小鼠进行的研究发现，给哺乳期铅暴露母乳经口灌胃 SFN（25mg/kg）4 周，可明显提高哺乳期铅暴露母鼠的认知功能，提示 SFN 对海马功能的损伤具有保护作用。

2. 其他生物学活性

（1）对细胞色素 P450 酶系（cytochrome P450s，CYPs）的抑制作用：ITCs 可通过一些竞争机制和直接的共价修饰作用来抑制某些啮齿类动物体内 CYPs（如 CYP1A1、CYP1A2、CYP2A6、CYP3A4、CYP2B1、CYP2D6 或 CYP2E1）的水平，继而抑制 DNA 加合物形成，最终阻断化学致癌。

（2）对含有抗氧化反应元件（ARE）解毒酶的诱导作用：目前已经证实许多致癌物解毒酶类，如苯醌还原酶（quinone reductase，QR-1）、GST、葡萄糖苷酸转移酶（UDP-glucuronosyl-transferases，UGT）、谷氨酰半胱氨酸合成酶（γ-glutamyl cysteine synthetase，TR）和醛 - 酮还原酶（aldo-keto reductase，AR）、血红蛋白氧化酶（hemeoxygenase-1，HO-1）都能被 ITCs 明显诱导。

（3）对氧化应激的调节：ITCs 可通过增加细胞内的抗氧化蛋白水平来诱导许多基因如 QR-1、TR 和 HO-1 的转录，保护细胞免受氧化应激因子的损伤，但是 ITCs 本身就是氧化应激因子，进入细胞内后主要与巯基化合物（GSH）结合，使细胞内的巯基水平迅速下降，因此很可能会影响细胞的正常功能，促发氧化应激信号而引起细胞凋亡。此外，还发现苄基异硫氰酸酯（BITC）能改变大鼠肝脏线粒体的功能，如抑制呼吸链，诱导线粒体肿胀，释放细胞色素 C。上述结果表明 ITCs 在某些情况下也能引起细胞氧化性损伤。

（4）诱导细胞凋亡：BITC、苯乙基异硫氰酸酯（PEITC）和苯丁基异硫氰酸酯（phenylbutyl isothiocyanate，PBITC）能明显诱导人子宫颈癌 Hela 细胞发生细胞凋亡。ITCs 能诱导多种半胱天冬酶（caspases）活化，从而启动多条细胞凋亡信号途径。ITC 诱导细胞凋亡和 caspase 活化的分子机制非常复杂。目前对其机制的研究还多集中在线粒体通路上。ITCs 还可通过其他途径来诱导细胞凋亡。

（5）诱导细胞周期阻滞：1993 年首次发现，烯丙基异硫氰酸酯（AITC）、BITC、PEITC 诱导 Hela 细胞周期阻滞在 G_2/M 期。随后又发现 SFN 能对诱导多种癌细胞周期阻滞在 G_2/M

期；并且将研究主要集中在 ITCs 对细胞周期调节因子的影响上。AITC 诱导细胞周期阻滞的靶点是 cyclin B1、cdk1 和 cdc25B。

（6）其他作用：SFN（22.5μmoL）能抑制幽门螺杆菌，提示 SFN 可能会有效地预防胃癌的发生。ITCs 还具有抗炎作用。SFN 或 PEITFC 能以剂量依赖关系抑制脂多糖诱导的鼠巨噬细胞分泌 NO、前列腺 E_2 和肿瘤坏死因子。PEITC 和 SFN 还能抑制肿瘤促长阶段的标志物——鸟氨酸脱羟酶的活性，刺激组蛋白的乙酰化作用而诱导细胞分化等。ITCs 在调节肿瘤细胞血管生成、调节微管蛋白聚合作用、抑制肿瘤细胞转移等方面的作用也被报道。

七、番茄红素

（一）结构及来源

番茄红素（lycopene）属于类胡萝卜素（carotenoids）类。目前发现存在于自然界中的类胡萝卜素有 600 多种，体内含量较高的类胡萝卜素主要有 β- 胡萝卜素、α- 胡萝卜素、叶黄素及其异构体玉米黄素、玉米黄质、β- 隐黄质等。宋新娜等报告了成年人 β- 胡萝卜素的年平均摄入量最高，为（3 207±3 921）μg，叶黄素 / 玉米黄质为（2 937±4 512）μg，番茄红素为（1 023±2 447）μg，β- 隐黄质为（140±582）μg。

番茄红素主要以全反式构型存在于成熟的红色植物果实中，如番茄、西瓜、胡萝卜、葡萄、红色葡萄柚、草莓、柑桔等，其中含量最高的是番茄，一般为 3～14mg/100g，而新鲜成熟的番茄中番茄红素含量可达 31～37mg/kg，番茄皮中的含量比整番茄高 3～5 倍，我国新疆番茄酱中番茄红素高达 400mg/kg 以上。在人体中番茄红素多以顺式构型分布，顺式与反式构型可在一定条件下相互转化。番茄红素由多聚烯烃链构成，与胡萝卜素互为同分异构体。番茄红素的异构体约有 70 多种。番茄红素没有 β- 胡萝卜素的 β- 芷香环结构（ionone ring），不具备维生素 A 的活性。

番茄红素已被欧洲经济共同体（EEC）和英国作为食用色素应用于食品中。此外，联合国食品添加剂专家委员会（JECFA）认定，番茄红素为 A 类营养素，已被 50 多个国家和地区作为营养、着色双重作用的食品添加剂而广泛应用于保健食品、医药和化妆品等领域。

（二）代谢动力学

番茄红素随膳食进入体内，在胃内并不进行消化吸收；进入肠道后经过小肠黏膜细胞掺入到乳糜微粒中，通过主动扩散由淋巴管进入血液。因此番茄红素的吸收具有饱和性。番茄红素在血浆中以 LDL 为载体转运。一般情况下，膳食中番茄红素的吸收量仅占 10%～30%。哺乳动物自身不能合成番茄红素，只能从食物中摄取。正常饮食情况下，番茄红素在人体血浆中的浓度为 0.2～1.0μmol/L，平均约 0.5μmol/L。

番茄红素随食物到达胃，然后进入肠道，经过小肠黏膜上皮细胞掺入到乳糜微粒中，通过被动扩散由淋巴管进入血液，在血浆中以血清中的低密度脂蛋白（LDL）为载体转运，然后在肝脏中储存。当机体需要时，番茄红素可从肝脏经血液运输至靶器官（如前列腺等）。番茄红素在体内主要分布于肝脏、血液、肾上腺、睾丸、前列腺、乳腺、卵巢、消化道等组织器官中，其中肝脏、血液、肾上腺和睾丸含量较多。很多因素如血浆胆固醇、番茄红素的摄入量及番茄红素所处的基质状态都能影响番茄红素在体内的吸收，进而影响其生物利用情况。没有被消化吸收的番茄红素主要经粪便排出体外。

（三）特殊营养效应及其他生物学活性

1. 特殊营养效应

（1）对高强度运动的保护作用：运动人体对能量的需要大幅度增加，致使人体通过增强氧化代谢来获取能量，继而产生大量的氧自由基，长期累积将导致机体氧化性损伤。给参与高强度耐力运动的大学生口服番茄红素后，能够增强人体在运动后的抗氧化能力。在另一项研究中也发现，补充番茄红素对人体递增负荷力竭运动后，血清及红细胞抗氧化能力显著提升。

（2）保护可吸入颗粒物对肺泡细胞的氧化性损伤：可吸入颗粒物是我国城市大气中的首要污染物，颗粒物自身的表面效应及其吸附的金属和有机成分等能够诱导细胞产生自由基，引起 DNA 断裂。番茄红素可以有效地减小可吸入颗粒物对人肺成纤维细胞造成的损伤。提示番茄红素在粉尘吸入性职业暴露中可能具有应用价值。

2. 其他生物学活性

（1）抗氧化作用：番茄红素能够接受不同电子激发态的能量，使单线态氧的能量转移到番茄红素，生成基态氧分子和三重态的番茄红素，从而起到猝灭单线态氧、消除自由基、防止蛋白质和 DNA 受到氧化破坏。番茄红素的抗氧化作用在类胡萝卜素中最强，消除单线态氧的能力是维生素 E 的 100 倍，是 β- 胡萝卜素的 2 倍。有学者曾比较了几种胡萝卜素淬灭单线态氧的能力，依次为番茄红素 > α- 胡萝卜素 > β- 胡萝卜素 > 叶黄素 > 维生素 E。另外，番茄红素还与其他类胡萝卜素存在协同作用，如与叶黄素同时存在时协同效应最强。

（2）肿瘤预防作用：多吃番茄可以减少宫颈癌、结肠癌、食管癌、直肠癌和胃癌的发生。番茄红素能显著抑制人前列腺癌 PC-3 细胞的生长；与 α- 生育酚具有协同效应。喂食番茄粉的大鼠膀胱癌发病风险明显降低。番茄红素对化学致癌物诱导的 F344 大鼠前列腺癌有预防作用。

（3）免疫调节作用：番茄红素能保护吞噬细胞免受自身的氧化损伤，促进 T、B 细胞增殖，刺激 T 细胞功能，减少淋巴细胞 DNA 的氧化损伤。动物实验表明，补充番茄红素能增加 T 细胞亚群（CD^{4+}），提高 CD^{4+}/CD^{8+} 比率。番茄红素可以促进白介素 2（IL-2）、白介素 4（II-4）的分泌能力，提高老年人免疫力。人群试验表明，摄入番茄汁 25g（含番茄红素 7mg，β- 胡萝卜素 0.3mg）明显降低淋巴细胞 DNA 损伤。

（4）诱导细胞间隙连接通讯：细胞间隙连接是细胞间连接和交流信息的重要结构。应用荧光染料示踪技术研究发现，连续 5 天喂饲番茄红素的大鼠，肝脏细胞间隙连接通讯功能明显增强。Bertram 等在体外培养的细胞中观察到番茄红素可上调细胞间隙连接分子 43 表达。

八、叶黄素

（一）结构及来源

叶黄素（lutein）又名植物黄体素，是一种广泛存在于蔬菜、花卉、水果与某些藻类生物中的含氧类胡萝卜素。它是玉米、蔬菜、水果、花卉等植物色素的主要组分。甘蓝、羽衣甘蓝、菠菜等深绿色叶菜中的叶黄素含量最为丰富，南瓜、桃子、辣椒、芒果、柑橘中也含有丰富的可以在人体内自动转化成叶黄素的前体物质—叶黄素酯。美国食品药品管理局（FDA）早在 1995 年就批准叶黄素作为食品补充剂用于食品饮料中。

叶黄素分子中有10个共轭双键，且其尾端基团上带有羟基。叶黄素有酯化型和非酯化型两种，存在的主体是前者，主要是叶黄素棕榈酸酯。由于它也没有β-胡萝卜素那样的β-芷香酮环结构，所以不具有维生素A原活性。

（二）代谢动力学

人体肠道中存在高效的水解酯化物系统，叶黄素酯可以与脂肪一起被摄入，主要在胃内从食物中释放，而后其微粒被油脂团包裹进入小肠。进入小肠后，油脂团被胰脂肪酶和异构酶分解，产生脂肪酸和三酰甘油，同时叶黄素酯被胰酶作用，水解为叶黄素。在胆汁乳化作用下叶黄素与脂肪酸、胆汁酸盐等成分形成混合微胶粒，通过肠黏膜与肠腔之间的不流动水层被动扩散至肠上皮细胞（扩散速度由胶粒和吸收细胞间的浓度差决定），从而掺入由肠道上皮细胞合成的乳糜微粒中，随乳糜微粒进入淋巴和血液。叶黄素被人体吸收入血后，广泛存在于人体各个组织器官中，如肝、肾、肺、眼部、脂肪组织。血清中的叶黄素平均分布在LDL和HDL中，主要反映了人体近期的摄入量，而肝和脂肪则反映了人体长期的摄入量；其在眼睛中的分布最具特征性、也最为突出。眼部所有组织中均含有一定量的叶黄素和玉米黄质。人体试验发现，叶黄素和玉米黄素与β-胡萝卜素混合摄入时，将影响β-胡萝卜素的吸收。因此，在补充类胡萝卜素时建议各类分开进行。叶黄素经吸收后分布于机体的很多器官中。

（三）特殊营养效应及其他生物学活性

1. 特殊营养效应　老年黄斑变性（age-related macular degeneration，AMD）是一种多因素引起的、难治性、致盲性眼病，是导致不可逆眼盲的首位疾病，致盲人数约占总失明人数的一半。叶黄素是构成视网膜黄斑区黄斑色素的主要成分之一，存在眼的黄斑区，能有效地滤除太阳光中对视网膜损伤的蓝光，对人眼具有光保护作用。北京大学林晓明教授募集早期AMD患者、中期AMD患者及非AMD对照各51人；通过分析膳食叶黄素的每日摄入量及测定血清叶黄素水平发现，中期AMD患者血清叶黄素水平均低于对照组人群，说明对老年人群适当的补充叶黄素的必要性。此外，叶黄素对有强光刺激的特殊环境与作业条件，其特殊营养学效应也亟待开发和应用。

2. 其他生物学活性

（1）免疫调节作用：给家犬食物中添加叶黄素后，可提高3种分裂素DHA、ConA和PMW刺激的淋巴细胞增殖反应，提高CD4、CD5、CD8表达，增大CD4/CD8比率以及增多主要组织相容性复合体（MHC-II）表达，提示叶黄素对细胞免疫和体液免疫功能的双重作用。此外，叶黄素能增强特异性DTH免疫应答，但对特异性免疫应答的主要参与者如IL-2等并无影响。

（2）抗氧化作用：叶黄素能淬灭单线态氧、抑制氧自由基的产生。叶黄素消除超氧阴离子的能力强于β-胡萝卜素。有研究发现，低浓度叶黄素（$<10\mu g/mg$），不仅没有清除羟基自由基的能力，还可激发自由基的产生。随浓度的升高（10～1 000μg/mg），叶黄素消除羟基自由基的效果增强。

（3）癌症预防作用：Maechand等对南太平洋一些岛国的居民进行调查，发现叶黄素能够预防肺癌。但芬兰Kuolio大学的学者对4 697名年龄在15岁以上，无癌症病史的人群进行了长达25年的跟踪研究，认为膳食中补充叶黄素、番茄红素等，与乳腺癌的发生并没有明显的相关性。Park等发现叶黄素可明显延缓和减少小鼠乳腺癌的生长。叶黄素可以抑制由DMBA诱发、TPA促进的小鼠皮肤肿瘤的形成。玉米黄素、叶黄素、β-胡萝卜素、α-胡萝卜素、番茄红素均能抑制小鼠肝癌腹水细胞系AH109A对小鼠肠系膜间皮细胞的浸润。

九、硫化物

（一）结构及来源

前述异硫氰酸酯的活性基团是—SCN，这里阐述的硫化物的活性基团为—S或—SH的一类物质。此类硫化物主要存在于百合科植物如大蒜、葱、葱头（洋葱）、韭菜和小根蒜等有辛辣气味的食物中。

目前已从大蒜中鉴定了30多种硫化物，主要有：①蒜氨酸和环蒜氨酸；②大蒜挥发油（又称大蒜精油），约为0.2%，由20余种硫醚化合物组成，包括大蒜新素（约占大蒜油的40%）、甲基烯丙基化三硫（占大蒜油的4%～10%）、阿霍烯（gjoene）；③蒜素（或称大蒜辣素），性质极不稳定，放置在外或经加热、机械挤压或有机溶剂处理即迅速转化为大蒜新素和二烯丙基一硫化物（DAMS）、二硫化物（DADS）、三硫化物（DATS）和四硫化物（DATTS）等。蒜素是大蒜药理活性的化学基础。

硫化物和蒜素与大蒜素均有强刺激臭，难溶于水，易溶于常用有机溶剂，在酸性下较稳定，不耐热；另一活性物质蒜氨酸则为无色无臭针状结晶，易溶于水，而难溶于有机溶剂。含硫化合物均为小分子量物质，且在体内多以巯基（—SH）形式参与代谢，吸收率较高。

（二）代谢动力学

体外实验研究表明，蒜氨酸在血液中不能代谢成H_2S，而蒜氨酸与蒜酶反应后产生的大蒜辣素及其进一步降解产物DAS、DADS和DATS可在血液中代谢产生H_2S。体内实验进一步证实H_2S是大蒜辣素的代谢产物，推测大蒜辣素等含硫化合物通过H_2S发挥生物活性作用。

（三）特殊营养效应及其他生物学活性

1. 特殊营养效应　长期接触低浓度工业毒物的人群，常在未出现临床症状或生化指标改变前，神经系统常首先受累，往往表现为行为功能障碍。因此，神经行为检测成为反映危险人群中毒状况较灵敏的指标。国内学者在2000年就采用补充大蒜素片（主要成分为冷冻干燥浓缩大蒜紊粉），观察其对职业性汞接触人群的神经保护作用。他们对暴露于58μg/m^3汞蒸汽环境的47名金矿工人口服大蒜素片（每次350mg，每日3次）。4周后发现，受试者在情感状态、简单反应时、视觉持留及数字译码、手提转捷度、目标追击等项均有显著改善。

2. 其他生物学活性

（1）抗菌作用：大蒜因具有强大的抗菌作用而被誉为"植物性天然广谱抗生素"。目前认为，起主要作用的是蒜素，特别是大蒜新素。蒜素对多种细菌如革兰氏阳性菌、革兰氏阴性菌、真菌、病毒等均具有很好的杀灭作用，有益于食物防腐与防癌。

（2）抗癌作用：流行病学资料表明，长期摄入大蒜可以降低某些肿瘤（尤其是胃肠道和口腔肿瘤）的患病率。1992—1997年，瑞士Vaud州一项病例对照研究结果表明，大蒜摄入量与直肠癌患病率呈负相关。我国山东对胃癌发病与饮食关系的调查表明，无食生蒜习惯的栖霞县人群胃癌死亡率是习食生蒜的苍山县人群胃癌死亡率的12倍。二烯丙基硫化物能显著抑制B（a）P或二乙基亚硝胺（DNEA）诱发的小鼠前胃癌和肺肿瘤，及二甲基肼（DMH）或甲基苄基亚硝胺（NMBzA）诱发的大鼠结肠癌和食管癌的发生。此外，大蒜素能提高恶性肿瘤患者的淋巴细胞免疫功能，通过细胞免疫和体液免疫的直接或间接作用杀伤肿瘤细胞。

（3）心血管系统的保护作用：大蒜中的硫化物通过降血压、抗血栓、抗动脉粥样硬化、降血脂等多方面来表现出其对心血管系统的保护作用。采用蒜精胶囊对 30 例高血压合并高血脂、高血糖患者（主要原料大蒜泥）治疗 8 周后，患者的血脂、血糖、血压都有所下降。大蒜油胶丸治疗高脂血症病例 30 天后，血清总胆固醇平均下降，其中 14 例伴有血浆纤维蛋白原升高者，血清总胆固醇明显下降，该结果提示大蒜油在降血脂、增加纤维蛋白溶解性、抗血小板聚集和预防动脉粥样硬化方面的疗效。

十、大豆皂苷

（一）结构及来源

皂苷（saponin）也称皂素或皂草苷，是由糖基和皂苷元组成的一类化学物。根据皂苷水解后生成皂苷元的化学结构不同，将皂苷分为甾体皂苷和三萜皂苷两种。其中甾体苷元是甾体衍生物，脱氢后生成环戊烷并菲类物质；三萜皂苷的皂苷配基是三萜类化合物，脱氢后生成苯并芘类。大豆皂苷是由三萜类同系物（皂苷元）与糖缩合而成的一类化合物。大豆皂苷中糖基主要有葡萄糖、半乳糖、木糖、阿拉伯糖及葡萄糖醛酸，而皂苷元的结构为 β- 香树脂醇。

大豆皂苷为白色粉末状物质，有苦涩味，即“豆腥味”，是大豆食品苦涩的主要来源，曾是大豆食品在国外作为民用食品的主要障碍。大豆脱腥一直是大豆食品加工的难点之一。大豆皂苷与其他皂苷不同之处在于其分子中非糖的皂苷原是五环三萜的多烯类，称为齐墩果烯，所以可以理解这种多烯烃有较强的还原性，而且极易溶于极性较强的溶剂。

（二）代谢动力学

当给动物口服大豆胚轴时，在盲肠和粪便中可检测到糖苷配基，而在血液和尿液中并未检测到。这可能是因为大豆皂苷Ⅰ被肠道菌群降解为其苷元，大豆皂醇 B。因为大豆皂苷Ⅰ和大豆皂醇 B 在 Caco-2 单层细胞模型中的吸收能力很差，所以人们一直认为大豆皂苷很难被人体吸收。但采用高效液相色谱 - 串联质谱技术，可以在人血清中检测到大豆皂苷Ⅰ和Ⅴ，即 B 组大豆皂苷的主要同系物。

大豆皂苷部分被肠道菌群代谢，生成糖苷配基形式。当大豆皂苷口服给药时，糖苷部分被肠内酶和微生物分解，生成的糖苷配基在肠中被吸收，糖苷配基在肠或肝中与葡萄糖醛酸或硫苷脂结合，然后转移进入血液。

（三）特殊营养效应及其他生物学活性

1. 特殊营养效应 早在 1983 年，日本学者就发现大豆皂苷能抑制血清中的脂类氧化及过氧化脂质生成，并降低血中胆固醇和三酰甘油含量。大豆皂苷能使高脂血症降脂，但对正常家兔的相关血清学指标作用不明显。

2. 其他生物学活性

（1）抗氧化、清除自由基作用：大豆皂苷可通过增强肝脏脂蛋白酯酶的转录水平来抑制脂质过氧化。另外，大豆皂苷能通过增加 SOD 含量、降低过氧化脂质 LPO 形成以及清除自由基等机制来降低对机体的氧化性损伤。

（2）抑制肿瘤作用：大豆皂苷能抑制 S180 细胞 DNA 合成，还能抑制肝癌细胞 QGY-7703

生长并诱导细胞凋亡。大豆皂苷的抑癌机制还包括直接的细胞毒作用、免疫调节作用、胆汁酸结合作用等。

十一、植物甾醇

（一）结构及来源

植物甾醇（phytosterol）也称植物固醇，是一大类以环戊烷全氢菲为甾核的物质。来自动物的甾醇被称为胆固醇，来自菌类的主要是麦角甾醇，来自植物的称为植物甾醇。植物甾醇属于4-脱甲基固醇，它们可以游离形式存在，也可与长链脂肪酸或酚酸形成酯，如米糠油（阿魏酸酯）和乳木果油（肉桂酸酯）等。根据植物甾醇的来源不同，又可分为谷甾醇、大豆甾醇和菜油甾醇。植物甾醇主要来自于谷类、豆类、油料、植物油、蔬菜和水果等。植物甾醇富含在玉米油中，30g玉米油中含有286mg植物甾醇，该剂量足以发挥降胆固醇作用。

（二）代谢动力学

植物甾醇同胆固醇一样也在小肠中被机体吸收，但吸收率很低，一般在0.4%～3.5%。植物甾醇在肠腔中参与胆汁酸形成，然后被肠黏膜刷状缘上的转运蛋白摄取并运输到细胞内。研究发现，存在于刷状缘膜上的NPC1L1蛋白在肠黏膜细胞摄取胆固醇和植物甾醇中起关键作用。植物甾醇被肠黏膜细胞摄取后，一部分被酰基辅酶A-胆固醇酰基转移酶催化发生酯化，再与载脂蛋白apoB-48结合携带到乳糜微粒中进入血循环，其余未被酯化的植物甾醇则被转运体重新泵出细胞至肠腔中。植物甾醇和胆固醇都是通过胆汁途径排除。由于植物甾醇较胆固醇难以酯化，肠黏膜细胞摄取的植物甾醇大部分又重新分泌到肠腔中，其吸收率远远低于胆固醇，另一方面其在胆汁排泄的速率又快于胆固醇，所以体内植物甾醇的浓度远远低于胆固醇浓度。

（三）特殊营养效应及其他生物学活性

1. 特殊营养效应　2009年，“我国3个城市老年妇女膳食植物甾醇的摄入量及与血脂含量的关系”的研究中，选择北京、合肥、乌鲁木齐市50岁以上的老年妇女80～100名，利用2天连续24小时回顾法对其膳食进行调查。同时分析了食物中植物甾醇的总含量。结果表明，摄入较多的植物甾醇有助于降低老年妇女血脂水平。可见，植物甾醇在老年人群血脂改善等方面发挥重要调节作用。

2. 其他生物学活性

（1）降胆固醇作用：大豆甾醇能降低鸡雏血浆和肝脏中的胆固醇水平。Pollak等又发现谷甾醇能显著降低人血浆中胆固醇的含量。此后的大量有关研究表明，植物甾醇和甾烷醇可以降低血浆TC和LDL-C水平，但不影响高密度脂蛋白胆固醇（HDL-C）和三酰甘油水平。植物甾醇不仅可抑制胆固醇的吸收，还能阻止胆固醇的合成并促进其分解。

（2）抗癌作用：一些研究证明植物固醇可以降低乳腺癌、结肠癌、胃癌、肺腺癌的发病风险。β-谷固醇、菜油固醇能明显抑制人乳腺癌细胞MDA-MB-231（雌激素受体阴性）生长，其作用机制可能与甲羟戊酸和MAPK途径引起的胆固醇负调节有关。

（3）抗炎作用：β-谷固醇和豆固醇都有一定的抗炎作用。植物固醇（尤其是豆固醇）能增加前列腺素（PGE）的释放，植物固醇的这种预防炎性反应作用可能与细胞内Ca^{2+}浓度变化有关。

第四节 植物化学物的应用现状及发展前景

目前对植物化学物的研究是全球范围内发展最快速的一个领域，同样也是在营养学界非常令人兴奋的一个新兴领域。目前在欧盟实验室中，科学家们正在努力地研究植物化学物中有益处的作用机制及量效关系。

植物化学物被广泛应用在食品、医药、保健品、化妆品等领域。2015 年 10 月，我国科学家屠呦呦因为发现了一种新型的半萜内酯青蒿素，可以有效降低疟疾患者的死亡率而获得诺贝尔生理学或医学奖。此外，姜黄素、绿茶多酚、异黄酮还被应用在辅助治疗哮喘、心血管病，抑制肿瘤以及治疗代谢综合征（高血压、高血脂、肥胖、糖尿病等）。植物化学物在近期同样也是保健品行业的热点。大量研究发现，膳食中富含一些植物化学物，它们能够清除自由基，保护机体，抵御疾病。据报道，大约 90% 的癌症都与环境因素有关，其中 1/3 死于癌症的美国人实际上可以通过改变饮食习惯加以避免。

正因为上述研究的发现，使功能性食品和天然健康食品迅速受到消费者的关注，同时也成为研究和开发的热点。天然抗氧化植物化学物的来源广，副作用小，其“药食同源”的优势符合现代营养学免疫学理念，具有广阔的应用前景。

一、植物化学物作为营养补充剂

营养补充剂是由来源于天然植物中提取的成分如维生素、矿物质及其他植物化学物质。这种原生态制品中的植物化学物质，在发挥自身功效的同时，还可促进产品中其他基本营养素被人体充分吸收，并能保持一些易氧化营养素的生物活性。营养补充剂不像营养强化剂那样与食品形成统一的整体，而大多制成丸、片、胶囊、冲剂或口服液等，单独在进餐时随餐服用。营养补充剂并非通常的食品，也并非食品营养强化剂。营养补充剂可以是由氨基酸、多不饱和脂肪酸、矿物质与维生素组成，或仅由一种或多种维生素组成，也可以是由一种或多种膳食成分组成，其中除氨基酸、维生素、矿物质等营养素之外，还可以有草本植物或其他植物成分，或以上成分的浓缩物、提取物或组合物组成。

营养补充剂是用来弥补人类正常膳食中可能摄入不足而生产的某些含有特定营养素（主要是人体所必需的营养素）的食品。常见的营养补充剂有维生素 A 胶丸、复合维生素片、维生素 C 片、维生素 E 片等，补充微量元素的钙剂、锌剂，补充不饱和脂肪酸的鱼油以及补充必需氨基酸的口服液和注射液等，使用植物化学物作为营养补充剂的主要有以下几种：

（一）类胡萝卜素

天然胡萝卜素软胶囊主要适用于如下人群：需要补充 β- 胡萝卜素或维生素 A 者；挑食特别是不爱吃蔬菜或水果者；长期操作电脑；皮肤干燥、粗糙者；呼吸系统易感染者；视力功能下降者；连续长时间用眼人士：如每天超过 4 小时开车的人士。

（二）茶多酚

茶多酚胶囊或茶多酚片剂具有清除机体有害自由基、提高综合免疫力、改善亚健康状态、抗辐射、调理肠胃、降血脂、降血压、对抗衰老等功效；同时具有美容养颜、减肥的作用。茶多酚胶囊可以提高免疫能力，激活免疫细胞，及时杀死肿瘤细胞，避免其复制转移。防治肾疾病，改善性能力。茶多酚通过活血化瘀作用，改善血液高凝状态，阻止肾小球动脉硬化和毛细血管基膜增生。

（三）异黄酮

大豆异黄酮胶囊以大豆异黄酮为主要原料，添加维生素 E，采用先进生产工艺研制而成的纯天然营养补充剂。大豆异黄酮被称为“天然植物雌激素”，其结构与人体的雌性激素的结构相似的植物雌性激素，可以进入人体并发挥雌性激素活性，对雌性激素具有双向调节作用。

（四）其他

以人参皂苷 Rh2 为主要功效成分的人参皂苷胶囊，能够针对免疫力低下人群起到增强免疫力的功效。叶绿素片是一种排毒养颜的营养补充剂，采用纯天然叶绿素研制而成，具有天然解毒功效，能缓解疼痛、预防感染等。姜黄素片中含有一种叫作姜黄醇的物质，这种物质对于降压有着显著的功效。同时，姜黄素还有抗癌和抗菌的功效，还能够解酒护肝，是目前植物化学物作为营养补充剂的热点之一。

二、植物化学物作为功能性食品

国际生命科学研究院欧洲分部的欧洲专家小组将功能食品定义为：“一种食品如果可以令人信服地证明对身体某种或多种功能有益处，有足够营养效果改善健康状况或能减少患病，即可被称为功能食品。”我国对功能性食品的定义同保健食品，是指声称并具有特定保健功能或者以补充维生素、矿物质为目的的食品。功能性食品是适用于特定人群食用，具有调节机体功能，不以治疗疾病为目的，并且对人体不产生任何急性、亚急性或慢性危害的食品。某些植物化学物的添加，可使食品的功能性得到改善。

绿茶饮料富含绿茶多酚，有助于脂肪的分解，有减肥瘦身的功效。茶多酚具有优异的抗辐射功能，可吸收放射性物质，阻止其在人体内扩散。此外，茶多酚还能够阻挡紫外线和清除紫外线诱导的自由基，从而保护黑色素细胞的正常功能，抑制黑色素的形成，同时对脂质氧化产生抑制、减轻色素沉着。

可溶性膳食纤维如果胶、藻胶、魔芋等。魔芋盛产于我国四川等地，主要成分为葡甘聚糖，是一种可溶性膳食纤维，能量很低，吸水性强。很多研究表明，魔芋有降血脂、降血糖及良好的通便作用；可溶性纤维在胃肠道内与淀粉等碳水化合物交织在一起，并延缓后者的吸收，故可以起到降低餐后血糖的作用；不可溶性膳食纤维如麦麸，含有大量的不可溶性纤维，可促进胃肠道蠕动，加快食物通过胃肠道，减少吸收；不可溶性纤维在大肠中吸收水分软化大便，可以起到防治便秘的作用。

（单毓娟　暴永平）

参考文献

1. 郑雯，曾维惠，易清玲，等. 白藜芦醇对 UVB 照射的人皮肤成纤维细胞 MMP-1 水平及细胞凋亡的影响. 中国皮肤性病学杂志，2012，26：296-299.
2. 王晶晶，车雅敏，刘原君，等. 白藜芦醇对中波紫外线致人角质形成细胞损伤的防护作用. 中国新药杂志，2012，21：1296-1300.
3. 陈凰，李远宏，徐学刚，等. 白藜芦醇对长波紫外线照射的人成纤维细胞的保护作用. 中华皮肤科杂志，2013，11：810-814.

4. 王毅铮，张勇，王瑜，等. 白藜芦醇对 UVB 损伤 HaCaT 细胞保护作用的双向电泳图谱差异分析. 卫生研究，2011，5：564-567.
5. 黄波，龙颖，邱劲松，等. 茶多酚二甲亚砜合剂对铀矿尘人支气管细胞毒性的防护作用. 中国药理学与毒理学杂志，2012，4：546-549.
6. 陈德权，黄俊琴. 番茄红素对力竭运动后人体抗氧化能力的影响. 体育科学研究，2015，3：53-58.
7. 畅立斌，鲍永珍，陈宜，等. 槲皮素对高压氧诱导的人晶状体上皮细胞凋亡的抑制作用. 中华实验眼科杂志，2012，6：485-489.
8. 陈浩浩，郑群，邹立波，等. 槲皮素对紫外线照射诱导人精子氧化损伤的保护作用. 解剖学杂志，2017，1：4-6.
9. 黄绯绯，林晓明. 老年黄斑变性患者与对照人群膳食、血清叶黄素 / 玉米黄素以及血脂水平的比较. 北京大学学报（医学版），2014，46：237-241.
10. 张波，蔡莉，苏萌，等. 广州市 40～65 岁中老年人膳食大豆异黄酮摄入与血脂关系的横断面研究. 中华流行病学杂志，2009，30：761-765.
11. Russell GK，Gupta RC，Vadhanam MV. Effect of phytochemical intervention on dibenzoa，lpyrene-induced DNA adductformation. Mutat Res，2015，774：25-32.
12. Bulgakov VP，Avramenko TV，Tsitsiashvili GS. Critical analysis of protein signaling networks involved in the regulation of plant secondary metabolism：focus on anthocyanins. Crit Rev Biotechnol，2017，7：685-700.
13. Emohsen MA，Marks J，Kuhnle G，et al. Absorption，tissue distribution and excretion of pelargonidinandits metabolites following oral administration to rats. Br J Nutr，2006，95：51-58.
14. Mancini E，Beglinger C，Drewe J，et al. Green tea effects on cognition，mood and human brain function：A systematic review. Phytomedicine，2017，34：26-37.
15. Dekant W，Fujii K，Shibata E，et al. Safety assessment of green tea based beverages and dried green tea extracts as nutritional supplements. Toxicol Lett，2017，277：104-108.
16. Boadi WY，Amartey PK，Lo A. Effect of quercetin，genistein and kaempferol on glutathione and glutathione-redox cycle enzymes in 3T3-L1 preadipocytes. Drug Chem Toxicol，2016，39：239-247.
17. Gęgotek A，Bielawska K，Biernacki M，et al. Time-dependent effect of rutin on skin fibroblasts membrane disruption following UV radiation. Redox Biol，2017，12：733-744.
18. Widyarini S，Domanski D，Painter N，et al. Photoimmune protective effect of the phytoestrogenic isoflavonoid equol is partially due to its antioxidant activities. Photochem Photobiol Sci，2012，11：1186-1192.
19. Fang J. Bioavailability of anthocyanins. Drug Metab Rev，2014，46：508-520.
20. Botham KM，Wheeler-Jones CP. Postprandial lipoproteins and the molecular regulation of vascular homeostasis. Prog Lipid Res，2013，52：446- 464.
21. Xia N，Daiber A，Förstermann U，et al. Antioxidant effects of resveratrol in the cardiovascular system. Br J Pharmacol，2017，174：1633-1646.
22. Mohsenzadegan M，Seif F，Farajollahi MM，et al. Anti-Oxidants as Chemopreventive Agents in Prostate Cancer：A Gap Between Preclinical and Clinical Studies. Recent Pat Anticancer Drug Discov，2018，13：224-239.
23. Mathew ST，Bergström P，Hammarsten O. Repeated Nrf2 stimulation using sulforaphane protects fibroblasts from ionizing radiation. Toxicology and Applied Pharmacology，2014，276（3）：188-194.
24. Katoch O，Kumar A，Adhikari JS，et al. Sulforaphane mitigates genotoxicity induced by radiation and anticancer drugs in human lymphocytes. Mutation Research - Genetic Toxicology and Environmental Mutagenesis，2013，758：29-34.

第十四章

营养组学与特殊营养

1986、1994、1999年，Thomas Roderick、Wilkins和Williams、Nicholson分别提出基因组学（genomics）、蛋白质组学（proteome）和代谢组学（metabonomics）的概念。近年来，随着人类基因组计划的完成，基因组学、生物信息学（bioinformatics）在生物技术领域的研究获得了巨大进展，为在营养学领域研究膳食与基因的交互作用创造了良好的技术支撑条件。在此背景下，营养组学应运而生，并迅速成为营养学研究的新前沿。营养组学是运用组学技术探知营养素对机体的基因、蛋白质以及小分子代谢产物发生作用的新兴研究领域。主要包括营养基因组学（nutrigenomics）、营养蛋白质组学（nutriproteomics）、营养代谢组学（nutrimetabolomics）。营养组学的研究方兴未艾，在特殊营养领域的应用亦初见端倪，必将为个体化营养与精准营养防治慢性疾病、保障人群健康发挥重要作用。

本章将系统论述各种组学技术在营养学研究中的应用，并介绍特殊营养领域的潜在应用价值和研究进展。

第一节　营养组学概述

近年来，基因组学、蛋白质组学、代谢组学、生物信息学等多组学发展迅猛，其在营养学领域的应用也初见端倪，由此产生的营养组学已成为营养学研究的重要前沿。

一、营养组学的概念

营养组学是研究营养素和植物化学物质对人体基因的转录、翻译表达影响以及代谢机制的科学。它主要通过整合转录组学、蛋白质组学和代谢组学等多种“组学”技术获得的遗传信息，重点研究某些营养素和膳食与基因的交互作用及其对人类健康的影响。通过研究，将建立基于个体基因组结构特征的膳食干预方法和营养保健手段，提出更具个体化的营养政策，进而使营养学研究的成果能够更有效地应用于疾病的预防，促进人类健康。

营养组学研究主要指通过应用转录组、蛋白质组学和代谢组技术开展营养学研究。其中营养转录组学在mRNA水平研究在某种营养状况下某个细胞或某个细胞群的全基因组改变。营养蛋白质组学则通过细胞中蛋白质结构和功能的大规模分析以及蛋白质与蛋白质之间的相互作用，鉴定膳食成分的分子靶标。营养代谢组学主要检测机体对营养因素刺激整个代谢应答通路上所有代谢产物。

二、营养组学的主要研究手段

（一）功能基因组学技术

主要包括 DNA 微阵列（DNA microarray）技术、寡核苷酸芯片（oligocleotide chip）技术、系列分析基因表达（serial analysis of gene expression，SAGE）技术以及全基因组关联分析技术（genome wide association study，GWAS）等。

（二）蛋白质组学技术

主要包括双向电泳技术、胶内酶切技术、肽质量指纹谱（peptide mass fingerprint，PMF）技术和电喷雾 - 四极杆 - 飞行时间串联质谱（electrospray ionization-quadrupole-time of flight，mass spectrum，ESI-Q-TOF MS）测序技术、同位素编码亲和标签技术（isotope-coded affinity tags，ICAT）、同位素标记相对和绝对定量技术（isobaric tags for relative and absolute quantification，iTRAQ）、双色荧光技术、多维色谱 - 质谱联用技术、蛋白质芯片技术等。

（三）代谢组学技术

主要包括磁共振（nuclear magnetic resonance，NMR）、质谱（MS）、液质联用（liquid chromatography mass spectrometry，LC-MS）、气质联用（gas chromatography mass spectrometry，GC-MS）、超高效液相色谱串联质谱（UPLC-MS）等。

第二节　组学技术在基础营养研究中的应用

一、营养转录组学研究概况

目前，营养基因组学研究多侧重于多基因表达的分析，即转录组学研究。大多数必需营养素和其他生物活性成分是基因表达模式的重要调节因子。宏量营养素、维生素、矿物质及各种植物化学物可改变基因转录和翻译，继而改变代谢、细胞生长和分化等一系列参与疾病过程的生物学反应（表 14-1）。

营养转录组学研究进展主要体现在以下几个方面。

（一）营养素作用机制的研究

近年来，科学家已经通过基因表达的变化研究了能量限制、微量营养素缺乏、葡萄糖代谢等许多问题。通过应用转录组学技术，科学家能够测定单一营养素对某种细胞或组织基因表达谱（gene expression profile）的影响。

为研究缺锌状况下大鼠肝脂质代谢过程中所出现的分子改变，Dieck 等分析了肝脏转录组的变化。经 DNA 微阵列分析 6 200 个靶序列，发现其中 268 个转录体表达水平在缺锌组大鼠肝脏发生改变，43 个基因与肝脂质代谢有关。经分析发现，缺锌组大鼠肝脏中参与脂质降解、线粒体和过氧化物酶体中脂肪酸降解通路的基因转录体水平下调，而参与脂肪酸重新合成和三酰甘油组装路径的基因转录体水平升高。总的来说，参与肝脂质生成和脂质降解的基因群表达水平呈现出相反的变化，最终引起肝脏三酰甘油的聚集，肝脏脂肪酸模式变化，脂肪酸氧化降低。而缺锌可能是通过过氧化酶体增殖物激活型受体（PPAR-α）、甲状腺激素和甾醇调控元件结合蛋白（SREBP）依赖性通路实现对基因转录的不同调控进而表现出对肝脂质代谢的多向性效应。其结果为研究锌依赖性肝代谢改变的复杂调节网络提供了证据和研究思路。

表 14-1 介导营养素与基因交互作用的转录因子途径

营养素	化合物	转录因子
宏量营养素		
脂肪	脂肪酸	PPARs，SREBPs，LXR，HNF4，ChREBP
	胆固醇	SREBPs，LXRs XRs
碳水化合物	葡萄糖	USFs，SREBPs，ChREBP
蛋白质	氨基酸	C/EBPs
微量营养素		
维生素	维生素 A	RAR，RXR
	维生素 D	VDR
	维生素 E	PXR
矿物质	Ca	神经钙蛋白（calcineurin）/NF-ATs
	Fe	IRP1，IRP2
	Zn	MTF1
其他食物成分		
	异黄酮	ER，NFkB，AP1
	外源性化学物质	PXR

注：AP1，活化蛋白 1；C/EBPs，CAAT，增强子结合蛋白；ChREBP，碳水化合物反应元件结合蛋白；ER，雌激素受体；HNF，肝细胞核因子；IRP，铁调节蛋白；LXR，肝 X 受体；MTF1，元素反应转录因子；NF-kB，核因子 kB；NF-AT，核因子活化 T 细胞；PPAR，过氧化物酶体增殖物激活受体；PXR，孕烷 X 受体；RAR，视黄酸受体；RXR，类维生素 A X 受体；SREBP，固醇反应元件结合蛋白；USFs，上游刺激因子；VDR，维生素 D 受体。

（二）膳食健康效应以及营养干预的有益作用

DNA 微阵列可同时对成千上万的基因转录进行检测，并可比较正常细胞与疾病细胞或比较暴露于不同膳食成分前后的基因转录水平的变化。这些资料有助于发现新型生物标志物及新的治疗手段。

采用微阵列技术研究食物、食物活性成分或营养素对基因表达的影响已广泛应用于细胞模型、动物及人体研究中。一个最好的例子来自能量限制与抗氧化治疗对衰老相关基因表达变化影响的系列研究。研究者应用高密度寡聚核苷酸阵列技术，通过比较成年小鼠和老年小鼠腓肠肌基因表达的轮廓变化，从而发现与老龄化有关的基因，并进一步观测能量限制对老化过程的影响。在一项类似研究中发现，能量限制还能增强活性氧游离自由基清除功能、组织发育及能量代谢涉及的基因转录水平，同时下调应激反应、信号转导以及结构蛋白相关的基因表达。因此，能量限制延长寿命的作用可能正是由于与 ROS 清除相关基因转录的改变所致。该研究小组还开展了高脂膳食诱导大鼠肌肉中基因表达变化的研究。特别观察到，应激反应与修复机制涉及的基因表达发生了变化，而且可部分被抗氧化剂补充所逆转。上述研究提示，将基因表达谱作为一种工具或可能的标志物，可以更好地了解某些类型膳食或生理因子的健康效应以及营养干预的有益作用。

近年来，转录组学技术也广泛应用于营养素及膳食防癌研究。Adhami 推测绿茶和 / 或其成分可能对前列腺癌的化学预防有效。为验证该假说，作者应用两种人前列腺癌细胞

DU145（对男性激素不敏感）以及LNCaP（对男性激素敏感），发现绿茶中最主要的成分即表儿茶素-3-没食子酸（EGCG）可诱导凋亡、抑制细胞生长以及使cyclin酶抑制剂WAF-1/p21介导的细胞周期失控。近来，作者又应用一种cDNA微阵列技术，发现用EGCG处理LNCaP细胞可诱导与生长抑制作用相关的功能基因的表达，同时抑制G蛋白信号网络的基因表达。该小组还利用转基因小鼠前列腺瘤（TRAMP）的动物模型模拟人前列腺疾病的进程，再给其灌胃绿茶中分离的多酚成分（GTP），剂量为人体可接受量，相当于每天喝6杯绿茶，结果发现可显著抑制前列腺癌的发展和转移。进一步研究发现，TRAMP小鼠前列腺癌与癌发生有关的血管内皮细胞生长因子（VEGF）和与癌转移有关的基质金属蛋白酶-2（MMP-2）基因的表达增加，而给TRAMP小鼠口服GTP，可明显下调VEGF、MMP-2和MMP-9的表达。以上研究表明，绿茶对前列腺癌的化学预防作用是多靶点的，因此应当进行深入研究以验证绿茶及其多酚成分调节的新途径，为其在前列腺癌防治中的开发应用提供依据。

转录组学技术的引入为高通量筛查肥胖相关基因提供了可能，还可应用于肥胖患者膳食干预的效果评价及机制研究。Clement等人所进行的一项体重控制干预试验分析了肥胖者脂肪组织的炎症相关基因。实验采用cDNA微阵列结合定量RT-PCR对摄入极低能量膳食（VLCD）的29名肥胖者及17名非肥胖对照者皮下白色脂肪组织的基因表达谱进行了分析。对基因表达谱的比较分析发现，肥胖者摄入VLCD 28天后100个炎症相关基因转录体受到调节，而对于摄入VLCD 2天的肥胖者，则未发现此变化。聚类分析显示肥胖者摄入VLCD 28天后，其基因表达谱与摄入VLCD前相比，更接近于非肥胖对照者的基因表达谱。控制体重可通过降低促炎性因子和升高抗炎性因子改善肥胖者的炎症谱。因此，控制体重对肥胖相关并发症的有益作用可能与调节脂肪组织的炎症谱有关。

（三）与营养相关的基因多态性研究

单核苷酸多态性（single nucleotidee polymorphism，SNP）是指一种寡核苷酸在基因组的某一位点具有两种或更多种状态。这些多态性大多是由于个体之间的基因差异所致。人类的基因上有140万～200万个SNPs，其中6万多个存在于外显子中，这可能是造成不同个体在营养代谢、营养需要量以及对某些疾病易感性产生差异的重要分子基础。目前研究发现，载脂蛋白、亚甲基四氢叶酸还原酶、维生素D受体、血红蛋白沉着症基因和乳糖酶基因多态性对相关的营养代谢和疾病的发生有显著影响。

迄今已发现与确认一批与人类营养和免疫状况直接相关的基因多态性（表14-2）。基因表型与营养素的交互作用将成为该领域研究重点，因为在为某一基因表型设计个性化食谱时必须考虑这些交互作用。

亚甲基四氢叶酸还原酶（MTHFR）在叶酸和同型半胱氨酸代谢等方面起重要作用。MTHFR是叶酸-甲硫氨酸代谢中的一个关键酶，催化5,10-亚甲基四氢叶酸还原成5-甲基四氢叶酸，后者在甲硫氨酸合酶的催化下，使血液中同型半胱氨酸发生再甲基化，生成甲硫氨酸，从而维持血浆同型半胱氨酸的正常水平。甲基四氢叶酸还原酶677C-T多态性是甲基四氢叶酸还原酶基因最有代表性的常见基因变异。甲基四氢叶酸还原酶基因677C-T多态性引起酶活性下降、中度高同型半胱氨酸血症，是心血管疾病的高危因素。大量研究证实，增加叶酸摄入量（如400μg/d）可以减轻甲基四氢叶酸还原酶677C-T遗传变异所致损伤。甲基四氢叶酸还原酶基因变异和叶酸之间的相互作用可能是迄今营养基因组学与个体化营养关系的最佳范例。

表 14-2 已发现的与人体营养和免疫状况有关的基因多态性

细胞过程	鉴定的基因
乙醇代谢	ADH，ALDH
骨骼生长	胶原Ⅰ型 α1 基因，雌激素受体；维生素 D 受体
叶酸代谢	胱硫醚酶 β 合成酶，GCP-Ⅱ，MTHFR，MTRR
葡萄糖代谢	糖原受体，葡萄糖激酶，GLUT 1-5，胰高血糖素，HNTF（1α，1β，4α），HTF1α，胰岛素受体
免疫功能	HLAⅡ，TNF-α
铁稳态	HFE，转铁蛋白受体
脂代谢	载脂蛋白（A-Ⅰ，A-Ⅳ，B，C-Ⅲ，E），CETP，FABP2，LCA，LDL 受体，LPL，MTP

注：ADH，乙醇脱氢酶；ALDH，醛脱氢酶；CETP，胆固醇酯转移蛋白；FABP2，小肠脂肪酸转移蛋白；GCP-Ⅱ，谷氨酸羧肽酶；GLUT，葡萄糖转运体；HFE，遗传性白色病相关基因；HLA，人白细胞抗原；HNTF，肝脏核转移因子；HTF，肝脏转录因子；LCA，卵磷脂：胆固醇乙酰转移酶；LPL，脂蛋白脂酶；MTHFR，亚甲基四氢叶酸还原酶；MTP，微球蛋白三酰甘油转移蛋白；MTRR，蛋氨酸合成酶还原酶；TNF-α，肿瘤坏死因子 -α。

二、营养蛋白质组学研究概况

营养蛋白质组学是指应用蛋白质组学方法，研究营养素、膳食或食物活性成分对机体蛋白质表达的影响及对蛋白质翻译后的修饰作用。其研究意义在于：①发现营养相关疾病新的蛋白分子标志物；②发现可特异、灵敏反映人体营养状况以及评价营养干预效果的生物标志物；③全面了解营养素的作用机制；④促进新的功能食品研发；⑤有助于制定个性化营养素需要量及设计个性化食谱。

营养蛋白质组学研究进展主要体现在以下几个方面。

（一）营养素作用机制的研究

通过营养蛋白质组学研究，能够检测到营养素对整个细胞、整个组织或整个系统及作用通路上所有已知的和未知的分子的影响，因此使研究者能够真正全面了解营养素的作用机制。Chu 等采用蛋白质组学技术观察了饲料锌缺乏对大鼠海马 P2X6（一种嘌呤受体亚基）表达的影响。给刚断乳的 SD 大鼠喂饲缺锌饲料（含锌 1.5ppm），另外通过饮水补充 30ppm 的锌。一周后，将大鼠随机分为对照组、对喂组和缺锌组，3 周后处死动物。结果发现缺锌组大鼠海马螯合锌水平显著下降；通过海马比较蛋白质组研究发现缺锌组大鼠海马 P2X6 嘌呤受体表达增加。该结果表明，饲料锌缺乏对海马有双重影响，即降低锌离子水平和刺激 P2X6 蛋白表达，为进一步研究缺锌致脑功能损伤的分子机制提供了新线索。研究者探讨了缺锌大鼠海马蛋白质组的改变及其与认知的关系。通过比较蛋白质组学研究发现并鉴定了 8 个缺锌大鼠海马差异表达蛋白质，6 个蛋白点下调，2 个蛋白点上调，其中泛素羧基末端水解酶 -1（Uch-L1）、二甲基精氨酸 - 二甲基精氨酸水解酶 -1（DDAH-1）和电压门控阴离子通道 -1（VDAC-1）可能参与对认知功能的调节，并通过体内、体外实验对 Uch-L1 蛋白表达的变化进行了确认；进一步研究发现缺锌对 Uch-L1 的下调可能通过转录机制实现，同时缺锌也引起 CREB mRNA 的下调，说明缺锌致学习记忆功能损伤可能通过 Uch-L1 介导，并可能通过 CREB 通路实现。该研究结果为阐明缺锌致学习记忆损伤的分子机制提供了新思路。

（二）植物化学物的健康效应及其分子机制的研究

大豆异黄酮作为一种植物化学物（phytochemicals），其潜在的营养价值和保健效用成为当前营养学研究的热点之一。Deshane 采用蛋白质组技术分析了饲料中补充大豆异黄酮对阿尔茨海默病（AD）转基因小鼠脑组织相关蛋白质表达的影响。AD 转基因小鼠分为大豆异黄酮缺乏组和补充组，喂养 12 个月后处死，取全脑匀浆，制备蛋白质样品，进行 2-DE 和图像分析，对比同样实验条件下两组小鼠脑组织 2-DE 图谱中蛋白质点的差异，结果发现鉴定出的数个差异蛋白质是以前发现的与 AD 发病有关的蛋白质，这些蛋白质在大豆异黄酮补充组脑组织的表达变化与在 AD 及其他神经退行性疾病中的变化相反。这一研究首次确定了大豆异黄酮可影响 AD 发病相关蛋白的表达。Fuchs 等为了观察染料木黄酮对动脉粥样硬化产生保护作用的靶蛋白或作用通路，用生理浓度的同型半胱氨酸和氧化型低密度脂蛋白（ox-LDL）培养脐静脉内皮细胞，并观察生理剂量及药理剂量的染料木黄酮对其蛋白质组表达谱的影响。结果发现，同型半胱氨酸可降低脐静脉内皮细胞膜联蛋白（annexin）的表达，ox-LDL 使脐静脉内皮细胞泛素连接酶 12（ubiquitin conjugating enzyme 12）表达升高，而两个剂量的染料木黄酮对以上蛋白质的改变均有逆转作用。

（三）人体营养状况评价

蛋白质组技术有助于从分子水平上发现大批可特异反映人体营养状况的生物学标志物。Linke 等比较了视黄醇缺乏组和视黄醇充足组大鼠血浆蛋白质组的变化，以寻找评价机体视黄醇营养状况的新型生物学标志物。结果显示，视黄醇缺乏大鼠血浆中有三种分子量在 10 000～20 000 的蛋白质含量下降。从而揭示这三种血浆蛋白质可能是视黄醇缺乏的潜在生物学标志物。

（四）营养相关疾病的诊断与治疗

已有人应用蛋白质组技术开展肿瘤、动脉粥样硬化、肥胖等疾病的研究。Dissmore 采用二维差异凝胶电泳技术（two dimensional difference gel electrophoresis，DIGE）和质谱技术，通过对番茄红素抑制 MCF-7 人乳腺癌细胞中蛋白质表达类型的研究，阐明了番茄红素抗乳腺癌细胞增殖作用的相关机制。研究者用不同浓度番茄红素分别处理 MCF-7 乳腺癌细胞和 MCF-10 正常乳腺细胞，处理后不同时间提取蛋白质进行 DIGE，图像分析结果显示，番茄红素对乳腺癌细胞的抑制作用呈剂量效应关系，番茄红素处理过的 MCF-7 细胞中有一簇蛋白质点受到调控，经质谱鉴定为细胞角蛋白 -19（cytokeratin-19），故认为番茄红素以剂量依赖方式显著调控 cytokeratin-19 蛋白的水平。Park 等比较了高脂致动脉粥样硬化（As）饲料喂饲 C57BL/6J 小鼠（B6，对 As 易感）和 C3H/HeJ（C3H，对 As 不敏感）小鼠 8 周后肝脏蛋白质组表达的变化。结果共发现 30 种蛋白质表达出现明显差异；其中只在 B6 小鼠发生变化的有碳脱水酶Ⅲ、衰老标志物蛋白 30 和硒结合蛋白 2 等 14 种蛋白质；而在两种小鼠均发生变化的有谷胱甘肽转硫酶、apoE 和伴侣素蛋白等 16 种蛋白质。上述研究结果提示，两种小鼠喂饲 As 饲料后氧化应激蛋白和脂代谢相关蛋白的表达存在明显差异，这可能是 B6 和 C3H 小鼠对 As 易感性不同的重要原因。Evardsson 等给予 ob/ob 小鼠一种 α-PPAR（α- 过氧化物酶体增殖物激活受体）激动剂 WY14,643，然后观察小鼠的疾病改善情况并进行肝脏蛋白质组分析。治疗后一周，发现小鼠血浆三酰甘油、胰岛素和葡萄糖水平明显改变。肝脏蛋白质组图谱显示 WY14,643 能上调至少 16 种蛋白质。质谱鉴定发现，其中 14 种蛋白质参与过氧化物酶体脂肪酸代谢。与消瘦小鼠比较，肥胖小鼠肝脏中参与脂肪酸氧化和脂肪生成的酶高表达。通过 WY14,643 处理后，该蛋白差异得到进一步扩增。因为 WY14,643 可使肥胖小鼠体内参与糖酵解、糖异生和氨基酸代谢的几种酶的表达恢复正常，接近消瘦小鼠体内的水平。

三、营养代谢组学研究概况

营养代谢组学是指在不同健康状况下，系统研究膳食与机体代谢之间相互作用及其对健康的影响。利用代谢组学方法可以研究食物中各种营养素或生物活性物质对体内代谢途径的影响；评估营养、环境、行为等因素对健康的影响；也可以从整体的角度评估个体的饮食习惯、营养状况及不同的食物成分与慢性疾病发生的关系。

在营养学研究中，应用代谢组学检测各种生物体液中代谢产物方面仍然具有巨大的潜力和广阔的前景。其潜力主要体现在两个方面，一是对指定的或未指定的代谢产物信号应用谱识别统计学方法分析以进行代谢产物谱描述；二是建立代谢产物数据库。二者均可区分不同膳食干预的效果，这是采用传统技术无法实现的。小分子数据库的不断完善有助于代谢产物的鉴定。

代谢组学研究主要用于大规模分析不同营养状况下多种代谢产物的浓度，因此，代谢组学被认为是营养基因组学的一部分。代谢组学特别适宜于评价膳食干预效果或监测营养素的生物利用率。脂肪、碳水化合物、氨基酸等不同代谢产物谱需要应用不同的技术分析。目前，代谢组学技术在营养学领域的应用见表 14-3。以下将举例说明。

表 14-3　代谢组学技术在营养学研究中的应用实例

研究对象	体液 / 组织类别	食物 / 膳食营养素 / 活性成分 / 代谢综合征
动物	尿	肥胖
	尿	表儿茶素
	脑	葡萄籽提取物
	尿、血浆、肝	全谷膳食
人体	血清	脂肪酸（2 型糖尿病）
	血浆	磷脂（2 型糖尿病）
	血浆	大豆异黄酮（脂蛋白、氨基酸和碳水化合物模式）
	尿	甘菊茶
	尿、血浆	绿茶、红茶
	尿	白藜芦醇及白藜芦醇苷

植物化学物的生物学作用备受关注，但一直以来对其在体内复杂的代谢途径缺乏了解，因而其作用机制也不清楚。代谢组学技术为探索这一问题提供了契机和可能。Solanky 等首次将代谢组学技术应用于人体膳食干预试验，通过分析膳食干预后的生化改变谱以探索干预作用的机制。研究者采用添加大豆异黄酮的膳食对健康绝经前妇女进行干预，经血浆代谢组分析发现大豆异黄酮可使血浆脂蛋白、氨基酸和碳水化合物代谢谱出现显著变化，而尿液中氧化三甲胺的含量明显升高。提示大豆异黄酮可引起能量代谢改变，其预防肾脏疾病和高血压的作用可能与其改变肾脏渗透物相关。

茶叶中的黄酮类物具有防癌、抗炎和心脏保护作用等多种潜在的健康效应，但对其生化效应了解甚少。Solanky 等人运用 ^{1}H NMR 技术分析发现表儿茶素使大鼠尿液中牛磺酸、柠檬酸盐、二甲胺和 α- 酮戊二酸水平降低，在尿中还能检测到表儿茶素的代谢物。该研究首次通过体内试验分析了表儿茶素的总内源性代谢效应，并通过代谢效应及表儿茶素代谢产物的分泌揭示了表儿茶素的生物利用率。Van Dorsten 等为研究绿茶和红茶在人体内的代谢异同，采用 ^{1}H NMR 方法对不同组别试验对象的尿液和血浆进行分析，发现绿茶和红茶均能使尿液中类黄酮降解产物马尿酸和 2-O- 硫 -1,3- 二羟基苯升高；饮用绿茶者的尿液中检测到几种尚未得到鉴定的芳香族代谢物；绿茶和红茶对尿液和血浆内源性代谢产物具有不同的影响；绿茶可引起尿液中几种柠檬酸循环中间产物升高，这表明绿茶黄烷醇可影响人体内能量代谢和生物合成途径。

白藜芦醇及白藜芦醇苷属于酚类化合物，主要存在于葡萄及葡萄酒中，这类化合物具有预防癌症、心血管疾病及神经退行性疾病的作用，另外，它们还可作为饮酒的生物标志物。Ros 等人通过随机交叉试验和队列研究，应用液相色谱 - 串联质谱（LC-MS/MS）分析调查对象尿液中的总白藜芦醇代谢产物（TRMs），结果发现饮酒后尿液中 TRMs 显著升高，且每日饮酒量与 TRMs 呈正相关，90nmol/g 的 TRMs 浓度可作为区分饮酒者和戒酒者的截断值。因而在流行病学研究及干预研究中，尿液 TRMs 可作为了解饮酒量的可靠生物标志物。

脂类具有许多重要的生理功能，但在多种疾病中均存在脂类分布异常，因而在代谢组学中又提出了脂质组学（lipidomics）这一概念。脂质组学研究的典型例子是对 PPAR 拮抗剂罗格列酮的研究，应用此药后体液及组织中的脂质谱发生改变，血液脂质浓度降低，心肌磷脂及脂肪组织中出现了不常见的不饱和脂肪酸。另外，Su 等人应用脂质组学研究体外培养 3T3-L1 脂肪细胞脂质代谢的变化，结果发现细胞分化后，大量奇数链脂肪酸聚集于脂肪细胞内主要脂质中，包括三酰甘油和磷脂，表明脂肪酸过氧化物酶体对于脂肪细胞内脂质贮存和代谢的重要性。

此外，代谢组学对于营养支持也具有指导作用。蛋氨酸作为机体生长、发育所必需的氨基酸，其最佳需要量谱很窄，研究证明饲料含 2% 蛋氨酸即可影响大鼠生长。对于氨基酸注射液中适宜蛋氨酸剂量的选择，很难采用传统的方法评估其效应，而代谢组学技术有助于解决该问题。给大鼠喂饲含 2.4% 蛋氨酸的膳食，血液中丙氨酸、丁氨酸、硫醚与高半胱氨酸的比例明显下降，表明蛋氨酸代谢时，高半胱氨酸向丙氨酸、丁氨酸、硫醚转化受限，因此，高半胱氨酸可作为监测蛋氨酸是否过量的良好指标。营养支持时合理应用葡萄糖对脑组织、红细胞等尤为重要，采用代谢组学技术通过测定一份血液标本即能测定肝葡萄糖输出量、三羧酸循环及葡萄糖异生输出量，以指导临床营养支持时合理应用葡萄糖。代谢组学还应用于一些代谢性疾病的早期诊断，如采用代谢组学分析苯丙酮尿症和枫糖尿症患儿尿液，结果显示苯丙酮尿症患儿尿液中苯丙氨酸水平较高，而枫糖尿症患儿尿液中支链氨基酸、22- 羟基异戊酸、32- 羟基丁酸含量较高。该结果提示对于新生儿苯丙酮尿症和枫糖尿症的普查，尿液代谢组学分析诊断无侵袭性，且快速简便，有望取代传统的血液检查。

四、营养组学研究展望

未来营养基因组学研究的重点主要有以下几个方面：①与人类健康相关的食物功能性成分的功能与安全性；②食物健康效应的分子机制；③基因表型对营养与人体健康的影响；④用于食品功效与危险性评价的生物学标志物；⑤基因组学与转录组学、蛋白质组学、代谢组学等其他组学技术相结合，从分子水平了解营养素代谢过程及机制以寻找健康促进和疾病预防的新型生物标志物；⑥构建营养组学数据库等。

此外，传统的用来估计营养素需要量的方法，如平衡试验或因子分析并非适用于所有营养素，尤其是那些具有较强稳态作用、涉及复杂分子调控的营养素，比如锌。而对于营养学家来说，寻找合适的用于反映营养状况的指标一直是此类研究的难题。蛋白质组及基因组、代谢组技术的应用将有助于发现大批分子水平上可特异地反映营养素水平的指标，从而使人体营养需要量建立在更科学的分子基础上。

在分子营养学研究中，应用基因组技术可采取两种不同而互补的策略。第一种策略是传统的假说驱动模式（traditional hypothesis-driven approach）。营养素影响某种特定基因、蛋白的表达。应用基因组技术加以鉴定，继而探明膳食影响稳态的调节途径。在该方法中，有必要应用转基因小鼠和细胞模型鉴定新基因或新途径。未来这类模型将成为理解、认识代谢性和炎性信号途径交互作用的关键。第二种策略是系统生物学方法（systems biology approach）。将所有与某种营养素或生活方式相关的基因、蛋白和膳食标签进行编目，将可为营养素诱导的稳态变化提供早期预警的分子标志物。借助第一种策略将在营养与基因组交互作用方面提供详尽的分子生物学数据；而基于采集健康个体组织样本的困难性，第二种策略对人类营养更重要。各种组学技术在营养学研究中的综合应用所构成的营养系统生物学（nutritional system biology）研究模式将成为未来营养科学最令人激动的新前沿，也代表了营养组学的研究方向。

第三节　组学技术在特殊营养研究中的应用

组学技术在特殊环境领域的应用已开展了一些研究。下面以特殊环境及相关疾病的蛋白质组研究为例作一简要介绍。

一、高原红细胞增多症大鼠蛋白质组学研究

高原红细胞增多症是长期生活在海拔 2 500m 以上高原的世居者或移居者，对高原低氧环境逐渐失去（或习服）而导致的慢性临床综合征，主要表现为红细胞增多，当患者移居到低海拔地区后，其临床症状逐渐消失，如果再返回高原，病情可复发。其发病机制可能与红细胞大量增生、红细胞脆性增加以及肺通气功能降低等有关，但尚未完全阐明。

有研究者开展了高原红细胞增多症大鼠的蛋白质组学研究。实验动物分为平原对照组、高原红细胞增多症组、30mg/kg 醋氮酰胺（AZ）组、90mg/kg AZ 组。制备血浆蛋白 2D 电泳图谱，经串联质谱鉴定 5 个蛋白点，均为结合珠蛋白（haptoglobin，Hp）。其功能为结合并清除游离血红蛋白，减少游离血红蛋白对肾的损伤及对 NO 的消耗。研究发现高原红细胞增多症大鼠呈现血红蛋白血症，耗尽结合珠蛋白；而醋氮酰胺治疗后，血红蛋白血症改善，结合珠蛋白浓度升高；同时肾脏功能改善。该研究为醋氮酰胺治疗高原红细胞增多症分子靶标的确定提供了线索。

二、冷习服大鼠棕色脂肪蛋白质组学研究

研究者将 20 只雄性 Wistar 大鼠（200g）分为两组。其中对照组 10 只大鼠饲养在室温

(22℃)环境;而另外 10 只大鼠按照渐进性降温程序、暴露于冷环境中。分四个步骤降低 5℃(每个温度暴露 2 天),冷暴露大鼠 2℃暴露 20 天。采用双向荧光差异凝胶电泳(2D-DIGE)进行蛋白质组研究,发现线粒体有 58 个蛋白在两组间的丰度有显著差异,包括解耦联蛋白 1(UCP 1)、3,2- 转烯酰基 -CoA 异构酶、肉碱 -O- 乙酰转移酶、丙酮酸羧化酶、β 链 ATP 合成酶、自噬相关线粒体蛋白、甲基丙二酸 - 半醛 - 脱氢酶、复合物 175kDa 亚单位,等。进一步分析发现与游离脂肪酸摄取与氧化、三羧酸循环、呼吸链有关的蛋白以及 ATP 合成酶、UCP 1 等表达上调;而肌酸激酶(CK)以及与酮体氧化、脂肪合成有关的蛋白表达下调。推测冷适应对棕色脂肪组织效应的可能机制是:UCP1 活化→转氢酶活性下降→NADPH-ICDH(还原型辅酶Ⅱ- 异柠檬酸脱氢酶)活性降低→Krebs 循环流增加→柠檬酸增加。

三、热习服兔脑脊液蛋白质组学研究

热习服是一种对高温环境的适应。截至目前,热习服的生物学效应虽已明确,但分子机制仍不清楚,尤其蛋白质组学方面的研究鲜有报道。开展脑脊液的蛋白质组学研究有助于加深人们对热习服分子机制的理解,明确热应激反应特异性蛋白,筛选与热习服密切相关的调控通路。为此,有研究者开展了基于定量蛋白质组学(iTRAQ)技术的热习服兔脑脊液蛋白质组学研究。将兔热暴露 21 天,建立热习服模型;同时设立对照组,每组 8 只动物在建立兔热习服模型的基础上,提取脑脊液进行蛋白质组学研究。数据分析发现,共鉴定出脑脊液中 1 310 个蛋白,并发现 204 个蛋白参与热习服应激反应,其中 127 个蛋白上调,77 个蛋白下调。差异表达蛋白主要涉及血浆蛋白因子、代谢相关蛋白、能量代谢相关蛋白、细胞表面蛋白以及应激相关蛋白等,共参与 21 条调控通路。生物信息学分析表明,与热习服密切相关的通路有 2 条,即炎性反应调控通路和碳水化合物 / 脂代谢调控通路。

四、补充维生素 B_2 改善急性低氧暴露小鼠营养代谢的代谢组学研究

研究者采用了代谢组学技术全景式观察了补充维生素 B_2 对急性低氧暴露小鼠血浆代谢组的影响,结果表明急性低氧后糖有氧氧化受到抑制,无氧酵解增强;脂肪动员加强,血浆中脂类水平升高;一些生糖氨基酸含量下降提示糖异生过程的增强,以满足机体优先利用葡萄糖的需要。补充维生素 B_2 后,随着补充剂量的增加,小鼠血浆代谢模式出现先分离后回归的趋势。一些与碳水化合物代谢、脂类代谢密切相关物质如肉碱、丙酮酸、乳酸以及部分氨基酸等水平变化较为明显,有关变化机制有待从基因和酶水平进一步进行验证。

展望营养组学与特殊营养研究,重点在于:①基于组学技术特殊环境与特殊作业人群营养代谢与营养需要量研究;②提高特殊环境适应能力营养措施的分子机制研究;③营养与特殊环境相关疾病的组学研究;④基于大数据的特殊营养系统生物学与转化医学研究。

(蒋与刚 程道梅)

参考文献

1. 蒋与刚,高志贤. 营养基因组学. 北京:科学出版社,2012.
2. Abete I, Navas-Carretero S, Marti A, et al. Nutrigenetics and nutrigenomics of caloric restriction. Prog Mol Biol Transl Sci, 2012, 108: 323-346.
3. Astarita G, Langridge J. An Emerging Role for Metabolomics in Nutrition Science. J Nutrigenet Nutrigenomics,

2013, 6: 179-198.

4. Chou CJ, Affolter M, Kussmann M. A nutrigenomics view of protein intake: macronutrient, bioactive peptides, and protein turnover. Prog Mol Biol Transl Sci, 2012, 108: 51-74.
5. Claus SP, Swann JR. Nutrimetabonomics: applications for nutritional sciences, with specific reference to gut microbial interactions. Annu Rev Food Sci Technol, 2013, 4: 381-399.
6. Corbin KD, Zeisel SH. The nutrigenetics and nutrigenomics of the dietary requirement for choline. Prog Mol Biol Transl Sci, 2012, 108: 159-177.
7. De Caterina R. Opportunities and challenges in nutrigenetics/nutrigenomics and health. J Nutrigenet Nutrigenomics, 2010, 3(4/6): 137-143.
8. de Roos B. Personalised nutrition: ready for practise? Proc Nutr Soc, 2013, 72: 48-52.
9. Fenech M, El-Sohemy A, Cahill L, et al. Nutrigenetics and nutrigenomics: viewpoints on the current status and applications in nutrition research and practice. J Nutrigenet Nutrigenomics, 2011, 4(2): 69-89.
10. Fisher E, Schreiber S, Joost HG, et al. A two-step association study identifies CAV2 rs2270188 single nucleotide polymorphism interaction with fat intake in type 2 diabetes risk. J Nutr, 2011, 141(2): 177-181.
11. Ganesh V, Hettiarachchy NS. Nutriproteomics: a promising tool to link diet and diseases in nutritional research. Biochim Biophys Acta, 2012, 1824(10): 1107-1117.
12. García-Bailo B, Jamnik J, Da Costa LA, et al. Genetic Variation in the Vitamin D Receptor, Plasma 25-Hydroxyvitamin D, and Biomarkers of Cardiometabolic Disease in Caucasian Young Adults. J Nutrigenet Nutrigenomics, 2013, 6: 254-265.
13. German JB, Zivkovic AM, Dallas DC, et al. Nutrigenomics and personalized diets: What will they mean for food? Annu Rev Food Sci Technol, 2011, 2: 97-123.
14. Gibney MJ, Walsh MC. The future direction of personalised nutrition: my diet, my phenotype, my genes. Proc Nutr Soc, 2013, 72: 219-225.
15. He Q, Yin Y, Zhao F, et al. Metabonomics and its role in amino acid nutrition research. Front Biosci (Landmark Ed), 2011, 16: 2451-2460.
16. Hesketh J. Personalised nutrition: how far has nutrigenomics progressed? Eur J Clin Nutr, 2013, 67: 430-435.
17. Hyötyläinen T, Bondia-Pons I, Orešič M. Lipidomics in nutrition and food research. Mol Nutr Food Res, 2013, 57: 1306-1318.
18. Yang HB, Pang W, Lu H, et al. Comparison of Metabolic Profiling of Cyanidin-3-O-galactoside and Extracts from Blueberry in Aged Mice. J Agri Food Chem, 2011, 59(5): 2069-2076.
19. Liu J, Jiang YG, Huang CY, et al. Proteomic analysis reveals changes in the hippocampus protein pattern of rats exposed to dietary zinc deficiency. Electrophoresis, 2010, 31: 1302-1310.
20. Kapka-Skrzypczak L, Niedźwiecka J, Cyranka M, et al. Nutrigenomics perspectives of personalized nutrition. Pediatr Endocrinol Diabetes Metab, 2011, 17(4): 222-226.
21. Lang JE, Mougey EB, Allayee H, et al. Nutrigenetic response to omega-3 fatty acids in obese asthmatics (NOOA): rationale and methods. Nemours Network for Asthma Research. Contemp Clin Trials, 2013, 34(2): 326-335.
22. Merched AJ, Chan L. Nutrigenetics and nutrigenomics of atherosclerosis. Curr Atheroscler Rep, 2013, 15: 328.
23. Mottaghi A, Salehi E, Keshvarz A, et al. The influence of vitamin A supplementation on Foxp3 and TGF-β gene expression in atherosclerotic patients. J Nutrigenet Nutrigenomics, 2012, 5(6): 314-326.
24. Panagiotou G, Nielsen J. Nutritional systems biology: definitions and approaches. Annu Rev Nutr, 2009, 29: 329-339.

25. Phillips CM, Goumidi L, Bertrais S, et al. Gene-nutrient interactions and gender may modulate the association between ApoA1 and ApoB gene polymorphisms and metabolic syndrome risk. Atherosclerosis, 2011, 214(2): 408-414.
26. Ragasudha PN, Thulaseedharan JV, Wesley R, et al. A case-control nutrigenomic study on the synergistic activity of folate and vitamin B12 in ervicalcancer progression. Nutr Cancer, 2012, 64(4): 550-558.
27. Gabriela Riscuta, Ramona G Dumitrescu. Nutrigenomics: Implications for Breast and Colon Cancer Prevention. Methods in Molecular Biology, 2012, 863: 343-358.
28. Ronteltap A, van Trijp H, Berezowska A, et al. Nutrigenomics-based personalized nutritional advice: in search of a business model. Genes Nutr, 2013, 8: 153-163.
29. Rudkowska I, Ponton A, Jacques H, et al. Effects of a supplementation of n-3 polyunsaturated fatty acids with or without fish gelatin on gene expression in peripheral blood mononuclear cells in obese, insulin-resistant subjects. J Nutrigenet Nutrigenomics, 2011, 4(4): 192-202.
30. Sénéchal S, Kussmann M. Nutriproteomics: technologies and applications for identification and quantification of biomarkers and ingredients. Proc Nutr Soc, 2011, 70(3): 351-364.
31. Stover PJ. Polymorphisms in 1-carbon metabolism, epigenetics and folate-related pathologies. J Nutrigenet Nutrigenomics, 2011, 4(5): 293-305.
32. Vera-Ramirez L, Ramirez-Tortosa MC, Sanchez-Rovira P, et al. Impact of diet on breast cancer risk: a review of experimental and observational studies. Crit Rev Food Sci Nutr, 2013, 53(1): 49-75.
33. Virmani A, Pinto L, Binienda Z, et al. Food, nutrigenomics, and neurodegeneration-neuroprotection by what you eat! Mol. Neurobiol, 2013, 48: 353-362.
34. Wittwer J, Rubio-Aliaga I, Hoeft B, et al. Nutrigenomics in human intervention studies: current status, lessons learned and future perspectives. Mol Nutr Food Res, 2011, 55(3): 341-358.
35. Zeisel SH, Waterland RA, Ordovás JM, et al. Highlights of the 2012 Research Workshop: Using nutrigenomics and metabolomics in clinical nutrition research. JPEN, 2013, 37: 190-200.
36. Zeisel SH. Nutritional genomics: defining the dietary requirement and effects of choline. J Nutr, 2011, 141(3): 531-534.
37. Zeevi D, Korem T, Zmora N, et al. Personalized Nutrition by Prediction of Glycemic Responses. Cell, 2015, 163(5): 1079-1094.
38. Perez-Martinez P, Phillips CM, Delgado-Lista J, et al. Nutrigenetics, metabolic syndrome risk and personalized nutrition. Curr Vasc Pharmacol, 2013, 11(6): 946-953.
39. Merched AJ, Chan L. Nutrigenetics and nutrigenomics of atherosclerosis. Nutrients, 2014, 6(11): 5338-5369.
40. Hu X, Chandler JD, Fernandes J, et al. Selenium supplementation prevents metabolic and transcriptomic responses to cadmium in mouse lung. Biochim Biophys Acta, 2018, S0304-4165(18)30102-301028.
41. Li Q, Freeman LM, Rush JE, et al. Veterinary Medicine and Multi-Omics Research for Future Nutrition Targets: Metabolomics and Transcriptomics of the Common Degenerative Mitral Valve Disease in Dogs. OMICS, 2015, 19(8): 461-470.
42. Moisá SJ, Shike DW, Shoup L, et al. Maternal Plane of Nutrition during Late Gestation and Weaning Age Alter Angus × Simmental Offspring Longissimus Muscle Transcriptome and Intramuscular Fat. PLoS One, 2015, 10(7): e0131478.
43. Romagnolo DF, Milner JA. Opportunities and challenges for nutritional proteomics in cancer prevention. J Nutr, 2012, 142(7): 1360S-1369S.
44. Cunsolo V, Muccilli V, Saletti R, et al. Mass spectrometry in food proteomics: a tutorial. J Mass Spectrom, 2014, 49(9): 768-784.

45. Odriozola L，Corrales FJ. Discovery of nutritional biomarkers：future directions based on omics technologies. Int J Food Sci Nutr，2015，66 Suppl 1：S31-S40.
46. O'Gorman A，Brennan L. Metabolomic applications in nutritional research：a perspective. J Sci Food Agric，2015，95（13）：2567-2570.
47. Scalbert A，Brennan L，Manach C，et al. The food metabolome：a window over dietary exposure. Am J Clin Nutr，2014，99（6）：1286-1308.
48. Guertin KA，Moore SC，Sampson JN，et al. Metabolomics in nutritional epidemiology：identifying metabolites associated with diet and quantifying their potential to uncover diet-disease relations in populations. Am J Clin Nutr，2014，100（1）：208-217.
49. Astarita G，Langridge J. An emerging role for metabolomics in nutrition science. J Nutrigenet Nutrigenomics，2013，6（4/5）：181-200.
50. Jones DP，Park Y，Ziegler TR. Nutritional metabolomics：progress in addressing complexity in diet and health. Annu Rev Nutr，2012，32：183-202.
51. Rezzi S，Ramadan Z，Fay LB，et al. Nutritional metabonomics：applications and perspectives. J Proteome Res，2007，6（2）：513-525.
52. Pang W，Lian FZ，Leng X，et al. Microarray expression profiling and co-expression network analysis of circulating LncRNAs and mRNAs associated with neurotoxicity induced by BPA. Environmental Science and Pollution Research，2018，25（15）：15006-15018.
53. Hu YD，Pang W，He CC，et al. The cognitive impairment induced by zinc deficiency in rats aged 0-2 months related to BDNF DNA methylation changes in the hippocampus. Nutr Neurosci，2017，20（9）：519-525.
54. Song N，Yang HP，Pang W，et al. Mulberry Extracts Alleviate Aβ 25-35-Induced Injury and Change the Gene Expression Profile in PC12 Cells. Evidence-Based Complementary and Alternative Medicine，2014（6）：150617.
55. Yang HP，Pang W，Lu H，et al. Comparison of Metabolic Profiling of Cyanidin-3-O-galactoside and Extracts from Blueberry in Aged Mice. J Agri Food Chem，2011，59（5）：2069-2076.
56. Cheng DM，Jiang YG，Huang CY，et al. Polymorphism of MTHFR C677T，serum vitamin levels and cognition in subjects with hyperhomocysteinemia in China. Nutr Neurosci，2010，13（4）：175-182.
57. Liu J，Jiang YG，Huang CY，et al. Proteomic analysis reveals changes in the hippocampus protein pattern of rats exposed to dietary zinc deficiency. Electrophoresis，2010，31：1302-1310.
58. Wang J，Wang S，Zhang WC，et al. Proteomic Profiling of Heat Acclimation In Cerebrospinal Fluid of Rabbit. J Proteomics，2016，144C：113-122.

第十五章

膳食模式与特殊人群健康

随着社会的发展和生活水平的提高，单一营养素的绝对缺乏导致的营养缺乏病已经比较少见，营养相关疾病发生风险主要是膳食中各种食物和营养素摄入不平衡。目前在研究膳食营养与人类疾病之间的关系时，膳食的整体效应研究越来越受到重视。

膳食模式分析方法是目前研究膳食的整体效应的主要方法之一，该方法综合考虑人群膳食摄入中食物及营养素的构成、比例及平衡，可真实全面地反映食物和营养素的综合效应。此外，人体对营养物质或食物的消化、吸收和利用，并不是独立进行的，不同食物中含有的多种营养素和植物化学物之间可能具有协同和交互作用，也存在高度相关性（如蔬菜中维生素 C、β- 胡萝卜素和叶黄素、叶绿素等），大多数情况下很难区分单个因素的作用。因此，评估多种食物或营养物质的累积效应可能比单一营养素更具有现实意义。膳食模式能够更真实全面地反映食物和营养素的综合效应，更科学有效地研究膳食与人体健康的关系并预测疾病风险。

第一节　膳食模式概述

一、膳食模式的定义

膳食模式（dietary pattern）又称膳食结构，是对膳食中食物的种类、数量及其在膳食中所占比例的概括性表述。有文献记载，膳食模式的概念最早于 1969 年召开的“美国白宫食品营养与健康主题会议（the White House Conference on Food，Nutrition and Health）”提出，该会议建议可从膳食模式的角度来探索膳食与健康的关系。

合理的膳食模式是保障营养充足的基础。一般可根据不同膳食模式中的各类食物所能提供的能量及营养素的数量满足人体需要的程度，来衡量该模式是否合理。膳食模式不仅是膳食质量与营养水平的物质基础，也是衡量一个国家和地区农业水平和国民经济发展程度的重要标志。膳食模式的形成受一个国家或地区的人口、农业生产、食物流通、食品加工、消费水平、饮食习惯、文化传统、科学知识等多种因素的影响，不同地区、民族或文化背景的人群，其膳食模式往往存在着明显差异。

二、常见膳食模式

根据膳食中动物性食物及植物性食物所占的比重以及能量、蛋白质、脂肪和碳水化合物的摄入量，当今国内外常见的膳食模式，大体上可以分为以下几种类型：

（一）西方膳食模式（western dietary pattern）

该膳食模式以动物性食物为主，多见于多数欧美发达国家如美国、西欧、北欧。西方膳食模式即为一种典型的动物性食物为主的膳食模式。其特点为三高一低：高能量、高脂肪、高蛋白质、低膳食纤维。该类型的膳食是西方国家营养相关慢性病如肥胖、高脂血症、冠心病、糖尿病及某些癌症高发的重要原因，营养过剩是以此类膳食结构为主的国家人群的主要健康问题。

（二）东方膳食模式（eastern dietary pattern）

该模式是一种以植物性食物为主、动物性食物为辅的膳食模式，常见于大多数发展中国家，如中国、印度，也见于巴基斯坦、孟加拉国和非洲的一些国家等。与西方模式相比，该模式特点表现为三低一高：低能量、低脂肪、低蛋白质、高膳食纤维。该类型的膳食能量基本上可以满足人体需要，但蛋白质、脂肪摄入量均低，来自动物性食物的营养素摄入不足易患各种营养缺乏病。但以植物性食物为主的膳食结构，膳食纤维充足，动物性脂肪较低，有利于冠心病、糖尿病等营养相关慢性病的预防。根据我国近年来的膳食模式分析表明，我国人群的膳食结构已逐步由东方膳食模式向西方膳食模式转变。

（三）日本传统膳食模式（traditional Japanese dietary pattern）

该膳食模式动、植物性食物消费量比较均衡，既吸取了西方发达国家膳食模式的优点，也兼顾了东方膳食模式的长处。该膳食模式以少油、少盐、高海产品摄入为特征，蛋白质、脂肪和碳水化合物的供能比比较合适。能量摄入能够满足人体需要又不致过剩，来自植物性食物的膳食纤维和动物性食物的营养素比较充足，有利于预防营养缺乏和营养过剩导致的疾病。总之，日本传统膳食模式介于典型的东、西方模式之间，既避免东方膳食模式中的三低一高饮食的弊端，又避免西方膳食中的三高一低饮食的弊端，是较健康的膳食模式之一。

（四）地中海膳食模式（mediterranean dietary pattern）

该膳食模式是居住在地中海地区的居民所特有的，意大利、希腊等国的膳食可作为该种膳食结构的代表。其特点为：膳食富含植物性食物，包括水果、蔬菜、土豆、谷类、豆类、果仁等；食物的加工程度低，新鲜度较高，居民以食用当季、当地产的食物为主；橄榄油是主要的食用油；每天食用少量、适量奶酪和酸奶；每周食用少量或适量的鱼、禽、蛋；新鲜水果作为典型的每日餐后食品，甜食每周只食用几次；红肉（猪、牛和羊肉及其产品）每月食用几次；大部分成年人有饮用葡萄酒的习惯。此类膳食饱和脂肪摄入量低，含大量复合碳水化合物，蔬菜、水果摄入量高，居民心脑血管疾病发生率很低。

（五）素食模式（vegetarian dietary pattern）

素食是指一种限制或排除动物性食物的膳食模式。根据包括和排除的食物种类，素食模式又可分为多种类型。如纯素食，即排除一切动物性食物；蛋素食，即包括蛋类不包括乳制品；乳素食，即包括乳制品不包括蛋类；乳蛋素食，则既包括蛋类也包括乳制品；鱼素食，可摄入鱼类但不摄入其他动物性肉类；生素食，仅仅包括新鲜未烹调过的水果、坚果、种子和蔬菜等。素食模式的主要特点为：①植物性食物为主或全部为植物性食物，含有丰富的膳食纤维、植物化学物、镁、叶酸以及维生素 C、维生素 E 等抗氧化营养素；②动物性食物摄入少，优质蛋白、总脂肪、饱和脂肪酸、胆固醇、锌、亚铁离子、维生素 A、维生素 B_{12} 和 n-3 多不饱和脂肪酸摄入不足；③油盐等调味品使用量少，食用油为植物油，钠摄入较少，n-6 多不饱和脂肪酸较丰富。研究发现，素食可显著降低心血管疾病、2 型糖尿病、某些癌症等慢性病的风险。素食人群的全因死亡率、心脑血管疾病的死亡率均显著低于杂食人群，而平均期望寿命延长。由于宗教信仰、环境保护以及健康理念等各种原因，素食成为越来越多的人遵循的膳食模式。但是，不合理的素食搭配也会带来一些不利健康的影响，如长期素食的儿童可能会出现钙、铁、锌等缺乏，影响生长发育。同时，素食人群由于缺乏维生素 B_{12} 和 n-3 多不饱和脂肪酸，血栓形成风险增加。因此，素食模式应在食物多样化的前提下进行合理搭配，尽量满足能量和营养素需求。对于特殊人群如儿童、孕妇和哺乳期母亲等人群具有特殊的营养需求，一般不提倡采用素食。

第二节 膳食模式的分析方法

膳食模式不能直接测量，需要依靠相应的统计学方法从研究者收集的膳食信息中来分析。目前在营养流行病学领域中使用的膳食模式分析方法主要分为两大类：第一类为评分法（score-based method），因其通常是根据现有的资料预先建立指数赋分标准，再以此标准对目标个体或人群的膳食进行评价，又称先验法（a priori method）；第二类为数据驱动法（data-driven method），因其多为利用所研究人群现有的膳食调查数据，来完成膳食模式的提取后，再对该人群营养状况进行研究评价，而不需要依靠预先知道的理论知识来进行膳食模式的预期分析，又称后验法（a posteriori method）。膳食指数法（dietary indices）、因子分析法（factor analysis）和聚类分析法（cluster analysis）等提取方法，就是评分法和数据驱动法的具体应用。

一、评分法

评分法是以现有的膳食指南或其他科学的膳食建议为基础，建立起膳食评价标准和评价指数，通过将个体或群体的膳食与之比较来进行评分，从而对个体或群体膳食质量进行评价的一种方法。评分法一般分为四种类型。

（一）营养充足或营养密度评分（nutrient adequacy or density scores）

通过比较实际营养素摄入量和推荐摄入量，或通过营养素的供能比来评价个体或群体的膳食质量。

（二）膳食多样化评分（variety or diversity scores）

通过对一定时间内膳食中不同食物的数量或不同食物组合的数量进行评分，评价膳食质量。

（三）食物组模式评分（food-group patterning scores）

以食物组为基础进行评分，如以膳食指南宝塔中的谷类、水果、蔬菜、乳制品和豆类等几种食物组为基础进行评分。

（四）指数型评分（index-based summary scores）

通常以人群膳食推荐摄入量或者膳食指南为基础构建指数，根据个体各类营养素或食物摄入量达到推荐量的不同程度给予不同的评分，借此来比较和评价个体膳食状况与推荐营养素和推荐食物摄入量的符合程度。指数型评分法属于评分法中较为常用的膳食模式分析方法，具体应用类型有：膳食质量指数（diet quality index，DQI）、健康膳食指数（healthy eating index，HEI）、替代健康膳食指数（alternate healthy eating index，AHEI）、地中海膳食评分（mediterranean diet score，MDS）、推荐食物评分（recommended foods score，RFS）等。

二、数据驱动法

数据驱动法是以膳食调查数据为基础，运用统计学方法来归纳并提取出研究对象的膳食模式，从而对所提取的膳食模式与疾病风险之间的关系进行研究的一种方法。这种方法至关重要的一点是“让数据来说话”，数据提取出来后，研究人员就以此为基础进行分析。因此，数据驱动法在膳食模式提取完成后，往往还需要研究人员进一步比较数据集群中的膳食概况，并依靠专业知识来解释所识别的模式。目前，营养流行病学中常用的数据驱动法主要有以下几种类型。

（一）因子分析法（factor analysis）

通过使用食物频率问卷调查表（food frequency questionnaires，FFQs）或膳食记录中的信息，来确定食物消费量的共同基本维度（因子或模式）。具体而言，因子分析法就是根据数据集中的食物条目彼此相关的程度来聚集特定食品或食品组，并将多个食物或食物组的信息压缩成几个重要信息的组合，这些组合即为膳食模式。此外，因子分析是一个通称，主成分分析法（principal component analysis）和公因子分析法（common factor analysis），都归属于因子分析法。

（二）聚类分析（cluster analysis）

以膳食特征（如食物消费的频率、食物或食物组能量百分比、食物平均摄入量、标准营养素摄入量或膳食与生化检测结合等）所反映的信息为基础，把具有相似膳食信息的个体归入相同的亚组，各个亚组之间相互独立，这些亚组所代表的膳食结构即为提取的膳食模式。

（三）降秩回归（reduced rank regression）

通过研究疾病预测指标、疾病中间反应变量和膳食最大变异之间的线性相关关系，即通过建立食物摄入变量的线性函数来解释反应变量（如疾病相关营养素、疾病特异性生物标志物等）的变异，进而探索出影响疾病的特异膳食模式。研究表明，利用该方法得到的膳食模式可以更好地解释疾病病因中膳食因素的作用。

（四）偏最小二乘法（partial least-squares regression）

通过建立有预测能力的回归模型，来最大限度地解释食物、营养素或特异性生物标志物的变异。

除上述几种常用方法外，数据驱动法还包括小树变换法（treelet transform，TT）和潜在类别分析法（latent class analysis）等方法，但目前并不常用。

第三节 膳食模式与特殊人群健康

现有的膳食模式与人群健康的研究重点关注儿童、中老年人群和孕妇等特殊生理状况的人群，关于特殊环境（高原、寒区、热区、辐射等）以及特殊作业人群（运动员、飞行员、旷工等）膳食模式与健康的关系研究较少，只有小样本的零星报道，本节对高原地区人群、运动员、儿童、中老年人群和孕妇的膳食模式与健康作一简介。

一、高原环境人群膳食模式与健康

高原地区的空气稀薄、大气压和氧分压低、寒冷、风大、紫外线强等特殊环境因素，尤其是高原低氧，对人体食欲、营养物质代谢以及体重等都有显著影响。合理的膳食结构可有效预防或减轻高原反应、增强机体的高原适应能力和提高劳动能力。但是，国内外有关高原人群膳食与健康的研究主要集中在急 / 慢性高山病、低氧适应及高原训练与运动生理等方面，关注的人群多为高原体能训练运动员、高原地区的官兵、筑路工人或是在模拟高海拔低压氧舱的志愿者。对长期居住的高原人群，其膳食模式与健康关系方面的研究比较少。

研究发现，高原地区高寒低氧的环境，会导致人体食欲减退，胃肠功能紊乱，消化吸收率降低；高寒低氧导致代谢率增加，餐后的热效应即食物的特殊动力作用增强、糖分解代谢和糖酵解作用增强，脂肪分解增加，血脂升高，蛋白质合成减少，易出现负氮平衡。因此，人体对能量和各种营养素的需要量都有所增加。对于三大产热营养素，有研究提出了"高糖、低脂肪和适量蛋白质"的模式。一般认为，相比于脂肪和蛋白质，碳水化合物具有较高的呼吸商，能直接给心肌和脑细胞提供能量等优势；而脂肪氧化需要消耗更多的氧，高脂膳食不利于高原习服；适量的蛋白质以及某些氨基酸如色氨酸、酪氨酸、赖氨酸能够提高缺氧耐力，但蛋白质氧化也会消耗较多的氧，应该选用富含优质蛋白质的食物并注意维持氨基酸平衡。维生素 B_1、维生素 B_2 和烟酸等 B 族维生素构成辅酶参与能量代谢，随着能量消耗的增加需求量也有所增加。此外，长期低压缺氧会加重氧自由基诱导的脂质过氧化反应和红细胞损伤，抗氧化营养素（β- 胡萝卜素、维生素 C、维生素 E、铜、锌、硒、铁等）的需要量也会增加。研究发现，新鲜蔬菜水果富含的植物化学物（儿茶素、叶黄素、番茄红素等）由于较强的抗氧化作用也有利于高原习服。

可见，充足和合理的膳食供给对促进高原人群的健康非常重要。但是，高原地区食物资源有限，食物的生产、运输、储存加工等不便，膳食结构单一，食物的摄入量减少，不能满足高原人群需要。一项对我国云南高海拔山村居民的膳食多样化评分的研究表明，该人群谷类、根茎类、蔬菜类以及禽畜肉类摄入较为充足，而鱼虾类海产品、奶类及奶制品、坚果、大豆及其制品的摄入频率较低。另一项研究采用膳食平衡指数评价和比较了云南高海拔和低海拔居民的膳食摄入的区别，根据平衡膳食指数所定义的模式，两组居民的膳食都存在摄入不足和摄入过量。大豆坚果类、水果、奶类、蛋类和鱼虾类食物摄入不足，高海拔组水果、蛋类摄入更低，谷薯类、禽畜肉类和食用油摄入超过推荐量。谷薯类食物提供的能量虽然是主要的能量来源，但低于推荐的 50%～65% 能量比例，而油脂的摄入超过了 30% 的能量比例。进一步分析发现，血浆和红细胞脂质过氧化产物与食用油、脂肪摄入呈显著正相关，与水果、蛋类摄入呈显著负相关；抗氧化酶活性与奶类和大豆摄入呈负相关，提示现有的膳食模式不利于高原低氧环境人群的健康。另外对高原地区的军队官兵、运动员等人群的研究也发现了类似的结果，动物性食物尤其禽畜肉类、油脂摄入较多，奶类、蛋类、海产品摄入不足，植物性食物中大豆、坚果、蔬菜、水果的摄入不足，碳水化合物提供能量比例偏低，脂肪提供能量比例过高，抗氧化营养素如维生素 C、锌和 B 族维生素摄入不足，慢性代谢性疾病如血脂异常、高尿酸血症、糖尿病的风险较高。因此，对高原地区的人群应加强营养宣教，改变不良的膳食结构，因地制宜，合理搭配食物，增强高原习服能力，预防慢性病，促进健康。

二、运动员膳食模式与健康

对参与各种体育活动的运动员，各国已经建立了针对每日能量和碳水化合物，蛋白质和脂肪摄入量的具体建议。研究表明，由于能量消耗较高，活动的热效应以及与身体成分差异相关的静息代谢率增加，因此运动员的总能量需求高于非运动员人群。为此，与久坐少动的人群相比，运动员通常会在饭前加入零食或增加膳食中的能量密度。目前常见的运动员膳食模式包括自由摄入模式也称放牧型膳食模式（grazing dietary pattern）和少量多餐模式又称觅食模式（foraging dietary pattern）。在这些研究中，调查人员发现运动员两餐间零食占每日总能量摄入量比例非常大，高达每日总能量摄入量的25%～37%。加拿大的一项研究也显示，大多数加拿大精英运动员膳食摄入较为频繁，几乎所有受试者每天都吃三顿饭，并在两餐之间摄入零食。少量多餐模式可增加总能量摄入，同时防止因大量摄入食物产生胃不适，是一种适合较高能量需求的运动员的合理膳食模式。

运动员的膳食模式与运动类型密切相关，运动类型不同，运动员的膳食模式也不相同。如澳大利亚的一项研究表明，在各类运动员中，与团体型运动员/短跑/技术型运动员相比，耐力型运动员能量需求更高。相应地，耐力型运动员膳食模式中碳水化合物丰富的食物占总能量摄入的比例达60%，远高于其他类型的运动员。

近年来，素食模式也越来越受到运动员和健身人群的推崇。研究发现，素食由于含有丰富的抗氧化营养素和植物化学物有利于减轻运动的氧化损伤，含有较多的碳水化合物用于糖原储备有利于运动能力，以及素食对心血管系统的保护效应有利于耐力型运动员运动能力的发挥和健康。但是，素食含有的能量较低，优质蛋白、钙、铁、锌、维生素A、维生素B_{12}和n-3多不饱和脂肪酸摄入不足或生物利用度较低，不能达到运动员的能量和营养素目标，需要进行良好的设计和补充。

三、儿童膳食模式与健康

（一）超重和肥胖

已有研究表明膳食模式与儿童体重情况密切相关。膳食模式评估，近年来已成为评估儿童膳食摄入和肥胖风险的重要方法之一。包括中国在内的许多发展中国家的研究结果表现，与富含谷物、蔬菜水果和鱼类摄入的传统膳食模式相比，富含加工肉类、快餐的类似西方膳食的现代膳食模式可显著增加儿童青少年超重或肥胖的风险。

（二）性早熟

大量流行病学研究表明，除能量失衡外，膳食摄入与青春期到来的时间呈显著相关。有证据显示，坚持富含植物蛋白质的膳食模式的儿童，青春期到来时间比坚持富含动物蛋白质的膳食模式的儿童青春期时间延迟7个月。此外，有研究表明，儿童期膳食纤维摄入量较高可延迟月经初潮年龄；含糖饮料摄入量则与性早熟发生风险呈正相关。

（三）心理健康

儿童心理问题分为内化问题和外化行为问题，其中外化行为问题指的是外在的反社会性行为问题，大多指向他人，包含了与他人的冲突，表现为违抗、攻击性、违纪、脾气爆发和多动等社会性不足的特点。有研究表明，早期营养暴露或儿童期的膳食质量，对儿童的心理健康可能产生一定影响。挪威的一项关于儿童膳食模式与心理健康的相关研究中，共提取出两种膳食模式，第一种为“不健康”模式，富含薯条、面包、蛋糕、华夫饼、巧克力、饼干、糖果、苏打水、冰激凌、冰棒、加果酱或蜂蜜的面包、比萨饼和苏打水及人造甜味剂等；第二种为“健康”模式，富含鱼、蔬菜、水果、带鱼制品的面包、鸡蛋、带肉的面包、挪威褐色奶酪。

其研究结果显示，坚持“不健康”模式的儿童，出现内化问题和外化行为问题的风险更高；相应地，“健康”模式得分较低的儿童出现内化问题和外化行为问题的风险也更高。

此外，值得一提的是，有研究表明，随着儿童年龄的增长，其膳食模式特征越来越多地受到某些社会因素，如社会环境、经济水平、受教育程度等的影响。可见，为了研究儿童膳食模式对生长发育和长期健康的影响，膳食模式的定期纵向评估很重要。

四、中老年人膳食模式与健康

合理的膳食模式对于防治 2 型糖尿病、心血管疾病以及某些癌症等中老年常见的慢性疾病具有重要作用。合理的膳食模式综合了如地中海膳食模式等健康膳食模式的特征，是一种提倡食物多样、谷类为主、高膳食纤维摄入、低脂肪低糖摄入的膳食模式。通常，合理的膳食模式是指摄入较多的全谷物、蔬菜、水果、豆类、鱼类和海产品，较少摄入红肉、甜食以及饱和脂肪和糖。

（一）2 型糖尿病

在中老年人群中，已有足够的证据支持膳食摄入和 2 型糖尿病之间的关联。以富含蔬菜、水果、全谷物为主要特征的地中海膳食等合理的膳食模式，含有丰富的膳食纤维和植物抗氧化剂，是一种较为典型的有效降低糖尿病发生风险的膳食模式。如有证据显示，与低脂膳食模式相比，在体重或体力活动没有变化的情况下，坚持地中海膳食模式的人群，糖尿病的发病率可降低 52%。此外，一项澳大利亚的研究也显示，随着对地中海膳食模式的依从性的加强，当地人口（包括欧洲移民）中的总死亡率和糖尿病死亡率都有所下降。

（二）心血管疾病

研究表明，地中海膳食模式和 DASH 等合理的健康的膳食模式可显著降低心血管疾病的风险。这些膳食模式的共同特征是膳食中富含全谷物、蔬菜水果、低脂奶，从而富含膳食纤维、钙、蛋白质和钾，同时限制食盐摄入，有利于控制和降低血压。适量的瘦禽肉和鱼类摄入，较少的饱和脂肪和红肉的摄入，有利于保护心脏。因此，上述合理的膳食模式对心血管疾病具有保护效应。

（三）癌症

在中老年人群中，关于膳食模式与癌症（恶性肿瘤）之间的证据有限。有研究表明，地中海膳食模式和以植物性食物为主的谨慎型膳食模式可降低中老年人群结直肠癌和乳腺癌的发病风险。但是膳食模式与胰腺癌、食管癌、前列腺癌、肾癌的关系，研究结果不一致，或者证据较少不足以确定其关联。澳大利亚的一项队列研究，研究了老年人膳食模式与癌症总的发生和死亡风险的关联性。共确定了 5 种主要的膳食模式，结果显示，在调整了性别、吸烟、超重和肥胖等混杂因素后，除了“红肉和蛋白质”模式会增加癌症的风险之外，其余 4 种主要的膳食模式（“面包和谷物模式”“蔬菜和水果模式”“白肉和奶制品模式”“甜面包和奶制品模式”）均未显示出与癌症的关联。

五、孕妇膳食模式与妊娠结局

（一）膳食模式与妊娠期糖尿病

一些研究证实膳食模式与妊娠期糖尿病（gestational diabetes mellitus，GDM）密切相关，孕前或孕期膳食模式均可影响 GDM 的发生风险。

1．孕前膳食模式与 GDM　目前，关于孕前膳食模式与 GDM 之间的关联性研究，主要来自护士队列Ⅱ（nurses' health study Ⅱ，NHSⅡ）。该队列研究表明孕前朴素型膳食模式或健康膳食模式可降低 GDM 的风险；而西方膳食模式可显著增加 GDM 的风险。此外，该队列另一项以“地中海”模式，“预防高血压”模式和“健康饮食指数”模式三种健康型模式评分为基础的研究表明，孕前这三种模式中任何一种得分高的孕妇，其 GDM 的发病风险都显著降低。同时，在美国护士队列Ⅱ进行的另一项围绕孕前低碳水化合物的膳食模式展开的研究中，发现以“富含动物性蛋白质和动物性脂肪”为主要特征的低碳水化合物模式，与 GDM 的发生风险正相关；而以“富含植物性蛋白质和植物性脂肪”为主要特征的低碳水化合物模式与 GDM 的发生风险无相关性。基于上述研究结果，鼓励育龄期妇女摄入植物性来源的蛋白质和脂肪，而非动物性来源的蛋白质和脂肪，能有效降低 GDM 的发生风险。

2．孕期膳食模式与 GDM　在一项涵盖了来自 10 个地中海国家的 1076 名孕妇的研究发现孕期坚持“地中海”模式可有效降低 GDM 的发生风险，并且该研究还发现“地中海”模式可有效控制血糖水平。另一项在冰岛进行的研究中共提取出两种膳食模式，并围绕其中的“朴素型”模式进行了详细的分析。“朴素型”模式中具有较高的正因子载荷的食物有海鲜、鸡蛋、蔬菜、水果和浆果、植物油、坚果、意大利面、早餐类谷物以及咖啡、茶、可可粉；而该模式中负因子载荷的食物则为软饮料和炸薯条。该项研究结果显示，孕中期坚持“朴素型”模式，可显著降低 GDM 的发生风险，而且在孕前超重或肥胖的妇女群体中，这种关联性表现得更加显著。一项大型母婴队列研究对我国城市孕妇的膳食模式与 GDM 的关系进行了分析。结果表明，孕期坚持“鱼 - 肉 - 蛋”膳食模式可显著增加 GDM 的风险，在超重和肥胖或具有糖尿病家族史的孕妇中风险进一步增加，而坚持“谷物 - 水果”膳食模式可降低 GDM 的风险。同时发现，孕期蛋白质和碳水化合物的摄入在膳食模式与 GDM 的关联性中发挥重要作用，孕期坚持以高蛋白和低碳水化合物为主要特征的膳食模式可增加 GDM 的风险。

（二）膳食模式与妊娠期高血压综合征

目前已有研究证实膳食模式与妊娠期高血压综合征（hypertensive disorders of pregnancy，HDPs）相关，但证据有限。其中，在挪威的一项队列研究中，采用主成分分析提取了 4 种主要的膳食模式。其研究结果显示，以蔬菜、植物性食品和植物油为特征的“植物性食物”模式可显著降低先兆子痫的发生风险，而以加工肉类、咸味小吃和甜饮料为特征的“加工食品”模式可显著增加先兆子痫的发生风险。一项在澳大利亚进行的母婴队列研究显示，以“蔬菜、豆类、坚果、豆腐、大米、面食、黑麦面包、红酒和鱼”为主要特征的“地中海”模式可有效降低 HDPs 的发生风险。

虽然目前关于膳食模式与 HDPs 之间的关联性的研究有限，但是目前的研究结果显示，以蔬菜和新鲜水果等植物性食物为主的膳食模式，可有效降低 HDPs 的发生风险，这与以往研究中报道的以富含蔬菜、低脂肪等特征为主的“预防高血压”模式可降低高血压的发生风险的结论相一致。

（三）膳食模式与早产

与早产发生风险呈正相关或负相关的膳食模式虽然命名不同，但都具有类似的膳食构成。如能够显著降低早产发生风险的膳食模式中都包括蔬菜、水果和全谷物、微量元素等含量丰富的特点；而增加早产发生风险的膳食模式中都具有能量、脂肪摄入高，膳食纤维和微量元素摄入较低的特征，如富含加工肉类、油炸型食物和添加糖等，缺乏富含微量元素的蔬菜、水果的摄入。而这些研究的发现与以往研究中所报告的早产的危险性膳食因素，如添加糖可增加早产的发生风险相一致。此外，挪威的一项研究发现，规律性地食用正餐（早中晚三餐）与早产的风险较低有关。这可能提示除了要鼓励孕妇坚持健康的膳食模式外，鼓励坚持规律性的进餐时间，可能更有利于降低早产的发生风险。

（四）膳食模式与出生体重

在目前关于膳食模式与新生儿出生体重关系的研究中，与新生儿出生体重呈正相关的膳食模式主要有以下几种膳食模式：营养密集型和富含蛋白质型模式，中间型膳食模式，健康意识型膳食模式，地中海膳食模式，富含水果、坚果膳食模式和中国广东富含甜点的膳食模式。与新生儿出生体重呈负相关的膳食模式有以下几种膳食模式：传统型膳食模式，西方膳食模式，加工食物型膳食模式，素食型膳食模式和小麦制品膳食模式。

与新生儿出生体重显著正相关的膳食模式虽然命名各不相同，但这些膳食模式之间具有一些相似的特征。第一，“营养密集型”和“健康意识型”膳食模式都包含水果；“营养密集型”和“地中海”膳食模式都包括蔬菜，而“健康意识型”膳食模式则包含沙拉；只有“富含蛋白质型”膳食模式不包括蔬菜和水果。并且“富含蛋白质型”和“营养密集型”的模式混合时，可解释更多的新生儿出生体重的变异，而这种混合模式与其他所有与新生儿体重呈正相关的膳食模式一样，都含有奶制品 / 鱼以及蔬菜和水果。第二，大部分的膳食模式富含各种形式的乳制品，如在营养密集型模式中富含低脂乳制品，富含蛋白质型模式中富含乳制品甜点，“健康意识型”模式富含奶酪，“传统型”模式中富含乳制品和酸奶。第三，“健康意识型”模式在面包、燕麦类谷物、意大利面和大米上有很高的因子载荷，而“地中海”模式包括意大利面和大米；并且“健康意识型”模式和“地中海”模式中都富含鱼类。此外，“富含蛋白质型”模式在低脂肉和加工肉类上有较高的因子载荷，而“地中海”模式在肉类上的因子载荷为负值。总之，与新生儿出生体重呈正相关的膳食模式中的许多要素，与已报告的单一食物与新生儿体重之间的关系一致，这些单一食物包括蔬菜和水果、牛奶和其他奶制品和鱼类。

相比之下，几种与新生儿出生体重呈负相关的膳食模式的特点也具有一定的相似性。第一，是加工肉类和高脂肪肉类的摄入量较高。例如“传统型”模式、“西方”模式、“加工食物型”模式中都富含加工肉类和高脂肪肉类。第二，富含脂肪。如“传统型”模式在脂肪和油脂的摄入上因子载荷较高，而“西方”模式在动物脂肪上也有较高的因子载荷。第三，含糖量较高。如“传统型”模式、“西方”模式和“小麦制品”模式都含有糖果、甜食和含糖饮料。并且，“传统型”模式、“加工食物型”模式、“小麦制品”模式和“西方”模式都富含精制谷物。第四，这些膳食模式中微量元素含量可能都比较低。

（五）膳食模式与小于胎龄儿

研究表明，与以“富含高脂乳制品、精制谷物和加工肉类”为特征的“西方”模式相比，富含水果、蔬菜、禽肉和早餐谷类食品的“健康意识型”模式或富含低脂乳制品、水果和红肉的“中间型”模式可降低 26%～32% 的小于胎龄儿（small for gestational age infant，SGA）发生风险。此外，孕期坚持以水果、蔬菜、酸奶和瘦肉为主要特征的“传统型”膳食模式，也可显著降低 SGA 的发生风险。

低出生体重与 SGA 发生风险的危险性因素较为一致，因此很多研究中也将膳食模式与低出生体重和 SGA 放在一起进行研究。如几种与新生儿低出生体重呈正相关的膳食模式，同时也增加了 SGA 的发生风险，且这些膳食模式都具有一定的相似性。如前文所述，加工肉类和饱和脂肪摄入较高，精制谷物和添加糖、甜食摄入量高。同时，这些膳食模式中微量元素含量都比较低。而降低 SGA 发生风险的膳食模式的共同点则是富含蔬菜、水果、全谷物和低脂乳制品等。

综上所述，孕前或孕期膳食与妊娠结局密切相关，从不同国家或孕期不同阶段所提取出的膳食模式之间有相似之处，也有不同之处。而能够显著改善 GDM、HDPs、早产、低出生体重和胎儿生长受限的膳食模式大都具有富含蔬菜、水果和全谷物食物的特征；而增加上述不良妊娠结局风险的膳食模式大都具有富含脂肪、添加糖和加工食物的特征。这为临床通过干预孕期膳食改善不良妊娠结局的发生提供了重要线索。

（杨雪锋　周雪贞）

参考文献

1. Fall CH，Yajnik CS，Rao S，et al. Micronutrients and fetal growth. J Nutr，2003，133（5 suppl 2）：1747S-1756S.
2. Moeller SM，Reedy J，Millen AE，et al. Dietary patterns：challenges and opportunities in dietary patterns research an Experimental Biology workshop. J Am Diet Assoc，2007，107（7）：1233-1239.
3. Cespedes EM，Hu FB. Dietary patterns：from nutritional epidemiologic analysis to national guidelines. Am J Clin Nutr，2015，101（5）：899-900.
4. Schwerin HS，Stanton JL，Riley AM，et al. Food eating patterns and health：a reexamination of the Ten-State and HANES I surveys. Am J Clin Nutr，1981，34（4）：568-580.
5. Balder HF，Virtanen M，Brants HA，et al. Common and country-specific dietary patterns in four European cohort studies. J Nutr，2003，133：4246-4251.
6. 中国营养学会. 中国居民膳食指南（2016）. 北京：人民卫生出版社，2016.
7. Hu FB. Dietary pattern analysis：a new direction in nutritional epidemiology. CurrOpinLipidol，2002，13：3-9.
8. Drewnowski A. Concept of a nutritious food：toward a nutrient density score. Am J ClinNutr，2005，82（4）：721-732.
9. Daniels MC，Adair LS，Popkin BM，et al. Dietary diversity scores can be improved through the use of portion requirements：an analysis in young Filipino children. Eur J Clin Nutr，2009，63（2）：199-208.
10. Hoffmann K. Application of a New Statistical Method to Derive Dietary Patterns in Nutritional Epidemiology. Am J Epidemiol，2004，159（10）：935-944.
11. 张继国. 中国成年居民膳食模式变化及与肥胖关系的研究（1991—2009）. 北京：中国疾病预防控制中心，2013.
12. DiBello JR，Kraft P，McGarvey ST. Comparison of 3 methods for identifying dietary patterns associated with risk of disease. Am J Epidemiol，2008，168（12）：1433-1443.
13. Gorst-Rasmusse A，Dahm CC，Dethlefsen C. Exploring dietary patterns by using the treelet transform. Am J Epidemiol，2011，173（10）：1097-1104.
14. Imamura F，Jacques PF. Invited commentary：dietary pattern analysis. Am J Epidemiol，2011，173（10）：1105-1108.
15. Sotres-Alvarez D，Herring AH，Siega-Riz AM. Latent class analysis is useful to classify pregnant women into dietary patterns. J Nutr，2010，140（12）：2253-2259.
16. Naja F，Hwalla N，Itani L，et al. A Western dietary pattern is associated with overweight and obesity in a

national sample of Lebanese adolescents (13-19 years): a cross-sectional study. Br J Nutr, 2015, 114 (11): 1909-1919.

17. Zhen S, Ma Y, Zhao Z, et al. Dietary pattern is associated with obesity in Chinese children and adolescents: data from China Health and Nutrition Survey (CHNS). Nutr J, 2018, 17 (1): 68-78.
18. Chen C, Chen Y, Zhang Y, et al. Association between Dietary Patterns and Precocious Puberty in Children: A Population-Based Study. Int J Endocrinol, 2008, 2018: 1-7.
19. Cheng G, Buyken AE, Shi L, et al. Beyond overweight: nutrition as an important lifestyle factor influencing timing of puberty. Nutr Rev, 2012, 70 (3): 133-152.
20. Koo MM, Rohan TE, Jain M, et al. A cohort study of dietary fibre intake and menarche. Public Health Nutr, 2002, 5 (2): 353-360.
21. Mueller NT, Jacobs DR, MacLehose RF, et al. Consumption of caffeinated and artificially sweetened soft drinks is associated with risk of early menarche. Am J Clin Nutr, 2015, 102 (3): 648-654.
22. Carwile JL, Willett WC, Spiegelman D, et al. Sugar-sweetened beverage consumption and age at menarche in a prospective study of US girls. Hum Reprod, 2015, 30 (3): 675-683.
23. Oellingrath IM, Svendsen MV, Hestetun I. Eating patterns and mental health problems in early adolescence--a cross-sectional study of 12-13-year-old Norwegian schoolchildren. Public Health Nutr, 2014, 17 (11): 2554-2562.
24. 中国营养学会. 食物与健康 - 科学证据共识. 北京：人民卫生出版社，2016.
25. Esposito K, Chiodini P, Maiorino MI, et al. Which diet for prevention of type 2 diabetes? A meta-analysis of prospective studies. Endocrine, 2014, 47 (1): 107-116.
26. Savolainen O, Lind MV, Bergström G. Biomarkers of food intake and nutrient status are associated with glucose tolerance status and development of type 2 diabetes in older Swedish women. Am J ClinNutr, 2017, 106 (5): 1302-1310.
27. Li G, Zhang P, Wang J, et al. The long-term effect of lifestyle interventions to prevent diabetes in the China Da Qing Diabetes Prevention Study: a 20-year follow-up study. Lancet, 2008, 371: 1783-1789.
28. Martinez-Gonzalez MA, Bes-Rastrollo M. Dietary patterns, Mediterranean diet, and cardiovascular disease. Curr Opin Lipidol, 2014, 25 (1): 20-26.
29. Stricker MD, Onland-Mpret NC, Boer JM, et al. Dietary patterns derived from principal component and k-means cluster analysis: long-term association with coronary heart disease and stroke. NutrMetabCardovasc Dis, 2013, 23 (3): 250-256.
30. Judd SE, Gutierrez OM, Newby PK, et al. Dietary patterns are associated with incident stroke and contribute to excess risk of stroke in black Americans. Stroke, 2013, 44 (12): 3305-3311.
31. Magalhaes B, Peleteiro B, Lunet N. Dietary patterns and colorectal cancer: systematic review and meta-analysis. Eur J Cancer Prev, 2012, 21 (1): 15-23.
32. Albuquerque RC, Baltar VT, Marchioni DM. Breast cancer and dietary patterns: a systematic review. Nutr Rev, 2013, 72 (1): 1-17.
33. Nobbs HM, Yaxley A, Thomas J, et al. Do dietary patterns in older age influence the development of cancer and cardiovascular disease: A longitudinal study of ageing. ClinNutr, 2016, 35 (2): 528-535.
34. Zhang C, Schulze MB, Solomon CG, et al. A prospective study of dietary patterns, meat intake and the risk of gestational diabetes mellitus. Diabetologia, 2006, 49: 2604-2613.
35. Tobias DK, Zhang C, Chavarro J, et al. Pre-pregnancy adherence to dietary patterns and lower risk of gestational diabetes mellitus. Am J Clin Nutr, 2012, 96: 289-295.
36. Bao W, Bowers K, Tobias DK, et al. Prepregnancy low-carbohydrate dietary pattern and risk of gestational

diabetes mellitus: a prospective cohort study. Am J Clin Nutr, 2014, 99: 1378-1384.

37. Karamanos B, Thanopoulou A, Anastasiou E, et al. Relation of the Mediterranean diet with the incidence of gestational diabetes. Eur J Clin Nutr, 2014, 68(1): 8-13.
38. Tryggvadottir EA, Medek H, Birgisdottir BE, et al. Association between healthy maternal dietary pattern and risk for gestational diabetes mellitus. Eur J Clin Nutr, 2016, 70: 237-242.
39. Zhou X, Chen R, Zhong C, et al. Maternal dietary pattern characterized by high-protein and low-carbohydrate intake in pregnancy is associated with a higher risk of gestational diabetes mellitus in Chinese women: a prospective cohort study. Br J Nutr, 2018, 120: 1045-1055.
40. de Seymour J, Chia A, Colega M, et al. Maternal dietary patterns and gestational diabetes mellitus in a multi-ethnic Asian cohort: the GUSTO study. Nutrients, 2016, 8: 574-587.
41. Shin D, Lee KW, Song WO. Dietary patterns during pregnancy are associated with risk of gestational diabetes mellitus. Nutrients, 2015, 7: 9369-9382.
42. He JR, Yuan MY, Chen NN, et al. Maternal dietary patterns and gestational diabetes mellitus: a large prospective cohort study in China. Br J Nutr, 2015, 113: 1292-1300.
43. Brantsaeter AL, Haugen M, Samuelsen SO, et al. A dietary pattern characterized by high intake of vegetables, fruits, and vegetable oils is associated with reduced risk of preeclampsia in nulliparous pregnant Norwegian women. J Nutr, 2009, 139(6): 1162-1168.
44. Sibai B, Dekker G, Kupferminc M. Pre-eclampsia. Lancet, 2005, 365: 785-799.
45. Roberts CL, Ford JB, Algert CS, et al. Population-based trends in pregnancy hypertension and pre-eclampsia: an international comparative study. BMJ Open, 2011, 1: e000101.
46. Duley L. The global impact of pre-eclampsia and eclampsia. Semin Perinatol, 2009, 33: 130-137.
47. Khan KS, Wojdyla D, Say L, et al. WHO analysis of causes of maternal death: a systematic review. Lancet, 2006, 367: 1066-1074.
48. Roberts JM, Balk JL, Bodnar LM, et al. Nutrient involvement in preeclampsia. J Nutr, 2003, 133: 1684S-1692S.
49. Xu H, Shatenstein B, Luo ZC, et al. Role of nutrition in the risk of preeclampsia. Nutr Rev, 2009, 67: 639-657.
50. Jordan RG. Prenatal omega-3 fatty acids: review and recommendations. J Midwifery Womens Health, 2010, 55(6): 520-528.
51. Patrelli TS, Dall' Asta A, Gizzo S, et al. Calcium supplementation and prevention of preeclampsia: a meta-analysis. J Matern Fetal Neonatal Med, 2012, 25: 2570-2574.
52. Brantsaeter AL, Haugen M, Samuelsen SO, et al. A dietary pattern characterized by high intake of vegetables, fruits, and vegetable oils is associated with reduced risk of preeclampsia in nulliparous pregnant Norwegian women. J Nutr, 2009, 139(6): 1162-1168.
53. Schoenaker DA, Soedamah-Muthu SS, Callaway LK, et al. Pre-pregnancy dietary patterns and risk of developing hypertensive disorders of pregnancy: results from the Australian Longitudinal Study on Women's Health, Am J Clin Nutr, 2015, 102(1): 94-101.
54. Englund-Ogge L, Brantsaeter AL, Sengpiel V, et al. Maternal dietary patterns and preterm delivery: results from large prospective cohort study. BMJ, 2014, 348: 1446.
55. Rodríguez-Bernal CL, Rebagliato M, Iniguez C, et al. Diet quality in early pregnancy and its effects on fetal growth outcomes: the Infanciay Medio Ambiente (Childhood and Environment) Mother and Child Cohort Study in Spain. Am J Clin Nutr, 2010, 91: 1659-1666.
56. Martin CL, Sotres-Alvarez D, Siega-Riz AM. Maternal dietary patterns during the second trimester are associated with preterm birth. J Nutr, 2015, 145(8): 1857-1864.

57. Grieger JA, Grzeskowiak LE, Clifton VL. Preconception dietary patterns in human pregnancies are associated with preterm delivery. J Nutr, 2014, 144(7): 1075-1080.
58. Chia AR, de Seymour JV, Colega M, et al. A vegetable, fruit, and white rice dietary pattern during pregnancy is associated with a lower risk of preterm birth and larger birth size in a multiethnic Asian cohort: the Growing Up in Singapore Towards healthy Outcomes (GUSTO) cohort study. Am J Clin Nutr, 2016, 104(5): 1416-1423.
59. Englund-Ogge L, Birgisdottir BE, Sengpiel V, et al. Meal frequency patterns and glycemic properties of maternal diet in relation to preterm delivery: Results from a large prospective cohort study. PLoS One, 2017, 12(3): e0172896.
60. World Health Organization. Promoting optimal fetal development, report of a technical consultation. Geneva: World Health Organization, 2006.
61. Kjollesdal M, Holmboe-Ottesen G. Dietary patterns and birth weight-a review. AIMS Public Health, 2014, 1(4): 211-225.
62. Michael A Zulyniak, Russell J de Souza, Mateen Shaikh, et al. Does the impact of a plant-based diet during pregnancy on birth weight differ by ethnicity? A dietary pattern analysis from a prospective Canadian birth cohort alliance. BMJ open, 2017: e017753.
63. Lu MS, Chen QZ, He JR, et al. Maternal dietary patterns and fetal growth: a large prospective cohort study in China. Nutrients, 2016, 8(5): 257.
64. Colón-Ramo, Uriyoán Racette, Susan Ganiban, et al. Association between dietary patterns during pregnancy and birth size measures in a diverse population in southern US. Nutrients, 2015, 7(2): 1318-1332.
65. Bouwland-Both MI, Steegers-Theunissen RP, Vujkovic M, et al. A periconceptional energy-rich dietary pattern is associated with early fetal growth: the Generation R study. BJOG, 2013, 120(4): 435-445.
66. Timmermans S, Steegers-Theunissen RP, Vujkovic M, et al. The Mediterranean diet and fetal size parameters: the Generation R Study. Br J Nutr, 2012, 108(8): 1399-1409.
67. Okubo H, Miyake Y, Sasaki S, et al. Maternal dietary patterns in pregnancy and fetal growth in Japan: the Osaka maternal and child health study. Br J Nutr, 2012, 107(10): 1526-1533.
68. Thompson JM, Wall C, Becroft DM, et al. Maternal dietary patterns in pregnancy and the association with small-for-gestational-age infants. Br J Nutr, 2010, 103(11): 1665-1673.
69. Knudsen VK, Orozova-Bekkevold IM, Mikkelsen TB, et al. Major dietary patterns in pregnancy and fetal growth. Eur J Clin Nutr, 2008, 62(4): 463-470.
70. Northstone K, Ness AR, Emmett PM, et al. Adjusting for energy intake in dietary pattern investigations using principal components analysis. Eur J Clin Nutr, 2008, 62(7): 931-938.
71. Wolff CB, Wolff HK. Maternal eating patterns and birth weight of Mexican American infants. Nutr Health, 1995, 10(2): 121-134.
72. 郑善军，张钢. 高原营养对提高高原劳动能力的研究进展. 西南军医，2012，14(2): 281-284.
73. Westerterp-Plantenga MS. Effects of extreme environments on food intake in human subjects. Proc Nutr Soc, 1999, 58(4): 791-798.
74. Stellingwerff T, Peeling P, Garvican-Lewis LA, et al. Nutrition and altitude: strategies to enhance adaptation, improve performance and maintain health: a narrative review. Sports Med, 2019, 49(Suppl 2): 169-184.
75. 陈翔，陆林，万蓉. 云南会泽县三个高海拔山村居民 16 类膳食多样化状况分析. 卫生软科学，2013，27(7): 438-440.
76. 李晓莉，邵剑钢，王飞，等. 海拔 3 600m 高原地区官兵膳食营养调查与评价. 解放军预防医学杂志，2015，33(5): 526-527.

77. 徐明，李强，刘涛. 高原地区运动员膳食营养调查及对策. 成都体育学院学报，2004，30(2)：58-60.
78. Logue D，Madigan SM，Delahunt E，et al. Low energy availability in athletes：a review of prevalence，dietary patterns，physiological health，and sports performance. Sports Med，2018，48(1)：73-96.
79. Erdman KA，Tunnicliffe J，Lun VM，et al. Eating patterns and composition of meals and snacks in elite Canadian athletes. Int J Sport Nutr Exerc Metab，2013，23(3)：210-219.
80. Wan HY，Stickford JL，Dawkins EJ. Acute modulation in dietary behavior following glycogen depletion and postexercise supplementation in trained cyclists. Appl Physiol Nutr Metab，2018，43(12)：1326-1333.
81. Rogerson D. Vegan diets：practical advice for athletes and exercisers. J Int Soc Sports Nutr，2017，14：36-51.
82. Barnard ND，Goldman DM，Loomis JF，et al. Plant-based diets for cardiovascular safety and performance in endurance sports. Nutrients，2019，11(1)：130-140.

第十六章

膳食营养素补充剂与特殊人群健康

对于特殊人群而言，如果能通过膳食满足营养需要是最好的，但因他们处于特殊的生活环境和工作环境中，对营养素的生理需求增加或代谢改变，对膳食的要求更高，营养素可能更容易缺乏。为了满足特殊人群的特殊要求，有必要在专业人员指导下补充营养素以满足需要，保障健康。营养素的补充产品包括属于保健食品的营养素补充剂、非处方药（over the counter，OTC）类微量营养素补充产品及其他各种营养素产品。需要强调的是营养素补充剂应在合理膳食的基础上使用，不能替代合理膳食。

因三大宏量营养素与特殊人群的关系在其他章节有所描述，本章仅涉及微量营养素的补充问题。但营养素补充剂的人群研究并不多，有的缺乏充足的证据，所以本章仅就现有的资料进行分析，该领域仍需要开展深入研究。

第一节 概　述

一、营养素补充剂定义及国内外应用状况

（一）我国对营养素补充剂的定义及种类

根据2005年5月原国家食品药品监督管理局颁发的[关于印发《营养素补充剂申报与审评规定（试行）》等8个相关规定的通告]（国食药监注〔2005〕202号）的规定，营养素补充剂是指以补充维生素、矿物质而不以提供能量为目的的产品。其作用是补充膳食供给的不足、预防营养缺乏和降低发生某些慢性退行性疾病的危险性。

按照《保健食品注册与备案管理办法》（国家食品药品监督管理总局令第22号）和关于发布《保健食品原料目录（一）》和《允许保健食品声称的保健功能目录（一）》的公告（2016年第205号），我国的营养素补充剂产品纳入保健食品管理，属于特殊食品范畴。按照《保健食品》（GB 16741—2014）的定义，保健食品是指声称并具有特定保健功能或者以补充维生素、矿物质为目的的食品。即适用于特定人群食用，具有调节机体功能，不以治疗疾病为目的，并且对人体不产生任何急性、亚急性或慢性危害的食品。在市场上包含了补充维生素（如维生素A、维生素C、维生素E等）或矿物质（如钙、铁、锌等）单一或者复合的补充产品。

（二）国外关于营养素补充剂的定义及范畴

根据世界食品法典委员会的《维生素和矿物质食物补充剂指南》（CAC/GL 55），维生素和矿物质食物补充剂是指以单一或混合的浓缩营养素形式存在，在市场上以可测定的小单位量的胶囊、片剂、粉剂或液态产品等多种形式出售，以非传统食物摄入的方式食用，其目

的在于补充正常饮食中维生素和/或矿物质摄入的不足。

然而，确切地说国外并没有和我国完全匹配的营养素补充剂的定义，但许多国家的膳食补充剂实际上均包含了营养素补充剂。根据《欧盟指令 2002/46》，食品补充剂属于食品，由维生素、矿物质及其他物质组成，不含过多的热量，目的是补充正常膳食供给的不足，但不能替代正常的膳食，其销售的剂量形式上可以是胶囊、锭剂、片剂、丸剂或其他相似形式，如包装粉剂、液体安瓿剂和滴剂等小单位量形式的一类物质。根据美国的《膳食补充剂健康教育法案》，膳食补充剂的定义为一种旨在补充膳食的产品（而非烟草），可能含有一种或多种如下膳食成分：维生素、矿物质、草本（草药）或其他植物、氨基酸，以增加每日总摄入量而补充的膳食成分，或是以上成分的浓缩品、代谢物、提取物或组合产品等。以片剂、胶囊、粉剂、软胶囊或口服液形式摄入；不能以传统食品，或是一餐/饮食中的唯一组成食品形式出现。其他国家的情况也相似。

（三）国内外营养素补充剂使用情况

我国北京、广州、苏州、郑州、成都、兰州和沈阳 7 个城市的资料表明，3～6 岁儿童营养素补充剂使用率为 41.1%，7～9 岁儿童营养素补充剂使用率为 24.2%，10～12 岁使用率为 16.9%。家庭人均月经济收入高、喂养人认为孩子体重偏低、认为孩子营养状况不好、每周外出就餐多、父亲母亲文化程度高的儿童更容易使用补充剂。另外，中学生定时服用营养素补充剂的比例显著低于小学生。在孕妇中，营养素补充剂的使用比率多大于 50%，其中以钙、铁、锌、维生素 A 以及复合营养素补充较多。另外一项全国性调查表明，18 岁以上人群近半数曾经服用过营养素补充类产品。

根据 2016 年发表在 *JAMA* 上的文章报道，美国成年人营养素补充剂使用情况从 1999—2012 年基本保持稳定，约有 52% 的成年人使用过营养素补充剂。同样有资料表明，使用营养素补充剂的美国老年人、儿童分别占 49% 和 31%。澳大利亚的资料显示，有 47% 的成年女性、34% 的成年男性使用膳食补充剂，并且老年人群、文化程度高的人群以及社会经济水平较高的人群中使用比例略高。一项涉及 19 257 名澳大利亚调查对象的研究显示，总共有 43.2% 的成年人（34.9% 的男性，50.3% 的女性）、20.1% 的青少年（19.7% 的男性，20.6% 的男性）以及 23.5% 的儿童（24.4% 的男性，22.5% 的女性）在过去两周内曾经食用过至少一种膳食营养补充剂，使用最多的是复合维生素和/或复合矿物质。有人对瑞士的维生素和矿物质补充使用情况和特点进行了研究，发现 26% 的调查对象使用营养素补充剂或者膳食补充剂；其中 6.6% 服用钙，1.8% 服用铁。女性的使用比例略高于男性。并且，在对女性的调查中发现，随着年龄的增大，营养素补充剂包括钙的使用增加然而铁的使用减少。冰岛一项针对 66～98 岁老年人膳食营养补充剂的研究显示，77% 的调查对象使用营养素补充剂，并且使用者比不使用者有更健康的生活方式。日本开展的一项针对 18～24 岁 157 595 名大学生的研究结果显示，16.8% 的学生目前正在服用膳食营养补充剂，男女没有明显差异。然而，随着年龄增长，使用比例增高（13.1%～20.5%），并且医学院以及药学院的使用比例（22.0%）明显高于其他学院（16.7%）。由此可见，不同国家、地区营养素补充剂的使用情况存在差异，并且主要受到性别、年龄、文化程度以及经济水平等的影响。

二、营养素补充剂与人体健康

我们需要每天摄入丰富且均衡的营养才能保证身体的健康，一般而言，人们按照《中国居民膳食指南(2016)》的原则合理安排膳食可以满足人体对各种营养素的需求。但随着工作生活节奏的加快,加上自己的饮食习惯和烹饪方式等影响,饮食营养摄入不均衡的现象普遍,尤其三大宏量营养素和能量摄入偏高,而维生素和矿物质缺乏现象仍较普遍。就特殊人群而言,由于特殊环境或接触特殊化学物质引起机体营养代谢改变,对某种营养素的需要可能增加,而很难通过膳食满足需要,如维生素C具有保护巯基酶中巯基的作用,有助于机体对铅的解毒作用,在肠道中维生素C还能与铅结合成不溶性的抗坏血酸铅盐,降低铅在体内的吸收因此建议铅作业人群增加维生素C的摄入量。另外,我们还面临着环境污染、睡眠不足、缺乏运动、压力太大等多重影响,从而改变机体营养代谢也可能导致营养素的需求增加。

因此在某些特定情况下尤其一些从事特殊职业环境的人群可以适当使用营养素补充剂,以补充膳食中营养素的不足及特殊人群的特殊需要。本章将重点讲述关于营养素补充与特殊人群健康的问题。

三、我国营养素补充剂相关政策

目前国内市场上的营养素补充产品主要包括药字号的营养素补充产品和属于保健食品的营养素补充剂。药字号的营养素补充产品主要用于临床病人,作为辅助治疗,一般来说剂量比较大,不长期服用。而作为保健食品的营养素补充剂,我国有一系列的管理政策。

2005年原国家食品药品监督管理局发布关于印发《营养素补充剂申报与审评规定(试行)》等8个相关规定的通告中包含了《营养素补充剂申报与审评规定(试行)》,在这个规定中给出了《维生素、矿物质种类和用量》和《维生素、矿物质化合物名单》两个表格,并对营养素补充剂的使用要求做了规定。后来2015年新修订的《食品安全法》确定了我国保健食品实施注册和备案双轨制。根据《食品安全法》,2016年2月26日原国家食品药品监督管理总局第22号令发布了《保健食品注册与备案管理办法》,自2016年7月1日起施行。该办法给出了保健食品注册和备案的定义,其中保健食品备案是指保健食品生产企业依照法定程序、条件和要求,将表明产品安全性、保健功能和质量可控性的材料提交食品药品监督管理部门进行存档、公开、备查的过程。原国家食品药品监督管理总局负责保健食品注册管理,以及首次进口的属于补充维生素、矿物质等营养物质的保健食品备案管理,并指导监督省、自治区、直辖市食品药品监督管理部门承担的保健食品注册与备案相关工作。省、自治区、直辖市食品药品监督管理部门负责本行政区域内保健食品备案管理,并配合原国家食品药品监督管理总局开展保健食品注册现场核查等工作。

2016年12月27日原国家食品药品监督管理总局发布了《保健食品原料目录(一)》和《允许保健食品声称的保健功能目录(一)》的公告。《保健食品原料目录(一)》实际为营养素补充剂原料目录,对营养素补充剂允许应用的原料名称(含化合物名称、标准依据、适用范围)、每日用量(含功效成分、适宜人群、最低值、最高值)和功效做了规定。《允许保健食品声称的保健功能目录(一)》也只有"补充维生素、矿物质"一项功能。所以目前实施备案的保健食品仅包括旨在补充维生素和矿物质的营养素补充剂类的保健食品。

2017年4月原国家食品药品监督管理总局发布《保健食品备案产品可用辅料及其使用规定(试行)》和《保健食品备案产品主要生产工艺(试行)》(食药监特食管〔2017〕36号文),

给出了保健食品备案产品可用辅料名单及最大使用量，以及片剂、硬胶囊、软胶囊、口服液及颗粒的主要工艺。

2017 年 5 月 2 日，原国家食品药品监督管理总局发布了《保健食品备案工作指南（试行）》，明确国产保健食品备案人应当是保健食品生产企业。保健食品原注册人（以下简称原注册人）可以作为备案人；进口保健食品备案人应当是上市保健食品境外生产厂商。对备案流程及要求做了详细规定。该指南也对国产和进口保健食品备案材料项目及要求做了详细描述和规定。

第二节 营养素补充剂与特殊环境人员健康

关于高温环境和低温环境人群的营养需求改变将在第二十章和第二十一章有所描述，本节只关注营养素补充剂对高低温作业人员健康的影响。

一、营养素补充剂与高温环境作业人群健康

机体在高温环境下作业时，机体通过出汗来维持正常体温，大量的营养素随着汗液流出体外，如果不能及时补充，则会诱发作业人员体内环境稳态变化。长期处于高温状态下更会出现食欲下降、血压降低、心率加快、反应迟钝等现象，对机体造成一定程度的危害。

（一）维生素补充对高温作业人群健康的影响

高温作业环境中的工人的维生素 B_1、维生素 B_2、维生素 C 消耗量明显高于非高温工作者，且水溶性维生素的排出量随着温度的升高而增加。目前国内外对于高温作业人群与维生素补充方面的关注度还不是很高，且大部分研究关注的是多种维生素补充、维生素与矿物质混合补充，单一的维生素补充方面的文献几乎没有涉及。另有研究表明补充维生素有利于体重的稳定和复升。

高镭等报道对 24 名机电人员进行了一项随机对照研究，分为三组，第一组补充维生素 A 1 200μg/d，维生素 B_1 和维生素 B_2 各 2mg/d，以及维生素 C 200mg/d，第二组补充葡萄糖酸钙 3g，第三组为对照组。共补充 34 天，在补充的第 26 天机电人员开始在高温机舱中工作 5 个月后，三组人群体重均在下降，但随后维生素补充组的体重有复升外，补钙组与对照组继续下降，说明对高温环境作业的人员，补充维生素有利于体重的复升。

（二）矿物质补充与高温作业人群健康

由于高温作业工人在高温环境中作业，汗液排出量大，水分和微量营养素丢失较多，因此，对水分和微量营养素需要量增加。加上高温对消化系统有影响，消化功能降低、食欲减退又限制了营养素的摄入，如长期在热环境中作业而又得不到及时补充，势必影响机体营养状况，导致相应病变，影响耐热和工作能力。对钢铁高温作业工人的一项研究结果显示，当钾和钙的随汗液丢失分别大于 900mg、100mg 时，收缩压显著增加；当钾和钙随汗液丢失分别大于 600mg、130mg 时，舒张压显著升高。

高温作业工人应该摄入富钾的果蔬或补充钾制剂，如出汗量小于 3L/d，需补充食盐 15g/d，如出汗量为 3～5L 需补充食盐 15～20g；有国外学者建议高温作业环境下，需要高盐饮食，适当高盐饮食时，应摄入食盐 13～48g。在高温环境下作业，易导致负钙和负镁平衡和血清镁浓度降低，因此推荐钙的推荐摄入量为 1 000mg/d，镁推荐摄入量 350～400mg/d。

二、营养素补充剂与低温环境作业人群健康

低温环境（cold environment）主要指温度在 10℃以下的外界环境，一般可分为低温生活环境和低温作业环境。机体在低温环境下作业时，机体则通过增加人体能量的消耗来维持正常的体温，从而使得作业人员的食欲增加，体重增加。但是长期处于低温状态下，会出现血压上升，心率加快，哮喘病的发生风险加大，皮肤感觉异常，肌肉收缩力下降，机体的局部冻伤和全身性损伤等现象。

（一）维生素补充对低温作业人群健康的影响

因低温引起人体能量消耗增加，与能量代谢有关的维生素 B_1、维生素 B_2 和烟酸的消耗明显增加，维生素 C 和维生素 A 的消耗也增加。理论上说补充这些维生素对低温作业人群健康有益，但人群研究并不多。

一项对接受 24 天寒冷天气野外训练的海军陆战队成员进行的随机对照研究表明，给予抗氧化剂（其中含有 20 050IU β- 胡萝卜素，330mg 抗坏血酸，434.2mg 生育酚，167μg 硒，13.2mg 儿茶素，500μg 叶黄素，100μg 番茄红素，181mg N- 乙酰基 -1- 半胱氨酸，5mg 石榴提取物），结果显示在中等高度的寒冷环境中进行训练会增加受训人员的氧化应激水平，如增加了血清过氧化脂质、呼气中戊烷和尿中 8- 羟基脱氧鸟苷（8-OhdG）的水平，抗氧化剂的补充与安慰剂组并无显著性差异，但对初始抗氧化能力弱的个体，抗氧化剂的应用可改善这些不利反应。在海拔 3 700m 寒冷条件下血管舒张反应降低，而补充维生素 C 可以增加血管舒张反应，有效改善外周血流量，从而降低在高海拔地区的冻伤发生率，适宜补充量为 500mg/d。

（二）矿物质补充对低温作业人群健康的影响

低温作业能力会随着温度的下降明显降低。冷暴露对脑功能也有一定影响，使注意力不集中、反应时间延长、作业失误率增多，对心血管系统和呼吸系统也有一定影响，而钠、钙的摄入在维持机体能量和神经功能等方面起到积极作用。但缺乏补充矿物质对低温作业人群健康影响的干预研究。

三、营养素补充剂与辐射环境作业人员的健康

在生活中我们经常处于辐射的环境之中，对人体健康影响较大的辐射主要有两类：一种是放射性辐射，另外一种是电磁辐射。放射性辐射主要来源于核电站、科研生产所用的粒子加速器、放射源、医疗卫生机构使用的射线诊疗设备等，这种放射性的辐射平常人接触不到，但那些专业性人员是受辐射的高危人群。电磁性辐射来源于雷达、通讯用的发射台、变电箱、工业用大型电器及移动电话、电脑、电视等家用电器的辐射。辐射损伤时，营养代谢会受到影响，导致营养不平衡。

目前在动物和细胞层面已有大量实验研究矿物质对辐射损伤的预防作用。理论上说硒、锌、铜、铁、锰等参与体内许多重要酶类的活性，参与许多细胞功能，有助于身体抵抗和修复辐射损伤。而人群方面关于矿物质的辐射防护研究评估主要集中在硒的补充且往往是多种微量营养素的联合补充。

早在 1992 年，我国有学者给予吸烟的男性矿工补充硒麦芽饼干（相当于摄入 300g/d 硒），对照组每日口服等量安慰剂，结果表明补充半年后血清硒、发硒和谷胱甘肽过氧化物酶的

平均水平分别增加 89%、67% 和 178%，而外周血淋巴细胞经 UV 处理后的细胞 DNA 非程序合成比值较对照组显著降低，补充一年后的效果更加明显，提示口服富硒麦芽饼干可阻断 UV 辐射和吸烟对肺癌高危人群外周血淋巴细胞的不良作用。

一项针对健康的年轻女性志愿者的临床随机双盲临床试验中，给予 β- 胡萝卜素、番茄红素)、维生素 C、维生素 E、硒和原花青素的混合物，观察到该配方可以选择性保护皮肤对抗辐射。另有针对儿童、年轻人和老年人 3 个年龄组健康受试者的随机双盲试验表明，补充视黄醇、β- 胡萝卜素、α- 生育酚、抗坏血酸和硒，观察到儿童、青少年和老年人 3 个年龄组紫外线诱导的细胞凋亡率分别下降了 1.4%、1.9% 和 3.1%，表明补充以上 5 种营养素会使 3 个年龄组紫外线引起的损害减轻。另有研究显示，给予因乳腺癌而接受放射疗法的患者己酮可可碱联合维生素 E（100mg，每日 3 次）干预，发现该组合物能有效减少因放疗而引起的不良反应。研究显示，维生素 E 对接受高剂量放射性碘（^{131}I）治疗后引起的唾液腺损害有一定的保护作用。

四、营养素补充与接触有毒有害物质作业人员健康

职业性有毒有害化学物质种类繁多，包括重金属（铅、汞、镉、锰等），芳香类（苯、苯胺、硝基苯等），杀虫剂（有机磷及有机氯等）及矽尘、煤尘、棉尘等。这些化合物进入人体后，干扰、破坏机体正常生理和营养素代谢，或损害特定靶组织、靶器官，危害人体健康。

（一）营养素补充对铅接触人员健康的影响

铅作业人群包括从事冶炼、采矿、油漆、印刷、陶瓷和染料等行业的人群，铅可引起急性和慢性铅中毒。

由于铅作业人群对微量营养素的需求增加，营养素的补充对保护铅作业人群健康起到重要作用。急性铅中毒时，应该多摄入富含钠、钾和钙的食物。当铅中毒急性期已过，应提供富含磷和硫的食物，促进铅的排出。充足钙对铅作业人群十分重要，可避免因食物钙不足导致血钙降低，大量骨铅随骨钙溶出入血所引起的毒性作用。建议每天钙摄入量 800～1 000mg。另外，注意补充铁、锌和铜的摄入，减少铅在组织的吸收并促进其排出，减轻机体贫血的程度。

临床上铅中毒的重要治疗手段是依地酸二钠钙（$CaNa_2EDTA$）作为重金属及类金属中毒解毒药的使用，依地酸二钠钙可与种二价与三价金属结合生成稳定金属络合物，并经肾脏随尿液排出。用络合剂依地酸二钠钙驱铅时，可络合体内稳定常数较大的微量元素，如锌、铜、铁、锰等，故较长期大剂量使用可引起络合综合征的发生，使患者感到极度乏力、全身酸痛及食欲减退等。因此在驱铅治疗的同时应注意补充其他的营养素作为辅助用药以预防络合综合征的发生，如 B 族维生素、维生素 C、能量合剂及微量元素合剂（含硫酸锌、硫酸铜、高锰酸钾、枸橼酸铁铵）。黄必为报道将铅中毒患者 216 例随机分成观察组和对照组各 108 例，对照组采用依地酸二钠钙治疗，静脉滴注依地酸二钠钙 1.0g＋5% 的葡萄糖注射液 250ml，每天 1 次，4 天为一个疗程，并根据患者的中毒程度逐渐加量。观察组采用依地酸二钠钙联合微量元素合剂（每 1 000ml 中含枸橼酸铁铵 30.0g、高锰酸钾 0.6g、硫酸铜 0.2g、硫酸锌 1.0g，每天 3 次，10ml/ 次，在餐后服用）治疗，两者均辅以 B 族维生素、多潘立酮片、能量合剂、维生素 C 等，对患者 24 小时尿铅含量进行监测，当尿铅含量 $<0.48\mu mol/L$ 时停止驱铅。治疗后发现依地酸二钠钙联合微量元素合剂治疗总有效率明显高于依地酸二钠钙治

疗，驱铅时间明显少于依地酸二钠钙治疗，差异具有统计学意义。说明依地酸二钠钙联合微量元素合剂治疗铅中毒能够有效缓解患者的临床症状，缩短治疗时间，效果显著，值得临床推广。

研究表明热处理厂铅作业工人血铅、血锌原卟啉升高，血锌、血铁、血红蛋白降低，在普通膳食的基础上每日补充葡萄糖酸锌片 30mg，6 个月后，血铅、血锌原卟啉降低，血铁、血红蛋白升高，与非补锌组比较有显著性差异，说明接触铅作业工人补锌一段时间后，锌在体内一定程度上拮抗了铅的毒性或减少铅的吸收，改善铅对血液系统的毒性作用。另有资料表明给予血铅含量较高的船舶修造厂工人口服富锌排铅咀嚼片，一个月后，试食者乏力、头晕、失眠、关节痛等主要症状有较好的改善，血红蛋白、红细胞、白细胞、血清总蛋白、白蛋白、天冬氨酸氨基转移酶、丙氨酸氨基转移酶、尿素氮、肌酐及尿常规等各项临床检验指标均在正常范围，血铅下降，尿铅排出增加，说明补锌对试食者身体健康无不良影响，有促进人体排铅作用。也有报道口服碘化钾具有驱铅作用，推荐成人剂量为 0.5g/d，且以缓释片为宜。

适量补充维生素 C，不仅可补足铅造成的维生素 C 耗损，减缓铅中毒症状，维生素 C 还可在肠道与铅结合成溶解度较低的抗坏血酸铅盐，降低铅的吸收，同时维生素 C 还直接或间接地通过保护巯基酶，参与解毒过程，促进铅的排出。适量补充维生素 E 可以拮抗铅引起的过氧化作用。建议补充维生素 C 150mg/d。维生素 B_1、维生索 B_2 和维生素 B_6 均有神经系统的保护作用，对防治铅中毒也有着重要的意义。

尼日利亚的一项研究结果表明，补充维生素 C 500mg/d 干预后血铅水平降低和尿中铅的排泄增加，逆转了铅诱导的红细胞膜中钙和镁的积累，维生素 C 还逆转铅诱导的红细胞膜 Ca^{2+}-Mg^{2+}-ATP 和 Na^{+}-K^{+}-ATP 的抑制作用。有资料表明维生素 E 补充可以显著降低铅暴露人群的血铅和白细胞丙二醛水平，显著升高谷胱甘肽水平。另外有资料表明，给予接触铅的健康男性工人（平均血铅水平 44μg/dl）补充 β- 胡萝卜素后，丙二醛水平较基线下降 16%。与对照组相比，同型半胱氨酸（Hcy）水平也显著降低，但 SOD 活性显著高于基线和对照组。说明 β- 胡萝卜素的抗氧化作用对铅中毒具有一定的有益作用。

（二）微量营养素补充对汞接触人员健康的影响

汞的主要接触作业有汞矿开采和冶炼、仪器仪表制造、电器器材制造、化工、军火及医药等。关于营养素补充对汞毒性影响的动物实验资料较多，但人体研究并不多见，需要更多的研究资料证明营养素补充的作用。李玉锋等对贵州万山汞矿地区开展硒干预研究，每天补充 100μg 有机硒，3 个月后有机硒补充剂可以增加当地居民的汞排泄并降低尿丙二醛和 8- 羟基 -2- 脱氧鸟苷水平，表明硒酶的功能恢复，脂质过氧化和 DNA 损伤减轻。另一方面，通过尿液持续增加的汞排泄可能进一步缓解氧化应激。

（三）营养素补充对镉接触人员健康的影响

镉作业人群膳食中应增加钙和磷酸盐的摄入，供给充足的锌和蛋白质，金属络合剂依地酸二钠钙可增加镉的排出，但可加重肾脏的损害。有学者对职业性慢性轻度镉中毒患者服用醋酸钙片、止痛、中频脉冲理疗，对照组仅以止痛、中频脉冲理疗为主，不服用醋酸钙片。治疗 6 个月后，实验组患者临床症状缓解率为 84.6%，高于对照组。

（四）营养素补充对苯接触人员健康的影响

苯作业人群主要包括苯的生产、含苯化工原料、含苯有机溶剂的生产，如炼焦、石油裂化、油漆、染料、合成橡胶、农药、印刷以及合成洗涤剂等。关于营养素补充对苯毒性影响的人体研究并不多见，需要更多的研究资料证明营养素补充的作用。苯诱导而产生过量的活性氧和脂质过氧化物等可引起不同程度的细胞毒性，有国外学者研究表明，接触甲苯、二甲苯、己烷、乙苯等有机物的工人血清中还原型谷胱甘肽（GSH）和谷胱甘肽过氧化物酶（GPx）水平显著低于对照人群，丙二醛（MDA）水平则高于对照人群；在经过抗氧化剂补充持续40天（每日摄入10mg β- 胡萝卜素、100mg 维生素E、160mg 维生素C、0.6mg 硫酸铜、14mg 硫酸锌、6mg 硫酸锰、60mg 氧化镁和20μg 硒）后血清丙二醛水平降低，GPx 活性和GSH 的浓度显著增加，提示多种抗氧化物质联合补充可显著增强苯等左中有机物接触人员的体内抗氧化防御系统功能。

另外，油漆涂料中含有许多有毒有害物质，主要是由于在生产过程中加入了各类稀释剂和缓冲剂，其主要成分包括苯、甲苯、二甲苯、正己烷等。埃及开罗的一项研究表明，油漆涂料暴露者中染色体畸变率和姐妹染色单体交换平均值显著高于对照组。每天以胶囊的形式给予抗氧化维生素（含维生素A 165μg、维生素C 60mg、维生素E 20mg、硒100μg），补充1个月后接触者中染色体畸变率降低11%，88%的个体姐妹染色单体交换异常水平恢复到正常水平。

第三节 营养素补充剂与特殊作业人员健康

航空航天作业条件对人体影响的主要因素包括缺氧、大气压力降低和极速变化、加速度、飞行中其他因素，如时区差、噪声、振动、颠簸、高温、低温等环境因素。在第二十和二十一章将分别对航空和航天人员的营养需求进行描述，本节主要讨论营养素补充剂对航空航天人员健康的影响作用。

一、维生素补充剂对航空航天人员健康的影响

研究表明，飞行表现为维生素消耗量增加，补充一定量维生素，能提高缺氧时细胞内酶活性，加强组织呼吸功能对氧的利用率，从而改善机体生理功能，提高飞行耐力。

维生素A对飞行员的视力维持起到至关重要的作用，补充维生素A可以提高飞行人员暗适应能力，建议飞行员夜航前口服含维生素A的多种维生素丸，因为夜间飞行对飞行人员的视觉影响较大，地面和空中的能见度差，容易产生视觉疲劳。研究发现飞行员在夜航前一周口服维生素A效果最明显。也有给空勤人员服用多种维生素以提高机体耐缺氧能力，从而改善机体生理功能，提高飞行耐力。20世纪90年代我国空军第四研究所研发出多种维生素片剂，每片含维生素A 600μg、维生素D 2μg、维生素B_1 1mg、维生素B_2 1mg、维生素E 1mg、维生素B_6 2mg、烟酰胺10mg、维生素C 100mg、右旋泛酸2mg。为飞行人员专用，每人每日口服1片。该维生素片具有提高夜视力，促进消化，促进Ca和P吸收，维护组织细胞完整性及调节生理功能，促进物质代谢，保护心血管系统的功能，有益于增强体质和对疾病的抵抗力，提高飞行耐力和应急能力，维护飞行人员健康。

长期太空飞行经历的微重力会导致骨质流失，维生素K参与骨骼代谢，可以催化一系列钙结合蛋白的翻译后羧化，有学者记录了一位宇航员执行6个月空间飞行过程中的骨代谢生化指标的变化，结果显示，在发射开始的12个半星期期间骨吸收标记物和尿钙排泄增

加约2倍，而骨形成标记物保持不变。而在之后给予宇航员维生素K 10mg/d，持续6周，发现骨钙蛋白的钙结合能力显著增加，说明维生素K能有效防止宇航员长期执行太空任务时的骨质量的流失，骨形成标志物显著增加，从而防止骨质疏松的发生。有学者研究显示，在空间飞行期间，维生素D的活性形式（1,25-二羟基维生素D）减少，所以航空航天作业人员应适量补充维生素D。

Zwart等研究显示，国际空间站（ISS）飞行任务中约有20%（7/38）的宇航员在飞行后发现了可测量的眼科病理变化，收集了在ISS中执行48～215天［平均（153±52）天］任务后，有眼科变化的5名和没有眼科变化的15名人员的血液等样本，结果显示具有眼科病理变化的飞行员血清叶酸在航天飞行期间一直低于没有眼科病理变化的飞行员，血清叶酸浓度较低的宇航员更易发生视力改变。提示B族维生素对宇航员的眼部健康有一定的保护作用，其机制可能与B族维生素的依赖性一碳转移途径有关，但确切机制还需进一步研究。

二、矿物质补充与航天航空人员健康

有关航天航空人员矿物质需求及补充的数据非常有限。有报道在国际空间站的长时间（128～195天）太空飞行前后，对11名宇航员的身体成分、骨代谢、血液学、全血化学和血液中选定的维生素和矿物质水平研究表明，骨质流失、受损状态和氧化损伤是宇航员关键的营养问题。有资料表明高钙（至少1 000mg/d）、维生素D（16.25μg/d的麦角钙化醇）以及恒定的钠摄入（180mg/d）后，空中微重力过程中摄入高钙和维生素D不能有效抵消空间骨质疏松症的发展，但同时补充维生素K可抵消微重力诱导的骨形成标志物的减少。

有一项柠檬酸钙组合物片剂包含柠檬酸钙、矿物盐、胶原蛋白、维生素D_3、山梨糖醇、木糖醇和硬脂酸镁的专利产品，用于改善骨骼，补充钙质及防止宇航员肌肉萎缩，但缺乏具体的效果数据。

三、营养素补充剂与航海人员健康

据报道美国73%的海军有每周一次或多次使用膳食补充剂的习惯，其中48%为复合维生素或矿物质，29%为单一维生素或矿物质。且海军和海军陆战队人员膳食补充剂的使用率远远高于普通群众。而70%的美国海岸警卫队人员每周至少使用一次膳食补充剂，其中48%选择使用复合维生素或矿物质，22%使用单一维生素或矿物质。

我国有学者研究表明补充维生素C的剂量为25～100mg/d，体内维生素C含量明显升高，有剂量效应关系，补充剂量以50mg/d较为适宜。为改善船员的航海营养状况，根据我国远洋船员的膳食供应与营养要求特点，钟进义等研制了航海营养保健品，做成碳酸饮料、固体冲剂和水果冰激凌，其成分为维生素B_1、维生素B_2、维生素C、烟酸、维生素B_6、氯化钠和氯化钾，用来补充各类维生素，其成分为每瓶或每袋或每杯维生素B_1 1.5mg、维生素B_2 1.5mg、维生素C 150mg、烟酸1.0mg、维生素B_6 0.4mg、NaCl 500mg、KCl 100mg。在启航后半个月开始分高、中、低3个剂量组服用，结果显示三组白细胞中抗坏血酸含量比未服用保健食品前显著提高，各组维生素C的缺乏症发生率明显降低，可以预防维生素C、维生素B_2等维生素缺乏症发生。

另外国外学者Lappe 2008年招募了5201名女性海军，随机分为干预组和安慰剂组，干预组给予钙和维生素补充，结果显示干预组的压力性骨折降低了20%。另有在海军中开展的研究表明，复合维生素的补充口腔黏膜溃痛、口角炎、阴囊皮炎等体征明显好转，维生素负荷试验表明补充维生素后的尿维生素 B_1、维生素 B_2、维生素 C 的排出量显著高于补充前，维生素 B_1、维生素 B_2、维生素 C 的总体营养状况基本提高到正常水平。

目前，提供营养强化食品及膳食补充剂也是国外海军长远航行中的常见做法。美国海军在面粉中添加了 B 族维生素、烟酸及铁，日本海上自卫队在营养强化米中添加了 B 族维生素、维生素 E、叶酸、泛酸、烟酸及铁。也有为潜艇艇员提供复合维生素补充片，或者在营养师、军医的指导下由艇员自购营养素补充剂，如复合钙镁 D 片、天然 B 族维生素片等。

四、营养素补充剂与运动员的健康

运动训练加强了机体的代谢能力，运动员在运动训练和比赛中所消耗的能量比普通人要多得多。由于长期的训练，剧烈的肌肉运动，对能量、维生素和矿物质需求就会增多，导致维生素和矿物质缺乏，因此合理的膳食和科学地补充维生素和矿物质很有必要。根据运动的性质（强力型、速度型、力量型、耐力型等），运动员合理地补充维生素和矿物质是消除疲劳、提高运动能力和延长运动寿命重要因素。对于不同的项目来说，有针对性地合理补充维生素和矿物质是十分必要的。

维生素的缺乏在运动员群体中较为普遍。维生素 A 缺乏可导致暗视力下降，其对于维护机体黏膜上皮细胞功能有重要作用。维生素 C 可以促进生物氧化，在抗运动性疲劳、抗贫血等方面起着重要作用，也可以增强机体免疫功能，对运动员来说这些都非常重要。B 族维生素在能量代谢中起重要作用，维生素 B_1 缺乏可导致肌力下降、肌肉酸痛等症状；维生素 B_2 是体内辅酶的构成成分，参与物质代谢，对三大能源物质的彻底氧化供能起着重要作用，保证训练中能量的供应。但运动员相关补充的研究较少。

（一）维生素补充与运动员健康

合理补充维生素对运动员健康及身体功能极为重要。维生素 D 在调节钙稳态和骨代谢中发挥关键作用，对肌肉骨骼健康至关重要。运动员进行高原训练期间，普遍存在维生素 D 缺乏现象，对维生素 D 缺乏、季节及纬度进行分层研究，发现在高纬度训练每天补充维生素 D 3 000IU 能够显著增加血清维生素 D 水平，保证维生素 D 的充足。有学者给予维生素 D 不足的室内运动员补充维生素 D_3，血清 25 羟维生素 D 水平及肌肉功能有显著的积极影响，肌肉强度与血清 25 羟维生素 D 水平有关。脊髓受伤室内运动员补充维生素 D 150μg/d 12 个星期，血清维生素 D 显著增加达到理想水平，且非优势臂臂力显著增强。体内维生素 D 水平不高［25（OH）-D < 50nmol/l］的运动员补充维生素 D 会对肌肉功能产生积极影响。联合补充维生素 E、维生素 C 及 β- 胡萝卜素 90 天，能够显著增加血清中维生素 E、维生素 C 及 β- 胡萝卜素水平，提高机体的抗氧化能力。补充复合维生素也能够减轻运动员的肌肉炎症，显著降低肌肉损伤的血液标志物水平。

（二）矿物质补充与运动员健康

矿物质是人体必需的元素，无法自身产生及合成。缺乏矿物质可导致各种症状，缺乏钙、镁、磷、锰、铜，可能引起骨骼或牙齿不坚固。缺乏镁，可能引起肌肉疼痛。缺乏铁，可能引起贫血。缺乏铁、钠、碘、磷，可能会引起疲劳等。

镁补充与运动员健康息息相关，通过补充镁 500mg/d，持续 4 周可以降低剧烈运动后机体的免疫应答，降低 IL-6 水平，抑制中性粒细胞与淋巴细胞比例的升高。剧烈运动后，促肾上腺皮质激素水平升高，但运动前补充维生素 E 可以下调下丘脑 - 垂体 - 肾上腺轴（HPA），降低皮质醇水平，减轻运动员运动前焦虑。镁补充可以减少运动员及久坐年轻人外围血液中淋巴细胞 DNA 氧化损伤。资料表明连续补充镁 10mg/（kg•d）1 个月，可以显著增加血清镁、锌及铜的水平，可以显著增高剧烈运动后血清促肾上腺皮质激素、皮质醇、游离血浆睾丸素、总睾丸素水平，表明镁补充可能具有提高运动员成绩的效果。镁的补充还可以增加运动员白细胞、红细胞、血红蛋白和血小板的水平。

运动增加了皮肤钙的流失，运动时进行钙补充时，净钙保留程度增高，以补偿皮肤钙的流失，以纠正钙平衡。在运动 30 分钟前补充钙 1 000mg，运动后血清离子钙浓度依然下降，但补充钙可以减缓运动中血清离子钙的下降速度，减缓甲状旁腺素的升高，但不能阻止Ⅰ型羧基端末肽的升高，说明补充钙可以缓解运动中钙稳态的失衡。有研究显示在运动员疲劳和休息状态下，补充 35mg/（kg•d）葡萄糖酸钙 4 周，能够显著改变运动员血糖的水平，但对血清胰岛素水平无显著影响，且对运动员体内的皮质醇和促肾上腺皮质激素的水平无显著影响；运动员力竭运动后，血清钾、镁、铜、锌和钙水平均显著升高。补充 35mg/（kg•d）葡萄糖酸钙 4 周后，对血清镁含量无显著影响，血清中钾、钙及铜含量有一定升高，但能显著升高力竭运动后血浆锌的水平。运动员运动功能衰退期间，存在缺钙的情况，对女性运动员补钙对骨密度的影响发现，每天补钙 1 000mg，持续一年，骨密度没有发生显著性改变，但发现骨密度与钙的摄入量呈正相关。

毫无疑问，对于缺铁性贫血的运动员应该补充铁补充剂，以纠正缺铁性贫血。有调查表明，优秀运动员经常补铁。在长期补铁的优秀运动员中，其体内的铁储备显著增加，以避免缺铁和贫血，尤其对于女性运动员则更为重要。由于各种原因，女运动员缺铁性贫血的患病率较高，且运动员缺铁的临床界定值存在争议，研究提示血清铁蛋白水平低于 30μg/L 表明无铁缺乏的状态并抑制铁调素的表达，所以年轻运动员补铁时可以把 30μg/L 的铁蛋白水平作为临床界定值。每天 30mg 铁元素补充 6 周，可以显著增加血清铁蛋白水平，女运动员每天补充硫酸铁 100mg（元素铁 20mg）可以改善运动员机体铁状况和身体功能。运动员在训练期间补充铁可以显著改善缺铁或贫血女运动员的身体铁状况，显著增加了贫血运动员的最大摄氧量及机体的耐受力。另外铁和锌联合补充对女运动员铁状况及免疫产生良好的影响，可以减弱静息状态下运动员血清锌和铁的下降速度，可以减弱训练状态下血清锌的水平和嗜碱粒细胞比例的下降。

锌是影响运动员运动表现的重要元素，运动员训练中补锌 2.5mg/（kg•d）8 周能显著升高运动员红细胞计数、血红蛋白和中性粒细胞计数水平，运动和补充锌的联合作用对运动员的血液学参数有积极的影响并可提升耐力。另有研究表明补充锌可以引起头发硒元素显著变化，可以导致血浆乳酸下降，表明补充锌 4 周可能通过延迟疲劳对运动成绩产生影响。补充锌后，血浆锌与血清胰岛素和胰岛素抵抗指数呈正相关，说明补充锌可能影响运动员的葡萄糖利用。

维生素和矿物质的作用不容忽视，运动员在长期的运动训练、比赛中，应注意补充维生素与矿物质。每种维生素都有其独特的功能，需要量虽少，但必不可少。矿物质对于运动员也极为重要，矿物质参与神经信号的传导、骨骼的成长和重新生成和肌肉力量的增长等。运动时机体能量消耗大、代谢旺盛，只有长期重视整个运动训练过程中的维生素与矿物质的补充，才能提高机体运动水平并保持机体健康。维生素和矿物质的补充要适量，并非越多越好，需根据不同的项目特点进行分类补充，才能起到良好的效果。

（孙桂菊）

参考文献

1. 王金子，张雅蓉，薛勇，等. 3～12岁儿童膳食补充剂摄入现状及影响因素分析. 中国食物与营养，2015，21（2）：86-89.
2. 高优美，马皎洁，姜红如，等. 孕妇营养素补充剂使用及影响因素分析. 中国公共卫生，2012，28（3）：272-274.
3. Kantor ED，Rehm CD，Du M，et al. Trends in Dietary Supplement Use Among US Adults From 1999—2012. Journal of the American Medical Association，2016，316（14）：1464-1474.
4. Bailey RL，Gahche JJ，Thomas PR，et al. Why US children use dietary supplements. Pediatr Res，2013，74（6）：737-741.
5. Burnett AJ，Livingstone KM，Woods JL，et al. Dietary Supplement Use among Australian Adults：Findings from the 2011—2012 National Nutrition and Physical Activity Survey. Nutrients，2017，9（11）：1248.
6. O'Brien SK，Malacova E，Sherriff JL，et al. The Prevalence and Predictors of Dietary Supplement Use in the Australian Population. Nutrients，2017，9（10）：1154.
7. Olafsdottir B，Gunnarsdottir I，Nikulasdottir H，et al. Dietary supplement use in the older population of Iceland and association with mortality. British Journal of Nutrition，2017，117（10）：1463-1469.
8. Kobayashi E，Sato Y，Umegaki K，et al. The Prevalence of Dietary Supplement Use among College Students：A Nationwide Survey in Japan. Nutrients，2017，9（11）：1250.
9. 孙长颢. 营养与食品卫生学. 8版. 北京：人民卫生出版社，2017.
10. 黄必为. 依地酸二钠钙联合微量元素合剂治疗铅中毒108例临床分析. 现代诊断与治疗，2013，12：116.
11. 朱玉华，曹钟兴，田月秋. 补锌对铅作业工人的影响. 中国公共卫生，2003，19（4）：461-462.
12. 冯福建，王五一，王兰，等. 富锌排铅咀嚼片临床排铅效果研究. 广东微量元素科学，2005，12（1）：37-42.
13. Abam E，Okediran BS，Odukoya OO，et al. Reversal of ionoregulatory disruptions in occupational lead exposure by vitamin C. Environmental Toxicology and Pharmacology，2008，26（3）：297-304.
14. Kasperczyk S，Dobrakowski M，Kasperczyk J，et al. The influence of beta-carotene on homocysteine level and oxidative stress in lead-exposed workers. Med Pr，2014，65（3）：309-316.
15. Li YF，Dong Z，Chen C，et al. Organic selenium supplementation increases mercury excretion and decreases oxidative damage in long-term mercury-exposed residents from Wanshan，China. Environmental Science & Technology，2012，46（20）：11313-11318.
16. Georgieva T，Michailova A，Panev T，et al. Possibilities to control the health risk of petrochemical workers. International Archives of Occupational and Environmental Health，2002，75：S21-S26.
17. El Safty A，Metwally FM，Samir AM，et al. Studying the effect of antioxidants on cytogenetic manifestations of solvent exposure in the paint industry. Toxicology and Industrial Health，2015，31：1087-1094.
18. 周谨，王婷，刘志东. 探讨补钙治疗慢性职业性镉中毒疗效分析. 职业卫生与应急救援，2015，33（3）：183-184.
19. Wyon MA，Wolman R，Nevill AM，et al. Acute Effects of Vitamin D-3 Supplementation on Muscle Strength in Judoka Athletes：A Randomized Placebo-Controlled，Double-Blind Trial. Clinical Journal of Sport Medicine，2016，26（4）：279-284.
20. Flueck JL，Schlaepfer M，Perret C. Effect of 12-Week Vitamin D Supplementation on 25 OH D Status and

Performance in Athletes with a Spinal Cord Injury. Nutrients，2016，8（10）：586.

21. Patlar S，Boyali E，Baltaci AK，et al. Elements in Sera of Elite Taekwondo Athletes：Effects of Vitamin E Supplementation. Biological Trace Element Research，2011，139（2）：119-125.
22. von Hurst PR，Beck KL. Vitamin D and skeletal muscle function in athletes. Current opinion in clinical nutrition and metabolic care，2014，17（6）：539-545.
23. Dmitrasinovic G，Pesic V，Stanic D，et al. ACTH，CORTISOL AND IL-6 LEVELS IN ATHLETES FOLLOWING MAGNESIUM SUPPLEMENTATION. Journal of Medical Biochemistry，2016，35（4）：375-384.
24. Cinar V，Baltaci AK，Mogulkoc R. EFFECT OF EXHAUSTING EXERCISE AND CALCIUM SUPPLEMENTATION ON POTASSIUM，MAGNESIUM，COPPER，ZINC AND CALCIUM LEVELS IN ATHLETES. Pakistan Journal of Medical Sciences，2009，25（2）：238-242.
25. DellaValle DM. Iron Supplementation for Female Athletes：Effects on Iron Status and Performance Outcomes. Current Sports Medicine Reports，2013，12（4）：234-239.
26. Radjen S，Radjen G，Zivotic-Vanovic M，et al. Effect of iron supplementation on maximal oxygen uptake in female athletes. Vojnosanitetski Pregled，2011，68（2）：130-135.
27. Eskici G. The Effect of Zinc Supplementation on Hair Element Levels in Elite Female Athletes. Annals of Medical and Health Sciences Research，2017，7（3）：150-156.
28. Eskici G，Gunay M，Baltaci AK，et al. The effect of different doses of zinc supplementation on serum element and lactate levels in elite volleyball athletes. Journal of Applied Biomedicine，2017，15（2）：133-138.
29. 高镭，姜玉成．补充维生素与钙对高温机舱人员无机盐及氮排出的影响．营养学报，1983，5（4）：353-356.
30. Schmidt MC，Askew EW，Roberts DE，et al. Oxidative stress in humans training in a cold，moderate altitude environment and their response to a phytochemical antioxidant supplement. Wilderness & Environmental Medicine，2002，13（2）：94-105.
31. Purkayastha SS，Sharma RP，Ilavazhagan G，et al. Effect of vitamin C and E in modulating peripheral vascular response to local cold stimulus in man at high altitude. Japanese Journal of Physiology，1999，49（2）：159-167.
32. 孟凡坤，牟玥玲．48例飞行人员暗适应能力分析．航空军医，1995，23（5）：280.
33. 胡燕萍，王春华．空勤人员服用多种维生素丸调查分析．航空军医，1994，22（2）：82.
34. 伊长荣．空勤食用多种维生素丸的改型．空军医高专学报，1997，19（3）：169-170.
35. Vermeer C，Wolf J，Craciun AM，et al. Bone markers during a 6-month space flight：effects of vitamin K supplementation. J Gravit Physiol，1998，5（2）：65-69.
36. HEER M. Nutritional interventions related to bone turnover in European space missions and simulation models. Nutrition，2002，18（10）：853-856.
37. VERMEER C，WOLF J，CRACIUN AM，et al. Bone markers during a 6-month space flight：effects of vitamin K supplementation. Journal of Gravitational Physiology，1998，5（2）：65-69.
38. ZWART SR，GIBSON CR，MADER TH，et al. Vision Changes after Spaceflight Are Related to Alterations in Folate- and Vitamin B-12-Dependent One-Carbon Metabolism. Journal of Nutrition，2012，142（3）：427-431.
39. IWAMOTO J，TAKEDA T，SATO Y. Interventions to prevent bone loss in astronauts during space flight. The Keio Journal of Medicine，2005，54（2）：55-59.
40. 钟进义，卢长润，孙丰运，等．远洋船员航海营养保健食品的试食效果．中国食物与营养，1996，4：29-30.
41. KNAPIK JJ，TRONE DW，AUSTIN KG，et al. Prevalence，Adverse Events，and Factors Associated with Dietary Supplement and Nutritional Supplement Use by US Navy and Marine Corps Personnel. Journal of the Academy of Nutrition & Dietetics，2016，116（9）：1423-1442.
42. 陈望秋，毛宝霖，肖平，等．硒麦芽粉对肺癌高危人群外周血淋巴细胞DNA非程序合成的影响．中华肿瘤杂志，1992，14（5）：334-336.

43. Greul AK，Grundmann JU，Heinrich F，et al. Photoprotection of UV-irradiated human skin：an antioxidative combination of vitamins E and C，carotenoids，selenium and proanthocyanidins. Skin Pharmacology and Applied Skin Physiology，2002，15：307-315.
44. Ma AG，Ge S，Zhang M，et al. Antioxidant micronutrients improve intrinsic and UV-induced apoptosis of human lymphocytes particularly in elderly people. The Journal of Nutrition，Health & Aging，2011，15：912-917.
45. FALLAHI B，BEIKI D，ABEDI SM，et al. Does vitamin E protect salivary glands from I-131 radiation damage in patients with thyroid cancer? Nuclear Medicine Communications，2013，34（8）：777-786.
46. KAYAN M，NAZIROGLU M，BARAK C. Effects of vitamins C and E combination on element levels in blood of smoker and nonsmoker radiology X-ray technicians. Biological Trace Element Research，2010，136（2）：140-148.
47. Lappe J，Cullen D，Haynatzki G，et al. Calcium and vitamin d supplementation decreases incidence of stress fractures in female navy recruits. J Bone Miner Res. 2008；23（5）：741-9.

第十七章

军 用 食 品

军用食品是指按军队规定的技术标准生产、供应的各类制式食品的总称，是军队给养的重要组成部分。根据具体情况的不同，各国对军用食品的定义也不相同，某些生鲜食品原料、半成品也可纳入军用食品范畴。

第一节　军用食品在军队饮食保障中的作用和地位

一、军用食品与军队平时饮食保障

我军平时的饮食保障是以生鲜食品加工为主，军用食品所占比重很小。然而对于特殊地区部队如高原、高寒地区、边防、海岛以及舰艇远航等，军用食品占相当大比例。以青藏高原地区部队为例，驻地自然条件差，农副业生产难以开展，蔬菜等生鲜食品筹措困难，供应各类蔬菜罐头、水果罐头、肉类罐头、脱水菜等军用食品，对于上述部队具有特殊重要作用。此外，部队在抗洪抢险、野营拉练、国防施工、应对突发事件等特殊情况下，生鲜食品保障困难或保障不及时，使用军用食品进行保障，可以极大地提高部队快速反应能力。

二、军用食品与战时饮食保障

我军战时的饮食保障主要包括热食保障、军用食品保障和饮水保障。战时饮食保障是否有力，直接影响战斗、战役进程和结局。

我军在抗美援朝运动战阶段，军用食品的使用比例约占整个战场给养物资供应量的17%。1959年西藏平叛中，使用了包括速煮米和速煮面条为主食的配份脱水食品。1979年对越自卫反击战中，云南方向作战25天，军用食品占战时给养供给量的37%。

随着现代军事后勤的变革，军用食品保障在战时饮食保障的地位愈显重要，是未来战场可以全员使用、全程使用的饮食保障手段。主要有以下三个方面的原因：一是未来战争将更加快速、激烈和智能化，作战节奏快、战役间隙短、部队机动频繁等特点，使得传统的饮食保障模式无法适应战争的需求。二是战场环境恶劣，情况复杂多变，水源和食源都难以得到保证，大型饮食装备的展开和制作时间长，保障难度大，无法适应瞬息万变的战场环境。三是军用食品储存期长、运输方便、携带食用简单，便于组织快速保障，具有快捷、方便、省时、省水等优点。军用食品不仅可提高饮食保障的时效性，还确保了饮食保障的可靠性和安全性。实践证明，战时以军用食品替代以饮食装备加工生鲜食品的保障方式，可以使炊事人员减少50%，用水量减少40%，制作时间减少80%，由此可以看出军用食品是我军未来战场饮食保障的主要手段。现代战争的突发性强，战争节奏和进程明显加快，前、后方界线模糊，部队高度机动，机动范围广、速度快、频度高，作战任务常常在机动中完成，所有这些对战场饮食保障提出了更高的要求，传统的饮食保障模式显然不能满足需求，军用食品的地位和作用在未来战争中将更加突出。

第二节　军用食品的技战术特性

由于科学技术的发展和作战情况的变化，对军用食品的要求也日益提高。除要求军用食品具有普通食品的共性外，还要求具备适应现代战争特点的战术、技术特性。

一、体积小、重量轻，便于携带和食用

减轻单兵负荷量，有利于提高部队在现代战争中的机动能力。目前外军公认的单兵最适宜的负荷量是 18～19kg。美军的目标是：寒区的战斗负荷为 18kg，热区为 16.8kg（包括武器和弹药等），其中三餐单兵战斗膳食重量不超过 1.36kg。不仅重量轻、体积也要缩小，便于单兵携带。通常采用压缩、脱水、干燥等工艺减轻重量、压缩体积。

现代战争条件下，由于部队装备机械化，机动能力大大提高，部队运动迅速，作战形式多变，战斗间隙时间短。因此要求军用食品在战区内野战条件下开启容易，食用方便。目前一些国家的军用食品采用软包装技术，如复合薄膜包装、蒸煮袋包装，稍微加热处理，撕开包装即可食用。我国军用食品早些年使用较多的马口铁包装罐头开启困难，目前多采用易开包装技术。

二、构成合理、营养全面，接受性和连食性强

军用食品一般选用营养丰富、品质优良的农产品、畜产品和水产品作原料，香料、味精、食盐等作调味品，有些还具有抗疲劳、增强体能的活性物质或功能物质。食物构成有粮食、蔬菜、水果和含优质蛋白质的豆类和动物性食品。餐谱构成上应有主副食、汤饮料，应含有所需的能量和各种营养素。军用食品的可接受性和连食性是指军用食品的色、香、味、形、质地等性状好，数餐或数天连续食用仍能被指战员所接受而不厌恶食用。

提高军用食品的可接受性和连食性是研制军用食品应考虑的首要问题。其主要途径：①增加军用食品花样品种，使食用者不至于产生单调感；②改进军用食品风味、增强适口性；③根据不同环境，供应不同的食品，如热区作战部队多供应蔬菜、水果类清淡食品，寒区适当增加肉、鱼等动物性食品，沙漠地带则减少供应脱水食品；④在条件允许的情况下，尽量为部队提供热食；⑤配备自加热装置。

三、包装良好，利于运输、贮存、分发和使用

军用食品的形态不一，有块状、粒状、浆状以及液状等，必须加以妥善的包装。包装要求便于贮存、携带、运输、分发、使用。包装材料抗撕扯、抗脆裂、抗冲击，耐刺扎、耐摩擦、耐高温或低温，不透水、不透气，能防霉、防虫、防鼠、防油脂酸败，能防化学毒剂。使用较多的包装材料有马口铁、塑料薄膜、多层复合薄膜等。通常以日份或餐份为基本单位包装。

第三节 我军军用食品

我军军用食品是伴随着国家食品工业发展和军队作战、执勤需要逐步发展起来的。在革命战争年代，我军作战时携带、食用的主要是炒米、炒面、饭团等，没有制式化的军用食品。1950年代初主要是压缩干粮和各类罐头食品。1960年代末和1970年代初逐渐形成以761压缩干粮、脱水米饭、脱水面条为主食，午餐肉、酱爆肉丁、荤炒什锦罐头为副食的第一代野战食品。到1990年代初，我军军用食品已形成系列，能适应不同军种的需要。目前，我军已形成主食、副食、汤、饮料配套，能适应陆、海、空三军集体或单兵执行普通和特种作战、训练任务需要的系列化军用食品。

一、我军军用食品的分类

军用食品的分类方法，世界各国不尽相同。一般分类方法如下：①按食用对象人数不同分为单兵食品和集体食品；②按使用环境不同分为普通食品和特种食品；③按用途分为野战食品、远航食品和救生食品；④按通用程度分为通用食品和专用食品；⑤按贮藏性能分为易腐食品、半易腐食品和耐储食品；⑥按营养结构分为全能量食品和半能量食品。

参考《中国军事后勤百科全书》(军需勤务卷)的有关内容，并按照近年来我军军用食品的现实发展情况，本着减少重复和交叉的原则，我军军用食品可分为单兵食品、集体食品和补充食品三大类。

二、我军军用食品的组成

(一) 单兵食品

单兵食品是部队在执行作战、训练任务过程中热食供应困难时单兵使用的餐份化或日份化制式食品。单兵食品的保障方式首先是自行携带，然后才是后勤补给。单兵食品主要包括压缩干粮、单兵即食食品、单兵自热食品、特种单兵食品、救生食品、飞行远航食品等。

1. 压缩干粮　压缩干粮是以优质粮食为主要原料经加工压缩而成的块状熟食品。具有体积小、耐贮存和便于携带、食用方便等特点。通常在部队行军、作战和执行特殊任务热食供应困难时食用。我军在1950年代初首次组织生产陆勤人员食用的压缩干粮，主要供应中国人民志愿军。在1960年代末、1970年代和1980年代末，对原有压缩干粮进行了改进，并分别定名为701型、702型、761型和90型压缩干粮。

目前装备部队使用的新一代压缩干粮是13压缩干粮。除保持09压缩干粮的优点外，还将09压缩干粮的1种口味增加到了7种，质感更软，连续食用性更好。每盒干粮提供能量1 138kcal。

2. 单兵即食食品　单兵即食食品是主食、副食、汤饮料配套，一体化包装，开袋即食的餐份化军用食品，各组分均为预加工的成品，无须加工或简单冲调即可食用。最初的产品是1991年定型的911普通单兵食品，此后又研制出06单兵即食食品、09单兵即食食品和13单兵即食食品。

13单兵即食食品是目前装备我军的新一代单兵食品，采用了新型压缩干粮，改进了口感，更利于提振食欲。包括3个餐谱、采用了更具野战特色的卡其色包装。每餐份食品提供能量 1 202kcal。

3. 单兵自热食品 单兵自热食品是可自行加热的餐份化军用食品，可在无外界燃料或热源的情况下，利用自身配备的无火焰加热器自行加热。软包装罐头食品在不低于 -30℃的环境下，15 分钟左右可将食品加热到 60℃以上，完全解决米饭、面条等淀粉类主食的“回生”问题，使部队在野战条件下不受环境和条件限制，随时随地吃上可口的热食，大大提高了军用食品的食用接受性。

单兵自热食品所配备的无火焰加热器，使用时加入水即可激活反应，河水、湖水、雪水等非饮用水都可以利用，适用范围广泛。我军第一代自热野战食品是 01 单兵自热食品，后又研制了 06 单兵自热食品、09 单兵自热食品和 13 单兵自热食品。13 单兵自热食品具有食品接受性好，加热时间短、品质高等特点，主要供部队在野战条件下食用，能量可满足中等军事劳动强度的需要。13 单兵自热食品共有 4 个餐谱。每餐份食品提供能量 1 152kcal。

4. 特种单兵食品 我军研制了多种型号的特种单兵食品，如 20 世纪 60 年代的 6304 型空降兵食品，20 世纪 70 年代的 762 型陆军特种干粮和 78 型伞兵食品，20 世纪 80 年代的侦察兵食品和 861 型巡逻兵食品，20 世纪 90 年代的渡海登陆作战和两栖作战专用食品。

（1）两栖作战食品：两栖作战食品是为海军陆战队研制的应对两栖作战条件的日份单兵食品。该食品由带饮用水和不带饮用水两种组合包装组成。不带饮用水的每日份食品包总能量约 3 600kcal。

（2）伞兵食品：伞兵食品是为空降兵研制的应对空降作战或野外跳伞实战训练条件的专用日份单兵食品。第一代为 763 型伞兵食品，于 1980 年代初改进并形成 81 型伞兵食品；1990 年代中期，研制出 97 型伞兵食品；空军特色医学中心（原空军航空医学研究所）后又改进形成了 03 型伞兵单兵食品，增加了自热主食、副食，同时配备了软包装饮用水。

（3）特种作战食品：特种作战食品是近年来我军新研制的日份化特种单兵食品，针对特种作战大纵深、高机动、高风险、无后方依托的突出特点，通过供能物质种类、比例的优化设计及功能因子的合理强化，研制成以提高能量使用效率为核心的成套产品。产品为日份包装，每日份提供能量不低于 2 400kcal。

5. 救生食品 是军人遇险待救时用于维持生存的特种单兵食品。由于是以救生为目的，救生食品在体积、重量、使用方便性等性能方面的要求更加严格。

（1）舰艇救生食品：舰艇救生食品是舰艇海上失事后舰船人员离舰漂浮待救时使用的专用食品，目的是使待救人员能保持一定的体力，并能从事自救和其他救生活动。JT-07 型是海军特色医学中心（原海军医学研究所）研制的救生食品，产品为日份包装，每日份总能量约 1 620kcal。

（2）飞行救生食品：飞行救生食品是空勤人员在飞机迫降、失事离机待救期间维持生存的专用食品。空军航空医学研究所研制了 03 型飞行救生食品，每份（2 日份）能量约 2 560kcal。

6. 飞行远航食品 飞行远航食品是为飞行人员执行长途飞行任务必须在飞机上进食而设计研制的专用食品。

高性能战斗机飞行远航食品按照间餐标准设计，针对飞机座舱空间狭小，无存放食品的专用空间、飞行人员只能单手操作等特殊要求，空军航空医学研究所特别研制了“一口一块型”巧克力球和牙膏罐装膏体食品。特种机飞行远航食品是为预警机、电子侦察机、电子干扰机、空中加油机等特种机飞行人员连续飞行 4 小时以上时使用的制式食品。产品按照正餐标准设计，目前装备部队使用的是08型特种机飞行远航食品。产品有3个餐谱，每餐份提供能量1 100～1 200kcal。

（二）集体食品

集体食品是供执行作战、训练任务部队集体使用的制式食品，通常按多人日份或餐份包装，主食副食组合配套，通过饮食装备、给养器材或其他饮食加工手段简单加热或加工，即可形成集体热食。

1. 06和13集体食品　2006年研制的成品、半成品集体食品，分为预制集体食品和浅盘集体食品两大类。均包括3个餐谱，3餐构成1日份。每箱供12人1餐食用。预制集体食品和浅盘集体食品平均每人每餐提供能量分别为1 100～1 350kcal、1 000～1 300kcal。目前装备部队使用的新一代集体食品是13集体食品，包括13通用浅盘集体食品和13通用预制集体食品。前者产品有9个餐谱，平均每人每餐提供能量3 300kcal；后者产品有9个餐谱，平均每人每餐提供能量1 200kcal。

2. 舰艇远航食品　舰艇远航食品在满足耐储存、体积小、废弃物少等常规要求的基础上，还要尽可能满足食物品种多样、营养素全面均衡，并具有减轻和缓解高温、高湿、辐射等不良因素损伤的特殊作用。海军特色医学中心新近研制了新型舰艇常温集体食品和舰艇速冻集体食品，均有全荤菜、半荤菜、全素菜50余个品种。

3. 军用罐头和脱水蔬菜　军用罐头食品一直是我军重要的战略储备物资，主要用于高原、边防海岛部队以及舰艇出海远航等生鲜食品供应困难的情况下部队使用。具有固形物含量多、真空度高、储存期长和包装牢固等特点，包括肉类罐头、禽类罐头、水产罐头、水果罐头、蔬菜罐头、其他类罐头等92个品种。

脱水蔬菜由新鲜菜经真空冷冻干燥或热风干燥脱水制成，主要供高原、边防、海岛等特殊地区和特殊季节时部队使用，解决部队因地理、气候、运输等原因无法得到新鲜蔬菜供应的问题。

（三）补充食品

补充食品是作为单兵或集体食品的附加食品，提供一定的营养和能量或具有特定生理调节功能的军用食品。分为营养补充、能量补充和功能调节3类。

1. 营养补充食品　针对特殊环境、特殊岗位官兵的特殊营养需要设计研制，主要解决官兵易缺乏营养素摄入不足的问题。主要产品包括通用营养补充食品、多维电解质泡腾饮片、空勤多维元素片和雷达兵膳食补充剂等。

2. 能量补充食品　针对部队官兵大强度作训及执行其他急难险重任务时快速补充能量和营养素的需求研制，主要解决或缓解官兵高消耗和运动性疲劳的问题。主要产品包括军用体力恢复剂、军用能量棒、高能耐力饮料等。

3. 功能补充食品　为减轻和缓解特定自然和作业环境对机体正常生理功能可能造成的损伤而设计研制。主要包括抗缺氧食品、抗辐射食品、导弹加注兵食品等。

第四节　外军军用食品

作为战场饮食保障体系中的重要组成部分，世界发达国家军队均十分重视军用食品的研制、开发和应用。下面重点介绍美军军用食品的发展情况，同时简述日本、俄罗斯、英国、法国等国家军用食品的研究与发展情况。

一、美军军用食品

美军以其雄厚的经济基础和先进的技术手段为依托，在军用食品研究领域一直处于世界领先水平。美国陆军纳蒂克研究发展工程中心食品工程研究所专门从事军用食品、食品加工技术、食品加工机械和野战炊事装备的研究、设计和开发工作。目前美军的军用食品（亦称作战食品）已形成系列。

（一）美军军用食品的发展历程

美国自南北战争以来，一直致力于为作战人员提供高质量、营养丰富以及适合各种战场和自然环境的食品。从 1775 年的首次正规军事行动到两次伊拉克战争、阿富汗战争，美军部队战时饮食保障条例经过多次变更，军用食品也不断改进和完善，以更好地适应作战部队和作战条件的需要。

第一次世界大战期间，供给前线的一套食品（战壕食品）中包括 50 份 0.23kg 的硬面包罐头、10 份 0.5kg 的咸牛肉罐头、5 份 0.5kg 的红烧牛肉罐头、4 份 0.5kg 的大马哈鱼罐头、4 份 0.11kg 的沙丁鱼罐头以及咖啡、盐和糖。

第二次世界大战后期至朝鲜战争期间，美军为一线部队提供了 23 种不同的食品，其中最常用的是 C 食品（由 M 单元即肉类和蔬菜，B 单元即面包、糖、咖啡组成）。作战部队使用 C 食品最长可达 90 天，但随着使用时间的延长，由于食品的单调性和营养不均衡，作战人员也越来越不喜欢食用。该时期的另一种食品是 K 食品，这是一种专为空降兵设计，放置在其口袋中的食品，也是当时营养最平衡的食品。

朝鲜战争期间，美军在沿用已有产品的同时，增加了罐装水果、蛋糕和面包，在营养均衡方面也有所发展。

冷战时期，1958 年，单兵作战食品 MCI（meal combat individual）取代了 C 食品，单兵作战食品 MCI 有 12 个餐谱，每个餐谱提供能量约 1 200kcal。单兵作战食品 MCI 的出现使美军战时饮食保障模式发生了概念性的变化。

越南战争期间，随着加工和包装新技术的应用，冷冻干燥食品在 1962 年首先用于航天飞行，随后发展形成新的食品，即远程巡逻食品 LRP（long range patrol），品种包括冻干纯鸡肉、炸马铃薯等。这一时期最重要的发展是开始设计和研制非金属包装、轻量化的单兵食品，即单兵快餐食品 MRE（meal ready to eat），MRE 作为美军划时代和最有代表性的军用食品，1970 年开始有雏形，1972 年确定主要战技指标，即 30℃保质期 3 年，可空投包装，耐受温度范围 −20～48℃，营养全面。1975 年，产品形式确定，1980 年开始批量生产。

1980 年代至沙漠风暴行动，这一时期的亮点是 MRE 的大规模使用和持续不断的改进。1983 年 MRE 首次大批量用于战场。在随后的实战和训练中，根据使用人员的反馈意见，不断增加新品种，淘汰不受欢迎的品种，并于 1993 年开始配套无火焰加热器（flameless ration heater，FRH）。

近年来，根据海湾战争和阿富汗战争的反馈，美军又研制了两类重要产品：组合式集体食品（unitized group ration，UGR）和初始打击食品（first strike ration，FSR），以便更好地适应现代战争的需要。

总的来看，从第二次世界大战到朝鲜战争，再到海湾战争和阿富汗战争，美军的战场饮食保障模式逐步从以炊事机械加工生鲜原料制作热食为主，过渡到以军用食品（包括单兵食品和集体食品）为主、以炊事机械为辅的模式。军用食品在美军现代战场饮食保障中发挥着越来越重要的作用。目前美军的战场饮食保障的主要思路是以单兵快餐食品 MRE 和组合式集体食品 UGR 为基本供餐形式，如果条件允许尽可能使用连级战场饮食增强厨房（kichen company level field feeding-enhanced，KCLFF-E）或集装箱式厨房（container kichen，CK）制作热食。

（二）美军军用食品的组成

经过上百年尤其是最近几十年的不断发展，美军不断调整、优化其军用食品体系构成，丰富其产品和品种组成。从 1990 年代后期美军定期的军用食品手册（NATICK PAM30-25）来看，在 2008 年以前，美军军用食品一直没有进行明晰的类别划分，只是将各品种平行罗列介绍，每一版都有一些变化。下面就以 2012 年发布的美军军用食品第 9 版的内容为主（主要产品基本参数见表 17-1），介绍美军军用食品的组成现状。

1. 单兵食品　美军的单兵食品（individual rations）即单兵快餐食品（MRE）。MRE 是美军军用食品中的代表产品，用于不具备组织炊事设备加工热食的条件下以餐份形式供单兵作战时使用。

表 17-1　美军军用食品主要产品基本参数

名称	产品编号	使用目的	重量	体积	能量
单兵快餐食品（MRE）	8970-00-149-1094	通用	0.68kg/ 餐份	2.27dm^3/ 餐份	1 300kcal
初始打击食品（FSR）	8970-01-543-3458	攻击	1.14kg/ 日份	3.1dm^3/ 日份	2 900kcal
作战食品增强包（MORE）	系列	营养补充	0.34kg/ 包	可变	1 100kcal
寒区食品（MCW）	8970-01-467-1753	寒区使用	0.45kg/ 餐份	1.1dm^3/ 餐份	1 450kcal
远程巡逻食品（LRP）	8970-01-467-1749	攻击	0.45kg/ 餐份	1.1dm^3/ 餐份	1 450kcal
自加热组合式集体食品（UGR-E）	系列	集体	19.5kg/ 箱	53.8dm3/ 箱	1 300kcal
加热即食组合式集体食品（UGR-H&S）	系列	集体	56.6kg/ 箱	148.7dm^3/ 箱	1 450kcal
海军陆战队集体食品（UGR-B）	系列	集体	56.6kg/ 箱	148.7dm^3/ 箱	1 300kcal
易腐集体食品（UGR-A）	系列	集体	45.5kg/ 箱	148.7dm^3/ 箱	1 450kcal
北极补充剂	8970-01-470-5075	营养补充	27.3kg/ 箱	141.6dm^3/ 箱	914kcal
订制训练食品（TOTM）	系列	训练	0.76kg/ 餐份	1.1dm^3/ 餐份	1 000kcal
临战食品（GTW）	N/A	特殊用途	可变	可变	1 300kcal
通用救生食品包（survival general purpose）	8970-00-02-5665	特殊用途	0.32kg/ 包	0.283dm^3/ 包	1 435kcal
弃船救生食品包（survival abandon ship）	8970-01-434-3192	特殊用途	0.5kg/ 包	0.566dm^3/ 包	2 400kcal
飞行救生食品包（survival aircaft life raft）	8970-01-028-9406	特殊用途	0.1kg/ 包	0.2dm^3/ 包	300kcal
人道主义日份食品（HDR）	8970-01-375-0516	人道主义救援	1.14kg/ 日份	2.9dm^3/ 日份	2 200kcal
非传统地域定制食品（MARC）	8970-01-499-7645	宗教偏好	0.77kg/ 餐份	1.7dm^3/ 餐份	700kcal

每餐份 MRE 通常含主菜、淀粉食品、饼干、涂布食品(干酪、花生酱或果冻)、甜食和点心、饮料、附件包、餐匙和无火焰加热器。主菜和淀粉类软包装食品可利用无火焰加热器在蒸煮袋中自行加热。

MRE 自诞生之日起，其品种和品质就在不断地调整和提升之中，1993 年餐谱数首次扩展至 12 个，同年开始配套单兵无火焰加热器，实现了作战单兵全天候、全地域不受限制吃上热食；1995 年餐谱增加至 15 种，1986 年增加至 16 种，1997 年增加至 20 种，1998 年增加到 24 种并延续至今。而从 1993 年算起，MRE 仅新增加的产品品种就达到 261 种，同时根据使用人员的反馈意见，也不断有不受欢迎的产品被淘汰，使全套产品的接受性不断提高。

MRE 各组分通常具有重量轻，包装紧凑，开启使用便捷等特点；产品包装密实牢固，能够耐受降落伞空降或从 304.8m 高度自由落下而不破损；整套产品在 27℃最短储存寿命为 3 年，38℃条件下为 6 个月。每餐份 MRE 平均提供 1 300kcal 能量，其中含 41g 蛋白质、50g 脂肪、169g 碳水化合物。

MRE 的突出特点是餐谱丰富、品种多样、营养全面、携用方便。充分考虑了不同宗教信仰人员的生活习惯，提供了多个不同宗教信仰的餐谱。每餐的食品种类有 8～9 种，特别是主菜类食品在 24 个餐谱中各不相同，没有重复，以尽可能增加花色品种避免单调性；全套食品按照军人营养需要量标准整体设计，营养全面均衡，并在此基础上对个别品种进行营养强化。在每种食品的标签上不仅标明三大营养素的含量和满足需要量的比例，而且还标明各种维生素和矿物质的含量，清楚实用。

美军历来重视战场上的热食保障，1993 年开始，MRE 配套无火焰食品加热器，彻底解决了淀粉类食品储存后回生的问题，使战时单兵吃上热食不再受环境和条件的限制，大幅度提高了即食类食品的接受性。MRE 全套食品都采用软包装，这是区别于其他美军食品的又一特点。

2. 攻击食品(assult rations) 美军的攻击食品目前有 3 个品种，即初始打击食品(FSR)、寒冷气候 / 长程巡逻食品(MCW/LRP)和制式作战食品增强包(MORE)。

(1) 初始打击食品(FSR)：是纳蒂克研究发展与工程中心针对伊拉克和阿富汗战场上，美海军陆战队为减轻负荷大量丢弃 MRE 中的组分这一现实情况专门设计的，以满足前置部队(主要是特种部队)作战最初 72 小时高强度、高机动的需求。该食品充分利用了食品工程、食品保存和营养输送等领域的新进展，如中等水分食品、葡萄糖优化以及新型包装设计等，在美军一系列实战检验中，其较轻的重量和良好的接受性都得到受试部队的高度评价。美海军陆战队及特种作战部队已于 2008 年第三季度正式装备该食品。同时，对该食品的改进也在同步进行，包括扩充为 9 个餐谱，通过添加糖类、咖啡因、维生素、抗氧化剂及氨基酸等成分使营养和功能更加优化。这些改进将有助于提高美特战人员在各种气候条件下体能和脑力表现。

FSR 的突出特点是体积小、重量轻，无须加工，日份包装，可行进间食用，专配拉链袋，便于存放未吃完的食品和饮料。一日份 FSR 重量为 1kg，体积为 3 000cm^3，而每餐份单兵快餐食品 MRE 重 0.68kg，体积为 2 270cm^3。因此，1 日份 FSR 的重量和体积都不到 1 日份 MRE 的 50%，大大减轻了美军前置部队的携行负荷。每日份 FSR 提供 2 900kcal 能量(蛋白质、脂肪、碳水化合物热比分别占 14%、34% 和 52%)，27℃条件下可保质 2 年。2012 年，FSR 由原来的 3 个餐谱扩展至 9 个餐谱，有超过 40 个新组分加入新的餐谱中。

（2）寒冷气候 / 长程巡逻食品（MCW/LRP）：适应两种不同作战环境的需要，用来取代原有的寒冷气候食品（MCW）及远程巡逻食品（LRP），供海军陆战队与陆军特种作战部队使用。

原来的寒区食品（MCW）是寒冷条件下作战单兵使用的食品，其前身是 1986 年 3 月定型的攻击型食品包（FPA）。MCW 由脱水的熟菜及其他低水分食品组成，许多品种既可干吃也可在复水后食用，每个餐份都含有多种饮料粉、汤料粉以补充水分。原来的远程巡逻食品（LRP）是设计用于攻击初期，特殊条件下作战和远程侦察期间保证作战人员生存的食品。主要由脱水主菜、谷物棒、曲奇饼、糖果、速溶饮料、附件包、塑料匙等组成。

出于生产及军事供应方面的考虑，2000 年前后美军开始尝试将以上两者合并为目前的寒冷气候 / 远程巡逻食品，以外包装颜色进行区分。目前该食品共有 12 个餐谱，食物品种主要是既可干吃又可复水食用的预煮食品、脱水食品和其他低水分食品。每餐谱包括脱水主菜、薄脆饼、饼干、运动棒、干果、糖块、饮料粉及附件包。每餐提供能量 1 540kcal，含有 54g 蛋白质、58g 脂肪、200g 糖类组成，每包重量为 0.5kg，体积为 1 000cm^3，27℃条件下保质 3 年，38℃条件下保质 6 个月。

当该食品用作寒区食品时，采用白色伪装色。每人每天配发 3 包，可提供能量 4 500kcal，充分满足作战人员在寒冷环境下的能量需要，同时对蛋白质和钠含量的限制也有助于减少寒冷环境下脱水（口渴）的发生。当特种作战人员进行初始攻击、特种作战和远距离巡逻时，该食品作为一种限制能量的食品，每人每天 1 包，携带 10 天的量。

（3）制式作战食品增强包（MORE）：是针对特殊环境专门研制的补充包，通过提供适当的能量和营养素，并保持蛋白质、脂肪和糖类的平衡，实现增强通用食品营养素的特定功能。MORE 有两种类型，一种用于高海拔和寒冷环境，另一种用于热环境。组分具有高能量密度，且营养平衡，有助于提高作战人员在极端条件下的脑力和体力。

3．集体食品（group rations）　组合式集体食品（UGR）是美军在沙漠风暴行动后，对其饮食保障系统的实用性进行检验和研究后，提出的更为优化的集体食品，它集合了以往 A、B、T 等食品中广受欢迎的品种，并吸纳了部分民用产品，保障和使用效率更高。UGR 包括 UGR-H&S、UGR-A、UGR-B、UGR-E。此外，海军因其特殊装备和勤务需要，有专门的海军标准化核心餐（navy stardand core menu，NSCM）。

（1）UGR-H&S：即加热即食组合式集体食品，可在无冷藏条件下使用野战厨房等多种饮食加工装备制作。每个组份都包括可以制作 50 人餐份热食所需的预制食品、分餐器具、餐具盒、盘子以及垃圾袋等全部组分。每一个 UGR-H&S 餐谱都包括 1 份主菜、含淀粉食品、蔬菜和甜点。这些组分都是制好后包装于一次性的多聚物浅盘中。27℃条件下可稳定保存 18 个月。最新设计有 17 个餐谱，其中早餐 3 个、午餐（晚餐）14 个，将作为补充的奶、面包与其他小食品一起计算，每人日份可提供能量 1 450kcal。

（2）UGR-A：即通常所说的易腐集体食品，旨在为野外作战人员提供如餐馆品质的集体膳食，是 UGR 家族中接受性最好的食品，可满足作战人员每日 80% 的各种营养需要。UGR-A 也是作战食品中唯一包含冷冻食物的食品。现行的 UGR-A 有 21 个餐谱，其中早餐 7 个、午餐（或晚餐）14 个，主要有半易腐和易腐的食物组成。将规定的补充品计算在内，每人日份 UGR-A 平均提供能量 1 450kcal。

（3）UGR-B：是专供美海军陆战队使用的集体食品，可以在无冷藏条件下，为海军陆战队提供快捷、便利、优质的集体膳食。包括19个餐谱，其中早餐5个、午餐或晚餐14个，由脱水食品和民用产品一起组成较为均衡的餐谱。每人日份平均提供能量1 300kcal。

（4）UGR-E：也可称为自加热组合式集体食品，是专供偏远地区无野战炊事作业条件下作战人员集体使用。无须专门的炊事人员和野战厨房，只需使用人员拉一下拉环，就能启动加热，并在30～45分钟形成共18人一餐食用的热食。一套制式的UGR-E包含为18人提供1份完整餐所需要的全部物品，包括4浅盘烹调好的食物、饮料袋、小吃/糖果、分隔餐盘、调味料、饮料、餐巾、湿巾、垃圾袋等。有13个餐谱，其中早餐4个、午餐或晚餐8个、假日餐1个。每人日份平均提供能量1 300kcal。

（5）NSCM：即海军标准化核心餐，旨在将海军舰队的膳食供应标准化，为舰员提供更加丰富多样和营养的选择。它通过提供如传统的经典美食如比萨、汉堡到具有特色的民族食品如炒蔬菜、鸡肉春饼，从而满足舰员们各种不同的口味和习惯，NSCM由5类不同的餐谱组配，按照舰、艇员规模及储存空间进行不同的选择，如L型甲板的航母、护卫舰或驱逐舰、濒海战斗舰和潜艇。基于21天的周期进行餐谱设计，每天三餐不重样，同时每个周期中还有专门的主题餐，供节假日和特殊民族习惯人员享用。此外，每个午餐（或晚餐）餐谱都有1～2个军队食谱规定认可的健康主菜，使舰员具有更为健康的选择余地。在海军不同舰艇建立标准化餐谱后，品种减少至687种，从而在保证舰员合理营养的同时，大幅减少了货物需求量和生产线数量。

4. 特殊用途食品（special purpose rations） 是指通用食品之外，针对特殊使用对象以及用于其他特殊条件的军用食品。特殊用途食品种类较多，2012版手册中列出的有犹太教（或伊斯兰教）宗教食品、犹太教逾越节食品、训练食品、临战食品、通用救生食品包、弃船用救生食品、空难救生用食品、人道主义食品，其他宗教食品、管状食品、超高温奶。

（1）犹太教或伊斯兰教食品：专为美军中保持有严格宗教饮食习惯的人员研制。每餐份约提供能量1 200kcal。

（2）犹太教逾越节食品：专为保持有犹太教逾越节膳食习惯的军事人员研制，可为这些人员逾越节尊礼期间提供不长于8天、每天三餐的饮食。该食品为每人提供12餐饮食，每餐份可提供不少于1 200kcal的能量。

（3）订制作训食品（TOTM）：为满足按实战标准进行训练的要求，同时尽可能减少训练开支而研制开发的。于2001年5月投入使用，属于预包装食品。每份订购作训食品包括1份MRE主菜、湿法填装水果、饮料粉、无火焰加热器、餐具包以及配套组分，平均提供能量997kcal。由供应商直供部队。

（4）临战食品（GTW）：食品用于战时动员初期到形成食品工业化大量生产期间配发部队使用的单兵食品。GTW是在沙漠盾牌/风暴作战（ODS）后发展形成的。它不能满足作战全程对食品的所有要求，只是以容易获取的、接受性好的商业品种扩展了“食品家族”，但不能替代作战食品。GTW的每一餐份组成品种都是从不同商业渠道采购的，包括主菜、水果罐头、小吃（曲奇饼、糖果或牛肉干）涂布、调味品和饮料。所有食品品种用透明的多层食品袋包装。餐谱的设计是根据单个品种的可接受性、货架稳定性、包装实用性以及营养合理性来确定。每餐份平均提供能量1 300kcal，全部是即食食品。

（5）通用救生食品包（GP-1）：该食品供军事人员在逃难和逃生时保持生存使用，可用于包括饮用水受限的各种场合。空军规定，将其储藏于飞机救生包内，连续5天期间，为遇险待救人员提供基本支持。该食品由 6 个压缩食物棒组成，其中 2 个谷物块、3 个曲奇饼棒和 1 个冬青葡萄糖棒，这些棒用三层复合袋密封后装入防水纸盒中。此外，还有甜柠檬茶和肉汁汤粉。每包食品可提供能量 1 435kcal。

（6）弃船救生食品包：弃船救生食品包是舰艇人员在必须弃船条件下使用的救生食品，通常放置在大型舰船的救生艇上。食品包中的食品为高能量密度的商用食品棒，每包食品可提供不少于 2 400kal 的能量。

（7）飞行救生食品包：飞行救生食品包用于海军飞行人员在遭遇空难时使用，它与其他的救生必需品一起放入飞机的应急箱中。飞行救生食品包有硬糖、包糖衣的口香糖和线绳。每包食品可提供 300kcal 左右的能量。

（8）人道主义日份食品（HDR）：是为紧急情况下大量难民或灾民的吃饭问题研制的，由国防部后勤局开发和管理。由能量均衡的即食主菜和辅助组分组成，为中度营养不良个体提供 1 天的营养和能量需求。其包装类似 MRE。每包至少提供 2 份主菜，为使产品达到不低于 2 200kcal 的能量且营养均衡，搭配了不同的辅助成分。

（9）非传统地域定制食品（MARC）：是一种自备的耐储食品，最初源于国防部后勤局要求加速研发一种专门提供给关塔那摩湾海军基地在押人员食用的素食食品。通过国防部后勤局与海军关塔那摩基地饮食服务机构合作，确定了食用人员的营养特点和能量需求，该食品也同样适用于类似的其他目的使用。该食品最终形成了 10 个不同的午餐主菜餐谱。每份 MARC 提供不少于 700kcal 的能量。除饮料外，所有成分开袋即食。

（10）管食：管食专为美空军 U2 军事侦察机飞行员执行任务期间食用，其持续飞行时间可长达 12 小时。由于飞行高度很高，要求飞行人员穿戴压力服和头盔，不能脱下，因此，常规食品不能满足其特殊要求。管食通过与头盔直接相连的喂饲管，通过内部麦杆状的吸管直接吸食。美国空军有专门的人员和加工设备生产多种这类高度特殊、独一的产品。所有提供给美国空军的管食都必须符合严格要求标准，如脂肪、蛋白质和糖类的比例，良好的风味，易食用和消化。这些要求使管食能够为从事高强度体力和脑力任务的飞行人员在长达 12 小时期间提供充足的营养物质。

二、其他国家军用食品

（一）俄军作战食品

俄军作战食品大体上保留了原苏军作战食品的品种和特点。原苏军作战食品有以下 3 种分类法：一是按照灶别分为士兵食品、水兵食品、飞行食品、单兵食品、医院食品 5 种；二是按照食品主次分为基本食品、补充食品两种；三是按照功能特征分为野战集体热食、小分队配套食品、干食品、机上食品、救生食品。作战食品品种主要有干面包、肉菜罐头及少许糖、盐、茶等。每人每天供给的能量约为 4100kcal。食品可装入士兵的背囊中，食用时，通常以军用饭盒为容器，就地拾柴草加热。

俄军将作战食品正式分为 4 类，即单兵食品、小分队食品、预防食品和生存食品（或称 1～4 号标准食品）。

1. 单兵食品　是俄军在非常状态、武装冲突和维和行动过程中的首选食品，既可直接食用，又可制成热食食用。一日早、中、晚餐能量分别为 1 415kcal、1 609kcal、996kcal。

2. 小分队食品　属于集体食品，用于保证在特殊条件下作战执勤、武装押运、规定的其他情况下负责警卫或押运的人员以及有权免费领取食品人员的食物要求，该食品主要由罐头和浓缩食品配套组成，可根据需要配套形成6人、8人、10人、15人、25人等不同包装。

3. 预防食品 用于保证在对人体有害的辐射环境和接触有毒燃料环境中工作（执勤）的人员。

4. 生存食品 是指在无法按基本食品或其他食品（干食品）提供饮食条件下使用的食品。

（二）日军作战食品

日军作战食品是在第二次世界大战后发展起来的。1951年前，其作战食品只有饼干和干面包，此后研制了以硬罐头为主的第一代野战食品，20世纪80年代后又研制出第二代野战食品，其后不断改进餐谱和品种。

日军作战食品有以下几个特点：一是主食大部分是米饭罐头，充分考虑日本人的饮食习惯。二是副食罐头均采用软包装技术，减轻了重量，便于开启。三是干制食品采用冻干、真空干燥等先进技术，在利于储存的同时，较好地保持了食品品质。四是十分重视食品的营养均衡性和功能性，如三大营养素适宜供能比，以及调节免疫功能、振奋精神和镇静功能等。

目前，日本的作战食品有Ⅰ型和Ⅱ型两类，另外还有增强活力食品和低能量战斗食品。

1. Ⅰ型作战食品 为三军通用食品，储存期为3年。主要组成为米饭罐头和副食罐头，共有8个餐。为解决米饭回生的问题，曾研制出自加热罐头，同时还研制了自冷罐头。

2. Ⅱ型作战食品 为蒸煮软包装袋包装，是随军使用的食品（海军、空军除使用Ⅰ型食品外还有各自的专用食品），可与Ⅰ型作战食品配合使用；日军Ⅱ型作战食品有14个餐谱，接近日常食品，打开包装即可食用，如果加热则口味更佳，Ⅱ型作战食品包括四餐5种、中餐3种、日式饭菜6种，共14种，每餐份食品提供能量约1 000kcal。每餐份配2袋不同种类的米饭，方便使用者之间互相串换调剂口味。

3. 增强活力食品 该食品主要供面部、口腔、牙齿受伤军事人员和穿戴防护面罩的人员食用，也可作为演习等条件下参训人员维持生存的食品，产品体积小、能量密度高，有粉末、固态和液态3种形态。

4. 低能量战斗食品 该食品主要供那些平时运动量少、身体肥胖的军人食用，也可在抢险救灾或医院作为特殊伙食供应。该食品的主要组成包括鸡胸肉、糙米、洋葱、胡萝卜、人造黄油粉、大蒜粉、牛骨粉。

第五节 军用食品的发展趋势

一、外军军用食品发展趋势

为了满足高技术战争的需要，世界各国都在加紧研制新型野战食品。从目前外军研制、生产野战食品的情况来看，重点发展方向主要体现在以下几个方面。

（一）提高可接受性

野战食品除了具有适应现代战争特点的战术技术特性外，还必须具备良好的口味和很好的接受性。对处于紧张作战环境中的士兵来说，口味是至关重要的。如果食品接受性差，士兵们不愿食用，食品成本再高、营养再丰富也无济于事。因此，为改进野战食品的口味，提高可接受性，外军在近年的研制与生产中不断更新食品的花色品种。目前加拿大军队所研制的野战食品有 7 种餐谱，主食有饼干、麦片、牛肉、空心面等。副食有多种软包装罐头，另外还有糖果、糕点、饮料等。美军的快餐食品目前有 12 种以上不同餐谱，连续食用 7 天不会有单调、乏味感。据美军食品专家迪•艾尔华德称，未来战争中美军作战人员可以吃到馅饼、牛肉饼、乳酪、熏猪牛肉、混合香肠、空心面等野战食品；素食者还可以吃到无肉的饭菜、汤等。日军新研制的野战食品系列兼顾了其传统饮食习惯，以米饭罐头为主，融主副食于一体，营养丰富，味道鲜美，号称日军战时的“宫廷秘方”，可接受性很好。

（二）延长贮存期

为适应战备需要，外军在延长野战食品的贮存期方面进行了深入研究，并开发出延迟或阻止食品变质的新配方、新工艺。目前一种新型野战食品一“袋式面包”已经投入美军野战食品供应系统使用。这种面包由于采用了控制水活性、pH 值和气调包装技术，保证了产品的质量和安全。经 3 年贮存试验，面包仍松软可口，味道鲜美如初，而不像传统面包那样一周以后就会发霉、干硬和变质。预计这种面包贮存至少 5 年。如今这项独特的包装贮存技术已被用于开发贮藏新的产品，如面卷饼、比萨饼、三明治以及耐贮藏的重油蛋糕等。美陆军纳蒂克研究发展与工程中心研制出了一种长寿命食品包。该食品主要用于战争储备，满足战争开始 1～10 天的饮食需要。这种长寿命食品的贮存期远远高于一般的野战食品，在常温下可贮存 10 年不变质，并且具有体积小、重量轻等特点，其营养成分和所含能量可与快餐食品媲美。装备这种食品后不仅可以大大减少库存轮换次数，减轻野战食品在贮存、运输、装卸和管理等方面的后勤负担，还可以节约大量的战备储备费用。美军新近还研制了一项食品辐照技术，使用这项技术可使食品与包装袋一起进行灭菌处理，从而达到不用高温灭菌就能延长食品保质期的目的。目前美军正考虑将这项技术应用于作战食品系列。日本近年来研制成功了一种既能吸收氧气又能释放二氧化碳的新型食品保鲜剂。这种食品保鲜剂不仅有抑制细菌繁殖、保持食品新鲜的作用，还能抑制水果、蔬菜的生物活性，从而可以大大延长食品的贮存期。采用这项技术制成的蒸煮袋食品可在 4℃的温度下贮存 10 年 5 个月。

（三）发展合成食品

外军认为现行的野战食品仍然存在着量重、体大、质低的特点，作为野战食品受到很大限制，因此许多发达国家军队开始着手研制重量轻、体积小又含有各种营养成分的合成食品。近年来，日本防卫厅技术研究部第二研究所食品研究室，针对日军日常食品存在着淀粉易老化，干燥处理易损失营养，热食制作又耗费时间等不适应作战需要等问题，研制出了一种由氨基酸混合物、矿物混合物、维生素混合物、油和糖类等制成的混合食品，并进行了试验，取得了较为理想的效果。美国纳蒂克研究发展与工程中心近几年来开发出了一种肉食品重新组配新技术。该技术使军用食品中的脂肪含量和营养的最优化成为可能，因此已成功地应用于军用食品中牛肉、猪肉、鸡肉和羊肉制品中，同时也在冷冻脱水食品及蒸煮食品中得到应用。

（四）开发自热食品

为解决部队在野外作战时加工制作热食不方便的问题，外军正着手开发自热食品。美陆军纳蒂克研究发展与工程中心正在组织开发新的自热食品。这种自热食品分为单兵和集体两大类。单兵自热食品是为处于受攻击阵地到后方地域之间的人员，包括远离后方的人员提供高接受性热食而设计的。这种食品的浅盘正餐与加热器构成一体，只要士兵简单地拉一下加热器的拉手，就能很快得到热食。其形状适合放在士兵的作训服口袋中携带，内容物的组成与普通单兵快餐食品差不多。单兵自热食品能在10～12分钟内把食品的温度提高到38℃，并且能保证在-32℃的气温下进行加热，加热后的食品在1小时内仍然保持温热。这种食品在不增加成本、重量和体积的情况下，方便了士兵食用，可保证士兵在任何地点、任何时间都能吃上热食。集体自热食品由正餐和浅盘两部分组成，正餐的内容物与浅盘食品相似。其浅盘底部放有6个30g重的加热器，加热时只需打开集体食品小箱盖，往箱内储水器加入一罐水，合上盖即可激活加热这种集体自热食品达60℃，可保证最后一名士兵用餐时还能吃到热食。大包装的自热食品可保证288人3餐的热食需要，因而大大简化了野战供餐系统。

二、我军军用食品发展趋势

为了适应新军事变革和未来战场的需要，充分满足战争条件下官兵对军用食品的口味和生理需求，我军军用食品研究必须借鉴国外先进经验，结合我国国情、军情，向系列化、方便化、热食化、功能化、加工技术现代化、保障社会化方向发展。

（一）增加主副食品品种，完善军用食品系列

针对我军军用食品品种比较单调难以形成系列化、餐谱化等缺陷，我军军用食品发展，必须在现行装备的军用食品基础上，进一步增加主、副食品种，不断完善军用食品系列，实现主食、副食、汤、饮料系列配套。主副食、汤饮料的不同组合可以构成普通军用食品系列和专用军用食品系列，再以此为基础进行模块化组合，形成餐谱，实现军用食品餐谱化，作为各军兵种和特种部队在作战时使用的骨干军用食品，为我军提供适应不同作战部队和作战任务的军用食品，克服品种单一的不足。

（二）采用先进包装技术，简化军用食品使用

采用妥善的包装，结实耐磨不易裂开，而且要求体积和重量达到最小化，便于整装整卸，以提高其前运和空投能力。同时，充分利用各种高新技术，尤其是信息技术，包括条形码技术和自动侦测质量状况技术等，以便于保障人员和作战人员能快速识别、快速分发、快速保障，做到便于前运、空投和分发。同时，便于携带、食用和再加工。军用食品必须尽可能地减轻重量、便于开启食用。此外，要采用先进的包装材料和包装技术，实现军用食品的长期贮存。例如，美军的野战食品，无论罐头或软包装食品，在21℃条件下贮存期均超过2年。英军的10人和4人组合食品，在温带地区的贮存期为3年。

（三）应用先进加热技术，实现军用食品的热食化

从我军实际出发，军用食品加热研究可以从两方面入手，一是加强军用食品加热系统研究，研制配套野战炊事车、装具，用于军用食品加热；二是加快自热军用食品研究，供战时单兵携带食用。研制安全高效、来源广泛、成本低廉的新型热剂和配套装具，是实现军用食品热食化的突破口。

（四）开发功能性军用食品，适应现代后勤保障需求

我军功能性军用食品研究起步较晚，但发展较快。近年来，我军研制的高能野战食品，体积小、能量密度高，其中的增力胶囊，具有显著的提神抗疲劳作用，并能调动体内脂肪，增加能量供给，具有很高的军事应用价值；我军渡海登陆作战专用食品，运用中医理论，将生

姜制成中等水分的糖姜片，在电解质饮料粉中添加营养素，使食品具有明显的缓解呕吐和防晕船的作用。但从总体上看，我军研制的功能性军用食品的品种不多，真正装备部队使用的功能性军用食品较少。我国幅员辽阔，地理气候环境复杂。为了适应不良环境、执行特殊军事任务及未来信息化战争饮食保障的要求，加速研制、开发功能性军用食品是军用食品研究的重要课题。

（五）运用先进加工技术，提高军用食品质量

冷冻脱水技术的应用提高了野战食品的复原性能，延长了食品的储存期，保持了食品的色、香、味、形；压缩技术产生了压缩饼干；充填和压缩技术使高能营养模块应运而生，使单兵食品的能量密度大大提高。真空干燥、喷雾干燥、充氮、控氧、辐射杀菌、无菌包装等先进技术的广泛应用也不同程度地提高了军用食品加工中的新技术和新方法，包括冷冻脱水干燥、高压、真空干燥、喷雾干燥、充氮、控氧、辐射杀菌、无菌包装等先进技术提高军用食品质量。与发达国家相比，我国食品工业基础较差，加工、包装技术相对落后，一直是制约我军军用食品发展的重要因素。采用现代食品加工高新技术，发展新型包装材料和包装工艺，进一步提高军用食品质量和技术、战术性能，是我军军用食品研究面临的主要任务。

（六）推进深度军民融合，实现军用食品社会化保障

未来的信息化条件下的局部战争的特点之一是军需物资消耗量大，战场变化快。我军的军需仓库、供给线都将是敌人攻击的主要目标。因此，军用食品依靠地方民间力量具有战略意义。我国改革开放以来，由于科学技术的迅速发展，促进了我国食品工业的发展，各种方便食品如雨后春笋一样出现在市场上，琳琅满目、品种丰富。一旦发生战争，这些厂家即可转入生产军用食品，补充部队给养，形成敌方无法摧毁的战备后方基地，形成全国支援战区、支援战役的有利局面。如研究制定快餐订购标准，实现军用食品市场化采购，当然，并不是所有的民用食品都可以直接作为军用食品，需要对其营养价值、贮存期、使用方便性等方面进行筛选和修订，研究制定军地通用标准，把军用食品的生产、储备、消费纳入国民经济体系。一旦发生战争，即可根据需要组织生产、采购和供应，逐步实现军用食品保障的市场化、社会化。

（七）加强统筹谋划，实行军用食品全过程管理

为适应信息化战争的特点，我军要树立全寿命管理理念，提高军用食品综合效益，对军用食品的研制、试验、评估、采购、列装和保障等各阶段及各环节所付出的经费、物资、信息、能源等一切社会、经济资源，实施前后衔接、持续不断、协调统一的管理，最大限度地节省费用，实现军用食品综合效益的最大化。另外，要构建高效的管理组织机构，协调饮食装备和军用食品和谐发展。

（李晓莉　张　恒）

参考文献

1. 杨文学，李德远．军用食品学．北京：军事科学出版社，2005.
2. 杨文学．军队营养与食品学．北京：解放军出版社，2010.
3. Sing RP．食品工程导论．3 版．许学勤，译．北京：中国轻工业出版社，2006.
4. 王建清．包装材料学．北京：中国轻工业出版社，2009.
5. 王利兵，胥传来，于艳军，等．食品包装安全学．北京：科学出版社，2011.

6. 糜漫天，蔡东联. 军事营养医学. 北京：人民军医出版社，2015.
7. 耿战辉. 我军军用食品发展历程回眸. 军需研究，2011，193(6)：9.
8. 涂顺明，邓丹雯，余小林，等. 食品杀菌新技术. 北京：中国轻工业出版社，2004.
9. NATICK PAM. Operational Rations of the Department of Defense，2012.
10. 李仲谨，余丽丽. 食品包装废弃物的综合利用. 北京工商大学学报(自然科学版)，2011，29(6)：1.
11. 王璋，许时婴，江波. 食品化学. 3版. 北京：中国轻工业出版社，2003.

第十八章

特殊医学用途配方食品的概况及其应用

特殊医学用途配方食品（food for special medical purpose，FSMP）近年来受到广泛关注，无论是我国《中华人民共和国食品安全法》中确定了其食品的法律地位，还是其他国家不断修订的管理要求，都显示了对这类产品的重视和未来迅猛的发展趋势。究其原因，在于其符合了我国老龄化社会现状和人民群众对营养健康且方便快捷的产品的需求，同时这类产品也有助于节约医疗资源、促进病人的快速康复等。

本章重点介绍 FSMP 的背景、定义分类、科学基础、产品现状等，并对今后产品研发方向尤其在特殊环境、特殊作业领域的应用前景作了展望。

第一节　特殊医学用途配方食品概述

一、定义和背景

根据我国国家标准的定义，特殊医学用途配方食品（food for special medical purpose，FSMP）是针对进食受限、消化吸收障碍、代谢紊乱或其他特定疾病状态人群的特殊营养需要专门加工配制而成的配方食品。

国外长期的使用资料表明，特殊医学用途配方食品在患者治疗、康复及机体功能维持过程中起着极其重要的营养支持作用，其本身不具特定治疗作用，因此，国内外都认为其属于食品，按食品管理。但这类食品又区别于普通食品和保健食品，使用者一般是病人，需要在医生或临床营养师的指导下、在合理用药的基础上使用，以达到对病人的营养支持效果。

根据临床需要和消费者需求，我国已经在 2013 年，由原国家卫生计生委颁布了《特殊医学用途配方食品通则》（GB 29922—2013）和《特殊医学用途配方食品良好生产规范》（GB 29923—2013）两项国家标准，连同我国 2010 年颁布的《特殊医学用途婴儿配方食品通则》（GB 25596—2010），形成了覆盖所有年龄组和不同疾病情况、并配以产品生产规范的一套完整的特殊医学用途配方食品标准，并为特殊医学用途配方食品进入食品安全法奠定了坚实的基础。

2015 年 4 月 24 日，新修订的《中华人民共和国食品安全法》以高票通过，其中第七十四条“国家对保健食品、特殊医学用途配方食品和婴幼儿配方食品等特殊食品实行严格监督管理。”第八十条“特殊医学用途配方食品应当经国务院食品安全监督管理部门注册。注册时，应当提交产品配方、生产工艺、标签、说明书以及表明产品安全性、营养充足性和特殊医学用途临床效果的材料。”进一步阐明了特殊医学用途配方食品的法律地位。

原国家食品药品监督管理总局根据《中华人民共和国食品安全法》的要求，发布了《特殊医学用途配方食品注册管理办法》，以及一系列配套文件，包括《特殊医学用途配方食品注册申请材料项目与要求（试行）》《特殊医学用途配方食品标签、说明书样稿要求（试行）》等，正式开启了我国特殊医学用途配方食品注册管理的工作。

上述法律、标准和规定的陆续出台，被认为是具有里程碑意义的事件。受制于不食不药、又食又药的尴尬身份，一直都被看好、但市场迟迟未能启动的特殊医学用途配方食品产业，今后可能会迎来比较好的应用前景。

二、特殊医学用途配方食品的分类

我国的食品安全国家标准《特殊医学用途配方食品通则》（GB 29922—2013）主要针对 1 岁以上人群使用。本标准主要参考了欧盟相关指令中对于特殊医学用途配方食品的分类，将其分成以下三类：

（一）全营养配方食品

可作为单一营养来源满足目标人群的营养需求。其主要针对有医学需求且对营养素没有特别限制的人群，如体质虚弱者、严重营养不良者等。患者可在医生或临床营养师的指导下，根据自身状况，选择使用全营养配方食品。

关于这类产品中营养素含量要求：标准中对于全营养配方食品，规定了适用于 1～10、10 岁以上人群的产品中能量、蛋白质、脂肪、碳水化合物、各种维生素矿物质等的所有必需营养素含量的最大值和最小值要求，各个营养素含量的要求是在参考《中国居民膳食营养素参考摄入量》基础上，考虑我国已经颁布实施的标准《较大婴儿和幼儿配方食品》（GB 10767—2010）、《特殊医学用途婴儿配方食品通则》（GB 25596—2010）等对营养素的要求而制定的，如要求 1～10 岁人群食用的全营养配方食品每 100ml 所含有的能量应不低于 250kJ（60kcal），蛋白质的含量应不低于 0.5g/100kJ（2g/100kcal），其中优质蛋白质所占比例不少于 50%，必需脂肪酸中亚油酸供能比应不低于 2.5%，a- 亚麻酸供能比应不低于 0.4% 等。

（二）特定全营养配方食品

可作为单一营养来源满足目标人群在特定疾病或医学状况下的营养需求。其是在满足上述全营养配方食品的基础上，依据特定疾病对部分营养素的限制或需求增加而进行适当调整后的产品。根据国内外的科学依据、我国疾病现状和临床需求、国外产品使用经验，标准列出了 13 类常见的特定全营养配方食品类型，如糖尿病全营养配方食品，呼吸系统疾病全营养配方食品，肾病全营养配方食品，肿瘤全营养配方食品，肝病全营养配方食品，肌肉衰减综合征全营养配方食品，创伤、感染、手术及其他应激全营养配方食品，炎症性肠病全营养配方食品，食物蛋白质过敏全营养配方食品，难治性癫痫全营养配方食品，胃肠道吸收障碍、胰腺炎全营养配方食品，脂肪酸代谢异常全营养配方食品，肥胖、减脂手术全营养配方食品。

对于特定全营养配方食品，则要求其能量和营养成分含量应以全营养配方食品为基础，依据疾病或医学状况对营养素的特殊要求适当调整，以满足目标人群的营养需求。如糖尿病全营养配方食品需要调整宏量营养素的比例、部分微量营养素的限量，并强调产品的低食物血糖生成指数（低 GI）等。

（三）非全营养配方食品

可满足目标人群的部分营养需求。其是按照其产品组成特征，主要包括了营养素组件、电解质配方、增稠组件、流质配方、氨基酸代谢障碍配方。

非全营养配方食品由于不能作为单一营养来源满足目标人群的营养需求，需要与其他食品配合使用，故在标准中对营养素含量不作要求，而应在医生或临床营养师的指导下，按照患者个体的特殊状况或需求而使用。

三、国际组织和各国特殊医学用途食品标准情况

目前许多国家和国际组织已经制定了针对特殊医学用途配方食品的法规和标准，如国际食品法典委员会（Codex Alimentarius Commission，CAC）、欧盟、美国、澳大利亚、新西兰等，且这类产品在过去30年内在世界各国的应用越来越广泛。

（一）国际食品法典委员会

CAC于1981年发布了《婴儿配方及特殊医用婴儿配方食品标准》（CODEX STAN 72—1981），该标准B部分专门针对特殊医学用途婴儿配方食品，规定其营养成分应以正常婴儿配方食品的要求为基础，根据疾病状况进行调整；另外，CAC于1991年发布了《特殊医学用途配方食品标签和声称法典标准》（CODEX STAN 180—1991），对特殊医学部用途配方食品的定义、标签要求进行了详细规定。在该标准中，特殊医学用途配方食品是指“特殊加工或配方的，用于患者的膳食管理，可能只能在医学监督下使用的一种特殊膳食用食品。这类食品目标人群是那些进食、消化、吸收或者代谢普通食品或其含有的特定营养素能力受限或降低的患者，或者由于疾病导致的营养素需求改变的患者，其膳食管理仅依靠正常膳食调节、使用其他特殊膳食用食品或者二者组合均无法达到目的时，作为这些人群的全部的或部分的营养来源的食品”。该标签标准中特别规定，特殊医学用途配方食品的配方应基于合理的医疗和营养原则，其使用应通过科学证据证明是安全的，并有利于满足使用对象的营养需求，应禁止向普通公众发布这些产品的广告等。另外标准规定了该类产品的营养标签、渗透压、正确使用和贮藏方法等内容的标识方法，并特别强调应以粗体字显著标明“在医生指导下使用”等相关内容。在上述国际法典标准基础上，主要发达国家纷纷制定或发布了对于特殊医学用途配方食品的相关法规，用于指导本国的生产、销售和监督。

（二）欧盟食品科学委员会

欧盟食品科学委员会（Scientific Committee of Food，SCF）于1996年完成了制定特殊医学用途配方食品标准的科学技术评估，特别提出了产品分类以及营养素含量的制定原则。1999年，欧盟正式颁布了《特殊医学用途食品指令》（*Dietary foods for special medical purpose*，*COMMISSION DIRECTIVE* 1999/21/*EC*），该指令中直接采用了CAC对这类产品的定义，并将产品分为全营养配方、特定全营养配方和非全营养配方食品。各成员国在欧盟指令的基础上制定本国的相应规定，包括产品上市前的备案或资料审核等。

2015年，欧盟委员会修改了原指令，发布为特殊医学用途配方食品的法规（Regulation EU 2016/128），该法规适用于欧盟所有成员国，从2019年2月22日开始实施，其中特殊医学用途婴儿食品的规定应从2020年2月22日开始实施。

（三）美国

在美国，特殊医学用途配方食品被称为医用食品（medical food），FDA发布了关于该类产品进口和生产的指导手册，引用了联邦政府法律对特殊医学用途配方食品的定义，该定义与CAC的定义相似，并将特殊医学用途配方食品分为全营养配方、非全营养配方等，明

确该类食品用于对特殊疾病的饮食管理，必须在医生的指导下使用，同时还规定了特殊医学用途配方食品的生产、抽样、检验等多项内容。

（四）澳大利亚与新西兰

2001 年 10 月澳大利亚新西兰食品局（Food Standards Australia & New Zealand，FSANZ）开始起草特殊医学食品标准，2004 年 9 月形成最终报批稿进行审核和批准。2012 年 6 月 FSANZ 发布了“特殊医学目的用食品”标准（*Standard 2.9.5 Food for Special Medical Purposes*），于 2014 年 6 月正式实施。该标准规定了特殊医学用途配方食品的定义、销售、营养素含量、标签标识四部分内容，其产品定义基本上等同采用了 CAC 标准中的定义，标签标识中也强调了要标识产品的营养成分及含量、渗透压，在医生或营养师指导下使用的等信息。

（五）日本

日本是亚洲国家中发展 FMSP 较早的国家，日本《健康增进法》（2002 年法律第 103 号）第二十六条对特殊用途食品，包括特殊医学用途配方食品标签和营养标签标准的基本要求进行了规定。“特殊用途食品的表示许可标准”对病患用食品的标签许可等内容进行了规定。

日本对特殊用途食品实行许可管理，相应产品分为许可标准型患者用食品（有相应标准）、个别评估型病患用食品（单独进行科学评估对病患用食品的表示进行批准，通过个别评估，进行作为病患用食品的表示许可）。在日本，特殊用途食品也应在医生及营养师等的指导下使用，此类食品不可使用医疗保险。

第二节 特殊医学用途配方食品的作用

随着社会的进步和我国老龄化社会的形成，消费者对营养的需求日益提高，同时营养在临床以及康复过程中的作用也越来越深入人心。特殊医学用途配方食品的作用也就日益凸显。

一、满足病人的营养需求

食品对患者和健康人的生存都是必需的。当患者体重丢失 10% 就会增加手术风险，如果机体蛋白丢失 30%，就会致命。延迟或限制营养的摄入会增加发病率和死亡率。由此可见，对临床患者给予及时的、适合的营养是非常重要的。特殊医学用途配方食品正是这样一种食品，其主要目的就是为目标人群提供营养支持。当疾病人群无法通过正常膳食管理满足其营养需求，如手术后病人无法正常进食时，特殊医学用途配方食品可作为一种“特别的食品”，给患者提供其需求的营养。而对于一些患病婴儿，在其生命早期或相当长的时间内无法正常进食，特殊医学用途婴儿配方食品成为其赖以生存的唯一食物。同时，针对不同疾病的特异性代谢状态，该类产品还可以有针对性地调整相应的营养素含量，更好地适应特定疾病状态或疾病某一阶段的营养需求，为患者提供有针对性的营养支持。如糖尿病手术后患者，FSMP 可以帮助患者更好地控制血糖，在为患者提供营养的同时，更能保证其食用的安全性。

由于长期以来对肠内营养缺乏足够重视，我国住院患者中发生营养不良和有营养不良风险的比例较高。中华医学会肠外肠内营养学分会自 2004 年底开始，参照欧洲肠外肠内营养学会推荐的 NRS2002 方法，结合我国成人 BMI 的正常值，对我国 13 个城市 19 家三级甲等医院 6 个专科（神经内科、消化内科、肾内科、呼吸内科、普外科、胸外科）的住院患者进行全国多中心营养风险筛查及营养支持情况调查。对 15 089 例住院患者的调查显示，营养不足和营养风险总的发生率分别为 12.0% 和 35.5%，而消化内科患者营养不足发生率为 12.4%，营养风险发生率高达 44.7%，可见以消化内科为代表的内科疾病住院患者的营养不足和营养风险的现状值得关注；另外一项对心血管内科老年患者进行营养不良风险发生状况的调查显示，在符合 NRS2002 标准的患者中，营养风险发生率为 38.0%；以 BMI $<18.5kg/m^2$ 判定营养不足，则营养不足的发生率为 9.0%。

目前，特殊医学用途配方食品在我国临床应用，特别是三甲医院应用较为广泛，主要用于营养不良患者围术期的营养支持、肠胃功能不良、老年患者、卒中昏迷患者、口腔耳鼻喉科手术后流质饮食的患者、苯丙酮尿症患儿等等。同时，营养治疗在疾病治疗中发挥的作用也得到了一致认可。某医院在 2012 年 1—7 月期间，对 20 例肠内营养制剂补充治疗患者进行分析发现，20 例中 9 例消化道疾病患者经过补充后，6 例显效，3 例有效；7 例严重创伤患者中 5 例显效 2 例有效；4 例老年营养不良患者，3 例显效 1 例有效。

此外，欧洲的统计数据显示，住院时表现出营养不良特征的病人占患者总数的 25%～30%，而他们当中七成的人在住院期间，营养状况反而恶化。营养不良使患者的感染率和失能率增加，康复情况不理想，住院时间延长，寿命缩短，增加家庭的负担，给医疗系统带来的成本增加达到每年 110 亿欧元（1 欧元约合 8.04 元人民币）。我国也有报道指出营养不良在住院患者中极为常见，可导致患者免疫功能受损、创口愈合延迟、肌力减退及心理障碍等，从而使住院期延长（可比正常营养者延长至少 5 天），增加医药费用接近 50%。

由此可见，无论从治疗效应还是经济效应来说，在临床上特殊医学用途配方食品都有其存在的必要性。

二、适应老龄化社会要求

随着我国人口老龄化程度的不断加深，急需一种适合病人需求的、基于科学的个性化营养解决方案。这正是特殊医学用途配方食品所能发挥的重要作用。

据中国营养学会老年营养分会 2013 年发布的《中国五大城市老年人营养风险调查报告》；上海、北京、广州、成都、重庆这五大城市 65 岁以上的老年人，总体营养不良和营养风险的发生率高达 53%。日常生活能力差、咀嚼能力差、血红蛋白低和血白蛋白低都是老年人发生营养不良的危险因素。而营养不良又常常会引发痴呆、帕金森病等慢性病，两者相互影响、互为因果，形成恶性循环。特殊医学用途配方食品作为一种预包装食品，其形态与食品相似，食用方便，且具有科学、均衡和全面的配方，可以方便的长期或短期为患者提供全面的营养，在老龄化日益严重的今天，为日渐重负的医疗保健系统提供支持。

第三节　特殊医学用途配方食品的设计原理与例证

一、配方设计原理

住院病人的营养不良常与疾病的状态相关，常见于消化道疾病、肝胆胰腺疾病、癌症、创伤、感染、慢性消耗性疾病、接受手术治疗的病人。特医食品的配方设计，首先应当符合国家法规标准要求，同时还应考虑特定疾病类型目标人群的营养特殊需求，确保可以为特定目标人群起到营养支持作用。

全营养配方食品应包含人体所需的全部营养素，包括能量、蛋白质、脂肪、碳水化合物及各种维生素、矿物质等；特定全营养配方食品应当在全营养配方的基础上，根据相应年龄段人群特定疾病的病理生理变化而对部分营养素进行适当调整，以便能更好地适应特定疾病状态或疾病某一阶段的营养需求，为患者提供有针对性的营养支持，也是进行临床营养支持的一种有效途径；非全营养配方食品含有的营养素比较单一，不能作为单一营养来源满足目标人群的营养需求，故对营养素含量未作特别要求，但产品应在充分临床需求调研的基础上，提出设计理念和所具备的营养支持作用，以及如何与其他食品配合使用。

在配方技术要求方面，国家标准中对该类食品的最基本要求是配方应以医学和/或营养学的研究结果为依据，其安全性及临床应用（效果）均需要经过科学证实。因此生产企业应充分掌握与产品配方和临床应用有关的安全性及科学性的依据，了解疾病的发病机制、引起的代谢问题、可能的营养不良风险以及有助于疾病营养支持的各种营养成分的最适宜含量等，以确保该类产品可以起到为目标人群提供适宜的营养支持的作用。这就要求产品研发时，应查阅大量文献资料，了解目标人群的一般营养需求和特殊营养需求。

特殊医学用途配方食品的配方设计和临床应用有关的安全性和科学性参考文献可以（但不仅限于）查找以下一种或多种来源：①国内相关法规和标准、国际组织和其他国家法规和标准；②国内外临床应用研究证明材料，或国内外临床研究发表的权威论文；③国内外权威医学、营养学机构发布的指南、专著、专家共识等，国内的包括中华医学会及相关营养有关的专业分会（如肠外肠内营养学分会等）、中国营养学会及有关分会、中国医师协会营养医师专业委员会等，国际和国外的包括联合国粮农组织/世界卫生组织（FAO/WHO）的有关研究报告、欧洲食品安全局（EFSA）的有关评估报告，以及国外权威的学术团体的专家共识如欧洲儿科胃肠肝脏病营养学会（European Society of Pediatric Gastroenterology Hepatology and Nutrition，ESPGHAN）、美国儿科学会（American Academy of Pediatrics，AAP）、欧洲肠外肠内营养学会（European Society for Parenteral and Enteral Nutrition，ESPEN）、北美儿科胃肠肝病营养学会（North American Society of Pediatric Gastroenterology Hepatology and Nutrition，NASPGHAN）、美国肠外肠内营养学会（American Society for Parenteral and Enteral Nutrition，ASPEN）、美国营养及膳食研究院（Academy of Nutrition and Dietetics，AND）等。

全营养配方食品的产品设计一般是以人群的营养素需要量作为依据，按照中国居民膳食营养素参考摄入量（DRIs）以及目标人群的营养状况进行设计。产品一般选用优质蛋白质（乳蛋白、大豆蛋白等）作为蛋白质来源，并按照目标人群的能量和各种营养素的需要量来折算。

针对不同病种的特定全营养配方食品，往往需要结合不同年龄段人群的特定疾病状况以及对营养素的需求进行考虑，需要了解疾病的原理和发病进程、营养支持的基本原则和要求来设计产品配方。

二、设计实例

以下举例说明部分特定全营养配方食品配方设计时需要特别考虑的内容。

（一）实例1：创伤、感染、手术及其他应激状态全营养配方食品

1. 概况　应激反应是机体表现出来的一组特殊综合征，包括生物体内产生的所有非特异性改变。心理的或躯体的刺激或复合刺激因素都可使机体发生此类改变。

在一定情况下应激反应对患者的影响可能对机体造成多方面的危害，其结果表现为血小板黏附性及聚集性增高，纤维蛋白溶解减少，高血凝状态发生等。创伤和感染是临床病人经常发生的两种应激反应，特别是在临床外科病人中更为常见。这两种因素不仅引起发热、组织破坏、失血、炎症、饥饿等多种病理变化，而且还引起疼痛、恐惧、紧张、睡眠剥夺等多种心理应激反应。应激反应影响人体健康的重要性还可以由其存在的普遍性反映出来，不管是病人还是健康人，随时都有可能受到应激反应的影响。气温或气压的变化、环境污染、生活节奏的改变、体力劳动或脑力劳动负荷的增加、自然灾害、精神因素的刺激、创伤、感染、手术、过敏、甚至进食过多或饥饿等，都可以成为机体发生应激反应的诱因。至于应激反应是否会损害健康或引起疾病，不仅取决于应激反应的强度和持续时间，也取决于机体自身的状况。

2. 营养支持的基本原则和要求　营养支持的主要目的是利用营养素在机体创伤修复和抗感染过程中的功能，减轻应激反应对机体的损伤。

（1）蛋白质与碳水化合物：高蛋白能使血液中的氢化可的松浓度上升，而高血糖可增加血液中的睾酮含量，同时促进与性激素结合的球蛋白数量增加，而与皮质类固醇结合的球蛋白数量减少。

（2）氨基酸：适量补充色氨酸、酪氨酸、精氨酸以及谷氨酰胺等。色氨酸可以选择性地提高脑组织中色氨酸含量，使5-羟色胺水平上升，从而缓解紧张情绪；补充酪氨酸能够提高人体在高原缺氧时的耐力和行动效能，但应注意支链氨基酸与色氨酸、酪氨酸的适宜比例，防止脑内5-羟色胺和儿茶酚胺的合成受到干扰；精氨酸能够降低血液胆固醇水平、提高高密度脂蛋白与低密度脂蛋白的比值，有助于减轻应激反应引起的胆固醇升高现象；谷氨酰胺作为一种重要的免疫调节因子，在危重症营养支持中发回来提高免疫力及减少疾病氧化应激损伤的作用。补充谷氨酰胺可以提高处于疾病氧化应激状态下患者的抗氧化能力，减少多余自由基造成的氧化损伤。添加谷氨酰胺的肠内营养制剂能改善严重颅脑损伤患者应激状态，提高其机体免疫功能，从而减少感染并发症的发生，有利于患者的康复。

（3）脂类：适量补充多不饱和脂肪酸。亚麻酸能有效地调节应激反应引起的脂质代谢紊乱，其降低血胆固醇的作用高于亚油酸700倍，且多不饱和脂肪酸和中链三酰甘油（MCT）对炎性反应有抑制作用。

（4）维生素：部分维生素对应激反应有一定的作用。维生素B_2参与生长激素、促肾上腺皮质激素及胰岛素的合成；泛酸参与可的松、生长激素和乙酰胆碱的合成；维生素C参与可的松合成以及糖皮质激素的合成释放等。维生素A、β-胡萝卜素、维生素E、维生素C，再加上类黄酮和一些微量元素，在体内形成抗氧化的防御系统。

（5）微量元素及其他：适量的铁、硒、铜、锌、锰、铬、钼以及肌醇、牛磺酸等也有助于抵抗应激反应。

3. 产品配方设计要求　①高蛋白高糖配方；②适量补充色氨酸、酪氨酸、精氨酸以及谷氨酰胺等氨基酸；③适量添加不饱和脂肪酸和中链三酰甘油；④适量增加维生素A、β-胡萝卜素、维生素B_2、维生素E、维生素C以及铁、硒、铜、锌、锰、铬、钼和肌醇、牛磺酸等的含量。

（二）实例 2：肌肉衰减综合征全营养配方食品

1. 概况 肌肉衰减综合征（sarcopenia）是一种特征为骨骼肌肉质量降低和骨骼肌肌力下降的病征，并伴随病人残疾和死亡的风险、生活质量明显下降。流行病学研究显示，人体骨骼肌随年龄增加不断衰减。据报道一般 50 岁后，骨骼肌量平均每年减少 1%～2%，60 岁以上慢性肌肉丢失估计 30%，80 岁以上约丢失 50%，而肌肉减少 30% 将影响肌肉的正常功能。美国与欧洲的报道显示，患肌肉衰减综合征者，60～70 岁老年人中占 5%～13%，80 岁以上增加至 11%～52%。

2010 年，由欧洲老年医学会、欧洲临床营养和代谢学会、国际老年医学联合会欧洲分会和国际营养与老化联合会四个学术团体组成的老年肌肉衰减综合征欧洲工作组（European Working Group on Sarcopenia in Older People，EWGSOP）对“Sarcopenia”的定义和诊断达成共识（Sarcopenia：European consensus on definition and diagnosis）。2014 年，香港、台湾、日本等学者共同达成了肌肉衰减综合征亚洲共识（Sarcopenia in Asia：Consensus Report of the Asian Working Group for Sarcopenia），着重对亚洲人群肌肉衰减综合征的诊断进行了评估，推动亚洲地区对肌肉衰减综合征的研究。

EWGSOP 建议将肌肉衰减综合征作为一种老年综合征（geriatric syndrome）。导致肌肉衰减综合征原因包括：久坐、饮食不均衡、长期卧床以及某些慢性疾病和药物治疗。多种原因导致其发病率高、个人医疗成本高的特点（生活自理能力降低、死亡风险升高、骨折和摔倒风险增高）。因此，针对肌肉衰减综合征进行营养管理的特殊医学用途食品的出现有着极其重要的作用。

肌肉衰减综合征的发生与营养、活动、激素、代谢、免疫等多种因素有关，其中营养和身体活动是两项重要危险因素。根据发病原因，EWGSOP 将肌肉衰减综合征分为原发性、继发性和营养相关性三类。原发性肌肉衰减综合征除明显老化，没有其他任何原因；继发性肌肉衰减综合征包括活动相关性和疾病相关性肌肉衰减综合征，前者由于长期卧床、久坐的生活方式或零重力条件所引起，后者由心、肺、肝、肾、脑等器官功能衰竭、炎症性疾病或内分泌疾病等引起；营养相关性肌肉衰减综合征，主要由于能量和 / 或蛋白质摄入不足、胃肠功能紊乱、消化吸收障碍或服用药物造成厌食等引起。

肌肉衰减的结果是肌肉强度减弱、活动减少、步速减慢、容易跌倒、生活质量下降。在美国，肌肉衰减综合征所带来的医疗开销达到每年 180 亿美元，也使其成为目前国际上老年医学营养的研究焦点。肌肉衰减综合征与体重减少并无必然联系，因此其与恶病质存在一定区别；肌肉衰减性肥胖可能会导致更糟的临床结局。随着我国人口老龄化的趋势激增，肌肉衰减综合征正在影响越来越多老年人的生活质量，甚至带来严重的后果。

2. 营养支持的基本原则和要求 没有发表的证据证实药物介入能够提高肌肉数量，阻止肌肉功能降低，防止肌肉衰减综合征的发生。研究表明，身体锻炼和营养治疗是降低肌肉衰减综合征风险的有效手段，肌肉衰减综合征是可逆的，特别是早期营养干预能够逆转其症状。肌肉衰减综合征的营养支持主要着眼于补充疾病相关的营养素，特别是蛋白质的质量，提供优质蛋白以提高其利用率，并注意维生素 D 的补充。

3. 产品配方设计要求 肌肉衰减综合征从本质上来说是维持肌肉质量的合成机制紊乱所造成的。因此，这类配方均应基于与其机制相关的营养物质的科学研究而制定。

（1）蛋白质含量：随着衰老，老年人对蛋白质需求并不会改变。总能量需求的下降意味着蛋白质的供能必须升高以维持总蛋白的摄入水平。然而，老年人存在着很高的蛋白质摄入不足的风险。由于代谢的改变，老年人相对于年轻人群在摄入等量蛋白质的情况下，会合成更少的肌蛋白。大量的蛋白质摄入，可使老年人获得与年轻人等量的蛋白合成，1.6g/（kg·d）已经被证明能帮助老年人在结合锻炼的情况下增加肌肉质量。另一项研究显示，保持肌肉质量所需的蛋白质最低摄入量为 1.0g/（kg·d）。因此，对老年人的蛋白质摄入推荐量为 1.0～1.5g/（kg·d）。

（2）蛋白质种类：对于肌肉衰减综合征患者而言，不仅蛋白质的摄入量很重要，蛋白质的质量也在肌肉蛋白合成中扮演着重要角色。由于不同蛋白质的可消化性和生物利用度不同，使得将蛋白质分为“快”（fast protein）和“慢”（slow protein）的概念被提出。“快蛋白”的特点是在消化后能较快地以氨基酸的形式出现在血液中，“慢蛋白”的特点是餐后血浆中的氨基酸升高速度较慢。乳清蛋白即为典型的快蛋白；酪蛋白由于在胃中形成凝块导致其被释放到血液中的速度较慢，是典型的慢蛋白。由于血浆中氨基酸升高的程度和时间是解决肌肉衰减综合征人群的肌肉对氨基酸敏感性降低的重要因素，因此，“快蛋白”对于患有肌肉衰减综合征的老年人群有着十分重要的意义。

研究显示，血液中的氨基酸浓度和肌肉蛋白的合成存在正向关系。相对于血液中氨基酸以较低的速率连续缓慢地升高，血液中氨基酸在较短时间内达到峰值水平对刺激肌肉蛋白合成更有效。肌肉蛋白质的合成并不会长时间持续，这种短暂的合成代谢过程被称为“muscle full effect”。因此，快蛋白相较于慢蛋白对于肌肉衰减综合征患者更有益。Pennings 的研究显示，摄入 20g 乳清蛋白较 20g 酪蛋白对刺激老年男性的肌肉蛋白合成更有效。

（3）亮氨酸：必需氨基酸在蛋白合成中扮演着十分重要的作用，而亮氨酸是这些氨基酸中效果最为明显的。有研究显示，亮氨酸强化的氨基酸混合物可以提升老年人蛋白质净合成水平，相比之下，对年轻人增加亮氨酸摄入量并不会增强肌肉蛋白质合成。这表明即使在必需氨基酸消耗量相对较少的情况下，亮氨酸对老年人蛋白质合成仍具有独特的、至关重要的作用。初步研究机制显示，亮氨酸可通过激活 mTOR 及 eIFs 途径和作为胰岛素促分泌素这两种方式来刺激蛋白合成。肌肉衰减综合征配方应添加适量的亮氨酸，以发挥亮氨酸在合成蛋白以外的功能，即作为信号刺激蛋白的合成。

（4）维生素 D：大量研究显示，由于年龄增长和缺少阳光照射，皮肤所合成的维生素 D 前体减少，许多老年人体内维生素 D 在肾脏中羟基化的作用减少。维生素 D 缺乏和肌肉无力、功能损伤相联系，并且会增加摔倒和骨折的危险；Meta 分析结果显示，维生素 D 缺乏与死亡率存在着一定联系。因此，和年轻人相比，对 50 岁以上的人群维生素 D 的推荐量较高，并且应该鼓励所有老年人增加食物来源的维生素 D 的数量。Horlick 等在 2008 年的研究显示，经口补充维生素 D_2 和 D_3 均能有效地提高 25-（OH）-D 的水平。Visser 在 2003 年的一项研究显示了肌肉衰减综合征和低维生素 D 水平之间的关系。对于所有的肌肉衰减综合征患者，应该保持对 25-（OH）-D 的监测。研究显示，每日 700～1 000IU（17.5～25μg）的维生素 D 摄入量能有效地将 25-（OH）-D 升高至最佳水平 75～100nmol/L 并将摔倒的风险减少 19%、非椎骨骨折减少 20%、髋骨骨折减少 18%；研究结果未能在 17.5μg 以下的使用对象中发现摔倒的减少。

（三）实例 3：炎症性肠病全营养配方食品

1. 概述　炎症性肠病（inflammatory bowel disease，IBD）是发生于肠道的非特异性慢性炎症过程，包括克罗恩病（Corhn disease，CD）和溃疡性结肠炎（ulcerative colitis，UC）。病因至今未明，可能为多因素，如环境因素、免疫调控、遗传因素、感染因素等参与，多数呈反复发作的慢性病程。

近年来，包括中国在内的亚洲国家炎症性肠病的发病呈现上升趋势，我国的炎症性肠病中以中青年多见。近10年间该病患者约有35万人。值得注意的是，患病人数与前10年相比，增长超过24倍，其中克罗恩病患者数量增长超过15倍。

克罗恩病是一种肠道非特异性慢性肉芽肿性炎症，可影响胃肠道的任何部分，多见于末端回肠，其次是各段小肠和结肠，其特点为肠道节段性分布和肠壁全层炎症，易形成瘘管，胃肠道症状表现包括腹痛、呕吐、腹泻及腹部包块等。腹痛为常见症状，多发生在右下腹和脐周。呕吐可由肠痉挛引起的反射性呕吐，也可继发于肠梗阻。腹泻为间歇性或持续性，也可见脓血便。腹部包块多为回盲部所在的右下腹。全身性表现有发热、多关节炎、口腔溃疡、厌食、体重减轻、营养障碍、发育迟缓等。

溃疡性结肠炎属于非特异性炎症性肠病，病变部位多数在直肠与乙状结肠，少数病例累及全结肠，偶见涉及回肠末端。病变主要侵犯黏膜及黏膜下层，呈连续性弥漫性分布，出血、水肿、糜烂、溃疡间黏膜增生，可形成增生性息肉，慢性病程。发病可缓渐或突然，多数病人反复发作，活动期与缓解期交替出现。肠道症状主要是腹痛、腹泻伴黏膜脓血便。全身表现有发热、乏力、消瘦、关节痛、虹膜炎，可并发其他疾病或症状，如：大量便血、肠狭窄、肠穿孔、中毒性肠扩张以及结肠癌。

由于胃肠道是人体进行正常消化、吸收与维持机体良好营养状态的中枢性器官。因此，胃肠道病变，尤其是呈慢性化病变的炎症性肠病患者，累及部位广泛，极易发生营养不良。研究显示，在病情加重而住院治疗的炎症性肠病患者中，蛋白质 - 能量营养不良发生率高达85%，约2/3的炎症性肠病患者可能发生负氮平衡。由于腹泻等原因，炎症性肠病患者体内血清中钾、钙、镁、磷等含量降低，一些脂溶性维生素，如维生素A、维生素E、维生素D水平也较正常人明显减低。

体重丢失和低蛋白血症是炎症性肠病营养不良的主要表现，克罗恩病成年病人中的65%～75%存在体重丢失，儿童病人则高达80%。儿童体重丢失导致生长迟缓、骨髓成熟迟缓以及第二性征的发育延迟等，有报道显示，青少年克罗恩病患者生长迟缓率高达40%，瘦体重和体脂丢失高达60%。贫血在炎症性肠病病人中也很常见，同时炎症性肠病病人也伴随一些脂溶性维生素的丢失，而腹泻会引起水和电解质丢失，也会导致微量营养素的相对缺乏。

炎症性肠病患者营养不良发生机制主要包括以下几个方面：①营养素摄入减少。一方面，患者由于疼痛或腹泻等症状继发引起厌食，导致营养素摄入减少；另一方面，患者自己或医嘱过分强调限制性膳食，虽然有利于暂时控制症状，但长期限制必然引起饮食失衡，导致营养素缺乏。②营养素吸收减少。IBD患者，尤其是克罗恩病患者，常并发小肠吸收不良症。原因包括：广泛小肠黏膜病变或因病变而行小肠切除术后，导致小肠黏膜消化与吸收营养素的表面积减少。克罗恩病患者伴有肠管缩窄与瘘管时，可引起肠内容物滞留，引起小肠细菌过度生长的风险增加。细菌过度生长，导致远端小肠胆盐缺乏，胆盐重吸收障碍，同时细菌与肠黏膜竞争利用维生素等，都将影响营养物质的消化吸收。③病变的肠道过多分泌与丢失营养素。活动性炎症时可以导致蛋白质丢失性肠病，肠道出血、腹泻或者肠瘘也会导致营养素丢失。④营养素需要量增加。炎症性肠病患者伴有脓肿等感染并发症时，能量或者其他营养素的需要量增加。

2. 营养支持的基本原则和要求　欧洲肠外肠内营养学会胃肠道疾病临床营养指南中指出，克罗恩病或者溃疡性结肠炎患者出现营养不良时，应该在正常饮食之外选择肠内营养（口服营养补充或者管饲），来改善患者的营养状况。对于炎症性肠病患者，进行肠内营养支持的指征有：治疗或预防营养不良；急性克罗恩病的术前营养支持，肠内营养是糖皮质激素治疗无效的成年克罗恩病患者唯一的治疗手段，也是儿童克罗恩病患者急性发作时的首选治疗方案；疾病缓解期的营养维持；特殊情况下的对症治疗。只有部分如肠梗阻等不能耐受肠内营养的患者才使用肠外营养。

肠内营养支持是指用规律的食物纠正或者避免营养不良。肠内营养的最大特点是能保持胃肠道功能的正常延续性，可防止肠外营养时可能发生的肠道黏膜萎缩，而有利于保持与改善肠黏膜的屏障与免疫功能，保持肠道菌群的正常分布与平衡，维持各种肠道与体内重要激素的平衡，从而促进肠道病变与功能以及全身营养状态的恢复。

肠内营养在儿童病人中的使用，不仅可以改善营养状况促进生长发育，也是活动性肠道炎症的主要治疗手段。大量研究结果显示，单纯进行营养咨询不能改善炎症性肠病患者的营养状况。成人和儿童炎症性肠病患者进行肠内营养支持，包括口服营养补充和管饲，能够改善营养状况。较之类固醇激素治疗患者，接受肠内营养的患者其生长和瘦体重显著增加。而对于儿童克罗恩病患者，肠内营养能增加瘦体重和其他体液成分。

肠内营养对活动期克罗恩病患者的作用机制尚未明确，目前有以下几种说法：使用液体制剂可以使肠道得到部分休息，肠道休息可减少肠腔内细菌和抗原暴露，减轻炎性反应；合成代谢增加，可改变免疫反应，进而减轻炎症程度；营养素的作用也不容忽视。

3. 产品配方设计要求　对于炎症性肠病患者，其营养支持的原则包括：应保证充足的能量来维持或增加体重，恢复或者促进儿童青少年生长。研究发现剔除某些食物或者食物成分后，对临床症状的改善具有促进作用。主要的研究方面包括：

（1）低纤维：发生肠段狭窄或出现肠梗阻症状的患者可选择低纤维膳食，甚至一些医生主张所有的炎症性肠病患者都应该使用低纤维膳食。但也有研究证明高纤维膳食对克罗恩病患者并无不良症状出现。不溶性膳食纤维具有缩短胃肠道传递时间、增加排便频率的作用，而一些可溶性膳食纤维，如果胶、瓜尔胶等，可延长肠传递时间，且由于吸水能力较强，可有利于改善溏便等症状。

（2）低乳糖或无乳糖：一些研究资料表明，炎症性肠病患者乳糖不耐受的发生率与相匹配的同一种族的对照组之间并无明显差别。但也有研究资料显示，炎症性肠病患者常常继发乳糖不耐受，对于这些患者应该避免摄取牛奶及有关的奶制品食物，如果使用口服营养补充品则应该选择降低或者去除乳糖成分的产品。

（3）低脂肪：炎症性肠病患者，尤其是克罗恩病患者，以及回肠病变或者切除的患者，往往发生脂肪泻。此时吸收不良的脂肪酸，以及肠道细菌产生的羟基脂肪酸衍生物，可刺激结肠分泌而加重腹泻症状。因此，这类患者应选择低脂饮食。由于中链脂肪酸更易吸收和消化供能，因此建议选择使用中链脂肪酸替代部分脂肪构成。

（4）肽类或单体氨基酸：一些随机对照研究将炎症性肠病患者使用氨基酸配方 / 肽类配方与整蛋白配方的有效性进行对比，结果并未显示两类配方之间有统计学意义上的差异。

但是对于一些对蛋白配方不耐受的患者，应该使用氨基酸配方 / 肽类配方，以改善患者的耐受性，缓解症状。

第四节　我国特殊医学用途配方食品的产品现状与展望

一、产品现状

（一）市场规模

如前所述，大量临床研究和经济学研究发现，术后对病人进行早期肠内营养干预能有效减少术后并发症、缩短住院时间、降低治疗费用，从而减轻患者的经济负担。因此，特殊医学用途配方食品作为一种为疾病或特殊医学状况人群提供营养支持的食品，在国外许多发达国家有很长的使用历史。

目前，全球每年消费特殊医学用途配方食品 560 亿～640 亿元，市场每年以 6% 的速度递增。其中，北美的市场规模为 270 亿～300 亿元，增速为 3%；欧洲的市场规模约为 130 亿～150 亿元，增速为 5%；日本的市场规模为 100 亿～120 亿元，增速为 7%。

与欧美市场形成明显对比，我国特殊医学用途配方食品规模小、品种少，消费量远远落后于欧美发达国家（图 18-1）。我国特殊医学用途配方食品市场处于早期发展阶段，其规模约为 6 亿元，仅相当于全球规模的 1%，但近几年发展迅速，平均年增长率为 37%。随着中国老龄化进程的加快以及特殊医学用途配方食品法规的不断完善，越来越多的国内企业投入到特殊医学用途配方食品的研发和生产领域，预计我国特殊医学用途配方食品行业将出现强劲增长（年增长率超过 50%）。

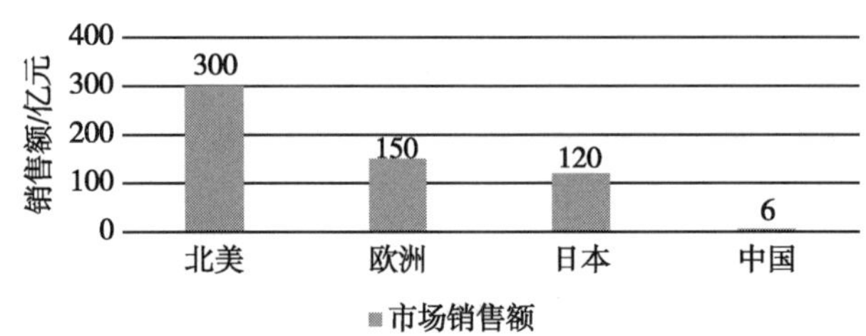

图 18-1　我国特殊医学用途配方食品市场规模与欧美日本的比较

境外特殊医学用途配方食品的生产企业比较集中，主要的大型生产企业有美国雅培（Abbott Laboratories），占全球市场份额约 32%；荷兰纽迪希亚（Nutricia），市场份额约 21%；瑞士雀巢（Nestle），市场份额约 16%；德国费森尤斯卡比（Fresenius Kabi），市场份额约 14%。小型生产企业如 Targeted Medical Pharma，Accera 和 Primus Pharmaceutials Inc 等。

特殊医学用途配方食品在国内市场 90% 以上的份额也被以上几家跨国公司垄断。由于国内外法规不一致，这些公司的产品大部分是 20 世纪 90 年代注册成药品进入中国市场（肠内营养制剂）。据统计，在国内共注册产品 69 个，涉及 19 个种类。

目前，国内注册资金在 1 000 万元以上的涉及特殊医学用途配方食品的生产企业有 68 家，其中 24 家企业注册资金超过 2 000 万。规模较大的特殊医学用途配方食品的生产企业主要有西安力邦、上海砺成、浙江海力生、广州邦世迪、广州纽健等，占据国内市场份额的

10% 左右。其中以西安力邦产值最大，超过 4 000 万元人民币。其他几家产值在 1 000 万～2 000 万元。

（二）产品类型

经过多年发展，全球范围内特殊医学用途配方食品种类繁多，能够满足不同疾病或特定医学状况下人群的营养需求。

按照产品形态，特殊医学用途配方食品有固态（粉状、棒状）、液态和半固态（啫喱状、奶昔状）产品；按照使用途径，特殊医学用途配方食品可以分为口服产品和管饲产品；按照是否能够作为唯一的营养来源，特殊医学用途配方食品分为全营养和非全营养产品；按照是否针对特定疾病人群，特殊医学用途配方食品分为普通配方和疾病特异配方（如糖尿病配方、肿瘤配方等）；按照适用人群年龄，特殊医学用途配方食品可以分为 0～12 月龄产品和 1 岁以上产品。

二、展望

特殊医学用途配方食品不是药品，没有治疗功能，只是对患者提供营养支持，其本质是食品。患者必须在医生或临床营养师的指导下，在合理用药的基础上使用，以达到营养支持的效果。

今后关于特殊医学用途配方食品标准的重要工作内容是宣教。由于是第一次在食品安全标准中出现特殊医学用途食品标准，各级医疗机构、监管机构尚无经验，对其认识还不统一，如何正确地使用和监管尚未达成共识。因此，开展积极有效的宣教，倡导部门间合作，是今后工作的重要方向。此外，应大力研发适用于特殊环境与特殊作业人群的特殊营养配方食品。

（韩军花）

参考文献

1. Codex Alimentarius Commission. Codex stan 180-1991 The labeling of and claims for food for special medical purpose. Roma，1991.
2. European Commission. Commission directive 1999/21/ECof 25 March 1999on dietary foods for special medical purposes. Official journal of the European Communities，Belgium，1999.
3. U.S. Food and Drug Administration，Compliance program guidance manual 7321.002FY06/07/08: Medical foods program-import and domestic. U.S.A. 2008.
4. Food Standards Australia New Zealand（FSANZ），Standard 2.9.5Food for special medical purposes. Australia，2012.
5. 日本厚生劳动省. 特别用途食品许可标准. 2011.
6. 韩军花. 特殊医学用途配方食品通则（GB29922-2013）解读. 中华预防医学杂志，2014，48（8）：659-662.
7. 韩军花. 特殊医学用途配方食品系列标准实施指南. 北京：中国质检出版社，2015.
8. 蒋朱明，陈伟，朱赛楠，等. 我国东中西部大城市三甲医院营养不良（不足）、营养风险发生率及营养支持应用状况调查. 中国临床营养杂志，2008，16（6）：335-337.
9. 黄蕾，张继红，邱琛茗，等. 心血管内科老年住院病人营养不良和营养风险评估分析. 肠内肠外营养，2011，18（2）：94-96.

第十九章

单一或复合特殊环境因素的实验模拟

在科学研究中为获得准确科学数据常采用人为模拟的方法，在一定空间内营造出依据不同实验要求所设定的极端特殊环境，进行各种极端环境下的医学科学研究以及装备实验。采用正确的模拟方法是获得科学数据、发现自然规律和揭示事物本质的基本保证，也是做到安全实验的基本要求。

单一或复合特殊环境因素的实验模拟是开展特殊环境营养研究的前提。这里的单一环境因素主要为高原低氧、寒冷和高温环境；而多因素复合环境实验所模拟的环境主要为高原低氧、寒冷、风、光照、温度、湿度和气体成分等两个或两个以上因素复合的特殊实验环境。

第一节 单一特殊环境因素的实验模拟

本节重点介绍常用的单一特殊环境因素的模拟实验方法。这里的环境因素主要包括低氧、低温和高温。

一、低氧

低氧指混合气中氧含量和/或氧分压低于海平面的一种状态，分减压低氧和常压低氧。前者混合气的总压力也低于海平面，如高原低氧；后者混合气的总压力与海平面相等，如实验环境中通入低氧混合气。

（一）人工低压舱

低压舱为模拟高原低氧环境的大型实验设备，主要由舱体、抽气系统、监控系统和供氧系统组成。低压舱一般具有比较大的空间，可以开展一定规模的人体和动物实验，在舱内可以连接大型仪器设备或进行手术操作等。低压舱可由人工机械操作和计算机自动操作控制，后者在开机后只要输入当时的实验日期、目的、上升与下降速度及停留高度与时间等参数即可。但无论哪种操作控制方法一定要保证实验安全，舱外有人密切注意舱内外有关情况。上升或下降速度由真空表指示，不能过快，以免发生意外，一般人体实验时 5～10m/s，动物实验时 10～15m/s。在模拟低氧过程中可在达到要求的高度中间停留 1～2 次，每次 3～5 分钟。

（二）低氧混合气法

在海平面条件下通过吸入低氧混合气研究缺氧反应与产生机制，是多年来在高原医学、航空航天、临床等常采用的一种简便方法。低氧混合气是含氧百分比低于常压下大气中 21% 的氧氮混合气体，在实验室一般有 3 种配制方法，即由高压氧气瓶向低压氮气瓶充气法、由高压氮气瓶向低压氧气瓶充气法及气体流量计法。目前国内许多厂家或公司可以根据实验者的要求提供各种规格的低氧混合气体，应用十分方便，一般不需自行配制。当已知混合气体含氧浓度时，可根据公式求出生理等效海拔高度，为简便起见可以查表 19-1。

表 19-1 在海平面吸入不同浓度低氧混合气的生理等效高度

生理等效高度(m)	气压 /mmHg(kPa)	吸入气氧分压 /mmHg(kPa)	低氧混合气氧含量 /%
0	760(101.3)	150(20.0)	21.0
500	716(95.4)	140(18.7)	19.7
1 000	674(89.8)	132(17.6)	18.5
1 500	634(84.5)	123(16.4)	17.3
2 000	596(79.4)	115(15.3)	16.1
2 500	560(74.6)	108(14.4)	15.1
3 000	526(70.1)	101(13.5)	14.1
3 500	493(65.7)	94(12.5)	13.1
4 000	462(61.6)	87(11.6)	12.2
4 500	432(57.6)	81(10.8)	11.3
5 000	405(54.0)	75(10.0)	10.5
5 500	379(50.5)	70(9.3)	9.8
6 000	353(47.1)	64(8.5)	9.0
6 500	330(44.0)	59(7.9)	8.3
7 000	307(40.9)	55(7.3)	7.7
7 500	287(38.3)	50(6.7)	7.0
8 000	267(35.6)	46(6.1)	6.5
8 500	248(33.1)	42(5.6)	5.9
9 000	230(30.7)	38(5.1)	5.4
9 500	214(28.5)	35(4.7)	4.9
10 000	198(26.4)	31(4.1)	4.4

注：1mmHg = 0.133kPa。

（三）动物密闭缺氧实验

该方法多用于小鼠低氧耐力的观察，使其处于密闭空间内持续不断地耗氧和呼出二氧化碳，使氧浓度逐渐降低而导致低氧。一般用 150ml 或 250ml 广口透明玻璃瓶，里面放入 5～10g 碱石灰，将动物放入后立即用橡皮塞塞紧即可。本方法可以比较动物的平均存活时间或存活率，以进行药物或营养制剂的抗缺氧效果评价。由于动物个体差异较大，除分组和在动物种属上注意消除个体差异外，有效观察时间的记录范围亦应注意。

（四）细胞低氧离体培养

在科研中不仅要进行整体、器官水平的实验，还要开展细胞、分子水平的研究。目前在低氧条件下进行离体细胞培养受到广泛重视和应用，如心肌细胞、肺动脉内皮细胞、神经细胞、造血祖 / 干细胞的离体低氧培养。这种方法可以有效观察细胞生长周期、增殖分化、凋亡及进行相关分子生物学机制探索。

有关细胞的培养方法和常氧条件下基本一致，只是在细胞生长到一定阶段后要处于低氧环境中培养，培养的氧浓度一般在 0～15% 范围，一是利用二氧化碳培养箱，二是自制模拟低氧装置，获得低氧环境。现有的二氧化碳培养箱带有氧传感器，而且自动控制，氧浓度可在 0～21% 间进行随意调节，应用起来十分方便，但要标定准确。模拟低氧装置一般为自制的有机玻璃盒，在通入一定浓度的低氧混合气待平衡后，连同细胞一起放入恒温箱，即可以进行相关研究。

二、低温

在低温医学研究中，不仅要进行人体或动物全身冷暴露的模拟，常常要造成局部冷暴露或冻伤，这与高原低氧的模拟有一定区别。

（一）人工低温舱

亦常称人工冷气候室，主要由舱体、冷冻系统及监控设备组成，用于人体或动物全身冷暴露实验。根据实验目的和要求设置所需低温舱的气温，一般将控制低温舱温度的调节器上限值设定在所需气温值 +1℃的温度上，其下线设置在所需温度的 −1℃的温度上，每隔 10～15 分钟测定低温舱气温一次。常用直肠温度和皮肤温度评价冷暴露实验效果，但应注意当受试者直肠温度降低到 35℃或足部温度低于 0℃，持续 30 分钟不回升时即要终止实验，以免发生意外。

（二）人体局部冷暴露

主要指为研究需要人体局部组织（主要是手指）暴露在一定的冷环境中。一般利用广口小保温瓶，里面装满碎冰块，并加入一些水。实验前先进行室温、受试者皮温和血压的测定。用一根热电偶测室温，一根粘贴在右中指甲沟 2mm 处，表面涂凡士林少许。将受试者右手浸入 30℃水中泡 10 分钟，出水后将右手中指插入保温瓶中达掌指关节处持续 20 分钟，出冰水擦干后再观察 5 分钟。在泡温水末，浸冰水中 1 分钟、2 分钟、3 分钟、4 分钟、5 分钟、10 分钟、15 分钟、20 分钟，出冰水后 1 分钟、3 分钟、5 分钟，测血压和脉率一次。根据公式即可推算出冷暴露强度。

（三）动物局部冷暴露

一般采用家兔和大鼠，使其机体局部造成冷冻损伤。

1. 家兔局部冷冻损伤　双后足充分剪毛，局部酒精消毒后，于左后足平第四跖骨粗隆处画一浸冻线，在掌面浸冻线之中点插入一内装热电偶的针头，延皮下直至第二三跖趾关节交界处，热电偶的另一端连记录仪，以记录冷冻及复温时的组织温度。将双后足浸于装有 −25℃、95% 乙醇的恒温冷却槽中进行冷冻，冷冻液用搅拌器连续搅拌（速度 100～120r/min），当组织温度降低至 −5℃时继续浸冻 9 分钟，造成重度冻伤，冷冻结束后立即置入 20℃水浴中复温，至组织温度接近水温时停止。注意剪毛时勿伤皮肤，冷冻液的温度要准确。

2. 大鼠局部冷冻损伤　大鼠用乙醚麻醉，置于固定盒中，双后足暴露，于右后足外侧平第四跖骨粗隆处插一内装热电偶的针头以监测冻 - 融时的组织温度。将大鼠后双足自踝关节以下在 −25℃、95% 乙醇中浸冻，使组织温度分别冻至 0℃、−10℃、−20℃时取出，在 20℃水中复温至接近水温为止，由此造成大鼠后足不同程度（轻、中、重度）冻伤。

（四）血管内皮细胞冷损伤实验

血管内皮细胞在机体冷损伤病理过程中发挥重要作用，因此，研究冷条件下血管内皮细胞结构、功能等变化受到重视。一般将按常规方法培养的血管内皮细胞，在不加任何低温保护剂的情况下，置于冷冻装置内，以1℃/min的速率冷冻至细胞培养液的温度分别为0℃、−10℃、−20℃和−40℃（造成轻、中、重度细胞冷损伤），冻后立即在37℃水浴中复温10分钟，放回37℃、5%二氧化碳培养箱中继续培养，根据不同的研究需要观测相应指标的变化。

三、高温

通过改变特定人工环境的温度与湿度，从而造成湿热性或干热性高温模拟环境，以开展动物或人体实验。根据实验需要常用人工高温舱、人工高温箱等进行模拟。此外，尚有采用热水游泳的方法模拟高温高湿劳动环境。

（一）人工高温舱

具有温度与湿度调控系统及比较大的空间，可以模拟湿热性或干热性高温环境，适用于开展一定规模的动物或人体实验，在舱内可以进行给药、采样、手术等处理，舱仓配备所需的仪器设备，以便于即时测定有关指标。

人工高温环境舱中的温度可根据实验需要设定，干球温度一般设定在35℃以上，干热性高温环境相对湿度小于40%，湿热性高温环境相对湿度大于60%，大多数实验将湿球温度设定在29℃以上。进行短期急性热暴露实验时，环境温度适当提高，进行慢性热暴露实验、热习服实验时，环境温度适当降低，并且反复多次暴露。评价热应激程度一般通过测量肛温或监测动物死亡率来进行，同时测定有关生理、生化等指标反映热应激变化的机制，如体内水电解质平衡、酸碱平衡、内分泌、心血管功能、自由基与内毒素水平等。近年来的研究已经涉及有关细胞因子、热应激蛋白、信号转导通路等。

（二）人工高温箱

具有一定的空间，温度与湿度可调，并具有通风系统，也可以模拟湿热性或干热性高温环境，适用于开展小规模动物实验，如果蝇、小鼠、兔等热暴露实验。但是，许多操作如给药、采样、手术等需要在箱外进行。

采用人工高温或细胞培养箱、恒温水浴锅也可以开展培养细胞热暴露实验，以便于从细胞水平研究热应激变化的机制，具体方案也有急性热暴露和慢性热暴露两种，暴露温度也可以控制在40℃左右，通过观察细胞功能、死亡、凋亡、酶活性以及基因表达的变化评价热应激程度，研究热损伤机制。

（三）热水游泳

采用游泳池或游泳缸，注入40℃左右热水，将动物如小鼠、大鼠等投入进行热水游泳实验。正式实验前，动物需要进行游泳训练1～2次，以淘汰不会游泳的动物。正式实验时可采用负重方法进行游泳，以缩短游泳时间，可以通过游泳衰竭时间和有关运动生理生化指标评价模拟湿热性高温环境下的劳动能力。

第二节 复合特殊环境因素的实验模拟

复合舱环境模拟实验的模拟参数有压力、O_2浓度、有害气体（CO、CO_2、SO_2、NO_2）含量、温度、湿度、热辐射、风速等，除压力参数外，其余参数控制的上限值和下限值均为单一条件下（当地环境压力、无新风、无人为干扰因素）的控制指标，通过控制温度、湿度、热辐射、风速、有害气体含量、新风等参数的复合实现多种环境状态的模拟实验，主要模拟环境状态有低压低氧和常压低氧两种特定条件下的环境。本节重点介绍可以模拟不同压力、温度、湿度和风速等单一因素或两个及以上复合因素环境的人工低压低氧舱。

一、人工低压低氧舱概述

人工低压低氧舱是一种模拟高原、高空压力环境的实验设备。人工低压低氧舱的舱体采用金属、非金属或其他材料（如沙石、水泥等）经特殊工艺处理后加工形成具有一定容积的密闭承压容器；再利用真空动力设备对密闭容器进行抽气，使舱体内空气稀薄、压力降低，单位体积内含氧分子量减少，科研实验人员不用上高原、到高空就能在实验室内的密闭容器空间中模拟实现各种高原、高空低压低氧实验条件的环境。密闭容器空间（即人工低压低氧舱）大小可根据实验载体（如人、动物或实验件等）的大小、同批实验数量、模拟环境等来确定。根据人工低压低氧舱建设功能（或实验目的）需求，一般由结构系统、真空管路系统、温度控制系统（可选）、湿度控制系统（可选）、风速模拟系统（可选）、自动控制系统、监控系统、对讲系统、电气系统和其他环境模拟系统（如太阳光照模拟系统、紫外线辐射模拟系统、气体成分模拟系统）等组成。

常压低氧环境模拟是指在一定空间环境内来混合空气中氧含量和/或氧分压低于或高于海平面标准混合气体氧含量的一种状态，常用的氧气模拟又分为低压低氧和常压低氧两种。前者指使用真空泵抽取承压容器内的空气来实现地理环境变化、海拔高度增加造成空气稀薄、绝对压力下降并低于海平面标准大气压力，单位体积内氧分子含量减少并低于标准大气压下氧分子含量的状态，如高原低氧、高空低氧等；后者指在保持混合气体绝对压力与当地地面压力一致的情况下，通过在混合气体中添加并控制氧气与氮气浓度、直接添加低氧混合气体等方式，来降低特定的空间体积内氧分子含量的模拟环境状态。通过人工低压低氧舱所模拟的低压低氧环境，比较接近高原低氧、高空低氧的实际自然环境状态，在此环境下实验效果及通过实验取得的数据，接近于真实环境效果，其实验效果和数据真实、可靠。我国进行高原低氧环境模拟的人工低压低氧舱模拟高度一般为地面～10 000m，进行高空低氧环境模拟的人工低压低氧舱模拟高度相对较高，有的达到了40 000m。

温度环境模拟指通过降温或升温设备，使特定的空间环境内的温度上升或下降，营造达到实验研究所需的温度范围的环境模拟过程。我国人工低压低氧舱模拟的自然温度一般为-25～40℃，有的达到了-50～50℃（如军事科学院军事医学研究院的多因素复合环境实验舱），基本包括了我国绝大部分地区的温度变化范围（图19-1）。

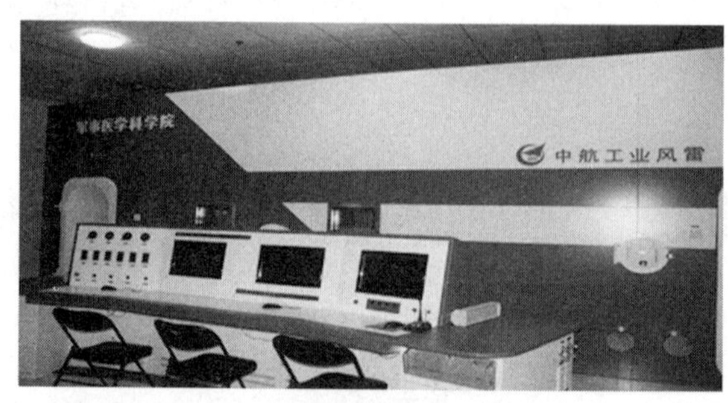

图19-1 多因素极端环境符合模拟舱

湿度环境模拟指的是通过加湿或除湿设备对特定的空间环境进行加湿或除湿，使其达到科学、医学、营养学等实验研究的湿度要求。加湿一般常用的方法有超声波雾化加湿、蒸汽加湿等；除湿相对较为复杂，为满足人工低压舱换气需求，采用新风转轮冷冻除湿的方式，效果较好。湿度控制范围一般为 20～95%RH。

风速模拟指在特定的空间环境内安装风机，通过控制风机转速可以控制风量大小，从而控制风速等级。

二、人工实验舱舱体

目前，我国人工低压低氧舱的舱体基本都采用金属材料加工，为了尽量扩大有效使用空间一般采用方形外承压内加强的矩形方舱结构（图 19-2）。

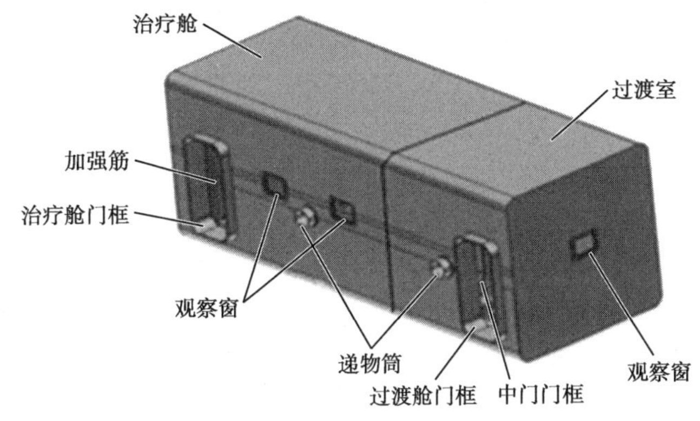

图 19-2 人工低压低氧舱舱体结构示意图

人工低压低氧舱设置舱门、观察窗、送物筒等功能附件。在整体上设计为一舱两室，中间安装两套不同开向的承压门，使两个舱室即可单独使用，又可连通使用，并互为过滤舱。

人工低压低氧舱舱体在设计时，应使用有效的强度设计分析软件进行建模、强度、可靠性、稳定性校核，确保产品运行安全。

三、人工实验舱低氧环境模拟

人工低压舱低氧环境模拟原理如图 19-3 所示，人工低压低氧舱通过自动控制系统变频控制真空机组控制抽气量，控制新风端电动调节阀开度控制新风补给量的双闭环控制模式控制舱内高度上升或下降，达到不同高度低压低氧环境模拟或恢复。

人工低压低氧舱是通过抽气方式进行工作，所模拟的低压低氧环境，比较接近高原低氧、高空低氧的实际自然环境状态，在此环境下实验效果及通过实验取得的数据，接近于真实环境效果，其实验效果和数据真实、可靠。人工低压低氧舱在进行人体和动物实验时，高度上升、下降速率过快，易造成实验载体（人或动物）生理特征损伤。故在进行人体实验时，高度上升、下降速率一般控制在 5～10m/s（如有特殊实验要求的除外）；在进行动物实验时，高度上升、下降速率一般控制在 5～15m/s。在模拟低氧过程中可在达到要求的高度中间根据实验要求、载体生理反应情况等，进行适当停留，使载体对压力（低氧）环境进行适应，停留次数、时间根据实验要求和载体情况确定，一般情形建议停留 1～2 次，每次 3～5 分钟。在无防护装备保护的前提下，人体实验高度不应超过 5 000m。

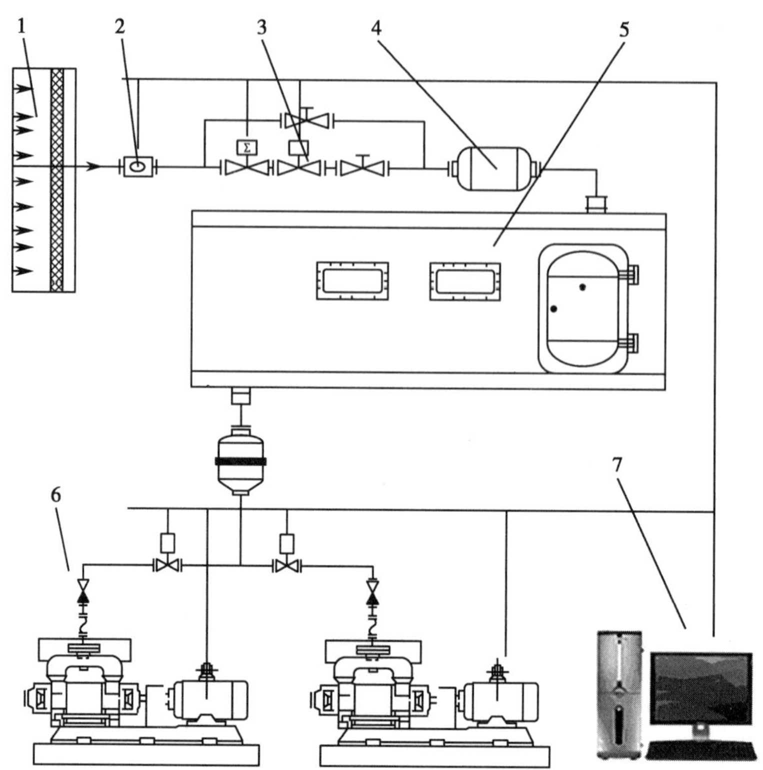

图 19-3　人工低压低氧舱低氧环境模拟原理示意图

注：1. 新风过滤器；2. 流量计；3. 控制阀件；4. 消声器；5. 低压舱；6. 真空泵；7. 自动控制电脑

在低压低氧环境模拟过程中，由于载体（人或动物）生理代谢，会产生汗液、二氧化碳等排泄物，导致舱内环境气体成分变化，从而影响实验数据真实性。故在低压低氧环境模拟时，应适时向舱内补给一定量的新鲜气体，置换舱内被污染的低氧气体，维持舱内环境的空气品质。一般情况下新风补给量按不小于 $30m^3/h/$ 人计算，也可通过监测气体成分变化调节补给的新风量大小。

四、人工实验舱温度环境模拟

人工实验舱低温环境采用制冷机组作为动力设备，制冷机组通过载冷剂、安装在舱内的热交换器等，对舱内环境进行降温（图 19-4）。

人工实验舱高温环境通过控制系统控制舱内加热器工作，对舱内进行加热升温。通过可控硅控制加热器功率控制加热速率和温度稳定。

人工实验舱低温环境控制系统通过上位计算机数字显示，可显示、设定实验参数、曲线、时间、制冷机及加热器工作状态，同时具有比例、积分、微分（PID）控制功能，可实现实验程序自动运行，可自动组合加热、制冷等子系统工作，从而保证整个温度系统的高控制品质；控制系统具备检测功能，能自动进行故障显示、报警。

由于人工实验舱舱体大部都是金属材质，其漏冷、漏热严重。为提高热效率，降低热损耗，防止舱体表面凝露及人员接触时发生冻伤（或灼伤）伤害，人工实验舱舱体应进行保温隔热处理。目前，保温效果较好的方式为选用高分子绝热材料进行整体保温结构施工。

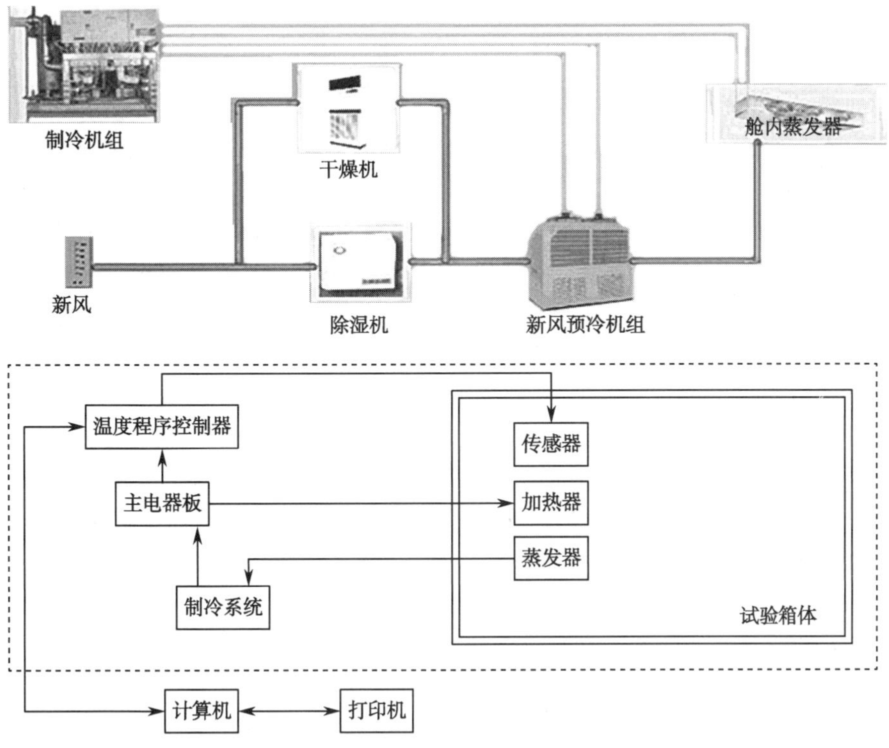

图 19-4　人工低压低氧舱温度环境模拟原理示意图

五、人工实验舱舱内空气品质保障

人工实验舱空气品质是一个非常重要的指标，需要满足模拟环境的真实性以及实验人员在工作时对舱内环境舒适性的要求，以及满足舱内仪器设备的散热要求。若舱内空气品质差，会导致有害物质浓度过高、实验数据不准等问题，因此人工实验舱设计新风送风装置如图 19-5 所示。新风送风装置控制舱内新风流向，使补入的新风能及时、有效置换舱内原有的污浊空气，保证舱内模拟大气环境无限接近于真实的自然大气环境。

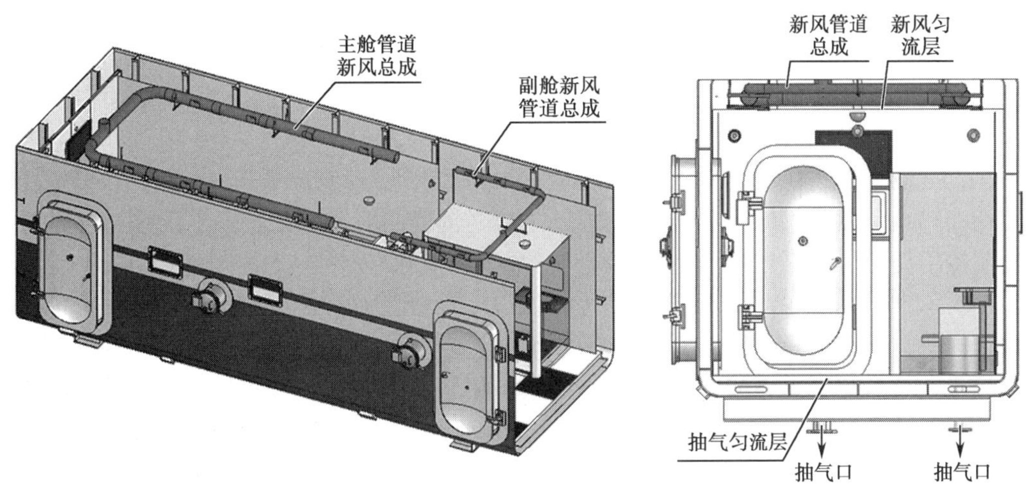

图 19-5　人工低压低氧舱舱内送风结构示意图

六、复合舱模拟实验操作程序

（一）低压低氧条件下的环境模拟

操作步骤：①进行复合舱使用前检查；②打开舱门，引导受试人员进舱就位；③向受试人员讲解面罩的使用和实验过程中可能出现的各种正常现象及进舱安全注意事项；④打开控制台上总电源开关，观察电源是否正常，分别打开各电器设备控制开关并观察其工作是否正常；⑤关闭舱门及送物筒，通过对讲系统通知舱内受试人员开始进行低压实验；⑥按预定的实验方案，设定海拔高度上升速率和上升高度并启动相应控制按钮，待达到预定的海拔高度后并稳定后，按实验要求调整其他参数（新风量、温度、湿度、有害气体含量、热辐射、风速等）并达到稳定后，实验开始；⑦实验结束，通知受试人员实验结束，提醒受试人员下降高度，并按预定实验方案设定海拔高度下降速率并启动相应控制按钮，直至复合舱海拔与舱外气压平衡；⑧打开舱门，引导受试人员出舱（在海拔高度未与舱外平衡时，不可强行打开舱门）；⑨实验全部结束，并将控制台上各操作按钮及功能开关恢复至初始位置。

（二）常压常氧条件下的环境模拟

操作步骤：①按前述内容进行复合舱使用前检查；②打开舱门，引导受试人员进舱就位；③向受试人员讲解面罩的使用和实验过程中可能出现的各种正常现象及进舱安全注意事项；④打开控制台上总电源开关，观察电源是否正常，分别打开各电器设备控制开关并观察其工作是否正常；⑤关闭舱门及送物筒，通过对讲系统通知舱内受试人员开始进行实验；⑥按预定的实验方案调整相应参数（新风量、温度、湿度、有害气体含量、热辐射、风速等）并达到稳定后，实验开始；⑦实验结束，通知受试人员实验结束，关闭控制台上相关的参数控制按钮；⑧打开舱门，引导受试人员出舱；⑨实验全部结束，并将控制台上各操作按钮及功能开关恢复至初始位置。

七、应急措施及安全注意事项

（一）应急措施

在整个实验过程中，如果发生紧急状况，操作人员必须保持冷静、清醒的头脑，迅速采取相应的措施保护舱内受试人员。

主要措施包括：①关闭真空系统、环境控制系统以及自动控制系统电源；②打开应急泄压阀，迅速升高舱内压力；③通知医护人员准备进行抢救；④当舱内压力升高至环境压力，立即打开舱门，护送受试人员出舱进行抢救。

（二）安全注意事项

主要措施包括：①易燃、易爆及火源、火种等危险物品严禁携带进舱；②观察窗上的视镜玻璃不得用任何物品敲击或用粗糙物品擦拭；③实验期间，操作人员应随时注意舱内 O_2 的变化，当 $O_2 \geq 25\%$ 时，应立即进行通风换气，直至 $O_2 < 25\%$ 为止，同时查明氧浓度升高的原因并给予排除；④不允许设备、装置带故障使用。实验期间，设施若出现故障，严禁进行修理。

以上简要介绍了单一或多因素极端环境的模拟方法，根据需要可以几种方法同时或交叉应用。重点介绍了复合模拟舱的不同极端环境模块的模拟方法，由于高原、高空环境主要因素除了空气稀薄造成的低压低氧环境外，还有高寒、干燥、风力等环境因素，不同地区、不同季节、不同时间段，其环境表现形式基本都由这几个因素通过不同组合形成。由于实验中可根据实验需要选择不同的模块组合并动态调整，因此，多因素复合环境模拟医学科学实验舱在各种极端环境下的医学科学研究中具有广阔的应用前景。

（高全胜 郭长江）

参考文献

1. 国家标准《GBT 27513-2011 载人低压舱》.
2. 肖华军. 低压舱急性缺氧布耐力实验检查与高原缺氧反应的观察. 旅行医学科学，1998，4（4）：40.
3. 殷东辰，肖华军，臧斌，等. 低压复合环境试验舱群研制. 医疗卫生装备，2011，32（12）：6-8，12.
4. 韩文强，胡文东. 低压舱技术的发展及其应用. 医疗卫生装备，2009，30（9）：37-39.
5. 杨旭东，肖路，卢剑锋. 低压环境动物舱自动控制系统研究. 现代机械，2012（3）：73-75.
6. 王忠明，许永华，黄泽阳，等. 基于大型复合低压舱的模拟海拔高度系统研制. 医疗卫生装备，2011，32（11）：12-13.
7. 许永华，张东辉，王忠明，等. 大型低压低氧干热高紫外线复合低压舱的研制. 医疗卫生装备，2011，32（11）：33-35.
8. 臧云宁，冯艳玲，顾瑛，等. 低压舱和低氧混合仪两种缺氧训练效果的比较观察. 航空军医，2002（2）：78-79.
9. 肖华军. 航空供氧防护装备应用生理学. 北京：军事医学科学出版社，2014.
10. 谢印芝，尹昭云，詹俊平，等. 复方红景天对模拟海拔 4 300m 高度人体 PWC170 和无氧阈的影响. 中华航空医学杂志，1994，5（2）：98-100.
11. 蒋礼先，谢印芝，孙兴斌，等. 间断低氧大鼠脑细胞程序性死亡的证据. 中国应用生理学杂志，1998，14（1）：10-13.
12. 张中兴，辛素贤，彭长营. 重度冻伤实验模型的研究. 中华医学杂志，1980，60（11）：673.
13. 李风芝，颜培华，刘友梅，等. 低温对培养的血管内皮细胞损伤作用的研究. 解放军医学杂志，1994，19（2）：98-99.
14. 何子安，程素琦，吴梦平，等. 热环境下复合电解质饮料的生理生化效应. 中国应用生理学杂志，1989，5（1）：44-45.
15. 宋学立，钱令嘉，李风芝，等. bcl-2 基因传染对热应激心肌细胞的保护作用. 中华劳动卫生与职业病杂志，2001，19（3）：162-165.

第三篇 特殊环境人群营养

随着“西部大开发”“一带一路”等国家战略的相继实施，使内地前往高原、寒区、热区等特殊环境地区从事经济开发、旅游服务等的人员数量不断攀升。另外，我国特殊环境大多分布于边境地区，也具有非常重要的战略意义。人体暴露于特殊环境必然会带来一系列生理生化反应过程，如不能很快产生习服，将导致一系列健康问题，乃至于发生生存危机。据有关统计资料显示，进入高原一周内，有 60%～80% 的人群出现轻重不一的急性高原反应，严重者甚至出现脑水肿、肺水肿，危及生命；在低温环境情况下，不少人出现了冻伤等问题。高温环境容易使敏感人群出现中暑，严重时将导致热休克与死亡。近年来频发的雾霾环境可使人体发生呼吸系统和心血管系统疾病的风险增加。因此，特殊环境人群营养研究作为特殊环境医学研究中的一个重要领域有必要得到足够的重视，以发挥营养在促进人类对于特殊环境习服或适应过程中的作用。

本篇将重点介绍高温、低温及高原环境对人体生理功能与营养代谢的影响，并阐述在上述特殊环境条件下人体的营养需求与保障措施。雾霾是伴随经济活动加剧、温室效应而出现的全球性公共卫生问题，引起广泛关注，因此，本篇也纳入特殊环境范畴，并结合最新进展与热点，阐述雾霾环境对人体的健康危害以及营养防护。

第二十章

高温环境人群营养

高温环境是指有热源的作业场所，每小时散热量大于 84kJ/m³；或当室外实际出现本地区夏季室外通风设计计算温度时，其作业地点的气温高于室温 2℃或 2℃以上；或作业地点气温 >30℃、相对湿度 >80%；或气温 >32℃，炎热地区 >35℃；或热辐射强度 >4.184kJ（1kcal）/（cm^2•min）；或通风不良而存在的热源散热量大于 83.7kJ（20kcal）/（m^2•min）。高温作业时，人体可出现一系列生理功能和代谢的改变，如体温升高、血液浓缩、心跳加快、中枢神经系统兴奋性降低、食欲及消化功能减退、水分和矿物质丧失、水溶性维生素损失增加等，这些变化均可影响人体健康和作业效率。人体在适应高温应激反应中，生理和生化功能发生明显改变，能量和营养素代谢及其需要量也发生相应改变，因此研究高温环境营养素代谢变化特点和营养素需要量，对提高人体在高温环境中的作业能力和保护高温作业者的健康具有重要意义。

第一节　高温环境特点及对人体的影响

一、高温作业的特点

（一）高温作业的定义

在高温环境中从事的工作称为高温作业。国家标准（GB/T 4200—2008，GB/T 934—2008）中规定，高温作业环境是指在生产劳动过程中，工作地点平均湿球黑球温度（wet bulb globe temperature，WBGT）≥25℃的作业环境。WBGT 指数是综合评价人体接触作业环境热负荷的一个基本参数，是由黑球、湿球、干球三部分温度构成的，综合考虑气温、气湿、气流和热辐射 4 个气象因素。接触高温作业时间是指作业人员在一个工作日（8 小时）内实际接触高温作业的累积时间（分钟）。因此，根据工作地点的 WBGT 指数和接触高温作业的时间，将高温作业分为四级，级别越高，表示热强度越大（表 20-1）。

（二）高温作业的类型

根据高温环境特点，一般将高温作业分为三种类型：

1．高温强辐射（干热环境）作业　即在高温、强辐射的环境中作业，如炼钢、轧钢、火力发电、铸造等。这些作业场所的热源主要是各种燃料的燃烧以及各种机械的转动摩擦生热，其气象特点是温度高、热辐射强度大，而相对湿度较低，形成干热环境。

2．高温高湿作业　如印染、缫丝、造纸、酸洗、电镀作业等。这些作业场所由于生产过程中有大量水蒸汽产生，或者由于生产工艺要求作业场所保持较高的相对湿度，不仅气温高而且湿度大，如通风不良就会形成高温、高湿和低气流的气象条件。

表 20-1 高温作业分级

接触高温作业时间 / 分钟	WBGT 指数									
	25～26℃	27～28℃	29～30℃	31～32℃	33～34℃	35～36℃	37～38℃	39～40℃	41～42℃	≥43℃
≤120	Ⅰ	Ⅰ	Ⅰ	Ⅰ	Ⅱ	Ⅱ	Ⅱ	Ⅲ	Ⅲ	Ⅲ
≥121	Ⅰ	Ⅰ	Ⅱ	Ⅱ	Ⅲ	Ⅲ	Ⅳ	Ⅳ	—	—
≥240	Ⅱ	Ⅱ	Ⅲ	Ⅲ	Ⅳ	Ⅳ	—	—	—	—
≥361	Ⅲ	Ⅲ	Ⅳ	Ⅳ	—	—	—	—	—	—

引自：国家标准《高温作业分级》(GB/T 4200—2008)。

3. 夏季露天作业　如建筑、运输、环卫、野外勘测等。作业环境可为高气温低辐射，也可以是高温高湿的闷热环境。夏季露天作业的炎热程度和持续时间因地区的纬度、海拔高度和当地气候特点而异。

二、高温环境对人体的影响

（一）热交换的特点

人体为维持恒定的体温，时刻与环境进行着热交换。机体与环境的热交换可用热平衡公式表示：M±C±R±E=±S。M 为人体基础代谢 + 劳动代谢产热量，C 为对流和传导散热量，R 为辐射散热量，E 为蒸发散热量，S 为热平衡值。正常条件下，S=0；如 S>0，体温将升高，S<0，体温将下降。

在各种气象因素中，气温对机体热平衡影响最大。气温高低可影响机体代谢（产热）和散热的方式，如气温低于 15℃时，人体代谢增强；15～25℃时，代谢保持基础水平；高于 25℃略有降低；高于 35℃时代谢又随气温而升高。人体在 20℃以下时以辐射、传导、对流、蒸发 4 种方式散热，随环境温度上升蒸发散热增加，至 38℃时，蒸发成为唯一散热形式。

（二）高温环境作业时人体的生理反应

1. 体温调节　人体在中枢神经系统和内分泌的调控下，通过心血管系统、皮肤、汗腺和内脏等组织器官的协调作用，维持产热和散热的动态平衡。在高温环境作业时，首先热刺激皮肤温热感受器，感受器由兴奋而转为神经冲动把信号传至下丘脑体温调节中枢；同时，外环境的附加热和劳动时机体产生的热使血液加温，通过血液循环直接加热视前区 - 下丘脑前区中枢温热感受器，导致散热中枢兴奋，引起心排血量增加，内脏血管收缩，皮肤血管扩张和汗腺分泌增强等反应；同时产热中枢受到抑制而减少产热，从而使体温维持在正常范围。

高温作业时，人体除接受环境的热作用外，劳动产热增多，总热负荷量大于散热，体温随着蓄热量的大小，呈现不同程度的升高。但这是暂时性的，一旦脱离高温作业，体温就可恢复正常。由于体温升高，机体在生理生化等方面出现明显改变，明显影响到营养素代谢和营养素的需要量。

高温作业时体温升高的程度取决于体内蓄热量的多少（表 20-2），而蓄热量与热暴露的时间、环境温度的高低和劳动的强度有关。有研究显示，安静者在 30℃环境中暴露 120 分钟，肛温不至于升高，但环境温度升高至 34℃、35℃、38℃和 40℃时，持续暴露 60 分钟，肛温即分别上升0.3℃、0.4℃、0.5℃和0.9℃。在40℃热环境下安静受试者热暴露30分钟、60分钟和75分钟后，肛温分别上升0.4℃、0.9℃和1.1℃。

表20-2 高温作业过程中人体的蓄热量和体温变化

环境温度/℃	劳动强度	蓄热量（单位：kJ/h）	体温升高值/℃
35	中	+0.39	0.7
32	重	+0.32	0.8
45	中	+0.91	1.2
45	重	+0.92	1.8
45	极重	+1.50	2.1

引自：张国高. 高温生理与卫生. 1989.

此外，体力劳动对机体产热量也有很大影响，由表20-3可以看出，在每一相同的体力活动水平，即使环境温度不同，但机体的产热量并无明显差异；然而在同一环境温度下，不同强度的体力活动将导致机体产热量出现明显的差异。

表20-3 不同温度下从事不同强度体力活动时的热量

活动情况	环境温度/℃	产热量（单位：kJ/min）	体温升高值/℃	蓄热量（单位：kJ/min）
安静	18	6.30	0	−1.30*
	35	7.01	0.3	1.01
	45	7.20	0.7	3.49
轻度体力劳动	22	10.67	0.1	−0.88*
	35	11.94	—	3.06
	45	12.35	—	4.91
中度体力劳动	22	23.88	0.3	1.72
	35	21.67	0.7	6.59
	45	21.21	1.2	15.25
重度体力劳动	22	27.47	0.6	0.92
	35	31.04	0.8	5.42
	45	32.13	1.8	15.33
极重度体力劳动	22	39.23	0.8	2.94
	45	42.00	2.1	−26.07*

注：*负值表示减少引自：蔡美琴. 特殊人群营养. 2017.

2. 心血管系统　高温对心血管系统的影响，主要表现在血量重新分配、心率和血压改变等方面。在高温作业过程中，机体为适应散热和供氧的双重需要，在体温调节中枢和外热的刺激作用下，引起内脏血管收缩血流量减少，皮肤血管扩张血量增加，出现血量重新分配现象。实验研究证明，在热环境中无论从事轻度、中度还是重度劳动，脾、肝、胃肠和肾血流量均下降，而且随劳动时间的延长和心率的加快呈进行性减少，达37%；而皮肤血管网高度扩张，血流量增多；手部温度28～35℃时，皮肤血流量为1～4ml/[s·100cm^3（组织）]，达

45℃时，血流量可增至75ml/[s•100cm³(组织)]。

由于出汗丧失大量水分，引起血液浓缩，有效血容量减少，但为了向高度扩张的皮肤血管网内输送大量血液，以适应散热的需要，又要向工作肌肉输送一定量的血液，以保证肌肉正常活动的需要，从而导致心率加快。机体单纯受热时，心率平均增加20%～40%，增加劳动强度时，心率迅速上升。由于心率的增加与热强度、劳动强度呈正相关，故心率加快既是一种重要的生理适应性变化，以作为增加输出量的代偿，又是评价热负荷强度的重要指标。通常人体可耐受心率为 > 140 次 /min，如心率 > 160 次 /min，人体处于不适应状态，明显感到不适，应增加休息次数和休息时间。

在高温作用下，皮肤血管明显扩张，外周阻力下降，致使血压降低，这种降低与周围温度升高呈平行关系，但体力劳动又可使血压上升，因此高温作业时血压的变化取决于体力劳动的升压因素与高温的降压因素拮抗作用的结果。一般情况下，体力劳动因素，特别是重体力劳动超过高温的作用，则收缩压升高，但升高的程度不如常温下体力劳动时明显，舒张压变化不大或稍下降，因此脉压趋于增加。在高温下体力劳动时间过长或劳动强度过大时，则体温将过度升高，血压下降，而不能继续劳动。

3. 消化系统　高温使交感肾上腺系统广泛兴奋，消化系统功能呈现明显抑制反应，出现消化液的分泌量减少、胃液成分和胃肠排空速度改变，从而引起消化功能和食欲明显减退，从而导致高温作业者胃肠道疾病发病率增加。将某钢厂从事高温作业的387名轧钢工人和从事常温作业的349名其他班组的工人相比较，结果发现高温组胃液量、上皮细胞、食物残渣、pH值、幽门螺杆菌、八叠球菌阳性率及总的指标阳性率均高于常温组，高温组胃液指标阳性率与高温作业工龄之间存在正相关关系。

(1) 食欲变化：高温的影响下，人体食物中枢兴奋性降低，食欲减退。其原因在于高温作用于人体后，通过神经传导将高温刺激传至体温调节，然后通过体温调节与摄食中枢之间的联系，对摄食中枢产生抑制性的影响，从而导致食欲减退。也有认为食欲降低与体温调节有关，如在高热状态下摄入与平时一样多的食物量，那么出于正常状态下的身体散热功能水平就难以承受额外增加的热量。动物实验推测高温条件下，初期摄食量的降低可能与脱水有关，而随后持续的食欲降低可能是机体对热环境适应调节的结果。也有认为热应激时食欲下降与不同食物的生热效应(食物的特殊动力作用)也有关系，实验发现在较高温度环境中使用特殊膳食饲喂大鼠时，热能摄取量与所选择食物的生热效应成反比关系。

(2) 消化液的分泌及成分变化：在高温作用下，机体消化腺功能减弱，表现为唾液、胃液、胰液和肠液等分泌减少，其中唾液分泌明显抑制。动物研究发现，受热失水时，唾液分泌潜伏期延长，分泌量减少。失水为体重8%时，唾液分泌几乎停止。高温作业工人在工后与工前比较，唾液量显著减少。在消化液分泌减少的同时，其成分及其含量也发生明显改变。检测受热动物的唾液成分，发现氯化物和钙含量减少。高温作业工人唾液中不仅钾和钠含量减少，唾液淀粉酶活性亦降低，比较高温前后变化，其酶活性也显著降低，而非高温作业工人，其活性降低幅度明显小于高温作业工人。胃液中游离盐酸的氯离子是由血液中氯化钠提供的，高温作业时，由于大量出汗引起氯化钠丧失，从而影响胃液中盐酸的生成，导致胃液酸度降低。有报告指出，高温作业时，胰液和肠液中消化酶的活性亦下降。由于胃液、胰液、肠液中含有食物消化过程所必需的游离盐酸、蛋白酶、脂酶、淀粉酶等，因此高温能引起胃肠消化功能相应减退。

（3）胃肠道功能变化：在高温环境下作业，体内血液重新分配，消化道血流量减少，引起消化道贫血，对胃肠道功能有明显抑制作用。如用胃瘘狗进行实验，发现安静受热 2 小时过程中，胃收缩波幅度在实验开始即明显降低，甚或完全消失，到实验结束时仍无恢复象征。用离体家兔空肠段实验，发现空肠的节律性收缩波随浸泡溶液温度的升高而逐渐减弱。人体受热时，体温升高可引起胃肠运动抑制，体温急剧升高时，胃肠运动受到的抑制更为明显。实验研究还表明，高温对胃肠排空功能的影响表现为食物固体部分滞留，液体部分排空加快。此外，高温能使小肠对糖和蛋白质的吸收速度减慢，对肠内水的吸收障碍，原因与消化液的分泌受到抑制及血液的浓缩有关。小鼠在气温 33～39℃条件下受热一定时间后，空肠和回肠对脯氨酸吸收速率明显下降，钡餐检查显示，钡在小肠的通过速率下降约 11%。用受热大鼠观察大肠对水的吸收功能，发现受热大鼠盲肠中的食糜和粪便含水量显著高于常温组大鼠，表明受热对水的吸收功能减弱。大肠对水分吸收减少，提示大肠的离子转运功能降低，尤其是钠离子的转运；后者转运减少，又可使大肠吸收水分功能进一步减弱。

4. 泌尿系统　高温作业时，皮肤汗腺成为水分排泄的主要途径。通过肾脏排出的水分由正常时占总量的 50%～70% 下降至 10%～15%，引起肾血流量、尿量和肾小球滤过率显著减少，对尿素、菊淀粉、对氨基马尿酸等清除率明显下降。有研究表明，人体在热环境中安静受热 4 小时，即使及时补充饮料，机体得以保持平衡，但由于出汗率高，以致尿量仍较未受热时减少 15%、肾小球滤过率下降 25%、游离水清除率下降 17%。如在热环境中进行体力活动时，上述情况还可进一步加重，可导致尿液浓缩，肾负担加重，出现酸碱失衡，引起代谢性酸中毒，甚至肾脏损害，尿中出现蛋白、管型、红细胞、白细胞等。

5. 神经系统　在高温环境下，中枢神经系统兴奋性降低，肌肉工作能力降低，机体产热量因肌肉活动减少而下降，热负荷得以减轻，因此，可以把这种抑制看作是保护性反应。在高温、热辐射环境劳动时，中枢神经系统先兴奋、后抑制。由于大脑皮质抑制，条件反射的潜伏期延长。动物实验发现，随着体温升高，神经兴奋性突触后电位的幅度明显减弱，体温 37℃时刺激神经元的膜电位为 241.50μV，39℃时降至 157.00μV，41℃降为 95.70μV；同时神经突触反射的潜伏期随着温度升高而延长，兴奋性持续下降，条件反射的潜伏期延长；视觉 - 运动反应的潜伏期随环境温度升高和热暴露时间延长而延长，且恢复较慢。将守岛官兵按气象条件分为常温常湿新兵组、常温常湿老兵组、高温高湿新兵组和高温高湿老兵组，每组 100 人，检测训练前和携带枪械 15kg 以每 15 分钟 3 000m、每 30 分钟 5 000m 和每 45 分钟 10 000m 跑完后脑血流和脑电。结果发现 4 个组均出现脑血流异常性改变和脑电活跃，但均在正常范围内。高温高湿新兵组 3 000m、5 000m 和 10 000m 跑后脑血流异常发生率分别为 16.0%、42.0% 和 52.0%，脑电活跃发生率分别为 21.0%、28.0% 和 35.0%，均明显高于其他 3 个组。研究发现随着温度和湿度的增加，高温高湿环境下矿工的注意力、反应能力、认知能力都下降；同时高温高湿环境使工人疲劳加重、动作出错率明显增加。因此，热环境长时作业可出现注意力不集中，测验错误次数增多，肌肉活动能力降低，动作的准确性和协调性差，反应迟钝和疲乏、失眠等现象，且易引起意外伤害事故。

6. 神经内分泌系统　神经内分泌系统调控着机体内环境及其与外环境的统一。热应激时，机体通过神经活动和激素分泌而产生调温效应，内分泌活动也可对下丘脑体温调节中枢发挥负反馈调节作用。在高温环境下，机体神经内分泌反应增强，参与调节机体生理功能的激素分泌也出现相应改变。当机体处于热应激状态时，血浆肾素（PRA）、血管紧张素Ⅱ(ATⅡ)和醛固酮(ALD)含量明显升高;机体获得热适应后,血浆醛固酮含量变化减少并趋于稳定。醛固酮通过肾 Na^+-K^+-ATP 酶,可能还通过细胞膜 Na^+、K^+ 通路,调控尿液 Na^+、K^+ 含量,维持血液 Na^+、K^+ 浓度恒定。在热应激状态时,糖皮质类固醇激素的合成与分泌也大为增加;经过耐热锻炼产生热适应后,血浆皮质醇(糖皮质类固醇的主要激素)的变化就不明显。在热环境中机体甲状腺素也有改变。热环境进行重体力劳动后,血清促甲状腺素(TSH)和甲状腺素(T_4)显著增加;热适应后,血清 TSH、T_4 和三碘甲状腺原氨酸(T_3)则基本正常。对暴露在 30℃以上高温高空作业人员血清中激素含量检测发现,与对照组相比,促甲状腺素、甲状腺素和三碘甲状腺原氨酸、肾素、血管紧张素Ⅱ和醛固酮均明显升高。

第二节 高温环境下的营养代谢与营养需要

一、高温环境对营养代谢的影响

(一)能量

影响人体能量代谢的因素包括食物、神经紧张度、体力劳动强度和环境温度等。高温对能量代谢的影响曾有不同的认识,甚至一度有争议。有学者认为在热环境下从事中等强度的劳动时,人体的氧耗量并无改变。还有学者甚至认为热环境下劳动者的氧耗量不是升高,而是下降,并报道在热环境下从事体力活动者的能量需要减少,原因与其基础能量消耗降低有关。据此,联合国粮农组织(FAO)曾提出,以生活环境年平均温度 10℃为基础,每增加 10℃,能量供给量标准应减少 5%(FAO/WHO,1973)。但近年多数研究否定了上述结果,认为高温可升高体温,使代谢亢进,能量消耗增加,其原因为:①由于输送大量血液到体表散热,循环系统的负荷增加;②由于需要大量出汗蒸发散热,汗腺活动加强,能量消耗增加;③体温升高和汗液蒸发使机体热量大量丧失等。

劳动强度因素可加剧高温时能量代谢变化。环境温度愈高,劳动强度愈大,机体蓄热量就愈多,体温就愈高,同时消耗的能量也越多,对膳食热能的需求也越高。当机体对热环境产生热适应后,劳动量将会增大,能量的消耗也会增多。热能摄入量如果不能满足时,就易引起疲劳乏力。因此,在热环境中进行作业,应增加能量的摄入。但考虑到高温条件下食物和消化功能有所减弱,增加较多的食物以提高能量摄入有一定困难,故认为热适应后逐步增加能量的摄入,以满足机体在热环境中的能量需要。

(二)蛋白质

1. 蛋白质代谢 高温环境下机体代谢率增加,在热应激期间,组织蛋白质的代谢以分解代谢为主,尿中肌酐排出量增加,汗氮排出量也增多。高温环境对蛋白质代谢的影响主要有以下两个方面:①因失水和体温升高引起蛋白质分解代谢增加。在高温环境中人体因大量出汗可引起失水,供水不足又可促进体温升高,不论供水不足还是体温升高均可引起蛋白质分解代谢增强,此时,可见尿中肌酐排出增加,从而引起蛋白质需要量增加,但如果水和矿物质代谢良好和体温调节良好,则不至于出现蛋白质分解代谢的增加。②因出汗引起氮的丢失。汗液含有尿素、氨、氨基酸、肌酸和尿酸等含氮物质,每 100ml 汗液含氮 20～70mg。因此,大量出汗会有一定量的氮随汗丢失。虽然由于人体的适应能力,在汗氮丢失增加时尿氮排出量代偿性地减少,同时随着对热环境的适应,汗氮的丢失逐渐减少,但这种保护性生理反应有时仍不足以抵消由于出汗量增加而引起的汗氮丢失的增加，仍可出现负氮平衡，尤其是尚未适应高温的阶段。

实验研究和人体观察显示，高温在引起组织蛋白质分解的同时，有一些特殊功能蛋白合成增加，同时有些原有的蛋白质的合成增加。细胞经热刺激后，大部分正常蛋白质合成受到抑制，但一组特定的基因被激活，转录出新的 mRNA 并进一步合成热应激蛋白（HSPs），或增高了原来存在的某些 HSPs 含量。目前认为 HSPs 与提高机体热适应和耐受性有密切关系。采用二维凝胶电泳结合串联质谱的方法对环境高温双峰驼的血浆进行蛋白质组分析鉴定。结果显示免疫球蛋白重链的恒定区、结合珠蛋白、载脂蛋白 A-IV 和纤维蛋白原 b 链前体表达上调，而血清白蛋白表达下同，这些蛋白主要与机体急性期应答、免疫反应、物质运输及物质代谢等相关。

2. 氨基酸代谢　在高温环境下的作业人员汗液和尿液中会有氨基酸排出，研究发现汗中丢失的氨基酸以赖氨酸最多，平均 147～195mg，赖氨酸占必需氨基酸最低需要量的 27%，苏氨酸则占 11%，天冬氨酸大约占非必需氨基酸的 50%。总的游离氨基酸在 7.5 小时的汗液中约丢失 1.0g 以上。如出汗量为 3～5L/d，可损失氨基酸 2 785～4 641mg/d。高温环境下汗液、尿液中丢失大量的氨基酸，势必造成体内氨基酸代谢的改变及氨基酸模式的变换。也有研究发现在热应激期，血清 17 种游离氨基酸（FAA）除精氨酸略有下降外，其余都增高，其中升高最明显的是三种支链氨基酸，其次是赖氨酸、酪氨酸、色氨酸、天冬氨酸和丝氨酸。血清总的游离氨基酸（TAA）、必需氨基酸（EAA）、支链氨基酸（BCAA）和芳香族氨基酸（AAA）都显著高于对照组，反映在热应激期机体蛋白质代谢处于高分解状态，以致大量游离氨基酸进入血液，使得血清游离氨基酸浓度升高。当热适应后，多数游离氨基酸趋于正常，必需氨基酸血浆氨基酸浓度变化较小，说明热适应后机体发生适应性变化，蛋白质分解与合成趋向平衡。有研究发现置于仿真气候舱[干球温度（40.0±0.5）℃，相对湿度（60±5）%]内的大鼠下丘脑室旁核和视上核内谷氨酸（Glu）和 N- 甲基 -D- 天冬氨酸（NMDA）受体 2（NMDAR2）表达比对照组明显上调，说明下丘脑内的谷氨酸代谢参与机体对高湿热刺激的反应及其调节过程。

（三）碳水化合物和脂类

高温对碳水化合物和脂类代谢的影响研究较少。检测 365 名（男性 294 人，女性 71 人）高温作业职业病体检人群血糖和血脂，和同一企业非高温作业体检人员比较，结果发现高温作业组空腹血糖、胆固醇明显升高，且与工龄正相关，但无性别差异。

有研究表明在炎热气候下，血清总血脂、总胆固醇和总蛋白质含量比寒季气候下的低，高温环境作业丢失的脂类不多，增加植物脂肪和动物蛋白可以促使脂类代谢朝有利的方面转变。在膳食调查中有学者注意到热带地区居民膳食中脂肪含量很少，但也有学者注意到有些热环境下人们膳食中的脂肪约占总能量的 30% 或 40%，其结果并不一致。看来这种调查结果所反映的与其说是由于热环境而引起的身体对于脂肪的需要不同，不如说是由于调查对象的膳食习惯不同所致。曾有人提出脂肪摄取量占总能量的 30%～40% 对机体保留水分有利，但仍然缺乏充分的材料进一步证明高脂肪膳食在提高人体对于热环境耐力中的作用。因此，高温环境中的膳食脂肪量尚无比较肯定的特殊要求。有研究选取某工厂的冶炼工、浇铸工、热处理工 60 名为高温、噪声接触对象；选取该厂的原料工、打磨工、制模工 60 名为单纯噪声接触对象；选取该厂不接触噪声、常温作业的财务人员、销售人员、采购人员 72 名为对照组。检测三组的总胆固醇（TC）、低密度脂蛋白胆固醇（LDL-C）水平和三酰甘油（TG）水平，结果提示高温和噪声对作业工人的脂类代谢不会产生不良影响，反而对血脂代谢有保护作用，并据此提出不建议将血脂水平作为高温噪声作业人员健康监护的必检项目。但另一类似的研究结果却显示，307 名高温噪声作业工人为接触组 TC、TG、和 LDL-C 均高于 200 名未接触高温噪声及其他有害因素的对照组工人，高密度脂蛋白胆固醇（HDL-C）与对照组的差异无统计学意义。

关于高温环境对糖代谢影响的报道也很少。20 世纪 70 年代，一些动物实验表明高糖饲料有促进热适应和提高热耐力的作用。有报告指出，高温作业工人血中乳酸含量增高，丙酮酸降低，乳酸与丙酮酸比值明显增大，这可能与体内无氧代谢增强有关。还有研究显示，高温环境中短时间活动后，血糖处于较高水平，可能是肝糖原分解或糖异生增强所致。一些动物实验表明，高糖饲料有促进热习服和提高热耐力的作用。动物实验发现不给葡萄糖组的大鼠暴露于高温环境（45±1）℃中一段时间后，血中葡萄糖、总脂、磷脂、胆固醇、糖原和大脑中 γ- 氨基丁酸降低，而大脑中谷氨酸增加。而给予葡萄糖组的大鼠暴露于同样的高温环境后，除了血中保持高的葡萄糖外，所有数值几乎立即恢复正常；不给葡萄糖组的大鼠变得不安，水的摄入增加、唾液分泌增多，而给了葡萄糖的大鼠行为几乎正常。这说明糖对于保持机体在高温下耐力和健康的重要性。对 508 名高温作业工人空腹血糖进行检测，与 113 人未接触高温及其他有害因素工人比较，发现随着高温作业工人作业工龄增加及年龄的增加，空腹血糖受损（IFG）和糖尿病异常检出率增加。

（四）水

在高温环境中进行体力劳动，因外界温度高，不利于机体散热、导致体内热蓄积、体温升高，人体为了散热而产生一系列生理反应，出汗便是其中之一。常温下，体内水的排出以经肾脏为主，但在高温环境中，机体主要通过汗液蒸发来散发体内的热蓄积，皮肤出汗便成了排水的主要途径（表 20-4）。

表 20-4 不同气温下人体安静时经皮肤与呼吸道水排出情况

气温 /℃	气湿 /%	总的水分排出量（单位：g/min）	呼吸道排出		皮肤排出	
			排出量（单位：g/min）	占总量比例 /%	排出量（单位：g/min）	占总量比例 /%
10	75	0.6	0.2	30.0	0.4	70.0
18	70	0.7	0.2	22.9	0.6	77.0
28	55	1.7	0.1	7.7	1.6	92.3
35	50	3.3	0.1	3.4	3.1	96.6
45	35	6.2	0.1	1.5	6.1	98.5

引自：张国高．高温生理与卫生．1989.

高温环境中的出汗量取决于热强度和劳动强度以及相对湿度，夏季正常人每人排汗 1～3L，中等强度劳动达 6～8L，足球运动员竞赛时为 2～7L，部队行军、训练为 4～12L，每小时出汗率为 0.6～0.7L，高达 1.5～2.0L。汗液是一种低渗性体液，其中 99% 以上是水分，固体成分为 0.3%～0.8%，其中主要是电解质成分，包括氯化钠、常量元素和微量元素、氨基酸以及生物活性物质。因此，大量出汗可引起大量的水和盐丢失，出汗多时每天随汗丢失的氯化钠可达20～25g，甚至30～40g。

体内缺水会引起血液浓缩，循环血量减少，脉搏加快，体温增高，机体的耐受力明显下降。一般认为失水不应超过体重的1.5%，当机体缺水达到体重的2%～4%时，机体明显不适，感到口渴、头昏、头痛、视力减弱、作业能力下降。如急性缺水达到体重的5%～10%时，可出现缺水性衰竭，如急性缺水达到体重的18%～20%时，可昏迷致死。

高温环境中，保持各种体液的正常含水量对维持人体内环境稳定和保持良好的耐力都十分重要。首先，水对调节体温有重要作用，因为水是比热较高的流体，它可以吸收较多的热而本身温度变化不大。作为体液主要成分的水，能通过血液循环和体液交换将体内的热迅速送至体表经皮肤而散发。所以水在这方面的作用是机体其他成分无法代替的。而水作为汗液的组成成分，又在皮肤表面通过蒸发气化而起散热作用。每克水在37℃完全蒸发时约吸收能量2.510kJ（600cal），散热效率是很高的。其次，保持体液的正常含水量对维护人体生理生化功能也十分重要，因为水是良好的溶剂，多种营养物质和代谢产物主要是溶解于血浆和细胞间液的水中进行运输的。又由于水的溶解力强，体内许多物质都能溶于水，而溶解和分散的物质容易起化学反应，所以水对于促进人体内许多化学反应是十分重要的。

高温环境下因大量出汗而失水时，可产生血液浓缩，血浆容量和细胞外液减少，体温调节障碍，体温升高，能量代谢和蛋白质分解代谢增加，心跳加快，尿量减少以及其他一系列生理生化变化，从而导致疲乏无力、工作效率下降、热适应能力显著降低。

（五）矿物质

1．钠　钠对保持体液的渗透压和体液平衡、维持肌肉的正常收缩和保持酸碱平衡都具有重要作用。高温可引起人体钠代谢明显改变，主要表现在因大量出汗，使钠排出显著增多。钠排出的多少，取决于汗钠的浓度和汗液排出量。高温下因大量出汗而失盐过多时，可引起电解质平衡的紊乱。若只补充水分而不及时补充盐分就会造成细胞外渗透压下降、细胞水肿、细胞膜电位显著改变，引起神经肌肉兴奋性增高，导致肌肉痉挛。同时，钠是细胞外液的主要阳离子，大量出汗引起的失钠使人体内阳离子总量减少，为使阴阳离子平衡，碳酸相应地减少，因而降低了血浆中碳酸盐缓冲系统的比例、血液pH值下降，可能引起酸中毒。

另一方面，因出汗而大量损失水和盐时，如不及时补充，即可出现一系列失水和失盐症状。与体液相比，汗液是一种低渗液，如果大量出汗而不补充水，使失水大于失电解质，到一定程度即可出现以失水为主的水和电解质的代谢紊乱。此时出汗减少、体温上升、血液浓缩、口干、头昏、心悸，严重时发生周围循环衰竭。如大量出汗只补充水而不补充盐则可出现以缺盐为主的水和电解质代谢紊乱，主要表现为肌肉痉挛。以上两种情况在临床上均称为中暑。因此，对于大量出汗的高温环境作业人员，必须注意其水和盐的补充，这是高温营养保障中具有重要意义的措施之一。

2．钾　正常成人体内约含钾15 640mg，80%分布于细胞内液，在细胞内维持渗透压的总离子量中钾约占一半，因此钾对于维持细胞内液及细胞容量有重要作用。同时，体内钾离子的动向与水分、钠离子和氢离子的转移有密切联系，钾代谢失常往往导致水的分布及酸碱平衡的紊乱。血钾浓度对心脏活动有重要作用，血钾降低时心脏容易产生期前收缩及其他心律异常。高温作业人员大量出汗可引起钾的大量丢失，汗中钾的排出量仅次于钠。

近年来已提出缺钾可能是引起中暑的原因之一，因而高温环境作业人员的补钾问题也应引起重视。

高温环境作业人员不仅因出汗丢失大量的钾（每天可失钾 3 910.2mg），而且在大量出汗、血钠降低、血容量减少的情况下，近肾小球细胞感受这些变化后刺激肾素分泌，通过肾素 - 血管紧张素 - 醛固酮作用系统，使醛固酮分泌增加，使尿钾排出量显著增加，每天可达 1 798.7～2 932.6mg。这样通过汗和尿排出钾的总量就会超过摄入量而引起负平衡。

由于钾对保持人体在高温环境中的耐力和防止中暑有重要作用，有人主张对高温环境作业人员的补盐应采用包括钾在内的含多种电解质的矿物质，而不是单纯补充氯化钠。

3．钙　钙的生理功能涉及诸多方面，如维持正常骨代谢和心脏的功能，参与调节神经、肌肉兴奋性，影响毛细血管通透性，参与调节多种激素和神经递质的释放，还能激活多种酶调节代谢过程及一系列细胞内生命活动等。

通常汗液中钙的排出量每天仅为 15mg，在高温环境中可因出汗而使钙排出增加。研究报道在 37℃环境中每小时汗钙排出量为 20.2mg；在 40～50℃高温机舱内连续工作 4 小时，汗中排出的钙达 143～253mg。对高温钢铁作业人员的营养状况进行调查时发现在 WBGT 指数在 30～35℃时，中体力劳动强度的高温作业工人工间汗钙的排出量为（77.1 ± 13.4）mg，而重体力劳动强度工人钙的排出量升高为（93.3 ± 12.6）mg；当 WBGT 指数升高为 35～40℃时，重体力劳动强度工人汗钙的排出量升高为（115.1 ± 15.6）mg；WBGT 指数升高为 40～43℃时，重体力劳动强度工人汗钙的排出量达（128.2 ± 15.9）mg。可见，高温作业环境下汗钙的流失随着体力劳动强度的增加和作业环境温度的升高而逐渐升高。

4．镁　镁在维持神经肌肉兴奋性方面具有重要作用，缺镁时可引起神经肌肉兴奋性亢进，表现为肌肉震颤、手足搐溺、反射亢进、共济失调，有时出现听觉过敏和幻觉，严重时出现谵妄、精神错乱、定向力失常，甚至惊厥、昏迷等。

高温能引起汗和粪镁排出增加导致负镁平衡。在热区夏季军事训练时，未适应前汗镁浓度可达 21.49mg/L，每日由汗排出的镁为 53mg，粪为 207.6mg，尿为 41.8mg，体内出现负镁平衡（−124.4mg/d）。热适应后，汗和粪镁排出量显著下降，分别降至 33.6mg/d 和 163.0mg/d，尿镁下降不明显，为 39.1mg/d，仍呈负镁平衡（−3.6mg/d）。

5．微量元素　高温环境作业人员由大量出汗而失去一定的铁、锌、铜、锰、硒等微量元素。根据报道，男性汗液中含锌量平均为（960 ± 435）μg/L，女性平均为 507（400～680）μg/L。男性汗液中铁含量平均为（630 ± 587）μg/L，女性平均为 163μg/L。男性汗液中含铜量平均为（1 425 ± 505）μg/L，女性平均为 1 532μg/L。男性汗液中含锰量平均为（24 ± 14）μg/L，女性平均为 17μg/L。美军报道，在气温 37.8℃下坐位轻度劳动 7 小时，每天汗中微量元素排出量分别占摄入量的百分比为：锌 18%，铜 40%，铬 6.9%，锰 2.3%，钼 35.5%，镍 41%，铅 50%；每天汗中钴平均排出量为 18μg，碘为 20μg。当热适应以后，这些微量元素丧失量可减少。从这些数据可以看到，大量出汗时，微量元素的丢失是相当可观的，在某些情况下，可加重微量元素的缺乏。因此，高温环境作业的人员营养供给，应充分考虑微量元素的平衡。

（六）维生素

有关高温环境对维生素代谢的影响，在水溶性维生素方面研究较多，主要集中在维生素 C、维生素 B_1 和维生素 B_2，脂溶性维生素研究较少，主要集中在维生素 A。但结果也不尽一致，这可能是由于所研究的热环境温度和湿度、劳动强度、热环境暴露时间、膳食中维生素含量、个体差异以及所采用的测定方法等不同所致。

关于热环境下水溶性维生素的代谢，一种意见是高温使维生素消耗增多，但补充维生素不能提高耐热力。另一种意见认为高温下机体维生素含量下降，补充维生素后能提高耐力，加速热适应。维生素可能通过垂体 - 肾上腺系统提高机体应激反应能力，或通过神经系统和酶系统来调节物质代谢，以改善生理功能，达到增强体力、提高耐力的功效。

1. 维生素C 高温环境对人体维生素C代谢的影响可能有以下两个方面：

(1) 从汗液中丢失：人体汗液中含有一定量的维生素C，其含量自0～1 100μg/100g不等。因此在大量出汗时，常有一定量的维生素C随汗丢失。

(2) 高温环境下机体对维生素C需要量增加：在热应激时，下丘脑 - 垂体 - 肾上腺皮质系统功能增强，糖皮质激素分泌增多，而维生素C是合成糖皮质激素的辅助因子，神经递质如5-HT和多巴胺的羟化也需要维生素C参与。在维生素C摄入量不变的情况下，进入高温环境后，血浆和白细胞中维生素C含量降低。若要血浆维生素C含量达到正常水平，需摄入更多的维生素C。据报道，钢铁厂的高温环境作业工人，每日从膳食中摄入维生素C 84.5mg，其维生素C营养状况仍不能达到饱和试验的规定指标。当将其每日摄入量增加到180mg以上时，才能达到规定指标。又如，在高温下35℃每日摄入维生素C 100mg即可使血浆维生素C达到正常水平（0.8～1.2mg/100g），而在炎热环境（40℃以上）中要补充140mg才能达到这一水平。矿工在热适应期间，每日需维生素C 250mg才能保持血清维生素C在正常水平，每日补充250～500mg可加速热适应。也有研究表明，大剂量维生素C可提高夏季行军能力，并抑制体温上升，减轻血液浓缩和疲劳。还有研究报道，在45～50℃中作业的暖房工人，需每日补充维生素C 150mg才能满足需要。

上述研究报道证明，高温环境作业人员的维生素C需要量增加，应根据高温程度和劳动强度给予维生素C补充，使每人每日维生素C摄入量达到150～200mg。

2. 维生素B_1 高温环境下作业人员对维生素B_1的需要量增加。可表现在以下5个方面：

(1) 在维生素B_1摄入量不变的情况下，进入高温环境后人体尿中维生素B_1排出量减少，并且维生素B_1饱和试验也发现作业者中维生素B_1缺乏者夏季多于冬季。

(2) 高温环境中人体由于出汗而丢失一定量的维生素B_1（人体每100ml汗中维生素B_1含量大多在0～15μg）。有报道高温下身着防毒服作业时汗液中维生素B_1含量为（452±220）μg/L，维生素B_2为（312±174）μg/L，维生素C为（33 304±1 200）μg/L。

(3) 补充维生素B_1能增强高温环境作业人员的劳动能力，并明显提高机体耐受高温的能力。据报道，给高温环境作业人员每人每日2片硫酸苄硫胺（共10mg）或给予含有维生素B_1、维生素B_2、泛酸钙和含维生素C的复合维生素片时，较明显地抑制了通常易于在高温环境作业中出现的体重下降，而原来诉有口渴、倦怠、食欲不振、心悸、恶心、眩晕、手指发抖、气喘、头痛等症状的高温环境作业人员半数以上症状消失。

(4) 当在高温环境中体温调节出现障碍时，可出现体温升高、能量代谢增强。为了满足碳水化合物代谢增加的需要，维生素B_1的需要量相应增加。

(5) 有研究报道，在45～50℃中作业的暖房工人需每日补充维生素B_1 3mg才能满足需要。

3. 维生素B_2 高温作业时，汗中维生素B_2的浓度可达0.11～0.24μg/ml，若以每日出汗量5L计算，每日由汗液丢失的维生素B_2可达0.55～1.2mg。有人报道，由汗丢失的维生素

B_2 甚至比随尿排出还多，高温作业工人作业 8 小时汗和尿维生素 B_2 排出量分别为 0.159mg 和 0.090mg，由汗排出的维生素 B_2 的量是尿排出量的 1.8 倍。维生素 B_2 饱和试验发现，高温作业者每人每天应摄入 3.2mg 的维生素才能基本满足机体的需要。此外，有报道发现在炎热环境中从事劳动强度较大的体力活动时，除每日由膳食摄入维生素 B_2 0.7～0.9mg 外，还应每两天补充维生素 B_2 5mg。

4．维生素 A　高温环境对机体维生素 A 代谢影响的研究报道较少。有实验报告指出，用缺乏维生素 A 的饲料喂养大鼠，在高温下引起维生素 A 缺乏症最快，动物热致死时间缩短，较缺乏维生素 B 更易死亡，如补充维生素 A 则可延长存活时间。有报道发现当环境温度由 25℃升高到 34℃时，大鼠血浆和肝脏中维生素 A 浓度分别下降 54% 和 17%。另有人观察到，进食平衡膳食的船员航行到热带地区时血浆维生素 A 浓度降低，而离开热带后又恢复正常。有报道热区雷达操纵员每日维生素 A 推荐摄入量应为 13 000IU（3 900μg RE），才能使血清维生素 A 保持在较高水平。有调查发现，部分高温作业工人的暗适应时间明显延长，平均为（155±26.3）秒（正常值在 30 秒以下），其中不少工人反映晚上看物不清楚，提示有维生素 A 不足的可能。这些研究提示高温环境可能使人体对于维生素 A 代谢加快，需要量增加。

二、高温环境下的营养需要

（一）能量

高温能引起能量代谢明显改变，使能量消耗增加，因此多数人主张高温作业人员应适当增加能量供给量。当环境温度在 30～40℃时，应在现行 RNIs 的基础上，按环境温度每增加 1℃，则应增加能量 0.5% 作为高温环境作业人员的能量推荐量摄入量。也就是说，在热环境下作业人员的能量推荐摄入量应比温带增加 5% 为宜。

（二）蛋白质

国内外对热环境中蛋白质代谢和需要量的影响有几种意见：①一种意见认为在热环境中从事体力劳动时，汗氮丢失多，蛋白质的需要量增加；②一种意见认为热环境适应者，汗氮浓度未见明显增高，即使增加，尿氮大多数代偿性降低，因此在热环境中没有必要增加蛋白质供给量；③还有一种意见认为蛋白质具有较强的食物特殊动力作用，可增加机体的热应激反应，故增加热接触者膳食的蛋白质摄入量不一定合适。

多数研究认为增加适量的蛋白质膳食，对高温作业人员是非常有必要的。研究表明，一定程度的高蛋白膳食对提高耐热力和改善其他热生理功能反应，都较低蛋白膳食为好。高温作业人员的蛋白质推荐摄入量可稍高于常温条件下的推荐摄入量，但也不宜过高，以免加重肾脏负担，特别是在饮水供应受到限制的情况下更应注意。蛋白质的供应量可占总能量的 12%～15% 为宜，应充分提供营养价值较高的完全蛋白质。

（三）碳水化合物

碳水化合物与机体蛋白质代谢有密切关系。有研究报告，如饮用含 1% 糖盐汽水时能使尿素形成正常化，并能降低随尿排出的氨基酸和肌酐量，因此认为糖能促进蛋白质分解产物的再利用。此外，糖类不仅可以促进机体热适应，提高机体对热的耐受性，而且对高温作业者的水盐代谢调节有积极作用，有人建议，高温作业条件下碳水化合物供给量不应低于总能量的 58%。

（四）脂肪

有关高温作业人员脂肪的需要量问题研究不多。过去有人曾提出高温车间工人应提供较多的脂肪，并经实验证明脂肪对高温作业工人不但无害，反而对保持水分有利。有实验也发现，高温条件下给高脂饲料，大鼠与小鼠饮水与排尿均少。但近年多数意见认为，高温作业人员食欲普遍降低，喜吃清淡而厌吃油腻食物。目前认为，高温作业人员膳食脂肪摄入量宜占总能量的18%左右，不应超过30%。

（五）矿物质

由于高温环境造成矿物质大量丢失，因此及时补充矿物质具有重要意义。虽然目前已知通过汗液丧失的矿物质有钙、钠、钾、镁、锌、铜、铬、锰、镍、碘、钴等，但高温环境具体应供给多少，各学者提出的数量尚不一致，但认为至少不应低于我国制定的DRIs。

对于氯化钠的供给量，多数人观点较一致，每日供给量应视出汗量而定，一般应达15～25g。如果全天出汗量＜3L，食盐需要量应为15g；出汗量每天在3～5L，食盐需要量为15～20g；若出汗量＞5L，则需要量为20～25g。关于热环境下其他矿物质的供给量，有学者建议：钾的供给量为2.737～3.128g；镁的供给量适当高于常温作业者的供给量，为350～400mg/d；钙的供给量应较常温作业者高，应达到每人每日800～1 000mg；铁的供给量则应在常温作业者的供给量基础上增加10%～20%；锌的供给量不论对于成年高温作业者或对于夏季条件下，均不应低于15mg。其他一些微量元素的每日供给量如下：铜2.2mg/d，铬55μg/d，锰3.85mg/d，钼66μg/d，氟1.65mg/d。

（六）维生素

由于多数水溶性维生素可随汗排出，且消耗增多，需要量也相应增加，及时补充十分重要。高温作业者维生素的供给量，主要以增加水溶性维生素为主，维生素C每人每日应为150～200mg，维生素B_1为2.5～3.0mg，维生素B_2在常温作业者的基础上增加1.5～2.0mg。也有学者建议高温作业者上述三种水溶性维生素的供给量在常规基础上可都增加10%。同时，维生素A供给量亦应高于常温作业者，建议每人每日摄入量为1 500μg RE。

第三节　高温环境作业人员的营养保障

一、高温环境作业人员的合理膳食

高温环境可引起作业人员水盐代谢和各种营养素代谢的改变并使食欲减退，为保护高温环境作业人员的健康，防止高温对人体健康的损害，使其保持高温作业能力，需采取合理的营养保障措施，以保证高温作业人员的营养需求。

1. 膳食指导原则　高温环境作业人员的膳食指导原则应适应上述营养素代谢的特点，即能量和各种营养素适当增加。能量供应一般容易达到推荐摄入量，高温环境作业人员能量摄入不足的主要原因往往是消化功能和食欲下降。因此，必须通过合理膳食的精心安排、调配及多样化烹调，以增进食欲，使高温环境作业人员摄入足量的营养素。

（1）食物多样、平衡膳食：高温作业人员的能量供应一般容易达到供给量标准，能量不足的原因往往是食欲下降所致。因此，改善伙食，增进食欲是使高温作业者摄入适宜能量的重要手段。蛋白质含量丰富的食物是动物性食品和豆类。动物性食品蛋白质不仅含量高，利用率也较高，但脂肪含量较高，能影响高温作业者的食欲和消化吸收，因此宜选择脂肪含量相对较少的瘦肉、禽肉、蛋类、鱼肉等。鱼类，尤其脂肪含量少的鱼肉，除具有较高生物价外，尚能保证胃在其作用初期有相当的兴奋性，并且鱼肉具有易于消化，在胃内停留时间较短的优点。

膳食供应的蛋白质约占总能量的 12%，并适当注意优质蛋白质的供应。瘦肉、鱼、蛋、牛奶、黄豆及豆制品等都是优质蛋白质的良好来源。脂肪占总能量的 25%～30% 即可，适量脂肪可增加菜肴香味、促进食欲，但不宜过多。豆类食品不仅蛋白质含量高，矿物质含量也相当丰富。绿豆中每 100g 含钾 787mg、镁 125mg、钙 81mg、铁 6.5mg、锌 2.18mg、硒 4.28mg、铜 1.08mg、锰 1.11mg 等，常被作为防暑降温食品。

（2）摄入足量的常量元素和微量元素：膳食不仅提供氯化钠，而且还是其他各种矿物质的来源，如蔬菜含有丰富的钾和钙，米面、豆类和肉类都含有丰富的钾和镁。这些食物对于因出汗而丢失了大量钾、钙、镁的高温环境作业人员都是很适宜的。由于缺钾是引起中暑的原因之一，因此高温环境作业人员的膳食中应多配一些含钾丰富的食品。

高温出汗丢失较多的铁、锌等微量元素，故对高温环境作业人员的膳食应注意微量元素的补充。动物性食物如肝脏、瘦猪肉、牛羊肉不仅含铁丰富，而且吸收率很高。植物性食物则以黄豆、鸡毛菜、毛豆等含铁较高。锌来源广泛，动物性食物含锌较丰富且吸收率高。每千克食物含锌量如牡蛎、鲱鱼都在 1 000mg 以上，肉类、肝脏、蛋类则在 20～50mg。

蔬菜和水果中含有丰富的矿物质，如钙、磷、铁、钾、钠、镁、铜等，是膳食中矿物质的主要来源。一般绿叶蔬菜每 100g 含钠 60mg 左右、钾 200mg 以上、钙在 50～150mg、镁 20～30mg，还含有丰富的铁、锰、硒、铜等。

（3）及时补充水分：由于含盐饮料通常不很受欢迎，而通过膳食给予水和盐比较容易接受，因此，应在膳食供应中作出相应安排。例如把汤做得好些，如菜汤、鱼汤、肉汤交替选择，既补充水分和盐分，又可增进食欲。当然，如果出汗量很大，全部依靠膳食来补充水和盐就不够及时，应在两餐之间或在高温现场及时补充含盐饮料。

（4）供给充足的维生素：高温环境作业人员对维生素 C、维生素 B_1、维生素 B_2 和维生素 A 的需要量增加，膳食中应供给这些维生素较多的食物。新鲜蔬菜和水果是维生素 C、胡萝卜素、维生素 B_2 和叶酸的重要来源。蔬菜中维生素 C 的分布以代谢旺盛的组织（叶、花及茎）含量最丰富。维生素 C 与叶绿素的分布也是平行的，深绿色蔬菜维生素 C 含量一般均在 30mg/100g 以上。含维生素 C 丰富的蔬菜有青椒、菜花、雪里蕻等。胡萝卜素在绿色、黄色或红色蔬菜中含量较多，如胡萝卜、南瓜、苋菜含量较多。水果中含维生素 C 丰富的有鲜枣、草莓、猕猴桃、山楂及柑橘类。水果中胡萝卜素含量较高的是芒果、杏、枇杷等。为了满足高温作业人员对矿物质和维生素的需要，在膳食中蔬菜和水果要占有较大比例。

由于膳食中有些维生素不易达到上面所提出的推荐量，应根据具体情况适当给予维生素制剂或强化饮料、强化食品给予补充。

（5）制定合理膳食制度：膳食制度是指将全天的食物按一定的次数、一定的时间间隔和一定的数量和质量分配到各餐的一种制度。制定合理膳食制度的目的是保证食物充分消化吸收和保持正常的食欲。由于高温作业对消化腺活动有明显的抑制作用，因此高温作业人员膳食制度应不同于非高温作业人员。膳食调查发现，工人在夏季炎热期间食欲普遍下降，饭量减少，尤以高温作业工人明显，一般饭量减少。有些地区高温作业工人午餐量大，且脂肪性食物较多，又无午间休息，饭后立即劳动，不能保证胃肠道血液充分供给，不利于消化和吸收，同时由于出汗多，氯离子损失多，加之大量饮水冲淡了胃液，降低了消化能力，较易引起胃肠道疾患。因此有人建议，高温作业人员早餐应占总热量的35%，中餐占总热量的30%，晚餐占35%。主食不宜放在工作时间内进食，而应在下班后1小时后进食，以避免高温对消化道的不良影响。班中餐（作业人员在工作期间的用餐）需合理搭配，以满足作业间能量需要。宜减少油脂的摄入，食物适当调味，并脱离高温环境用餐，以促进食欲和消化吸收。

2. 足量饮水，合理选择饮料　高温环境作业时，由于出汗而在短期内丢失大量的水和矿物质，每人每日出汗量为4～8L，高者在10L以上。应及时补充以防止因水和盐丧失过多而出现中暑症状。应在高温环境作业岗位附近设置供应饮料的设施并提供充分的饮料，以便高温环境作业人员及时饮用。

（1）水的补充量：高温环境中水的补充量以多少为宜意见并不完全一致。一般认为，出汗量多少是与热强度和劳动强度大小呈正相关，因此，出汗量可作为评价热强度和劳动强度的综合指标、我国劳动者4小时出汗量的安全上限为3.5L，但有人提出，一个人劳动日出汗量6L为生理最高上限。水的补充问题应以保持人体内水的平衡为原则，摄入的水过多或过少对机体都是不利的。因为摄入的水分过多，超过出汗量，这超过部分的水不是以汗而是以尿的形式排出体外，这对人体散热和体温调节并无好处，反而会增加心脏和肾脏的负担。而摄入的水分过少，不能补偿因出汗而丢失的水，则可引起机体不同程度的失水。因此，如何使摄入的水量适宜，又能很好地保持人体内水的平衡，是高温环境中水和盐补充的一个最主要问题。

通常人们多凭口渴饮水，在静态非热应激条件下，凭口渴感喝水可以准确地调节机体的水量。在热应激时，口渴感落后于机体真实的缺水情况，自发饮水在失水大于体重的2%时才开始，这时口渴感已有很久，并且仅凭口渴感喝水，在热应激失水停止后，摄水仍需继续数小时。因此，高温环境作业时下不应仅凭口渴感摄水，要指导高温环境作业人员摄水多于口渴需要量，并鼓励在热应激时饮水。

有人通过观察比较了在高温环境中凭口渴饮水、限制饮水和及时按出汗量饮水3种饮水方式对受试者的生理学反应。结果表明，及时按出汗量饮水最好，凭口渴随意饮水次之、限制饮水最差。在实际生活中，严格按照出汗量补充水分实行起来常有一定困难，因此凭口渴感随意饮水也许是一种简便易行的方法，但要防止饮水量显著超过或低于出汗量。比较切实可行的办法是对特定的高温环境作业人员按日常出汗量波动幅度规定一个合理的饮水范围。高温环境下适宜的摄水量可参考表20-5、表20-6和表20-7。个人饮水变异为0.24L/h。饮水量一般每小时不应超过1.4L，每天不超过11L（注意其他特殊条件可能需要量超过11L/d）。食物可以延缓胃肠道吸收水分，低渗性液体（纯水和低浓度的碳水化合物饮料）比高浓度的碳水化合物饮料排空快，高浓度的碳水化合物、蛋白质，特别是脂肪阻止水的吸收。

（2）矿物质的补充：由于汗中矿物质的成分主要为氯化钠，因此关于矿物质的补充首先应当考虑食盐的补充问题。①食盐补充条件：高温环境作业中，如果出汗不太多，此时汗盐排出量虽然有所增加，但人体能通过肾上腺皮质醛固酮分泌增加而使尿盐排出量减少，从而使氯化钠的排出总量维持在一个适宜的水平或仅稍有增加，这时就不需额外补充食盐。如果出汗量很多且汗盐排出过多时，尽管通过醛固酮的作用可使尿盐排出量有所减少，但

表 20-5　不同气温与劳动强度的饮水量

气温 /℃	劳动过程的适宜饮水量（单位：L/h）		
	中度劳动	重度劳动	极重度劳动
41～45	0.86～0.97	0.97～1.11	1.09～1.25
36～40	0.71～0.83	0.78～0.93	0.88～1.04
31～35	0.56～0.68	0.60～0.74	0.67～0.84
25～30	0.38～0.53	0.38～0.56	0.42～0.62

引自：候悦．军队卫生学．1998.

表 20-6　不同气温与劳动强度的全日需水量

气温 /℃	全日需水量（单位：L/d）			
	轻度劳动	中度劳动	重度劳动	极重度劳动
41～45	3.6	10.5～11.4	11.4～12.5	12.3～13.6
36～40	3.5	9.2～10.1	9.8～10.9	10.5～11.9
31～35	3.4	7.9～8.8	8.2～9.4	8.8～10.1
25～30	3.3	6.3～7.5	6.3～7.8	6.7～8.3

引自：候悦．军队卫生学．1998.

表 20-7　不同 WBGT 指数与劳动强度的每小时饮水量

工作地点 WBGT 指数 /℃	劳动过程的适宜饮水量（单位：ml/h）		
	轻度劳动	中度劳动	重度劳动
25～30	310	380～530	380～560
31～35	330	560～680	600～740
36～40	380	710～830	780～930
41～45	480	860～970	970～1 110

引自：国家卫生行业标准《高温作业人员膳食指导》（WS/T 577—2017）。

由汗和尿排出的总盐量仍将显著增加，这就需要及时补充食盐。如果连续几天虽有大量出汗，但机体的调节功能能够产生适应性反应，此时不仅尿盐进一步减少，而且汗盐浓度在几天内也会显著降低，从而使盐的总排出量回降，此时即使不额外补充食盐或仅补充少量食盐亦可保持人体氯化钠代谢的平衡。由此可见，特别需要补充食盐的时间主要是在刚进入高温环境的头几天，其他时间则可以少补充或甚至不补充。以往对于高温环境作业中汗盐的损失总是强调多补充食盐，但近些年来发现过多的钠对身体不利，可对心血管系统产生不良影响，甚至引起高血压。所以，对于盐的补充采取了比以前谨慎的态度，强调不应以片剂和补充剂的形式补充盐。全面了解这些将能更合理地安排高温环境作业人员食盐的补充。②高温环境作业人员的食盐需要量和补充方式：高温环境作业中的食盐需要量及补充方式须根据出汗量来确定，但各家意见颇不一致，认为不需要通过补充剂的方式来补充盐。具体可参考表 20-8 中所列的食盐需要量及补充方式。食盐饮料中氯化钠的浓度以 0.1% 为宜。③其他矿物质的补充：随汗流失的矿物质成分除钠外，还有钾、钙、镁以及一些阴离子，如氯、磷酸根、硫酸根等。有人对大量出汗者试用了含有多种盐类的盐片，每片含有钠离子144mg、钾离子244mg、钙离子20mg、镁离子12mg、柠檬酸盐445mg、乳酸盐89mg、氯离子266mg、硫酸根离子48mg、磷酸根离子119mg，每天2～4片，溶于饮料中摄入，其效果优于单纯的食盐片。给热环境下运动的人补充葡萄糖电解质溶液，每升含钠离子17mmol、钾离子3.5mmol、磷酸根6mmol、氯离子12mmol、葡萄糖30g，结果体温、汗液丢失速度、血清钠的升高都比不补充、只补充水或只补充0.1%氯化钠溶液好，直肠温度上升较小，作业效率明显改善。

表20-8 高温作业食盐需要量及补充方式

出汗量（单位：L/d）	食盐需要量（单位：g/d）	摄入及补充方式
<3	15	膳食
3～5	15～20	膳食，少量含盐饮料
>5	20～25	膳食，较多含盐饮料

引自：于志深，顾景范．特殊营养学．1991.

（3）饮料的温度和饮用方式：饮料不可过热，过热会增加出汗，但也不宜太冷，太冷的饮料对正在受热的机体是一种强烈的不良刺激。全国防暑降温工作会议曾提出以10℃左右为高温环境作业冷饮的最适温度。

关于饮料的饮用方式，已经肯定高温环境作业中以少量多次饮用为好。其优点是可减少高温环境作业中身体的缺水，减少直肠温度的升高，可避免因过量饮水而加重心脏和肾脏的负担。曾报道，高温环境中90分钟内同样饮用1 000ml的水，结果一次饮用1 000ml者，水债多，直肠温度变化大，尿量多；而采取多次少量饮用者则水债少，直肠温度变化小，尿量也少，明显优于一次大量饮用。

（4）饮料的选用：在选择饮料时，要注意其成分组成。可首选含适量矿物质的饮料。咖啡、含咖啡因的饮料、苏打水、未稀释的果汁、牛奶等对高温作业者有不良作用，应避免选用。

为补充盐分可选用部分含盐饮料，同时仍应备有不含盐饮料。含盐饮料可选用盐开水、盐汽水及盐茶，含盐浓度均以0.1%～0.2%为宜。

不含盐饮料可选用白开水、茶水、柠檬酸水，或由酸梅糖浆、陈皮糖浆、山楂糖浆等配成饮料等。对市售各种饮料的选用，应当采取审慎的态度。白开水虽不可口，但容易被胃肠道吸收，同样可以达到理想的目的，均为基本的饮料。

茶水为我国人民传统的饮料，具有解渴、生津、提神的作用。如果需要也可按0.1%含盐量配成盐茶。盐茶能减轻疲劳，改善体温、脉搏、血压和心率的变化。

由酸梅糖浆、陈皮糖浆、山楂糖浆等配制的饮料，除能补充水分外，还能补充矿物质、维生素和糖分，具有饮用可口、止渴、加速热适应等优点。

碳酸饮料含有糖，可使水吸收减慢，可以产生饱腹感，导致摄入量减少，对于大多数人并不推荐他们用碳酸饮料代替水。

酒精类饮料可以使胃肠吸收失常、血管舒张、出汗、判断力减弱、增加尿量，因此在热应激时是有害的，不应作为补水饮料。

3．促进食欲和消化的措施　如前所述，环境高温作用于机体后通过神经传导将高温刺激传给体温调节中枢，而后通过体温调节中枢与摄食中枢之间的联系，对摄食中枢产生抑制性影响。因此要改善食欲，必须尽可能在就餐过程中解除高温刺激。下述办法可供选用：①为高温环境作业人员安排凉爽的就餐环境。②为高温环境作业人员安排合适的淋浴场所，在离开高温环境进入食堂之前提供淋浴机会，冲去全身热汗，使之能凉爽舒适地进入食堂饮食。③在进餐前饮用适量的冷饮也可促进食欲，但量不宜过多，饮料温度不要低于10℃。④在配餐中配一些凉稀饭和美味凉菜及凉汤，既可补充水盐又能促进食欲。在进餐前先喝点饮料或汤，能解除因饮水中枢的兴奋而引起的摄食中枢的抑制，菜汤、肉汤能促进消化液的分泌，有助于促进食欲。⑤由于高温环境会引起消化液分泌减少，故应在膳食中增加能促进消化液分泌的调料，如葱、姜、蒜等各种调味料，既可促进食欲又可促进消化。此外，增加维生素 B_1 的摄入量也有促进食欲和促进消化的作用。另外，食醋在炎热环境中具有刺激人体胃液分泌和改善食欲的作用。

二、提高人体热适应能力的营养素和食物功能因子

高温对营养素代谢可产生不同程度的影响，而已有研究结果表明，许多营养因素具有促进热适应，提高热耐受能力的作用。这些营养因素主要集中在微量营养素、药食两用植物和一些防暑降温饮品方面。有关营养素促进热适应能力的研究目前多为动物实验结果，人体资料不多，进一步深入研究不仅具有一定的理论意义，还具有广泛的应用价值。

（一）维生素

许多实验研究指出，某些维生素可明显提高机体的热耐受能力。有报道显示给热暴露大鼠每日补充维生素 B_1 40mg/kg，可使动物的游泳时间和热致死时间显著延长，热致死率显著降低，表明维生素 B_1 有明显提高动物热耐受能力作用。在湿热气候条件下行军，如每日补充 1 000mg 维生素 C，可有效抑制体温上升，改善血液循环，减轻疲劳。以果蝇为热暴露动物模型，观察维生素 B_1、维生素 B_2、维生素 C、生物素、叶酸、吡多醛、烟酸、维生素 A、维生素 E 及泛酸钙 10 种维生素的提高热适应能力的作用，发现除维生素 B_6 和烟酸外，其他 8 种维生素均能显著提高热暴露果蝇的存活时间及热应激蛋白（Hsp70）的含量。日本学者多次用维生素 B_1 或维生素 B_2 及其衍生物来提高机体的热耐受能力取得良好效果。如维生素 B_1 衍生物 TTFD 25mg 可明显提高高温劳动者的劳动能力，每日剂量 50mg 或 200mg 时效果更好；维生素 B_2 也有作用，甚至比 B_1 的效果好。给高温工人每日 10mg 硫酸苄硫胺或复合维生素（含维生素 B_1、维生素 B_2、维生素 C 各 2mg、2mg、35mg，泛酸钙、柠檬酸、柠檬酸钠各 5mg、50mg、100mg）连续 60 天，可改善高温作业引起的身体不适和其他自觉症状。苏联学者给高温劳动者补充维生素 B_1、维生素 B_2、烟酸、维生素 C 和维生素 A 的维生素复合剂一年，发现对改善神经系统和肌力有明显作用。

（二）微量元素

以果蝇为热暴露动物模型观察 Zn、Fe、Cu、Se、Co、Si、Sn、Ni、Mo、Mn、Cr、V 等十二种微量元素提高热适应能力作用时，发现 Zn、Fe、Se、Sn、Si、Mo 能显著提高热暴露果蝇的存活率及 Hsp70 含量。用受热 K_{562} 细胞观察 Fe 的作用，发现 Fe 能使 K_{562} 细胞 Hsp70 mRNA 的转录增强，细胞凋亡减少等；另有研究发现，锌能显著提高小鼠高温游泳和耐缺氧时间，延长致死高温环境中的动物存活数，促进热暴露大鼠垂体 POMC mRNA 表达，使 POMC 衍生肽（ACTH、β-EP）合成增加，抑制高温触发的血液白细胞凋亡等。观察由锌、铁、铜、锰、

钾、钠、镁等和维生素组成的复合微量营养素提高热适应能力的作用，发现该复合剂能显著提高热暴露果蝇的存活率、延长小鼠的热致死时间和游泳时间；能明显增加热暴露大鼠肝细胞糖皮质激素受体（GR）结合活性，抑制肝组织磷脂酶 A2（PLA2）活性升高；能显著提高热暴露大鼠血清 SOD 活力，抑制血清 MDA 含量显著增加；能显著提高热暴露果蝇的 Hsp70 含量。结果表明，复合微量营养素具有提高热适应能力的作用，其作用机制与改善神经内分泌调节、提高抗氧化功能和增加 Hsp70 合成有关。

（三）氨基酸

以果蝇为热暴露动物模型，观察酪氨酸、甘氨酸、苯丙氨酸、谷氨酸、天冬氨酸、缬氨酸、亮氨酸、丙氨酸、谷氨酰胺、组氨酸、异亮氨酸、蛋氨酸、脯氨酸、丝氨酸、苏氨酸、色氨酸、精氨酸和赖氨酸 18 种氨基酸对果蝇在（36.5±0.5）℃热暴露时的存活时间及在（36.5±0.5）℃热暴露 30 分钟后 Hsp70 含量的影响，发现酪氨酸、苯丙氨酸、谷氨酸、谷氨酰胺和精氨酸能显著提高热暴露果蝇的存活时间，同时能显著提高 Hsp70 的含量。这些氨基酸也能增强热暴露 K_{562} 细胞的活力，促进 Hsp70 mRNA 表达。以热暴露小鼠为动物模型，观察了补充精氨酸和酪氨酸提高热适应能力的作用，发现精氨酸和酪氨酸可纠正热暴露小鼠血清氨基酸变化，减少 Hsp70 的分解，防止氮丢失，促进氮保留。同时补充精氨酸和酪氨酸，还能降低肛温，缩短热习服时间，防止免疫器官的急性萎缩，有提高热适应能力的作用。

（四）传统药食两用植物和饮品

苦丁茶是我国南部和西南部山区人民炎夏饮用的一种民间防暑降温饮品，微苦、性凉、有清热解毒功效。研究证实，该饮品能显著提高果蝇和小鼠高温热暴露时的存活率，延长小鼠高温游泳时间，促进 Hsp70 的合成，增强热暴露大鼠的抗氧化功能，通过阻止热暴露后肝细胞糖皮质激素受体结合活性的下降等途径，改善神经内分泌调节功能。在苦丁茶中强化维生素和微量元素后，其提高热适应的作用可进一步增强。果蝇实验时，发现红茶也有显著延长热致死时间和提高 Hsp70 含量的作用。

生脉饮是中医临床常用方剂，由党参、麦冬、五味子等组成，该方剂具有养阴生津，治疗暑热伤气、口渴脉虚等作用，故对其提高热适应能力的作用进行了研究。实验用热暴露小鼠和大鼠，通过高温致死、高温游泳和高温耐缺氧试验观察生脉饮提高热耐力的作用，并测定环磷酸腺苷（cAMP）、β- 内啡肽（β-EP）、ACTH、糖皮质激素（GC）含量及糖皮质激素受体（GR）活性变化等，观察生脉饮对热暴露大鼠神经内分泌的调节作用，通过 NK 细胞活性、脾淋巴细胞 ConA 增殖反应、白介素 2（IL-2）产生能力及免疫器官重量等指标，观察生脉饮对热损伤动物免疫功能的影响。结果显示，生脉饮能显著延长热暴露动物的高温致死、高温游泳和高温耐缺氧时间，提高下丘脑 cAMP、垂体和血浆 β-EP 含量，促进 GR 和 IL-2 mRNA 表达，降低脑细胞和肝细胞液中糖皮质激素受体（GR）结合活性等，表明生脉饮具有提高热耐力、改善神经内分泌调节功能和保护热损伤动物的免疫功能的作用。在这些药食两用植物中除了含有植物多糖外，还含有较多的维生素、微量元素、生物黄酮等，其对热损伤动物的保护作用可能也与这些成分有关，因为在其中强化了少量的微量元素后，其作用更为明显。

姜黄素（curcumin）是从姜黄根茎中提取得到的黄色色素，具有广泛的药理作用，如抗氧化、抗炎、抗肿瘤等作用。近年来，有研究发现姜黄素能提高沙漠干热环境大鼠的生存时间，可能与姜黄素对沙漠干热环境中暑大鼠具有脏器保护作用有关。实验发现随着干热环境

(41℃，10%RH)持续时间延长，脑组织丙二醛(MDA)含量呈现上升趋势，谷胱甘肽(GSH)的含量逐渐下降，而姜黄素处理组能显著改善上述变化，说明姜黄素对沙漠干热环境中大鼠脑组织氧化应激损伤具有抑制作用，对神经系统具有一定保护作用。

有学者观察到服用军用固体运动饮料(主要含红参 50g、红景天 50g、黄芪 20g、多抗甲素 20mg)后，与未服饮料的对照组和服用饮料前比较，部队指战员肌酸激酶(CK)、天冬氨酸氨基转移酶(AST)、乳酸脱氢同工酶(LDH)、丙氨酸氨基转移酶(ALT)的均值均有明显降低，同时服用饮料者的肝脏酶谱 ALT、r-GT、碱性磷酸酶(ALP)均处于较低水平，但对钠和氯的丢失无明显改善作用，进一步观察发现该运动饮料能提高训练成绩，减轻疲劳程度。同时在动物实验上进一步发现该饮料对动物热习服导致的心肌损伤、肝功能异常有改善作用，并能延缓体温升高的幅度，减轻电解质紊乱，减少能量消耗等。

此外，人体实验发现乌梅消暑汤(用乌梅、麦冬、甘草、山楂等熬制的饮料)可改善受试者由于热应激导致的主观感觉、口温、出汗量、血清 SOD、血乳酸与 AKP 值的变化，可提高作业能力，增加机体免疫功能，并能加强机体耐热力。在热暴露试验中，不同浓度的野菊花水提物均可显著延长雌性果蝇的半数致死时间、平均存活时间及最长存活时间，提高雄性果蝇的热耐受能力。

(李红霞 沈 慧 郭俊生)

参考文献

1. 张国高，贺涵贞，张伟. 高温生理与卫生. 上海：上海科学技术出版社，1989.
2. 于志深，顾景范. 特殊营养学. 北京：科技出版社，1991.
3. 候悦. 军队卫生学. 北京：人民军医出版社，1998.
4. 程天民. 军事医学概论. 北京：人民军医出版社，1999.
5. 邱仞之. 环境高温与热损伤. 北京：军事医学科学出版社，2000.
6. 葛可佑. 中国营养科学全书. 北京：人民卫生出版社，2004.
7. 糜漫天，郭长江. 军事营养学. 北京：人民军医出版社，2004.
8. 程天民. 军事预防医学. 北京：人民军医出版社，2006.
9. 高兰兴，郭俊生，郭长江. 军队营养与食品学. 北京：军事医学科学出版社，2008.
10. 顾景范，郭长江. 特殊营养学. 2 版. 北京：科学出版社，2009.
11. 余争平. 军事劳动卫生学. 北京：军事医学科学出版社，2009.
12. 黄承钰，吕晓华. 特殊人群营养学. 北京：人民卫生出版社，2009.
13. 蔡威，邵玉芬. 现代营养学. 上海：复旦大学出版社，2011.
14. 中国营养学会. 中国居民膳食营养素参考摄入量(2013 版). 北京：科学出版社，2014.
15. 冯峰. 特殊人群营养. 北京：人民卫生出版社，2016.
16. 蔡美琴. 特殊人群营养. 北京：科学出版社，2017.
17. 孙长颢. 营养与食品卫生学. 8 版. 北京：人民卫生出版社，2017.
18. 邬堂春. 职业卫生与职业医学. 8 版. 北京：人民卫生出版社，2017.
19. 郑翔，刘为甜，张博，等. 唐山市某钢铁厂高温作业工人膳食营养状况调查. 环境与职业医学，2018，35(6)：506-510.
20. 罗琼. 营养干预对高温训练运动员营养和机能状况的影响. 包头医学院学报，2018，34(1)：59-60.
21. 唐咏梅，陈旭，田珍榛，等. 钢铁高温作业工人营养健康教育干预效果分析. 中国职业医学，2017，44(4)：450-455.

22. Mueller V，Gray C. Heat and Adult Health in China. Popul Environ，2018，40（1）：1-26.
23. Baar K. Nutrition and the adaptation to endurance training. Sports Med，2014，44 Suppl 1：S5-S12.
24. Stellingwerff T. Contemporary nutrition approaches to optimize elite marathon performance. Int J Sports Physiol Perform，2013，8（5）：573-578.

第二十一章

低温环境人群营养

在低温环境下作业与生活时，人体的主要生理反应是耐寒。2015年《柳叶刀》杂志发表的一项国际研究，分析13个国家384个地区（包括我国15个地区）7 400万人的死亡原因，发现中度寒冷天气导致死亡的比率为6.66%，是极端寒冷和高温天气的20倍，应引起重视。研究发现，改善低温环境生活和作业人员的营养可以提高他们的生命质量和工作效率。本章主要介绍低温环境的特点及其对人体的交互作用、低温环境下的营养代谢与营养需要、低温环境下作业人员的营养保障、低温环境的主要健康问题及营养防治以及低温营养研究展望。

第一节　低温环境特点及其对人体的影响

一、低温环境的主要特点

（一）低温环境的概况

低温环境即是人体所处的环境温度低于人体舒适温度范围（21±3）℃的环境。人体与环境热交换为零时的环境温度称为热中性温度。不同纬度地区的居民通常习惯于当地的气温和气候，其热中性温度亦不同。如在习惯居住与习惯穿着条件下，芬兰（北纬60～70°）为14℃，英格兰（北纬50～55°）为18℃，美国南卡罗来纳州（北纬30°上下）为23℃。尽管尚无我国北方（北纬40～45°）的相关数据，但是从冬季采暖要求室温达到18℃以上的规定来看，该数值应该在18℃左右。

当环境温度低于热中性温度时，人体因损失热量而感觉寒冷。低温常见于冬季，也见于高海拔地区、南北极寒带地区、水下作业和冷库作业环境等。18℃以下的外界环境通常可视为低温环境，环境温度降至10℃以下则可对工作效率产生不利影响。在实际生活中，人们多以10℃作为人体耐寒的温度界限。其主要依据是：①10℃以下人体热调节显著紧张；②国外曾有过环境温度在10℃以下应增加居民能量供给量的建议；③我国气象部门以气温10℃以下为冬季。故目前低温环境（cold environment）主要指温度在10℃以下的外界环境。

研究发现，寒冷的气象影响因素包括气温、气湿、风速及热辐射等。寒冷感觉是相对的，受防护手段、机体状态、耐寒能力、对环境和气候的适应性、传热媒体（空气、水）等因素的影响，个体差异也很大。例如裸体安静在水中的热中性温度为33℃，裸体安静在空气中为27℃，穿轻便服装在居室的热中性温度为21℃。可用当量温度和有效温度表示人体的温热感觉，当量温度是空气相对湿度 50%、空气温度等于辐射温度、气流均匀的条件下，身体各个部位的局部热感觉，其缺点是不利于整体的判断和评价。有效温度是指气温、辐射热和风速综合作用下的机体温热感觉。例如有效温度为 17.7℃时，可以是气温 17.7℃、气湿 100% 和风速为 0m/s；可以是气温 22.4℃、气湿 70% 和风速为 0.5m/s；也可以是气温 25℃、气湿 20% 和风速为 2.5m/s。从适合人类生存的角度来看，人类生活在气湿 30%～45%、风速 0.15～0.5m/s 条件下的最适温度是 18～20℃，或者夏季室温为 24～26℃，冬季室温为 16～20℃。

（二）低温环境的类别

低温环境可分为地区（纬度）低温、季节低温和职业（特殊作业环境）低温环境三类。此外，还有高原低温环境，海拔每升高 1 000m，气温降低 6℃，扣除阳光由地面的辐射热，实际降温在 5～6℃。

1. 地区低温　通常指居住于地球温带、寒温带以及寒带居民所暴露的低温。这些地区的居民占全世界人口的绝大多数。我国地区低温区域包括年平均气温在 10℃以下的高纬度地区和高原省份（自治区），如辽宁、吉林、黑龙江、内蒙古自治区、青海全省，以及河北、山西、陕西、甘肃、新疆维吾尔自治区、四川、云南、西藏自治区的部分地区。这些地区的冬季时间很长，室内供暖期超过 145 天 / 年，如哈尔滨的采暖期为 10 月中旬至次年 4 月中旬，冬季室外温度较低，1 月份月平均温度不超过 −10℃，日平均室外温度在 −20～5℃的范围。由于我国幅员辽阔，气候多样，以及供热政策的影响，不同地区居民对寒冷环境的适应能力差异很大，室内温度影响居民对低温的适应性，如上海人比北京和哈尔滨人的寒冷适应能力强。

2. 季节低温　是指每年寒冷季节的低温气候。北半球的冬季从 11 月上旬至次年 2 月初的 90 天左右，经过立冬到立春的 6 个农历节气。冬季各地降温程度有很大差异。以我国为例，2018 年一月份平均气温由哈尔滨市的 −35～−8℃到广州市的 8～25℃。尽管不同地区居民感觉寒冷的温度不同，一般以气温降至 10℃以下来判定进入了冬季。

3. 职业低温　是指某些特定职业在工作时所暴露的低温条件。职业低温环境的人数远低于地区低温和季节低温，但由于职业接触低温环境的时间较长，因此，职业低温环境对人体影响更大。低温者主要包括以下几类：一是寒地驻扎人员；二是南北极探险与科学考察人员；三是冷冻工业从业人员；四是水中作业与游泳人员；五是高原、高空等低温作业人员。常见的职业低温环境是冷冻和冷藏仓库。Tochihara 报道，日本有冷库 4 000 余座，从事入库耐寒作业人员约 4 万人，库温一般为 −20～−10℃。Ramos 报道了巴西家禽业经常暴露于 8～12℃人为低温环境中的工人超过 360 万人。中国冷链联盟报道，截至 2017 年 4 月，我国有 74 637 个冷藏仓库，过去 10 年冷库容量增加了 17.4%，达到 1.07 亿立方米。广东省计划 2020 年增加 50% 的冷冻库存。鱼类和肉类冷藏库温度为 −25～−18℃，蔬菜和水果储藏温度为 5～15℃，从业人员的冷防护需引起关注。

4. 高原低温　海拔高度每升高 150m，气温会下降 1℃。因此，高原地区的气温比同纬度的其他地区低。高原的湿度较低，氧含量低，人体排出的水分增加。我国拥有世界上面积最大的高原，约占陆地面积的 1/6，约有 1 000 万人长期工作生活在高原地区，包括军人、工人、商人、干部等群体，他们进入高原地区后，低氧、低温是影响他们健康和作业能力的主要环境因素，这类人群中容易出现各种类型的高原病。

二、低温环境对人体的影响

环境温度为20～30℃时，人体在正常生活条件（衣着、居住、饮食等）下，借助外周血管的舒缩，改变血流量进行体温调节，轻松维持自稳态而无任何不良影响。随着环境温度的降低，人体耐寒的梯度反应包括：①当环境温度降至人体热调节紧张的水平，例如10℃或更低时，机体较难维持自稳态，于是，机体动用一系列生理应对机制，如收缩外周血管减少散热，颤抖提高代谢率，增加产热来维持热平衡。此时机体血压上升，心脏负担加重，体内发生过氧化等。人体对低温的自稳态变化也称为适应性改变或称气候适应。②当环境温度进一步降低，达到 -20℃或更低时，体热大量散失，机体自身的生理机制维持自稳态极为困难，人体常以降低体重来补充能量，甚至出现与能量不足相关的营养缺乏病。人体吸入寒冷干燥的空气，诱发呼吸道疾病和心血管疾病。Thetkathuek 研究发现，泰国暴露在 -18℃寒冷工作环境中的冷冻食品工业工人健康异常症状明显，包括肌肉骨骼系统反复疼痛、呼吸系统症状、发作性手指症状等。寒冷季节欧洲居民病死率上升，增加幅度由芬兰的10% 到葡萄牙的28% 不等。我国哈尔滨居民病死率冬季为夏季的4～5倍。此外，低温条件下人体的记忆力、认知力和工作技能下降，发生情绪、心理损害。③在极其低温且缺乏有效保护时，机体热能自稳态遭到破坏，严重者可导致冻伤，甚至冻死。低温环境对人体的影响不仅取决于低温作用的强度、作用时间，还受人体营养与健康状态，以及衣着、住房等保护因素的影响。

（一）人体的热平衡与体温

低温环境时，人体生理学反应主要是用以维持热平衡。反映人体热平衡的主要指标是体温。机体核心的温度称为人体深部温度，机体外层的温度称为体表温度或皮肤温度。人体深部温度保持相对稳定，各部位间温差很小，一般为35～39.5℃。通常测定直肠温度（36.9～37.9℃）、口腔舌下温度（36.7～37.7℃）和腋窝温度（36～37.4℃）反映深部温度。体表温度（皮肤温度）差别较大，四肢末梢皮肤温度最低，越近躯干和头部，皮肤温度越高，温度的变动范围为12～40℃。环境温度达32℃以上时，不同部位皮肤温度的差别变小。当环境气温下降时，人体为了减少体热损失，外周血管收缩，血流量减少，皮肤温度降低，手、足部皮肤温度降低最为显著，而头部皮肤温度的变动相对较小。当环境温度为23℃时，人体足部皮肤温度为27℃，手部皮肤温度为30℃，躯干为32℃，额部为33～34℃。当环境气温下降到10℃以下时，机体深部温度分布区域缩小，直肠温度易受下肢温度影响，深部温度区域主要集中在头部和内脏，而且，表层与深部之间存在明显的温度梯度。

（二）低温影响人体的热调节

低温时人体热散失，影响体温的自稳态，引发机体应激反应，称为人体的热调节。

1. 寒冷感觉与感受器　在正常的居住、衣着与安静条件下，温度低于20℃人体发生负热平衡，低于10℃负热平衡加剧，人体出现显著的热调节紧张，随即出现寒冷感觉。寒冷感觉来自人体的温度感受器，温度感受器分为外周和中枢温度感受器。外周温度感受器分为冷感受器和热感受器，存在于皮肤、黏膜和内脏的游离神经末梢。皮肤冷感受器多分布于脸、手指与躯干，数量为1～19个/cm^2。中枢温度感受器存在于中枢神经系统如脊髓、脑干网状结构和下丘脑等处的神经元。分为热敏神经元和冷敏神经元。来自外周及中枢的寒冷信息汇聚到脊髓、大脑皮质的冷敏神经元，传输到下丘脑体温调节中枢。

2. 寒冷信息所引起的反应　体温调节中枢接收寒冷信息后，人体发生三方面的反应，以保持体温的基本恒定。一是行为反应或称行为性体温调节，如缩小散热体表面积，跺脚、搓手、跑步与原地踏步，增减衣服等行为；二是自主神经性调节反应或自主反应或自主热调节，脑交感神经的紧张活动增强，皮肤血管收缩，皮肤血流量剧减，大大减少机体散热量；三是下丘脑 - 脑垂体 - 甲状腺轴的神经内分泌反应，下丘脑中间基底部促甲状腺区神经元释放“促甲状腺激素释放激素”，刺激脑垂体促甲状腺激素（TSH）的分泌，TSH 促进甲状腺激素的合成与释放，使血液中甲状腺素，即三碘酪氨酸（T_3）和四碘酪氨酸（T_4）浓度增加。甲状腺激素参与体温调节，提高机体大多数组织的耗氧量和产热量，尤其以心、肝、骨骼肌与肾脏最为显著。

3. 低温时人体热散失减少、产热增强　上述三方面反应的结果是减少体热散失与增加代谢产热。其强度取决于外界寒冷程度、耐寒时间、导热媒体（空气、水）种类、作业强度、个体生理特点与耐寒适应程度等。长时间低温会增加前毛细血管括约肌的张力，使血流量减少，进而导致组织损伤，甚至坏死。

人体的主要散热部位是皮肤，低温环境下，机体大部分热量通过皮肤的辐射、传导、对流和蒸发等方式向外界散发，少部分体热随呼气、尿液、粪便等排泄物散失。

辐射散热是指人体以红外线的形式将体热散发于外界的一种散热形式。机体有效散热面积越大，散热量也就越多。传导散热是指机体的热量直接传给与机体接触且温度较低物质的一种散热形式。对流散热是指通过空气或水等媒体机体与环境进行热量交换的一种散热方式。风速越大，对流散热量也越多。衣物空隙滞留的空气影响对流散热，有保温作用。蒸发散热是机体通过体表水分的蒸发而散失体热的一种形式。机体通过皮肤和呼吸道蒸发的水分称为不感蒸发，人体 24 小时的不感蒸发水分一般为 1 000ml 左右，其中，通过皮肤失水 600～800ml。如果在大风干燥冷空气中呼吸或者从事重体力作业时，机体蒸发散热和水分蒸发更多。

在低温环境下，为了维持体温，机体在减少热量散失的同时，通过颤抖产热和非颤抖产热两种形式来增加产热。人体主要的产热器官是肝脏和骨骼肌。在低温环境下，机体先出现寒冷性肌紧张或称颤抖前肌紧张，此时代谢率有所增加。随着寒冷刺激的继续，机体发生颤抖。颤抖是指在寒冷环境中骨骼肌发生不随意的节律性收缩，其节律为 9～11 次 /min。颤抖的特点是屈肌和伸肌同时收缩，产热量很高。颤抖时机体的代谢率可增加 4～5 倍。最大颤抖产热约为肌肉最大收缩产热的 1/4，有利于维持机体在寒冷环境中的体热平衡。值得注意的是，新生儿不能发生颤抖。非颤抖产热又称代谢产热，它涉及机体能量代谢的许多环节，以褐色脂肪组织（brown adipose tissue，BAT）的产热量最大，约占非颤抖产热总量的 70%。BAT 分布于人类的腹股沟、腋窝、肩胛下区，以及颈部大血管的周围等处。BAT 细胞内含有丰富的线粒体，需氧量大。

4. 睡眠对人体热调节的影响　睡眠包含一系列脑波的反复循环，主要分为浅睡和深睡二期。浅睡期神经系统仍可接收到温热感信息，此时的冬眠动物仍可发生耐寒颤抖，产生代谢热。深睡期时中枢神经的冷热感神经元完全没有反应，如深冬眠的动物，此时虽然降低了代谢活动耗能，但是，机体热调节功能低下或丧失，体温下降，存在冻死的风险。

（三）低温增加基础代谢率

机体低温时出现的一系列生理学反应，本质上是人体的耐寒适应。耐寒适应时，人体基础（安静）代谢率增高，对健康产生一定的影响。近来有人提出不同地方居民血液白细胞中有三分之一的基因不同，或许与人体耐寒有关。

（四）低温增加摄食促进人体发育

长期的低温环境影响人体生长发育。Tews 等报告，自由进食条件下，低温环境动物比常温环境动物食量增多，体重增加。观察发现，寒冷地区居民体重较温热地区高。北欧成人体重平均为 70～80kg，而阿拉伯人和南亚人体重平均为 50～60kg。我国 18～21 岁青年体重与居住地区的纬度高度正相关，北方地区青年体重大，居住地纬度每增加 10°，男性、女性平均体重分别增长 2.5kg 和 2.0kg。

（五）低温复合高原（缺氧）环境影响人体健康

高原地区居民对于高原的低温、低压和低氧环境有一定的适应。初到高原的人容易发生急性高原病，经过一段适应期，症状可自行消退，期间的适应性表现主要有：①进入高原后 2 小时，血液红细胞和血红蛋白增加以适应缺氧环境，出现高血红蛋白血症；②清晨初醒时的脉搏较海平面地区高 20% 左右；③长期处在缺氧环境中，人体可出现低氧血症，影响脑功能，特别是对感觉、记忆、思维和注意力等认知功能的影响，暴露时间越长，机体损害越严重。

急性高原病发生在进入海拔 3 300m 以上高原的 6～9 小时，最长为 24 小时，以头痛为主，伴有全身疲乏无力、头昏眼花、失眠、恶心和呕吐。高原肺水肿表现为休息状态下，呼吸困难、咳嗽、前胸有堵塞感、皮肤苍白且发绀、心率增快。研究表明一些人会罹患慢性高原病，慢性高原病指对高原环境已经适应了一段时间后，又重新出现对高原环境的不适应，表现为乏力、头痛、头晕、发绀、运动时缺乏耐力等。其初期症状虽然轻微，但迁延难愈，逐渐加重，严重影响机体健康和活动能力。因此，进入高原前应做好准备，并且，始终关注日常饮食，做到合理营养和均衡膳食。

（六）低温增强机体利用褐色脂肪产热的能力

研究发现，成年人褐色脂肪（BAT）在能量平衡中发挥重要作用。急性轻度低温暴露可以诱导机体 BAT 的体积和活性增加，有利于清除血中的葡萄糖和脂肪酸。Blondin 等报道，暴露于 10℃ 2h/d（潮湿衣服方式）持续 4 周（5d/ 周），男性受试者 BAT 的体积增加 45%，BAT 氧化代谢率增加了 2.2 倍，BAT 的葡萄糖摄取量增加 37%，净葡萄糖摄取量增加了 28%。

三、机体对低温环境反应的影响因素

（一）性别与年龄

成年女性体温比成年男子高 0.3℃，并且，基础体温随月经周期变动，排卵日突然升高 0.3～0.6℃，机体耐寒时的代谢产热能力降低。一般女人比男人体脂含量多，皮下脂肪厚，脂肪有隔热作用，因此，能够减少体热损失。但是，妇女一般体表面积大、肌肉少，耐寒时产热能力低于男人。

不同年龄人体对低温环境的体温调节能力不同。婴儿体温调节机构的发育不完善，体温调节能力低。婴儿肌肉量少，而且还不能发生颤抖，机体代谢产热能力差。作为产热代偿的是 BAT，新生儿的 BAT 覆盖全身大部分，如躯干、颈部、腋下和脊背，BAT 比其他组织产生更多的热，对于新生儿耐寒有重要作用。老年人是低温环境的重点保护对象，因为老年人热调节能力降低，基础代谢较低，机体耐寒时外周血管收缩迟缓，保护散热不力，并且肌肉萎缩，代谢产热能力弱。青年人对低温环境的抵抗力最强，四肢血管收缩，减少体热损失，强健肌肉增强代谢率以产生更多热量，更有效地维持体温稳定。

（二）人体形态和体成分

人体形态指体表面积、身体质量以及二者的比例，即体表面积 / 身体质量等。由于体热由体表经对流、传导和辐射向外界发散，因此，在其他条件相同时，体表面积大的人丢失的热能多。身体质量大的人维持体温的能力强，对耐寒有利。在其他因素相同时，体表面积 / 身体质量比值大的人体温容易变化。

体成分对体温的调节有重要影响。Maeda 等报道，脂肪组织的导热系数为 0.001 7～0.002 8kcal/（cm•sec•℃），皮肤为 0.003 22～0.003 27kcal/（cm•sec•℃），肌肉为 0.003 85～0.004 10kcal/（cm•sec•℃）。可见，脂肪组织比其他组织热传导能力低，实验证明，皮下脂肪层厚的个体耐寒时体热散失慢。而肌肉的存量大，其隔热能力不可忽视，并且低温环境下肌肉可通过颤抖产生大量热量，有利于维护体温恒定。因此，应全面考虑人体肥瘦和组成成分特点，综合评定体成分对人体耐寒的影响。

（三）其他因素

Maeda 认为，良好的生活方式可改善代谢产热和耐寒能力；日常活动训练可改善机体的肌肉状态，增强耐寒能力。此外，性格也影响人体热调节能力，性格外向者耐寒能力强，神经过敏者耐寒能力弱。

第二节 低温环境下的营养代谢与营养需要

一、低温环境对营养代谢的影响

人体的能量消耗除用于基础代谢、食物特殊动力作用、智力与体力活动之外，在低温环境时还有额外的能量消耗。

（一）低温环境下人体基础代谢率提高

国内外报道，低温环境下机体基础代谢率增加 10%～30%，其中，低温环境适应者的基础代谢率提高 15%。在北极生活不足 2 年者基础代谢率提高 25%，但生活 7～17 年后，基础代谢率只提高 10%～15%。低温环境下基础代谢率增加还与身材有关。Nahon 等以 20 名正常体重（BMI < 25kg/m^2）和 20 名超重（BMI 25～31kg/m^2，体重在 48.5～110kg）成年男性为观察对象，研究低温环境下身体组成和基础代谢率之间的关系。发现超重者单位体表面积的热损失[（44.7 ± 1.3）kcal/（℃•m^2•d）]比正常体重者低[（54.7 ± 2.3）kcal/（℃•m^2•d）]，正常体重者的热中性温度下限值（22.1 ± 0.6）℃显著高于超重者的（19.5 ± 0.5）℃。

（二）低温环境下人体的冷诱导产热

低温环境下，机体调节体温时的基本特征是增加代谢而产生热量以保持深部体温稳定，这一过程称为冷诱导产热（cold induced thermogenesis，CIT）。Brychta 和 Chen 发现，CIT 的变化范围从基础代谢的 0%～280%。成年人 CIT 的主要来源是肌肉颤抖产热，另外一个来源为非颤抖性产热（non-shivering thermogenesis，NST），即 BAT 产热。Blondin 报道，人体 BAT 重 60～170g，性别、年龄、体脂百分比和季节等因素影响不同个体 BAT 含量。冷暴露 3 小时，机体代谢率增加约 1.8 倍，BAT 产热可达机体总热量的 20% 左右（BAT 含量多的个体肌肉颤抖产热比重减少)，使得机体深部体温维持不变，体表温度下降只有3℃。

许多代谢研究报道，体温调节的框架可以用牛顿冷却定律和傅立叶热流定律等热力学基本原理来描述。根据这些原理，为了响应低温环境，动物通过血管收缩和竖毛球改变热传导，以减少身体表面的热量损失和增加机体产热量等生理适应，保持体温。如图21-1所示，随着环境温度的降低，CIT逐渐增加以维持热平衡。在热中性温度以下，室温每降低1℃，人体增加能量消耗24～31kcal/24h。耐寒颤抖所需能量为常温下基础代谢所需能量的2～5倍。另外，低温环境下，笨重的防寒服可增加5～10kg的额外负担，不仅使人行动笨重不协调，还增加能量消耗。为此，可推测我国北方男性和女性居民的能量需要量要比南方居民增高3%～5%和2%～4%。

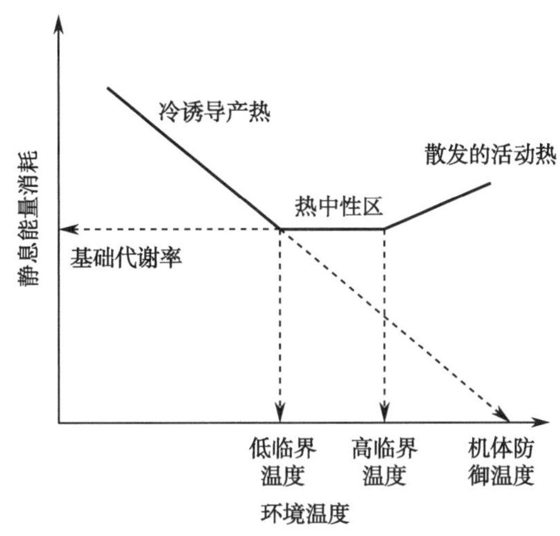

图21-1 内生热调节体温的示意图

引自：Brychta，Chen.2017.

低温环境下机体甲状腺素分泌量增加，物质氧化增强，三羧酸循环加速，呼吸链酶如琥珀酸脱氢酶和细胞色素氧化酶等活力增高，机体产热能力增强，同时产生的能量不能以ATP形成储存，而以热的形式发散，表现为氧化磷酸化解耦联，机体能量消耗增加。低温环境下葡萄糖清除增加，如Blondin研究发现，男性受试者每天暴露于10℃(潮湿衣服法)2小时，每周5次、持续4周，体内非酯化脂肪酸的氧化速率和浓度增加，葡萄糖和皮质醇浓度均显著降低，而葡萄糖产生率没有显著变化，表明受试者的葡萄糖清除增加。高原短期逗留(低温复合低氧)可致短时厌食症和无意识的体重减轻。Karl选择了17名男性受试者，在海平面地区适应21天后，在海拔4 300m的寒地居住22天。结果发现受试者在寒地的第0天和第1天食欲较低，适应后食欲恢复。在寒地生活的初期受试者偏好甜食和低蛋白食物，血清胰岛素、瘦素和胆囊收缩素浓度升高，但是在适应一段时间和体重减轻后，胰岛素、瘦素和胆囊收缩素浓度恢复正常，而酰化饥饿激素浓度一直被抑制。因此，在制定高原地区营养策略时，需要考虑食欲和食物偏好。

(三)低温环境下的总能量消耗

关于低温环境条件下居民总能量消耗，许多军队调查得出了可供参考的能量消耗量估计值。Margolis等用同位素示踪技术(^{18}O和^{2}H)研究了年轻男性挪威士兵在寒冷环境下

[−26～−6.2℃，平均(−15±4)℃]军事训练的总能量消耗。结果表明，军事训练期间每日消耗总能量平均为(6 140±394)kcal/d(5 950～6 330kcal/d)。负重滑雪期间的能量消耗比军事训练期间增加25%。美国军队营养研究委员会(Committee on Military Nutrition Research，CMNR)发表的美国军队每人每日能量供给量中，低于14℃的寒冷季节，从事中等强度作业17～50岁男性能量供给量为4 500kcal，女性为3 500kcal；非寒冷季节的膳食供能为4 323kcal，寒冷季节增加约1 000kcal，为5 392kcal；寒冷气候即食膳为4 567kcal；远程跋涉侦察改善膳食为4 668kcal。以上资料对类似条件的居民有较大参考价值。

二、低温环境下的营养需要

(一) 碳水化合物

碳水化合物在机体内以糖原形式储存，后者提供的能量仅占能量储存总量的1%左右(脂质约占95%，蛋白质约占4%)。轻到中度的冷暴露可使碳水化合物氧化速率从130mg/(kg•h)增至500mg/(kg•h)；对于糖原储备正常的机体，在寒冷诱导的颤抖期间，碳水化合物供能可占总热量的20%～80%(Blondin)。Haman等研究了男性受试者深部体温降至34.5℃时，其颤抖产热在体温恢复中的作用。结果发现受试者的颤抖强度超过峰值50%时，以碳水化合物为主要产热底物；体温恢复初期碳水化合物的氧化率为(1 555±230)mg/min，体温恢复后期为(207±26)mg/min，前后相差10倍，而脂肪氧化率一直较低，平均为(183±14)mg/min，说明耐寒产热中碳水化合物发挥了重要作用。与蛋白质相比，碳水化合物吸收快，有利于颤抖性产热，适合低温环境作业者在早餐和午餐中摄入。Vallerand等报道，人体基础代谢率增加2.5倍，碳水化合物代谢率升高6倍，而脂质代谢率上升不到2倍。因此，对于低温环境下的居民，营养素供能比以碳水化合物51%、脂肪39%、蛋白质10%为宜。据报告，80kg体重的人体含有480g肌糖原。Jacob认为膳食碳水化合物摄入可促进肌糖原储备，为了维持糖原储备稳定，人体每日需摄入至少400g碳水化合物。

(二) 脂肪

脂肪是体内最大能源库。Blondin认为，寒冷情况下脂肪的相对贡献占主导地位，但是低于最大颤抖强度的50%(～20% VO_2max)。脂质氧化的绝对速率保持恒定，不受颤抖或复温的影响，平均值为140mg/(kg•h)。Phinny发现，能量不足时，人体贮存的脂肪足够满足每日2 000kcal持续1个月的能量需要，但是可能伴随体力、脑力活动能力下降，瘦体质丢失，因此，建议必须每天摄入400g碳水化合物。研究认为，为了维持体重、保证机体热调节和提高作业效率，低温环境下人体需增加能量摄入，当热能供给量增至57kcal/(kg•BW)时，高脂肪膳食(供能占膳食能量30%以上)是必然选择。低温环境下短期(7～14日)高脂肪膳食不会引起心血管损害。Blondin用稳定的同位素示踪方法发现，轻度寒冷环境暴露者脂解速率和血液脂肪酸转换率与机体代谢率呈正相关，表明脂肪酸对于寒冷条件下的机体ATP产量具有很大贡献。

(三) 蛋白质

传统营养学认为蛋白质消化吸收慢，食物热效应(食物特殊动力作用)比脂肪和碳水化合物高，而且可持续5～6小时。因此，Nair提出蛋白质含量丰富的晚餐对于睡在北极不采暖帐篷内的人而言更有益。美国军队规定寒冷季节膳食蛋白质摄入量应为94g/d，占总能量的8.3%。营养调查表明，多数低温环境从业者食物热能供应不足。如希腊国家滑雪队员摄入能量占消耗能量的73%～77%，总能量是全身蛋白质平衡的主要影响因素，能量缺乏通常会导致全身蛋白质负平衡。Berryman报道，在持续的中等能量缺乏（1 000kcal/d）期间，低温环境暴露人员尿氮增多是蛋白质分解产热的结果，为了防止低温环境下的肌肉丢失，膳食蛋白质含量应达推荐摄入量的两倍，即1.6g/（kg•d）。

（四）能量及营养素供能比值

低温环境条件下机体需要较高的热能。目前专家的共识是低温环境人员以碳水化合物为主要供能物质，适当提高脂肪供能比，蛋白质供能比达到普通人群推荐量的上限即可。美国CMNR认为，宏量营养素供能比应为碳水化合物48%～49%，脂肪37%～38%，蛋白质13%～16%。美国曾规定低温地区士兵（平均体重70kg）膳食碳水化合物供能比为48.8%，脂肪为36.6%，蛋白质为14.6%。俄罗斯规定低温环境下男性轻体力劳动者（平均体重70kg）膳食宏量营养素供能比为碳水化合物50%，脂质35%，蛋白质15%。Wheelock记录了苏联膳食委员会推荐的RDA，总热量为2 800kcal，碳水化合物、脂肪、蛋白质摄入量为411g、93g、80g，其中，1/3的脂肪来自植物油，55%的蛋白质来自动物蛋白质。

（五）维生素与矿物质

1. 维生素　据美国CMNR报告，维生素C在耐寒时对保持机体深部和体表体温可能有益处，维生素B_1、维生素B_2、PP、泛酸对机体充分产热有重要作用，但无实验依据。Vats等调查了22名印度26～56岁男性南极探险队员的维生素状态，除血浆维生素C由出发前（1.31±0.076）mg/dl降至到南极1个月后的（0.81±0.063）mg/dl外，其他维生素均无显著差异，均在正常营养状态水平。有研究报告，到北极劳动的青年（20～24岁）建筑工人，最初二年内血中丙酮酸与乳酸含量上升，血糖较高，有维生素B_1不足征象。专家建议寒冷地区居民应保证每天摄入水溶性维生素，具体为泛酸10～15mg、维生素B_{12} 2～3μg、叶酸1～2mg、生物素200～300mg、胆碱0.5～1g。Zhang等研究发现，高纬度华北农村老年人低叶酸和低维生素B_{12}的发生率较高。国内、外营养调查发现，寒冷地区居民血中维生素C含量显著降低，因此，建议该地区轻体力劳动者维生素C的每日供给量为100mg，每日总能量消耗4 000kcal者应为150～200mg。美国和加拿大提出，在北极工作人员每日维生素C的供给量应为500mg。

关于脂溶性维生素在机体耐寒中的作用，研究较多的是维生素D。低温环境下，由于日照减少及食物来源限制，人体常见维生素D和钙、磷不足，导致维生素D缺乏症、骨化迟缓和骨折愈合障碍等。低温时血清中维生素D下降，例如常温下血清中25-（OH）-D_3为30～40ng/ml，而在低温下则降至15～20ng/ml。Yan调查了我国太原市（>北纬38°）居民冬季维生素D的营养水平，结果34%的调查者25-（OH）-D_3浓度低于2011年美国医学研究所（IOM）规定的DRI标准（30nmol/L），其中，女性25-（OH）-D_3的中位数为32.7nmol/L，男性为44.0nmol/L。如果按内分泌协会特别工作组标准，则有40.9%的女性和20.5%的男性为维生素D缺乏。可能的原因有：①纬度高，平均气温低（-1～0℃），空气污染，户外活动少；②富含维生素D的食物（如鱼肝油和蛋黄）摄入少；③对维生素D补充剂的认知度低，很少摄入维生素D强化食品和膳食补充剂。一项多中心的涉及中国五大城市的研究报道，居民维生素D_3缺乏率为55.9%。Woo等人指出北京（北纬39°）育龄妇女25-（OH）-D_3均值为29nmol/L。Zhou等发现沈阳市（北纬41°～43°）健康老年人血浆25-（OH）-D_3浓度平均为31nmol/L。由此可见，我国北方一些地区冬季维生素D营养缺乏比较严重。

南极地区，冬季期间中波紫外线的辐射水平基本为零，当地工作人员必须补充维生素 D。Smith 等在南极洲 McMurdo 站进行了一项冬季期间维生素 D 补充的前瞻性随机双盲研究。将受试者随机分为 4 组，分别给予 2 000IU/d（$n=18$）、1 000IU/d（$n=19$）、400IU/d（$n=18$）和 0IU/d（$n=7$）维生素 D 补充剂，每 2 个月采集一次血样测定维生素 D 水平。结果发现，补充 5 个月后，2 000IU/d 组的 25-（OH）-D_3 为（71±23）nmol/L，1 000IU/d 组为（63±25）nmol/L，400IU/d 组为（57±15）nmol/L，不服用补充剂组为（34±12）nmol/L。这些数据为工作和生活在该地区的人员补充维生素 D 提供了依据。Steinach 等研究了 2007—2012 年冬季德国 Neumayer 站第 2、3 期参与者（男 28 名，女 15 名）13 个月血清 25-（OH）-D_3 浓度的变化。结果发现，25-（OH）-D_3 水平随居住月份增多而显著下降。入站前的血清 25-（OH）-D_3 浓度显著影响入站后的 25-（OH）-D_3 水平，较高的基线血清维生素 D 浓度可以防止进站后的缺乏。25-（OH）-D_3 平均浓度在完全黑暗的月份减少显著，黑暗期后有所增加。此外，维生素 E 有抑制脂质过氧化作用，降低低温环境下机体脂肪氧化、避免机体氧化损害。

2. 矿物质　寒冷地区人体矿物质容易缺乏，其原因：①蔬菜、奶制品摄入不足，饮用水矿物质含量低或者缺乏。②代谢需要增多，如产热加速对钠需要量增加，钠不足使机体基础代谢水平降低，气候适应过程血钙、钠、镁、锌下降等。为此，低温环境条件下可适当增加食盐摄入量，以利于寒冷条件下机体的热平衡。③机体矿物质排出量增加，如低温下多尿，氯化钠及其他矿物质损失较多等。专家提出寒冷地区居民钙、钠、镁、锌、碘、氟等多种元素不足，其中最应引起高度关注的是钙和钠。寒冷地区缺钙是普遍存在的营养问题，维生素 D 缺乏症发病率有明显地理气候特征。到北极最初 3 年内，机体血中钙含量低于当地居民。有报道，低温环境下 3～17 岁和 18 岁以上居民表现为低血钙高血磷，冬春季更为明显。美国 CMNR 主张低温环境居民钠、铁、锌、铜、钙、磷和镁供给量达到军队膳食推荐摄入量（military recommended dietary allowance，MRDA）水平，但是也要防止高钠摄入诱发高血压。

（六）饮水

水是人体成分中含量最多的物质，在不同年龄人群所占体重的比例不同，新生儿为 80%，婴幼儿为 70%，成年男性为 60%，成年女性为 50%～55%，老年男性为 50%，老年女性为 45%。人体存在多水、脱水和水平衡三种状态，正常情况下人体摄入水与排出水是相等的。由于水是比热值最大的体成分，它的吸热与散热在调节体温平衡上起重要作用。低温环境下人体可能会出现脱水。失水占体重 2%～4% 为轻度脱水，表现为口渴；失水占体重 4%～8% 为中度脱水，出现极度口渴，乏力、尿少、尿色深浊、唇舌干燥、烦躁、皮肤弹性差、眼窝深陷；失水占体重 8% 以上为重度脱水，除上述症状外，还出现幻觉、谵妄，直至昏迷。根据失水时电解质的丢失情况，又分为高渗脱水、低渗脱水和等渗脱水。如果脱水时以水丢失为主，造成体液电解质浓度上升，渗透压升高，称为高渗脱水，反之，脱水时电解质丢失的多，体液渗透压降低，称为低渗脱水，如果水与电解质均衡丢失，体液渗透压不变则称为等渗脱水。人体在低温环境下可能发生等渗或高渗脱水，确切机制尚不明确，一般考虑以下原因：①低温环境下人体往往需要摄入较多能量，机体对水需要量相应增加，第 10 版美国 RDA 提出，成人每消耗 1kcal 能量需要 1ml 水，综合考虑水的吸收和利用，认为水供给量 1.5ml/1kcal 为宜。②寒冷时多尿失水，有人推测与机体耐寒时外周血管收缩，中心血容量增加有关。③低温环境中水蒸气分压下降，导致失水增多。Freund 等报道，0℃时人们吸入空气的水蒸气分压不超过 5mmHg，呼气的水蒸气分压却高达 40mmHg 以上，因此，呼气与吸气的水蒸气分压差导致人体丢失水分。Freund 与 Sawka 提出，在环境温度为 25℃时，按照人体休息 8 小时，轻至中等活动 12 小时，中至重体力作业 4 小时推算，24 小时呼出的水分约为 600ml。当环境温度为 0℃时呼出的水分上升至 800ml，环境温度为 −20℃时呼出的水分则高达 1 000ml。如果在低温环境下同时从事较重的作业，机体呼吸加快，则损失的水分必将急剧增多。④笨重的防寒服装增加人体出汗，例如当穿着隔热系数为 4clo 的防寒服从事较重作业时，人体出汗达 2 000ml/h，加剧水分丢失。⑤低温环境下人体饮水欲望下降，尤其不想喝冷水。此外，低温环境存在饮水来源困难或因水冻结饮用不便等情况。可见，低温环境既抑制了水分的摄入，又增加水分的丢失，因此，防止脱水是低温环境人群营养的重要内容之一。

（七）南极科考队员的合理营养

南极大陆 95% 面积被冰雪覆盖，其气候特点是酷寒、烈风和干燥。最低温度为 −88.3℃，多暴风雪，最大风速 100m/s，冰雪量最多，其平均海拔高度是 2 350m，年降水量几乎为零，是世界上最干燥的州。南极大陆无法种植食物，不适应人类生活。人类考察探险南极的历史悠久。目前我国已经完成了 34 次对南极的考察。极地环境工作人员的合理营养是一个非常复杂的科学问题，他们体能消耗大，需要高热量的膳食，越冬基本是“室内冬眠”，既需要控制营养过剩，又要防止营养缺乏。另外航行去南极途中要经历风浪，又存在复杂的航海营养问题。余万霰和陈楠等分别对南极科考队员进行动态的膳食调查。结果表明，第 22 和 24 次南极考察队员平均每日能量摄入分别为 2 861kcal 和 2 889kcal，膳食中蛋白质供能分别为 16.6% 和 17.3%，脂肪供能分别为 44.9% 和 33.0%，碳水化合物供能分别为 38.5% 和 48.5%。钙、锌、硒的摄入量和维生素 A、维生素 B_1、维生素 B_2、维生素 C 摄入量均低于我国 RNI（或 AI）标准，奶类、坚果和油籽类摄入较少，新鲜食品尤其是蔬菜、水果缺乏。

经过多次的营养状况调查，我国制定了《极地考察营养与食品保障标准》。该营养标准将极地营养分为六大类：①乘坐考察站营养；②站区度夏营养；③站区越冬营养；④非宿营野餐营养；⑤野外宿营营养；⑥高海拔区营养。这是我国首次建成极地人员营养体系，并且涵盖了营养烹饪技术标准，对普通低温环境居民营养指导也有意义。

第三节　低温环境下作业人员的营养保障

一、低温环境人群的营养保障

为了满足低温环境下人体的营养需要，在解决人群或个体的营养保障时，在参考前人调研资料基础上，应进行个体营养需要量的实际测定。目前提倡用双标记水的气体分析法实测能量消耗量。低温环境下人体能量供应是否适宜的主要标志首先是体重稳定，其次是体脂含量（皮褶厚度）正常。能量确定之后，再确定合理的三种供能营养素供能比及其数量。2017 年，美国陆海空军总部医学服务中心制定了美国军人每日营养参考摄入量（表 21-1）。2017 年 11 月，美军食品供应局（Combat Feeding Directorate）发布了《极端环境下、寒冷和酷暑情况下战士的营养和口粮营养指南》，以提高食物有效供给，提高战士的作战能力（警觉性、力量和耐力）。剧烈的活动和耐力的维持都需要足够的碳水化合物，在中到重度体力活动情况下，碳水化合物是肌肉的主要供能物质，建议每日摄入量为6.6g/（kg•BW）（或60kg体重战士摄入395g/d）。对于需要足够的蛋白质以维持肌肉、促进损伤快速恢复的战士，建议每日蛋白质摄入量为1.54g/（kg•BW）（或60kg男性摄入92g/d）。对于一般人群，能量供给充足时，蛋白质通常可以通过饮食得到满足，不需要额外补充。2013年，Pasiakos为首的蛋白质代谢和膳食补充剂研究专家小组发布了一个补充蛋白质优化军事战斗力的声明：

表21-1 美国军人每日营养参考摄入量（MDRIs，2017）[1]

营养素（单位）	男	女	营养素（单位）	男	女
总热能[2]（kcal）（常规需要）[3]	3 400	2 300	维生素C（mg）	90	75
			维生素 B_1（mg）	1.2	1.1
轻（kcal）	3 000	2 100	维生素 B_2（mg）	1.3	1.1
中等（kcal）	3 400	2 300	尼克酰胺（mgNE）[10]	16	14
重（kcal）	3 700	2 700	维生素 B_6（mg）	1.3	1.3
极重（kcal）	4 700	3 000	叶酸[11]（μgDFE）	400	400
蛋白质[4]（g）	102（68～136）	83（55～110）	维生素 B_{12}（μg）	2.4	2.4
碳水化合物[5]（g）	510（340～680）	414（276～552）	钙[12]（mg）	1 000	1 000
食物纤维（g）	34	28	磷[13]（mg）	700	700
脂肪[6]（g）	＜113（100～157）	＜77（70～100）	镁[14]（mg）	420	320
亚油酸（g）	17	12	铁[15]（mg）	8	18
α-亚麻酸（g）	1.6	1.1	锌（mg）	11	8
维生素A[7] μgRAE（IU）	900（3 000）	700（2 333）	钠[16]（mg）	＜2 300	＜2 300
			碘（μg）	150	150
维生素D[8]（g）	15	15	硒（μg）	55	55
维生素E[9]（mg）	15	15	氟[17]（mg）	4.0	3.0
维生素K（μg）	120	90	钾[18]（mg）	4 700	4 700

注：1. 能量、蛋白质和相关营养素的值是以日均摄入量表示，基于中等活动水平和85kg的男军人和69kg的女军人的参考体重。参考的人体测量值是2007年以现役和预备役陆军士兵试验研究中获得的实际测量值的平均值；根据近期研究的数据，生活在严酷的环境条件（例如，高海拔，极端炎热或寒冷的天气）下，以及穿戴厚重衣服和使用设备，使得能量需求额外增加约1 100kcal。严重的环境条件也可能影响食欲，在这种情况下，需要鼓励食物和水的摄入以补充能量和体液不足。2. 各种活动水平的能量建议只是估计数，因人而异。数据是调整后的一般活动水平，适合大多数驻军人员。数值为最接近的50kcal。3. 推荐的蛋白质摄入量（0.8～1.6g/kg•BW蛋白质）对于所述活动水平应与AMDR（总卡路里的10%～35%）一致。4. 表中的初始值代表使用军队参考体重和每千克体重0.8～1.6g蛋白质摄入量范围的中位数。5. 碳水化合物的MDRI是基于美国营养师协会制定的DRIs，加拿大营养师和美国运动医学学院的建议的量。在长时间的强烈体力活动时，需要每千克体重4～8g，这相当于男性每天需要340～680g，女性每天需要276～552g。碳水化合物的可接受的AMDR为总摄入量的50%～55%。6. 脂肪摄入不应超过总热量的30%，其DRI的适宜范围是25%～30%。表中的初始值是用ω脂肪酸、亚油酸和α-亚麻酸计算的。7. 单位为微克的视黄醇活性当量（μgRAE），1μgRAE＝1μg视黄醇＝12μg β-胡萝卜素＝24μg其他前维生素A类胡萝卜素。维生素A是以国际单位（IUs）表示，1IU＝0.3μg视黄醇＝0.6μg β-胡萝卜素＝1.2μg维生素原A类胡萝卜素。8. 钙化醇，1μg钙化醇＝40IU维生素D。9. 测量α-生育酚。10. 测量烟酸当量（NE），1mg NE＝1mg烟酸或60mg饮食色氨酸。11. 计量单位是膳食叶酸当量（μgDFE），1μgDFE＝1μg食物叶酸＝0.6g来自含强化食物的叶酸和0.5g来自强化食物的空腹叶酸。12～15. 钙，磷，镁和铁的MDRI能够满足大多数军事人员的需要。然而，19岁以下的人员有更高的需求，更合适的钙补充量是每天1 300mg，磷需求则是每天1 250mg，19岁以下的女性镁的需要每天为360mg，19岁以下的男性人员的铁需求目标是每天11mg。16. 钠推荐基于DRI，是一个上限。17. MDRI建议的日摄入氟量是0.05mg/（kg•BW）。18. 钾的最低要求是每天1 600～2 000mg，MDRI的建议日摄入量为40mg/（kg•BW）。

在高代谢需求的情况下（如低温环境），机体出现负能量平衡，建议战斗人员应摄入蛋白质1.5～2.0g/（kg•d）。在新陈代谢需求低的情况下（如驻军），建议蛋白质摄入量保持在膳食参考摄入量水平0.8～1.5g/（kg•d）。专家组强烈推荐富含优质蛋白质的食物。如果食物不能满足需要，特别是在剧烈的体力活动（例如军事训练，战斗巡逻和锻炼）之后，可以使用蛋白质补充剂（每份20～25g）。在长时间的体力活动中，机体储存的脂肪用来供能，Austin等建议每日脂肪摄入量为总热量的20%～35%（56～98g/d）。维生素和矿物质对于能量代谢和其他细胞功能是必需的。低温环境下机体的代谢特点是产热增加，与产能营养素氧化代谢有关的维生素，如维生素E、B族维生素和维生素C要保证充足。由于低温环境下人体常以矿物质含量极低的冰雪融化水为饮水，蔬菜水果供应经常不足，所以应补充钙、磷、铁、锌、铜、硒等矿物质。提倡使用维生素和矿物质强化的食品与饮品，强化的营养素通常为维生素A（男性3 000IU/d、女性2 333IU/d）、维生素C（男性90mg/d、女性75mg/d）、钙（男女1 000mg/d）、铁（男性8mg/d、女性18mg/d）、钠（2～4g/d）。进入低温环境之前应通过膳食补充营养，实现机体充足的营养素储备，有利于延缓低温环境下营养素缺乏的发生。如果暴露于低温环境的时间不长（如短期寒地探险或科学考察），前期的营养素储备可发挥积极作用，印度和德国南极考察人员的调查研究结果可以借鉴。

（一）膳食结构与膳食制度

膳食结构是指构成膳食的食物种类及其数量的相对构成比例。合理膳食结构是粮谷、蔬菜水果、豆类、肉鱼类、奶类、油脂与调味品等种类齐全，数量比例适宜。合理膳食的要求首先是保证膳食能量与各种营养素供应充足，同时要因时、因地制宜选用可能得到的食物品种，还要考虑食用者的饮食习惯与口味嗜好等要求。应特殊关注职业耐寒者的膳食结构，尤其是南北极探险与科学考察、边远寒地驻扎等特殊人群。人类对低温环境人群膳食的研究已有百年，参考文献记载，对地区耐寒、季节耐寒的特殊营养膳食，提出几点参考意见。首要问题是提供能量高、重量轻、体积小的耐寒膳食；二是合理调配耐寒食品中的脂肪比例，提高不饱和脂肪酸比例，注意脂肪来源；三是开发定量包装易于融解复水的冷冻脱水食品，最好是可以直接入口食用，适于寒地野外作业携带；四是尽量利用当地食物资源，如海豹、企鹅、鱼类、海鲜以及当地居民经常食用的食物；五是要充分利用强化食品，应尽可能拓展一些必需的食物资源，例如极地考察站开辟温室栽培蔬菜；六是尽可能符合食用者饮食习惯，食物口感风味在一定程度上可以愉悦人们情绪，起到精神心理保健作用。

为了满足耐寒营养需要，应建立合理的膳食制度，要适当安排餐次及进餐量。每日安排四餐，早餐占一日总能量的25%，上午加餐占15%，午餐占35%，晚餐占25%。为了有利于低温环境下机体保温取暖，要求寒冷地区或寒冷季节要供应热食，热食不仅符合我国居民的传统饮食习惯，而且对机体的消化过程有积极影响，因此，低温条件下要携带供应热食的必要设备。

（二）低温环境人群饮水的保障

对于低温环境工作者，尤其是野外作业者，保障安全足量的饮水与能量和营养素的供给同样重要。野外作业者要根据需要和条件，携带一定量的饮液。Murry提倡，除饮用水外，要有含200mmol/L的葡萄糖饮液。饮液还应强化矿物质和水溶性维生素，同时备有小型加热炉尤为理想。从减少机体水分丢失的角度来看，低温环境人群膳食中蛋白质不宜过多，因为蛋白质供能产物尿氮在肾脏排出时，导致机体多尿。

（三）美军低温营养保障措施

美国军队营养研究委员会（CMNR）和美国武装部队蛋白质代谢和膳食补充剂研究领域专家小组，以及美国陆海空军总部医学服务中心关于军队在寒地与高原作业营养需要的建议，具有借鉴价值，综合整理如下：①选择营养状态和健康状况良好者去寒地作业。注意以前在寒地作业中的表现，凡作业中瘦体重丢失尚未恢复者，不宜派遣到寒地作业；②应进行预防冻伤、寒冷脱水、肺水肿、脑水肿等医学知识的宣传和教育，并排解异常的心理与情绪问题；③人员分配足够的美味适口的食物，鼓励多吃食物，防止体重下降；④提供有足够能量的膳食，其中，碳水化合物必须达到每人每天 400g 以上，有利于机体充足的肌糖原贮备，不拘泥于脂肪占膳食总能量不超过 30% 的规定，适量强化或补充维生素 E、维生素 C、维生素 B_1、维生素 B_2、维生素 B_6、叶酸和钠、铁、铜、锌、硒等微量营养素；⑤提供足量不冻的安全饮品，鼓励多饮水，要严防寒冷脱水，不建议饮用冰雪融化水；⑥注重防寒服装装备、帐篷与其他屏蔽设施、居住采暖等耐寒的保护举措；⑦增加保温防寒开支是值得思考的社会问题；⑧加强极端操作环境对全身和骨骼肌蛋白质代谢影响的研究，确定膳食蛋白质的需求，提供高蛋白膳食或蛋白质补充剂，减少骨骼肌损伤，保证身体、心理健康。

二、某些营养素和植物化学物在低温营养中的研究与应用

研究表明，除了增加产热营养素的摄入量，某些营养素和植物化合物能够激活人体的脂肪组织产热达机体产热总量的 20%，这对保护肌肉组织和消耗多余体脂肪具有重要的意义。成年哺乳动物存在两种主要的脂肪组织，褐色脂肪组织（BAT）与白色脂肪组织（white adiposity tissues，WAT）。当机体受到急性冷暴露的刺激时，BAT 的活性大大增加，褐色脂肪细胞会燃烧脂质产生热量。哺乳动物 BAT 在耐寒、调节能量平衡和维持体重方面的作用越来越受到关注。研究发现，BAT 是冷暴露期间小型啮齿动物适应性产热的主要部位。成年人 BAT 的数量和活性随年龄递减。Yoneshiro 测试了 162 名 20～73 岁的健康志愿者在 19℃冷暴露 2 小时后 BAT 的活性。结果表明，BAT 活性的降低可能与身体脂肪积累有关，冷暴露能诱导 BAT 的体积增加。Van der Lans 等报道，重复冷暴露（14～19℃）可以使低活性（甚至检测不到活性）的 BAT 活性增加，每天可以额外释放 17%～77% 的能量。首先让受试者每天接受 2 小时 17℃暴露、持续 6 周，或每天 2 小时暴露 14～15℃、持续 10 天，用 FDG-PET/CT 方法评估 BAT 活性，发现 BAT 丰度和活性显著增加，而且 BAT 活性与反复冷暴露诱导的冷诱导产热（CIT）增加呈正相关。Lee 等发现，在 19℃、24℃和 27℃环境下 4 个月，BAT 的丰度和活性发生可逆性改变，即在轻度低温条件下 BAT 丰度和活性提高，在温暖条件下下降，小型啮齿动物的研究也获得相似结果，表明冷暴露激活和诱导 BAT，从而增加能量消耗和减少体内脂肪。尽管机体 BAT 的数量有限，但是，人们发现很多 WAT 存在类褐色脂肪细胞，被称为“brite”或“beige”脂肪细胞，具有类似于褐色脂肪细胞的特征，特别是呼吸解耦联的能力。WAT 在一定条件下可以褐变，诱导白色脂肪褐变对于耐寒、防治肥胖症及相关并发症有巨大潜力。

为了确定长期低温暴露期间骨骼肌和 BAT 在产热中的作用，Mineo 将野生型和 BAT 缺陷的转基因系 UCP-dta 小鼠暴露于 23℃和 4℃条件下，发现二者的肌肉氧化能力几乎相同，寒冷不影响肌肉细胞线粒体的呼吸功能。4℃寒冷条件下，UCP-dta 小鼠的代谢和去甲肾上腺素诱导的产热均显著低于野生型小鼠，并且 BAT 丰度和 BAT 柠檬酸合酶活性显著提高，

肌肉氧化产能增加让 UCP-dta 小鼠在寒冷挑战下得以存活。Saito 等研究表明，营养素和一些植物化学物可以使白色脂肪细胞转化为 BAT，激活和诱导 BAT 增加人体的能量消耗和降低体内脂肪含量，从而有助于增加胰岛素的敏感性和稳定血糖。因此，BAT 成为防治人类肥胖和 2 型糖尿病等相关代谢疾病的靶点之一。

（一）氨基酸

Pasiakos 发现，食物中必需氨基酸，如甲硫氨酸和亮氨酸，可以增加啮齿动物能量消耗，限制腹部脂肪沉积。这与 BAT 激活和 WAT 中脂肪酸分解增加相关。研究表明，补充亮氨酸减少短期亚低温条件下瘦体质（fat-free mass）的损失，但是，不能防止长期缺氧合并亚低温条件下瘦体质的丢失。Wing-Gaia 等给 18 名在珠穆朗玛峰大本营（2 810～5 364m）的受试者补充亮氨酸（每日 7g）共 13 天，与对照组相比，受试者体重（−2.2%±1.7%）、瘦体质（−1.7%±1.5%）和脂肪（−4.0%±6.9%）均显著减少，瘦体质损失并未因补充亮氨酸而减弱。

胆汁酸是分泌到胆汁中牛磺酸和甘氨酸的络合物，是新陈代谢的调节剂。Teodoro 和 Zieta 等的研究表明，膳食可以调节胆汁酸代谢，将富含牛磺酸和甘氨酸的鲑鱼蛋白水解物替代酪蛋白能提高大鼠血浆胆汁酸浓度，进而诱导 BAT 和 WAT 中 UCP1 活性，增加全身能量消耗。加入胆汁酸多价螯合剂（消胆胺）能够减弱上述有益作用，表明胆汁酸参与了机体的能量消耗。

（二）共轭亚油酸和 ω-3 脂肪酸

共轭亚油酸，特别是 trans-10、cis-12 异构体，能够显著降低多种动物的脂肪量，其机制可能是增加前脂肪细胞分化凋亡，减少脂肪生成，以及增加 WAT 的脂肪酸氧化。尽管共轭亚油酸不改变，甚至降低 BAT 中的 UCP1 表达，但有报道表明，WAT 的褐变可能与共轭亚油酸的减肥作用有关。摄入长链 ω-3 多不饱和脂肪酸（PUFA），如二十碳五烯酸（EPA）和二十二碳六烯酸（DHA），减少啮齿动物的内脏脂肪量，其作用机制与增加 BAT 中 UCP1 介导的适应性产热和 WAT 中的氧化代谢有关。用 EPA 和 DHA 混合物代替 15% 的膳食脂肪可刺激线粒体氧化反应，并增强小鼠 WAT 中脂肪酸的 β- 氧化，改善了肥胖相关高血糖和高脂血症。细胞实验结果表明，ω-3 PUFA 可能直接调节 WAT 中的基因表达。

（三）维生素

Asha Devi 和 Manjula 研究发现，在 10℃时大鼠海马过氧化氢（H_2O_2）和硫代巴比妥酸反应性物质（TBARS）的水平增加，并且在 5℃时进一步增加，大鼠海马神经元丢失，伴随着 TC、TG、LDL-C 升高以及 HDL-C 降低。值得注意的是，间歇性冷暴露的高血糖效应与海马以及血浆中维生素 C 和维生素 E 的耗竭相一致。补充维生素 C 降低 H_2O_2 和 TBARS，增加 SOD 的活性。结果表明，寒冷诱导的血液脂质谱变化与海马氧化应激相关，并且维生素 C 和维生素 E 有效地保护了老年大鼠低温下的代谢和认知功能。Rashid 发现，实验动物冷暴露 4 周后，甲状腺激素（T3 、 T4 和 TSH）活性显著升高，补充维生素 C 使甲状腺激素活性正常。长期暴露于低温时，身体通过颤抖和非颤抖产热，补充维生素 C 增加骨骼肌的收缩力。

（四）辣椒素及其类似物

辣椒素（capsaicin）是辣椒的主要刺激组分，其强烈的刺激性影响了它的大量食用，因此，发明了辣椒素类似物（capsinoids），包括 capsiate，dihydrocapsiate 和 nordihydrocapsiate。它们与辣椒素一样，均是 TRPV1（transient receptor potential cation channel，subfamily V，member 1）的激活剂，能够有效激活 BAT 和 TRPV1 并增加交感神经活动，促进产热和脂肪氧化，从而减少体内脂肪。Yoneshiro 报道，口服辣椒素类似物与寒冷暴露的作用类似，能够诱导 BAT 产热。然而当 BAT 活性较低或无法检测到其活性的受试者服用辣椒素类似物 6 个星期后，他们的 2 小时冷暴露能量消耗明显增加，CIT 显著升高。FDG-PET/CT 法证实，辣椒素能够诱导 BAT 活性，辣椒素类似物的耐寒和减肥作用可归因于其诱导 BAT 的产热活性。辣椒素的作用位点主要是口腔和胃肠道中感觉神经元上的 TRPV1。Vriens 等证实多种食物成分，特别是辛辣食物，如黑胡椒、白胡椒、姜酚、姜烯酚等，都具有激动 TRPV1 活性，其中一些可能会激活 BAT 产热并减少体内脂肪。因此，TRPV1 激动剂对 BAT 产热和降脂作用与寒冷暴露相似。

（五）儿茶素

茶中均含有儿茶素，尤其以绿茶含量丰富。Westerterp-Plantenga 证实，儿茶素是 TRPV1 的激动剂，儿茶素可刺激肝脏和脂肪组织中的脂肪酸氧化产热，可激活和诱导 BAT 产热。Ferreira 发现，摄取含有 125mg 儿茶素和 50mg 咖啡因的绿茶提取物，引起机体脂肪氧化增加，使 24 小时能量消耗增加了 4%，而单独摄入咖啡因对能量消耗没有显著影响。Yoneshiro 观察了男性志愿者摄入含有 615mg 儿茶素和 77mg 咖啡因的饮料连续 5 周后，冷暴露（19℃）2 小时的冷诱导产热（CIT）情况，发现受试者 CIT 与 BAT 活性成正比。单独摄入儿茶素增加了一些受试者（BAT 有活性）的能量消耗，但在另一些受试者（BAT 活性小）无此效应。受试者连续服用儿茶素饮料 5 周后，他们的能量消耗增加了 2.1 倍，这进一步说明，服用儿茶素能够增加机体能量消耗，增加的量与 BAT 的活性有关。Gosselin 和 Haman 报道，健康男性志愿者穿上灌注了 15.8℃水的液体套装 3 小时，即暴露于轻度寒冷状态下，服用 1 600mg 绿茶提取物的受试组，每千克体重就可以增加额外 10% 能量消耗，而且冷暴露期间他们的颤抖强度（MVC × min）比对照组少 20%，充分反映了绿茶提取物的耐寒作用，而服用含有 583mg 儿茶素的绿茶提取物治疗 12 周后，机体脂肪含量减少了 2%～3%。Sae-Tan 等人报道即使在低 BAT 活性的个体中，每日服用儿茶素饮料也能够成功诱导 BAT 的活性。Nirengi 给 22 名健康的年轻女性每天服用 540mg/d 儿茶素 12 周后，BAT 密度增加了 18.8%，细胞外脂质下降了 17.4%，且 BAT 密度变化与细胞外脂质变化之间存在显著负相关，研究者认为这些作用可归因于抑制 BAT 中的儿茶酚胺降解酶、儿茶酚 -O- 甲基转移酶和 cAMP 降解酶。Kurogi 等人研究认为，儿茶素没食子酸酯及其自动氧化产物在肠内激活分泌细胞中的 TRPA1 和 TRPV1。因此，绿茶儿茶素也可以通过激活胃肠道感觉神经元中的 TRPV1/TRPA1 诱导 BAT。总之，尽管也存在儿茶素阴性结果的报道，但是大多数的研究结果表明，口服儿茶素通过诱发 BAT 产热而增加能量消耗，并且在轻度寒冷暴露期间提高非颤抖产热能力。儿茶素对 BAT 的影响与辣椒类似物相似。

第四节 低温环境的主要健康问题及营养防治

冷损伤是指机体暴露在寒冷环境下，热量大量散失，全身或局部温度下降而引起的局部或全身性损伤。冷损伤是我国严寒地区或从事低温下作业人员的常见病，致残率和死亡率均较高。冷损伤的发生和损伤程度与环境因素（温度、风、降雨、湿度、浸渍、海拔高度）、人体局部和全身状态（健康状态、身体组成、疲劳、种族、性别、营养状态、服药、饮酒等）以及防寒装备、食物供给有直接关系。常见于寒冷地区部队官兵、从事户外生产作业的人员、户外运动或探险的人员以及发生意外事故的人员，此外，职业性冻伤常见于从事冷库作业的人员和接触液氨、液氮、氯仿和氟利昂等化学制剂的人员。

按照冷损伤发生的损伤范围可以分为全身性冷损伤和局部性冷损伤两类。全身性冷损伤即低体温，又称体温过低或冻僵，是指人体深部温度（直肠温度）逐渐降低至35.0℃以下。常见于事故性和人工性低体温。事故性低体温分为陆地型低体温（冷空气暴露所致）和浸泡型低体温（冷水或低温液体浸泡所致）。人工性低体温是指临床上低温麻醉和体外循环等。局部性冷损伤按损伤的性质分为冻结性损伤与非冻结性损伤两类。①冻结性冷损伤：俗称冻伤，指身体的局部短时间暴露于极低气温，或长时间暴露于0℃以下低温所造成冻结性病理损伤。其特点是组织发生冻结 - 融化改变。②非冻结性冷损伤：由10℃以下至冰点以上的低温加以潮湿环境下造成的身体局部损伤，包括冻疮、战壕足和浸渍足等，其特点是冰晶不会在组织中形成，也不会造成组织缺失，常常与皮肤剧烈的血管收缩有关，常发生在手、足、耳、鼻、面颊等循环末梢部位，容易反复发病。值得注意的是，在临床上同一个体或肢体上冻结和非冻结冷损伤共同存在也是很普遍的。

一、冻僵

在寒冷条件下，机体不再能维持其正常体温，而致深部体温（直肠温度）降至35℃以下称为冻僵。冻僵可分为两个阶段，即以兴奋为主的功能代偿期和以抑制为主的功能衰竭期。

（一）发病机制

人体中心温度下降时，各种酶类活力降低导致细胞的能量代谢、分泌与吸收、离子跨膜转运和电生理活动等发生改变，进而造成机体多系统功能的改变，如肺静脉收缩和肺动脉高压，出现肺水肿；中枢神经系统抑制，出现脑水肿；心脏负荷加重，出现心律失常、循环障碍；机体氧化应激反应增强，肝组织出血、肝细胞变性坏死、胆管坏死；代谢性酸中毒和急性肾衰竭，严重时可导致休克和死亡。

（二）临床表现

冻僵的严重程度与深部体温密切相关。初期人体代谢率增高，呼吸频率和心率加快，血压升高和四肢温度下降。继而出现颤抖、反应迟钝、行动笨拙和思维混乱等反应。当人体深部温度低于30.0℃时，陷入麻痹期，可出现意识丧失、血压不易测得、呼吸缓慢和心律失常等症状；人体深部温度低于25.0℃时，可出现深度昏迷、肺水肿、肾衰竭、心脏停搏甚至脑电活动消失。

（三）诊断和分度

依据冷暴露史、临床表现和深部温度测定可确诊低体温。按人体深部温度的高低对低体温进行分级：35.0～32.0℃为轻度低体温，31.9～28.0℃为中度低体温，低于28.0℃为重度低体温。

（四）治疗

急救的关键是迅速恢复患者人体中心温度，要尽快使患者脱离寒冷环境和保暖，并及时正确复温。目前认为，以1.0～2.0℃/h的速度复温比较适宜。除了依赖患者自身颤抖产热的被动复温法外，可以采用主动复温法，即将外源性热量传递给患者，促进患者体温恢复，分为体表复温和体内复温两种方法：①主动体表复温法，如电热毯、热水袋外敷和温水浸泡等；②主动体内复温方法，如气道复温、静脉滴注、腹膜透析、结肠灌流、血液透析和体外循环等。如出现呼吸、心跳停止，应尽早开始心肺复苏并送医院救治。院内救治包括监测生命体征，建立适宜的静脉通道和呼吸通道，尽快恢复水、电解质与酸碱平衡，纠正凝血障碍，维持血流动力学稳定和治疗并发症等。保持患者病情稳定，不再发生大的波动，各项临床指标、化验检查结果保持在正常或允许范围内，保护重要脏器功能。此外，为预防和减轻感染，可用无菌生理盐水反复冲洗创面，应用抗生素。

二、冻伤

低温环境温度在冻结点以下，暴露者机体局部组织发生冻结而形成的损伤称为冻伤。

（一）发病机制

一方面低温对组织细胞的直接损伤和细胞代谢改变。慢速冷冻使细胞组织间液形成冰晶体，导致细胞膜受损、通透性增加、细胞脱水、蛋白变性、酶活性下降、代谢障碍以致死亡。组织温度持续降低时，细胞间隙冰晶体扩大造成细胞机械性损伤。另一方面低温导致循环障碍。损害主要发生在冻结 - 融化后，受损伤的血管内皮细胞引起血小板聚集和黏附、凝血机制障碍和血栓形成，造成局部组织微循环障碍，组织细胞因缺血缺氧而坏死。冻伤可以分为 4 个相互重叠的病理生理阶段，即预冻期、冻融期、炎性反应期和组织坏死期。①预冻期：是机体对寒冷的应激反应期，表现为血管收缩和组织缺血，感觉异常；②冻融期：是组织冻融损伤期，表现为组织内冰晶形成和复温后冻组织融化；③炎性反应期：是局部组织融化后功能和形态学改变期，表现为组织代谢、血液循环障碍和炎性反应；④组织坏死期：是组织发生不同程度坏死期，表现为无感染性干性坏疽。

（二）临床表现

多发生在手、足、颜面、耳和鼻等部位。表现为暴露部位寒冷感、疼痛、知觉丧失、皮肤冻结变硬、肤色苍白。冻结部位融化后皮肤可呈红色、暗红色、青紫色甚至青灰色，局部充血、水肿。有刺痛或烧灼样痛，甚至出现感觉减退。出现浆液性水疱或血疱，结痂后形成痂皮，脱落形成溃疡，可形成干性坏疽、气性坏疽或湿性坏疽。

（三）诊断和分级

诊断依据冷暴露史和临床表现。影像学检查如 X 线、CT、动脉造影、磁共振等，有助于早期精确判断冻伤程度，尤其是一些临床表现不明显的病变通过影像学检查可以及早发现。根据低温对组织的损害程度、损伤反应轻重，冻伤分 4 度，Ⅰ、Ⅱ度为轻度冻伤，Ⅲ、Ⅳ度为重度冻伤。Ⅰ度：仅损伤表皮层，可自愈；复温后患部皮肤潮红、轻度水肿，自觉痒感或轻度疼痛；症状数日后消退，不留瘢痕。Ⅱ度：损伤达真皮层；冻结 - 融化后皮肤呈红色或暗红色，明显水肿，局部疼痛剧烈，浆液性水疱形成，干燥后形成较薄痂皮，脱痂后痊愈。Ⅲ度：损伤皮肤全层和皮下组织；冻结 - 融化后皮肤呈紫红或青紫色，感觉迟钝，水肿明显，可有较大血性水疱形成，渗出较多；组织坏死形成黑、硬干痂，痂皮脱落后露出肉芽组织，多留有瘢痕，影响功能。Ⅳ度：损伤可包括皮肤、皮下组织、肌肉和骨骼等；复温融化后皮肤呈紫蓝色、感觉消失，可出现血性小水疱甚至无水疱，局部渗出多；无感染时组织逐渐干燥变黑形成干性坏疽，并发感染时组织腐烂形成湿性坏疽或气性坏疽，可导致截肢。

（四）治疗

治疗冻伤强调“早”和“合理性”。快速复温、改善受冻部位血液循环是关键。冻伤至今尚无明确的治疗方法，重度冻伤治疗借鉴了很多烧伤科治疗经验，包括防治休克、防治感染等各种并发症，也借鉴了骨科、创伤科、整形美容科和内科的相关知识和治疗经验。

冻伤治疗包括现场急救、创面处理和全身治疗。急救处置是否及时和正确，关系到患者的预后。应尽快使伤员脱离寒冷环境，立即用棉被、毛毯或皮大衣保护受冻部位。对神志清醒、吞咽无困难者给予热饮补充热量，尽早入院治疗，快速复温，早期就诊可以有效降低冻伤后的致残率。清除创面及周围污物、异物，剔除冻区周围毛发，防止创面感染。用无菌生理氯化钠溶液反复冲洗创面。小水疱待其自行吸收。水疱液压力过大或水疱限制关节运动时可无菌抽出疱液，但应保留疱皮。局部使用冻伤外用药。对于重度冻伤，应尽早手术清除坏死组织，开展切、削痂，进行各种植皮及皮瓣移植手术，以提高治愈率和治疗质量，减少伤残，缩短治愈时间。全身治疗方案包括镇痛治疗、合理选用抗生素防治感染、保护血管、防治血栓、改善循环、防治休克、加强营养支持、高压氧疗法、保护脏器功能，尽早进行康复锻炼等。

三、非冻结性冷损伤

低温环境温度在冻结点以上，暴露者机体局部组织发生损伤的一类综合征称为非冻结性冷损伤。现已证明，这类损伤是低温、潮湿和空气流动（风）共同作用的结果，包括冻疮、战壕足和浸渍足等。

（一）发病机制

冷暴露使血管长时间强烈收缩、皮肤血流量减少，导致组织缺血缺氧，复暖后血管充盈，发生缺血 - 再灌注反应，造成损伤。

（二）临床表现

早期患处皮肤灰白或苍白、感觉消失、轻度水肿，无冻结，无脉搏搏动。复暖后患处皮肤明显充血、水肿，呈紫红色，压之褪色，有大小不等的硬结，可出现严重烧灼痛，肢体近端感觉恢复而远端未恢复，可有水疱，破溃后形成溃疡。肢体持续冷敏感性增高是突出症状。少数重伤员可发生反复真菌感染或干性组织坏死。

（三）诊断和分级

依据冷暴露史和临床表现进行诊断。有两种分级方法：Webster 分类法、Ungley 分类法。Webster 分类法依据伤后 2～3 天患部的临床表现分为最轻、轻、中和重度 4 度。Ungley 分类法依据伤后 7 天感觉丧失区的分布情况分为 4 级：①最轻度，1～2 周可恢复作业能力，个别个体遗留冷敏感性增高；②轻度，需 3～4 个月恢复作业能力；③中度，多数伤员遗留多汗及冷敏感后遗症，部分遗留永久性残疾；④重度，遗留永久性残疾，不能继续工作。

（四）治疗

治疗的关键是使患者尽早脱离湿冷环境，保持局部温暖和干燥，患者脱离冷环境后缓慢自行复暖，不需做主动复温，快速复温和按摩伤部均可加重组织损伤。可以进行温水浸浴和理疗（红外线、超声波）。抬高肢体，减轻水肿，避免压迫，采取改善局部与全身循环以及抗感染等措施。患肢出现剧烈疼痛时给予药物治疗。交感神经切除术可短期改善患部血液灌流、减轻冷敏感和缓解疼痛。

四、寒冷诱发或加重某些疾病

人类健康正在面临气候变化带来的前所未有的挑战，许多国家进行了温度变化对总死亡率影响的研究。证据表明，低温环境可对人体产生巨大的生理压力，导致发病率和死亡率增加。世界各地研究发现冬季总死亡率高于全年其他时间。Tammes 调查发现，英格兰和威尔士的冬季死亡人数从 20 世纪 50 年代初的 70 000 人降至 2000 年的 27 000 人。Fowler 报道 2002—2011 年依然有 15.9% 的死亡与寒冷天气相关，在欧洲 31 个调查国家的总死因中位列第四。呼吸系统疾病和心血管疾病被证明与寒冷的气温密切相关，是低温环境暴露相关死亡的主要原因之一。低温环境地区死亡率升高的影响因素很多，包括人均国内生产总值低，国家卫生保健支出低，不平等，贫困，燃料不足，低收入和城市住宅，如英国冬季过冬死亡人数的 22% 可归因于寒冷住房、冬季气温和流感。

（一）呼吸系统疾病

天气寒冷、气温骤降可诱发许多器质性疾病高发、复发和加重，如感冒、流行性感冒、慢性阻塞性肺疾病（chronic obstructive pulmonary disease，COPD）等。COPD 是一种以不完全可逆的气流受限为特征、进行性发展的慢性呼吸系统疾病，包括慢性支气管炎、阻塞性肺气肿、支气管哮喘等疾病。COPD 的影响因素很多，如吸烟、大气污染、室内空气污染、气候变化等，寒冷因素诱发和加重 COPD 的作用明显，增加了 COPD 患者死亡的危险性。Analitis 等研究发现，冬季 COPD 恶化率增加 2 倍，较低的平均温度预示着较高的恶化率，并且低温对 COPD 恶化的影响可能会持续较长时间。低温地区温度降低 1℃，人群日自然死亡人口数可增加 1.35%，呼吸系统死亡人口数增加 3.30%。目前我国 40 岁以上居民 COPD 总患病率为 8.2%。流行病学调查显示，我国寒冷地区 COPD 患病率高，如哈尔滨市农村居民 COPD 患病率为 11.27%，沈阳市城市居民 COPD 患病率为 8.02%。

研究指出寒冷可使呼吸系统免疫力下降，免疫反应异常，支气管收缩、肺功能下降，引起支气管炎症，运动时呼吸困难，最终导致 COPD 的发生。此外，气温交替变化对 COPD 进展有较大影响，日温变化幅度（DTR）每增加 1℃，COPD 的日病死率增加 1.25%。每日温差波动超过 9.6℃，COPD 患者急诊入院率增加 14%。Mu 等研究了室外温度、室内温度、湿度对患者 COPD 症状的影响，发现温度和湿度与 COPD 患者的症状相关，低温是 COPD 患者的一个危险因素，高湿度会增加由于低温引起的 COPD 风险；提出预防 COPD 复发和加重的室内温度应至少保持在平均 18.2℃，湿度应低于 70%。综上可见，低温导致 COPD 恶化的可能原因包括：①低温直接使支气管收缩，肺功能下降；②病毒感染暴露增加；③日常体力活动减少，迅速降低对呼吸道感染的免疫力，并降低黏膜纤毛清除率。

（二）心血管疾病

温度对心血管疾病（CVD）死亡率的影响受到广泛关注。Haja 调查发现，与寒冷相关的死亡率和发病率仍是英国和其他地区的重要公共卫生问题。当苏格兰温度降低到 11℃时，平均气温每降低 1℃，全死因死亡率增加 2.9%，其中，心血管病死亡率增加 3.4%。Zhang 研究发现，冷和热对 CVD 死亡的影响明显，CVD 的最佳保护性温度（即 CVD 死亡人数最低的温度）为 29.2℃。当温度低于最佳温度时，由于 CVD 造成的死亡风险随着温度降低而升高，相反，当温度高于最佳温度时，随着温度升高死亡率增加。对北京气候变化影响的模型预测，在 2050—2070 年北京与气温有关的心血管疾病死亡人数预计会比基线期间增加 3.5%～10.2%，尤其与冷相关的 CVD 死亡率增加幅度较大。2012—2015 年 Zhao 等在宁夏回族自治区（平均气温 25.2～31.2℃，日温差 12～15℃，全年频繁发生寒冷异常温度）的 203 个村庄收集了 28 天心血管疾病和气候数据，发现低温增加了心血管疾病的临床就诊风险，心血管访视的寒冷效应于第6天出现，持续到第22天，导致累积相对风险（*RR*）为1.55（95%*CI*：1.26～1.92），大部分病例归因于中度而非极端寒冷的温度。提示低温可能是农村心血管疾病负担的一个重要因素。

寒冷增加心血管疾病风险或加重病情，特别是对于糖尿病患者。2014年，成人糖尿病的全球流行率估计为9%，糖尿病占心血管疾病相关死亡的15%。Ikäheimo研究证实，糖尿病与寒冷诱导心血管疾病的高发生率有关。调查发现，糖尿病患者在寒冷冬季发生卒中的风险比一般人约高5倍，复发卒中的风险高2～4倍。可能与寒冷刺激交感神经兴奋，使体内儿茶酚胺类物质分泌增加，使血糖升高；使全身血管收缩，毛细血管阻力加大，血压升高，加重心、脑血管负荷；机体局部缺血、缺氧，血凝时间缩短、血流减慢，增加了血栓形成风险，诱发冠心病、高血压、脑血管病等有关。另外，寒冷还可使人体大量消耗水分，造成缺水，使血液黏稠，血容量不足，造成缺血性卒中。糖尿病患者合并有神经病变，对外界寒冷刺激的感觉减退，适应性差，导致的危害更大。

此外，寒冷使大脑皮质功能紊乱，交感神经兴奋性增强，使胃酸分泌过多，胃组织抗酸能力减弱，诱发溃疡病。寒冷加重了肾脏的负担，增加泌尿系统疾患风险。

五、冷损伤的营养防治

受低温环境的影响，机体处于冷应激状态，生理功能发生变化。皮肤血管收缩，交感神经兴奋，心排血量增多、血压上升、心率加快，基础代谢会增高5%～17%。去甲肾上腺素及肾上腺素分泌增加，机体的产热能力增强，蛋白质、脂肪、碳水化合物三大供能营养素分解代谢加快。甲状腺素分泌增加，使机体产生的能量以热量形式散发，体温放散加速。尿量显著增加，易出现脱水、血容量减少、无机盐丢失。消化液分泌增强，食欲增加。此外，厚重的衣物、泥泞或冰雪路面额外多消耗机体的能量。因此，合理地调整饮食，保证人体必需营养素的充足，对提高耐寒能力是十分必要的。低温条件下的膳食遵循平衡膳食原则，并考虑到低温条件下的机体营养需求，做到热能、维生素、矿物质充足，营养素比例适当，并摄入足够水分，注意补液，防止脱水。此外，做到禁酒。

（一）保证能量供给

低温环境下能量需要量明显升高，一般增加5%～25%。个体所需能量与暴露寒冷的时间、活动的多少、居住条件、服装保温、个体对寒冷的适应等情况密切相关。应根据情况具体计算。适当增加主食和油脂的摄入，保证优质蛋白质的供应。摄入充足的蛋白质，可以防止发生负氮平衡。一般蛋白质的供给量以占总热量的15%～17%为好，脂肪供热量占总热量的35%，每日约140g，碳水化合物占总热量50%，每日供给150～600g米或面。蛋白质以优质蛋白质为主。增加脂肪和碳水化合物的摄入，以增强人体的耐寒能力。选择食物时应注意多样化及营养平衡。三餐比例要合理，并注意早餐的摄入。为了适应低温环境，每日可以安排四餐，能量分配为早餐25%、上午加餐15%、午餐35%、晚餐25%，并选择零食作为能量的补充。2013年发表的《北欧作战冷热环境的管理》建议，为了保证战士睡觉过程中的热量需求，在晚睡前补充零食。此外，需关注摄入食物的温度，应摄入热食物，不要吃冷饭菜。

（二）保证维生素供给

低温条件下，随着机体代谢水平的提高，维生素需求相应增加，一般增加30%～50%。

如维生素 B_1、维生素 B_2 和尼克酸的消耗增加，需要从膳食中及时补充。B 族维生素有利于人体正常代谢，不妨多吃些新鲜的米面、蔬果等，尽量多吃粗杂粮。研究证实，维生素 E 保护血管壁、促进血液循环。维生素 C 增加毛细血管的致密性，维生素 C 降低毛细血管的脆性和通透性。增加维生素 E、维生素 C、维生素 A 的摄入量，提高人体对寒冷的适应能力。维生素 E 含量丰富的食物有：芝麻油、花生油、坚果类、绿叶菜等。维生素 C 主要来自新鲜水果和蔬菜等食物。维生素 A 主要来自动物肝脏、蛋黄、奶油，以及含胡萝卜素的蔬菜，如胡萝卜、西蓝花、菠菜、油菜、苋菜等。另外，在低温季节日照减少，人体容易发生维生素 D 的缺乏，应适量补充。

（三）保证矿物质供给

人的御寒能力与摄入矿物质有一定关系。钙影响人体的心肌、血管及肌肉的伸缩性和兴奋性。缺铁性贫血表现为产热量少、体温降低等。补充富含钙和铁的食物可提高机体的御寒能力。甲状腺素由碘和酪氨酸组成，加速体内组织细胞的氧化，增加机体的产热能力，使基础代谢率增强，含碘的食物可以促进甲状腺素分泌。

（四）多摄入蔬菜水果

我国北方寒冷地区冬季蔬菜数量少，品种单调，特别是新鲜蔬菜少。并且，冬季的寒冷使各种营养素的消耗量均有不同程度的增加。因此，容易发生维生素和矿物质缺乏。应经常吃蔬菜水果，补充膳食中维生素的不足，增强人体的抗寒能力。

（五）冬季的膳食口味应以咸味辛热为主

辛辣食品的活性成分，如辣椒中的辣椒素，生姜中的芳香性挥发油，胡椒中的胡椒碱等，可以增进食欲，促进血液循环，提高御寒能力。因此，适当多吃一些辛辣调味品。食盐不仅可以补充机体从尿中大量丢失的钠，而且使人体产热功能增强。由于我国膳食食盐摄入量偏高，是高血压的危险因素，所以每日食盐的摄入量要有所控制。

（六）补充足够的水分

机体水分的需要量与体力活动相关。2013 年发表的《北欧作战冷热环境的管理》建议，战士至少每日需要 3～6L 水分（包括饮食水分），补水的时机在就餐的时候。如果在野外寒冷环境不得不饮用冰雪融化水时，要有设备确保喝温热水，禁止直接吃冰雪补充水分。机体水分状态从尿液进行判定。

（七）补充蛋氨酸

寒冷使人体尿中肌酸的排出量增多，脂肪代谢加快。研究表明，蛋氨酸通过甲基转移作用，参与肌酸和脂肪酸的合成，促进机体氧化供能，可见，寒冷使机体蛋氨酸的需求量增大。因此，冬季应多摄取富含蛋氨酸的食物，如芝麻、葵花子、乳制品、鸡肉、牛羊肉、鱿鱼、鸭蛋、核桃、酵母等。

此外，中医理论认为，冬季用具有御寒功效的食物进行温补和调养，温养全身组织、促进新陈代谢、提高机体防寒的能力，抗拒外邪、减少疾病。温热御寒、补益的食物包括羊肉、狗肉、甲鱼、麻雀、虾、鸽、鹌鹑、海参、枸杞、桂圆、韭菜、胡桃、糯米等，其中，羊肉是最具保温、发热作用的食品。冬季应少吃凉性或寒性的食物，如鸭肉、螃蟹、黄瓜、西瓜、梨、绿豆、冰糖等。此外，冬季应多吃姜、红糖、大枣、花生、核桃、栗子等，以及具有补肾功效的黑色食品，如黑米、黑豆、黑芝麻、黑木耳、黑枣、乌鸡等。

（周少波　王舒然）

参考文献

1. 中国营养学会．中国居民膳食营养素参考摄入量．2013版．北京：中国标准出版社，2014.
2. 余万霰，徐群英，朱建华．中国南极考察越冬队员营养摄入状况调查及分析．江西医药，2011，46（6）：491-493.
3. 国家海洋局极地专项办公室．极地考察人员营养与食品保障标准．北京：海洋出版社，2014.
4. 陈楠，金伟，唐德培，等．中国第22和24次南极考察中山站越冬队员膳食调查．极地研究，2014，26（4）：496-500.
5. 周波，王晓红，郭连莹，等．中国北方地区老年人冬季维生素D缺乏与骨量丢失．中国组织工程研究与临床康复，2011，15（26）：4907-4910
6. 全国冷冻冷藏食品行业研究报告．http://www.agri.ac.cn/news/qtzcjg/ 201776/n1153130386.html，2016.
7. Analitis A，Katsouyanni K，Biggeri A，et al. Effects of Cold Weather on Mortality：Results From 15 European Cities Within the PHEWE Project. American Journal of Epidemiology，2008，168（12）：1397-1408.
8. Asha Devi S，Manjula KR. Intermittent cold-induced hippocampal oxidative stress is associated with changes in the plasma lipid composition and is modifiable by vitamins C and E in old rats. Neurochemistry International，2014，74：46-52.
9. Asiaone：http://www.asiaone.com/china/cold-weather-clothing-map-china-residents-released.
10. Austin Krista G，Price Lori Lyn，McGraw Susan M，et al. Predictors of Dietary Supplement Use by U.S. Coast Guard Personnel. PLoS One，2015，10（7）：e0133006.
11. Berryman CE，Young AJ，Karl JP，et al. Severe negative energy balance during 21 d at high altitude decreases fat-free mass regardless of dietary protein intake：a randomized controlled trial. Faseb Journal，2018，32（2）：894-905.
12. Blondin DP，Labbe SM，Noll C，et al. Selective Impairment of Glucose but Not Fatty Acid or Oxidative Metabolism in Brown Adipose Tissue of Subjects with Type 2 Diabetes. Diabetes，2015，64（7）：2388-2397.
13. Bonet ML，Mercader J，Palou A. A Nutritional Perspective on UCP1-dependent Thermogenesis. Biochimie，2017，134：99-117.
14. Brychta RJ，Chen KY. Cold-induced Thermogenesis in Humans. Eu J Clin Nutr，2017，71（3）：345-352.
15. CCCA：https://www.linkedin.com/pulse/chinas-cold-storage-industry-enjoys- much-room-geographic-sam-gao/.
16. Cheung SS，Daanen HA. Dynamic Adaptation of the Peripheral Circulation to Cold Exposure. Microcirculation，2012，19（1）：65-77.
17. Choi JH，Kim SW，Yu R，et al. Monoterpene Phenolic Compound Thymol Promotes Browning of 3T3-L1 Adipocytes. Eu J Nutr，2017，56（7）：2329-2341.
18. Combat Feeding Directorate. Warfighter's guide to performance nutrition and operational rations，1st Edition，November 2017. Approved for public release；distribution unlimited. REV 11-13-17 | OPSEC U17-660. US ARMY.
19. Committee on Military Nutrition Research（CMNR）. Nutritional Needs in Cold and in High-Altitude Environments. Applications for Military Personnel in Field Operations. National Academy Press，1996：1-53.
20. Ferreira MA，Silva DM，de Morais AC Jr，et al. Therapeutic Potential of Green Tea on Risk Factors for Type 2 Diabetes in Obese Adults - A Review. Obesity Reviews，2016，17（12）：1316-1328.
21. Tom F，Southgate RJ，Thomas W，et al. Excess Winter Deaths in Europe：a multi-country descriptive analysis. European Journal of Public Health，2014，25（2）：339-345.
22. Gagnon DD，Rintam KH，Gagnon SS，et al. Cold exposure enhances fat utilization but not non-esterified

fatty acids, glycerol or catecholamines availability during submaximal walking and running. Frontiers in Physiology, 2013, 4: 994.

23. Gasparrini A, Guo Y, Hashizume M, et al. Mortality risk attributable to high and low ambient temperature: a multicountry observational study. Lancet, 2015, 386(9991): 369-375.
24. Gosselin C, Haman F. Effects of green tea extracts on non-shivering thermogenesis during mild cold exposure in young men. British Journal of Nutrition, 2013, 110(2): 282-288.
25. Hajat S. Health effects of milder winters: a review of evidence from the United Kingdom. Environmental Health, 2017, 16(S1): 109.
26. Haman F, Scott CG, Kenny GP. Fueling shivering thermogenesis during passive hypothermic recovery. Journal of Applied Physiology, 2007, 103(4): 1346-1351.
27. Choi JH, Kim SW, Yu R, et al. Monoterpene phenolic compound thymol promotes browning of 3T3-L1 adipocytes. European Journal of Nutrition, 2017, 56(7): 2329-2341.
28. Hill CM, Laeger T, Albarado DC, et al. Low protein-induced increases in FGF21 drive UCP1-dependent metabolic but not thermoregulatory endpoints. Scientific Reports, 2017, 7(1): 8209.
29. Holick MF, Binkley NC, Bischoffferrari HA, et al. Evaluation, treatment, and prevention of vitamin D deficiency: an Endocrine Society clinical practice guideline. National Guideline Clearinghouse, 2011, 96(7): 1911-1930.
30. https://health.gov/dietaryguidelines/2015/resources/2015-2020_Dietary _Guidelines.pdf
31. Ikäheimo TM, Jokelainen J, Hassi J, et al. Diabetes and impaired glucose metabolism is associated with more cold-related cardiorespiratory symptoms. Diabetes Research & Clinical Practice, 2017, 129: 116-125.
32. Johnson CD, Simonson AJ, Darnell ME, et al. Energy expenditure and intake during Special Operations Forces field training in a jungle and glacial environment. Applied Physiology Nutrition & Metabolism, 2017, 43(4): 381-386.
33. Jones DM, Bailey SP, Roelands B, et al. Cold acclimation and cognitive performance: A review. Autonomic Neuroscience, 2017, 208: 36-42.
34. Karl JP, Cole RE, Berryman CE, et al. Appetite Suppression and Altered Food Preferences Coincide with Changes in Appetite-Mediating Hormones During Energy Deficit at High Altitude, But Are Not Affected by Protein Intake. High Altitude Medicine & Biology, 2018, 19(2): 156-169.
35. Kurogi M, Kawai Y, Nagatomo K, et al. Auto-oxidation Products of Epigallocatechin Gallate Activate TRPA1 and TRPV1 in Sensory Neurons. Chemical Senses, 2015, 40(1): 27-46.
36. Launay JC, Savourey G. Cold Adaptations. Industrial Health, 2009, 47(3): 221-227.
37. Margolis LM, Murphy NE, Martini S, et al. Effects of winter military training on energy balance, whole-body protein balance, muscle damage, soreness, and physical performance. Applied Physiology, Nutrition, and Metabolism, 2014, 39(12): 1395-1401.
38. Mineo PM, Cassell EA, Roberts ME, et al. Chronic cold acclimation increases thermogenic capacity, non-shivering thermogenesis and muscle citrate synthase activity in both wild-type and brown adipose tissue deficient mice. Comparative Biochemistry and Physiology Part A: Molecular & Integrative Physiology, 2012, 161(4): 395-400.
39. Mu Z, Chen PL, Geng FH, et al. Synergistic effects of temperature and humidity on the symptoms of COPD patients. International Journal of Biometeorology, 2017, 61(11): 1919-1925.
40. Muzik O, Mangner TJ, Leonard WR, et al. 15O PET Measurement of Blood Flow and Oxygen Consumption in Cold-Activated Human Brown Fat. Journal of Nuclear Medicine, 2013, 54(4): 523-531.
41. Nahon KJ, Boon MR, Doornink F, et al. Lower critical temperature and cold-induced thermogenesis of

lean and overweight humans are inversely related to body mass and basal metabolic rate. Journal of Thermal Biology，2017，69：238-248.

42. Nirengi S，Amagasa S，Homma T，et al. Daily ingestion of catechin-rich beverage increases brown adipose tissue density and decreases extramyocellular lipids in healthy young women. Springerplus，2016，5（1）：1363.
43. Nutrition and Menu Standards for Human Performance Optimization. https://armypubs.army.mil/epubs/DR_pubs/DR_a/pdf/web/AR40-25_WEB_Final.pdf
44. Okla M，Kim J，Koehler K，et al. Dietary Factors Promoting Brown and Beige Fat Development and Thermogenesis. Advances in Nutrition，2017，8（3）：473-483.
45. Pasiakos SM，Austin KG，Lieberman HR，et al. Efficacy and Safety of Protein Supplements for U.S. Armed Forces Personnel：Consensus Statement. Journal of Nutrition，2013，143（11）：1811S-1814S.
46. Pasiakos SM，McClung Holly L，McClung James P，et al. Leucine-enriched essential amino acid supplementation during moderate steady state exercise enhances postexercise muscle protein synthesis. American Journal of Clinical Nutrition，2011，94（3）：809-818.
47. Pesta DH，Samuel VT. A high-protein diet for reducing body fat：mechanisms and possible caveats. Nutrition & Metabolism，2014，11（1）：53.
48. Ramos E，Reis DCD，Seára TA，et al. Thermographic Analysis of the Hands of Poultry Slaughterhouse Workers Exposed to Artificially Cold Environment. Procedia Manufacturing，2015，3：4252-4259.
49. Rashid A，Khan UA. Effect of Ascorbic Acid on Long-Term Cold Exposure Induced Changes in Thyroid Activity in Sprague Dawley Rats. J College of Physicians and Surgeons--Pakistan，2013，23（9）：649-652.
50. Rashid A，Khan UA，Ayub M. Effect of ascorbic acid on fatigue of skeletal muscle fibres in long-term cold exposed Sprague Dawley rats. Journal of Ayub Medical College Abbottabad Jamc，2011，23（2）：55-58.
51. Sae-tan S，Rogers CJ，Lambert JD. Decaffeinated green tea and voluntary exercise induce gene changes related to beige adipocyte formation in high fat-fed obese mice. Journal of Functional Foods，2015，14：210-214.
52. Saito M，Yoneshiro T，Matsushita M. Activation and Recruitment of Brown Adipose Tissue by Cold Exposure and Food Ingredients in Humans. Best Pract Res Clin Endocrinol Metab，2016，30（4）：537-547.
53. Schoeller DA，Van Santen E. Measurement of Energy Expenditure in Humans by Doubly Labeled Water Method. Appl Physiol，1982，53：955-959.
54. Selman C，Mclaren JS，Meyer C，et al. Life-long vitamin C supplementation in combination with cold exposure does not affect oxidative damage or lifespan in mice，but decreases expression of antioxidant protection genes. Mechanisms of Ageing and Development，2006，127（12）：897-904.
55. Smith SM，Gardner KK，Locke J，et al. Vitamin D Supplementation During Antarctic Winter. Am J Clin Nutr，2009，89（4）：1092-1098.
56. Mathias S，Eberhard K，Anna MM，et al. Changes of 25-OH-Vitamin D during Overwintering at the German Antarctic Stations Neumayer II and III. PLoS One，2015，10（12）：e0144130.
57. Tammes P，Sartini C，Preston I，et al. Use of primary care data to predict those most vulnerable to cold weather a case-crossover analysis. The British journal of general practice，2018，68（668）：e146-e156.
58. Teodoro JS，Zouhar P，Flachs P，et al. Enhancement of brown fat thermogenesis using chenodeoxycholic acid in mice. International Journal of Obesity，2013，38（8）：1027-1034.
59. Thetkathuek A，Yingratanasuk T，Jaidee W，et al. Cold Exposure and Health Effects Among Frozen Food Processing Workers in Eastern Thailand. Safety and Health at Work，2015，6（1）：56-61.
60. Tochihara Y. Work in Artificial Cold Environments. J Physiol Anthropol Appl Human Sci，2015，24（1）：73-76.
61. Tung YC，Hsieh PH，Pan MH，et al. Cellular Models for the Evaluation of the Antiobesity Effect of Selected Phytochemicals From Food and Herbs. Journal of Food and Drug Analysis，2017，25（1）：100-110.

62. Vallerand AL，Jacobs I. Rates of Energy Substrates Utilization During Human Cold Exposure. Eu J Applied Physiology and Occupational Physiology，1989，58（8）：873-878.

63. van der Lans Anouk AJJ，Hoeks J，Brans B，et al. Cold acclimation recruits human brown fat and increases nonshivering thermogenesis. Journal of Clinical Investigation，2013，123（8）：3395-3403.

64. Vats P，Singh SN，Singh VK，et al. Changes in Vitamin Status of Indian Antarctic Expeditioners During a One-Month Stay in Austral Summer. Wilderness & Environmental Medicine，2007，18（4）：258-263.

65. Vriens J，Nilius B，Vennekens R. Herbal Compounds and Toxins Modulating TRP Channels. Current Neuropharmacology，2008，6（1）：79-96.

66. Westerterp-Plantenga MS. Green Tea Catechins，Caffeine and Body-Weight Regulation. Physiology & Behavior，2010，100（1）：42-46.

67. Wing-Gaia SL，Gershenoff DC，Drummond MJ，et al. Effect of Leucine Supplementation on Fat Free Mass With Prolonged Hypoxic Exposure During a 13-day Trek to Everest Base Camp：A Double-Blind Randomized Study. Appl Physiol Nutr Metab，2014，39（3）：318-323.

68. Woo J，Lam CW，Leung J，et al. Very High Rates of Vitamin D Insufficiency in Women of Child-Bearing Age Living in Beijing and Hong Kong. Brit J Nutr，2008，99（6）：1330-1334.

69. Xiaoning Y，Jasmine T，Ruibao Z，et al. Vitamin D Status of Residents in Taiyuan，China and Influencing Factors. Nutrients，2017，9（8）：898.

70. Yoneshiro T，Aita S，Kawai Y，et al. Nonpungent Capsaicin Analogs（Capsinoids）Increase Energy Expenditure Through the Activation of Brown Adipose Tissue in Humans. Am J Clin Nutr，2012，95（4）：845-850.

71. Yoneshiro T，Aita S，Matsushita M，et al. Age-Related Decrease in Cold-Activated Brown Adipose Tissue and Accumulation of Body Fat in Healthy Humans. Obesity，2011，19（9）：1755-1760.

72. Yoneshiro T，Aita S，Matsushita M，et al. Brown Adipose Tissue，Whole-Body Energy Expenditure，and Thermogenesis in Healthy Adult Men. Obesity，2010，19（1）：13-16.

73. Takeshi Y，Mami M，Masanobu H，et al. Tea catechin and caffeine activate brown adipose tissue and increase cold-induced thermogenic capacity in humans. The American Journal of Clinical Nutrition，2017，105（4）：873-881.

74. Zhang B，Li G，Ma Y，et al. Projection of temperature-related mortality due to cardiovascular disease in Beijing under different climate change，population，and adaptation scenarios. Environmental Research，2018，162：152-159.

75. Zhang W，Li Y，Wang TD，et al. Nutritional status of the elderly in rural North China：A cross-sectional study. The Journal of Nutrition，Health & Aging，2014，18（8）：730-736.

76. Zhao Q，Zhao Y，Li SS，et al. Impact of ambient temperature on clinical visits for cardio-respiratory diseases in rural villages in northwest China. Science of the Total Environment，2018，612：379-385.

77. Ziętak M，Kovatcheva-Datchary P，Markiewicz LH，et al. Altered Microbiota Contributes to Reduced Diet-Induced Obesity upon Cold Exposure. Cell Metabolism，2016，23（6）：1216-1223.

第二十二章

高原环境人群营养

我国地域辽阔，其中 3 000m 以上的高原约占陆地总面积的 1/6。我国大部分高原地区不仅自然资源丰富，且地处边陲、位于国防前哨，因而具有非常重要的经济、政治和军事地位。人进入高原后，低氧等不良高原环境因素可导致机体出现急性缺氧、神经行为功能异常、体能下降等一系列高原相关医学问题，不仅影响正常工作效率，严重时甚至危及生命。合理的营养保障对于维护进驻高原人员的健康和劳动作业能力具有重要意义。

第一节　高原环境特点及其对人体的影响

一、高原环境的主要特点

高原一般是指海拔高度在 3 000m 以上，面积广大，地形开阔，周边以明显的陡坡为界，比较完整的大面积隆起地区，如我国的青藏高原、黄土高原、云贵高原等。由于地势和地理位置的特殊，高原环境有以下主要特点：

（一）大气压低

在高海拔地区，空气中的分子密度减小，因而空气稀薄，气压下降。随着海拔高度的升高，大气压逐渐降低。一般每升高 100m，大气压下降 0.667kPa（5mmHg）（表 22-1）。低气压可使胃、肠内的残存气体膨胀，进而引起腹胀。此外，由于低气压可导致水的沸点降低，一般海拔高度每升高 100m，水的沸点下降 0.334℃，因而在 3 000m 以上的高海拔地区通常需要使用高压锅才能将饭煮熟。

（二）氧分压低

低氧分压是高海拔地区影响人体最主要的因素。平原地区空气中的氧含量为 20.93%，海平面的大气压为 101.3kPa（760mmHg），空气中的氧分压为 21.2kPa（159mmHg）（表 22-1）。高原地区空气的含氧率与平原相同，但单位容积内气体的分子数低于平原，故随着海拔高度的升高，不仅大气压降低，空气中的氧分压也降低。由于高原地区空气氧分压随海拔高度增加而逐渐下降，肺泡氧分压也会降低，弥散入肺毛细血管血液中的氧将减少，故动脉血氧饱和度随海拔高度的升高而降低，血氧饱和度降低至一定程度时，即可导致缺氧症状的出现。

（三）寒冷与风

高原地区的气温随海拔高度增加而降低，一般每升高 150m 气温下降 1℃，这一点不受纬度的影响。但纬度的确影响山区的气温，如热带山区气温的季节性变化很小而夜间温差

表 22-1 不同海拔高度的气压和空气氧分压对照表

高度 /km	大气压 /kPa	空气氧分压 /kPa
0	101.3	21.2
1	89.87	18.8
2	79.47	16.67
3	70.67	14.8
4	61.73	12.93
5	54	11.33
6	47.33	9.87
7	41.33	8.67
8	36	7.47
9	30.67	6.4
10	26.67	5.47

较大，纬度较高的地区则相反。再者，大部分高海拔地区不受海洋季风的影响，所以气温偏低。另外，高山地区阳光直射的地方与背阴处温差也相当大，如在安第斯山和喜马拉雅山均如此。

风是高海拔地区寒冷的一个附加因素。随着海拔高度的升高，气流的速度也增大。在高山地区每小时 50km 的阵风（相当于风速 12 级）并不少见。随着风速的增大，皮肤表面的有效温度也随之下降。实质上刮风时吹散了紧贴皮肤的暖空气隔离层，这叫作风寒因素，所以风大与寒冷有密切关系。

高原寒冷对人体有不良影响，极易引起感冒、上呼吸道感染和冻伤。大风还妨碍人的活动，增加氧耗，也能导致疲劳与衰竭，所以在高原活动时要考虑防风的问题。

（四）湿度低

随着海拔高度的增加，大气中水蒸气的分压也逐渐降低，即海拔愈高空气愈干燥。如以海平面大气中水蒸气绝对含水量作为 100%，则在海拔 3 000m 时，空气中水蒸气绝对含水量还不到海平面的 1/3，而在海拔 6 000m 时，仅有海平面的 5%（表 22-2）。大气干燥，有利于食物保藏，但对人体容易产生皮肤皲裂、口唇干燥和脱水等不良影响。在海拔更高的地区，由于湿度更低，当机体大量出汗而脱水时，可能诱发血栓形成。由于高原地区湿度低可导致全身性脱水的问题，因而采用利尿剂防治急性高山病受到一定限制。

表 22-2 海拔高度与大气中含水量的关系

海拔高度 /km	水蒸气分压 /mmHg	
	夏季	冬季
0	10.46	4.69
1	7.31	3.56
2	4.97	2.27
3	3.12	1.2
4	1.87	0.27

（五）太阳辐射

在高海拔地区由于空气稀薄、清洁，水蒸气含量少，大气透明度大，所以太阳辐射的透过率随海拔高度升高而增加。一般每升高 1 000m，辐射强度增加 10%。在海平面人体吸收的太阳热量为 962kJ（230kcal）/（m^2•h），而有研究指出在 5 790m 晴朗的高原上，穿着衣服的人体体表所吸收的太阳热量高达 1 465kJ（350kcal）/（m^2•h）。积雪能反射日光，也是增加人体太阳辐射量的重要因素。这种称为反射率的日光反射，在无积雪时低于 25%，而在有积雪时则达 75%～90%。此外，自然地理对高原太阳辐射量也有很大影响，如安第斯山坡的狭长海岸荒漠，以干燥多尘为特征；东山坡则气候温湿，满山丛林，因此即使超过 4 000m 的高原上也很少积雪，所以这些地区的日光反射量是较低的。

紫外线是太阳辐射线中的一段，其波长为 200～400nm。随着海拔高度的升高，紫外线的辐射强度也增加，一般每升高 100m 紫外线增加 3%～4%，而且出现波长较短、生物活性较强的短波紫外线。有研究指出，在海拔 4 000m 的高原上，波长 300nm 的紫外线增加 2.5 倍。高原上的日光和紫外线辐射经过雪地反射后更加强烈，雪地对入射紫外线的反射量高达 90%，而长青草的地面只能反射 9%～17%。因此，在白雪皑皑的高原上，入射和反射的紫外线加在一起，常常可以引起雪盲、光照性眼炎、皮炎等。

（六）电离辐射

在高海拔地区上，来自外层空间而穿透力极强的宇宙射线量增加。在海拔 3 000m 的地区，一年宇宙射线的量比平原（约为 24mrad）约大 3 倍。但是，高海拔地区的宇宙射线量增大对人体有何影响尚不清楚。

二、高原环境对人体的影响

（一）不同海拔高度对机体的影响

高原地区的低大气压和低氧分压对人体影响较为明显，根据人体生理耐受程度可分为无反应区、代偿区、障碍区、危险区和休克死亡区。

无反应区（3 000m 以下地区）：血氧饱和度 90%～97%，基本无低氧症状，工作能力完好。

代偿区（3 000～4 500m）：血氧饱和度 90%～80%，轻度低氧，初到高海拔地区的人可出现低氧症状，但机体呼吸和循环系统能发挥代偿功能，工作能力基本完好，属完全代偿范围。

障碍区（4 500～6 000m）：血氧饱和度 80%～70%，中度低氧，代偿不全，组织低氧，当人体未适应前，可发生不同程度的低氧症状和生理功能障碍，工作能力下降。

危险区（6 000～7 000m）：血氧饱和度 70%～60%，组织严重低氧，缺少低氧适应锻炼的人，低氧症状迅速发展，工作能力丧失，可发生低氧昏迷。

休克致死区（7 000m 以上地区）：血氧饱和度低于 60%，一般无低氧适应锻炼的人，可因组织严重低氧，意识丧失，休克而死亡。

一般 4 500m 以上地区往往又是经济、军事、科研和登山考察的重要地区，常年有大量人群居住和工作。因此，在这个高度以上地区，大气中的低氧给人类带来的威胁最大。人进入海拔 4 500m 以上地区时，血氧饱和度低于 80%，可出现低氧症状。在急性低氧期（初入高原头两周内），主要出现神经（头晕、头痛、失眠、昏迷）、心脏（心悸）、呼吸（气促）、胃肠（恶心、呕吐、食欲下降、腹胀、腹泻）等症状以及周身无力等；在慢性低氧时（进入数周年或长期高原居住者)，主要发生血压异常(高血压或低血压)、红细胞增多症、心脏肥大和指甲凹陷等。其原因主要有以下几方面：①人在高海拔地区，首先由于大气中氧分压低，导致肺泡氧分压和血氧饱和度降低(表 22-3)，组织细胞不能从血液获得所需的氧进行正常氧化代谢。人体生命活动靠氧化代谢产生的能量来维持，如果氧供应不足，氧化代谢受阻，能量耗竭，生命活动就会停止。②人体活动强度相同，所需氧量也相同，不因高原氧分压降低而减少，所以人在高海拔地区活动，容易发生低氧。③人在高海拔地区受低氧的影响是持续不间断的，不因季节、昼夜、性别、年龄等的不同而有明显的差别。因此，人体进入高海拔地区后，每时每刻都受到低氧的影响，因海拔高度和个体对低氧敏感性等的不同，则会出现不同程度的低氧反应。

表 22-3 高原海拔与氧分压和动脉血氧饱和度的关系

海拔 /m	大气压 /mmHg	大气氧分压 / mmHg	肺泡氧分压 / mmHg	脉血氧饱和度 / %	生理反应程度
<3 000	760～526	156～110	109～60	97～90	无反应
3 000～4 500	526～433	110～91	60～45	90～80	代偿
4 500～6 000	433～354	91～74	45～35	80～70	障碍
6 000～7 000	354～308	74～65	35～30	70～60	危险
>7 000	<308	<65	<30	<60	致死

(二)低氧环境适应对机体氧的运输、利用以及脑功能、体能的影响

低氧对生物体的危害虽然严重，但如果低氧反复作用于机体，则会引起体内敏感组织和器官的应答反应，对低氧产生适应，这是生物所具有的适应外界环境的本能。人可长期生活在 5 500m 高原，在无供氧装备的条件下，登山运动员也常可登上 8 500m 的高峰，充分表现出人体的适应能力。人体在高海拔地区低氧环境中的适应，可概括为自然适应(被动适应)和积极适应(主动适应)。

1. 低氧环境下氧运输和利用的变化

(1) 低氧条件下肺通气及血液循环的适应性变化：机体在高原低氧环境下动脉血氧分压降低可刺激周边化学感受器，反射性地引起呼吸加深加快，使肺通气量增大；同时，呼吸增强又使胸腔负压加大，回心血量增多，肺血流量和心排血量随之增多，有利于氧的摄取和运输。低氧可使肺血管收缩，这是导致肺动脉高压和肺源性心脏病的重要原因。无论是肺泡氧分压降低还是动脉血氧分压下降，均可引起肺血管收缩。急性低氧引起肺血管收缩的机制尚未完全阐明，有人认为低氧可直接作用于肺血管壁，影响 Ca^{2+} 的通透性。多数人认为，组胺、前列腺素、血管紧张素等生物活性物质在低氧引起的肺血管收缩中具有重要作用。研究低氧对主动脉和肺动脉损伤的超微结构变化的影响，发现低氧对肺动脉的损伤更为明显。

急性低氧可使血液重新分配，流经重要生命器官血液量增加，同时，红细胞生成加速。人体在高原低氧环境中发生的红细胞增多是一种功能适应性变化，一定数量的红细胞和血红蛋白的增加，能增强血液携氧的能力，提高血氧含量和血氧容量。然而，这种红细胞的增多是有限度的，过度的红细胞增多将导致血液黏度的增高，加重循环负荷，引起体循环、肺

循环和微循环的障碍，使血氧结合减少，氧运输量下降，反而加重低氧血症。另外，低氧还引起红细胞变形性降低，导致红细胞运输氧的能力下降。

总之，机体最大有氧能力主要取决于肺通气、弥散、心功能、微循环以及组织携氧等氧的传送系统是否正常，如果其中一个环节发生改变，都会影响机体氧的运输与利用。

（2）低氧对血红蛋白氧亲和力的调节：机体在高原低氧环境时的血氧变化表现为血氧分压、血氧含量和血氧饱和度降低。低氧会导致红细胞内2,3-二磷酸甘油酸（2,3-diphosphoglyceric acid，2,3-DPG）代偿性增加。2,3-DPG增加是引起机体低氧时氧离曲线右移的主要原因。在主动脉血氧分压较低（80mmHg左右）时，因处于氧离曲线的平坦部分，氧离曲线右移有利于向组织供氧，而在这种情况下，肺动脉血氧分压更低，处于氧离曲线的陡直部分，有利于肺部血红蛋白与氧的结合。

（3）低氧条件下细胞水平上氧摄取与氧利用：有不少学者从不同角度探讨了低氧对肌红蛋白量（myoglobin，Mb）、毛细血管数量、毛细血管间弥散距离、毛细血管和肌纤维的几何关系、肌功能与低氧耐力、线粒体数量、分布与容积密度、线粒体内氧化酶活性等因素的影响，这些指标直接或间接地反映了细胞水平上氧摄取和氧利用的变化。Mb与氧的亲和力大于血红蛋白，具有储备氧的功能，Mb在心肌丧失氧运输功能中起着重要作用，尤其是在低氧条件下，可通过增加Mb来适应低氧环境，保护心肌细胞。慢性低氧引起毛细血管密度增加、毛细血管与肌纤维的比值增大，缩短氧的弥散距离，扩大氧的弥散面积，适应线粒体功能，代偿性地增加对组织细胞的供氧量。慢性低氧动物细胞内线粒体密度增加，有些氧化还原酶的含量与活性上升。但是，急性低氧大鼠心肌线粒体呼吸功能下降，线粒体膜流动性下降。

（4）线粒体适应（mitochondrial adaptation）：线粒体是糖、脂肪和氨基酸被分子氧氧化的场所，生物氧化过程中释放的能量转变为ATP分子中的高能键以供生理之需，因此在低氧适应中起着重要作用，细胞和分子水平的适应具体反映在线粒体，故称之为线粒体适应。线粒体是氧传送链的生理终点站，并按照生物学调节方式使分子氧与呼吸链衍生的氢离子结合。线粒体内氧分压非常低，在需氧量显著的心肌组织中，线粒体 PO_2 可低到0.07kPa。此时如何保持机体的有氧能力，除了提高供血供氧量外，关键在于细胞水平上的供能和氧耗，这反映在ATP/ADP与细胞呼吸率的相关关系上。线粒体内的呼吸作用受到ADP浓度、作用物和氧供给量的影响。正常情况下，ADP浓度是调节线粒体呼吸的重要因素。低氧条件下，ATP/ADP是线粒体氧化磷酸化的原发调节机制，ATP/ADP比值降低，呼吸率增高；而ATP/ADP比值升高，呼吸率下降。

2. 低氧对脑功能、体能的影响　低氧，尤其是急性低氧，由于代谢失调，能量供给障碍，将对脑功能、体能产生显著影响，除出现头痛、头晕、嗜睡、神经精神行为异常外，体力活动能力和作业能力明显降低，记忆、推理能力以及警觉性显著下降。

脑组织具有耗氧量大、代谢率高、氧和ATP储备少、对低氧耐受性差的特点，是机体对低氧最敏感的组织。有学者观察了急性低氧时线粒体腺苷酸池含量、氧化呼吸、磷酸化活性、ATP含量等变化，发现低氧时线粒体能量降低、ATP含量及其总腺苷酸池中比例下降，提示线粒体中ATP合成减少和/或ATP消耗利用增多。另外，急性低氧可显著降低各氧化底物系统的离体线粒体ATP合成能力，这种改变除与低氧损伤了线粒体结构有关外，还与功能上线粒体氧化过程和/或磷酸化过程以及两者的偶联失调有关。且急性低氧可显著降低磷酸化过程中 ATP 合酶活性。有研究利用 Clark 氧电极测定线粒体离体氧耗发现：急性低氧可显著升高氧耗量，表明急性低氧时基础氧耗增多，同时伴有氧化和磷酸化在一定程度上的脱耦联。因此，急性低氧时大脑能量供应与需求之间失衡，表现为供不应求，而以氧化过程和磷酸化过程功能降低导致的线粒体中 ATP 合成能力下降为其直接原因，故急性低氧脑线粒体代谢是以功能受损为特征。

一些神经递质的合成依赖氧，神经递质代谢异常可能介导急性低氧引起的脑功能的改变。乙酰胆碱是与学习和记忆过程有关的神经递质，最容易受到低氧的影响，低氧使海马乙酰胆碱释放减少，从而损害学习和记忆功能。其他一些神经递质如多巴胺、5- 羟色胺也对低氧比较敏感。有研究显示，迁往海拔 4 000m 以上居住人员，夜晚难以入睡或睡眠质量差。同时还发现，在高海拔地区的人员神经精神功能受损。McFarland 等人研究发现海拔 5 400m 的高山探险者其数学能力、识字能力、注意力和短期记忆能力均受到明显的损害。史菊红等发现高原官兵的蒙特利尔认知评估量表总体得分低于平原官兵。蒋春华等观察到进入海拔 5 380m 高原 3 天时，人体综合尺度注意力商数、听觉注意力综合商数可比平原分别降低 11.2%、15.3%。Nation 等利用模拟控制舱将空军机组人员暴露于海拔 6 096m 15 分钟，发现学习和记忆能力出现快速下降。徐彤等发现随着海拔高度的上升，部队官兵知觉速度、工作记忆、记忆再认得分显著下降。

另外，高原低氧环境对视功能也有损害作用。研究发现在海拔 2 000m 左右，就会出现视力损害。在海拔 4 000m 以上，视觉灵敏度会明显降低，视网膜水肿、渗出、出血、视乳头充血的发生率显著增加，随着海拔升高，视网膜动脉痉挛，静脉怒张迂曲的发生率显著增加，严重者可引起视神经萎缩。美军研究资料报道，在海拔 4 267m，30% 的士兵会发生视网膜出血；海拔 5 486m，50%～60% 的士兵会发生视网膜出血；海拔 6 800m 以上，几乎所有士兵都会发生视网膜出血。对于视网膜出血，除了脱离高原外，目前尚无其他治疗和预防方法。在明视及暗视条件下，视杆细胞、视锥细胞的感光、视觉信号的传导等都涉及能量的消耗，推测缺氧对明视和暗适应能力都会产生显著影响。

第二节 高原环境下的营养代谢与营养需要

一、高原环境对营养代谢的影响

高海拔地区的空气稀薄、大气压低、氧分压低、气温低、昼夜温差大、太阳辐射强等环境因素可直接影响人们的生活和健康。由于高原低氧，机体氧供不足，将干扰营养物质代谢。加之低氧条件下食欲减退、胃肠功能紊乱更加重了缺氧时能量供给的不足。在高海拔地区，由于大气压和氧分压低，机体的营养代谢可能发生多种变化，但变化的程度和性质有时并不一致，这与缺氧的程度和持续时间的长短、机体的健康状态以及其他环境因素的综合作用等有关。急性低氧时，不仅消化、吸收功能降低，营养物质的代谢转化和利用也受到广泛影响。

（一）消化吸收功能

初入高海拔地区，消化功能受到影响，胃张力降低，饥饿收缩减少，饮食后胃蠕动减弱，幽门括约肌收缩，胃排空时间延长，消化液分泌量减少，不能满足生理需要。研究发现，急进高原人员最常见的早期反应是胃肠道症状，恶心、呕吐和食欲减退可高达 60%。急性高原反应的消化道症状，常在发病初期急骤，推测其原因：一方面是中枢神经系统缺氧水肿，累及丘脑下部，引起自主神经功能紊乱；另一方面是由于胃肠黏膜缺氧，影响了其消化、吸收及胃肠蠕动功能。研究还发现，急性缺氧可使多种消化酶、胃肠道激素、胃酸和胃泌素的分泌量减少，后者可能与机体为适应缺氧环境表现交感神经兴奋性增高有关，上述改变同样将对胃肠功能产生显著影响，反过来又加重缺氧所致的食欲减退。最近研究发现，高原环境下食欲减退与血中瘦素（leptin）水平升高有关，瘦素作为一种肽类激素在摄食活动的神经内分泌调节中起着关键作用。另外，高原环境下机体对甜味和咸味的味阈升高，而对苦味和酸味的味阈降低，这可能也是高原环境下食欲减退的一个原因。

（二）碳水化合物代谢

缺氧初期碳水化合物代谢增强，如糖原分解作用和糖原异生作用增强，葡萄糖利用率增加等。在习服过程中，一些需氧的氧化酶活性首先增强，经一段时间后，一些糖酵解酶和调节磷酸戊糖旁路的酶活性也增强。酶活性的变化具有代偿和适应的特征。

缺氧时食欲下降，食物摄入量减少，葡萄糖吸收减慢，血糖降低。儿茶酚胺分泌增加，糖原分解加强，合成酶活力下降，糖原异生受阻，糖原贮备减少。动物实验研究表明，血糖和肝糖原显著降低。此外，有氧代谢下降，无氧酵解加强，血液乳酸含量增高。乳酸在体内蓄积，口服葡萄糖时，糖耐量曲线呈平坦型；可能受到吸收抑制或利用增加的影响；静脉注射时，4 分钟血糖达到最高峰，可能由于细胞外液的减少所致，以后下降较快，说明利用的增加。葡萄糖的利用与血糖浓度有关，在一定浓度时，高原的利用速度快于平原。

（三）蛋白质代谢

人体进入高原初期，蛋白质合成减弱而分解增强，氮的排出量增加，因而出现不同程度的负氮平衡。同时由于食欲下降，食物摄入量减少，更加重了负氮平衡。有报道指出，急性缺氧使血红蛋白含量减少，心肌蛋白质合成减弱。在习服过程中，脑和心肌的蛋白质和核酸、肌红蛋白和血红蛋白含量增加，这种增加具有代偿和适应的特征。缺氧初期，一些氨基酸的代谢和与其代谢有关的酶的活性发生变化，如急速进入高原后短期之内，酪氨酸的氧化增强，与合成儿茶酚胺有关的酶活性增强，表明儿茶酚胺的转换率加快。这些变化与缺氧的应激效应有关。由于双胺氧化酶和胍氧化酶活性减弱，组氨酸和精氨酸代谢障碍，使组胺和胍等物质在体内聚积，导致人体对缺氧的耐受能力降低。

（四）脂类代谢

高原缺氧条件下脂肪动员加速，脂肪分解增强，血脂增高，后者可能系交感神经兴奋，儿茶酚胺和肾上脉皮质激素分泌增加所致，酮体生成增多，表现为体脂减少，血和尿中酮体增多。但严重缺氧时，脂肪氧化不全，导致酮体大量聚积进一步使缺氧耐力降低。

海拔 5 486m 的家兔实验结果证明，血浆游离脂肪酸、三酰甘油、胆固醇、磷脂等均增高。其代谢途径可能由于脂蛋白脂肪酶活力减弱和激素敏感脂肪酶活力增强，脂肪分解大于合成，脂肪贮量减少而血浆脂质成分增高。大鼠实验结果证明，高原适应刺激脂肪分解，同时也加快脂肪酸重新酯化为三酰甘油，即三酰甘油 / 脂肪酸循环显著增加，脂肪相对供能比并不因大鼠高原适应而改变。

（五）水和电解质代谢

急性缺氧时，水代谢呈负平衡，电解质代谢出现紊乱，体液从细胞外进入细胞内，细胞外液减少，细胞内液增加，细胞水肿。有学者认为，钾丧失和水、钠潴留是引起急性高原反应的重要因素。另有研究报道指出，进入高原缺氧环境后人体尿量增多的现象是一种适应性反应。

急速进入高原后，心电图的改变与低钾血症相似。因此，建议急速进入高原的人应进食含钾多的食品或适当补充钾盐，同时也应适当限制钠的摄入量，这对那些缺氧初期少尿的人更为重要。

高原人体控制实验研究结果表明，在实验期间每人每日平均营养素供给量为：能量2 595kcal（碳水化合物51.87%，蛋白质15.38%，脂肪32.75%），钠4.3mmol（另加100mmol氯化钠），钾36.73mmol（另加90mmol葡萄糖酸钾），氯7.54mmol时，血清钾和氯含量增加，尿中钾和氯排出量减少，肾小球滤过率下降。在攀登珠穆朗玛峰的过程中观察到，血浆中钠、钾、氯都有升高，在登至顶峰时，尿中钠、钾、氯排出量明显下降；未见钙受缺氧的影响，但钙代谢可受高原紫外线的影响。高原地区的调查资料表明，多雨地区人体血清钙含量较低，少雨地区偏高。在高原地区补充维生素D后，血钙含量增高而血磷和碱性磷酸酶活性未见明显改变。所以高原血钙的增高，可能是通过维生素D的作用。

高原缺氧初期，铁的吸收率显著增加，这是骨髓生成红细胞增加，铁的需要量增高促进了铁的吸收的缘故，而不是血氧饱和度和小肠组织氧分压降低的直接作用。

在急性缺氧期，由于血液氧分压和二氧化碳分压的降低，导致血液pH值上升和碱贮备减少。

由于高原寒冷引起的多尿以及过度通气和高原的干燥环境使人体容易发生脱水。高原脱水是比较常见的。Consolazio等研究报道指出，急性高山暴露机体出现负水平衡，尽管受试者摄入了足够的水和无机盐。Krzywicki等人研究发现，12名受试者在海拔4 300m的6天停留过程中，体内含水量显著降低。Jain等人对高原环境下体液分布的研究发现，血浆容积下降。脱水常会引起冷损伤的多发及对疲劳的耐受性降低，降低对缺氧的适应能力。而在高原野战训练中，最常见的胃肠不适症状是便秘，这主要是由于高原地区氧气含量降低、胃肠功能失调及肠道水分丢失增多所致。

（六）维生素代谢

高原环境对维生素代谢有一定影响。

（1）维生素A：高原环境下，气温一般较低。温度对维生素A代谢有一定影响。动物实验研究结果表明，在5℃条件下，大鼠每天至少需要100μg视黄醇才能生存和生长，然而，在25℃下每天只需要5μg视黄醇即可。

（2）维生素D：高原环境紫外线较强，有利于皮肤中的7-羟胆固醇的转化为前维生素D_3，故一般不会出现维生素D的缺乏。

（3）维生素B_1：动物实验研究发现，大鼠以正常量和充裕量的维生素B_1饲养1个月，然后每天减压缺氧（8 000m，90分钟），在缺氧4天和9天时分别测尿和组织中维生素B_1含量。缺氧4天时，正常量组尿中排出量明显高于常压组而低于对照组，组织中含量高于对照组；充裕组尿中排出量高于常压组和对照组，组织中含量除肝脏大于常压组外，脑、肾中含量的改变不明显。在缺氧9天时，正常量组尿中排出量高于常压组而低于对照组，组织中含量明显低于对照组；充裕组尿中排出量与常压组和对照组无明显差别，而组织中含量明显低于对照组。

（4）维生素B_2：大鼠以不同量维生素B_2饲养1个月，然后每天减压缺氧（8 000m，90分钟)，缺氧第 4 天和第 9 天时分别测尿和组织中维生素 B_2 含量。正常量和充裕量组缺氧动物尿中排出量比常压动物显著增加，缺乏组未见改变；正常量和缺乏组缺氧动物肝、肾中维生素 B_2 含量比对照组明显减少，脑组织中含量无明显改变。

(5) 维生素 C：豚鼠实验结果表明，每 100g 体重供给 40mg 和 60mg 维生素 C 时，缺氧动物大脑和肾上腺中维生素 C 含量比常压和对照组减少，血浆中含量增高；供给 90mg 时，可以提高脑中维生素 C 含量，但肾上腺和血浆中的含量与 40mg/100g、60mg/100g 体重剂量组相似。人体急性缺氧时，血浆中维生素 C 含量减少，尿中排出量增加。

二、高原环境下的营养需要

(一) 能量

由于高海拔地区地形崎岖、低氧、寒冷以及食物和饮水供应受限，对人体功能提出了很大挑战。急性缺氧会增加基础代谢率，且高原缺氧会使食欲减退，能量摄入不足，但在同等劳动强度条件下，在高原的能量需要量高于海平面。一般情况下，从事同等强度的劳动，在高原适应 5 天后，比在海平面上的能量需要量高 3%～5%，9 天后，将增加到 17%～35%；重体力劳动时，增加更多。Butterfield 等人证实，高原环境下出现的负氮平衡主要不是由于缺氧引起的蛋白质消化和吸收功能降低，而是能量摄入不足导致的。针对高原军事作业人员的研究发现，能量摄入不足是参加高原作业普遍面临的问题。美军对高原作业提出的主要营养建议是提供充足的能量，能量供给量标准为 18MJ/d(4 500kcal/d)。

(二) 碳水化合物

在三大产能营养素中，碳水化合物代谢能最灵敏地适应高原代谢变化。有人证明碳水化合物膳食能使人的动脉含氧量增加，能在低氧分压条件下增加换气作用。Mitchell 等的研究报告表明，在高原地区，高碳水化合物膳食对于精神状况、神经肌肉的协调、作业能力和夜视能力均有促进作用。Hasen 等人的研究报告指出，食用高碳水化合物膳食可以促进机体在高原地区的换气能力。所以，有人提出在海拔 6 200m 的膳食中应含有 80% 碳水化合物、10% 蛋白质和 10% 的脂肪，以便提高机体耐缺氧的能力。有人利用 ^{14}C- 葡萄糖进行实验，观察到世居平原的人员突然登上 4 300m 高山时，^{14}C- 葡萄糖的分解代谢加强。美陆军医学研究所曾研究高山碳水化合物膳食能将动脉氧分压提高 (0.88 ± 0.50) kPa [(6.6 ± 3.7) mmHg]，肺扩张能力可增加 13.9%。这表明肺泡毛细血管一级气体交换增加，还证明机体处于摄食不足的情况(饥饿状态)下，心脏线粒体内三羧酸循环中脱氢酶和细胞色素 C 氧化酶的活力均下降。由此可见，在高原地区，应保证能量的摄取量，特别是碳水化合物摄入量，对维持体力非常重要。用离体心脏的实验也证明了葡萄糖对心肌的直接作用。对缺氧心肌补充葡萄糖，可使严重缺氧的心肌机械能增强。缺氧 30 分钟后，增高葡萄糖浓度仍能有效地提高心肌功能。

另外，研究显示，高碳水化合物可减轻高山反应症状(头痛、恶心、嗜睡等)的严重性，补充葡萄糖有助于防止初到高原后头 24 小时体力的下降，每日增加一定碳水化合物不仅可提高有氧劳动能力，而且可防止高原暴露 24 小时内的负氮平衡。在正常氧分压下可以利用其他能源物质的组织如心肌，在缺氧时转为利用葡萄糖作为能源。高碳水化合物膳食还有其他优点，如容易消化，有防止和减轻酮体聚积的作用，接受性好有利于维持正常进食量等。美军建议在高原环境下碳水化合物的摄入量每天至少为 400g。

长期以来，碳水化合物被认为是在高原环境下机体首选的燃料，因为消耗等量氧时，碳水化合物产能高于脂肪和蛋白质（消耗 1L 氧产生能量：碳水化合物为 5.05kcal，脂肪为 4.87kcal，蛋白质为 4.48kcal）。但最近研究发现，高原适应后，机体并未因为碳水化合物有节省氧的特点而增加碳水化合物相对供能比重；与在海平面时一样，在高原相对运动强度（以运动时摄氧量占最大摄氧量的百分比表示）是决定碳水化合物相对供能比重的主要因素。

（三）脂肪

高原缺氧环境条件下，脂肪摄入的多少，不同的人差异较大。有的研究认为高原缺氧复合寒冷时，应适当增加脂肪摄入。但一致的看法是，缺氧初期，宜以低脂膳为主。不少研究报告指出，在高原缺氧情况下，机体利用脂肪的能力仍能保持相当程度。甚至有人指出，在高原上人体能量来源可能由碳水化合物转向脂肪。如使成年小鼠在 3 800m 高度缺氧 30 天，然后注入 ^{14}C- 标记棕榈酸、二丙氨酸和天冬氨酸并检查 ^{14}C- 标志物在体内的分布，结果棕榈酸盐氧化成 CO_2 的速度增加，肝、脂肪和心肌中放射标志物增多。在上述组织中，糖原组分中放射性增加很多，表明从脂肪合成糖原的糖异生作用增强。有人在海拔 3 500m、3 800m 和 4 700m 处，给在该区生活 4 个月以上的人员以大量脂肪，发现在 3 500m 处摄入量为 128g 者脂肪的消化利用率为 95.9%，摄入 168g 者为 96.2%，摄入 198g 者为 96.6%。在 3 800m 高处摄入量为每天 340g 时，消化利用率为 97.5%，尿中未检出酮体，无便秘和腹泻。由此可见，高原地区居民有较高的脂肪消化利用率。

（四）蛋白质

在登山过程中，往往观察到负氮平衡，但提高氮的摄取量，即可恢复平衡。因此，负氮平衡的原因在于食欲不振和摄取量不足。在高原缺氧适应性过程中，毛细血管出现缓慢新生、红细胞增加、血红蛋白增高和血细胞总容积增加的过程，以提高单位体积血液的氧饱和度。同时体内核酸合成增加，脑、心肌、肌红蛋白的合成也增加。

有报道，蛋白质有利于缺氧习服，因为习服过程中蛋白质合成加强，而且某些氨基酸能够提高缺氧能力，如色氨酸、酪氨酸、赖氨酸和谷氨酸等，所以需要供给一定量的蛋白质。有研究发现，膳食中蛋白质占能量的 15.7% 时食欲未受到影响，消化吸收较好，氮在体内积留较多，体重维持较高水平；而且体力、生理功能和缺氧症状都得到改善，但高原蛋白质的消化率低于平原，蛋白质的利用受到影响。另一方面，高蛋白膳食又不利于缺氧习服，因为蛋白质氧化时耗氧最多，其特殊生热作用最强，高蛋白膳食不易消化并可能引起组胺等在体内聚积。有报道，膳食蛋白质如按 10%、20%、30% 和 40% 依次增加，则机体对缺氧的耐力依次递减。根据这些情况，可以认为在缺氧习服过程中并不需要增加食物蛋白质的供给量，重要的是应该选用优质蛋白，注意维持氨基酸平衡。

（五）维生素

有关维生素促进缺氧适应力的研究也有诸多报道，维生素作辅酶的构成成分，参与有氧代谢，在呼吸链电子传递过程中起重要作用，有利于 ATP 的生成，缺氧时辅酶含量下降，从而阻碍有氧代谢。研究发现，维生素、复合维生素及维生素加微量元素、酵母或核苷酸等，都可以不同程度提高动物缺氧耐力，整体方面的效果有：动物存活率提高、存活时间和游泳时间延长、神经反射和生物电都有改善；组织代谢方面：组织中辅酶Ⅰ、辅酶Ⅱ含量升高，呼吸酶活力增强，电子传递加快，氧利用（呼吸控制率），有氧代谢和氧化磷酸化作用提高，ATP 产生增多。

研究证明，适量补充B族维生素能够提高缺氧耐力和神经精神功能。高原缺氧初期食欲减退易使维生素摄入量不足，而机体对缺氧的代偿和适应反应可使维生素的消耗量增加，所以容易发生维生素不足或缺乏，进而降低缺氧耐力。按稍高于海平面的供给量标准额外补充维生素或增加膳食维生素的供给量，可使体内维生素保持较好的营养水平，而且可显著提高缺氧耐力，加速习服过程。美军建议不管是寒冷地区还是高原，维生素 B_1、维生素 B_2 摄入量标准均为3mg/d。

补充维生素E能减少组织氧的消耗，提高氧的利用率，同时能促进红细胞的生成和含正铁血红素的细胞酶的合成，所以能够提高缺氧耐力，也有利于高原习服。美军建议高原环境下α-生育酚摄入量标准为400mg/d。

补充维生素C可改善缺氧状况下的氧化还原过程，提高氧的利用率。缺氧的应激效应使肾上腺活动增强，使维生素C的消耗量增加。补充维生素C有助于纠正缺氧初期的呼吸性碱中毒。维生素C的抗氧化作用可以保护线粒体膜结构、改善线粒体呼吸功能。有研究还显示维生素C对改善缺氧条件下氧运输和心血管功能是有益的。有人证明，大剂量补充维生素C能够提高缺氧耐力。美军建议是寒冷或高原环境下维生素C摄入量标准为250mg/d。

在高原条件下进行的人体实验结果表明，在一般情况下，维生素A 1 050μg视黄醇当量，维生素 B_1 2mg，维生素 B_2 1.5mg，维生素C 75mg，可以满足人体的正常需要。我国对4 800m高原的成年男性士兵维生素需要量开展的研究表明维生素A 1 050～1 500μg视黄醇当量、维生素 B_1 2～2.5mg、维生素 B_2 1.5～2mg、维生素C 75～100mg较为适宜。此外，用4种和10种不同剂量的维生素进行观察，结果表明，10种高剂量维生素（维生素A 1 800μg视黄醇当量、维生素 B_1 2mg、维生素 B_2 2mg、维生素C 300mg、烟酸20mg、维生素 B_6 5mg、泛酸钙5mg、维生素E 60mg、维生素 B_{12} 50μg和维生素P 50mg）对增强体力、减少尿中乳酸排出量和改善心脏功能都有较好的作用。可见，高原维生素的需要量有增高的趋势。

总之，补充多种维生素能够提高缺氧耐力，但剂量要适当。

（六）矿物质

人体进入高原后，促红细胞生成素（erythropoietin）分泌增加，造血功能亢进，红细胞增加，有利于氧的运输和对缺氧的适应。铁是血红蛋白的重要成分，所以铁的供给量应当充足。一般认为，如体内铁贮备正常，每日膳食供给10～15mg铁，可以满足高原人体的需要，但高原妇女铁的供给量应比平原适当增加。补充钾和限制钠的摄入量对防治急性高原反应有益，也有利于习服，还有报道，服用磷酸盐能够提高缺氧耐力。

（七）水

由于高原风大且空气干燥，体表丧失的水分较多。在高原进行轻体力劳动时，每天经皮肤和肺以不显性蒸发方式丧失的水分可达1 800ml，而在平原仅1 300ml。高原缺氧引起的肺通气量增大，也会增加水的丢失。据1960—1961年珠穆朗玛峰登山中观察，在5 800m高度时，每日水的出入量大于平原30%，呼吸失水增加3～4倍（1.2～1.7L/d），为保持尿量在1～1.5L，使代谢产物排出体外，每日应饮水3～4L，如维持体液平衡则需水约5L。但初入高原，常无口渴感，不愿饮水，易导致慢性脱水，故应引起重视。在剧烈登山运动中，每4小时应饮水1L。久居高原适应以后，饮水量则与平原相同。

陆军军医大学（原第三军医大学）针对高原部队营养需要量开展了大量研究工作，并提出了高原部队营养素供给量标准，该标准也可作为其他高原作业人员的参考：①能量摄入量轻体力劳动为 2 800～3 300kcal，中等体力劳动为 3 300～3 800kcal，重体力劳动为 3 800～4 400kcal。②能量来源分配膳食中蛋白质、脂肪、碳水化合物构成适宜比例为 1∶1.1∶5，占总能量比分别为 12%～13%、25%～30% 和 55%～65%。③维生素 A 1 000μg RE，维生素 B_1 2.0～2.6mg，维生素 B_2 1.8～2.4mg，维生素 PP 20～25mg，维生素 C 80～150mg。④矿物元素钙 800mg，铁 25mg，锌 20mg。

第三节　高原环境人群的营养保障

一、高原环境下常见的膳食营养问题

一是由于交通不便，食物供给困难。由于海拔高，交通不便，特别在冬季和春季，大雪封山，物资运送困难，虽然能量摄入量能够达到规定标准，谷类和动物性食物也能基本满足，但新鲜蔬菜和水果存在较大的供应难度。尤其在海拔超过 5 000m 的地域，食物完全不能自给，但物资供给的难度也更大。因此，维生素和微量元素缺乏在高海拔作业人群中较为常见，特别是维生素 A、维生素 B_2、维生素 C 和矿物元素钙摄入严重不足。

二是由于大气压低，饭菜不易做熟，影响饭菜的适口性。由于高海拔地区气压低，许多菜需要高压或先煮去汤后再炒，炖菜比较多，使多种水溶性维生素遭到破坏或流失，例如烧菜使维生素 C 平均损失 59%、高温高压损失 18%～25%，维生素 B_2、维生素 PP 损失 50%，加重营养缺乏病的发生。

三是由于高原缺氧环境，对消化道功能影响，会造成高原作业人员食欲差。驻地海拔在 3 500m 以上，属高寒缺氧地区，人一般在寒冷气候条件下基础代谢率比常温增高 30%～50%，高原缺氧比海平面的基础代谢高 17%～35%，因此，高原寒区冬季野外作业或训练时能量摄入应在原有基础上提高 15%～20% 为好。但是，由于高原缺氧导致人体消化功能下降，特别是初上高原时更为明显，食欲差，导致能量不足和营养缺乏病发生。

二、高原环境下的合理膳食

针对高原环境下常见的膳食营养问题，高原地区的合理膳食建议如下：

（1）自行携带或通过其他途径保障蔬菜和豆类及其制品的供给量，可参照解决冬季新鲜蔬菜水果供应问题。

（2）适当增加海带和动物内脏、鱼及其制品等食物的供给，使食物多样化，提高优质蛋白、钙、铁、锌等的摄入。

（3）加大对炊管人员进行食品卫生和营养卫生知识的教育力度，掌握科学的烹调方法，使饭菜色、香、味俱佳，增加饭菜适口性；应尽量避免使用高压锅压叶类蔬菜，避免维生素的大量损失；有条件时可服用复合维生素制剂和钙片以满足人体生理需要。

（4）针对进入高原地区人员食欲降低的特点，可采取少吃多餐的方式以增加食物摄入量。有条件时，可在正餐之间适当增加一些小吃类食品，如面包、糖果、饼干等。

（5）限制难消化食物（如动物脂肪、油炸、腌腊、烟熏的食物等）、产气性食物等难消化的食物。

（6）高原训练或登山作业期间，应禁止空腹和饭后立即运动。运动后休息 50 分钟再用

餐，餐后休息 2 小时再训练。同时，也应禁止剧烈运动之后大量饮水。注意高原晚餐的摄入量不宜过多，以免增加机体肠胃功能负担，影响睡眠，并且造成过多的血液分布在消化系统，不利于疲劳的消除和体能的恢复。

此外，表 22-4 列举了美军提出的高原环境下的膳食建议，可以作为高原地区登山者、运动员或者军事作业人员膳食建议的参考，指导膳食供应部门或急进高原者自身进行合理营养。

表 22-4 美军高原环境下的膳食建议

建议采纳	不推荐
监测体重变化	把高原训练当作减肥的机会
高碳水化合物膳食（以复合碳水化合物为主）	漏掉正餐
每天至少供应一餐热食	高脂膳食
供应多种食物以及小吃	有恶心、呕吐感时强迫进食
鼓励吃完口粮中所有食物成分	喝未净化的水或融化的雪水
确保士兵每日饮水 4～6 夸脱	为避免多尿而限制饮水
供应不含咖啡因的饮料	饮酒

三、增强高原环境作业能力的营养素和功能性因子

良好的营养储备和合理的营养对提高在高海拔地区的环境适应能力、作业能力、运动能力、生存能力和抗病能力具有十分重要的作用。使用特殊营养物质的目的就是利用某些营养素或者膳食营养活性成分对机体的代谢和生理功能的特殊作用，以最大限度地调动机体的潜能。近年来，国内外军事领域和竞技体育训练领域致力于研究有效提高高海拔地区军事作业能力、环境适应能力和运动能力的特殊营养物质，取得了一些研究成果。

（一）氨基酸

氨基酸实际上是蛋白质的基本构成单位，在这里单独列出来是因为某些氨基酸具有特殊的抗缺氧作用，如酪氨酸、色氨酸、谷氨酸、牛磺酸等。高原蛋白质的消化率低，除供给足量膳食蛋白质外，应注意蛋白质的氨基酸组成，以提高蛋白质的有效利用和提高对高原慢性缺氧适应的能力。

外军发现酪氨酸可提高寒冷和高原环境中的作业能力，减轻高原反应症状，这可能与酪氨酸参与多巴胺、肾上腺素及去甲肾上腺素合成有关。其他如色氨酸、胆碱可通过影响 5- 羟色胺（5-hydroxytryptamine，5-HT）和乙酰胆碱的合成与释放，进而影响高原低氧机体神经精神功能。大量研究还表明，低氧可致脑内氨基酸释放增加，尤其是兴奋性氨基酸递质谷氨酸、天冬氨酸大量释放，前者经 N- 甲基 -D- 天冬氨酸（N-methyl-D-aspartic acid receptor，NMDA）受体，诱发一系列级联反应，如 Ca^{2+} 内流、一氧化氮合酶（nitric oxide synthase，NOS）高表达等，从而介导兴奋性氨基酸的神经毒性作用。

此外，牛磺酸能改善急性缺氧对大鼠心肌线粒体功能的损害，减轻急性缺氧导致的视觉损伤，预防急性缺氧时大鼠线粒体中某些酶活性的降低。研究还发现，给大鼠补充谷氨酸（27mg/kg·BW）能明显增强其对缺氧和寒冷的耐力。

肉碱，作为广泛存在于人体组织中的一种类氨基酸化合物，可以通过生物合成方法从赖氨酸及蛋氨酸两种氨基酸合成产生。肉碱的特殊生物学效应正逐步受到人们关注。首先，它能促进体内长链脂肪酸的β-氧化，防止运动后乳酸在肌肉中的过量堆积；此外，肉碱对碳水化合物和氨基酸的利用亦有促进作用。研究发现，肉碱能改变呼吸链酶的活性。服用肉碱的运动员，细胞色素C还原酶、细胞色素C氧化酶活性上升，从而有助于氧的利用和生物氧化过程。另外，它能调节线粒体内乙酰辅酶A与辅酶A比例，乙酰辅酶A的减少对丙酮酸脱氢酶的抑制减弱。实验证实，运动员服用肉碱后，体内丙酮酸脱氢酶的活性升高，说明肉碱能增强有氧氧化能力。Vecchiet等报道，每天补充4g肉碱可显著提高运动员的最大耗氧量和有氧代谢能力。L-肉碱在高原长时间的耐力运动中具有重要作用，它能延迟疲劳的产生。其机制在于：长时间的耐力运动主要特点是要动员机体脂肪酸的利用，特别是长链脂肪酸最终将成为肌肉的主要能量来源。L-肉碱能够运输胞浆中活化的长链脂肪酸到线粒体中进行β-氧化，否则将不能产生能量。

（二）维生素

关于维生素促进缺氧适应力的研究有诸多报道，维生素作为辅酶的构成成分，参加有氧代谢，在呼吸链电子传递链过程中起重要作用，有利于ATP的生成（糖的有氧氧化产生36个ATP、而糖酵解仅产生2个ATP分子），因为缺氧时辅酶含量下降，从而阻碍有氧代谢。

目前来看，关于进驻高原人群的膳食营养保障，大多数人提倡进行高维生素的膳食补充。最近几年，国内外普遍趋势是寻求一种能够促进高原低氧习服、增强劳动能力的复合维生素补充方案。在高原地区补充维生素可以改善维生素的代谢，同时作为抗氧化剂可以减轻脂质过氧化，减少自由基生成。维生素与维生素之间尚存在协同作用，同时存在时抗氧化能力大大提高。这也是复合维生素补充的理论基础。在这些复合维生素成分中，维生素B族、维生素E及维生素C几乎是复合维生素中的不可或缺的成员。这与这几种维生素的相对明确的抗氧化、抗缺氧功能密切相关。

B族维生素有利于辅酶形成，增强酶的活性，加速酶促反应，提高氧的利用。维生素E能减少组织氧的消耗，提高氧的利用率。同时能促进红细胞的生成合含铁细胞酶的合成；并且能改善因缺氧导致的过氧化损伤。研究发现维生素E通过诱导缺氧诱导因子（HIF-1）基因，拮抗局部脑缺血和神经死亡，进而起到保护作用。Magalhaes等证明低氧时，维生素E对线粒体的保护作用与其维持线粒体内外膜的完整性有关，并具有防止细胞凋亡信号转导途径激活的作用。维生素C也可以改善缺氧状态下氧化还原过程，提高氧的利用率，改善过氧化损伤。维生素C还可间接通过影响低氧诱导因子、一氧化氮合酶等发挥作用。维生素C对心肌的保护作用与其减轻缺氧所致的钠离子通道紊乱有关。

此外，其他维生素的抗缺氧功能研究也比较多，如新近研究发现β-胡萝卜素能够对抗低氧导致的氧化应激损伤。有关复合营养制剂的研究也不少，美军研究发现：以中等高度（2 500～2 800m）并且在寒冷环境驻防训练的士兵为研究对象，通过补充复合制剂（包括维生素E、胡萝卜素、维生素C、硒、类脂酸、N-酰基1-半胱氨酸、儿茶素、叶黄素、番茄红素）24天后，虽然没有明显降低高原寒冷因素导致的氧化应激，但可以改善某些具有较低抗氧化状态的个体士兵的身体状态。类似的研究以前还有Pferffer的研究，只是复合制剂成分和剂量有差别，分别是β-胡萝卜素（20 000IU/d）、维生素E（400IU/d）、维生素C（500mg/d）、硒（100μg/d）、锌（30mg/d），结论类似。最近的研究证明：维生素B_1、维生素B_2、维生素PP等复合 B 族维生素补给，可以有效地改善缺氧后的各项血浆氨基酸指标的改变，说明膳食中补充这几种与能量代谢相关的维生素很有必要。

印度国防营养研究所研究证明：一旦适应高原之后，并不需要通过高维生素制剂来补充维生素，可以通过新鲜膳食或者罐头至少 1 个月的定量供给，说明一旦适应高原后高维生素的摄取最好通过膳食来获取。

（三）无机盐

一般情况下，无机盐应与维生素复合补充。具有抗缺氧作用的无机盐类主要包括：①铁是合成血红蛋白的物质基础。目前认为，按每日 300mg 的剂量补充硫酸亚铁，有利于血红蛋白、肌红蛋白、含铁蛋白质和酶的合成。②钾目前的研究证明，补充氯化钾，每日 70mg 当量和限制钠的摄入量对防止急性高原反应有很好作用。③硒最新的研究证明，硒对缺氧导致的脂质过氧化损伤具有明显保护作用，因此推荐在缺氧适应过程中应该增加硒的摄入。④氯化钴最新研究发现，补充钴能够削弱低氧诱导的氧化应激，阻止脂肪和蛋白质的氧化，其机制可能与低氧诱导因子 -1（hypoxia inducible factor-1，HIF-1）信号通路的激活有关，有效地提高心脏对低氧的习服。除了铁、硒等以外的其他微量元素，特别是对高原低氧影响较大的如锌、铜、锰等都应适量补充。因为高原低氧本身就会影响微量元素的代谢和组织分布，已有研究发现，高原移居者头发中锌、铁、铜、锰和血清铁、锌、锰含量减少，血清锌、铁含量随海拔高度的上升而下降，铜、锰则随高度上升而上升。研究表明，低氧时这些微量元素在保护细胞和提高机体耐缺氧能力方面有较好的作用。低氧时，如果给动物适当补充铁、铜、锰、钴等微量元素，能明显改善动物对低氧环境的适应能力，增强呼吸功能，并使与造血有关的酶活性升高。人体研究表明，平原人在进入高原前服用微量元素制剂，可有效地降低高原反应发生率，提高高原劳动能力。

（四）肌酸

肌酸是一种自然存在于脊椎动物体内的一种含氮的有机酸，是参与调节细胞能量代谢的重要物质，主要在肾脏由甘氨酸和精氨酸合成，95% 存在于骨骼肌中，其余的 5% 存在于大脑、睾丸和肾脏中。肌酸可以促进机体 ATP 的合成，从而供给骨骼肌更多的能量。人体内三磷酸腺苷（ATP）的储存量很少，需要不断合成，但机体合成速度很慢，所以 ATP 消耗会引起机体疲劳。因此及时补充肌酸可以有效地提高肌力、速度和耐力。提高体能和训练水平，防止疲劳。在没有任何酶的存在下，骨骼与肌肉中每天大约有 2g 的肌酸会慢慢裂解生成肌酐，其后释放至血液，然后运输至肾脏通过尿液排出。人体研究发现，连续 5 天高剂量（20g/d）摄入肌酸，再改为 2～3g/d 的维持剂量，30 天后肌肉内的肌酸水平可增加 20%。肌酸可改善机体抵抗高强度作业和运动的耐受性，特别是针对抗疲劳的阻力训练。并且肌酸还能增加肌肉内磷酸肌酸与肌糖原的含量，防止肌细胞损伤。在高原进行大运动量训练期间，适量补充肌酸可有效地保证肌肉供能、维持肌肉力量和延缓肌肉疲劳。高原训练期间补充肌酸时，应注意个体差异和训练负荷的变化，及时调节肌酸的补充剂量，以避免补充过度。

第四节　高原病的营养防治

高原病包括急性和慢性两种类型。急性高原病（acute mountain sickness，AMS）是指世居平原者从平原快速进入海拔 3 000m 以上的地区时，因低压低氧等环境因素导致的头昏、头痛、恶心、呕吐、心慌、气短、失眠、厌食、腹痛、腹胀、便秘、口唇发绀、手足发麻等一系列临床综合征，包括急性高原反应、高原肺水肿、高原脑水肿 3 种类型。慢性高原病是指长期居住高原时因习服不良或丧失适应而发生的高原红细胞增多症、高原肺动脉高压等疾病。目前对慢性高原病缺乏有效的治疗措施，一般采用对症治疗，病情严重时应返回平原生活。膳食营养措施在慢性高原病防治中的意义不大。因此，本节内容主要是针对急性高原病。

一、急性高原病

AMS 多发生在登山或进入高原后的 24 小时内，一般在 1～2 周内适应后症状自行消失。流行病学调查发现进入高原的人群中 AMS 发病的概率是 45%～95%，而在进入海拔 5 000m 以上地区的外来人群中至少有一半的人会发生 AMS。按照目前国际通用的 Lake Louise Score Questionnaire（LLS）评分问卷来判断 AMS 的严重程度，其中≥3 分视为机体产生了较严重的 AMS 症状。在我国，世居平原的人急进海拔高度达到 4 200m 以上的高原地区时，AMS 发生率在 76%～98%。AMS 的治疗主要采用乙酰唑胺（acetazolamide）来增加通气量、利尿同时，采用地塞米松（dexamethasone）等类固醇来减少炎症和细胞因子的释放。

高原脑水肿（high-altitude cerebral edema，HACE）是由急性缺氧引起的中枢神经系统功能严重障碍，其特点为发病急，临床表现以严重头痛、呕吐、共济失调，进行性意识障碍为特征。有研究认为 HACE 是 AMS 的高度严重形式，AMS 病人中 0.5%～1% 的个体会发生 HACE。据估计，当海拔超过 4 500m 时大约 5% 的个体会发生 HACE。HACE 发生的病理学原因可能是脑微循环流体静脉压升高，使得血管内水外渗、血管内皮细胞受损及脑组织能量代谢紊乱等，进而出现脑脊液吸收障碍、水电解质在脑细胞内外分布失调、细胞内钠水潴留。传统的治疗方法主要以甘露醇脱水、降低颅内压或结合吸氧处理的方法进行治疗。另外中枢神经兴奋剂如烟酸山梗菜碱和尼可刹米等也有使用。最近一些报道中阐述了高压氧结合地塞米松治疗对于 HACE 的缓解有较好疗效。

高原肺水肿（high-altitude pulmonary edema，HAPE）是指人们从平原快速进入高原后，由于缺氧环境导致肺动脉压突然升高、肺血容量增加、毛细血管内液体渗出至肺间质及肺泡而引起的特发性疾病。HAPE 的临床症状包括呼吸困难、头痛、咳嗽、活动受限等，如果处置不当可能导致病情严重发展，威胁患者生命。目前发生率报道数据差异较大。一般情况下在海拔 2 500m 时发病率大约是 0.01%，当海拔增加到 3 600m 时发病率上升到 1.9%，当海拔达到 4 300m 时发病率达到 2.5%～5%。随着海拔高度升高，发病率呈明显的上升趋势，一些对高原环境敏感、患有心肺疾病和曾经患过 HAPE 的人发病率可 >50%，且患有呼吸道感染特别是流感的人处在较高海拔时也极易诱发 HAPE。肺动脉压升高、毛细血管通透性增加，肺泡清除液体能力下降等可能在诱导 HAPE 发生中起重要作用。HAPE 的治疗以下降高度、补氧是首选方案。在上述方案无法缓解症状的情况下，可以采用扩张血管药物如硝苯地平或磷酸二酯酶抑制剂等进行救治。

二、应对高原病的营养方案

吸氧、习服训练和药物治疗在应对急进高原人群的高原反应及相关疾病中起关键作用。但大量的研究证实膳食营养因素对高原病的预防和症状缓解具有显著的调节作用，比如急进高原前采用银杏叶提取物摄入的方案进行高原反应的预防，效果甚至优于传统的乙酰唑胺预处理。因此，膳食营养管理和重点补充是应对高原病的手段之一。

对世居平原的急进高原人员，整体的高原膳食营养建议有：摄入以大米、面条、馒头、面包等高碳水化合物饮食，控制脂类和蛋白质的摄入；饮用充足而不过量的水（可以组合采用含有矿物质和维生素的运动饮料）；配备或预防性使用红景天、沙棘，银杏叶提取物等具有抗氧化、抗炎、改善血流作用的植物化学物、复合营养制剂和富氧水等，根据个人症状严重程度酌情使用。同时注意饮食中应避免过量的盐分摄入、避免咖啡因摄入，并坚决禁止饮酒和吸烟。

（一）碳水化合物

在高原低氧环境下对于糖的补充，现在普遍的观点是：高糖膳食有利于机体的缺氧习服。其基本机制在于：与蛋白质、脂肪相比，糖分子结构中氧分子量最多，当其氧化供能时所消耗的氧量最少，而且糖的呼吸商高于蛋白质和脂肪，消耗等量的氧时所产生的二氧化碳最多高比例的二氧化碳可促进呼吸运动，增加肺的排气量，促进机体给氧。

针对登山者的研究发现，较高的能量摄入有助于登山者从生理和心理层面增加对高海拔的适应，而其中高糖膳食会使急性高原反应症有所改善。其他一些研究还从动物和人的水平发现急性低氧暴露会增加糖的摄取量。补充糖可缓解低氧暴露对机体的影响，并为机体提供能量。Gray 等人从低氧相关的生理变化角度开展了研究，发现补糖可增加低氧暴露下 CO_2 的产量，进而增加每分钟通气量，提高低氧暴露下机体氧的运输，最终提高血氧饱和度。

在高原低氧环境中补充高糖食品时应特别注意食品中糖、脂肪、蛋白质的含量配比。前人研究发现在无氧耐力性田径项目的运动员膳食结构中，供能比例应为碳水化合物 60%～65%，蛋白质 13%～15%，脂肪 20%～30%。由于在急性低氧暴露下机体有氧代谢减弱，无氧代谢增强，其代谢供能比例与无氧耐力运动时相似，因此低氧下能量来源可借鉴此供能比。

综上，在高原低氧下补充易消化吸收的能量物质有助于机体产生更多的能量，同时可减少乳酸、β- 羟基丁酸等物质的生成，最终使机体提高低氧暴露下的抗缺氧和抗疲劳能力。据以往研究，在急进高原人员饮食、消化吸收允许的条件下，在总能量控制的基础上建议急进高原前中后都增加碳水化合物的供应，使机体从消化系统到能量产生工厂都适应碳水化合物的吸收和同能。高原作业人员建议每千克体重约补充 1g 碳水化合物，每小时为 50g 左右。此外，可以采用果糖与葡萄糖联合补充、液体和固体食物联合补充等多种方式。

（二）水和饮料的补充

避免发生脱水。高原环境膳食建议中包含充分地摄入水分，以保持充足的体液的要求。高原干冷的环境本身就容易造成水分通过呼吸、皮肤和尿液的排出增加，此外，机体可能出现的呕吐、腹泻等症状进一步提升了高渗性脱水风险。机体脱水会造成口渴、乏力、烦躁等症状，严重的甚至会造成幻觉、昏迷等。上述症状部分与 AMS 症状类似，因此高原作业者合理补水也十分关键。建议每 3 小时摄入水分量至少达到 1L。

富氧水是通过高氧液治疗仪溶氧活化葡萄糖液制备而成的含有高浓度溶解氧具有高氧分压的液体。摄入富氧水可以使氧气通过消化道弥散进入机体的缺氧组织，充分快速地发挥功效。王宏运等人的研究表明，口服富氧水对于机体血液的氧分压和血氧饱和度的提高有明显作用，可有效预防急性低氧及低氧运动时机体产生的低氧血症，并能减缓急性高原反应症，提高低氧状态下的有氧运动能力，降低急性高原反应的发生率。

糖和电解质饮料的摄入在急性低氧条件下运动时，可刺激机体的红细胞产生数量增多，同时运动大量出汗可使血浆容量及总血量明显减少。糖-电解质饮料中包含运动所需的能量来源（碳水化合物）、水和电解质。从电解质层面来看，糖-电解质饮料中的离子浓度（如 Na^+、K^+）与运动中人体出汗时所丢失的电解质浓度相同，因此补充电解质饮料，可有效改善血液浓缩，进而减轻低氧运动后所引起的血液黏度增加。补充糖-电解质溶液还有利于提升红细胞刚性指数、红细胞变形能力的维持。郭浙斌等人发现，机体无论在常氧环境还是低氧环境下，进行一次性力竭运动后均出现体重下降、血清渗透压升高等脱水现象，在运动中补充糖-电解质饮料可明显改善脱水情况，恢复机体水平衡。低氧环境下与常氧下在绝对运动强度相同的情况下，运动负荷相对较大，心率明显升高，运动时间有所减少，但在补液干预下，心率明显降低，同时延长了运动时间。在低氧环境下运动，体内产生大量乳酸，补液可显著降低运动后血液中的血乳酸值。综上，低氧环境作业中适时补充糖-电解质饮料可补充能量、有效防止体液丢失，并有利于红细胞变形能力维持，降低心率和清除乳酸，提高机体的运动能力和疲劳的恢复对于预防和缓解高原反应有积极意义。

（三）维生素

维生素 B_1、维生素 B_2、维生素 PP 作为糖酵解及三羧酸循环关键酶的辅酶可以通过影响氧化呼吸酶活性调节低氧条件下碳水化合物的氧化供能。已有研究证明给小鼠补充维生素 B_2 后，碳水化合物的有氧氧化增强，无氧酵解减弱，氧气的利用率升高，有利于能量生成。蒋宝泉等人发现，初入高原者对维生素 B_2 的需要量与久居高原者相比较更高，同时也高于平原人的供给量标准，他们认为初入高原者每天的摄入量至少需要 2.14mg 才能够有效地预防人体维生素 B_2 缺乏症的发生。

高原低氧暴露会增加维生素 C、维生素 E 的消耗，因而额外补充维生素 C 和维生素 E 十分必要。维生素 C 还可通过影响低氧诱导因子及一氧化氮合成酶等而发挥抗缺氧作用。已有研究发现，补充维生素 C 可对缺氧心肌起到保护作用，从而减轻因缺氧所导致的钠离子通道紊乱。此外，具有抗氧化作用的维生素 C 可改善大鼠体内的氧化应激，从而对机体起到保护作用。维生素 E 的补充可以增加呼吸链传递中系列酶的稳定性，减少高原低氧暴露条件下脂质过氧化的发生以及自由基的积累，从而减少机体细胞损伤。有人证明，当运动员在高原环境或模拟低氧环境中训练时，补充维生素 E 可显著逆转低氧导致的最大摄氧量（VO_{2max}）下降，并减少氧债。

（四）植物化合物

许多天然植物中含有多种抗氧化的活性化合物，同时具有提高人体抗缺氧能力的功效。

1. 红景天（rhodiolarosea） 红景天是迄今为止研究最多的天然植物，它主要分布于青藏高原。红景天主要含有苯丙酯类和类黄酮类成分，其独特的抗缺氧活性成分为苯丙酯类、rosavin（活性最强）、rosin、rosarin、rhodiolin、红景天苷和其苷元。动物实验研究发现，红景天提取物可使实验动物对各种缺氧模式表现出明显对抗作用，其作用强于人参和刺五加。因此，红景天已经成为初上高原或预防高原病的常备药物。

2. 蕨麻（potentilla anserine） 蕨麻是蔷薇科委陵菜属植物鹅绒委陵菜块根的商品名称，俗称“人参果”。该植物在藏医医药实践中被广泛应用。近年来的药理学研究结果表明，蕨麻具有显著抗缺氧能力。采用减压缺氧实验等方法进行的蕨麻抗缺氧作用实验研究结果表明，蕨麻能提高小鼠在减压缺氧和窒息性缺氧状态下的存活率和存活时间，显著提高小鼠对氧的利用率和氧耗速度。

3. 沙棘（hippophaerhamnoides）　沙棘是藏医药中用于治疗呼吸系统和消化系统疾病的常用药物。沙棘果实含有多种维生素和微量元素、氨基酸及其他生物活性物质。该植物在干旱地区广有分布，抗旱能力极强，除了具有显著的抗缺氧能力外，该植物果实还富含多种维生素，在干旱地区是一类非常重要的野生水果类植物。药理研究结果表明，沙棘能增加受试小鼠心肌微循环、降低心肌氧耗，并在减压缺氧实验中明显提高小鼠存活率。

4. 银杏叶提取物（Ginkgo biloba）　银杏叶提取物具有抗炎、抗过敏、抗血栓形成、改善脑循环和冠状动脉供血，解除支气管平滑肌痉挛等生物效应。近年来，国内外很多研究者对其改善高原反应预防急性高山病的功效进行了研究。Fernando 等研究发现，进高原前提前 24 小时摄入银杏叶提取物可以显著降低 AMS 发生率，其效果甚至超过乙酰唑胺预处理组。血流动力学分析发现，银杏叶提取物可以显著增加动脉血的氧饱和度。动物实验也发现，银杏叶提取物对于缺血再灌注导致的心肌梗死具有保护作用，对于低氧导致的血 - 脑脊液屏障微环境也具有显著保护作用。因此，银杏叶提取物也具有潜在的抗低氧应用价值。

（五）复合营养制剂

蒋宝泉等人采用两种复合营养制剂对 90 名空运入藏战士进行了提高机体急性缺氧耐力的研究，结果表明两种复合营养制剂都有助于维持正常的心血管功能、增强组织有氧代谢和减轻急性高原反应症状，其中以 2 号配方的作用更佳，其配方为：维生素 B_1 10mg、维生素 B_2 10mg、维生素 C 500mg、维生素 PP 100mg、锌 30mg、硒 60μg、锰 5mg、铁 20mg，另外添加绞股蓝皂苷 100mg、枣仁安神胶囊 1 粒（含量 0.14g）。李晓莉等人对复合营养制剂 -981 抗疲劳耐缺氧食品的功效研究发现，981 能够显著增加小鼠的游泳时间，从而提高小鼠的耐疲劳能力。

陆军军医大学（原第三军医大学）高原军事医学系研制和评价了高原 4 号、高原 2 号、复方红景天、银杏叶片、异叶青蓝、复方党参等复方或中药制剂在预防急性高原病和提高部队在高原低氧环境下的作业效率的效果。同时还研制出了可快速提高高原人群缺氧耐力的以药食两用的中药枸杞、红枣等为主要原料的耐缺氧食品添加剂，以绿茶多酚为主要原料的耐缺氧茶泡腾饮片，为高原作业的健康和能力保障提供了有力的支撑。

（朱晓辉　朱俊东　石元刚　顾景范）

参考文献

1. 糜漫天，蔡东联. 军事营养医学. 北京：人民军医出版社，2015.
2. 王登高，石元刚. 军事预防医学. 2 版. 北京：军事医学科学出版社，2009.
3. 程天民，曹佳，曹务春，等. 军事预防医学. 北京：人民军医出版社，2014.
4. 孙长颢，凌文华，黄国伟. 营养与食品卫生学. 8 版. 北京：人民卫生出版社，2017.
5. 高钰琪. 高原军事医学. 重庆：重庆出版社，2005.
6. 蔡美琴. 特殊人群营养学. 北京：科学出版社，2017.
7. 郭长江，李可基，王枫. 特殊营养研究进展. 营养学报，2015，37（2）：124-126.
8. 陈杨，潘春光，姜俊杰，等. 高原肺水肿的发病机制及其防治研究进展. 解放军预防医学杂志，2018，36（4）：532-536.
9. 韩娜，张雅婧. 高压氧综合治疗高原脑水肿的临床效果研究. 西北国防医学杂志，2016，37（9）：619-620.
10. 史菊红，丁玎，史建平. 2037 名驻高原官兵认知功能降低情况及其危险因素分析. 第二军医大学学报，2017，38（9）：1214-1217.

11. 蒋春华，刘福玉，崔建华，等. 快速进入海拔 5 380m 高原早期人体视听觉认知功能的变化. 解放军预防医学杂志，2011，29(1)：26-29.

12. 徐彤，何云凌，刘磊，等. 高原某特战部队营养调查. 解放军预防医学杂志，2019，37(2)：1-3，7.

13. Michalczyk M，Czuba M，Zydek G，et al. Dietary Recommendations for Cyclists during Altitude Training. Nutrients，2016，8(6)：377.

14. Irarrázaval S，Allard C，Campodónico J，et al. Oxidative Stress in Acute Hypobaric Hypoxia. High Altitude Medicine & Biology，2017，18(2)：128-134.

15. Institute of Medicine (US) Committee on Military Nutrition Research. Nutritional Needs In Cold And In High-Altitude Environments：Applications for Military Personnel in Field Operations. Washington (DC)：National Academies Press (US)，1996.

16. Swenson ER，Bärtsch P. High Altitude：Human Adaptation to Hypoxia. New York：Springer，2014.

17. Pasiakos SM，Berryman CE，Carrigan CT，et al. Muscle Protein Turnover and the Molecular Regulation of Muscle Mass during Hypoxia. Med Sci Sports Exerc，2017，49(7)：1340-1350.

18. Czuba M，Maszczyk A，Gerasimuk D，et al. The effects of hypobaric hypoxia on erythropoiesis，maximal oxygen uptake and energy cost of exercise under normoxia in elite biathletes. J Sports Sci Med，2014，13(4)：912-920.

19. Nation DA，Bondi MW，Gayles E，et al. Mechanisms of memory dysfunction during high altitude hypoxia training in military aircrew. J Int Neuropsychol Soc，2017，23(1)：1-10.

第二十三章

雾霾环境下人群营养

近年来，我国雾霾天气频繁出现，空气污染程度不断加重，而空气质量逐渐下降，国民深受其扰，因此对雾霾环境的研究受到广泛关注。雾霾环境的形成主要是气象因素及悬浮颗粒物的增加，包括汽车尾气、石料燃烧、工业废气等综合因素所致。雾霾环境主要的构成成分为碳氧化物、硫氧化物、氮氧化物与可吸入颗粒物，其中颗粒物是造成雾霾环境危害性的主要物质。颗粒物，尤其是细颗粒物（$PM_{2.5}$）即空气动力学直径≤2.5μm 的细颗粒物，其化学成分复杂，携带各类有毒物质，可经呼吸系统进入人体，诱发多种器官功能障碍，是目前研究的焦点。本章主要阐述雾霾环境的特点、健康危害及营养干预措施，以期更加全面地认识雾霾环境，制定相应有效的干预措施。

第一节　雾霾环境的特点与健康危害

雾霾是一个长期性、全球性的问题。雾是由大量悬浮在地面附近的空气中的微小液滴或冰晶组成的气溶胶系统，常呈乳白色，使水平能见度＜1.0km。霾是大气中大量微小的烟粒、尘粒超过标准含量的一种空气污染状态，使得水平能见度＜10.0km。雾和霾结合起来形成透明度、能见度低，天空阴沉沉的雾霾天气。雾霾环境构成成分中颗粒物对人体的危害最大，因此研究最为广泛。Donkelaar 等人利用总柱气溶胶光谱进行遥感卫星数据反演模拟 2001—2006 年全球 $PM_{2.5}$ 平均浓度及分布，结果显示 $PM_{2.5}$ 平均浓度为 20μg/m^3，而中国东部 $PM_{2.5}$ 平均浓度为 60～90μg/m^3，部分工业地区 $PM_{2.5}$ 平均浓度高达 100μg/m^3，印度首都新德里 $PM_{2.5}$ 平均浓度为 80～100μg/m^3，中东地区 20～50μg/m^3，均高于世界卫生组织（WHO）制定的 $PM_{2.5}$ 平均浓度二级标准 35μg/m^3。$PM_{2.5}$ 进入机体后可诱导多系统功能障碍，与多种疾病的发生率、死亡率密切相关。Brook 等人整理一系列队列研究数据，表明 $PM_{2.5}$ 浓度每增加 10μg/m^3 与疾病死亡率尤其是心肺及心血管疾病死亡率增加密切相关（图 23-1）。

一、雾霾环境的特点

我国城市空气的污染程度随着经济的快速发展而日益严重，以大型城市为代表的城市雾霾大幅度出现，空气质量岌岌可危，令人担忧。中国环境规划局对 341 个较大城市的环境监测数据显示，27% 的居民遭受严重污染，32% 遭受轻度空气污染，由于空气污染造成的过早死亡者达 411 000 人，而其中大部分是死于心肺系统疾病。

我国雾霾天气分布面积广，持续时间长，其在区域、空间、季节分布上有其显著特征。首先，城市经济越发达、规模越大、人口密度越大的地区，雾霾发生的频率越大、持续时间

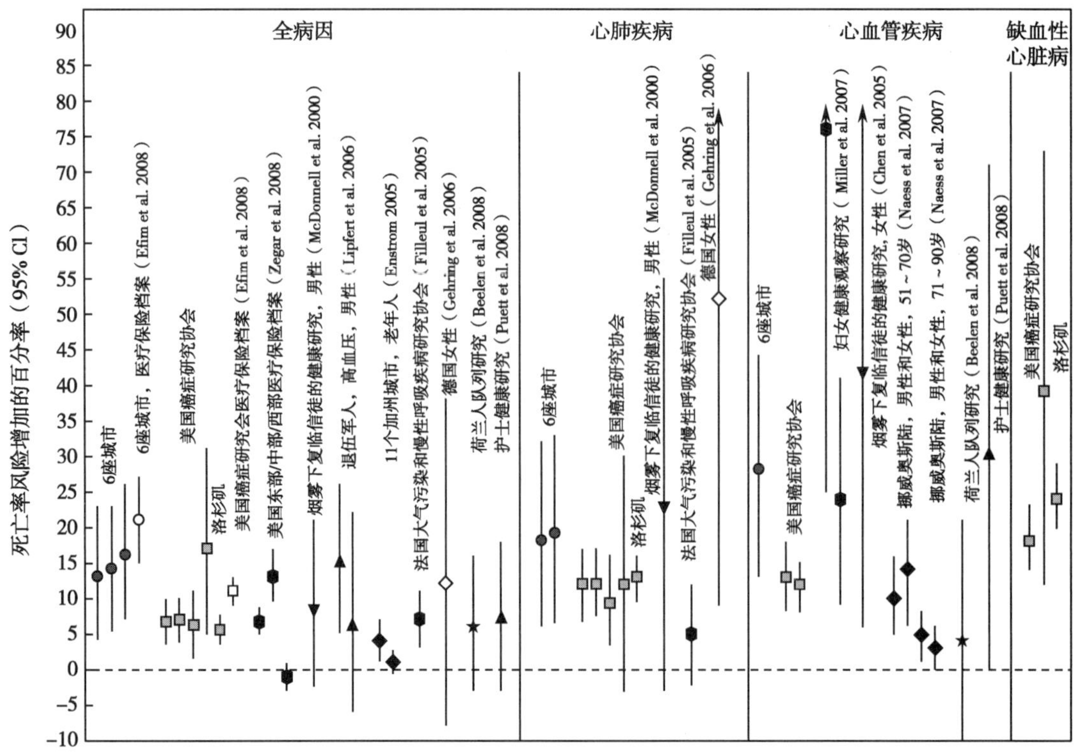

图 23-1 $PM_{2.5}$ 或 PM_{10} 每增加 10μg/m^3 的死亡率变化

引自：Brook RD，et al. Circulation，2010，121（21）：2331-2378.

越长。其次，能源产地也是雾霾天气易暴发地之一，煤炭资源丰富的地区、四大原油生产基地、天然气产出基地多发生严重雾霾天气。其次，东北、华北、沿海等重工业聚集地也是雾霾天气频繁暴发的地区。最后，雾霾天气的空间分布具有季节性，秋冬季高发。

二、雾霾环境的健康危害

雾霾环境对健康的影响一直备受关注，随着污染物浓度及成分测量方法的复杂化，尤其是环境医学的研究进展，其对机体潜在的有害影响也逐渐被揭示。WHO 认为城市空气污染是导致全球死亡率增高的重要危险因素，其可导致约 700 000 人早死。欧洲、北美国家发病率、死亡率和空气污染之间的相关性研究结果显示，各年龄阶段死亡风险与空气污染均存在浓度 - 效应关系。

作为雾霾环境的重要组成成分，颗粒物（PM），尤其是 $PM_{2.5}$，其粒径小、相对比表面积大，易富集空气中的毒有害物质；随呼吸可以进入体内，甚至可透过肺泡直接进入血液中，从而诱导各种疾病，故其导致的健康危害及防治措施成为国内外的研究热点。

（一）流行病学研究

$PM_{2.5}$ 在 100μg/m^3 浓度范围内与健康危害程度呈正线性相关，且目前并没有发现 $PM_{2.5}$ 的安全暴露剂量。美国 1979—2000 年间 500 000 人的死亡率数据结果显示，颗粒物，尤其是 $PM_{2.5}$ 的浓度每增加 10μg/m^3，总死亡率随之增加 6%，而与心血管、呼吸系统疾病相关的死亡率增加 9%。美国 204 个城市的医疗数据分析显示，$PM_{2.5}$ 的浓度每增加 10μg/m^3，各种心脑血管疾病的住院率有不同程度的增加，其中缺血性心脏病、脑血管病、外周动脉相关疾病、心律失常、心力衰竭疾病的住院率分别增加 0.44%、0.81%、0.86%、0.57% 和 1.28%。Crouse 等研究 2 100 000 名加拿大人每年的死亡率与相对低浓度 $PM_{2.5}$[(8.7±3.9)μg/m^3]的关系发现，$PM_{2.5}$ 的浓度每增加 10μg/m^3，非意外死亡的相对危险度为 1.15，而缺血性心脏病死亡的相对危险度是 1.31。Lepule 等连续 11 年对哈佛等 6 个城市每年的死亡率与 $PM_{2.5}$ 暴露浓度变化情况的关系进行研究，结果发现 $PM_{2.5}$ 暴露浓度≥8μg/m^3 时，其浓度 - 效应函数基本上呈线性关系。亚洲虽然缺乏关于大城市严重的空气污染对健康不利影响的系统性研究，但是，最近来自亚洲公共卫生和环境污染的工作者做了一项与欧美类似的研究。该研究调查了 20 世纪 90 年代末至 21 世纪前期这段时间内，上海、武汉、香港、曼谷 4 个城市的死亡率，结果表明，所有污染物的浓度（包括 NO_2、SO_2、O_3、PM_{10}）在 10μg/m^3 以上时，会增加非意外死亡的相对危险度。

（二）雾霾环境对呼吸系统的影响

北京 2004—2009 年间 $PM_{2.5}$ 浓度及呼吸道疾病死亡率和发病率的监测结果表明，$PM_{2.5}$ 呼吸健康损害阈值主要在 20～60μg/m^3，$PM_{2.5}$ 浓度每增加 10μg/m^3，呼吸系统疾病死亡率和发病率分别增加 4.60%（95%*CI*: 3.84%～4.60%）和 4.48%（95%*CI*: 3.53%～5.41%），该数值远远大于平均水平 0.69%（95%*CI*: 0.54%～0.85%）和 1.32%（95%*CI*: 1.02%～1.61%）。并且呼吸系统疾病死亡率和发病率的增长率在冬季最高，$PM_{2.5}$ 浓度每增加 10μg/m^3，其分别增加了 1.4 倍和 1.8 倍。$PM_{2.5}$ 浓度对儿童的影响更大，$PM_{2.5}$ 浓度每增加 10μg/m^3，儿童急性下呼吸道感染发生的风险增加 1.12 倍。

雾霾环境下空气中存在复杂的混合物，含有许多致癌物质。大量研究表明，其与肺癌风险的增加有关。国际癌症研究机构（IARC）将室外空气污染中的 PM 指定为Ⅰ类致癌物。Hamra 等对 18 项队列研究采用 meta 分析，结果显示，与 $PM_{2.5}$ 相关的肺癌相对危险度为 1.09（95%*CI*: 1.04, 1.14），与 PM_{10} 相关的肺癌相对危险度为 1.08（95%*CI*: 1.00, 1.17）。另一项用相同研究方法探讨长期暴露于室外污染环境与肺癌发生风险的研究发现，$PM_{2.5}$ 浓度每增加 10μg/m^3，肺癌死亡或发病风险增加 7.23%（95%*CI*: 1.48%～13.31%）；NO_2 每增加 10ppb，肺癌死亡或发病风险增加 13.17%（95%*CI*: 5.57%～21.30%）；NO_x 每增加 10ppb，肺癌死亡或发病风险增加 0.81%（95%*CI*: 0.14%～1.49%）；SO_2 每增加 10ppb，肺癌死亡或发病风险增加 14.76%（95%*CI*: 1.04%～30.34%）。

部分学者认为雾霾环境影响肺活量。长期暴露于雾霾环境，最大呼气流速（peak expiratory flowrate，PEF）、第一秒用力呼气量（forced expiratory volume in the first second，FEV 1）、用力肺活量（forced vital capacity，FVC）显著下降，而呼出气一氧化氮（exhaled nitric oxide，eNO）显著增加，进而诱发哮喘。

炎性反应是颗粒物致肺损伤的常见病理生理特征。$PM_{2.5}$、PM_{10} 因其相对表面积大且吸附着多种物质，使其成为氧化应激反应的平台或作为附着点，形成病灶，直接激活白细胞，诱发炎性反应。$PM_{2.5}$ 吸入后，被肺巨噬细胞、上皮细胞、成纤维细胞等细胞吞噬吸收。肺细胞与 $PM_{2.5}$ 相互作用，激活炎症信号通路，促进炎性因子（IL-6、IL-1B、TNF-a、干扰素 γ 等）的表达和释放，炎性细胞浸润，诱导相关组织产生炎症损伤、纤维化及重塑，最终导致靶器官功能障碍。另外，$PM_{2.5}$ 能够对细胞产生氧化应激效应，促进免疫炎症的发生，其机制可概括为：①活性氧（ROS）诱导钙信号的改变，钙信号参与转录因子 κB（NF-κB）的调节，而 NF-κB 在炎性反应中具有重要的调节作用。② ROS 可造成细胞膜生物大分子的氧化损伤，诱发细胞生理生化及代谢功能障碍，细胞凋亡，从而引起组织损伤，并出现慢性炎症。③ ROS 可能引起巨噬细胞氧化损伤，导致细胞膜通透性改变，甚至死亡裂解，释放大量细胞炎性因子。④ $PM_{2.5}$ 可与 Toll 受体（TLR）2、4 结合，直接诱导炎性反应的发生。

（三）雾霾环境对心血管系统的影响

流行病学研究表明，暴露于环境颗粒物，尤其是 $PM_{2.5}$，无论暴露时间长短，都会诱导心血管疾病的发生、发展。例如，暴露于 CO、NO_2、SO_2、$PM_{2.5}$ 及 PM_{10} 7 天后，心肌梗死的患病风险显著增加。而另一项为期 3 年的时间序列研究报道，$PM_{2.5}$ 的浓度每增加 10μg/m^3，缺血性心脏病的发病率增加 0.27%，死亡率增加 0.25%。$PM_{2.5}$ 暴露对特殊人群健康危害更加明显。对美国 38 座城市 65 893 名绝经后妇女长达 6 年的研究发现，$PM_{2.5}$ 的浓度每增加 10μg/m^3，心血管急性发作事件增加 24%（相对危险度 1.24；95%*CI*：1.09～1.41），心血管疾病死亡率增加 76%（相对危险度 1.76；95%*CI*：1.25～2.47）。在 $PM_{2.5}$ 浓度增加时，曾患有心血管系统疾病的患者，与健康者比较，更容易发生急性缺血事件（不稳定型心绞痛或心肌梗死）。另外，因心血管疾病住院的患者出院后，当他们暴露于污染环境时，其再次患该种疾病的风险性更大。老人和儿童也是 $PM_{2.5}$ 的易感人群。

$PM_{2.5}$ 诱导心血管损伤的病理生理学机制是目前研究的热点，虽然其机制尚不明确，但是炎性反应和氧化应激损伤被认为是其主要机制。$PM_{2.5}$ 暴露激活肺组织中炎症和氧化应激反应过程，即促进细胞因子的释放、炎性因子的表达、活性氧的产生，从而导致内皮功能紊乱、巨噬细胞聚集、高凝状态和血栓的形成。研究者认为，肺吸入颗粒物后刺激炎性因子产生炎症，诱导系统炎性反应，进而激活凝血途径，损害血管功能，加速动脉粥样硬化进程。通过激活氧化还原信号转导通路，ROS 介导的氧化应激可以触发细胞病理过程，包括细胞凋亡、炎症和增殖。Rui 等进行的一项旨在探讨 $PM_{2.5}$ 诱导人类脐静脉细胞系功能障碍机制的研究显示，$PM_{2.5}$ 诱导的氧化应激可增加人脐静脉细胞系中黏附分子的表达。此外，在颗粒物诱导肺部产生炎症的过程中，氧化应激发挥至关重要的作用（图 23-2）。

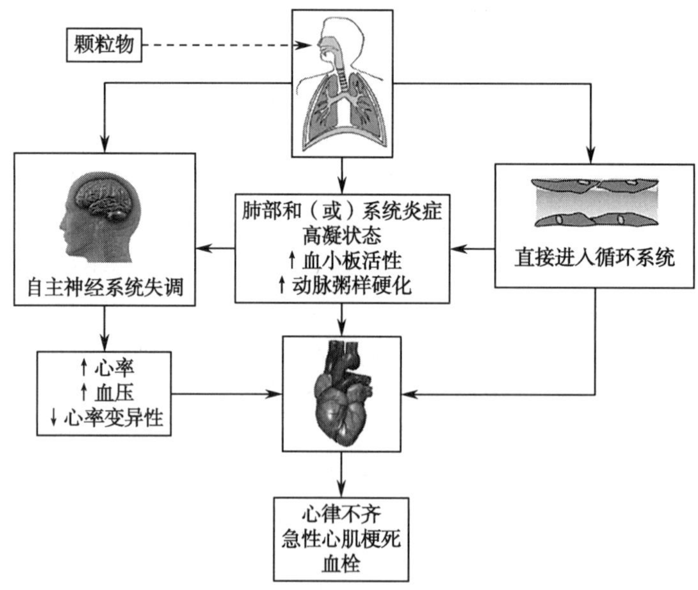

图 23-2　颗粒物（PM）暴露对心血管系统影响的潜在途径

引自：Franchini M，et al. Blood，2011，118（9）：2405-2412.

（四）雾霾环境对中枢神经系统的影响

目前有研究发现，空气污染与卒中、阿尔茨海默病、帕金森病等中枢神经系统（CNS）疾病有关。

卒中是由空气污染造成的中枢神经系统疾病中最普遍的一种。关于大气污染和卒中关联研究首次报道是在伦敦雾事件后，此后加拿大、日本、意大利、瑞典、美国、英国、法国和韩国也得出相似的结果。大量研究证明卒中死亡率、入院率与环境污染的程度呈正相关。

阿尔茨海默病、帕金森病是最常见的神经退行性疾病。其病理特点为蛋白质聚集、氧化应激损伤、神经炎症、小胶质细胞活化、细胞凋亡和线粒体功能障碍，最终导致特定神经元的丢失。研究证明，空气污染及雾霾环境可诱发神经退行性疾病、导致神经病理学改变。空气污染和神经病理学关联性的第一个病理组织学证据，来自自然暴露于墨西哥高度污染地区的动物种群。该研究比较墨西哥不同空气污染程度地区的健康杂种犬发现，高度污染区的杂种犬，第 2 周和第 4 周时，其皮质内皮细胞中核神经元 NF-κB 和 iNOS 表达，随后出现血 - 脑脊液屏障损伤、皮质神经元退化、胶质白质细胞凋亡、平滑肌细胞和外周细胞中载脂蛋白 E（apoE）阳性脂滴的沉积、非神经炎斑块及神经原纤维缠结；而轻度污染区的杂种犬则没发现这种改变。提示肺部持续炎症，嗅觉恶化和呼吸障碍可能在高度污染区的杂种犬大脑神经病理学改变中扮演重要角色。研究墨西哥不同污染程度地区的成年居民发现，与环境质量较好地区的居民比较，控制年龄、性别、教育程度，高度污染区的居民嗅球、海马、额叶皮质和 $A\beta_{42}$ 的大神经元星形胶质细胞积聚中 COX-2 的表达显著增高，表明长期暴露于高水平的空气污染可致神经病变。

颗粒物，尤其是超细颗粒物，可绕过循环系统，通过嗅觉黏膜直接易位到达中枢神经系统和脑脊液。鼻腔吸入污染物至嗅黏膜，经胞饮作用、单纯介导的内吞作用或受体介导的内吞作用进入嗅觉受体神经元的纤毛。一旦进入感觉神经元，其沿轴突被运输至嗅球，进一步进入中枢神经系统，到达多个脑区，如嗅皮质、前嗅核、梨状肌、皮质、杏仁核、下丘脑。另一方面，空气污染物进入器官或次要沉积地点后，可触发可溶性炎性递质的释放，导致中枢神经系统的神经炎症和退行性病变的易感性。慢性污染物诱导呼吸道上皮及内皮损伤产生的炎性递质可诱发全身炎症，并释放多种促炎性细胞因子（TNF-α、IL-6、IL-1β 等）。促炎性细胞因子可以激活脑内皮细胞，破坏血 - 脑脊液屏障的完整性，触发丝裂原活化蛋白激酶活化的信号级联，激活核因子 NF-κB 转录因子介导的途径。另外，炎性外周器官或内皮细胞释放的循环细胞因子可刺激外周固有免疫细胞，激活外周神经元，或通过双向转运和主动转运进入大脑，从而产生协同作用，使病情恶化。

（五）雾霾环境对其他系统的影响

$PM_{2.5}$ 还可扩散到肺组织之外许多其他器官，包括脑、肝、肾、脾和睾丸。另有研究报道 $PM_{2.5}$ 暴露可致胰岛素抵抗，增加糖尿病发病风险。Cao 等研究发现 $PM_{2.5}$ 暴露大鼠生育能力显著下降，精子数量显著减少，而精子畸形率和睾丸损伤情况显著增加。

第二节 雾霾环境下人群的营养与膳食

炎症和氧化应激介导了空气污染对健康的不良影响，使用具有抗炎或抗氧化特性的膳食补充剂，如多不饱和脂肪酸、抗氧化维生素及某些植物化学物，阻断导致不良健康影响的病理生理过程的生物反应，对保护公众健康，特别是高风险人群的健康，不失为一种有效的营养干预手段。

一、ω-3 多不饱和脂肪酸对雾霾环境危害的防护作用

一系列研究证明，ω-3 多不饱和脂肪酸通过抑制机体对细颗粒的炎性反应及氧化应激反应，改善细颗粒污染对健康的不利影响，降低慢性病发生发展的风险。Bo 等发现 ω-3 多不饱和脂肪酸可降低 50μg/ml $PM_{2.5}$ 染毒人脐静脉内皮细胞中丙二醛、活性氧、炎性因子白介素 6（IL-6）及肿瘤坏死因子 α（TNF-α）的水平，增加超氧化物歧化酶（SOD）的活性，提示 ω-3 多不饱和脂肪酸可能通过抗炎及抗氧化作用可拮抗 $PM_{2.5}$ 诱导的血管内皮功能障碍。Li 等研究表明，暴露于 $PM_{2.5}$ 的野生型小鼠补充 ω-3 多不饱和脂肪酸 2 个月后，其肺泡灌洗液炎性因子水平（TNF-α、IL-6、IL-1β 和 MCP-1）及肺组织中这些炎性因子的表达均显著下降。另一项研究显示，连续喂养 SD 雄性大鼠鱼油 28 天后，可有效拮抗 $PM_{2.5}$ 急性染毒造成的大鼠肺及心血管损伤。此外，一项在墨西哥养老院进行的随机对照双盲试验显示，长期暴露于 $PM_{2.5}$ 环境的老人服用近 7 个月的鱼油后，与服用豆油的老人比较，血浆中 Cu/Zn 超氧化物歧化酶活性和谷胱甘肽含量均明显增高。提示 ω-3 多不饱和脂肪酸可调节 $PM_{2.5}$ 暴露引起的人体氧化应激反应。另外，ω-3 多不饱和脂肪酸通过促进 NO 释放改善内皮介导的血管舒张功能和动脉顺应性，而拮抗颗粒物污染造成的血管舒张功能损害。ω-3 多不饱和脂肪酸可增加脑中乙酰胆碱和 / 或蛋白激酶磷酸化介导的乙酰胆碱受体的水平，调节心肌细胞膜离子通道和电压依赖性钠通道，抵消抗颗粒物污染引起的 HRV 降低，即补充 ω-3 多不饱和脂肪酸对于 $PM_{2.5}$ 暴露有关的 HRV 降低具有拮抗作用。一项随机双盲实验选择 50 名、60 岁以上养老院老人为研究对象，干预组给予 2g/d 的鱼油，对照组给予 2g/d 的大豆油，共随访 6 个月，反复测定 HRV，并在室内及室外测定 $PM_{2.5}$。结果，$PM_{2.5}$ 浓度每升高一个 SD，鱼油组老人 HRV 各指标在实验前期降低 54%，在实验期降低 7%；而对照组老人 HRV 实验前后 HRV 各指标变化不显著。提示 ω-3 多不饱和脂肪酸可有效改善 $PM_{2.5}$ 暴露对老人 HRV 造成的不良影响。

二、维生素对雾霾环境危害的防护作用

维生素 C、维生素 E、β 胡萝卜素和 B 族维生素可减轻炎性反应、改善抗氧化防御系统功能，从而减轻空气污染对机体健康产生的有害影响。

维生素 C 是一种重要的气道抗氧化剂，为组织修复的重要组成部分。健康的年轻成人每日补充抗氧化剂（250mg 的维生素 C，50IU 的 α- 生育酚和 12 盎司的蔬菜鸡尾酒）2 周后，可有效钝化暴露于臭氧环境下的肺功能下降，提示饮食中的抗氧化剂可拮抗臭氧诱导的机体肺功能损伤。另外，补充维生素 C 可完全阻止 NO_2 诱导的健康成人的气道高反应性。

维生素 E 是机体重要的抗氧化维生素。Bo 等研究结果显示，50μg/ml $PM_{2.5}$ 染毒人脐静脉内皮细胞用维生素 E 处理后，其 MDA、活性氧、IL-6、TNF-α 水平明显降低，SOD 活性显著增高，从而拮抗 $PM_{2.5}$ 诱导的血管内皮功能障碍。该研究发现维生素 E 与 ω-3 多不饱和脂肪酸联合应用的效果更佳。此外，研究观察到，连续喂养 $PM_{2.5}$ 暴露 Wistar 大鼠 500mg/kg 维生素 E 4 周后，与同等 $PM_{2.5}$ 暴露剂量的大鼠比较，其肺泡灌洗液中乳酸脱氢酶（LDH）、酸性磷酸酶（ACP）、碱性磷酸酶（AKP）等多种酶活性及 MDA 含量均显著降低，提示维生素

E 可拮抗 $PM_{2.5}$ 暴露诱导的大鼠肺组织损伤。维生素 E 可抵抗暴露于臭氧等氧化剂造成的上皮组织损伤。

有关多种维生素的联合效应也有不少研究。例如，补充维生素 C、维生素 E 及 β 胡萝卜素可拮抗臭氧诱导、臭氧和 SO_2 联合诱导肺功能下降和支气管收缩。此外，抗氧化维生素可保护儿童免于臭氧诱发的哮喘。每日补充维生素 C 250mg、维生素 E 50mg，可改善臭氧暴露诱导的中重度哮喘患儿的肺功能障碍，表明抗氧化维生素的补充量高于每日最低饮食要求量时，抗氧化维生素可能会调节臭氧暴露对中重度哮喘患儿小气道的影响。进一步研究显示，补充维生素 C 和维生素 E 降低臭氧环境下过敏性哮喘患儿鼻腔灌洗液中的 IL-6 和 IL-8 水平，即维生素 C 和维生素 E 可拮抗臭氧诱导的哮喘患儿急性鼻炎炎性反应。有学者提出，抗氧化维生素通过阻断“氧化应激信号”分子聚集炎性细胞至肺组织的过程，预防炎症的发生，发挥其保护机制。例如，电力工厂的工人连续 6 个月补充 500mg/d 维生素 C 和 800mg/d 维生素 E，其血液中氧化应激生物标志物显著降低，如硫代巴比妥酸反应物质（TBARS）、蛋白质羰基化物（PC）、蛋白质硫醇（PT），提示抗氧化维生素可减弱煤燃烧产生的 PM 诱导的机体氧化应激损伤。此外，维生素 C 和维生素 E 通过减少环境污染对气道的氧化损伤量，阻止过敏原或血管活性物质到达调节气道口径的平滑肌细胞，发挥其保护作用。

三、蓝莓花色苷对雾霾环境危害的防护作用

蓝莓是最具有抗氧化能力的水果之一。一项采用铁离子还原 / 抗氧化力测定法比较猕猴桃、龙眼、蓝莓、大枣等 10 种果蔬的总抗氧化能力，发现蓝莓的总抗氧化能力最强。蓝莓富含花色苷等黄酮类活性成分，每 100g 蓝莓果实中花色苷含量达 73～430mg。花色苷（anthocyanin）是一类由花色素和糖基以糖苷键形式连接而成的糖苷衍生物，在深色浆果、蔬菜、薯类和谷物种皮中含量丰富。

花色苷具有抗炎、抗氧化、保护内皮功能、抗心肌细胞凋亡等多种生物学作用。蓝莓花色苷提取物通过减弱动脉血压、心率和心脏酶活性，改善心脏功能障碍、左心室肥大和纤维化，减轻环磷酰胺诱导的心脏损伤，结果归因于其抗氧化和抗炎性质。Coban 等研究观察到，豚鼠饲喂添加新鲜蓝莓（80g/kg）的高胆固醇饮食 75 天后，与只饲喂高胆固醇饮食的豚鼠比较，其主动脉和肝脏中氧化应激损伤和胆固醇积聚量均减弱。大鼠喂食富含 2% 蓝莓的饲料 3 个月，大鼠心肌细胞线粒体通透性转换阈值增加，心肌梗死发病率降低；饲喂 12 个月，大鼠心肌梗死的死亡率降低，左心室重塑及左心室后壁变薄进程减缓。此外，花色苷具有明显的内皮保护功能。例如花色苷通过激活 NO-cGMP 信号通路，降低高血压大鼠 α- 肾上腺素诱导的血管收缩；改变主动脉糖胺聚糖的结构，增加高血压大鼠内皮舒张功能。花色苷抑制细胞凋亡的作用也得到大量研究证实。Skemiene 等进行的一项细胞实验结果显示，20μM 的矢车菊 -3- 葡萄糖苷（Cy3G）可以阻断缺血再灌注诱导的心肌细胞凋亡。

迄今针对花色苷能否拮抗雾霾环境对健康的不良影响鲜有报道。近期军事医学研究院蒋与刚团队开展了一项研究，将雄性 SD 大鼠随机分为对照组、$PM_{2.5}$ 染毒组（10mg/kg）、$PM_{2.5}$ 暴露 + 蓝莓提取物低剂量组（0.5g/kg）、$PM_{2.5}$ 暴露 + 蓝莓提取物中剂量组（1.0g/kg）、$PM_{2.5}$ 暴露 + 蓝莓提取物高剂量组（2.0g/kg）。干预组大鼠分别灌胃不同浓度的蓝莓提取物悬浮液 5.0ml/kg，对照组及 $PM_{2.5}$ 染毒组大鼠灌胃相同体积的生理盐水，连续灌胃 5 周。第 6 周，$PM_{2.5}$ 染毒组及干预组大鼠经气管滴注 $PM_{2.5}$ 悬浮液，滴注量为 1.5ml/kg，隔天 1 次，共 3 次。

对照组大鼠气管滴注相同体积的生理盐水。末次暴露 24 小时后，记录心率、心电图。测定心肌酶活性、炎性因子含量、氧化应激指标、血管内皮功能及心肌凋亡蛋白表达。研究发现：①与对照组比较，$PM_{2.5}$ 暴露可引起大鼠心率显著下降，心电图异常，血清肌酸激酶（CK）、血清和心肌组织中的肌酸激酶同工酶（CK-MB）活性显著增高；给予蓝莓提取物干预后，尤其是中剂量蓝莓提取物可抑制 $PM_{2.5}$ 染毒致大鼠心血管急性毒性效应。②与对照组比较，$PM_{2.5}$ 暴露可引起大鼠血清 IL-6 及 C 反应蛋白（CRP）水平、血清及心肌组织中 MDA 含量、血浆中内皮素 1（ET-1）及血管紧张素Ⅱ含量显著升高，同时心肌组织中 Bax 表达增强；给予蓝莓提取物干预后，尤其是中剂量蓝莓提取物可逆转上述变化。③与对照组比较，$PM_{2.5}$ 暴露可引起大鼠血清 IL-10 水平、心肌组织中 SOD 活性显著降低，同时心肌组织中 Bcl-2 表达下调；给予蓝莓提取物干预后，尤其是中剂量蓝莓提取物可逆转上述变化。上述结果表明蓝莓花色苷可抑制 $PM_{2.5}$ 染毒致大鼠心血管急性毒性效应，机制与其抗氧化、抗炎、保护血管内皮及抗凋亡作用有关。

综上所述，$PM_{2.5}$ 暴露可能是诱发机体呼吸系统、心血管系统、中枢神经系统等多系统疾病的重要环境因素。$PM_{2.5}$ 所致机体健康危害的营养干预研究刚刚起步，研究资料十分有限。今后应注重颗粒物健康损伤效应的生物学机制及干预措施研究，尤其是人群干预研究，为营养防治措施的制定提供可靠数据。

（王紫玉　蒋与刚）

参考文献

1. van Donkelaar A，Martin RV，Brauer M，et al. Global estimates of ambient fine particulate matter concentrations from satellite-based aerosol optical depth：development and application. Environ Health Perspectives，2010，118（6）：847-855.
2. Brook RD，Rajagopalan S，Pope CA，et al. Particulate matter air pollution and cardiovascular disease：An update to the scientific statement from the American Heart Association. Circulation，2010，121（21）：2331-2378.
3. 邓梵渊，李晋. 基于 LUR- 卫星数据耦合模型的中国 $PM_{2.5}$ 浓度时空分布研究. 环境保护前沿，2018，8（2B）：47-55.
4. Crouse DL，Peters PA，van Donkelaar A，et al. Risk of nonaccidental and cardiovascular mortality in relation to long-term exposure to low concentrations of fine particulate matter：a Canadian national-level cohort study. Environ Health Perspectives，2012，120（5）：708-714.
5. Lepeule J，Laden F，Dockery D，et al. Chronic exposure to fine particles and mortality：an extended follow-up of the Harvard six cities study from 1974 to 2009. Environ Health Perspectives，2012，120（7）：965-970.
6. Wong CM，Vichit-Vadakan N，Vajanapoom N，et al. Part 5. Public health and air pollution in Asia（PAPA）：a combined analysis of four studies of air pollution and mortality. Research Report Health Effects Institute，2010（154）：377-418.
7. Martinelli N，Olivieri O，Girelli D. Air particulate matter and cardiovascular disease：a narrative review. European Journal of Internal Medicine，2013，24（4）：295-302.
8. Hamra GB，Guha N，Cohen A，et al. Out-door particulate matter exposure and lung cancer：a systematic review and meta-analysis. Environ Health Perspectives，2014，122（9）：906-911.
9. Yang WS，Zhao H，Wang X，et al. An evidence-based assessment for the association between long-term exposure to outdoor air pollution and the risk of lung cancer. European Journal of Cancer Prevention，2016，25（3）：163-172.

10. Xie W, Li G, Zhao D, et al. Relationship between fine particulate air pollution and ischaemic heart disease morbidity and mortality. Heart, 2015, 101(4): 257-263.

11. Rui W, Guan L, Zhang F, et al. PM2.5-induced oxidative stress increases adhesion molecules expression in human endothelial cells through the ERK/AKT/NF-KappaB-dependent pathway. Journal of Applied Toxicology, 2016, 36(1): 48-59.

12. Franchini M, Mannucci PM. Thrombogenicity and cardiovascular effects of ambient air pollution. Blood, 2011, 118(9): 2405-2412.

13. Cao XN, Yan C, Liu DY, et al. Fine particulate matter leads to reproductive impairment in male rats by overexpressing phosphatidylinositol 3-kinase(PI3K)/protein kinase B(Akt) signaling pathway. Toxicology Letters, 2015, 237(3): 181-190.

14. Bo L, Jiang S, Xie Y, et al. Effect of Vitamin E and Omega-3 Fatty Acids on Protecting Ambient PM2.5-Induced Inflammatory Response and Oxidative Stress in Vascular Endothelial Cells. PLoS One, 2016, 11(3): e0152216.

15. Li XY, Hao L, Liu YH, et al. Protection against fine particle-induced pulmonary and systemic inflammation by omega-3 polyunsaturated fatty acids. Biochimicaet Biophysica Acta-General Subjects, 2017, 1861(3): 577-584.

16. 晓开提•依不拉音，克丽别娜•吐尔逊，范妙莉，等. 某地大气细颗粒物对大鼠肺损害与维生素 E 的拮抗作用. 毒理学杂志，2013，27(4)：287-290.

17. Possamai FP, Júnior SÁ, Parisotto EB, et al. Antioxidant intervention compensates oxidative stress in blood of subjects exposed to emissions from a coal electric-power plant in South Brazil. Environmental Toxicology and Pharmacology, 2010, 30(2): 175-180.

18. 杨红澎，蒋与刚，崔玉山，等. 蓝莓等 10 种果蔬提取物体外抗氧化活性的比较. 食品研究与开发，2010，31(11)：69-71.

19. Liu Y, Tan D, Shi L, et al. Blueberry Anthocyanins-Enriched Extracts Attenuate Cyclophosphamide-Induced Cardiac Injury. PLoS One, 2015, 10(7): e0127813.

20. Coban J, Evran B, Ozkan F, et al. Effect of blueberry feeding on lipids and oxidative stress in the serum, liver and aorta of guinea pigs fed on a high-cholesterol diet. Bioscience Biotechnology and Biochemistry, 2013, 77(2): 389-391.

21. Kristo AS, Kalea AZ, Schuschke DA, et al. Attenuation of alpha-adrenergic-induced vasoconstriction by dietary wild blueberries(Vaccinium angustifolium) is mediated by the NO-cGMP pathway in spontaneously hypertensive rats(SHRs). International Journal of Food Sciences and Nutrition, 2013, 64(8): 979-987.

22. Skemiene K, Rakauskaite G, Trumbeckaite S, et al. Anthocyanins block ischemia-induced apoptosis in the perfused heart and support mitochondrial respiration potentially by reducing cytosolic cytochrome c. International Journal of Biochemistry & Cell Biology, 2013, 45(1): 23-29.

23. Wang Z, Pang W, He C, et al. Blueberry Anthocyanin-Enriched Extracts Attenuate Fine Particulate Matter ($PM_{2.5}$)-Induced Cardiovascular Dysfunction. Journal of Agricultural and Food Chemistry, 2017, 65(1): 87-94.

24. 王紫玉，李宜波，徐彤，等. 大气 $PM_{2.5}$ 致大鼠心血管急性损伤及其机制研究. 环境与健康杂志，2018，35(11)：962-965.

第四篇　特殊作业人员营养

特殊作业人员主要包括宇航员、航空航海人员、潜水人员、运动员、矿工、农牧渔民、脑力劳动人员、驾驶员、农民工、接触有毒有害物质的作业人员和军事作业人员等。他们已成为建设和保卫祖国、推动国民经济建设的重要力量。合理营养可在一定程度上改善或提高机体的生理功能，从而最大限度地减轻或消除特殊职业有害因素如失重、低氧、振动、噪声、电离辐射、低照度、粉尘以及有毒有害物质等对机体造成的危害。在社会上从事不同特殊职业的人群对营养的特殊需要，必须从特殊劳动或环境对机体生理、生化、物质代谢等方面的影响进行研究，从中发现其特点而制定适宜的营养保障措施。本篇将重点介绍特殊作业暴露因素对机体生理功能、营养代谢的影响以及特殊作业人员的营养需求与保障措施。

我国是多民族的大家庭，少数民族人群营养与健康理应受到关注；另外，我国有70%以上的城市、50%以上的人口分布在气象、地震、地质、海洋等自然灾害严重的地区，2/3以上的国土面积面临洪涝灾害的威胁。基于此，本篇特设“少数民族人群营养”和“灾害人群营养”两章。

第二十四章

航天作业人群营养

航天营养主要研究航天特殊环境条件（失重、噪声、振动、辐射等）下人体营养代谢变化的规律和相关机制，以及营养与航天特殊环境条件下出现的生理效应之间的关系和营养支持措施。简而言之，航天营养是研究航天员营养问题的一门学科，属于特殊营养学范畴。

第一节　航天飞行对机体营养代谢的影响

一、能量代谢

自航天飞行任务实施以来，航天特殊环境因素尤其是失重条件对能量代谢的影响就备受关注。随着飞行时间由几十分钟延长到几天，然后延长到数周和数月，能量失衡的潜在风险都会加大。当能量摄入不能满足航天员的能量需要，身体消耗自身的能量储备以提供所需的能量，导致体重减轻、肌肉质量减少和体能下降。这些变化在短期航天时可能不明显，但在长期航天时则可能危及健康，甚至生命。

（一）能量消耗

一般认为，在失重环境中体力活动能耗应比地面小，理由是在地面上约有 40%～50% 的能量用于对抗重力的作用。但也有人认为人们习惯于地面重力环境下活动，在失重状态下为克服摩擦力和保持身体姿势需额外做功，因而机体的能耗并不比地面小。预计在失重环境中克服重力做功（如提重物和攀登）所需能耗可能会低于地面，这已被阿波罗登月任务在月球表面（其重力为地球的 1/6）所测定的数据所证实。在月球表面行走的能耗比地球上要低 40%，在月球表面操作的总能耗下降 28%。

早在二十世纪六七十年代，美俄采用测定二氧化碳产生量（氢氧化锂吸附法），对执行“双子星座”“礼炮号”等航天任务期间的总能耗进行了测定，结果日平均能耗为约 9MJ，在以后的飞行任务中能耗增加了 10%～30%，前期能耗低的原因是航天器内部空间有限，并与自由活动和锻炼安排较少有关；航天飞机上的航天员日平均能量消耗量为 11.8MJ，相比在飞行前地面的测定值大约少 4%。有证据表明，随着飞行时间延长，能耗水平也随之增加。天空实验室任务中航天员日平均能耗增加了 0.5MJ，能耗增加最大值发生在暴露于失重环境后的前两个月，第二个月和第三个月之间的改变是前两个月之间变化的一半。有数据表明航天员在后续飞行期吃得更多，锻炼的时间也越长，体力活动增加使能耗增多。首次天空实验室任务飞行了 28 天，航天员平均每天锻炼 13 分钟，第二次飞行 59 天，每天锻炼 29 分钟，第三次飞行 84 天，每天锻炼 30 分钟，锻炼负荷以每分钟 60%VO_{2max}（最大耗氧量）算，每天则增加能耗约 40kJ，这可以解释所观察到能耗增加的现象。在后续长期航天飞行任务中，航天员的能量消耗量与地面基本一致，男性航天员的日均能耗为 12.9MJ。

（二）能量摄入

航天飞机等短期飞行任务（< 30 天）期间的监测记录显示，航天员日均能量摄入量大约为 8MJ，低于地面水平。而天空实验室任务等中长期飞行任务（> 30 天）的记录表明，航天员的日均能量摄入量为 12MJ。主要因为中长期飞行任务日均能量摄入量不易受空间运动病的影响，短期航天则相反，空间运动病严重影响航天员的进食率，而且在短期飞行任务中，进餐时间经常会被紧张的工作安排挤占，这种情况在飞船入轨初期和返回前特别突出，这时航天员的能量摄入量一般都非常低。

二、蛋白质代谢

航天飞行期间重要发现之一是航天员的体蛋白发生丢失。在“双子星座 -7”号和航天飞机等多次飞行任务中，发现航天员存在负氮平衡状态。众所周知，负氮平衡是机体蛋白质摄入量小于蛋白质消耗量时存在的一种状态，当长期处于负氮平衡时，将引起体重减轻、免疫力低下等。在包括“联盟 -9”号、“阿波罗”号、天空实验室、礼炮号及和平号空间站等多次飞行任务中，观察到航天员尿氮排出增多，飞行期间和返回后的多数检测结果显示，血液中尿素含量升高。尿氮排出增多表明体内蛋白质分解代谢增强。目前研究报道机体蛋白质丢失的原因主要与代谢应激、抗重力肌负荷减少、过度锻炼、能量摄入不足等有关，是多因素的综合作用。为保证长期航天航天员的健康，这些问题均必须加以研究解决。

长期或者短期处在太空飞行的微重力环境下，机体肌肉的质量、体积均会下降，尤其是下肢肌肉，而且发现不同的肌肉群丢失的蛋白质范围在 10%～20%。天空实验室任务观察发现，大多数蛋白质损失发生在飞行后第一个月，并一直持续到第三个月。和平号空间站上两名航天员在一年的飞行期内，尽管每天按要求进行抗阻锻炼，但是腓肠肌体积还是较飞行前减少近 20%。飞行中肌肉质量及功能的下降被称为失重性肌萎缩，这种失重条件下的肌肉适应性变化会使航天员在重返地球重力环境时面临肌肉疲劳、运动协调性下降甚至疼痛等诸多问题，因此失重性肌萎缩目前仍是航天医学界关注的重点问题之一。

三、脂肪代谢

航天飞行期间膳食脂肪摄入、血脂及相关因素的研究较少，而且数据大多来源于航天员飞行前后常规医学检查及年度体检。就目前现有的数据来看，短期飞行后航天员血浆三酰甘油水平轻度升高，胆固醇和低密度脂蛋白含量降低；在长期飞行期间，体重下降的航天员血浆低密度脂蛋白浓度有下降的趋势，这与其他脂蛋白水平的变化相反。

在航天飞行和地面模拟试验中也关注机体脂肪代谢和调节激素的变化。有卧床实验研究报道，卧床期间脂肪合成增加的幅度女性高于男性。也有卧床实验发现，机体炎性因子的变化伴随着胰岛素抵抗，并导致体脂增加以及脂肪酸代谢的改变。在卧床实验和太空飞行中，胰岛素、瘦素以及其他内分泌指标的变化已引起关注。

四、碳水化合物代谢

目前为止，关于失重条件对机体碳水化合物代谢影响的研究不多，结果也往往不一致。

有报道在 7 天的航天飞机任务中，德国的一名研究人员发现，7 天飞行期间葡萄糖耐量无变化。俄罗斯的一项实验则报道，2～3 个月飞行后血浆葡萄糖水平快速下降，葡萄糖耐量实验中的血液葡萄糖峰值也降低。在地面模拟失重实验中（如卧床实验）发现有胰岛素抵抗的现象（即对胰岛素的敏感性降低）。C 肽水平可反映胰岛的分泌功能，Stein 等通过 C 肽的检测证明了在飞行任务中存在胰岛素抵抗。Heer 等也报道，卧床 3 周后葡萄糖耐量的水平发生了改变，并高于起床后 4 天的水平。由于维持肌肉质量可对矫正胰岛素抵抗有益，因此可作为一个营养问题去深入研究。

飞行前及飞行中碳水化合物摄入不足可对航天员的工作效率和应急处置能力造成影响。碳水化合物摄入不足会导致酮体升高，并可能会发展成为酮症酸中毒，酮症酸中毒会削弱航天员的作业能力，而且伴随着尿液 pH 减低带来的肾结石风险也随之增加。酮体升高也会给飞行任务带来其他方面的风险，比如飞船的生命保障系统将可能不会清除空气中的挥发性酮类气体。

综上，目前评估航天飞行期间碳水化合物代谢影响的数据很少，目前从飞行任务和地面模拟实验观察结果表明胰岛素分泌、胰岛素抵抗以及糖耐量均发生了细微的变化。即使是细微的变化，也可能随飞行任务时间的延长逐渐放大，因此深入观察失重条件下碳水化合物代谢规律至关重要。

五、水代谢

国内外研究广泛报道，太空飞行期间机体的水代谢平衡状态发生了显著变化。以前的解释是人体进入失重环境，会经历体液头向转移的过程，进而导致多尿和脱水。一系列的飞行试验也用来评估飞行中体液和电解质平衡的状态，其中较全面的试验在 20 世纪 90 年代的天空实验室生命科学实验任务中开展过。尽管开展了大量实际飞行的实验研究，但是体液头向分布导致多尿和脱水的假设尚未被证实。

国外早期的飞行数据显示，航天员进入失重状态前几个小时，血浆容量和细胞外液均会减少，并能观察到航天员面部肿胀，而且血浆容量下降的比例（17%）大于细胞外液下降的比例（10%），这提示相比较于血浆，间质液体积（约占细胞外液的 4/5）会更多地保存于体内，体内的总蛋白尤其是白蛋白快速下降的现象也支持这一观察结果。对失重环境适应之后，血浆容量维持在 10%～15% 水平。失重状态下机体血液蛋白和体液变化被认为是一种适应性的改变，这种变化与飞行中面部肿胀和飞行后立位耐力下降有关，而且蛋白的丢失可以解释为什么单纯补液不能有效恢复循环系统容积的原因。

为了解失重对机体水盐代谢的影响，美国对执行阿波罗、天空实验室、航天飞机空间站任务的航天员的身体总质量（TBM）和总水含量（TBW）进行了测定，测量结果见表 24-1。

身体总水含量被用来评估体内的水合状态。航天飞行和天空实验室任务中航天员的总体水减少约 1%，但占体质量的比例无变化。因此并不存在失重导致的脱水状态，这种说法也被航天飞机和和平号空间站任务所证实。多尿的现象也通常由于各种原因难以准确观察，比如飞行第 1 天，实际操作上的限制使准确记录尿量很困难。不过，在天空实验室生命科学任务中，飞行前三天的尿量比飞行前显著减少，整个飞行期间尿量也比飞行前有减少的趋势。在为期 59 天和 84 天的天空实验室任务中，飞行前 1 周，尿液较飞行前减少，后期则无变化。尿量减少可能与水摄入减少有关。飞行中维持充足的尿量对减少肾结石的形成至关重要。

表 24-1 航天飞行体液变化与飞行前测定值的比较

任务	人数	变化百分率 /%			
		身体总水	细胞外液	血浆容量	体质量
阿波罗	12	1.6	1.1	—	−5
天空实验室	9	1～4	7～10	−10～−15	1～−5
航天飞机	20	0～−3	−10～−14	−10～−17	0～−5
和平号空间站	5	−5～−15	−7～−8	−9～−10	−4～−12

注：除了天空实验室和航天飞机任务外，大多数航天员身体总水分和质量的数据都是基于飞行前和返回着陆当天的测定结果

前文曾提及，飞行中总体水占比相对没有变化，不过其中细胞外液的体积变化较大，而且细胞内液增加，这种现象已在阿波罗号任务中观察到。飞行导致细胞内液增加的机制尚不明确，可能原因是能量代谢导致细胞葡萄糖储备的增加，其被认为细胞内液增加的条件之一。在卧床实验中也有多尿现象的报道。尿白蛋白作为肾功能指标之一，在卧床实验和航天飞行中均观察到，与自由活动状态相比，均有所下降。然而，在航天太空飞行中尿流率会出现下降，而卧床实验不会。因此，地面模拟实验和真实太空飞行中的水代谢还是存在着差别，这些差异不能被简单地认为是肾功能异常所致，仍需深入研究。

六、维生素代谢

（一）脂溶性维生素

1．维生素 A　飞行中的血清视黄醇与视黄醇结合蛋白的检测值与样本是否及时收集检测有很大关系。俄罗斯收集血液样本的时间比美国延迟几个小时，在俄罗斯着陆的航天员血清视黄醇含量检测值从飞行前的（0.73±0.17）μg/ml 下降到飞行后的（0.59±0.13）μg/ml。而在美国着陆的航天员，其血清视黄醇含量从（0.52±0.09）μg/ml 上升到（0.63±0.12）μg/ml。同样在俄罗斯和美国的着陆点分别收集的样本，其视黄醇结合蛋白含量也出现同样的现象。由于着陆地点的不同，会导致样本收集延时间不同，在延迟期间，航天员可能会消耗食物，甚至因为不同地点造成的应激程度不同，都可能会影响检测结果，这些数据并不能证实维生素 A 缺乏。

2．维生素 D　由于航天器屏蔽效应，会导致航天员缺乏太阳光紫外线的照射，继而影响 25-（OH）-D 生成。在美国天空实验室任务（Skylab4，飞行期 84 天）中发现，航天员尽管每日补充 400IU 的维生素 D，其血清 25-（OH）-D 水平仍下降，在国际空间站飞行任务中也发现类似的情况。事实上，维生素 D 水平下降是航天飞行中发生的最明显的营养变化。和平号空间站乘组 3～4 个月飞行后，其维生素 D 水平下降了 32%～36%，国际空间站乘组 4～6 个月太空飞行后，其血清维生素 D 水平下降了 25%～30%。

3．维生素 E　在国际空间站为期 4～6 月飞行任务中，航天员全血 γ- 生育酚水平较飞行前下降 50%。另外有动物下肢失重（尾吊实验）研究表明，补充维生素 E 对骨代谢具有积极作用，但对人体的效应尚未完全明确。

4．维生素 K　在国际空间站 4～6 个月的飞行任务中，11 名美国航天员着陆后血清维生素 K_1 较飞行前降低 42%。在一项研究中，飞行中第 8 天血清羧化不全骨钙素（维生素 K

不足的一种信号）升高，并在后续飞行时段一直保持在高水平。目前有报道证实补充维生素K可降低血清羧化不全骨钙素水平，通过补充可以改善维生素K不足。

（二）水溶性维生素

以目前的研究资料来看，尚未观察到维生素B_1、维生素B_2的异常变化，有关维生素C的数据也很少。目前评价维生素B_6水平主要通过测定红细胞转氨酶、血浆磷酸吡哆醛和尿吡哆酸。航天员4～6个月的飞行中尚未发现红细胞转氨酶活性的变化。由于维生素B_6主要储存在肌肉组织中，有卧床实验报道，试验志愿者尿中4-吡哆酸排出增加，表明肌肉中维生素B_6储存量减少。长期飞行（4～6月）中叶酸水平显著下降。其他水溶性维生素如维生素B_{12}、烟酸、泛酸、生物素均尚未开展系统的研究。

七、矿物质代谢

（一）宏量元素

1．钠和钾　在美国阿波罗、天空实验室和航天飞机任务中获取了大量血浆钠的数据。在天空实验室和航天飞行任务中，钠平均摄入量是4～5g，与飞行前摄入值相差不大。目前空间站任务中，即使是摄食量不足的现象普遍存在，膳食钠摄入量也超过了4.5g，甚至高达7～10g。人体和动物实验均表明膳食中摄入高氯化钠，可导致骨丢失，限制膳食中钠摄入可减少骨吸收。膳食钠似乎能加剧失重状态下高尿钙状态。卧床实验表明低钠膳食（100mmol/d）的志愿者尿钙没变化，而高钠膳食（190mmol/d）却发生高尿钙，也有卧床实验报道，高钠膳食通过酸碱平衡机制诱导的骨吸收增加程度超过了卧床因素本身的影响。阿波罗和天空实验室飞行任务中，均发现航天员血清和尿钾水平均降低的现象。

2．钙　太空飞行会导致钙代谢负平衡状态。在84天的天空实验室飞行任务中，日均钙平衡值为−0.2g，尿钙和粪钙排除增加是钙丢失的主要原因，并发现钙丢失与骨矿物质丢失和羟基脯氨酸排除增加相关。由于钙代谢的特点，钙排出受膳食钙的摄入、吸收以及骨骼钙的沉积和重吸收等因素有关，因此为减轻失重性骨丢失，钙丢失的机制需进一步研究加以明确。

3．镁　尿镁下降是太空飞行普遍存在的现象。阿波罗号和航天飞机任务中血、尿镁含量降低，天空实验室任务乘组人员的血浆镁含量更低，在着陆两周后才趋于正常。在4～6个月的太空飞行后，航天员尿镁比飞行前降低了45%。最近研究表明，卧床实验镁排出量降低，人工重力对镁效应不明显。镁可以降低肾结石风险，地面研究证实，镁-钾柠檬酸盐可以降低卧床引起的肾结石发生率，但飞行验证试验尚无明确结论。

（二）微量元素

1．铁　短期和长期飞行实验研究均证明飞行中红细胞质量减少。红细胞质量减少导致体内铁相关的储运和处理蛋白增加，这一观点也在短期和长期飞行任务中均得到了验证，飞行中航天员体内血清铁蛋白的浓度增加，膳食铁是影响因素之一。目前国际空间站的日膳食来源铁平均含量达到了20mg，甚至部分航天员铁日摄入量达到47mg以上，远远超过了目前美国居民推荐的参考摄入量标准。飞行中过量铁的释放及贮存能加剧机体氧化损伤，这方面需持续引起关注。

2．铜　血清铜和血浆铜蓝蛋白是长期飞行航天员铜营养状态的评价指标。俄罗斯的一份关于太空飞行对骨中铜含量的效应报告称，飞行后骨不同部位的铜含量变化不一致。有卧床研究报道，血清铜和血浆铜蓝蛋白在卧床期间没有改变，铜代谢处于平衡状态。

3. 锌 血清锌和尿锌可用于评价锌代谢状况。长期飞行后锌代谢水平未发生改变。由于生理因素的影响，像全血锌此类处于循环状态的指标，不一定能够准确反映全身锌的营养状况，对评价体内锌水平状态存在一定的局限性，因此尚需更敏感更先进的检测技术得以应用。有卧床实验记录到骨锌释放量增加，在飞行大鼠实验中也观察到类似结果，锌释放增加可能与骨骼脱矿相关，这种现象已经引起关注。

第二节 失重生理效应与膳食营养的关系

失重条件下，航天员会发生多种生理变化，如体液由下肢向躯干和头部转移、骨矿丢失、肌肉萎缩、红细胞质量减少等，这些适应性的变化与营养素代谢相互影响。例如飞行时发生的体重丢失可能影响蛋白质、能量和维生素的需要。同样调整能量、蛋白质（或特殊氨基酸）、维生素的摄入量可能减轻失重诱导的组织损失。与营养有关的另一个问题是空间运动病，70% 的航天员在他们第一次飞行时有过这种症状。飞行前几天体液、电解质的大量丢失以及食欲低下，能量摄入低于预期的需要量，可能妨碍机体对失重环境的适应。

一、骨质丢失

骨丢失是长期飞行最严重的健康问题之一。骨丢失增加了骨质疏松和骨折的风险。在失重条件下，骨丢失的速度与哺乳期妇女骨丢失的程度相同，均为每月 0.4%～1%。但是这两种情况的长期作用差别很大，哺乳期母亲在婴儿断乳后骨质开始恢复，而从太空返回地面的航天员可能面临较早骨质疏松的危险。

适宜膳食钙的摄入只是限制骨丢失的一个因素，阻止骨丢失的其他两个因素是激素水平和骨骼负荷。骨骼负荷与体重和负重锻炼有关，骨强度和质量所适应的主要负荷来自肌肉收缩，它受体重和自主身体锻炼的调节。这样，通过阻力锻炼训练可以实现肌肉强度增加，此时骨骼负荷也增加。在废用和失重条件下发生肌肉强度损失，同时骨骼负荷减少。在失重条件下骨骼去负荷，引起骨骺部显著性骨丢失。相反，当骨骼负荷增加使骨应变超过阈值时，骨强度和骨质也增加。在失重条件下，骨应变停留在构建阈值以下，构建停止，废用模式的重构建启动，造成骨重吸收超过骨形成，骨质发生丢失。失重条件下的肌肉丢失可能是骨丢失的主要原因。另一项研究表明，肌肉损失先于骨质损失。有效的对抗措施可能也就是针对预防失重肌肉废用的措施。

失重条件下，骨骼去负荷，骨形成不变或是降低，而骨重吸增加，导致钙的负平衡。长期飞行期间血浆钙浓度升高，使维生素 D 合成减少。继之，降低钙的主动吸收和增加尿钙排出。高尿钙使尿钙处于不断增加的过饱和状态，这增加了肾结石形成的风险，飞行中肾石症的发生会危及航天员健康进而影响飞行任务的完成。对 11、16 天飞行任务中的 6 名航天员观察发现，尿中草酸钙和磷酸钙处于超饱和水平，这种现象在暴露于失重环境后很快发生，并持续整个 11 天和 16 天的飞行期。与飞行前相比，航天员着陆时表现出高尿钙、低枸橼酸尿、低尿 pH、低尿量等现象。肾结石的危险并不表明应当降低膳食钙的摄入量，适宜的膳食钙对在肠道形成草酸钙是重要的，这样可以减少草酸盐的吸收，因为草酸盐被吸后是一种促结石形成物质，其他的膳食因素诸如高蛋白质和钠的摄入可以增加尿钙排出，促使尿钙浓度过饱和，比过量膳食钙的作用更大。

二、肌肉萎缩

在地面上，抵抗重力用以保持身体正常姿势的肌肉称为抗重力肌。正是这种类型的肌肉（如比目鱼肌），在失重环境下损失的蛋白质最多。慢动肌损失的蛋白质较快动肌要多，非承重肌（如腓肠肌和内侧股肌）也丢失蛋白质，但没有抗重力肌那么多。肌肉质量损失是通过减少肌纤维横截面积而不是损失肌肉细胞。用大鼠进行的研究发现，7 天飞行后，比目鱼肌慢动和快动纤维的横截面分别缩小了 40% 和 30%。蛋白质丢失的主要部位是慢肌球蛋白分子，但肌球蛋白的 ATP 酶的活性不受影响。肌肉丢失水分和蛋白质越多，纤维截面积减少也就越多。这种减少与其中毛细血管密度增加相平行，这是因为萎缩的肌纤维的压缩造成的。血流减少导致供应肌肉的营养减少，这成为肌肉萎缩的重要原因之一。

人体数据主要来自飞行中测定氮平衡、飞行后测定体成分以及着陆后的少数活检结果。体成分分析显示肌肉丢失的主要部位与大鼠的一致，是下肢的抗重力肌。短期航天飞机任务的航天员进行了飞行前和飞行后的肌肉活检，结果飞行仅 5 天后就发现股四头肌萎缩的明显证据，而且发现氮潴留减少，氮平衡改变是由机体对失重的反应和能量平衡改变的共同作用造成的。在飞行早期尤其如此，飞行第一天，由于空间运动病导致食物摄入和氮平衡急剧下降。空间运动病的症状各人表现轻重不一，有人出现呕吐和恶心，有人则比较轻微，只是略感不适，第三天起恢复正常进食。事实上，部分航天员从第二天起就进食正常，一直到任务结束。氮平衡从第二天起恢复并保持稳定至第六天，这段时间与飞行前无明显差别。但在第六天左右，氮平衡出现突然下降，至第九天开始升高。对这种复杂现象的可能的解释是：肌肉对工作负荷降低立即通过蛋白质合成降低和 / 或分解增加进行适应，而能量负平衡加重了这种损失。当第三天至第六天能量平衡恢复时，氮平衡暂时增加，表明组织如肝脏正在弥补飞行第一天的摄入不足，掩盖了肌肉蛋白质的丢失。假如非肌肉组织获取的蛋白质与肌肉损失的蛋白质一样多，所观察到的作用是氮潴留临时性增加。至大约第九天，内脏蛋白质的早期损失已得到弥补，肌肉蛋白质丢失速度减少，氮平衡开始改善。天空实验室飞行资料显示，随着在轨时间的延长，膳食摄入量和锻炼量相应增加，蛋白质损失的速度减慢。存在随能量摄入增加和氮损失减少的趋势，说明在航天飞行期间保持正常的能量摄入具有重要意义。

三、体重减轻

无论是几天的短期飞行还是几个月、直至一年以上的长期飞行，绝大多数航天员都会发生体重减轻的现象。有人认为体重减轻的原因与飞行持续时间或进食量无关，而是由于失重导致的利尿和出汗的结果。但是双子星座 5 号飞行时使用氢氧化锂吸收航天员呼出的二氧化碳，通过计算发现航天员体重丢失大约有一半是因能量缺乏造成的。一般而言，几天以内的短期飞行体重丢失是以丢失水分为主，更长时间的飞行则主要与失重条件下肌肉的废用性萎缩和骨丢失和体脂肪消耗有关。目前认为，航天员的体重变化与能量摄入和消耗具有密切关系。尽管有报道飞行中航天员能量需要量与地面没有差别，但是有大量数据表明飞行中的能量摄入量比预计的能量需要量小，而且从多次飞行任务的数据来看，飞行期间能量摄入量比预计的能量摄入量减少约 70%。飞行期间能量摄入减少直接导致体重丢失，尤其体蛋白和骨组织。从历次飞行任务中总结发现，虽然某些航天员在飞行期间保持体重不变，但是大多数航天员体重还是下降了 1%～5%，甚至达到 10%～15%，目前国际空间站乘组也呈现出类似的体重丢失现象。

体重减轻轻者影响航天员返回地面后的再适应过程，重者可对航天员的身体造成永久性损伤。因此为航天员提供营养合理、感官接受性好的平衡膳食，对保证飞行期间航天员的正常能量摄入具有重要意义。

四、贫血

短期和长期航天飞行后一致发现红细胞质量下降，最早观察到这一想象的是在 1967 年双子星任务中，后来“阿波罗”航天飞机和和平号空间站任务的相关研究也证实了该结果。执行和平号空间站任务的航天员飞行 115 天以后，红细胞质量是飞行前测定值的 93%。执行短期航天飞机任务的航天员，红细胞质量以每天 1% 的速度减少。航天员返回地面时血容量减少，可发生直立性低血压。几天以后，血浆容量恢复到飞行前水平，但循环血液中的血红细胞部分仍减少 10%～15%，即航天员处于贫血状态。因为机体的铁大部分存在于循环血红细胞中，血红细胞（铁）的减少的原因必定是机体失血或者是铁转移到体内其他器官。着陆后为了纠正贫血症，血红细胞生成素增加，必然要动用储备的铁。有理由相信航天时发生的血红细胞质量变化将影响机体铁代谢，并可能对将来长期航天飞行带来问题。

对 8～14 天航天飞行前和飞行后血液分析的结果显示，飞行后循环中的血红细胞体积较飞行前测定值减少 10%～15%，这意味着有大约 300mg 以前存在于血红蛋白中的铁从血管内区域转移。身体没有丢失血红蛋白铁的证据，即没有任何出血的证据，而出血是铁从体内铁总量上丢失的唯一途径。因此，从血管内除去的铁必定储存在网织血红细胞中。

美国的两次飞行任务（任务代号分别简称 SLS-1 和 SLS-2）资料显示，血红细胞数目减少是选择性去除新生成的血红细胞的结果。研究指出，失重条件下血红细胞生成素水平下降，这种由肾生成的激素是骨髓制造血红细胞必要条件。血红细胞减少时，其水平增加，而当血红细胞超过生理需要量时，其水平下降，当血红细胞生成素降低到低于阈值时，使得吞噬细胞捕获循环中的血红细胞并破坏之，由此造成血红细胞数目减少。血红细胞生成素减少的机制是失重使血管腔容积减少、血容量减少，进而单位体积血中血红细胞的数目增加，由此造成流经肾脏的血的载氧量升高，导致血红细胞生成素减少，血红细胞生成素水平下降引起新生成的血红细胞选择性分解代谢（未成熟血红细胞溶血）。飞行后血浆容积快速恢复，导致低血红细胞比容，流经肾脏的血载氧量低于地面上的理想值，引起血红细胞生成素生成增加，机体血红细胞的生成增加，这个过程持续 6～8 周，直到血红细胞的数目恢复到飞行前的水平。

体内铁吸收主要受储存的铁量（负作用）和血红细胞生成的数量（正作用）的影响。失重条件下，体内储存铁增加和血红细胞生成活性轻度下降使铁吸收减少，每天从体内丢失的少量铁主要源于脱落的表皮和肠道上皮。长期航天飞行中，表皮和肠细胞的含铁量可能少量增加，铁吸收轻度下降，造成铁储存下降，进而可能妨碍返回后血红细胞质量的恢复。

血清铁蛋白质水平在短期航天结束时高于飞行前水平。长期飞行的资料也证明，血清铁蛋白水平在着陆后早期升高。和平号空间站乘员的资料表明，长期飞行血清铁蛋白增加。铁储存的增加可能与肌肉质量减少和相关含铁肌红蛋白分解代谢有关。体内铁储存增加，增强了氧化损伤的危险性，这种作用对于辐射暴露增加的深空探索具有重要意义，而且一些研究还表明铁储备增加还与冠状动脉硬化有关。

根据当前的研究，国际空间站乘员组推荐的铁每日摄入量为 10mg。与地面成年男性的推荐摄入量相同。从理论上讲，增加航天飞行时膳食铁的摄入就增加了在航天高辐射环境中组织氧化损伤的可能性，因此严格控制铁的摄入，而补充铁的理想时间很可能是在返回地面后。

五、空间运动病

空间运动病属于航天适应综合征（SAS）的范畴。航天飞行期间约三分之二的航天员受到空间运动病的影响。与地面上的运动病相似，空间运动病的症状从轻度的不适到呕吐。据推测，发生空间运动病的机制是在失重条件下，来自视觉和前庭的输入信号发生冲突，引起的定向障碍，可能导致航天员在进行关键操作时不能发挥最佳水平。而厌食与地面运动病一样，是空间运动病的一个明显表征。食欲下降作为一个无症状的影响，还没有加以量化；另一个病因可能是在微重力下细胞外体液头向转移引起的不适，这可以直接影响食欲。因为额窦和鼻腔充血改变了嗅觉和味觉感受器的功能，与地面上感冒时症状很相像。头部充血伴随的味觉改变可能明显降低食物的可口性，甚至影响到那些飞行前根据自己的口味嗜好特地挑选的食物。很多航天员诉说在飞行时口味发生改变，口味改变的程度包括从单一气味和风味的缺失发展到厌恶其他原本喜爱的食品。辛辣刺激的食物似乎受青睐。

空间运动病的发生率虽然很高，但持续时间一般不长，通常 48 小时内缓解。因此，空间运动病对较长期飞行的航天员的营养和能量摄入的影响不大。但对短期飞行的航天员而言，空间运动病则是一个问题。剧烈的恶心和呕吐不仅使航天员不能正常进食，而且还可能导致航天员体内发生水和电解质紊乱，甚至使航天员不能按预定计划完成飞行任务。有些有经验的航天员在发射前有意不进食或少进食，就是为了减轻空间运动病的症状。

六、肠道微生态紊乱

失重条件下胃肠道功能发生了变化，继而可影响机体营养素的需要量和机体的营养状态。体液转移、液体摄入减少和可能的空间运动病，可能会减慢胃肠道的运动性。虽然飞行期间食物通过胃肠道的时间尚未进行系统研究，但是 10 天 -6° 头低位卧床实验表明，与对照期相比较，卧床中食物由口至盲肠的通过时间显著延长。俄罗斯研究人员发现，飞行期间胃肠道内的细菌数量增多，细菌菌群也发生改变。

航天特因环境以及神经和情绪紧张对航天员自身微菌群生态紊乱的形成与发展的作用已经确定。业已证明，“保护性”微生物群的易感性是暴露于极端条件的人群发生菌群紊乱的触发机制。“宇宙”号生物卫星使用实验动物模型（大鼠和灵长类）的生物医学研究证实，内源性微菌群在保持微生态自身稳定中发挥作用，人工和受控微菌群在预防极端条件下动物体内的菌群失调具有重要意义。理论上和实验都证实保持微生态平衡的重要性，研制旨在恢复、稳定和最优化不同飞行时间人体内微菌群的系统方法已付诸实施。苏联生物医学问题研究所（IBMP）已经研制并开始实际应用诊断和治疗航天员菌群失调的方法：即飞行前自身菌群的健康调理和飞行时服用益生菌。

短期航天发射前对航天员进行灌肠排便，目的是清除肠道内可能发酵产气的物质及微生物，避免上天后在失重条件下肠内产气引起的腹胀和肠扩张。但此法不适用长期航天，因为灌肠排便会导致便秘和减少结肠微生物的数量，后者与宿主是一种共生关系，在宿主的健康中发挥重要作用。另外，短期航天还可以采用在发射前进食低残渣膳食 7～10 天的办法，这样可以不用进行发射前的灌肠排便。

第三节　航天员营养状况评价与合理营养

一、航天员营养状况评价

航天员营养状况评价包括膳食调查、体格营养状况检查、营养生化评价、肠道微生态评价及营养缺乏体征检查等内容。这五部分的调查是互相联系和互相验证的，一般这五部分内容调查同时开展，因此航天员的营养状况评价是从多方面入手进行的全面评价，分别采用不同的方法、指标对调查结果进行综合分析总结。然而随着科学研究方法和检测技术的在轨不断应用，以及航天员长期在轨飞行营养研究的逐步深入，航天员营养状况评价的方法及指标也必将随着进一步拓展和完善。

（一）膳食调查

航天员膳食调查是航天员营养状况评价的一个基本组成部分。通过膳食营养调查可以了解航天员地面训练期间每日摄取的能量和各种营养素的数量和质量，判定满足地面训练期间航天员每日膳食营养素供给量标准的程度。

（二）体格检查

体格测量项目主要包括体重、体成分的测定及营养缺乏病体征检查。

1. 体重　综合反映蛋白质、能量及一些无机元素的摄入、利用和储备情况。体重测量在早上空腹排便之后称重。

2. 体成分　测量指标主要包括脂肪百分比、瘦体重、身体水分含量、蛋白质等。

3. 营养缺乏病体征检查　营养缺乏病常常需要一个过程。一般先是由于某些营养素摄入不足或吸收不良，导致体内贮存的营养素减少；而当体内的营养素降低至一定水平时，机体才出现生物化学上的变化，导致功能障碍，发生病理改变。因此，当检查发现营养缺乏病体征时，表明营养素不足已经发生了一段时间了。营养缺乏病体征常见于皮肤、五官、骨骼、神经系统、循环系统和呼吸系统等。营养缺乏病的诊断，如果有某种营养缺乏的症状群，诊断并不困难。孤立的一个体征，可能确系某种营养素缺乏的表现，也可能完全与营养无关，应慎重地下结论，正确的诊断应结合膳食调查、生化检查以及必要的治疗试验，作出综合性判断。表 24-2 为营养缺乏病常见部位及症状、体征。

表 24-2　营养缺乏病体征检查项目

部位	体征	可能缺乏营养素
全身	消瘦	能量、蛋白质、维生素、锌
	贫血	蛋白质、铁、叶酸、维生素 B_{12}、维生素 B_6、维生素 C
皮肤	干燥	维生素 A、必需氨基酸
	毛囊角化过度	维生素 A、必需氨基酸
	皮炎（红斑摩擦疹）	维生素 PP、其他
	脂溢性皮炎	核黄素
	淤血	维生素 C、维生素 K

续表

部位	体征	可能缺乏营养素
眼	角膜干燥	维生素 A
	角膜边缘充血	核黄素
	睑缘炎	核黄素、维生素 A
口腔	口唇炎、口角炎、口角裂	核黄素、烟酸
	舌炎、舌猩红	烟酸、核黄素、维生素 B_{12}
	牙龈炎、出血	维生素 C
指甲	反甲	铁

（三）营养生化评价

航天员营养生化评价主要借助生物化学检测方法以了解体内蛋白质、脂肪、矿物质和维生素等营养素的营养状况。表 24-3 为航天员营养生化检查常见指标。

表 24-3 航天员营养生化检查项目与评价指标

检查项目	评价指标
蛋白质	总蛋白、白蛋白
脂肪	总三酰甘油、总胆固醇、高密度脂蛋白胆固醇、低密度脂蛋白胆固醇
碳水化合物	葡萄糖、胰岛素
维生素	维生素 A、视黄醇结合蛋白、25-OH-D_3、维生素 E、凝血酶原前体蛋白、维生素 B_1、维生素 B_2、维生素 C、叶酸、维生素 B_6、维生素 B_{12}、红细胞辅酶Ⅰ/Ⅱ比值
矿物质	钙、镁、钠、钾、磷、锌、铁、硒、铜、铬
肠道菌群及其代谢产物	粪便丁酸、粪便三甲胺、尿液氧化三甲胺、血浆内毒素、粪便钙卫蛋白、菌群丰度指数、菌群多样性指数

二、航天员营养素供给量建议

（一）能量

航天员飞行期间能量消耗与飞行时间长短有一定的关系。一般来说，随着飞行时间延长，能量消耗和能量摄入量有逐渐增加的倾向。因此，在制定航天员膳食营养素供给量标准时应考虑这一因素。根据美俄载人航天观测的资料，执行短期航天任务，体重约 70kg 的男性航天员在舱内生活，每天的能耗不超过 10.5MJ（相当于地面成年男子轻体力劳动的能耗水平）。在制订航飞行能量供给量时，还需考虑食物残留量和食物利用率等因素，一般在能量需要量的基础上增加 10%～15% 作为航天飞行能量供给量标准。如按能耗 10.5MJ 计，则供给量应为 11.6～12.1MJ，即平均 11.8MJ 左右。

中长期航天飞行时，为了延缓和减轻肌肉萎缩和骨质丢失，通常安排有体育锻炼。有规律的体育活动可以增强航天员的食欲，提高能量摄入量。据观察每天锻炼 1～2 小时，体重 70kg 的男性航天员每天能量需要量可达到 3 000kcal。

（二）蛋白质

在能量代谢平衡的前提下，膳食能量至少10%应来自蛋白质，以保持氮平衡和预防体蛋白质丢失。考虑失重条件下机体出现蛋白质负氮平衡状态，可通过适当提高蛋白质摄入量和优化蛋白质来源构成来延缓失重导致的负氮平衡，因此可将蛋白质供能比低限提高至12%，另外也优先考虑增加动物蛋白摄入，按来源食物蛋白可分为动物蛋白和植物蛋白，二者的主要区别是动物蛋白富含人体必需氨基酸且比例搭配更利于人体消化吸收，增加动物蛋白摄入有助于逆转蛋白质的负氮平衡，但动物蛋白富含含硫氨基酸，其代谢生成的酸性产物会加剧骨钙溶出及尿酸生成，继而最终导致骨折和肾结石风险增加，因此应保持动物蛋白与植物蛋白合适比例。目前国际空间站任务和NASA飞行任务均已经将动植物蛋白的比例进行了控制，我国交会对接任务中营养供给量以动物蛋白和植物蛋白的比例以接近60∶40（其中动物蛋白不低于50%）为宜。我国居民膳食营养素参考摄入量（DRIs）一般要求优质蛋白质的比例应占膳食蛋白质总量的30%～50%。另一方面，高蛋白质摄入也会增加尿素氮生成，加重肾脏排泄负担，而且高蛋白质摄入还会增加尿钙排出。考虑到高蛋白质摄入增加钙丢失，尤其是在失重导致骨丢失，不应提倡航天员高蛋白质膳食。

（三）脂肪

供给同等能量，不论按食物的体积或重量计都是脂肪最节省。航天食品的体积和重量都有严格限制，理应多增加脂肪的使用量，美俄载人航天初期都曾使用过脂肪含量占总热量40%的航天食品。但长期高脂膳食会导致慢性病如心血管疾病的发生，为降低慢性病的发病，我国居民DRIs值将脂肪供能比控制在20%～30%，该供能比并不适合航天食品高能量密度的要求，另外考虑到长期高脂膳食带来的心血管疾病发生的风险，可通过优化脂肪酸的构成。多不饱和脂肪酸中有两种脂肪酸（即*n*-3和*n*-6）具有重要的生物学意义。现代营养学研究证明，不饱和脂肪酸具有保护心血管等多方面的益处。但不可忽视的是易产生脂质过氧化反应，产生自由基和活性氧，进而对细胞和组织造成损伤，此外，过多摄入多不饱和脂肪酸还可能对免疫功能产生负面影响，在考虑脂肪构成比例时需考虑不同饱和程度的脂肪酸的合适比例，同时还应考虑*n*-6与*n*-3脂肪酸的比例。目前建议膳食脂肪中饱和脂肪酸/单不饱和脂肪酸/多不饱和脂肪酸的比例为1∶1.5～2∶1，*n*-6与*n*-3脂肪酸比例为（4～6）∶1。

（四）碳水化合物

中枢神经系统几乎专一性利用葡萄糖为其能源，每天约需120g。如果血葡萄糖水平低于临界值（大约2mmol/L），大脑功能将严重受损。膳食中缺乏碳水化合物时，机体动用肝糖原供应大脑的能量，但肝糖原的总储存量不够大脑一天之用。在肝糖原被耗尽后，机体可以从三酰甘油或蛋白质合成葡萄糖。膳食中应供给充分的碳水化合物，以防止蛋白质分解产能。纤维素和其他的不可消化性糖类构成蔬菜水果和谷物的纤维性结构，它们在消化道内不被分解，到达结肠后，可作为细菌发酵的底物。在细菌发酵过程中产生气体，严重时可以导致腹胀。这种情况在航天失重条件下变得更为复杂，因为在食物和饮料的再处理（如复水）时气泡会混入食物中，摄入体内后会加重腹胀症状。肠扩张可以引发反射活动，造成肠道局部收缩和松弛。因为收缩活动的水平可影响食物通过胃肠道的速度，使通过时间延长，由此可干扰消化过程。碳水化合物容易消化吸收，代谢耗氧量少，其氧热价高达约5.0（脂肪约为4.7，蛋白质约为4.6）；碳水化合物对机体水平衡的影响小，在航天饮水供应受限制的情况下对机体有利(其代谢终产物是二氧化碳和水，不需要额外的水帮助排泄，代谢水的产量 55ml/100g，脂肪为 107ml/100g，蛋白质为 41ml/100g)；因此，碳水化合物是适合航天应用的能源物质。美俄在飞行食谱中，降低了脂肪的比例，增加了碳水化合物用量，使碳水化合物的供能比接近或超过了 50%。碳水化合物摄入量应占总热量的 50% 左右，并应该由富含复杂碳水化合物的食物提供。简单糖类在总碳水化合物摄入的构成中应低于 10%。膳食纤维的摄入量仍按现行的摄入量标准 15～25g/d 提供。

（五）水

水摄入量与能量消耗量相关，美国宇航局(NASA)、国际空间站(ISS)以及世界卫生组织(WHO)均建议，成人水需求量与能量消耗量比例关系(简称水能比)为 1.0～1.5ml/kcal，即成人每消耗能量 1kcal，水需求量为 1～1.5ml。由于不同飞行期间不同工况下的能量消耗量不同，因此飞行中水供给量应根据能量消耗量进行设计。

（六）维生素

失重等航天特因环境条件对人体维生素代谢的影响还不很清楚。早期航天，美国按地面人群的供给标准执行，苏联科学家认为补充多种维生素有助于提高机体对多种有害环境因素的耐力，在较早期的飞行任务中就补充供给多种维生素，美国后期也补充多种维生素。主要出于以下几种考虑：失重导致骨质丢失，即脱钙。维生素 D 参与机体钙代谢，故予以补充；低压缺氧、噪声、振动、辐射、高低温及有害气体环境，都使机体对维生素的需要量增加；航天飞行期间，发生红细胞质量减少约 10% 的现象，补充叶酸有助于红细胞的生成；相对不足理论：按地面人群推荐供给量补充维生素可能使航天员处于边缘缺乏状态，航天员摄食量不足也得不到地面人群推荐供给量规定的维生素。

凡是执行长期(90～180 天)飞行任务的航天员，都应该摄入地面人群推荐供给量水平的维生素。可以预料，在飞行前和飞行期间机体处于高应激水平状态，体内维生素 C 的周转率相应升高，推荐采用两倍于推荐摄入量水平的维生素 C 供给量(100mg/d)。相反，维生素 A 和维生素 B_{12} 在肝中储存量很丰富，可以维持机体的生理需要。应保证维生素 B_1 和维生素 K 的适宜摄入量，因为在高能量摄入和锻炼水平增加时机体维生素 B_1 的需要量增加，维生素 K 则与钙和骨代谢有关。为了促进钙吸收，并考虑到缺乏紫外线照射等因素，机体不能合成维生素 D，体内维生素 D 储备会逐渐减少，因此应对食物进行维生素 D 强化。如果条件允许，应尽可能多地为航天员提供新鲜水果和蔬菜。国外空间站任务中也加强了维生素补充的关注。

（七）矿物质

航天食品应当提供与地面人群供给量水平相当的锌、硒和碘，以及安全和适宜水平的铜、锰、氟和铁。因为航天飞行时机体红细胞生成作用下降，血清铁蛋白浓度升高，故应禁止补铁，最高摄入水平应保持在男性 RNI 水平(10mg/d)，虽然很多微量营养素可以用膳食补充剂形式供给，但食物应该是主要来源，只有在必要时才考虑使用补充剂。天然食物含有其他必需的非营养性物质，诸如膳食纤维和类胡萝卜素。摄取天然食物还可以满足心理上的需求，这在长期航天任务期间是很重要的。根据长期航天飞行骨骼发生脱钙等变化，应鼓励尽可能多地摄入低脂奶类食物。奶类食物含有多种营养素，诸如维生素 A、维生素 D、维生素 B_2、锌和钙。

（李红毅　白树民）

参考文献

1. Eksuzian DJ. Psychological and behavioral health issues of long-duration space missions. Life Support and Biosphere Science，1999，6：35-38.
2. Holick MF. Perspective on the consequences of short- and long-duration space flight on human physiology. Life Support and Biosphere Science，1999，6：19-27.
3. Smith SM，Zwart SR. Nutritional Biochemistry of Space. Flight，2010：65-170.
4. Ferrando AA. Inactivity amplifies the catabolic response of skeletal muscle to cortisol. J Clin Endocrinol and Metab，1999，84（10）：35-40.
5. Smith SM. Assessment of a portable clinical blood analyzer during space flight. Clin Chem，1997，43：1056-1065.
6. Leach C，Alfrey C，Suki W，et al. Regulation of body fluid compartments during short-term spaceflight. J Appl Physiol，1996，81：105-116.
7. Norsk P，Drummer C，Christensen NJ，et al. Revised hypothesis and future perspectives. Am J Kidney Dis，2001，38（3）：696-698.
8. Norsk P. Cardiovascular and fluid volume control in humans in space. Curr Pharm Biotechnol，2005，6（4）：325-330.
9. Smith SM，Zwart SR，Block G，et al. Nutritional status assessment of International Space Station crew members. J Nutr，2005，135：437-443.
10. Frings P，Baecker N，Heer M. High sodium chloride intake exacerbates immobilisation induced bone loss. FASEB J，2007：21.
11. Vormann J，Remer T. Dietary，metabolic，physiologic，and disease-related aspects of acid-base balance：foreword to the contributions of the second International Acid-Base Symposium. J Nutr，2008，138（2）：413-414.
12. Smith SM，Wastney ME，O'Brien KO，et al. Bone markers，calcium metabolism，and calcium kinetics during extended-duration space flight on the Mir space station. J Bone Miner Res，2005，20（2）：208-218.
13. Freed LE. Tissue engineering of cartilage in space. Proc Natl Acad Sci USA，1999，94：13885-13890.
14. Smith SM，Davis-Street JE，Rice BL，et al. Nutritional status assessment in semiclosed environments：ground-based and space flight studies in humans. J Nutr，2001，131（7）：2053-2061.
15. Olabi AA，Lawless HT，Hunter JB，et al. The effect of microgravity and space flight on the chemical senses. J Food Sci，2002，67（2）：468-478.
16. Lane HW，Leblanc AD，Putcha L，et al. Nutrition and human physiological adaptations to space flight. Am J Clin Nutr，1993，58：583-588.
17. Mardanov AV，Babykin MM，Beletsky AV，et al. Metagenomic Analysis of the Dynamic Changes in the Gut Microbiome of the Participants of the MARS-500 Experiment，Simulating Long Term Space Flight. Acta Naturae，2013，5（3）：116-125.
18. Turroni S，Rampelli S，Biagi E，et al. Temporal dynamics of the gut microbiota in people sharing a confined environment，a 520-dayground-based space simulation，MARS500. Microbiome，2017，5（1）：39.
19. Li P，Shi J，Zhang P，et al. Simulated microgravity disrupts intestinal homeostasis and increases colitis susceptibility. FASEB J，2015，29（8）：3263-3273.

第二十五章

航空作业人群营养

航空营养是研究航空环境下人体营养代谢特点和规律，并运用现代营养学理论和方法满足飞行人员特殊营养需要、提高人体对飞行环境的适应能力、保障飞行人员身体健康的一门科学。航空营养是营养学的重要分支，是现代营养学与航空医学的交叉学科。本章主要介绍航空环境对人体消化功能与营养代谢的影响、飞行人员的营养需要和营养标准以及各种飞行条件下的营养保障。

第一节　航空环境与营养

飞行是由飞行人员在缺氧、低压、加速度、噪声、振动、电离辐射以及不断变化的气候环境等因素影响下完成的特殊劳动，航空环境对人体的影响是多因素综合作用的结果，这些因素作用于人体，不仅影响消化器官的功能，同时对机体的营养代谢也产生一定影响。

一、航空环境对作业人群消化功能的影响

（一）缺氧

1. 缺氧对消化腺的影响　人或动物在低压舱中模拟上升到高空时，唾液腺的分泌受抑制，分泌量减少，作用可持续3～5天。缺氧引起的唾液腺分泌减少，主要由于神经反射性调节受抑制，但也有研究证明缺氧可使腺体兴奋性降低。人在实际飞行中因使用氧气，唾液分泌不受影响，但氧气比较干燥，长期吸氧会引起口腔干燥和水分丢失而口渴。

中等程度缺氧时胃液分泌的神经机制受到抑制，因此进食后第一阶段胃液分泌减少；但神经体液分泌机制不受影响，故第二阶段胃液分泌量不变，甚至有代偿性增加。严重缺氧时两个阶段胃液分泌均减少，即使用组胺等具有强烈化学刺激性的物质刺激，胃液的分泌也很少。缺氧时胃液分泌的抑制程度和刺激物性质有关，面包最大，牛奶其次，肉和菜汤最小。人和动物对缺氧适应后，胃腺分泌的变化就可减轻或消失。由于缺氧对胃腺分泌功能的影响，所以要求飞行人员在餐后应有一定的休息时间再飞行，以便胃腺的反射性分泌得以很好地完成；飞行前的食物，也应含有适量富于刺激胃液分泌的物质，如肉汤、菜汤等，使飞行人员在飞行中对食物的消化能够顺利进行。

胰腺、胆汁和肠腺的分泌虽然也受神经和体液双重因素的调节，但体液性因素的作用较强。一般地说，中等程度的缺氧，对胰腺、胆汁和肠腺的分泌影响不大；严重缺氧时其分泌反应也很复杂，有时表现为抑制，有时则表现为分泌增多，这可能是由于缺氧时神经对这些消化腺的控制力减弱引起的。

2. 缺氧对胃肠运动的影响　缺氧引起胃排空时间延长，周期性饥饿收缩减退。在海拔3 000m以上的高原，人的胃排空时间有一定程度的延长，在4 000m约延长54%。人在3 600～4 200m高空飞行不用氧时，胃排空时间可延长2～2.5倍。

3. 缺氧对味觉的影响　轻度缺氧时，可出现食欲不振，味觉异常，但食量往往没有大的改变，只是感到口中无味，吃饭不香，喜欢吃甜或酸的东西。严重缺氧时，食欲严重障碍，尤厌油腻，口苦，个别人有味觉异常现象，吃任何东西（包括食盐）都感到是酸的味道。人在飞行中对酸甜的饮料、水果或糖果比较容易接受，但吃巧克力糖感到发苦，在研发和供应随航食品时应注意以上特点。

（二）低压

人体上升到高空后，外界大气压下降，存留在胃肠道内的气体膨胀，引起高空胃肠胀气。由于肠道内气体膨胀，横膈膜上抬，影响呼吸深度、静脉血回流及淋巴循环。胃肠道内壁有许多机械感受器，因胃肠内气体膨胀而受刺激，轻则引起腹胀和腹痛，并反射性引起呼吸和循环系统一系列功能障碍，有时表现为脉搏增快、血压轻度上升及呼吸加快；有时表现为脉搏变慢、血压降低、冠状循环血量减少、呼吸变慢、呼吸节律紊乱及过度换气等。胃肠胀气还能反射性引起腹肌紧张，抑制唾液及胆汁分泌。严重胃肠胀气可引起剧烈腹痛、面色苍白、出冷汗、脉搏徐缓、呼吸表浅、血压下降等一系列晕厥前症状。这对飞行人员是十分危险的，必须立即下降飞行高度。

因此，必须教育飞行人员了解高空胃肠胀气的原因、对机体的影响及其预防措施，自觉遵守饮食制度，以减轻和防止高空低气压对消化系统的不良影响。预防高空胃肠胀气的措施包括：①保持胃肠正常功能，飞行前不应有便秘、腹泻和气体排出障碍等情况存在；②起飞前应排净大小便；③高空飞行前一日限制食用植物纤维多的食物（如干豆类、韭菜、卷心菜、萝卜等）；④禁饮产气性饮料（如汽水等碳酸饮料、大量牛奶等）；⑤进食不宜太快，以免吞进过多的空气；⑥节制饮食，以免引起消化不良导致胃肠气体增多。

（三）其他

振动和噪声都能够通过自主神经系统反射性地抑制胃肠道的运动和消化腺的分泌。如60dB的噪声能抑制胃的正常蠕动；80dB时，胃肠收缩力减弱，分泌减少，胃酸浓度下降。低频率的振动能引起消化器官功能障碍，出现食欲减退、嗳气、胃部灼热感、阵发性上腹部疼痛等；较剧烈的全身性振动对胃肠道还有直接的机械性影响。另外，还有实验表明，振动和噪声对机体蛋白质、脂肪以及维生素代谢都有一定的影响，可引起一些消化道症状，如食欲不振、腹胀、腹痛等，还可能由于前庭功能紊乱而出现恶心、呕吐，进一步导致营养不良、体重减轻。

二、航空环境对作业人群营养代谢的影响

（一）能量代谢

1. 缺氧　在中等程度缺氧条件下进行体力活动，氧的消耗量可较平原增加10%～40%，这是由于呼吸、循环代偿反应的额外消耗所致，此时机体在整体上仍然处于缺氧状态，血液中可检测出乳酸和丙酮酸等氧化不全产物。当机体对中度缺氧适应后，其活动时的氧耗量就不一定比平原高。高山习服的人和动物出现氧耗量降低，可能是组织细胞对缺氧适应所致。急性严重缺氧时，机体能量代谢发生障碍，可出现体温下降甚至死亡。

2. 振动 飞行中的振动也能使能量代谢增高，这不仅表现在受振动的当时，而且在振动停止后短时间内能量代谢仍然处于较高水平。

3. 温度 飞行活动中环境温度的急剧变化，对飞行人员的能量代谢也有一定的影响。温度在18～30℃代谢率变化比较稳定，如低于18℃代谢就开始增加，温度愈低，代谢增强愈明显；反之，如环境温度升高超过30℃，随温度升高能量代谢也有所增高。寒冷可使机体耗氧量剧增，缺氧和寒冷联合作用，使机体的高空耐力明显降低。因此在寒冷季节，做好机场和座舱内的防寒保温措施，对提高飞行耐力非常重要。

（二）产能营养素代谢

1. 蛋白质代谢 缺氧影响蛋白质代谢。急性缺氧时会发生负氮平衡，不仅与食欲减退和胃肠功能障碍有关，与应激情况下机体蛋白质分解增加也有很大关系。慢性缺氧适应过程中，由于红细胞和血红蛋白增加，某些蛋白质合成代谢加强，此时可出现正氮平衡。机体对缺氧适应后，氮平衡不再发生改变。加速度也会影响蛋白质代谢。放射性同位素研究证明，+2～+10Gz时，脑和肺组织中蛋氨酸代谢增强。

2. 脂肪代谢 研究发现，在4 000～5 000m高空飞行时若不用氧气面罩供氧，尿中可出现酮体。在低压舱内上升到6 000m高度停留3小时，血、尿中酮体含量明显增加，其中尿酮体含量由0.02～0.05g增加到0.55g以上。当吸入氧气或缺氧适应后逐渐减少，经数小时或1～2天即可恢复正常。在实际飞行后检测飞行人员尿酮体的排出量，同样也有升高的现象，当调整膳食组成、供给高糖膳食或摄入大量葡萄糖时，对酮体的产生则有明显的拮抗作用。以上现象可能与缺氧时肝糖原储量不足，引起脂肪代偿性分解增强有关。

某些研究认为，缺氧和长时间紧张飞行，可引起血中胆固醇增加，飞行中17-羟皮质固醇类化合物在尿中排出量也增加。飞行人员膳食脂肪比例偏高也是造成飞行人员高胆固醇血症高发的一个重要原因。

飞行中胆汁分泌减少，脂肪消化吸收受影响，因此飞行前膳食中脂肪不宜过多。

3. 碳水化合物代谢 碳水化合物是人体主要供能物质。它在体内氧化分解分为两个阶段，即无氧氧化（酵解）和有氧氧化，两者互有联系。糖酵解过程释放的能量较少，但在缺氧条件下却是能量的重要来源。糖在有氧条件下完全氧化成CO_2和水，并释放大量能量。中等程度缺氧时，体内糖代谢不发生严重障碍，和糖代谢有关的酶系统活性往往加强，体内糖异生作用增强，蛋白质加速转化为糖，以维持能量供应。缺氧时机体主要靠糖酵解提供能量，可以认为是一种适应过程，但由于酸性产物在体内聚积，因此这种适应能力是有限的。缺氧时血糖变化比较复杂，和缺氧前的膳食情况和缺氧暴露时间有关。一般认为在急性缺氧初期，由于内分泌系统的反应，糖原分解加速，血糖一般是升高的。较长时间缺氧时由于体内糖原过度消耗而未能及时补充，血糖浓度下降。飞行中低血糖对飞行人员是有害的。加速度也会影响血糖，动物试验表明，在加速度作用下，血糖含量升高，肝、肌肉和心肌中糖原含量降低。

（三）维生素代谢

许多研究证明，低压、缺氧、噪声、振动以及精神紧张等因素，可以影响维生素在体内的代谢，表现为维生素的消耗量增加。有研究者开展了受试对象在低压舱中上升到10 000m、停留10小时和上升到15 000m、停留15分钟的试验，在上升过程中均使用氧气，共进行了84次高空上升，做了276次分析，对比上升前后24小时尿中维生素B_1、维生素B_2的排出量。结果证明，在高空停留时尿中维生素B_1、维生素B_2的排出量降低（表25-1）。

表 25-1　高空对人体维生素 B_1、维生素 B_2 代谢的影响（24 小时尿中排出量）

实验条件	维生素 B_1/μg	维生素 B_2/μg
地面	54.8	22.1
高空	36.6	17.3
补充维生素后上升到高空	110.0	87.6

因为在实际飞行时上述各种因素同时并存，故研究者又研究超音速飞机的飞行人员在飞行日与非飞行日尿中维生素的排出量，共观察了 52 个飞行日与 23 个非飞行日，结果如表 25-2。从中可以看出，飞行人员飞行日各种维生素的排出量都比非飞行日低，说明飞行时维生素的消耗量有所增加。

表 25-2　超音速飞机飞行人员维生素代谢的变化（24 小时尿中排出量）

实验条件	维生素 B_1/μg	维生素 B_2/μg	N- 甲基烟酰胺 /mg	维生素 C/mg
地面日	13±1.0	52±9.4	6.76±0.7	12.1±0.7
飞行日	9±0.5	23±2.4	4.94±0.4	8.4±0.4

苏联对飞行与维生素代谢的关系作了大量研究，发现飞行日某些水溶性维生素及其代谢产物尿排出量一般低于非飞行日。若给受试飞行人员补充复合维生素制剂（维生素 B_1、维生素 B_2、维生素 B_6 各 2mg，烟酰胺 15mg），这些维生素及其代谢产物的尿排出量升高并接近正常水平，说明这些维生素的体内营养水平有改善（表 25-3）。

表 25-3　补充维生素对飞行人员尿维生素或其代谢产物排出量的影响

测定时间	维生素 B_1/μg		维生素 B_2/μg		4- 吡哆酸 /μg		N- 甲基烟酰胺 /mg	
	不补充	补充	不补充	补充	不补充	补充	不补充	补充
飞行前 1 小时	2.8	2.7	3.2	3	12	12.1	0.13	0.20
飞行中 1 小时	2.6	16.2	3.1	11.8	10	11.5	0.16	0.37
飞行后 1 小时	1.6	4	2.9	3	7.5	7.1	0.11	0.17
飞行后 24 小时	71	131	57	107	195	216	2.32	5.1
昼夜变化率	±85%		±88%		±11%		±120%	

（四）矿物质代谢

长时间停留在高山或做高空飞行时，血及尿中的矿物质成分有些改变，表现为血中钾含量增高及血和尿中钠含量减少。在飞行时精神高度紧张，糖原的分解和酵解作用加速，使血中钾的浓度增高，尿中排出量增多。血、尿中钾含量增高，竞争性地引起钠含量减少。这些波动可能与缺氧时神经体液的变化有关。

磷是构成脑和神经组织的重要成分，但储存量不多，在缺氧和精神紧张情况下，消耗量增加。磷与许多辅酶结合并参与生物氧化过程。磷代谢的改变可以影响神经系统的功能，而三磷酸腺苷、磷酸肌酸都是联系物质代谢过程与能量产生过程的物质。在急性缺氧时，三磷酸腺苷含量减少而出现较多的三磷酸，表现为能量产生过程发生障碍。

钙为维持细胞正常生理功能所必需，它能调节心脏和神经系统的正常活动，在严重缺氧情况下可见血钙显著增加。

关于飞行人员矿物质需要量问题，目前研究不多，除钙、磷、铁必须满足一般需要外，膳食调配中还应注意钙、磷比例及其有效利用率。

三、营养与飞行能力

（一）营养与飞行耐力

研究认为，补充维生素和某些氨基酸复合制剂有助于增强飞行人员对上述飞行应激因素的耐受性，进而维护飞行人员的飞行耐力和工作能力。原空军航空医学研究所用复合维生素等组成的强化水（糖 8.3%、氯化钠 0.5%、氯化钾 0.01%、硫酸锌 0.01%、泛酸钙 0.01%、维生素 B_1 0.01%、维生素 B_6 0.01%、烟酰胺 0.01%、维生素 C 0.04%、柠檬酸 0.04% 和鲜苹果汁 11.6%）饲养雄性小鼠 2 周，置低压舱内暴露于模拟海拔高度 11 000m 30 分钟，发现存活率及存活时间均显著高于对照组，脑、心和肝组织乳酸含量及乳酸 / 丙酮酸比值均显著低于对照组，说明补充含有多种维生素的强化水能提高机体急性缺氧耐受性，改善脑、心和肝组织的能量代谢。人在进入低压舱进行低氧暴露前口服含 10 种维生素（维生素 B_1 20mg、维生素 B_2 2mg、烟酰胺 10mg、维生素 B_6 5mg、叶酸 10mg、泛酸钙 10mg、维生素 B_{12} 15μg、对氨基苯甲酸 50mg、维生素 PP 50mg 和维生素 C 100mg）的复合制剂，发现低氧暴露期间的视觉功能、工作能力和主诉不适症状等均较对照组有所改善。

良好的加速度耐力对提高飞行人员作业能力起着至关重要的作用。业内专家均不主张飞行前和飞行中进食高蛋白质饮食，认为高蛋白质饮食能降低飞行耐力。但动物实验研究表明，增加饲料中的蛋白质比例有益于提高加速度耐力；在饲料中添加适量绞股蓝，也有助于提高机体对加速度的耐受性。

（二）营养与前庭功能

前庭器官的功能状况对空晕病的发生有重要作用，前庭器官功能稳定性下降时的主要表现是呕吐和眩晕。研究认为，前庭功能稳定性与维生素 B_6 和蛋白质代谢有关系。飞行时蛋白质分解代谢增强可导致氨基酸平衡失调，使生物胺（特别是 5- 羟色胺）生成增加。脑组织某些特定区域以及小肠上段 5- 羟色胺浓度增加可引起恶心、呕吐和眩晕等前庭功能稳定性下降的症状和体征。若在飞行中食用富含维生素 B_6 的食物或维生素 B_6 制剂，则在某种程度上消除或减轻恶心、呕吐或眩晕等症状，有助于稳定前庭功能。

苏联学者乌达洛夫等发现，给狗注射阿卟吗啡前给予足量维生素 B_6（100mg），则呕吐的次数大为减少，提示维生素 B_6 能够抑制因注射阿卟吗啡引起的呕吐中枢兴奋性增高。拉巴耶夫等进一步观察了炎热环境下给飞行人员补充复合维生素制剂（维生素 A 2mg、维生素 B_1 2mg、维生素 B_6 10mg、烟酰胺 15mg、维生素 C 50mg、维生素 E 25mg、泛酸钙 10mg 和维生素 B_{12} 12.5μg）连续 8 天，分析体内维生素营养水平以及对前庭功能的影响（表 25-4）。结果表明，炎热环境下给飞行人员服用复合维生素制剂能改善飞行人员体内维生素营养状况，进而稳定前庭功能。苏联有些学者还认为，当航空因素（特别是加速度）作用于飞行人员时，加上飞行人员精神高度紧张和情绪激动可引起蛋白质代谢增强，氨基酸平衡失调和维生素 B_6 代谢紊乱，使前庭功能稳定性下降，引起前庭器官的不良反应。服用含有维生素 B_6 的复合维生素制剂可在某种程度上稳定前庭功能，预防前庭器官不良反应的发生。

表 25-4　补充复合维生素制剂对飞行人员前庭反应的影响

前庭反应测定	补充前	补充后
反旋转错觉时间 /s	31.40±2.08	22.40±3.40[a]
旋转后眼球震颤延续时间 /s	46.00±1.74	39.40±0.22[a]
眼球震颤频率（单位：次 /s）	3.50±0.26	3.60±0.22
眼球震颤振幅 /mm	10.20±1.74	8.60±0.88[a]

注：与补充前比较，[a]$P<0.05$。

（三）营养与飞行认知

研究认为，加速度、低氧、噪声等航空作业环境可影响机体的认知功能。如 +10Gz/3min 暴露可引起大鼠暂时性记忆功能障碍和行为的改变，而 +10Gz/5min 暴露可引起大鼠严重的持续性记忆功能障碍和行为明显改变。80～96dB 的噪声暴露 30 分钟即可引起人和动物学习记忆功能障碍。低氧也可能对机体的认知功能造成一定的影响，反复低压暴露 U2 高空侦察机飞行人员的认知功能，如推理 / 计算、记忆、信息处理准确性和一般认知，其功能得分显著低于对照组飞行人员。靳雁斌研究发现，持续高 +Gz 暴露引起中枢递质相关的生化营养物质代谢紊乱并影响脑功能，膳食补充多种氨基酸和维生素 B_6 有改善认知功能的趋势。空军军医大学（原第四军医大学）应用人参皂苷 Rd 30mg/kg 能改善 +Gz 导致的自发性活动能力和学习记忆能力下降，减少 +Gz 暴露后大鼠脑海马神经元的凋亡。

第二节　飞行人员的营养需要和营养标准

飞行劳动特点及航空综合应激因素的影响使飞行人员的消化功能和营养代谢发生改变，这些变化也必然会导致一些不同于常人的营养需要。研究人员在飞行人员营养需要研究的基础上，为飞行人员制定了相应的营养标准，包括营养素供给量标准和食物定量标准，对飞行人员每日膳食供给能量和各种营养素的适宜数量以及对相应的食物品种和数量做出了具体规定。

一、飞行人员的营养需要

（一）能量

出于安全考虑，飞机上用气体代谢法测定能量消耗难度较大，因此飞行动作的能量消耗率数据很少。我国飞行人员的两项飞行动作能量消耗率为航线起落 6.60～12.09kJ（1.58～2.89kcal）/（m^2•min），空域飞行 8.79kJ（2.10kcal）/（m^2•min）。苏联飞行人员的四项飞行动作能量消耗为 5.15～10.59kJ（1.23～2.53kcal）/（m^2•min）。美国测定的数值更低，有些是在军用喷气式运输机飞行人员身上测定的，有些是根据氧耗量估算的，但国内外对能量消耗大的特技飞行和战斗飞行能量消耗率尚无测定数据。其实现代飞机操作自动化程度高，飞行中人的能量消耗并不大，然而飞行中精神紧张、低气压、缺氧、加速度、噪声、振动等所致的生理心理负荷及影响，不能单纯用能量消耗来进行评估。

飞行人员全天能量消耗个体差异很大，而且与飞行的机种、机型、飞行时间及岗位有一定关系。能量消耗包括三个主要方面：基础代谢、劳动消耗和食物特殊动力作用。其中劳动消耗变异最大。飞行人员的劳动是驾机飞行，而飞行动作的能量消耗一般属中等强度劳动。飞行人员为保持强健的身体，必须积极进行体育锻炼，体育锻炼能量消耗较大。当前规定我军飞行人员每天必须参加正课 1 小时体育锻炼。因此飞行人员能量消耗主要取决于飞行作业和体育锻炼的强度和时间。据原空军航空医学研究所多年调查研究的结果，歼击机飞行员非飞行日每日能量消耗为 10 878～13 807kJ（2 600～3 300kcal），飞行日为 11 715～15 062kJ（2 800～3 600kcal）；轰炸机飞行员非飞行日能量消耗为 9 623～14 226kJ（2 300～3 400kcal），飞行日为 11 715～15 481kJ（2 800～3 700kcal）；高性能战斗机飞行员飞行日能量消耗为 15 481～15 900kJ（3 700～3 800kcal）。2006 年，原空军航空医学研究所对南北方 8 个航空兵部队开展了调研，采用生活作业观察法测算了飞行人员在当时训练强度下的能量消耗（表 25-5），得出飞行人员能量消耗平均值在（12 715.9±885.7）kJ [（3 039.2±211.7）kcal]，与过去多次调查结果接近，说明近年来飞行人员能量消耗量变化不大，较为稳定。从结果中看不出各种机型、机种之间有较大差异。但是，高性能战机（苏 -27、苏 -30）没有往年调查的数值高，民航和大型军用飞机飞行人员飞行时间较长，但是由于飞行中大部分时间处于自动驾驶状态，飞行人员监控飞行，所以能量消耗不高。

表 25-5　飞行人员每日能量消耗

机种	能量 /kcal	能量 /kJ
苏 -27	2 896	12 117
苏 -30	2 921	12 221
歼 8	2 832	11 849
歼轰七	3 176	13 288
运输机	3 014	12 611
轰炸机	3 396	14 209
均值 ± 标准差	3 039.2±211.7	12 715.9±885.7

（二）飞行膳食中产能营养素的适宜比例

飞行膳食是指飞行前和飞行中供给的食物，其数量和质量与飞行人员在飞行中的工作能力和飞行耐力有密切关系。

国外对飞行膳食中三大产能营养素的理想产能比有不同主张。苏联主张高糖膳食，美国主张高蛋白膳食，其主要理由都是防止高空发生反应性低血糖。主张高糖膳食理由如下：糖分子含氧多，产生相同能量时较脂肪和蛋白质耗氧少；糖的呼吸商为 1.0，氧化时产生的二氧化碳多，对呼吸有刺激作用，可提高肺泡气中氧分压和血氧饱和度；在缺氧条件下糖能酵解供能，以应急需；中枢神经系统对低血糖很敏感，高糖膳食能使体内糖原贮存充足。某些试验也证明高糖膳食具有提高机体高空耐力的作用。美国一些学者则认为现代飞机的供氧保障系统已经很完备，利用高糖膳食提高飞行耐力已无实际意义，而高糖膳食可能引起反应性低血糖，危害飞行安全，因此主张高蛋白膳食。

为了探索能够在较长时间内维持较高血糖水平的膳食配方，原空军航空医学研究所设计了总能量相当的 4 种不同试验早餐给 20 名 19～23 岁的健康男性青年试用（表 25-6），观察餐后血糖水平的变化，同时观察食用 4 种试验早餐后立即加服 75g 葡萄糖对血糖水平的影响。结果表明，进食 4 种不同试验早餐后血糖水平动态变化很不一致。进食高碳水化合物餐后血糖水平呈先升高后下降的趋势，餐后 2 小时血糖降至空腹水平以下，餐后立即加服 75g 葡萄糖只能增加餐后 2 小时内血糖升高的幅度，不能延长升高的时间。进食高蛋白餐后血糖水平呈暂时下降趋势，餐后 1 小时内血糖水平开始回升并维持上升趋势，直至餐后 4 小时仍显著高于空腹水平，餐后立即口服 75g 葡萄糖抑制了高蛋白餐后血糖暂时下降的趋势，但也延缓了血糖回升的时间及回升幅度。进食高脂肪餐后血糖水平呈低而平的趋势，餐后立即加服 75g 葡萄糖可以使血糖水平暂时升高，但对呈低平趋势的血糖水平无明显影响。进食平衡餐后血糖水平介于高碳水化合物餐和高蛋白餐之间，既无餐后血糖水平明显高幅度，也无下降后的回升趋势，餐后立即加服 75g 葡萄糖可使血糖水平呈高碳水化合物餐后的动态变化趋势，但变化幅度不如高碳水化合物餐大。从以上结果可以看出，四种试验餐后立即加服 75g 葡萄糖对餐后血糖水平影响不大，不会引起反应性低血糖，适量增加膳食中蛋白质比例对维持血糖水平较为有利。

表 25-6　四种能量相近热源质比例不同的试验早餐

餐别	能量 /kJ	蛋白质 /%	碳水化合物 /%	脂肪 /%
高碳水化合物	2 557	11.8	81.4	6.8
高蛋白质	2 511	46.1	41.8	12.1
高脂肪	2 564	12.3	34.5	53.2
平衡膳食	2 556	14.5	60.0	25.5

（三）维生素

1. 维生素 A　研究指出，当血浆维生素 A 浓度达到 1.047μmol/L 时，98% 的飞行人员暗适应功能及夜间视力都在正常范围内，此血浆浓度即视为飞行人员体内维生素 A 充盈状态的指标。欲达此指标，飞行人员每日供给的外源性维生素 A 应不少于 3 000μgRE（视黄醇当量）。此外，飞行人员维生素 A 的消耗量尚与飞行任务及训练科目有关，作战部队飞行人员维生素 A 消耗量比训练部队大，夜航时消耗量更大。飞行人员每日从膳食中得到的维生素 A 一般为 1 500～2 500μgRE，仅靠膳食提供维生素 A 尚不能维持飞行人员体内维生素 A 的充盈状态，需要另外补充。

2. 维生素 B_1　原空军航空医学研究所对我国东北某歼击机部队飞行人员维生素 B_1 营养水平及需要量进行了试验研究（表 25-7）。试验分 5 期，每期 10 天，中间间隔 3～4 天。试验前，将受试者每日膳食中维生素 B_1 的供给量严格控制在 1.3mg 左右，除第 1 期外每期均另外补给维生素 B_1，使 5 期维生素 B_1 的每日摄入量分别为 1.3mg、2.0mg、2.5mg、3.0mg 和 3.5mg，于每期试验中分别测定各飞行日和非飞行日 24 小时尿中维生素 B_1 排出量。每期最后一日清晨空腹口服维生素 B_1 5mg，并测定 4 小时尿中维生素 B_1 排出量。结果表明，当飞行人员每日维生素 B_1 摄入量在 2.98mg 以内时，尿中排出量随摄入量增加而急剧上升，当每日摄入量达到 3.0mg 以上时，其尿中排出量即转平稳。口服 5mg 维生素 B_1 后 4 小时尿中排出量也以此点为最高。说明飞行人员每日摄入 3mg 外源性维生素 B_1 即能维持体内维生素 B_1 的充盈状态。研究结果还指出，试验第 3 期飞行日 24 小时尿中维生素 B_1 的排出量较非飞行日显著下降，该期正好是受试者由歼 5 改装歼 6 飞行，改装飞行阶段精神紧张，又加上进行低空复杂特技飞行科目，故维生素 B_1 的消耗量增加。仅靠膳食中提供的维生素 B_1 很难达到每人每日摄入量 3.0mg，故仍需另外补给。

表 25-7 飞行人员飞行日与非飞行日 24 小时尿中维生素 B_1 排出量 /μg

试验期	1	2	3	4	5
飞行日	165.9	481.0	630.1	1 123.8	1 150.2
非飞行日	163.7	489.9	970.2	1 340.8	1 229.6

3. 维生素 B_2 原空军航空医学研究所研究了飞行人员维生素 B_2 的营养水平及需要量，研究对象及研究方法与维生素 B_1 相同。每期维生素 B_2 的每日摄入量及尿中排出量见表 25-8。排出率是评定维生素 B_2 体内营养水平的重要指标，若尿中排出的维生素 B_2 达到其摄入量的 20% 以上，体内组织则达到充盈状态。从表 25-8 可以看出，第 1 期试验维生素 B_2 的排出率未达到摄入量的 20%，而第 2 期试验维生素 B_2 平均排出率已达摄入量的 25.4%，全部受试者均达到 20% 以上，因此可以认为此期维生素 B_2 摄入量（2.0mg）即为需要量。口服 5mg 维生素 B_2 后 4 小时尿中的排出量也是评定体内维生素 B_2 营养水平的重要方法，排出量达到 1 300μg 以上则视为正常。从表 25-8 可以看出，第 1 期试验排出量为 931.0μg，低于正常范围，第 2 期试验排出量为 1 610.7μg，且自该期后各期排出量基本稳定，说明该期以后各期摄入量可满足机体需要。从排出率和口服 5mg 维生素 B_2 后 4 小时尿中排出量都说明，第 2 期试验维生素 B_2 的摄入量 2.0mg 可以使体内维生素 B_2 水平达到充盈状态。为了观察飞行对维生素 B_2 需要量的影响，还比较了飞行日和非飞行日 24 小时尿中维生素 B_2 的排出量（表 25-9）。在 5 个试验期中，只有第 3 期飞行日 24 小时尿中维生素 B_2 排出量显著低于非飞行日，其原因与飞行日维生素 B_1 尿中排出量低于非飞行日相同。说明飞行可增加飞行人员维生素 B_2 的消耗量和需要量。从膳食中每日得到 2.0mg 以上的维生素 B_2 较为困难的，需另外进行补充。

表 25-8 飞行人员每日维生素 B_2 摄入量及尿中排出量和排出率

试验期	1	2	3	4	5
每日摄入量 /mg	1.38	2.01	2.56	3.02	3.62
24 小时尿中排出量 /μg	237.7±33.1	510.3±90.0	982.8±252.5	996.9±202.5	1 293.1±206.2
24 小时排出率 /%	17.20	25.40	38.40	33.00	35.70
口服 5mg 维生素 B_2 后 4 小时尿中排出量 /μg	931.0±397.8	1 610.7±584.8	1 510.9±505.6	1 415.0±645.8	1 551.9±543.1
口服 5mg 维生素 B_2 后 4 小时排出率 /%	18.75	32.27	30.22	28.32	31.03

表 25-9 飞行日与非飞行日 24 小时尿中维生素 B_2 的排出量 /μg

试验期	1	2	3	4	5
飞行日	261.1	422.9	567.6	1 025	1 291.6
非飞行日	222.8	528.5	1 082.8	855.7	1 292.4

4. 维生素C 原空军航空医学研究所还研究了飞行人员维生素C的营养水平及需要量，研究对象及方法与维生素B_1、维生素B_2相同。每期维生素C的每日摄入量、血浆维生素C浓度及尿中排出量见表25-10。按血浆维生素C浓度分析，试验前血浆维生素C浓度在正常范围以下，说明维生素C供给不足，当每日摄入量增至104mg时，血浆维生素C浓度升至正常范围的低限以上，当每日摄入量增至125～148mg时，血浆维生素C浓度达到充盈状态。按24小时尿中维生素C排出量分析，排出量20mg以下为不足，40mg以上为充裕，20～40mg为正常。当每日摄入量达到125～148mg时，体内维生素C达到正常至充裕状态。飞行人员欲达到体内维生素C充裕状态，仅靠膳食提供仍有困难，亦需另外补给。

表25-10 飞行人员维生素C每日摄入量、血浆维生素C浓度及尿中排出量

试验期	试验前	1	2	3	4	5
每日摄入量/mg	—	85	104	125	148	166
血浆维生素C浓度（单位：μmol/L）	18.0±12.1		36.5±6.4	48.3±8.0	62.9±11.8	—
24小时尿中排出量/μg	—	8.7±2.1	14.4±6.7	22.6±10.1	63.8±11.5	76.4±16.4

5. 炎热气候环境下飞行人员维生素消耗量 原空军航空医学研究所对某歼击机部队飞行人员炎热气候环境下水溶性维生素消耗量进行了研究。研究指标有每日维生素B_1、维生素B_2和维生素C的摄入量；负荷试验（口服维生素B_1、维生素B_2各5mg，维生素C 500mg）后4小时尿中维生素B_1、维生素B_2和维生素C的排出量；以及汗液中维生素B_1、维生素B_2和维生素C的浓度等，结果见表25-11。从表中可以看出，炎热季节水溶性维生素易随汗液排出而丢失。假定按每天出汗5 000ml计算，汗液中每天约丢失维生素B_1 0.5～1.3mg，维生素B_2 0.55～1.2mg，维生素C 16.5～33.8mg。汗液中水溶性维生素的丢失可能是炎热气候环境下飞行人员维生素消耗量增加的重要原因。

表25-11 炎热环境下飞行人员每日维生素摄入量、汗液浓度及负荷试验尿排出量

检测项目	维生素B_1	维生素B_2	维生素C
每日摄入量/mg	2.1	1.6	120
负荷试验4小时尿排出量	100.7～171.8/μg	432.4～888.1/μg	4.6～13.3/mg
汗液浓度（单位：μmol/L）	0.33～0.86	0.29～0.64	18.74～38.4

二、飞行人员的营养标准

（一）飞行人员的营养素供给量标准

1. 军事飞行人员的膳食营养素供给量标准 军事飞行人员现行营养素供给量标准是在多年研究的基础上，对军人营养素供给量（GJB 823—2000）标准规定的飞行人员部分进行修订后形成（表25-12）。标准对膳食中营养素的质量要求作了明确规定：

（1）产能营养素占总能量的百分比：蛋白质12%～15%，脂肪20%～30%，碳水化合物55%～65%。

表 25-12 我军飞行人员现行每日膳食能量及营养素供给量（GJB 823B-2016）

能量/营养素	单位	数量	营养素	单位	数量
能量	kJ	13 000～15 100	硒	μg	60
	kcal	3 100～3 600	碘	μg	150
蛋白质	g	120	维生素 A	μgRE	1 500
钠	mg	3 400	维生素 D	μg	15
钾	mg	3 000	维生素 E	mg	30
镁	mg	410	维生素 B_1	mg	3.0
钙	mg	800	维生素 B_2	mg	3.0
磷	mg	1 000	烟酸	mgNE	20
铁	mg	15	维生素 B_6	mg	3.0
锌	mg	20	维生素 C	mg	150

（2）蛋白质的质量要求：每日膳食中摄入的动物性蛋白质应占摄入蛋白质总量的 30%～50%。

（3）脂肪的质量要求：每日饱和脂肪摄入量不应超过总脂肪摄入量的 30%，每日反式脂肪酸摄入量不应超过能量摄入量的 1%。

（4）其他质量要求：每日膳食中维生素 A 的摄入量至少应有三分之一来源于动物性食品。

2. 民用航空飞行人员膳食营养素供给标准 民用航空飞行人员过去一直参照空军飞行人员膳食营养标准，没有制定单独的标准。民用航空总局在九十年代初期实行了飞行人员就餐方式改革，由过去集中就餐改为发放伙食费自行就餐，这样出现偏食和营养不平衡的概率有可能增大。为了保证飞行人员身体健康，提高飞行作业能力，原中国民用航空总局下属的民航医学研究室开展了民航飞行人员营养素供给量标准研究课题。通过全面的营养调查，同时分析了血液生化指标并且对体格营养状况进行了评价。根据调研结果，结合文献资料分析，提出了民航飞行人员营养素供给量标准，用于指导民航飞行人员营养膳食。原中国民用航空总局于 1995 年将该标准作为中华人民共和国民用航空行业标准颁发（MH/T 7006—1995），用于指导民航飞行人员配餐就餐和营养教育（表 25-13）。

表 25-13 民用航空飞行人员每日膳食能量及营养素供给标准（MH/T 7006—1995）

营养素	单位	数量	营养素	单位	数量
能量	MJ	13.1（12.0～14.2）	脂肪	%	20～30
蛋白质	g	120	视黄醇	μgRE	1 000
脂肪（占总能量的百分比）	%	20～30	维生素 D	μg	10
			维生素 E	mg	12
钙	mg	800	维生素 B_1	mg	2
铁	mg	15	维生素 B_2	mg	2
锌	mg	15	吡哆醇	mg	2
磷	mg	1 200	尼克酸	mg	20
硒	μg	50	维生素 C	mg	100～150
碘	μg	150			

（二）飞行人员食物定量标准

1. 军事飞行人员的现行食物定量标准 我军飞行人员食物定量标准基本内容见表 25-14。现行食物定量标准主要特点如下：

（1）食物多样化：包括粮食、肉蛋奶、豆类、蔬菜、水果、食用菌、干菜等食物以及空勤巧克力、空勤多维元素片等特种食品共 23 类，食品种类丰富，符合我国居民膳食指南中要求食品多样化的原则。

（2）粮食数量减少：根据膳食调查结果，飞行人员每人每日粮食摄入量最高为 407g，因此，现行飞行人员食物定量标准粮食类由 550g 减少至 500g，可以满足飞行人员需要。

（3）动物性食品数量略有降低：1990 年以前的食物定量标准规定动物性食品为 600g，1990—1999 年的食物定量标准增加到 615g，2000—2010 年的标准中动物性食品的数量增加到 700g，虽然能充分满足飞行人员对优质蛋白质和其他动物来源营养素的需要，但是同时可能会带来脂肪和胆固醇摄入增加的弊病。鉴于目前飞行人员血脂异常等营养相关慢性疾病高发，故将动物性食品数量由 700g 调至 680g，同时取消对脏腑类摄入量的规定。

表 25-14 飞行人员每日食物定量标准[单位：g/(人·日)]

<table>
<tr><th>序号</th><th>食物品种</th><th>1990 年以前</th><th>1990—1999</th><th>2000—2010</th><th>现行标准</th></tr>
<tr><td>1</td><td>粮食</td><td>550</td><td>550</td><td>550</td><td>500</td></tr>
<tr><td>2</td><td>猪肉</td><td>150</td><td>125</td><td>100</td><td rowspan="2">畜肉 200</td></tr>
<tr><td>3</td><td>牛（羊）肉</td><td>50</td><td>50</td><td>100</td></tr>
<tr><td>4</td><td>禽肉</td><td>100</td><td>125</td><td>120</td><td>140</td></tr>
<tr><td>5</td><td>脏腑</td><td>50</td><td>50</td><td>50</td><td>—</td></tr>
<tr><td>6</td><td>禽蛋</td><td>150</td><td>125</td><td>100</td><td>100</td></tr>
<tr><td>7</td><td>鱼虾</td><td>100（鱼）</td><td>125（鱼）</td><td>200</td><td rowspan="2">240</td></tr>
<tr><td>8</td><td>海米</td><td>—</td><td>15</td><td>30</td></tr>
<tr><td>9</td><td>牛奶</td><td>200（鲜）</td><td>250（鲜）</td><td>30（粉）</td><td>300（鲜）</td></tr>
<tr><td>10</td><td>大豆（豆制品）</td><td>100（豆制品）</td><td>100（豆制品）</td><td>100</td><td>80</td></tr>
<tr><td>11</td><td>蔗糖</td><td>80</td><td>80</td><td>80</td><td>30</td></tr>
<tr><td>12</td><td>植物油</td><td>50</td><td>60</td><td>80</td><td>70</td></tr>
<tr><td>13</td><td>蔬菜</td><td>750</td><td>750</td><td>750</td><td>750</td></tr>
<tr><td>14</td><td>水果</td><td>300</td><td>300</td><td>300</td><td>300</td></tr>
<tr><td>15</td><td>黄花菜（干）</td><td>—</td><td>5</td><td>6</td><td rowspan="2">15（干食用菌）</td></tr>
<tr><td>16</td><td>木耳（干）</td><td>—</td><td>5</td><td>6</td></tr>
<tr><td>17</td><td>蘑菇（干）</td><td>—</td><td>5</td><td>6</td><td rowspan="3">25（干菜类）</td></tr>
<tr><td>18</td><td>海带（干）</td><td>—</td><td>—</td><td>10</td></tr>
<tr><td>19</td><td>紫菜（干）</td><td>—</td><td>—</td><td>10</td></tr>
<tr><td>20</td><td>巧克力</td><td>15</td><td>15</td><td>15</td><td>20</td></tr>
<tr><td>21</td><td>维生素片</td><td>1（丸）</td><td>1（丸）</td><td>1 片</td><td>1 片</td></tr>
<tr><td>22</td><td>饮料*</td><td>—</td><td>10%</td><td>10%</td><td>10%</td></tr>
<tr><td>23</td><td>调料*</td><td>250（g）</td><td>5%</td><td>15%</td><td>10%</td></tr>
</table>

注：* 饮料、调料实行折款供给，为 2～20 项食物折款总和的百分比。

（4）蔗糖数量大幅降低：蔗糖对于慢性非传染性疾病的影响受到越来越多营养科研工作者的重视。美国2015—2020膳食指南中提出“来自添加糖的热量不超过10%”。WHO也规定“游离糖的摄入量应减至摄入总能量的10%以内，最好控制在5%以内，也就是分别为50g和25g”。《中国居民膳食指南（2016）》也提出控糖要求，认为添加糖是纯能量食物，摄入过多可引发超重肥胖发生的风险。因此，新标准对飞行人员的蔗糖摄入量进行了严格限制，由80g降低到30g。

（5）增加牛奶摄入量：由30g牛奶粉更改为300ml鲜牛奶，保证钙的摄入。

（6）提高了对食物质量要求：新食物定量标准对食物的质量提出了更加明确的要求，如畜肉中瘦肉应占90%以上，鱼虾类中海鱼供应量不应少于20%，2/3的植物油应为橄榄油或山茶油。

2. 民用航空飞行人员的每日食物供给标准　原中国民用航空总局在制订营养素供给量标准的同时也制订了民用航空飞行人员食物定量标准，但是由于民航飞行人员膳食由个人安排，所以食物定量标准的执行相对困难。民用航空飞行人员每日食物供给标准具体内容详见表25-15。

表25-15　民用航空飞行人员的每日食物供给标准[单位：g/(人·日)]

食物品种	供给标准	食物品种	供给标准
粮食	400～500	水果类	500
畜肉（瘦）	130	食糖	80
禽肉	100	菌藻类	10～15
水产品	150	干硬果类	15
一等脏腑	50	植物油	50
乳类	250	饮料类	10%
豆类	100	调料类	5%（食盐小于10g）
蛋类	60	复合维生素丸	1粒
蔬菜类	500（叶菜、花菜大于1/2）		

第三节　飞行营养卫生保障

飞行人员的营养卫生保障对维护飞行人员身体健康、提高飞行耐力、延长飞行年限和保障飞行安全具有重要意义。

一、飞行人员日常营养卫生保障

（一）平衡膳食

合理膳食首先要求食物营养素种类齐全、数量充足和比例适当，因此，飞行人员的基本食物应包括谷薯类、蔬菜、水果、畜禽鱼蛋奶、大豆、坚果、油脂等。飞行人员在非飞行日各类食物都可以吃，但要调配适当，务使膳食平衡，尤其要注意适当增加植物性食物的摄入量，主要包括粮谷类和蔬菜水果。谷类是能量和B族维生素的主要来源，蔬菜和水果是维生素和矿物质的主要来源，而且含有多种有益人体健康的植物性功能成分。飞行日膳食应量少质精、易于消化，并有助于增强人体对飞行的适应能力，高空飞行前24小时避免食用产气食物。

平衡膳食还需要建立合理的膳食结构。多项调查研究发现，飞行人员能量摄入量偏高，且膳食结构不够合理，脂肪摄入量一般占总热量的30%以上，且动物性脂肪往往超过脂肪总量的50%，而碳水化合物摄入量往往仅为总热量的40%～45%，膳食结构呈“高热量、高脂肪、低碳水化合物”的模式，造成飞行人员营养相关疾病，如超重、肥胖、血脂异常、高尿酸血症等疾病发病率较高，不仅降低飞行工作能力，而且影响飞行人员身体健康和生活质量。因此，建议飞行人员注意减少脂肪的摄入量，如减少烹调油使用量，减少油炸、油煎食物，增加主食及蔬菜水果类的摄入，烹饪方式多采用煮、蒸、炖等方法，控制膳食中蛋白质、脂肪和碳水化合物的产能比为12%～15%、20%～30%、55%～65%。此外，飞行人员每日食盐摄入量超标，应养成清淡少盐的饮食习惯。

（二）合理的饮食制度

飞行人员的饮食制度必须结合飞行劳动特点进行安排。非飞行日三餐制，飞行日为四餐制。进餐时间应根据季节和飞行任务而定。如上午飞行，飞行前一餐为早餐，应在起飞前1～1.5小时开饭；下午飞行，由于午餐食物丰盛，应在飞行前2小时开饭；白天飞行4小时以上时，机场应供应间餐，间餐必须是量少质精、易于消化的食品；夜间飞行时，除调整进餐时间外，一般应供应夜餐。

（三）禁止空饱腹飞行

早起不进食为空腹，白天飞行时间距上次进餐4～5小时也视为空腹（与上次膳食的数量和质量以及不同个体之间有差异）。空腹飞行可使飞行耐力下降，这是由于大脑主要靠血糖补充能量消耗，因此对低血糖特别敏感。空腹飞行时由于血糖来源得不到及时补充，可引起低血糖反应，如出现全身无力、出虚汗、脸色苍白、心慌等症状，严重时会引起昏迷，危及飞行安全。试验证明，餐后的高空和加速度耐力较空腹高。国外有人统计，飞机着陆事故大多发生在餐后4～5小时之后，可能与低血糖有关。

飞行前进食过多并立即起飞，腹部消化器官充血，头部血液相对减少，在飞行中易导致疲劳、嗜睡。过量的食物使腹部膨胀，横膈上升或由于消化道感受器受刺激，引起呼吸不畅；或可产生大量气体，引起飞行中腹痛。飞行时消化液分泌减少，胃肠运动减弱影响食物消化，因此饱餐后不宜立即飞行。

（四）禁止饮酒

酒精可引起中枢神经系统功能障碍，加重高空缺氧症状，危及飞行安全。另外，长期过量饮酒容易引起血脂升高、脂肪肝和神经肌肉协调能力减弱，对飞行中精细操作有极为不利的影响。国外多次报道因飞行人员饮酒导致的飞行事故。因此，除重大节假日外，平时飞行人员严禁饮酒，节假日担任值班的飞行人员也严禁饮酒。

（五）良好的饮食习惯

注意纠正飞行人员的偏食、挑食等不良饮食习惯，进餐速度不宜过快，每餐最好能控制在15分钟以上。细嚼慢咽有利于保持良好的胃肠道消化吸收功能，减少胃肠道疾病发生。相反，狼吞虎咽、快速大口进餐容易将大量气体随食物吞入胃肠道，这些气体在高空飞行时会因为低气压迅速膨胀，刺激肠道，产生绞痛，严重影响飞行安全。

（六）开展疾病防治

近年来，飞行人员营养相关慢性病患病率一直处于较高水平。研究报道飞行人员超重和肥胖的发生率在20%左右，血脂异常发病率达35%～50%，高尿酸血症的患病率也呈逐年增高的趋势，不仅降低飞行工作能力，而且影响飞行人员身体健康和生活质量。应积极开展疾病防治，特别应加强症状期间的膳食管理，配合休养、疗养和适宜的体育锻炼，达到恢复健康、增强体质的目的。

（七）饮食卫生监督

飞行膳食必须严格落实食品卫生标准，做到新鲜、卫生、安全，否则若空中发生食物中毒，将严重危及飞行安全。飞行膳食可采用制式食品，若采用空勤灶制备的食品，必须在临飞行前加工制备，以保证其质量新鲜，尤其是肉类食品。加工制备后在室温条件下保温的，应在4小时以内吃完，超过4小时不得食用。如果飞机上有冷藏设备，则可延长保存时间，但在食用前须重新加热。

二、不同飞行条件下的营养卫生保障

（一）高空飞行的营养卫生保障

1. 预防高空胃肠胀气　高空飞行营养保障的重点是预防高空胃肠胀气。飞行前一日应禁食不易消化及含纤维素多的食物，以免过多的食物残渣在肠内发酵而产气。因此在高空飞行前的主餐甚至前一日，不宜食粗杂粮、干豆类、坚果类、韭菜、萝卜、黄豆芽、芹菜等。此外，禁饮产气性饮料（如汽水等碳酸饮料、大量牛奶等）。保持胃肠正常功能，飞行前不应有便秘、腹泻和气体排出障碍等情况存在。

2. 合理分配飞行前餐的能量　碳水化合物、脂肪和蛋白质提供的热能比分别为60%～65%、20%～25%、10%～15%。飞行前不宜多吃含脂肪高或煎炸食物，以免影响消化功能。

3. 遵守饮食制度　进餐定时定量，饭后应有1～2小时的休息时间再上机飞行，禁止空腹或饱腹飞行。进食速度不宜太快，注意细嚼慢咽，以免吞进过多的空气。

（二）夜间飞行的营养卫生保障

夜间飞行对飞行人员的主要影响是视觉紧张和生活作息制度紊乱，容易引起疲劳、食欲减退和工作能力下降等，因此一定要注意合理安排餐次、注意重要营养素的补充。

1. 合理安排餐次　由于夜间飞行，白天要补足睡眠时间，因此早晨起床晚，午睡时间长，三餐时间应作相应调整。夜航结束时间超过23点时，应增加夜餐。夜餐食物须易于消化，以半流质为宜，蛋白质含量不宜过多，以免影响睡眠。

2. 注意重要营养素的补充　维生素A对保证夜间视力具有十分重要的作用。因此，进入夜航飞行前应作暗适应功能检查，如果有部分飞行人员暗适应时间延长，说明维生素A营养状况不良，应每天补充1 500～3 000μgRE。夜航膳食多采用富含维生素A的食物如猪肝、鸡蛋、全奶、胡萝卜等。另外有资料证明，低血糖和缺氧能降低夜间视力，因此禁止空腹飞行。

（三）长途飞行的营养卫生保障

超过4小时以上不着陆飞行，称为远航或长途飞行。飞行人员需在机上进食和饮水，以维持脑体作业能力，保证充沛的工作效率。4 000m以下长途飞行时，飞行人员不戴氧气面具，进食比较方便，应加强飞行前一餐的营养。食品应量少质精，易于消化，如牛奶、鸡蛋、瘦肉、新鲜蔬菜和主食。飞行 4～5 小时后，供应机上食品，要求食物多样化、易消化，能适应空中口味的改变；包装严实，抗压防潮，且能适应气温气压的变化而适于在各种不同情况下加温食用；包装容器要考虑到使用方便，易于清洁，不致妨碍飞行操作与安全；不需加工烹调即可食用。常用的空中食品有各种罐头食品，也有采用复合袋包装的制式食品，也可携带临时烹制食品，如面包、点心、肉食等，并可配有糖果和新鲜水果。值得注意的是肉食品必须新鲜制备，并在 4 小时内吃完，严防食物中毒。如机上有正、副驾驶员，两人应先后进餐，以备一人发生食物中毒时另一人可代替。如飞行时间在 8～10 小时以上，最好备有热餐。远程飞行到达目的地后，应稍事休息再进餐。除特殊情况外，应保证吃上正规的热餐。着陆后的正餐应该营养丰富，以消除疲劳和恢复体力。

在 10 000～12 000m 高度飞行时，飞行人员需使用供氧和防护装备，所携带的食品不能妨碍操纵驾驶或弹射跳伞。所用的食物都要制成小块或小片状，称为“一口一块”食品，由飞行人员随身携带，按时取食。食用时要打开氧气紧急开关，将面罩松开，迅速移向左上方，使其离开面部约 2～3cm，随手将食物放入口内，立即把氧气面罩戴好。在咀嚼食物时要用手压面罩，使其紧贴面部不致漏气。每 4～6 小时进餐一次。

在 12 000m 以上飞行时，飞行人员一刻也不能离开氧气面罩。营养补充是在不影响面罩密封性的前提下，利用特殊装置吸入流质及半流质食物。在氧气面罩或头盔的正前方偏左开有单向活门的孔，飞行人员用特制管子通过此孔道吸取流质或半流质食物；或将食品制成牙膏状，通过面罩或头盔的单向活门孔将食物挤入口中。

在超高空长时间飞行时（20 000m 以上），在飞行前 2～3 天即应开始吃少渣少纤维膳食，以免发生高空胃肠胀气。

（四）炎热条件下飞行的营养卫生保障

研究发现，炎热气候条件下，按每天出汗 5 000ml 计算，每日汗氮丢失量为 2.5～4.1g，相当于 15～25g 蛋白质；维生素 B_1、维生素 B_2、维生素 C 也均有一定程度的丢失，推测汗中营养素的丢失是炎热环境下飞行营养素消耗量增加的重要原因。另一方面，人在炎热环境下大量出汗时，尿氮排出量并不因汗氮量丢失而代偿性减少；补充适量水溶性维生素 B_1、维生素 B_2 和维生素 C 能减少汗液和尿液中钾和铜的排出量，表现出保钾和保铜作用；但过量补充这三种水溶性维生素并不能加大这种作用。因此，在炎热环境下飞行时，建议飞行人员膳食中蛋白质占总能量的百分比应不低于 15%，除补足丢失的水盐外，每天应进行维生素和矿物质的额外补充。场站医院（卫生队）要加强卫生防疫工作和食堂、食品的卫生监督。场站有关部门应保证飞行人员休息场所有防暑降温设施，供应充足的饮水。要注意饮食卫生，防止食源性疾病和食物中毒的发生。此外，还要加强健康观察，发现飞行人员有中暑早期症状时，应及时处置。

（五）严寒气候条件下飞行的营养卫生保障

膳食脂肪与耐寒能力有关，军人营养素供给量规定寒区部队冬季（12 月、1 月、2 月）从膳食脂肪摄入的能量可以达到总能量的 35%。事实上，飞行人员的实际情况与陆勤人员有显著不同。一方面飞行人员居住及外场飞行训练的保暖条件优于陆勤人员，另一方面，平时飞行人员膳食中脂肪与总能量的比例均偏高，如因提高耐寒能力而再提高脂肪与总能量比例的上限，容易产生误解，造成飞行人员膳食脂肪摄入量超标。宜将脂肪占总能量比例的下限提高到 25%，以强调膳食指肪与提高耐寒力的关系。

（六）高原营养卫生保障

飞行人员进驻高原初期，受到低压、低氧等高原特殊环境影响，绝大多数（80.7%）会出现较为严重的腹胀，一半左右的个体会出现排气，这可能是由于高原气压降低，人体消化道内积聚的气体膨胀所致。少数人还出现恶心、腹痛、腹泻等症状，与高原低氧环境也有一定关系。由此导致多数飞行人员进驻高原后食欲轻度减退，感觉口味清淡，希望能够增加刺激性口味，如咸（36.7%）、辣（32.3%）、酸（16.1%）、甜（9.7%）等，推测与高原低压低氧环境导致消化液分泌减少、胃肠道蠕动减慢等因素有关。由于高原空气干燥，肺通气量增加，经呼吸损失的水分增加，进驻高原后飞行人员普遍反映饮水次数增多，平均每日饮水量可达2 200～2 400ml。飞行人员在高原体成分变化明显。原空军航空医学研究所对高原驻训飞行人员随访研究发现，飞行人员进驻高原后体重、脂肪、肌肉的绝对重量均下降，且随着驻训时间的延长呈不断降低的趋势。驻训初期脂肪、体脂比例变化不明显，后期变化较为显著，肌肉重量下降各阶段之间差异非常显著，进驻初期总水比例与进驻前相比差异非常显著，而与进驻后期没有显著差异，提示高原驻训后初期体重降低主要以水分丢失为主，而进驻一段时间后（约 1 个月），由于高原特殊环境对机体营养代谢造成的影响，机体开始消耗自身的脂肪和蛋白质，引起体重进一步降低。而归建后体重增加，体成分中与体水分相关的项目均有显著改变，而与机体脂肪相关项目均未见显著改变，提示飞行人员归建后，由于高原驻训引起的体重降低迅速恢复，最初的一个月主要以体水分的恢复为主。

由于三大产能营养素中碳水化合物的呼吸商最高，即产生同等的能量所消耗的 O_2 最少，且代谢过程中产生的 CO_2 较多，有助于增加肺通气量，降低低碳酸血症的危险。因此研究者普遍认为，高碳水化合物饮食可促进高原习服和降低急性高原反应。北约研究报告指出，碳水化合物是高海拔地区最好的热能来源，周期性的摄入 6%～12% 的葡萄糖或麦芽糊精溶液可提高 10%～25% 的未习服人群在海拔 4 300m 的缺氧耐力。原空军航空医学研究所通过模拟飞行人员三个月的高原人体试验，也验证了高碳水化合物饮食模式对于促进飞行人员习服高原环境、维持身体成分相对稳定的作用。

因此，飞行人员高原驻训期间应注意增加碳水化合物摄入比例，每日摄入量应不低于总能量的 60%。可以采用多种方式增加碳水化合物摄入量，例如两餐之间给飞行人员提供含糖饮料，间餐补充面包、点心等富含碳水化合物的食物等。高原驻训初期，飞行人员应注意减少产气食物，多供给新鲜蔬菜和水果，烹饪可采用适量调味品，提供酸甜饮料等能刺激食欲的食品，确保食品的接受性。鼓励飞行人员少量多次饮水以补充过多丢失的水分，并在食谱中增加水分比例较高的食物，如汤汁、面条、稀饭等，增加水分的摄入量。高原驻训期间，还应注意增加优质蛋白质的补充，如牛奶、鸡蛋、鱼、瘦肉、大豆等；飞行人员口味偏重，注意控制钠的摄入量；高原低氧环境下机体对脂肪的消化吸收功能减弱，多种维生素如维生素 A、维生素 B_1、维生素 B_2、维生素 PP、维生素 C、维生素 E 等需求量增加，因此还要注意维生素和矿物质的额外补充。

（杜　鹏　杨昌林　罗丽华）

参考文献

1. 马进，詹皓. 航空航天医学全书 // 航空航天药理学与毒理学. 西安：第四军医大学出版社，2013.

2. 顾景范，郭长江. 特殊营养学. 2 版. 北京：科学出版社，2009.

3. 糜漫天，郭长江．军事营养学．北京：人民军医出版社，2004.
4. HOBKOB BC．飞行劳动生理学．陈炎琰，译．北京：蓝天出版社，2009.
5. 高兰兴，郭俊生，郭长江．军队营养与食品学．北京：军事医学科学出版社，2008.
6. Jacobson IG，Horton JL，Smith B，et al. Body building，energy，and weight-loss supplements are associated with deployment and physical activity in U.S. military personnel. Ann Epidemiol，2012，22（5）：318-330.
7. McGuire SA，Tate DF，Wood J，et al. Lower neurocognitive function in U-2 pilots：Relationship to white matter hyperintensities. Neurology，2014，83（7）：638-645.
8. 杜鹏，杨昌林，罗丽华，等．空军飞行人员膳食结构与血脂异常相关营养调查．中华健康管理学杂志，2011，5（6）：338-341.

第二十六章

航海作业人群营养

航海（navigation）是人类在海上航行的活动，舰船既是航海人员的工作场所，又是居住和生活场所。随着海洋开发事业的发展以及军事上的需要，有关舰船人员营养问题日益受到人们的重视。在航海期间，由于食物供应相对受限，膳食构成不合理，多种营养素摄入不均衡，加上航海本身是一种较特殊的作业环境条件，这些环境对机体代谢有一定的影响，因而对营养也有一定的要求。

第一节　航海环境与作业特点对机体的影响

航海活动事关国际货物贸易、石油开采运输、渔业、科学考察、航天测控以及军事活动。现代化航海的基础支撑是舰船的大型化，由于大型舰船吨位大，能实现全封闭全空调形式，有利于远洋航行，全球到达，与传统风帆时代和蒸汽铁船时代相比，舰船内的舱室微小气候得到明显改善，天气海况的影响也有所改善，但是噪声、震动、磁场及电磁辐射、舱室内复杂空气成分等理化因素，则变得更为复杂，对人员的生活和健康产生更多的影响。

舰船与其他工作环境的不同在于，舰船是人员工作场所，又是居住和生活场所，具有高度的可移动特点，人员 - 机械 - 环境紧密结合，持续时间远远超过社会上其他的工作场所，也超过其他交通工具如火车、汽车、飞机甚至空间站。舰船是人与机械紧密结合的系统。在这个系统的组成要素中，一旦舰船设计建造完成，机械因素基本稳定，环境因素在既有舰船中也相对固化而难以改善；而维护人的健康，提高工作效能是成本相对最低，收效最明显的办法。通过营养调节，加强锻炼，有助于积极地维护健康，保持人员的体能和精神状态，完成担负的航海使命，度过积极快乐的海上生活。

一、航海人 - 机 - 环特点及其对机体的影响

（一）空间狭小

人员与机器、电子设备、武器装备高度密集，在有限的舰船空间内共处。人员接触频繁，私密空间小。例如美国大型航母上载员达 6 000 人以上，居住标准为水兵 2.6m^2，士官 4.5m^2，军官 8m^2，而且这包括居住舱、卫生间、洗衣房和娱乐场所等。

（二）舱室环境因素复杂多样

舱室环境因素诸如温度、湿度、照明、风速及空气成分、噪声和振动、电磁辐射以至低剂量的电离辐射等，综合作用于人员，机体可产生一系列的功能变化，最终导致发生疲劳和作业能力的下降。仅以温度变化为例，现代舰船航速高，连续航行可以快速跨越多个气候带，

气温变化可达十度甚至数十度，在开放空间例如舱面、外甲板等处作业活动的人员，必须经历严寒酷暑的短时剧变。当处于高温或低温海区时，由于舱室内部处于相对恒温状态，从舱内到舱外的温度差，也会使人员产生不适，甚至造成热应激或受寒感冒等。

（三）昼夜生物节律紊乱

舰船航行中，昼夜值班、不断变换的时区影响人员的生理功能昼夜周期，潜艇水下航行时缺少光照变化的参考，从而引起人的生理功能节律紊乱，甚至昼夜节律的颠倒，表现出一种特殊的主观感觉。当生物节律重建时，就会出现无力、迟钝、夜间失眠、白天嗜睡、作业能力下降等。

（四）习惯性感觉减少

航行时，来自自然和社会环境的信息量减少，刺激的性质变为单一，传入的冲动明显减少，正常的传入感觉发生障碍，人员出现烦闷，诱导水平下降，情绪压抑和惊恐感增加等特殊状态，这种状态可导致各种神经 - 精神障碍。

（五）运动不足

长期航行期间，机体活动不够以及活动明显受限，使组织需氧量降低。自主神经系统适应性和营养功能的变化，加剧疲劳感、睡眠不良，最终形成自主神经血管的张力障碍和机体的神经 - 精神衰弱两大主要综合征。

（六）神经 - 精神紧张

现代舰船采用自动化系统和复杂的仪器设备，人员劳动的体力消耗有所减轻，但中枢神经系统负荷显著增加，导致其神经 - 精神紧张性增加。神经 - 精神高度紧张，过度兴奋或抑制引起行为紊乱，对外界反应不准确，注意力不集中，记忆力减退，作业能力降低等。

（七）晕船

舰船在海上航行时，不仅有按照动力的方向产生的向前后左右的平面运动，还因为海面风浪、潮涌等的作用产生六自由度的横荡、纵荡、艏摇、横摇、纵摇、垂荡，刺激人员的视觉和内耳前庭的位置感觉，持续的刺激可使初次航海的人发生晕船，又称运动病，初时感觉上腹不适，继有恶心、面色苍白、出冷汗，旋即有眩晕、精神抑郁、唾液分泌增多，最终发生呕吐。严重者可有血压下降、呼吸深而慢、眼球震颤。严重呕吐引起失水和电解质紊乱。症状一般在停止运行或减速后数十分钟至几小时内消失或减轻。

（八）密闭环境

现代舰船舱室多为封闭型，空气交流主要通过通风系统，通风不良则污染物容易蓄积。潜艇水下航行时更是与外界空气隔绝。舱内新型舾装材料的广泛应用以及各种油料涂料在高温下挥发，导致舱室的空气污染。

舰船舱室中的污染物主要有二氧化碳、一氧化碳、二氧化氮、臭氧、氯化氢、氨及脂肪烃、芳香烃、含氮化合物及杂环化合物等上百种。

污染物以气体、蒸汽和气溶胶形式通过呼吸道、皮肤等进入体内，与机体的营养物质相互影响，一些化学物质吸收后可引起某营养素缺乏；机体蛋白质缺乏或能量摄入不足会加重化学物质毒性的不良反应。

二、航海作业对机体的影响

（一）不同岗位、不同职责的人员，体能消耗与精神压力可有显著差异

其所处的舱室环境与舰船的空间定位和功能密切相关。例如舰船航行时，操纵和观察通讯人员需要昼夜连续值班，精神必须高度集中，身体姿态相对固定。舱外甲板及锅炉机舱内部人员的工作则有较大的体力消耗。而武器操纵、弹药搬运等人员面临巨大噪声、振动的影响和爆炸危险。

（二）相互关联，密切协同

个人的专业职责不同，但都需要统一调度，统一行动，共同完成舰船的运作，一人出错，往往不仅自己面临危险，还可能殃及相邻甚至危及全船。

（三）值更值班时需要全神贯注，休息时却难以完全放松

由于人员个人空间有限，受到其所处环境的理化因素的综合作用，难以获得安静稳定的休息睡眠条件，容易产生身心疲劳，并且随航行时间的延长而积累。

（四）航行过程中出现适应性反应规律

目前对航行中的大多数环境因素，尚难以准确地阐明每种因素如何单独地影响人员机体功能状态和工作能力，达到什么程度。航海环境因素的综合作用使人员机体产生显著的变化，这些变化具有明显的功能性和可适应性的特点。在航行最初几天和航初十昼夜期间，机体出现应激和功能增强。随后机体的功能状况有所改善，出现对环境的适应，其中高级神经活动功能可保持 1.5～2 个月。之后，中枢神经系统、心理功能和自主神经指标出现不良变化，在航行第 3 个月后，可产生适应机制的过度紧张，而出现去适应现象。由于重复准备 - 出航 - 航行 - 靠港 / 返航的步骤，机体也随之呈现明显的周期性节律变化和适应 - 再适应过程。

第二节　航海环境对营养代谢的影响

航海环境对人员的营养产生特殊需求，例如晕船可引起水盐代谢紊乱，蛋白质水解代谢增强，血液中维生素 B_6 和尿中 4- 吡哆酸降低；高温高湿可引起蛋白质分解代谢增强、水盐丢失严重，维生素 B_1、维生素 B_2、维生素 C 的需要量增加；噪声可引起机体能量、蛋白质、碳水化合物代谢增强和血清胆固醇浓度升高；舱室有害气体可影响机体酸碱平衡，增加蛋白质、维生素 C、维生素 E 的消耗；电离辐射可使机体氧化磷酸化受到抑制，蛋白质分解代谢增强、出现负氮平衡，碳水化合物摄入量降低、小肠吸收量减少，脂质出现过氧化。

一、能量代谢

随着舰船现代化程度提高，机械化作业使人员能量消耗量减少；但航海时多种环境因素的影响如高温、低温、振动、低剂量电离辐射以及高度紧张的脑力劳动，可使航海人员的能量消耗量增加，在机舱检修及甲板工作人员则处于重体力劳动水平。综合起来，各国舰船人员能量消耗量在 12.47～14.63MJ（2 980～3 496kcal）范围内，消耗属中等劳动强度。

潜艇比普通舰船环境复杂，常规潜艇艇员的能量消耗大多为中等劳动强度，在检修时可达重劳动强度。核动力舰船船员能量消耗接近重劳动强度。

当环境温度不超过 30℃时，机体的能量代谢无明显变化；而环境温度在 30～40℃时，每升高 1℃，能量需要就增加 0.5%。增加的原因可能是代谢率增高、心率及血流加快、通气量增大及汗腺活动增强。在 40℃高温环境中，基础代谢率较在 24～35℃环境中增加 15%；环境温度 45℃时则增高达 55%。我国研究指出，舰员在锅炉舱内劳动，锅炉舱内平均三球温度为 35.8℃，平均出汗量为 760.7g/h。

温度低于 10℃时，体热丧失明显增加，物理性调节不足以维持体温恒定，需增加代谢产热。人体通过体温调节中枢促使代谢增强，产热增加，减少散热，以维持体温恒定。寒冷时人体生理功能改变的状况，随寒冷习服程度、寒冷强度、衣着状况及身体的一般状况而有所不同。人体为抵御寒冷的影响，通过体温调节中枢促使代谢增强，产热增加，皮肤血管收缩，减少散热，以维持体温恒定。代谢增强和产热增加的两个途径：一是寒冷时的肌肉紧张度增加（寒战产热）；二是肌肉以外组织代谢增强（非寒战产热）。

二、蛋白质、脂肪和碳水化合物代谢

（一）蛋白质

舰船人员对蛋白质需要量较一般中等劳动者高，以满足额外消耗的需要。潜艇艇员蛋白质摄入量不应低于 100g/d。核潜艇蛋白质需求为优质足量。高温、前庭器官受刺激、小剂量电离辐射或精神紧张都会引起蛋白质代谢的变化。主要引起蛋白质分解代谢增强，氮排出量增加，蛋白质消耗较多，在航海条件下蛋白质需要量增加。蛋白质占能量来源 15%～18% 较好，在小剂量电离辐射环境下，应注意供给优质蛋白质。

舰员在 40～45℃、相对湿度为 45%～51% 环境中 4 小时，尿、汗中氮损失可达到 2.68g，相当于蛋白质 15.8g。汗液中排出氨基酸，必需氨基酸中赖氨酸排出较多。因此在高温环境中，机体消耗蛋白质、氨基酸较多。热习服后，汗液中的其他成分明显下降，但氮量下降较少。

寒冷环境下肝、肾部位蛋白质代谢加快，冷习服的大鼠和人在冬季尿中排氮量增加，表明蛋白质代谢与冷习服产热有关。

晕船使蛋白质分解代谢增强，如血中肌酐、尿素含量显著增加；血中非必需氨基酸如其中参加转氨过程的某些氨基酸增加；尿中总氮、氨、氨氮和尿素排出量也增加。

电离辐射可使机体氧化磷酸化受抑制，蛋白质分解代谢增强，可出现负氮平衡。机体受到电离辐射作用后，尿中羟脯氨酸与甘氨酸排出量明显增加，牛磺酸排出量亦增加，同时组织蛋白合成减少。在动物实验中观察到，长期低剂量电离辐射可使大鼠血浆蛋氨酸、赖氨酸、谷氨酰胺等含量减少，至体重增长缓慢，在饲料中补给蛋氨酸、赖氨酸、谷氨酰胺等可使血浆蛋氨酸、赖氨酸、谷氨酰胺含量维持较高水平，体重能正常增长。

（二）脂肪

摇摆及高温环境使人们厌恶脂肪，使脂肪摄入量减少。长期航行对脂质代谢影响的主要表现为血清胆固醇、β- 脂蛋白含量增加。

脂肪是非寒战产热利用的能源，高脂肪食物能提高耐寒力。有学者研究表明，25%～35% 膳食脂肪可明显提高大鼠抗冻能力和加速冷习服。冷习服进一步加速去甲肾上腺素对脂肪酸、酮体的代谢更新，提高脂质的利用。寒冷应激和习服时，使棕色脂肪、心脏、肝脏和骨骼肌等处的脂蛋白脂酶活性升高，促进脂肪代谢。

电离辐射造成脂质过氧化，细胞膜等质膜的通透性发生变化，影响物质代谢，导致脂肪组织分解代谢增加。

（三）碳水化合物

对潜艇艇员进行调查发现，较远航前，潜艇远航的前期、中期和后期艇员血糖水平明显升高，提示远航中艇员处于应激状态，特别是在远航早期尤为明显；随着身体逐渐适应远航环境，血糖逐步接近正常。

机体消耗蛋白质、氨基酸较多。水盐丢失增加，水溶性维生素丢失较多。

寒冷习服时糖代谢的主要变化是糖异生增加和加速葡萄糖代谢更新，增加非寒战产热。冷应激时，甲状腺素分泌增加，促进能量代谢，产热增多，耗氧增加，促进组织对糖的利用，糖分解氧化增加。甲状腺素可增强去甲肾上腺素的作用，也可能激活 Na^+-K^+-ATP 酶及直接作用于肝线粒体，增强代谢。同时，胰高血糖素分泌也增加，参与脂质动员和糖原分解，增强非寒战产热。

60dB 的噪声能抑制胃的活动，80dB 则使胃肠收缩力减弱，消化液分泌减少，从而影响消化功能。振动可使气体代谢增加，当人体处于垂直位移为 6.7mm、频率为 2Hz、6Hz、8Hz、11Hz、15Hz 的振动环境中 20 分钟，随着振动频率增加，氧耗量一般呈直线增加，这是由于人体广泛的肌肉群自主和不自主的收缩维持姿势调节，以减低振动的作用而引起的。全身振动可使血糖含量下降，并使葡萄糖耐量下降，表明糖原合成减少而分解增加，还使红细胞中 2,3 二磷酸甘油酸及乳酸生成增加，这表明红细胞中糖酵解过程增强。

晕船时由于恶心呕吐，往往拒食或减少进食，仅吃少量咸菜或水果等食物，能量与营养素摄入量相应减少，这样对于机体经受较长时间的风浪甚为不利，过饥或过饱均对胃肠道造成刺激，可诱发或加重晕船。

电离辐射造成小肠对碳水化合物吸收减少，细胞中葡萄糖激酶活性受抑制，葡萄糖氧化分解效率降低等，但果糖的利用不受影响。

三、维生素代谢

航海环境下机体维生素 A、硫胺素、核黄素、烟酸及抗坏血酸的需求增加。

在高温环境中水溶性维生素丢失较多。人在（38±1）℃高温舱内安静状态暴露 2 小时后，尿中硫胺素、核黄素排出量都低于正常水平。

寒冷刺激可引起肾上腺功能亢进，腺体代偿性增大，抗坏血酸在体内含量下降。还有调查报告指出，北极地区居民血中维生素含量较低。这些都表明寒冷使体内维生素消耗较多。实验证明，摄取大剂量抗坏血酸可提高机体的耐寒性，如可使机体在寒冷环境中直肠温度下降较少。

体内缺乏维生素 A 时，内耳感觉细胞有退行性改变。但在体内不缺少维生素 A 时，补给大量维生素 A 并不能防护听力损伤。人在 110dB、频率为 150～2 000Hz 的噪声环境中 3 小时，尿中硫胺素、烟酸及维生素 B_6 排出量减少，表明体内消耗这些维生素的量较多。事先补给硫胺素，对暴露于 130dB、1 000Hz 声场中的动物有良好的防护内耳损伤的作用。而事先补给维生素 B_{12} 及维生素 A 的效果尚不明显。长期在 110dB 以上噪声环境中暴露，可使肾上腺及尿中抗坏血酸的含量下降。动物于 113～118dB、4 000Hz 1/3 倍频带噪声环境中，每日 2 小时共 50 天，未补给抗坏血酸的动物，其耳蜗基底膜 4 000Hz 部位的外毛细胞损失（2.40±1.34）%；而补给抗坏血酸后，外毛细胞仅损失（0.86±0.34）%，由此说明抗坏血酸对噪声造成的损伤具有一定保护作用。

维生素尤其是维生素 B_6 摄入不足，人体对晕船的敏感性增加。研究观察到，维生素 B_6 缺乏，前庭功能稳定性下降；而补充后机体对前庭刺激的耐受性提高、稳定性增加。实验证明体内维生素 B_6 的营养状况与运动病的症状呈负相关，即血中维生素 B_6 含量高，或尿中 4-吡哆酸排出量多者，前庭功能稳定，运动病的症状较轻。供给含维生素 B_6 的复合维生素制剂，可作为预防前庭功能紊乱的卫生学措施。

长期航行，除维生素 C 不足外，维生素 B_1、维生素 B_2、维生素 B_6、维生素 D 也容易不足，尤其是潜艇水下长时间航行，日照严重不足，内生维生素 D_2 的转化受到抑制。

低剂量电离辐射导致消化功能受到影响，维生素的摄入量减少。电离辐射作用于机体产生大量自由基，这些自由基成为传递辐射能的主要媒介，从而引发一系列的放射生物效应。电离辐射所致的脂质过氧化也属于这些效应的范畴。目前已知脂质过氧化不但与细胞膜的损伤有关，还能介导 DNA 的损伤。部分有抗氧化作用的维生素消耗增加。长期低剂量电离辐射可引起豚鼠血浆抗坏血酸含量下降。在低剂量电离辐射作用下，动物补给大剂量维生素 E，对低剂量电离辐射引起的体重增长缓慢等有防护作用，但对低剂量电离辐射引起的血中谷胱甘肽过氧化物酶及超氧化物歧化酶活力增加似有抑制作用，而不利于清除自由基。因而补给维生素 E 应适量，并非愈多愈好。

四、矿物质代谢

在高温环境中，出汗在调节体温中起着重要作用，水有较高的比热，可以吸收较多的体热，经汗腺散发，保持体温基本恒定。出汗量与气温及劳动强度密切相关。炎热海域航行舰员的水平衡调查发现，外界气温 36℃，饮水量 1 574～3 627ml 时仍出现水的负平衡。汗液的成分与机体对热环境是否习服有很大关系，未习服者从汗液中排出营养物质较多。未习服者汗氮排出量与环境温度成正比，在 21℃环境中每小时汗液中排出氮量为 152mg，在 30℃、35℃及 40℃环境中分别为 188mg、206mg 及 229mg。

高温环境中人体每升汗液中平均钠浓度为 87（64～112）mmol、氯为 85（71～107）mmol、钾为 6.8（5.2～10.0）mmol、钙为 1.6（1.2～2.4）mmol、镁为 0.4（0.1～1.1）mmol、磷为 0.9（0.4～1.5）mmol；汗液中微量元素有铁、铜、锌等 16 种。汗液中还可有碘、硒、氟、铝等。通常热强度或出汗量越多，汗盐浓度越高。热习服后汗中上述成分浓度绝大多数有明显降低。唯有锌在汗中的浓度未下降，反而增加，血清锌含量低于正常水平，因而即使热习服后也要补充锌。

在噪声或振动作用下，体内镁的变化最为明显。在等效连续声压级为 85dBA 噪声环境中工作 7 小时，与无噪声环境（等效连续声压级低于 50dBA）工作 7 小时比较，工作人员血清镁离子浓度增加，红细胞中镁离子含量减少，尿中镁离子排出量增加。大鼠在 120dB 白噪声下暴露，听力损失随时间延长加重，血清铜、锌、铁下降，暴露早期血清镁含量升高，但暴露时间延长镁升高幅度逐渐变小，甚至低于未暴露大鼠。

供给噪声环境中工作人员以充足的矿物质可减轻噪声对听力的影响。在振动环境中工作人员红细胞中铜离子含量较无振动环境中工作人员为高；而锌离子含量却减少。

剧烈呕吐可使电解质大量丢失，引起机体电解质紊乱。人的前庭器官受刺激后可影响蛋白质代谢，主要是分解代谢增强，如血中尿素含量显著增加；血中非必需氨基酸含量增加，其中参加转氨过程的某些氨基酸增加；尿中总氮、氨、氨氮和尿素排出量也增加。

晕船作为一种应激，可造成机体下丘脑 - 垂体 - 肾上腺轴激素升高的反应，这种反应与一般应激相似，可有一时性的血糖升高，血清锌、铁等微量元素降低等。还观察到晕船时唾液腺分泌增加，唾液中的钠 / 钾离子倒置，蛋白质含量降低。晕船可使体内矿物质代谢发生变化，在海上航行中唾液钾浓度明显减少，钠浓度增加，钠增加多者晕船症状明显。

晕船对血清微量元素有显著影响，表现为血清钙、磷、镁较晕船前有显著性上升，血清钾含量降低。微量元素铁锌铁显著下降。

低剂量 γ 射线辐照大鼠血清硒含量降低，在辐照早期即使补硒，大鼠血硒仍较未照射动物低。补硒照射动物体重与未照射动物体重增长无显著差异。在照射动物中补硒的动物其精子畸形率明显低于未补硒动物，在受照射的动物中血硒含量与精子畸形率呈明显的负相关。

第三节　航海人员的合理营养与营养素供给量

一、能量平衡

随着舰船上设备日益机械化、自动化，人员能量消耗逐渐下降，能量供给量也应作相应地降低。如英国皇家海军在 18 世纪供给舰艇人员的能量为 20MJ（4 778kcal），现在降为 12～16MJ（2 868～3 824kcal）。《日本船员法》规定每人每日能量供给量为 12.79MJ（3 057kcal）。而劳动协约法规定为 15MJ（3 582kcal）。英国船员的能量供给量为 15.48MJ（3 700kcal）。我国船员在 134 天航行中平均每人每天摄入能量 13.13MJ（3 138kcal），可以满足消耗需要。各国舰船人员能量供给量为 12.55～16.73MJ（3 000～4 000kcal），在北极地区航行时能量供给量应增加，每天可为 18.83MJ（4 500kcal）。

目前航海人员能量消耗为中等体力劳动强度，应供给相应的能量，体能消耗较大的岗位可适当增加。我国海军规定水面舰艇和潜艇艇员的能量供给量均为 13.8～15.1MJ（3 300～3 600kcal），核潜艇艇员为 14.6～15.1MJ（3 500～3 700kcal）。

平时活动量较小的人员应控制能量摄入。同时，应积极参加体能锻炼，充分利用舰船上配发的运动器材，因地制宜地开展快步走、引体向上等活动，主动保持能量摄入与消耗的平衡，改善身体状况，防止出现能量积蓄，体重超标等不良后果。

二、宏量营养素

根据历年调研，航海人员的蛋白质、脂肪、碳水化合物应保持数量充足、品质优良、组成合理、来源广泛。必需氨基酸和必需脂肪酸应保证品种齐全、数量充足、比例适宜。

我国船员蛋白质供给量为 90g，脂肪为 120g。《日本船员法》规定蛋白质供给量为 110g，脂肪为 69g。《日本劳动协约法》规定蛋白质供给量为 99g、脂肪 99g。英国船员蛋白质供给量为 147～157g，脂肪为 127g。

各国船员供给生热营养素占总能量比例，蛋白质为 11%～15%，脂肪为 20%～35%，碳水化合物为 50%～69%。我国规定舰船人员生热营养素占总能量比例为蛋白质 12%～15%，脂肪 20%～30%，碳水化合物为 55%～65%。动物性蛋白质应占摄入蛋白质总量的 30%～50%。饱和脂肪摄入量不应超过脂肪摄入量的 30%，反式脂肪酸摄入量不应超过能量摄入量的 1%。

三、维生素与矿物质

航海环境中，多种维生素消耗量增加。既往维生素缺乏曾经是航海人员健康的巨大威胁，现代舰船上的新鲜食品供给改善，明显的维生素缺乏已基本绝迹，但维生素不足的情形仍经常可见，应注意供给充足的维生素。每天各种维生素供给量，维生素 A 750～1 000μgRE；维生素 B_1 及维生素 B_2 供给量依供给能量计算，即每供给能量 4.184MJ（1 000kcal）应供给维生素 B_1 和维生素 B_2 各 0.5～0.8mg；维生素 C 为 100～150mg。潜艇艇员维生素供给量应高于一般中重劳动者。潜艇长期在水下航行时，要补给维生素 D。

在低纬度地区航行时，要注意钾、钠、钙、镁等是否能满足消耗的需要。

航海的生活环境与作业特点，导致机体维生素消耗增加，而供给常容易不足，因此合理安排膳食，保证膳食供应之外，应及时补充复合维生素，以维持良好的营养状态。

四、其他食物成分

由于航海中昼夜节律紊乱，蔬菜水果供应呈现逐步减少的趋势，加上过于精制的米面食品，可导致膳食纤维素摄入不足，引发一系列不适。另外一些功能性食物成分如花青素、番茄红素、玉米黄素、β- 胡萝卜素等也偏少，应设法携带一些粗粮、杂粮、深色蔬菜等，既增加膳食花色品种，又提供较丰富的这类食物成分。

中国海军舰船人员的营养素供给量依照《军人营养素供给量》（GJB 823B—2016）执行，这是中央军委后勤保障部批准的国家军用标准。其中海勤仍然划分为水面舰船、潜艇、核潜艇三类人员。与前一版本相比，主要变化在于水面舰船、潜艇人员锌供给量增加为 20mg；水面舰船、潜艇、核潜艇人员硒供给量增加为 60μg，维生素 D 供给量增加为 15μg，维生素 B_1 供给量调整为 3.0mg；维生素 B_2 水面舰船、潜艇、核潜艇人员供给量分别调整为 2.0mg、2.5mg、3.0mg；维生素 B_6 水面舰船、潜艇、核潜艇人员供给量分别调整为 2.0mg、3.0mg、3.0mg；维生素 C 三类人员供给量调整为 150mg。增设了钠、钾、镁、磷的供给量；还增加了钙、磷、铁、锌、硒、碘、维生素 A、维生素 D、维生素 E、烟酸（烟酰胺）、维生素 B_6、维生素 C 可耐受最高摄入量。

第四节　航海人员的营养保障与食品供应要求

航海时多种特殊环境因素均可影响其食欲及营养代谢，使航海人员对大多数营养素需要量增加，加之舰船上的食物贮存及烹调条件又受到许多限制，因此对航海期间的营养保障带来许多困难。翻开世界航海史就可发现，在早期探险航海时，因受到当时食品加工技术的限制，只能携带谷类与腌肉食品出海，缺乏新鲜的果蔬而致许多水手死于可怕的维生素 C 缺乏病。过度精制米面造成维生素 B_1 缺乏，出现脚气病。

现代舰船吨位增大，生活空间配置改进，加工设备基本配套，储藏条件改善，速冻、冷藏、保鲜等技术广泛应用，齐全配套的食品加工机械，各种快餐、西餐和成品、半成品供应，为营养保障提供了条件。现代舰船上典型的营养缺乏病已基本绝迹，但维生素的摄入不足以及亚临床的表现仍经常可能发生。另一方面，由于膳食结构不合理，过多食用油脂、食盐等，造成能量及部分营养素的过度摄入，造成体重超标、肥胖以及一系列后果。

随着近年来综合国力增强，中国海军入役了一大批中大型舰船，以参加一系列多国军事演习、环球航行，参与亚丁湾海域护航行动，人道主义救援，海外撤侨行动等为标志，中国海军的远洋行动能力逐年增强，技术上积累了组织大型编队远航的经验，大型舰船的多批次连续远洋行动已经常态化。在这些行动中，领导机关、科研部门和出航部队密切配合，建设规范化的食品供应模式，建立中西餐结合的饮食保障，改进人员饮食结构和习惯，讲究膳食结构，重视膳食营养平衡。制订合理的食谱，按计划调配饮食，合理分配与组合使用携带的各种食品，提供充足的热能和各种营养物质。

一、远航期间营养保障

远海航行时，具有距离岸港远、航行时间长、海况条件恶劣、天气多化和海上高温、高湿、高盐雾等特点，新鲜食品保障面临着消耗大、要求高、冷冻冷藏难、冷藏链衔接性差等诸多问题，对食品包装、运输、装载和贮存提出了更高的要求。由于新鲜蔬菜水果随着出海时间的延长逐步消耗及自发腐烂，供给逐步减少，荤食品及油脂类相对过剩，人员的营养摄入容易不平衡，能量、脂肪可能摄入过多，而维生素 A、维生素 C、核黄素等摄入容易不足。受制于舰船装载能力、贮存条件，新鲜食品容易不足，加上出海人员的营养知识水平不足，航海中容易发生膳食不平衡，继而导致营养不平衡。

（一）围绕任务需要，完善各种保障预案与计划

在出海之前的备航阶段就应当制订计划，注重食品合理的采购运输和装载，上船后贮存应根据食物特点，合理存放于适宜温湿度环境，堆垛应防止压伤果蔬，需方便取用。食物存放必须按卫生学要求及食物食用的先后顺序，依次存放。

航海食品主要包括新鲜食物和经加工的冷冻食物、干燥食物以及罐头食品等。新鲜食物最受欢迎，主要包括蔬菜及水果等，但因体积大及大多数不易保存，只能少量携带出海。所有装船的新鲜食物都应是无腐烂变质、质量好、有良好包装，分类保存，如主食宜存放于低于 15℃、相对湿度 70%～80% 库内，水果与蔬菜应放于 2～10℃冷藏库内。为延长新鲜水果、蔬菜保存期，通过调节贮存空间的气体成分，增加 CO_2 浓度，降低 O_2 的浓度，以抑制代谢及微生物生长；或在 3℃冷藏库内定期供给 2.0～2.5ppm 的臭氧以防霉变。通过改进新鲜果蔬的冷藏方法，应用于中国海军在亚丁湾护航行动的舰船，使新鲜蔬菜的保鲜事件延长至通常的 2 倍，改善人员的膳食结构和营养。还有人提出可在舰船上采用水栽法来种植一些新鲜果蔬。我国许多舰船在海上航行期间，自行生产绿豆芽、黄豆芽等以补充新鲜蔬菜的不足。

干燥食品去除了大部分的水分因而易保存，很早就被应用于航海。干燥食品按加工方法分热烘或晒干和冷冻干燥两种。热干燥食品中许多营养素经加热或紫外线作用而破坏，而且风味不尽人意，但有些热干燥食品有其独特的风味为人们喜爱，而且制作方便，加工成本较低。现在用于航海的干燥食品是干菜、干果、干豆荚、菌藻类及干水产品等。另一种冷冻干燥食品，在冷冻条件下升华干燥的，各种营养素及食物的风味都保存得很好。冷冻干燥的蔬菜经加水复原后，色、香、味均接近新鲜蔬菜。含脂肪量低的动物性食物，如虾类经

冻干后也能长期保持原有的风味。干燥食品可以压缩成块状保存，使体积明显减少，适应食品库的有限空间。干燥食品易吸收周围环境的水分，应包装良好，可用密封的厚塑料薄膜、复合薄膜或金属盒。这种包装还可避免周围的一些气味对干燥食品口味的影响。

肉、鱼、虾、禽类等动物性食品，应经冷冻后存于 −18～−15℃的冷冻库内，强调速冻，即在短时间内将食品快速降温至各种食物的冰点，然后恒温保存，这种食品营养素及食品风味能较好保存。若存放温度不适宜或温度变化幅度过大，则保存期将大为缩短。除生的速冻食品外，还有熟的速冻食品，这种食品在解冻后不需烹调，加热后即可食用。

罐头食品由于耐保存、食用方便等原因，迄今仍是航海食品的重要组成部分。但罐头食品在加工过程中要破坏一些营养素，而且风味也受到一定的影响，特别是马口铁罐头作为舰艇远航食品存在可接受性差、开启难、废弃物多等问题。可接受性差主要是由于食品经高温长时间杀菌，肉类食品的组织结构黏性和弹性下降、质地和色泽改变及出现蒸煮味等；蔬菜类食品清脆口感消失。含气调理食品保鲜技术是针对罐头食品的常规工艺存在的不足而开发的一种食品加工技术。将新鲜食品原材料预处理后，装在高阻氧的软包装材料袋中，抽出袋中空气，注入不活泼气体并密封，通过多阶段升温、两阶段冷却的调理杀菌过程进行温和式灭菌。经灭菌后的食品可在常温下保存 2 年以上。同时，在适中的温度和时间下灭菌能较好地保存食品的品质和营养成分，食品原有的口感、外观和色香味几乎不会改变。这种保鲜加工技术尤其适用于加工肉类、禽蛋类、水产品、蔬菜、水果和主食类等多种烹调食品或食品原材料，特别是对那些不可使用除氧剂的食品及质地松软的食品，能起到极好的保鲜效果。

上述各种食物除新鲜食物外，因都经过加工处理，不需洗涤即可烹调，或仅需要简单烹调即可食用，可节约用水及人力，对于贮水有限的舰船有利。

（二）航行中应安排食谱，统筹合理食用

根据食谱统筹利用食品，在海上，应有计划地调配食品，保持人员合理营养供给，应根据任务、季节、人员体力消耗情况和携带食品状况，按食谱制作饭菜。设计准备每两周循环一次的食谱，在两周内供给的菜肴不重复，以使舰船上的人员保持良好的食欲。注意计划性与灵活性相结合。当风浪大、任务有变时，对饭菜花样、热量分配和就餐时间，作必要调整。

依照食材的耐贮存特性，易腐烂变质的先行食用，耐贮存的适当延后，同时能够生食的果蔬，在保证卫生的前提下尽量生食，以免加热破坏维生素 C。

（三）合理利用食品，保证营养素均衡摄取

可以合理利用菌菇类食品，注意适当食用一定数量的粗粮、杂粮，如豆类、糙米、薯类，丰富主食的花样，增加膳食纤维的摄入。要适当减少油脂类的摄入，尤其减少油炸的烹制方法。对于肉类食品要控制总量，注意烹调方法，多使用蒸制、水煮等方法，减少炸、炒等添加油脂的做法。舰船长期航行中后期人员容易缺乏某些维生素，应酌情补充复合维生素制剂。

远航时期的营养保障，也有赖于供应能力的提高，单只舰船的装载容量总是有限的，如果有伴随的补给舰船或者海外补给港口，则舰船可以就近得到新鲜食品的补给，使人员获得方便的新鲜食品。例如亚丁湾护航行动，编队中随行的综合补给舰，可以经常为战斗舰船提供给养和油水补给，而吉布提补给基地的兴建开设，更使得新鲜果蔬的筹措、补给变得可靠、方便。

（四）重视食品安全，建立完善的食品安全监督制度

长期海上生活，人员集中，必须完善食品安全监督制度，严格食品采购、运输、装载、贮藏、加工各环节的规范操作与监督，做好卫生防病工作，定期检查，预防食物中毒发生。

二、低纬度/高温环境航行时的营养保障

高温环境下，应该合理补充水和盐，少量多次饮水，饮水量应根据环境温度调整，饮水量应随着环境温度的增加而增加；水和饮料不宜过热或过冷，10℃左右最适宜；注意从饮水和膳食中增加钠盐的摄入。应制定合理膳食制度，正餐不宜放在工作时间内进食，而应休息1小时后进食，以避免高温对消化道的不良影响；尽可能安排在凉爽的环境中就餐；最好就餐前入浴，以解除高温刺激；准备足够的凉汤或饮料供餐前饮用；选用能促进消化液分泌和促进食欲的调味品；合理配置食谱，改进烹饪方法以保证营养素充分摄入；适当注意优质蛋白的供应；多吃含钾丰富的食品等。

在高温环境中补充一定量的水溶性维生素，如给维生素 B_1、维生素 B_2 各 2.5～5.0mg，维生素C 250～500mg，可使经汗与尿排出的钾与铜的浓度下降，认为有保留钾与铜的作用，因而在高温环境中应服用维生素制剂。

三、高纬度/低温环境航行时的营养保障

低温条件下的膳食应比常温条件下的能量供给提高10%～15%，能量增加部分主要应通过提高脂肪和碳水化合物的供给来实现。在低温环境下摄入一定量的脂肪有助于提高机体的耐寒能力，膳食中脂肪的供给量可达到总能量的35%，而碳水化合物仍是能量的主要来源，约占总能量的50%，每日应供给450～600g大米或面粉。在确定能量供应的前提下，还应当制订膳食中能量提供比例。根据冷习服过程中能量供给的变化，低温条件下与常温下明显不同的是碳水化合物供应宜适当降低，蛋白质供应正常或略高，脂肪供给应当提高；但对于低温尚未习服者则应保持碳水化合物比例适当，脂肪所占的比例不宜过高，以免发生高脂血症。此外，要注意膳食中钙、钠、钾、镁等矿物元素有足够数量，以克服在低温条件下这些元素排出较多而血液中浓度偏低的情况。维生素的供给要特别强调抗坏血酸的供应，其他维生素如硫胺素、核黄素、维生素A、烟酸等的供应量也应有所增加，其增加幅度为30%～50%。

在低温环境下人体对水溶性维生素B族和脂溶性维生素A消耗量均较常温环境下多30%左右。以中等强度劳动为例，建议低温环境作业人员每人每日供给维生素A 1 500μgRE，维生素 B_1 2mg，维生素 B_2 2.5mg，烟酸1.5mg，维生素 B_6 2mg。维生素C每日供应100～150mg，且应尽量从新鲜蔬菜和水果中摄取，必要时可从强化食品中提供。

四、晕船时的营养保障

晕船发生时风浪较大，应采取措施，减轻晕船对人员营养状况的影响。包括提供多样化主食以供选择；副食防止油腻、腥膻，尽量清淡可口；增加维生素 B_6 的摄入量；灵活调整就餐的时间和方式。

军需部门应根据海情特点，及时供应营养丰富，合乎人员口味的食品，以利于增进食欲。科学地调整膳食结构，以保持人员的体力，一般建议在风浪间隙适当进餐，呕吐发生后

也应及时进食，可选择蔬菜、水果、果汁等清爽适口、营养丰富的食物，避免油腻和鱼腥味食物，也要避免过辣的食物。过多的高脂肪、高蛋白食品可加重晕船，如肉食、鱼类等油腻食品，高钠食品如腌制品也不宜，并无抵御晕船的作用，还可加重晕船。食物品种包括肉松、牛肉干、白切鸡、咸菜、酱菜，主食以稀饭最受欢迎，也可供给饼干、蛋糕、面包、烤馒头片、土豆片、薯片及面条，适当增加水果、直接食用的西红柿、黄瓜等新鲜蔬菜之类清淡食品，牛奶、豆奶等营养饮料，以及生姜之类防晕船的食品，另外生姜片、陈皮、山楂等对晕船症状有一定改善作用。

避免过饥过饱，少吃多餐，减轻胃肠负担，可增加餐次。要保持就餐环境的感官良好，餐厅通风良好、温度照度适宜、安静、整洁，避免视觉嗅觉的不良刺激，及时清除污秽如呕吐物、残羹剩饭等。

增加 B 族维生素的摄入量，摄入维生素 B_6 可减轻晕船时的呕吐等症状。晕船时应增加维生素 B_6 的摄入量，其量可达平时量的 2～3 倍。维生素 B_1 对神经组织和精神状态有良好的影响，有一定的减轻晕船的功效，可以适当补充。此外，对晕船呕吐严重者要给予营养支持。呕吐严重者可出现水盐代谢紊乱或低血糖，此时可给予输液等营养支持和对症处理。

五、核动力舰船人员营养保障

舰船采用核动力装置，使续航时间、航行速度及活动海域等都大大地超过了常规舰船，极大地提高了海上运输、防卫等能力。核动力装置产生电离辐射，虽然其剂量已严格控制在对人体安全的范围内，但船上人员还是可能受到小剂量电离辐射的影响。因此对他们的营养保障主要是通过营养措施防止机体辐射敏感性增加，并提高机体对辐射的耐受性，使其更好地适应这种作业环境。对于长期在核舰船工作的人员，应供给高蛋白、多种维生素、适量脂肪、营养全面、比例适宜的膳食。

核舰船人员每日能量供给量为 3 300～3 600kcal。长时间接受小剂量电离辐射，可能会出现食欲不振、食量减少等，能量摄入减少，难于满足机体需要，会引起机体进一步分解破坏，导致损伤加重。为了提高核舰船人员的耐受力、降低敏感性，在其平时的膳食中应适当增加能量的供给。

注意营养素平衡，保证膳食蛋白质的质和量。摄入足够的食物蛋白质，特别是摄入富含蛋氨酸和半胱氨酸、谷氨酰胺等的食物蛋白质，可减轻电离辐射对机体蛋白质分解代谢的影响，并可减轻放射损伤，促进恢复。分解代谢增强，适当增加蛋白质供给量可减轻辐射损伤，促进恢复。膳食蛋白质的供应量必须充足，而且优质蛋白所占的比例必须大于 50%。为此，应选择禽蛋、牛奶、酸牛奶、鱼、瘦肉、肝、脱脂大豆以及其他富含蛋氨酸和半胱氨酸的食品作为蛋白质的来源。另外，可在膳食中适当增加一些肌腱、肉皮等富含胶原蛋白质的动物性食物，该类食物具有增强机体抗辐射损伤的作用。

对核动力舰船人员的膳食保障，应增加植物油和果糖的比例，提供足够的能量，以及油酸、花生四烯酸和果糖有助于减轻电离辐射对人体的损伤。在保证足够能量供应前提下，应多选用富含不饱和脂肪酸，尤其是富含油酸、花生四烯酸的油类如豆油、花生油、麻油、山茶油、橄榄油等，同时还应该提供各类新鲜水果，后者不但可以提供丰富的果糖，还能提供维生素、矿物质和多种抗氧化生物活性物质。适当增加无机盐、维生素的供给量，有利于提高对核辐射作用的耐受性，对防治损伤有一定的效应。重点是增加维生素 B_1、维生素 B_2

等B族维生素，以及具有抗氧化作用的维生素A、维生素E、维生素C以及β-胡萝卜素。辐射损伤时，各营养素之间的适当配比，即供给平衡膳食，是发挥营养防护效用的关键。膳食中产热营养素占总能量的适宜百分比为：蛋白质12%～15%，脂肪20%～30%，碳水化合物55%～65%。

在食物选择方面可选择具有抗氧化活性的，以及对辐射损伤有防治作用的食物，如乳类、肝脏、蛋类等动物性食品对于机体抵抗小剂量电离辐射有良好的保护作用；油菜、青菜、芥菜、雪里蕻、卷心菜、萝卜等蔬菜具有抗辐射损伤的功能，从这些十字花科植物中提取出一种天然辐射保护剂-SP88，对处于电离、电磁等辐射环境下的人员具有一定的保护作用。花菜、茄子、胡萝卜、黄瓜、番茄、香蕉、苹果等植物性食物，对预防外照射引起的放射性损伤也有良好的作用。同时，适当饮茶也有助于抵抗辐射作用，因茶叶对血红蛋白和白细胞有很好的保护作用，能抑制人体对放射性元素的吸收，加速其排出。

提供营养强化食品及膳食补充剂。乳制品、大米和面粉是3种国外海军潜艇上较为常见的营养强化食品。米、面作为主食，摄入量大，十分适合作为营养强化食品。美国海军在面粉中添加了B族维生素、烟酸及铁。

六、女性舰船乘员的营养保障

传统上，航海主要是男性的职业，但近三十年来随着社会观念的开放，女性已经登上包括潜艇在内的各种舰船。女性在舰船上担负与男性同等的职责，在舰船操纵、侦察、作战、指挥等各种舰船岗位上都有女性舰员。女性作为新出现的舰船人群，其营养代谢特点和特殊营养需求，成为各级领导和科技人员必须关注的问题。

疾病谱调查结果表明，男女比例差异最明显的疾病依次为：血液系统（包括造血系统）疾病男女就诊比例最高，为1∶11.5，主要原因是与月经有关的贫血症在女性人群中常见；泌尿生殖系统次之，为1∶11.3，其中22%为膀胱炎反复发作；内分泌疾病、代谢性疾病、营养性疾病和免疫系统疾病居第三，为1∶3.3。

按照疾病谱的结果，女性舰员在航行中的营养问题一方面是热能的摄入与控制体重的矛盾，这主要靠膳食的改进与个人适当调节饮食解决；另一方面由于贫血的出现，铁元素的摄入与吸收利用仍是值得关注的，同样值得关注的是由于海上活动相对受限，日照不足及饮食单调导致钙吸收不足与流失增加，这些元素的代谢紊乱需要同时考虑膳食供给和内分泌调节的因素，从代谢的多个环节进行研究。

由于女性舰员特殊的生理要求，其营养成分供给量不同于男性，尤其是矿物质，如对铁和钙的需要量较高，而能量需要量较低。女性舰员的饮食保障中应多供给新鲜蔬菜水果及奶制品，低脂、低钠饮食，改进肉类食品的结构，多供给瘦肉，减少肥肉比例等。

目前较为紧迫的研究应着重于流行病调查结果与营养代谢之间的关系，研究影响女性铁、钙代谢的主要环节及其补充办法，提出简便可行的饮食营养措施。而能量摄入与主食搭配等通过伙食的调节比较容易实现。

七、航海食品的供应要求

海上航行时舰船的行动相对独立，单只舰船航行时更是完全依靠消耗本船装载的干鲜食品。编队航行时，通过补给舰船的补给供应可以调节食品供给。舰船的装载量受自身吨位，舱室容量及温度控制能力等的限制，例如作战舰船的冷库容积有限，调控库温能力也较弱，因而携带新鲜食品如蔬菜水果不仅总量有限，而且装载过于紧密不利于取用，多次大范围翻动则容易增加腐烂损耗。

从食品的筹措、预冷、装载、冷藏、取用到烹饪等环节都要做到有计划，根据食品特别是新鲜食品的新鲜程度及保质情况合理安排，有序取用，避免浪费，减少损耗。注意增加花色品种，激发食欲，制订合理的食谱，科学地计划调配饮食，合理使用各种食品，注意计划性与灵活性相结合。当风浪大、任务有变时，对饭菜花样、热量分配和就餐时间，进行必要调整。舰船航行中人员容易缺乏某些维生素，应酌情补充复合维生素制剂。

第五节　舰船食品的供应及其发展

一、舰船食品的供应特点

现代舰船吨位增大，生活空间配置改进，加工设备基本配套，储藏条件改善，速冻、冷藏、保鲜等技术广泛应用，成套的食品加工机械，可制作各种中式饮食以及快餐、西餐，为营养保障提供了条件。

为保证营养供给全面合理，长期航行的舰船除筹措携带新鲜食品、干制食品、冷冻食品外，还应根据任务特点，装载一定数量的制式舰船远航食品，这种食品以罐头食品为主，配以新型的含气调理食品等，具备营养素全面、结构合理，各类食品配比科学、花色品种丰富，耐保存、体积小、开启食用方便、废弃物少，节省燃料、洗涤用水和劳力的特点，又能促进食欲，提高机体耐力和免疫力。

按照使命任务，航行中的舰船还应贮存一定数量的救生食品，配以一定比例的救生水，作为极端情况下弃船逃生时的应急储备。救生食品的营养素构成不全面、能量密度高，食用后满足人员最低能量消耗，维持人员一定体力，能够等待救援和从事自救及其他求生活动。救生食品具有体积小、重量轻，携带方便、贮藏期长的特点，能提供适当的能量，其热能和营养素一般为正常供给量的一半。

大型舰船编队长时间航行时，战斗舰船由于有效载荷及空间必须保证武器弹药及其他设备的需要，食品饮水的贮存空间极其有限，而随行补给舰可装载较多的新鲜食品。当实施补给时，受补舰船与补给舰建立钢缆联系，通过钢缆滑车补给食品，还可以使用直升机吊运少量物资，实施垂直补给。

二、舰船食品供应的发展

早期航海使用的食品与一般居民食品并无差异，新鲜食品的使用时段较短，耐贮存的主要是干食品和腌制品，随着食品工业技术的发展，逐步开发了以罐头食品和冷冻冷藏食品等耐贮存的远航食品。

新中国海军自成立起，随着舰船建造技术的发展和使命任务的拓展，研制并改进了多套潜艇远航食品，水面舰船远航食品等，以多种蔬菜水果、肉类等罐头食品，加上冷冻食品、冻干食品，辅以适量新鲜食品，具备营养素全面、耐保存、口味好、体积小、废弃物少、食用方便等特点。

20 世纪 90 年代研究了由两套不同方式组成的潜艇远航食品以及潜艇远航饮食保障方法。系列Ⅰ食品由耐贮的罐头食品、干食品等组成。分为主食类、荤菜类罐头、素菜类、干菜类、水果类罐头和其他 7 类食品。常规潜艇为 52 种食品，核潜艇为 54 种食品。系列Ⅱ食品由鲜、冻食品和干食品等组成，可供选用的食品有 80 种以上，根据相关标准，吸取潜艇远航经验和驻地市场供应情况，结合艇上食品库和加工条件而制定，其最大特点是适合艇员的传统饮食习惯。水面舰船海上饮食以往采用新鲜食品与小量罐头食品相结合的供应办法，为适应保障大型舰船远航，1979 年研制了以面包为主食的水面舰船配套食品。后又研制了以软罐头食品为主的快艇出海食品，以及配套的舰船食品加热器。20 世纪 80 年代末研制了一套水面舰船远航食品，包括干食品、罐头食品和新鲜食品共 46 个品种，达到营养丰富、可接受性好、食用方便、包装适合海上使用等要求。该水面舰船远航食品可提供每人每天的营养素为：蛋白质 151g、碳水化合物 741g、脂肪 146g、热量 4 826kcal、钙 591mg、磷 2 012mg、铁 39mg、维生素 A 1 619μgRE、维生素 C 296mg、维生素 B_1 5mg、维生素 B_2 3.5mg、烟酸 30mg。

根据外军军用食品的发展趋势和我海军的实际，21 世纪以来研制了“五人一餐组合包装罐头食品”，主要采用含气调理食品加工技术，以软罐头形式包装，按照荤素搭配原则加工成菜肴形式，以 5 人份 / 餐的量作为一个独立包装，取用方便，便于区域集中人员的就餐，营养均衡全面。该系列食品每套包括菜肴、饮料、小食品共 16 个品种，不包括主食和早餐，含 3 套菜谱，主食需另行加工供给，按主食 200g 大米计，则可提供的能量为 1 号菜谱 6.52MJ，2 号菜谱 6.46MJ，3 号菜谱 6.82MJ；蛋白质，1 号 62.7g，2 号 59.4g，3 号 72.3g；脂肪热比分别占 19.4%、20.7%、15.7%。这套食品的特点一是突出清淡口味，食物的口感良好；二是增加了花色品种；三是重视蔬菜品种的开发，提高了可接受性。

随着以辽宁号航空母舰等一系列大型舰船的入役，食品供应呈现新的需求。由于大型舰船上的人员众多，海上航行时间长，保障人员的饮食，必须建立新的思路，新的措施。需要通盘设计建设大型舰船食品筹措、供膳、就餐、餐具洗涤消毒、厨余垃圾处理等过程的综合饮食保障，提供科学、便捷、实用的食品保障。包括集约化、规模化、规范化采购，高效率社会化保障，采用先进集装冷链技术，实行以中式餐为主、西餐为辅，成品食品与烹饪加工相结合，提高膳食的可接受性，集中加工主食，分区制作副食，单独制作清真膳食。餐具分区集中，机械与人工洗涤结合，提高效率节约用水。

（刘民航　刘广青　李正银）

参考文献

1. 朱燮良，刘广青，林嗣忠，等. 小剂量射线对大白鼠生长和血浆中蛋氨酸、赖氨酸的影响. 军队卫生，1983(2)：26-31.
2. 王海明. “云海”轮船员营养调查. 中国航海，1985(1)：15.
3. 孙桂英. 潜艇艇员能量消耗与营养素供给调查. 中华航海医学杂志，1994，1(3)：173-174.
4. 刘广青，林嗣忠，李荣杰，等. 核潜艇长期航行时艇员营养的研究. 海军医学，1995，13(2)：100-102.
5. 钟进义，孙丰运，张燕滨，等. 中国远洋船员航海期营养调查. 青岛医学院学报，1996，32(2)：109-111.
6. 姚玉祥，钟进义，张燕滨，等. 远洋船员膳食与营养状况的随船研究. 中国公共卫生，1996，12(10)：463-466.

7. 张燕滨，钟进义，孙锡章，等. 远洋船员航海期膳食分析及其改善建议. 青岛医学院学报，1996，32(3)：243-244.
8. 王海明，季红光，刘凯基，等. 心理应激条件下远航船员能量和蛋白质需要量. 中国公共卫生，1996，12(12)：548-549.
9. 秦世贞，俞启福，李庆棣，等. 高温/噪声及其复合对大鼠血浆和肺组织中内皮素含量的影响. 中华航海医学杂志，1997，4(2)：72-74.
10. 季红光，王海明，俞镔炯，等. 远洋船员的能量消耗调查. 中国工业医学杂志，1997，10(2)：111-112.
11. 洪海容. 美国海军的海上补给船. 机电设备，1997(6)：46-47.
12. 林嗣忠，刘广青，沈跃伟，等. 海军常规潜艇部队营养需要研究. 海军医学，1998，16(2)：103-106.
13. 朱炳钗. 舰船环境因素对机体的综合作用及其防治. 卫生毒理学杂志，1999，13(3)：180.
14. 徐庆华，刘广青，史秀凤. 白噪声暴露大鼠听力损失与血清4种金属元素间的关系. 海军医学杂志，2000，21(3)：200-202.
15. 吴力克，梁冰，于文学，等. 潜艇长航对艇员血清铁、铜、锌、镁含量的影响及意义. 中华航海医学与高气压医学杂志，2001，8(1)：18-21.
16. 白志诚. 航海与维生素缺乏症. 解放军健康，2002(1)：17.
17. 吉雁鸿，郭俊生，李敏，等. 晕船对血清钙、磷、镁、铁、铜、锌的影响. 中国职业医学，2002，29(5)：24-25.
18. 张松，刘贺，赵闯. 中国海员的饮食与营养. 世界海运，2002，25(5)：54-55.
19. 吉雁鸿，郭俊生，李敏，等. 机体代谢变化与晕船的关系. 中国公共卫生，2003，19(2)：147-148.
20. 郑所林. 船舶噪声对船员听力的影响. 中华航海医学与高气压医学杂志，2003，10(3)：177-178.
21. 吕学军，郭俊生，李敏，等. 晕船大鼠体内铁含量的变化. 中国职业医学，2003，30(4)：20-21.
22. 刘民航，刘广青，林嗣忠，等. 谷氨酰胺对低剂量电离辐射损害的保护作用. 氨基酸和生物资源，2004，26(1)：65-67.
23. 李华青，郭俊生，李敏，等. 某军校学员和战士海训时晕船对饮食行为的影响. 解放军预防医学杂志，2004，22(4)：274-275.
24. 吕学军，郭俊生. 铁元素在晕船发生中的作用. 中国职业医学，2004，31(4)：63.
25. 王勇，张松. 海员在高温和低温环境航行时的营养保障. 世界海运，2004，27(4)：55-56.
26. 刘民航，郭俊生，李敏，等. 大鼠模拟晕船适应过程中血清六种无机元素的变化. 营养学报，2005，27(3)：225-228.
27. 李中华，徐庆华. “五人一餐组合罐头”营养分析及部队评价. 海军医学杂志，2006，27(1)：1-5.
28. 莫文贵. 外军航空母舰饮食保障现状及对我海军舰艇饮食保障的启示. 人民军医，2006，49(11)：682.
29. 李颖，王红育. 核舰船人员的膳食营养防护. 中国食物与营养，2006(7)：53-54.
30. 王惠军，方国安，杨文西，等. 长时间远航对远洋渔民免疫功能和营养状况的影响. 中华劳动卫生职业病杂志，2006，24(7)：412-414.
31. 李中华，王学辉. 含气调理食品加工新技术在舰艇远航食品中的应用. 海军医学杂志，2007，28(4)：330-332.
32. 赵珺. 水面舰艇远洋训练条件下的营养保障. 解放军健康，2008(4)：54.
33. 沈志雷，郭俊生. 模拟晕船大鼠脑肾肝中钠钾镁含量的变化. 解放军预防医学杂志，2008，26(3)：180-182.
34. 高艳红，于青琳，胡金川，等. 远航对舰艇官兵细胞免疫功能和营养状况的影响. 解放军医学杂志，2008，33(5)：617-619.
35. 张霞. 远洋船员的膳食营养探讨. 现代商贸工业，2008，12：379-380.
36. 李中华，王学辉，李丹. 新型舰艇远航食品食谱构成及营养评价. 海军医学杂志，2010，31(3)：206-211.
37. 李丹. 初探速冻蔬菜在舰船航海上应用的可行性. 河北农业科学，2010，14(2)：70-71，82.

38. 陶永华，陈伯华，巴剑波，等. 美海军女性舰员卫勤保障特点分析. 人民军医，2011，54(11)：958-959.
39. 肖文政，李俨. 海军舰艇部队遂行远洋任务饮食保障研究. 军事经济研究，2011，4：71-73.
40. 王艳芳，赵小兵，吴阳. 基于海军舰艇护航保障要求的舰艇冷冻冷藏食品包装研究. 包装工程，2011，32(23)：5-8.
41. 李慈，何佳，刘民航，等. 模拟65msw氦氧饱和潜水对人体氧化应激的影响. 中国应用生理学杂志，2011，27(2)：250-252.
42. 刘萍. 舰船远航果蔬贮藏保鲜技术. 安徽农业科学，2013，41(34)：13395-13396，13400.
43. 田莹，章建程，叶宏伟，等. 护航编队食品消耗情况调查与分析. 海军医学杂志，2014，35(4)：294-295，298.
44. 朱金霞，王海文，唐洪钦. 护航编队首批成建制女舰员月经失调的原因及护理对策. 解放军护理杂志，2014，31(7)：54-55.
45. 卢姗姗，李旭霞，陈伯华，等. 国外海军潜艇长远航营养保障实践. 人民军医，2015，58(11)：1277-1278.
46. 徐同毅，于晋建，孙志强，等. 潜艇艇员远航过程中空腹血糖和生命体征的变化. 解放军预防医学杂志，2016，34(4)：556-558.
47. 郭长江，郭俊生，金宏，等. GJB 823B-2016 军人营养素供给量的修订. 解放军预防医学杂志，2017，35(1)：79-81.
48. 王红育，李颖. 对舰船远航食品安全保障体系建设的思考. 食品安全质量检测学报，2017，8(4)：1510-1513.
49. 武彩莲，蔡缨，曾海娟. 核潜艇人员膳食营养及健康状况的调查与评价. 营养学报，2017，39(6)：570-573.
50. GJB 823B-2016 军人营养素供给量.
51. GJB 826B-2010 军人食物定量.
52. 尹加才. 维生素 A、B_1、B_{12} 等防治豚鼠内耳声损伤的初步效果观察. 中国生理科学会学术会议论文摘要汇编(营养)，1964：54.
53. 柳克治，林嗣忠，刘广青，等. 小剂量电离辐射条件下维生素 C 代谢研究. 上海市生化学会 1981 年年会论文摘要，1983：312.
54. 刘民航，李中华，王六全，等. 某舰艇部队的营养状况调研. 中国营养学会第十次全国营养学术会议暨第七届会员代表大会论文摘要汇编，2008，10：153-154.
55. 刘民航. 舰船现代化引起的环境变化与航海人员营养需求. 中国营养学会第十次全国营养学术会议暨第七届会员代表大会论文摘要汇编，2008，10：146-147.
56. 刘民航，李中华，沈跃伟，等. 模拟密闭环境下人员营养状况变化. 中国营养学会特殊营养第七届学术会议资料汇编，2009，8：49.
57. 刘广青. 船员营养、食品及给水卫生 // 龚锦涵，航海医学. 北京：人民军医出版社，1996.
58. 冯亮. 中国人民解放军军需简史. 总后勤部军需部编. 北京：解放军出版社，2004.
59. 糜漫天，郭长江. 军事营养学. 北京：人民军医出版社，2004.
60. 柯文棋. 现代舰船卫生学. 北京：人民军医出版社，2005.
61. 王宇. 国外海军饮食保障最新进展. 北京：海洋出版社，2007.
62. 吴绪清，沈俊良. 航空母舰与舰载机医学. 上海：第二军医大学出版社，2014.
63. Eddy TP，Stock AI，Wheeler EF. Nutritional and enviromental studies on an ocean-going oil tanker.3. energy balance and physique. Brit J Industr Med，1971，28(4)：330-341.
64. Davies DM. Carbon dioxide and vitamin D effects on calcium metabolism in nuclear submariners：a review. Undersea Biomed Res，1979：S71-S80.
65. Tappan DV，Jacey MT，Heyder E. Biochemical and hematologic prafiles of 1000submariners. Undersea Biomed Res Sub，1979，Suppl：S191-S199.

66. Rai R M，Singh AP，Upadhyay TN. Biochemical effect of chronic exposure to noise in man. Int Arch Occup Environ Health，1981，48：331-337.
67. Heyder E，Mooney LW，Tappan DV. Carbohydrate metabolism in U.S Navy submarine personnel. Aviat Space Environ Med，1985，56(2)：115-119.
68. Branis M，Hynek B. Effect of ascorbic acid on the numerical hair cell loss in noise exposed guinea pigs. Hearing Res，1988，33(3)：137-140.
69. Ikeda K，Kusakari J，Takacsaka T. Ionic changes in cochlear endolymph of the guinea pig induced by acoustic injury. Hearing Res，1988，32：103-110.
70. Bitterman N，Melamed Y，Ben-Amotz A. β-carotene and CNS oxygen toxicity in rats. J Appl Physiol，1994，76(3)：1073-1076.
71. Lukaski HC. Magnesium，zinc，and chromium nutriture and physical activity. Am J Clin Nutr，2000，72 (suppl)：585S-593S.
72. Flakoll，Paul J，Tom Judy，et al. Postexercise protein supplementation improves health and muscle soreness during basic military training in marine recruits. Appl Physiol，2004，96：951-956.
73. Liu Minhang，Guo Junsheng，Cai Jianmin，et al. Adaptive training of an army for anti-seasickness. J Prev Med Chin PLA，2004，22(2)：93-96.
74. Karl JP，Lieberman HR，Cable SJ，et al. Randomized，double-blind，placebo-controlled trial of an iron-fortified food product in female soldiers during military training：relations between iron status，serum hepcidin，and inflammation. Am J Clin Nutr，2010，92：93-100.
75. AR 40-25 Nutrition Standards and Education. Headquarters，Departments of the Army，Navy，and Air Force. Washington，DC，2001.
76. NATICK PAM 30-25，Operational Rations of the Department of Defense. 6th Edition，2004.
77. TR-HFM-154 Nutrition Science and Food Standards for Military Operations. Final Report of RTO Task Group RTG-154. NATO RTG 154 revision STANAG 2937，2010.

第二十七章

潜水作业人群营养

潜水（diving）是指采取一定的方式，按照一定的方法和步骤，主动地从空气中穿过空气 - 水界面没入水面以下、到达水底或目的深度后从事一定的活动，又从水底或目的深度离开，向浅处返回，经过一定的减压规程，最后露出水面的全过程。潜水根据不同装置可以分为空气潜水和饱和潜水。空气潜水装具特点是潜水员自携呼吸气体下潜。这类装具也可根据呼吸气体种类和更新方式的不同，而分为开放式、闭合式或半闭合式。以压缩空气作为呼吸气体时，通常用开放式；以纯氧和人工混合气体作为呼吸气体时，通常都用闭合式和半闭合式。饱和潜水是暴露于某深度（高气压）下一定的长时间后，溶解于机体组织内的惰性气体达到完全饱和的程度，即使再在该深度延长暴露时间，饱和度也不在增加；饱和时间与初饱和时所需者相同的这种方式的潜水称为饱和潜水。

潜水作业是在特殊的水下环境条件下进行的，水下环境与地面环境最大区别是潜水作业人员无法直接从周围的介质得到所需的氧气；如若不按照要求对潜水作业人员进行合理的营养保障，则可能导致潜水作业人员的作业能力及对水下环境的耐受能力受到影响，从而对潜水作业带来不利后果。伴随海洋经济的发展，石油等紧缺资源的海底开采等，促使近年来潜水事业发展迅速。本章从潜水作业特点及其对机体的影响、潜水作业对营养代谢的影响、潜水作业人员的营养需要和潜水作业人员的营养保障等四个方面进行阐述。

第一节　潜水作业特点及其对机体的影响

潜水作业是在特殊的水下环境条件下进行的，潜水作业还面临诸多环境因素例如静水压、水温、水的密度和阻力、水流、光和声在水中的传播，呼吸气体的供应和呼吸阻力以及水下生物的威胁，为克服或减少这些客观因素的影响，需要采取多种措施，包括使用不同潜水装具、装备，供应适宜的气体，使用保暖、抗浮设备及附件，各种因素叠加作用于人体，对人体的代谢产生明显的影响。潜水作业的主要特点是水下的高气压和低温，对机体的影响主要表现为能量消耗增加、体能消耗与精神压力巨大；另外，食品性状发生变化，食欲降低。

一、高气压作业环境

水下环境因素对机体影响最为明显的是水下的高压。在水下作业人员是处于大于 1 个大气压的环境中，所处的环境除了大气压（在水面上）外，还有静水压，水深 10m 处的潜水员就承受相当于 1 个大气压的静水压，水深每增加 10m 就增加 1 个大气压。

水深处的压力加上水面上的大气压称为绝对压（ATA），潜水愈深绝对压愈大。在这种环境中必须呼吸与所在深度绝对压相等压力的气体，否则人体内含气的器官、腔窦都将受到挤压而受伤。随着总气压增加，气体中各组成气体的分压也相应升高，在常压下对人体无明显效应的气体，在高气压下却可对人体生理功能产生影响。如高分压氮可引起氮麻醉，高分压氧可引起氧中毒，高分压二氧化碳有导致昏迷的危险，在氦氧高压环境中还会出现高压神经综合征等。另外高压气体密度加大，使呼吸阻力增加，并且随气压加大而增加。为避免这些危险，需要人工改变呼吸气体的化学组成和比例，保证人员安全的呼吸及各种代谢。

二、水下低温与能量损失增加

潜水员要在水中进行作业，水下环境的温度，表层水温随季节变化，较深的水下则常年处于 10℃以下，由于水的比热较大，通过对流、传导和辐射作用，潜水者的热量大量散发，而机体内生热能难以代偿补充。在 60m 以深，需要用氦气或者氢气置换空气中的氮气，氦气和氢气的分子较氮分子小，扩散速度快，导热系数比氮气大将近一个数量级，因此呼吸氦氧混合气时，通过呼吸损失的热量增加。为克服水中阻力，包括静水压力、水下阻力、高压气体呼吸阻力等，潜水员要消耗更多能量。

三、体能消耗与精神压力巨大

水下作业时，潜水员以单独行动为主，身负潜水装具和压重，使水下行动比较笨拙；水下黑暗，有时水体混浊，目视无法行动，需要摸索前行；水下操作主要为重物搬运、探摸船体等，上述行动都需要潜水员付出极大的体力消耗，独立应对复杂危险的水下环境，又使潜水员承受巨大的精神压力。从水下上升到水面的减压过程中，需按减压方案在预定深度停留规定时间，使溶解于体内的惰性气体安全排出，潜水员需要额外在冷水中停留，消耗大量热能；若不遵守减压规则，即可发生不同程度的减压病，严重者可危及生命。

四、高气压下食物性状和食欲的变化

在高压环境中，潜水员食物摄入量常减少，主要原因包括：①摄取食物的品种发生变化。在饱和潜水时表现明显，在饱和潜水 - 巡回作业条件下，需要在常压下制作热食，通过过渡通道传递给高压环境中的潜水员，潜水员摄入荤食减少，摄入水果、蔬菜及饮料等数量增加。如在 200m 深氦氧模拟饱和潜水营养代谢的研究中发现，在高压停留期间，主要是素食、水果和饮料的摄入量增加，主食与荤食的摄入量下降。②在超过 200m 深度较大的作业时，由于加压速度较快，潜水员易发生高压神经综合征，表现为头痛、头晕、恶心、厌食、口感变异等。海军医学研究所在模拟 480m 氦氧饱和潜水试验潜水员的营养研究中观察到，在高压环境中，潜水员摄食量明显减少，进舱前平均 2 171g，加压期最低为 1 890g，减压期 1 968g，出舱后 2 139g。③在高压环境中特别是开始减压时，有意识地减少进食量，以免血脂增多而增加减压时的危险。④在高气压下，一些食物的性状发生改变，例如高压下的西瓜、苹果变得松软，犹如棉花，失去固有风味。

五、高气压下生理和生化指标的变化

有学者开展了模拟大深度饱和潜水试验前后潜水员的营养状况研究。研究对象为参加480m模拟饱和潜水试验的潜水员，平均年龄为(30.5±2.4)岁，平均身高(173.0±4.0)cm。试验使用海军医学研究所模拟500m饱和潜水系统(包括居住舱、过渡舱、水舱、潜水钟、控制及支持设备等)，舱内时间约19天，试验期间进行了493m巡潜。潜水员出舱后即到疗养院疗养。检测参加模拟大深度饱和潜水试验前及出舱后1周潜水员的体质指数(BMI)和血清生化指标。结果显示：①潜水员的体重、BMI在出舱后1天分别为(69.5±8.4)kg、(23.1±2.1)kg/m^2，在出舱后7天分别为(69.5±8.8)kg、(23.1±2.2)kg/m^2，均明显低于进舱前的(72.2±9.0)kg、(24.0±2.1)kg/m^2。②潜水员的血尿酸水平在出舱后1天、7天分别为(384.3±4.5)μmol/L和(288.1±32.5)μmol/L，均明显低于进舱前的水平[(482.8±75.2)μmol/L]。③其他血液指标如血红蛋白、总蛋白、白蛋白、肌酐、尿素氮、三酰甘油、总胆固醇的水平在试验前后均无明显变化。上述结果提示潜水员的血尿酸水平在参加模拟大深度饱和潜水试验前偏高，同时体重和BMI在试验后又明显下降，因此需及时采取营养改善措施。

第二节 潜水作业对营养代谢的影响

在高气压环境下，机体的代谢发生一系列改变，如因呼吸阻力加大引起呼吸功增加，机体代谢率升高，能量消耗增加，胃肠道消化腺的分泌减少、肠蠕动增强，蛋白质分解代谢增加，多尿，钠、钾和氯等矿物元素排泄增多，维生素B_1、维生素B_2、烟酸需要量增加。

一、能量代谢

潜水员的能量消耗增加，并与高压环境、呼吸气体成分以及环境温度有关。有研究显示，潜水员的基础代谢在潜水前为1 440kcal，16ATA时上升为2 000kcal，21ATA时为1 800kcal。另有研究发现，在5ATA空气环境中40分钟，期间进行肌肉活动10～12分钟，其氧耗量为每分钟2.335L，而在1ATA空气环境中，进行同样强度的肌肉活动，其氧耗量仅为每分钟1.633L。在进行18.6ATA环境中能量平衡研究时发现，在18.6ATA氦氧环境中，温度为31℃能量消耗较在1ATA环境中增加12%，若环境温度降至27℃时，能量消耗较1ATA时增加26%。也就是说在氦氧环境中温度变化很小时，就可显示出代谢的差异。在动物实验中发现，于普通环境中呼吸损失的能量占代谢产能的10%，而在高压氦氧环境中呼吸损失的能量占代谢产能的比率上升到70%～80%。

在水下作业时，因水温均低于体温，经传导、对流使潜水员散热失去大量热量。若呼吸氦氧混合气体时，因氦的导热系数比空气大近6.2倍，因此，呼吸这种混合气时，经呼吸道丧失的热量增多。此外，低水温可使氧耗量增加，休息状态下每分钟氧耗量，在水温为3℃时要较在28℃的水中增加59%。

潜水员摄入的能量往往低于消耗的能量。澳大利亚学者调查发现，潜水员训练时每天能量负平衡可达301～666kcal。我国海军医学研究所调查发现，非饱和潜水训练时，潜水人员能量消耗量为(3 740±400)～(3 923±439)kcal，最多者可达4 426kcal；而潜水员平时膳食中平均摄入能量仅为2 980～3 500kcal。潜水期间仅水下行走即可达到重体力劳动强度，

施行水下搬运、探查、水下焊接切割等潜水作业时，其能耗量可达极重体力劳动。

在饱和潜水中，特别是在200m以深潜水时，因受高气压作用的影响常使食欲下降，因而更易出现能量负平衡。在大量饱和潜水的实验报告中，潜水员的体重多数均下降，表明能量摄入量未能满足消耗的需要。模拟480m饱和潜水试验表明，加压期间能量摄入减少，加压达到200m深度时，还出现头痛、厌食等明显的高压神经综合征表现，能量消耗大于摄入，而在减压阶段，能量摄入逐步有所增加，出舱时受试潜水员的体重低于进舱时。

二、蛋白质与脂肪代谢

（一）蛋白质代谢

无论进行何种形式潜水作业，都可观察到蛋白质代谢变化。表现为尿素氮排出量明显增加，血中清蛋白、球蛋白含量增加，血清总蛋白有下降趋势。

潜水员进行空气潜水（679kPa，45分钟），暴露后1小时血中白蛋白、球蛋白含量均增加，尿素含量则减少，提示蛋白质分解减少；但在潜水后1～7天血清总蛋白又有下降趋势。在饱和潜水期间，血清尿素氮含量、尿素氮排出量都有明显增加；血清总蛋白及白蛋白含量自潜水开始就稍有下降，至潜水结束后第7天，血清总蛋白与白蛋白含量仍较低，与潜水前比较有显著性差异，这些都表明蛋白质分解代谢的增强。美海军潜水员0.56MPa压力干式模拟饱和潜水时，用N^{15}标记甘氨酸加入膳食，通过测量血浆纤维蛋白原中的N^{15}标记来评估肝脏的蛋白质合成。纤维蛋白原N^{15}甘氨酸浓度和纤维蛋白原的马尿酸前体明显减少。海军医学研究所在模拟480m氦氧饱和潜水试验潜水员的营养研究中观察到蛋白质摄入量降低，进舱前为145g，加压期间降低至89g，减压期为132g，出舱后为161g。该所在2.13MPa氦氧模拟饱和潜水实验中观察到：潜水员血清游离氨基酸含量下降，其中必需氨基酸含量下降较多。潜水员尿氮排出量占摄入氮的比例较加压前对照值有所增加。另有研究报告，在更大深度（4.36MPa）氦氧饱和潜水时观察到：随着压力增高潜水员尿氮排出量进行性地增加。与此同时，即使潜水员每天摄入蛋白质量达1.45～1.9g/kg体重，仍出现负氮平衡。动物实验报告指出，在高压条件下（1.11、2.13MPa）蛋白质需要量增加。动物在高压下4周，需将标准饲料中的蛋白质含量由26%增至39%，才能使动物体重的增长达到与常压下吃标准饲料的动物一样。NASA为宇航员培训进行的一项饱和潜水模拟失重试验中，潜水结束即刻，受试者的血红蛋白、血清转铁蛋白受体降低，铁蛋白在潜水时即增加。

（二）脂肪代谢

动物实验结果发现，在1ATA或10ATA氦氧环境中，大鼠皮下脂肪较正常环境中显著减少，肾上腺中脂肪含量下降较多，肾脏中脂肪少量下降，而肝和脑中脂肪含量都增加。日本海女（采珠女、空气潜水）在收获季节皮下脂肪明显减少，与日本女青年比较血浆游离脂肪酸是很低的，仅为日本女青年的49%。在19.2ATA氦氧饱和潜水条件下，潜水员血中胆固醇含量显示明显增加，血清游离脂肪酸减少。

海军医学研究所在模拟480m氦氧饱和潜水试验潜水员的营养研究中观察到进舱前膳食脂肪177g，加压期131g，减压期控制用油，为136g，出舱后15天时达169g；进舱前和出舱后脂肪供能比例为43%和39%，加压期为38.3%，减压期为35.1%；出舱后比进舱前血清三酰甘油略低，总胆固醇正常。

前述 NASA 的同一饱和潜水试验中见到，潜水后受试者的血清瘦素降低，提示与脂肪代谢过度有关。

三、维生素代谢

有关高压环境对维生素代谢影响的报告结果不尽一致，这与潜水条件不一致有关。从事空气潜水作业的潜水员与非潜水员比较，体内硫胺素不足者较多，而且 4- 吡哆酸排出量低于正常排出量。在 4.65ATA 氦氧饱和潜水 26 天中，观察到潜水员的维生素负荷尿中核黄素、4- 吡哆酸排出量在高压环境下 1 周时有一时性的增加，而硫胺素却持续减少；在更大深度 36ATA 氦氧饱和潜水中，观察到 24 小时尿中排出核黄素、N- 甲基烟酰胺、烟酸、叶酸、吡哆醇在高压环境中第 7 天有一时性增加，而硫胺素排出量也持续减少，同时红细胞转酮酶的活力下降，血中维生素 A 与抗坏血酸含量未见明显变化。在另一实验中观察到，在 36ATA 及 57.6ATA 氦氧饱和潜水中潜水员血中抗坏血酸含量下降，认为这是高氧分压高所引起。而在高压环境中短期暴露时维生素代谢有所不同。前苏联学者研究发现，在 11ATA 4.5 小时后，24 小时尿中硫胺素、核黄素、N- 甲基烟酰胺排出量明显增加，而 4- 吡哆酸和抗坏血酸排出量明显减少，这种变化在加压 6 个月后，除 4- 吡哆酸恢复正常外，其余变化仍未恢复；在 2.13MPa 氦氧饱和潜水实验中，4 名潜水员有 3 人硫胺素排出量较潜水前减少，在减至常压后 11 天仍未恢复到原水平。另在 3.65MPa 氦氧饱和潜水实验中，潜水员摄入的硫胺素、核黄素、维生素 B_6 及抗坏血酸的量都较潜水前有了增加，但有的潜水员仍有核黄素、维生素 B_6 及硫胺素的不足，而抗坏血酸的排出量未见下降。也有研究报告显示，潜水员于 305、488m 氦氧环境中，血中抗坏血酸含量明显减少。动物实验中发现，在高压环境中不增加维生素供给量，动物不能正常生长，特别是不能缺少硫胺素、泛酸、生物素、维生素 K 中任何一种。标准饲料维生素 A、维生素 D 和维生素 E 中任何一种含量都处于边缘水平，容易出现生长不良。近年来探讨高压神经综合征的研究工作表明，在 51ATA、71ATA 条件下大鼠脑中纹状体抗坏血酸含量明显减少；另外还发现在加压前和减压后静脉注射烟酸，可使狗在减压期间血浆容量不下降；大鼠在 1.11MPa 氦氧环境中生活 4 周，必须将原来饲料中各种维生素含量增加 25%，特别是应增加硫胺素、泛酸、生物素及维生素 K，否则不能维持大鼠的正常生长。

海军医学研究所在模拟 480m 氦氧饱和潜水试验潜水员的营养研究中观察到试验期间膳食维生素 E、维生素 C 达到要求，维生素 A 和 B 族维生素不足，经补充复合维生素后达标；另外 4 小时负荷尿试验结果显示，潜水员舱外维生素 B_1 的排出量平均值正常，各 1 人不足；加压期 1 人正常，其余为缺乏和不足：减压期平均值正常，2 人不足。维生素 B_2 排出量总体正常或充裕，舱外为充裕，加压期正常，减压期有 1 人缺乏，1 人不足。维生素 C 排出量达正常或充裕。

四、矿物质与水代谢

在潜水深度较浅时即可观察到潜水作业对矿物质代谢的影响。如在 2.5～5ATA 暴露 5 小时后，大鼠血浆、骨骼肌、肝和脑中钾含量减少，钠含量不变。潜水员于 6.7ATA 空气潜水 45 分钟，潜水后 1 小时血中钠减少，钙与钙 / 磷比值下降。在 2.5～2.8ATA 空气饱和潜水每日巡潜到 4ATA 6～7 天的实验中观察到，潜水员尿中钠、钾、氯排出量增加，钠 / 钾比值下降。在18.6ATA氦氧饱和潜水中，观察到潜水员体内钠平衡为正平衡，而钾为负平衡。在26.7ATA氦氧饱和潜水6天中，潜水员尿中钠排出量变化不明显，而钾排出量增加，钠/钾比值下降。在36～40ATA氦氧饱和潜水条件下，潜水员血中钠、钾、钙、镁、铜、锌等与加压前比较未见明显变化。在43ATA氦氧饱和潜水中，对潜水中的钙平衡研究中未见有何变化。另有研究显示，在高压环境中骨骼中钙沉着增加。在2.08ATA空气饱和潜水8天中，观察潜水员的铁代谢时发现，血清铁蛋白和铁含量增加，而胆红素、血红蛋白、血浆铜蓝蛋白、转铁蛋白、铜或总铁结合力都未见变化。血清铁蛋白增被认为与骨髓损伤有关。总的说来，在潜水作业条件下，潜水员体内矿物质代谢受到影响，而钾代谢受影响较明显，尿钾排出量增加，有的实验还观察到钾代谢呈负平衡。

海军医学研究所在模拟480m氦氧饱和潜水试验潜水员的营养研究中观察到，膳食中矿物质钠摄入过多，钙基本达标。铁、铜、锰、硒等微量元素摄入量达标，均在安全范围以内。加压期间锌的摄入量略低。

在潜水深度较浅并持续时间较短时，如在2.5～5ATA氦氧环境中5小时，大鼠骨骼肌、心肌、肝及脑组织总水量及细胞外液无变化。而在潜水时间较长如饱和潜水时，无论潜水深度浅或深，都出现排出尿量增加。如2.5ATA空气饱和潜水7天，每天巡潜到4ATA潜水员每日尿量由加压前1.7L增加至2.5～2.6L。在水下60m氮氧饱和潜水时，潜水员排出的尿量较加压前增加70%～100%。在18.6ATA氦氧饱和潜水环境中潜水员尿量一直较加压前多，但不论每天摄水量还是身体总水量并无明显变化，只是不显性失水却较加压前低35%。另一报告指出高压下利尿，主要是夜尿排出增加。

第三节 潜水作业时的合理营养与营养素供给量

中国海军潜水作业人员的营养素供给量，以往一直沿用常规潜艇人员的标准，但实际上二者的作业特点有很大差别。潜水员为独立在水下环境作业，须应付水下复杂的情况，作业时处于高气压，双手直接暴露于水中，而深水水温低，机体散热快，体力消耗大，因此潜水作业属于重度体力劳动。潜水作业造成能量、蛋白质、维生素及某些矿物元素消耗增加。常规潜艇艇员主要在常温常压下集体工作，气压变化仅限于气密性检查、鱼雷发射以及失事，耐压艇体破损等情况。潜水员的营养素供给量应充分考虑特殊环境因素与作业特点。

一、能量

潜水作业属于重度体力劳动，无论是潜水作业还是训练期间，应注意供给充足的能量，以满足潜水员机体能量消耗的需要。在使用空气潜水时，可供给能量3 200～3 600kcal。当然若水温较低、劳动强度又较大时，可增加能量供给量。在使用氦氧混合气进行潜水时，特别是饱和潜水时，一般都提出供给量为4 000kcal，水温较低时可增至4 500kcal。

二、宏量营养素

产能营养素供能比尚未达到一致的意见，有人提出以蛋白质占总能量为18%、脂肪为10%、碳水化合物为72%；也有建议潜水员食用混合食物，能量分配为蛋白质15%、脂肪30%、碳水化合物55%；也有学者提出，供给4 000kcal能量，其中蛋白质120g，占12%，脂肪160g，占30%，碳水化合物500g，占50%。在饱和潜水期间，需特别注意能量的分配，加压期不必十分严格，以保证充分摄取食物，提供充足能量为前提，但减压期间必须小心控制脂肪的数量与比例，需控制在占总能量30%以下，防止脂肪过高干扰减压过程，增加减压病发病的危险。

三、维生素

由于在高压环境中，体内消耗维生素较多，因此要供给充足的维生素，特别是B族维生素。供给量可为成年人供给量的150%～200%。从膳食中难以提供如此量的维生素，因此必须供给1.5倍膳食营养素参考摄入量（DRIs）的复合维生素制剂。

四、矿物质与水

由于高压条件下尿量排出增加，因此要注意供给水，每天约2L，以无口渴感为宜。目前尚未见到有关矿物质供给量的报告，宜通过丰富的食物种类增加矿物质的来源和数量。

综合历年的研究资料，参考国内外有关经验，大深度（200m以深）饱和潜水员营养素供给量可参考表27-1。

表27-1　大深度（200m以深）饱和潜水员营养素供给量建议值

能量或营养素	建议供给量	能量或营养素	建议供给量
能量	加压期间（3 600～4 300kcal）	烟酸	35～40mg
	现场作业（5 500kcal）	维生素C	150～200mg
	减压期间（3 100～3 600kcal）	维生素E	15～20mg
蛋白质	占总能量15%～18%	钙	1 000～1 200mg
脂肪	加压前、加压期间占总能量35%，减压期占总能量<30%	磷	1 200mg
		镁	350～500mg
维生素A	1800μgRE	铁	15～20mg
维生素B_1	4.0～4.5mg	锌	15～20mg
维生素B_2	4.0～4.5mg	铜	2.4～3mg
维生素B_6	4.0～6.0mg		

第四节　潜水作业人员的营养保障

合理营养对于在高压环境中长时间停留的水下工作者是非常重要的。在数量和质量上合理的营养能够保证水下工作者具有高效的体力和脑力劳动能力，使代谢过程保持在应有的水平上，防止由于高压生活环境引起体内的不良变化。潜水作业时能量消耗较大，产热营养素来源有特殊要求，且须保证潜水作业安全，因此对营养保障有特别的要求：精心配制食谱，确保各类营养素的供给；烹调方法需有利于食物的消化吸收；潜水作业期间禁止使用易于产气的食物；合理安排潜水前后的进食量。

美国的研究提出，适当的食物摄入有可能减轻许多生理和代谢的问题，同时提高潜水员的健康和体能。针对潜水作业的高能量需求，能量摄取量宜44～52kcal/kg，取决于水下活动的强度和持续时间。膳食营养素的成分与当前膳食指南所依据的基本一致，即碳水化合物占摄入总能量的45%～65%，脂肪占20%～35%。建议每天摄取蛋白质1.3g/(kg•BW)，以促进身体肌肉成分的维持。加压期人员受高压神经综合征影响，产生厌食，进食困难，只能凭兴趣进食喜欢的食物，此时能量摄入必须服从个人状态和偏好。强调多吃水果和蔬菜，以提供足够的微量营养素来支持生理需求，如维生素 B_{12} 和叶酸的摄入，以促进红细胞的生成。给予充足的抗氧化营养素，如维生素C、维生素E、硒和锌，可能有助于增强内源性抗氧化储备。

潜水员的营养需要量虽较高，但要注意使潜水员的身体脂肪及血脂控制在正常范围内，否则在减压时易发生减压病。如动物实验中观察到，若在实验前1小时或5小时给予高脂肪食物，可使减压病死亡率增加。有人提出在潜水作业前1～2天，应多吃一些碳水化合物以增加糖原储备，而在潜水作业当天吃清淡的食物，在潜水作业期间应给含糖的点心。在潜水前2～3小时进食，吃些富含碳水化合物、少量脂肪和蛋白质的食物是一种安全的选择。在减压期间每日供给约12.55MJ（3 000kcal）能量，并给予易消化的食物，避免摄入脂肪多的食物及产气多的食物。

不仅在潜水作业时，在平时、作业前和加压训练中都要注意实施针对各种潜水作业的特殊营养保障措施，才能有效保证潜水员在潜水作业时处于良好的营养状况。通常潜水作业有潜水前训练、潜水期间、减压期间和潜水后几个阶段，营养保障要根据不同阶段的特点进行。

（一）常规潜水

大多数潜水作业是常规潜水，作业前通常进行加压训练和体育锻炼。有关调查结果显示，此期间能量消耗可达4 500kcal，因此应供给能量充足的平衡膳食，并供给充足的维生素。在潜水期间，应供给能量充足易消化的食物，避免供给产气食物，避免摄入过多的脂肪。供餐的时间与潜水作业时间间隔至少2小时。若在水下作业时间较长，中间应供给一次食物，为快速供给能量和水，可给含糖点心及除酒以外的饮料。潜水后提供的膳食可与潜水前一样，使潜水员体力尽快恢复。

（二）饱和潜水

饱和潜水是指潜水员在高压环境下长时间停留，其体内各类组织中所含呼吸气中的惰性气体成分达到完全饱和状态的一种潜水方式。饱和潜水是一种适用于大深度条件下开展长时间作业的潜水方式。

饱和潜水作业因在高压环境中停留时间较长，引起体内营养代谢的改变。特别是在大深度饱和潜水时潜水员的食欲常有变化。因此，应制定周密的营养保障方案，保障潜水员的营养需要，并针对潜水员食欲变化随时调整。在潜水前训练期间就应供给能量充足的平衡膳食，并开始补给维生素，以使体内各种营养素处于充裕状态。在加压与饱和潜水期间，能量供给不低于3 500kcal，在大深度氦氧饱和潜水时，能量供给可达4 000kcal，供给优质蛋白质，蛋白质供能应占总能量的17%，并补给适量维生素。减压期间的能量供给控制在3 000kcal水平，食物应低脂、易消化，严格控制脂肪摄入量，每人每天不应超过100g，并继续补给适量维生素。在减至常压后10天内仍应供给能量充足的平衡膳食及补给适量维生素，以促进潜水员体力恢复，消除高压环境对维生素代谢的影响。

（三）大深度饱和潜水

大深度饱和潜水时潜水员食欲变化主要表现为荤食摄入减少，素食、水果、饮料摄入量增加。比较喜好的荤食有虾、鱼、鸡、鸽子、瘦猪肉、牛肉、甲鱼和蛋类等脂肪含量较低的食物；比较喜爱的素食为各种绿叶蔬菜和豆制品。在这个阶段要照顾潜水员的要求，尽量满足要求，供给可口食物。应避免供给产气的食品，如韭菜、萝卜、干豆、啤酒之类。食品的加工以炖煮等方式为主，少用煎炸，食物软硬适度，切勿过硬；食物的块型也需要斟酌，过大不利于入味及进食，过小则显得破碎，影响食欲。

大深度饱和潜水试验后疗养期间膳食中油脂比例偏高，这容易影响潜水员的食欲，减少进食量。建议将其植物油宜改为橄榄油、茶油等，因为它们含不饱和脂肪酸且占的比重高，尤其是单不饱和脂肪酸油酸含量高，油酸、亚油酸、亚麻酸含量的比例最适合人体需要的比例。

交通部海洋水下工程研究院通过连续的营养调查和体重测量，探讨在大深度 300m 氦氮氧饱和潜水条件下的合理营养供给。观察对象是四名男性健康潜水员，在模拟 300m 氦氮氧饱和潜水舱内居住 21 天，在 300m 停留 7 天，在舱内每人每日热能供应拟订 20 928kJ（5 000kcal），饮食为一日四餐选食制，并于进舱前（加压前）3 个月和舱内（加压或高压暴露期）供应市售九合维生素，每日 2 丸（每丸含量：维生素 A 2 500IU、维生素 B_1 2mg、维生素 B_2 1mg、维生素 B_6 1mg、维生素 C 35mg、维生素 D_2 200IU、维生素 E 1mg、维生素 PP 10mg、D- 泛酸钙 2mg）。结果表明：潜水员在舱内（加压或高压暴露期）摄入食物总量略低于进舱前（加压前）而明显高于出舱后（常压）。潜水员喜食高碳水化合物、高蛋白、低脂肪和富含维生素等食物，喜食瓜果、饮料，对脂肪类食物食欲降低。体重较国内外所报道的仅略有降低。建议在大深度饱和潜水作业时可试行选食制，并给予复合维生素制剂，补充膳食中维生素的不足。

此外，为做好潜水员营养保障工作，应对潜水员营养状况进行监测，必要时可进行个案膳食调查，及时了解潜水员的营养素摄入量，并可随时调整食谱。根据条件，可每日称量记录体重，定期收集血、尿样品进行生化检查，及时了解潜水员蛋白质、维生素等营养状况。

（刘民航　刘广青　李正银）

参考文献

1. 刘广青，王廷贵，朱燮良，等. 氦氧饱和潜水条件下的营养研究. 营养学报，1982，4（4）：329-332.
2. 刘广青，王德恺，汪振林，等. 200 米氦 - 氧模拟饱和潜水条件下营养研究. 营养学报，1987，9（1）：40-45.
3. 刘广青，林嗣忠，徐庆华，等. 350 米氦 - 氧模拟饱和潜水条件下潜水员营养保障研究. 营养学报，1991，13（3）：193-201.
4. 邓学耕. 模拟 300 米氦氮氧饱和潜水人员的营养研究. 营养学报，1991，13（3）：202-207.
5. 修俊贤，孙丕祝，李荣杰，等. 潜水学员 14m 空气潜水训练膳食调查. 海军医学，1995，13（1）：55.
6. 韩辉，柯晓安，郁小红，等. 模拟大深度饱和潜水试验前后潜水员的营养状况. 解放军预防医学杂志，2012，30（4）：251-253.
7. 方以群，王敏，陈伯华. 饱和潜水及其医学保障（中）. 人民军医，2013，56（12）：1399-1404.
8. 骆芝英，唐艳超，林琳，等. 海上 300m 实潜待选潜水员健康促进生活方式的现状及影响因素. 第二军医大学学报，2016，37（6）：757-760.
9. Frattali V，Robertson R. Nutrition evaluation of human during an oxygen—helium dive to a simulated depth of 1000 feet. Aerospace Med，1973，44（1）：14-21.
10. Webb P，Troutman SJ，Frattali VF，et a1. Hana kaiⅡ：17-day dry saturation dive at 18.6 ATA Ⅲ. energy

balance. Undersea Biomed Res, 1977, 4(3): 221-246.

11. Zogg CA, Isler JR. Dietary requirements of subjects exposed to perbaric He-O_2 condition: Effect of supplementation with major nutrient groups. Aviat Space Environ Med, 1977, 48(2): 149-153.
12. Zogg CA, Brumleve SJ, DeBoer B, et a1. Vitamins limiting for growth of subjects fed a normal diet under hyperbaric He-O_2 conditions. Aviat Space Environ Med, 1978, 49(1): 47-52.
13. Gilman SC, Hunter WI, Mooney LW. Changes in serum ferritin and other factors associated with iron metabolism during chronic hyperbaric exposure. Aviat Space Environ Med, 1979, 50(3): 223-227.
14. Heyder E, Jacey MJ, Tappan DV. Biochemical studies of saturation and saturation/excursion dives breathing O_2-N_2 mixtures. Aviat Space Environ Med, 1979, 50(1): 51-59.
15. Hong SK, Claybangh JR, Frattali V, et a1. Hana kaiⅡ: A 17day dry saturation dive at 18.6 ATA Ⅲ. Body fluid balance. Undersea Biomed Res, 1977, 4(3): 247-265.
16. Neuman FS, Goad RF, Hall D, et a1. Urinary excretion of water and electrolytes during open-sea saturation diving to 850fsw. Undersea Biomed Res, 1979, 6(3): 291-302.
17. Obrenovitch TP, Gillard JL. Decreased brain levels of ascorbic acid in rats exposured to high pressures. J Appl Physiol, 1985, 58(3): 839-843.
18. Singh A, Deuster PA, Day BA, et al. Nutritional status of land-based U.S. Navy divers. Undersea Biomed Res, 1988, 15(2): 135-145.
19. Seal JL, Thorp JW, Conway JM, et a1. Energy expenditure and fluid production in hyperbaric He-O_2 enviroments using doubly labeled water. Undersea Hyperbaric Med, 1994, 21(2): 199-208.
20. Conway JM, Thorp JW, Stein TP, et a1. Decreased protein synthesis during dry saturation diving. Undersea Hyperbaric Res, 1995, 22(3): 219-227.
21. Talpalar AE, Grossman Y. Enhanced excitability compensates for high-pressure-induced depression of cortical inputs to the hippocampus. Journal of Neurophysiology, 2004, 92(6): 3309-3319.
22. Smith SM, Davis-Street JE, Fesperman JV, et al. Nutritional status changes in humans during a 14-day saturation dive: the NASA Extreme Environment Mission Operations V project. J Nutrition, 2004, 134(7): 1765-1771.
23. Benardot D, Zimmermann W, Cox GR, et al. Nutritional recommendations for divers. Int J Sport Nutr Exerc Metab, 2014, 24(4): 392-403.
24. Sureda A, Batle JM, Capó X, et al. Scuba diving induces nitric oxide synthesis and the expression of inflammatory and regulatory genes of the immune response in neutrophils. Physiol Genomics, 2014, 46(17): 647-654.
25. Deb SK, Swinton PA, Dolan E. Nutritional considerations during prolonged exposure to a confined, hyperbaric, hyperoxic environment: recommendations for saturation divers. Extrem Physiol Med, 2016, 5: 1.
26. Shilling CW, Werts MF, Sehandel NR. The Underwater Handbook. Plenum Press, 1976.
27. Carlyle RF, Garrard MP. Further observation on nitrogen metabolism in man during simulated saturation dives to 420msw(43bar) in helium-oxygen mixtures. Euro Undersea Biomed Soc, 5th. Annual Scientific Meeting: Bergen/Norway, 1979.
28. Yoshimura H. Lipid metabolism of the Ama. Third Int. Symp. UOEH on Hyperbarric Medicine and Underwater Physiology Kitakyushu, JPN, 1983: 14.

第二十八章

运动员营养

运动员（athlete）的运动能力和运动成绩不仅取决于科学的训练、优秀的身体素质和心理素质，而且取决于良好的健康状态和合理营养。合理营养（reasonable nutrition）是运动训练的物质基础，不仅有利于代谢过程的顺利进行和器官功能的调节，对运动员的功能状态、体力适应、运动后的恢复和伤病防治都具有良好作用；而且有助于运动员充分发挥训练效果和竞技能力。任何营养素的缺乏或过量都会影响到人体的健康、生理、功能和竞技状态，从而影响到运动能力的发挥。合理营养与科学训练相结合，将有利于运动竞技能力和运动成绩的提高；相反，营养不平衡会削弱科学训练带来的效益，不但降低运动竞技能力，还会影响运动后的恢复和健康水平。因此，在制订全面科学训练制度时应当优先考虑运动员合理营养的问题。

第一节　运动与营养代谢

一、能量代谢

（一）运动员能量代谢的特点

运动员的能量代谢（energy metabolism）特点是强度大、消耗率高、伴有不同程度氧债等。氧债（oxygen debt）又称运动后恢复期过量氧耗，指机体在运动过程中靠无氧代谢供应能量所欠下的、需要在运动后恢复期所偿还的氧。以相对代谢率来比较，体育运动的能量消耗可以达到安静的 2～3 倍，甚至 100 倍（如体操技巧和 90kg 抓举举重）以上，参加集训的优秀运动员在 1 小时训练课内的能量消耗量可达 418.4～2 510.4kJ（100～600kcal）。与国内不同强度体力劳动比较，多数项目运动员在训练时间内的能量消耗率均相当于或超出重体力或极重体力劳动强度的消耗率。在非机械化劳动情况下，每分钟的能量消耗为 0.29～1.26kJ（0.07～0.30kcal），而短跑时，每秒中的能量消耗高达 12.55kJ（3kcal）。但运动与重体力劳动的大能量消耗不同，其能量消耗常常是集中在短短的几分钟（如举重、体操）或几个小时内。

（二）运动能量的来源及影响因素

1. 运动能量的来源　维持人体生命和活动的能源物质来源有碳水化合物、蛋白质和脂肪三种。运动中的能源物质在大部分情况下是混合性的，根据运动强度、类型及缺氧程度的不同，以一种能源物质供应为主。运动中最直接和最迅速的能量来源是三磷酸腺苷（ATP）。最大强度运动时的主要能源物质是 ATP。骨骼肌 ATP 的储备量很小，每千克湿肌肉仅为

4.6～6.0mmol/L，只能维持0.5秒最大强度肌肉收缩的能量。体内储存的磷酸肌酸（CP）量，每千克湿肌肉约17mmol/L，也只能满足几秒钟剧烈运动的需要。ATP-CP的容量虽小，但供能直接、迅速，可满足一些高强度运动的需要；运动中ATP消耗后需要不断再合成，以补充持续高强度运动需要。糖和脂肪提供运动中ATP再合成所需要的绝大部分能量。

ATP的不断补充是由糖的无氧酵解和脂肪、糖的有氧氧化代谢途径实现的。运动中的主要能源是糖和脂肪酸，两者供能的比例取决于运动强度，并被不同的生理系统（如神经、内分泌和心血管）所控制。运动强度达到最大摄氧量（VO_2max）的75%或以上时，糖氧化供能的比例增加，运动强度降低至最大摄氧量的65%以下时，脂肪供能的比例增加。体内脂肪酸的氧化利用必须在有氧条件下进行。运动强度加大、缺氧严重时则利用很少（表28-1）。

表28-1 骨骼肌细胞利用的能量系统

系统	利用情况	运动举例
三磷酸腺苷（ATP）	所有情况	各种投掷、跳、百米跑等高强度运动
磷酸肌酸（PCr）	运动开始时，极限强度运动及其后短间歇	各种投掷、跳、百米跑等高强度运动；高强度有间歇的运动训练
无氧糖酵解	高强度运动，尤其是30秒至2分钟的运动	200m计时跑
有氧糖分解	运动持续2分钟至5小时，强度越大，利用越多	篮球、排球、游泳、慢跑等
有氧脂肪利用	持续时间长的低强度运动	长距离跑步、游泳和骑车
有氧蛋白质利用	所有低强度运动及糖缺乏时中等度耐力运动	耐力性跑步运动等

引自：Lamb & Wardlaw，1991.

2. 影响运动能量代谢的因素

（1）运动的强度和持续时间：强度大、时间短的运动以无氧代谢供能为主；而强度小、时间长的运动则以有氧代谢供能为主，除百米跑的能量绝大部分由磷酸原系统供给能量外，多数运动的能量供应是多系统混合的。运动中当强度达到85%～100% VO_2max或大于100% VO_2max，则主要依赖于无氧供能，通过磷酸肌酸（PCr）分解及无氧糖酵解途径，ATP合成率高，为有氧供能的5～6倍，可满足短时间做功量高的运动，如冲刺跑和举重等。限制ATP高合成率的主要因素是时间短、PCr耗损和无氧糖酵解生成的H^+堆积。当运动强度变小、运动时间延长时，糖和脂肪两类营养素供能的比例也发生变化，糖的利用减少，而脂肪的利用增加。

从运动时间上大致可将能量供给分为下列4个系统（表28-2）。

表28-2 不同运动持续时间的主要供能系统

运动时间	供能系统
<30秒	磷酸原
30秒～1.5分钟	磷酸原和糖酵解
1.5～3分钟	糖酵解和有氧氧化
>3分钟	糖和脂肪有氧氧化

（2）肌纤维类型：骨骼肌有 3 种纤维，即红肌（慢肌）、白肌（快肌）Ⅰ型和Ⅱ型。其中红肌富含线粒体，由有氧氧化供能；白肌由糖酵解供能，肌纤维构成的差异，其供能系统也各异。

（3）训练水平：系统运动训练可改变人体对某一供能系统的依赖。例如，长跑运动员的有氧能力比短跑运动员强，而短跑运动员的无氧供能能力强。有氧运动能力高的运动员对脂肪的利用能力强。

（4）体内能源物质的储备：体内能源物质的储备是骨骼肌能量代谢可利用的基质。肌糖原含量高与运动能力特别是运动耐力有密切的关系。

（5）膳食：富含碳水化合物的膳食有利于提高运动耐力。脂肪的产能量虽高，但是动员利用慢。此外，体内的其他一些营养素如维生素 B_1、维生素 B_2、烟酸、铁、镁等与能量代谢有密切关系。

（三）运动员能量需要量与推荐摄入量

运动员一日能量的总消耗量由静息代谢率（rest metabolic rate，RMR）、运动消耗（TEE）、食物的生热效应（thermic effect of food，TEF）以及适应性生热作用（facultative thermogenesis）四部分组成。

一般在非运动人群，RMR 占每日总消耗的比例最大，为 60%～75%，但运动员由于运动训练的能量消耗多，使 RMR 的比例相对减少。在能量消耗的组成分中，TEE 的变异最大，也最容易使之发生变化。一个中等强度活动的人，TEE 占总能量消耗的 15%～30%。高强度运动时，能量消耗增加可达到 RMR 的 10～15 倍。运动员的 TEE 因运动量（包括运动强度、频率、运动持续时间）的不同有很大的差异。集训运动员在训练课内的能量消耗范围是 1 255～10 878kJ（300～2 600kcal），平均 4 184kJ（1 000kcal）左右，约为一日总能量消耗的 40%，高的可达到总能量的 50% 左右。TEF 约占基础代谢消耗的 10%，运动员膳食中蛋白质占总能量的百分比较高，常采用基础代谢的 15% 计算。适应性生热作用也称为兼性生热作用，是由于环境温度、进餐、情绪应激和其他因素变化引起的能量消耗，此生热作用低于一日总消耗的 10%～15%。国内调查资料报道，运动员一日总能量的需要量多在 14 644～18 410kJ（3 500～4 400kcal），范围是 8 368～23 012kJ（2 000～5 500kcal），按体重计算为 209～272kJ/kg（50～65kcal/kg）。有些运动项目如乒乓球、体操、围棋、击剑等运动员在训练中的紧张神经活动，并不都能反映在能量消耗量的方面。我国学者推荐的中国运动员膳食能量日摄入量见表 28-3。

表 28-3　推荐的运动员膳食能量日摄入量

运动项目	能量的日摄入量	
	MJ/d（kcal/d）	kJ/kg（kcal/kg）
棋牌类（男、女）	8.4～11.76（2 000～2 800） 10.08（2 400）	188±21 （45±5）
跳水（男、女）、体操（女）、射击（女）、射箭（女）跳高、跳远	9.20～13.44（2 200～3 200） 11.34（2 700）	209±21 （50±5）
体操（男）、武术、乒乓球（男、女）、短跑（女）、羽毛球（男、女）、网球、部分举重（体重＜75kg）、花样游泳、击剑、垒球	11.34～17.64（2 700～4 200） 14.70（3 500）	230±21 （55±5）

续表

运动项目	能量的日摄入量	
	MJ/d(kcal/d)	kJ/kg(kcal/kg)
长跑、花样滑冰、中跑(男、女)、短跑(男)、部分篮、排球、竞走、登山、射箭(男)、足球(男、女)、冰球、水球、棒球、曲棍球、滑冰、高山滑雪、赛艇、皮划艇、自行车(场地)、摩托车、柔道、拳击、投掷(女)、游泳(短距离,男、女)、沙滩排球(女)、现代五项	15.54～19.74(3 700～4 700) 17.64(4 200)	251±21 (60±5)
游泳(长距离,男、女)、举重(体重＞75kg)、投掷(男)、马拉松、摔跤、公路自行车、橄榄球、越野滑雪、沙滩排球(男)、铁人三项	≥17.64(≥4 700)	272 (≥65)

引自:陈吉棣,等. 2001.

二、蛋白质代谢

(一)蛋白质和氨基酸在运动中的作用

1. 氧化供能 蛋白质在运动中供能的比例相对较小。研究报道,氨基酸氧化可提供运动中 5%～15% 的能量。在体内肌糖原储备充足时,蛋白质供能仅占总能量需要的 5% 左右;大部分运动情况下,蛋白质供给 6%～7% 的能量。在肌糖原储备耗竭时,氨基酸供能可上升至 10%～15%,这取决于运动的类型、强度和持续时间。氨基酸主要通过丙氨酸 - 葡萄糖循环的代谢过程提供运动中的能量。

2. 营养强力作用 具有提高运动员运动能力的营养物质称为营养强力物质(nutritional ergogenics)。从理论上讲,每一种营养素都可能有营养强力作用。高蛋白饮食可以有效增加肌肉组织,采用高蛋白饮食(2.8g/kg)者在进行有氧和力量训练 40 天,与食用等能量中等蛋白饮食(1.39g/kg)比较,高蛋白饮食者体蛋白质增加更为明显。研究证实,在适量蛋白质营养支持下,肌肉组织仅在一段时间进行力量训练后才增加。

3. 补充支链氨基酸可预防运动性中枢疲劳 运动性中枢疲劳(exercise induced center fatigue)是基于观察到运动使血液支链氨基酸(branched chain amino acids,BCAA)下降,从而引起脑 5- 羟色胺水平增加,使运动能力下降。Blomstrand 等在 1997 年经过严格设计补充支链氨基酸的实验结果表明,补充支链氨基酸可以降低中等强度运动(70%VO_2max,60 分钟)自觉疲劳和精神疲劳的程度(降低 7%),但对最大强度运动无效。Mittleman 等报道,补充氨基酸后,在热应激条件下使中等强度的运动能力增强。对人群耐力运动情况下补充支链氨基酸的结果提示,单独补充支链氨基酸的效果比支链氨基酸加糖的效果好。支链氨基酸使用量大时,血浆血氨水平升高幅度大,因此补充以低剂量较好,运动前 30 分钟补充比运动中补充的效果好。补充量一次为 5～15g,也有更大量或小于 5g 的。有报道提出长时间运动可采用 0.5g/h。小剂量支链氨基酸补充时,口感好,可预防血浆支链氨基酸水平下降,且不引起胃肠道刺激症状。

(二)过量补充蛋白质和氨基酸的副作用

事实已证明,在进行渐进性的力量训练前提下,适宜的蛋白质营养支持可以增加肌肉。但过量补充氨基酸或蛋白质会引起一系列的副作用。主要表现为:①蛋白质的酸性代谢产物会使肝、肾负担增加，导致肝和肾的肥大，并容易疲劳；②大量蛋白质会导致机体脱水、脱钙、痛风；③高蛋白对水和无机盐代谢不利，有可能引起泌尿系统结石和便秘；④高蛋白食物常伴随高脂肪摄入，会增加中年后形成动脉粥样硬化和高脂血症的危险性；⑤运动员摄入单个氨基酸的成分，会改变氨基酸池的平衡。此外，过多蛋白质和氨基酸还可以引起胀气、便秘或腹泻等胃肠道不适。因此运动员在食用平衡膳食条件下，没必要补充氨基酸，尤其要注意不过量补充氨基酸或蛋白质。

（三）运动对蛋白质代谢和需要的影响

1．运动调节肌肉组织蛋白质的合成和分解　在运动中，肌肉组织大部分蛋白质的合成被抑制，蛋白质的适应性合成仅在肝脏内发生。此外，其他一些不同组织蛋白的分解代谢也可能增加。肌肉中蛋白质合成抑制的结果，使不被利用的氨基酸留存在代谢池内，代谢池中可利用的游离氨基酸增加。在运动后的恢复期，氨基酸用于适应性蛋白质合成的增加和蛋白质分解率的持续增加，使蛋白质转换率提高。用稳定同位素示踪法研究运动中蛋白质代谢表明，运动对蛋白质的合成与分解有明显的作用。Pitanen 等用稳定同位素示踪、肌肉活检技术和气相层析 / 质谱联用分析方法研究，发现运动时蛋白质的合成与分解处于动态平衡之中，运动后肌肉合成蛋白质能力的恢复需要在膳食中摄入蛋白质，补充蛋白质和氨基酸是保持氮平衡所必需，但不是蛋白质合成的唯一必备条件。亮氨酸不足会影响骨骼肌蛋白质合成的启动。

2．运动促进支链氨基酸代谢　采用同位素 ^{13}C 标记亮氨酸的恒定灌注技术，观察到在 50% 最大摄氧量的强度下运动 2 小时，亮氨酸的氧化率增加两倍，而在 2 小时运动中，亮氨酸升高的绝对值相当于该氨基酸 90% 的需要。一次性剧烈有氧运动后，亮氨酸的氧化显著增加几倍，肌肉释放氨基酸和氨增加约 40%，血尿素水平和运动后尿氮增加，提示长时间耐力运动中氨基酸的代谢增加。

3．运动增加人体蛋白质的需要量　运动员的训练状态及运动类型、强度和频率等均影响运动员蛋白质需要量。运动员在开始进行剧烈运动训练的初期，由于细胞破坏的增加、肌蛋白和红细胞再生等合成代谢亢进，以及应激时激素和神经调节等反应，常发生负氮平衡，甚至发生运动性贫血，而经过一段时间适应后，氮平衡得到改善，因此在大运动量训练的初期应适当加强蛋白质营养。长时间剧烈耐力运动训练使蛋白质代谢加强，会增加蛋白质需要量；力量训练因使肌肉组织增加也需要略微增加蛋白质的摄入量。运动强度大、训练次数多则因为蛋白质代谢加强也可使需要量增加。

另外，在下列情况下蛋白质需要量应适当增加：①能量摄入不足和糖原储备量不足，蛋白质的需要量可增加 10%。②膳食中碳水化合物量充足，不仅使肝脏和肌肉糖原维持于较高的水平，并会提供蛋白质节约效应。③控制体重项目运动员，需适当选择蛋白质营养密度高的食物以满足需要，蛋白质食物的能量可达到总能量的 18%。④素食者应考虑膳食中有足量优质蛋白质。⑤生长发育期的儿童青少年参加运动训练时，应增加一部分蛋白质营养（10%～15%，2～3g/kg），以满足生长发育需要。⑥运动员在训练中失汗量较多时，特别是高温季节，汗氮的丢失可占氮排出量的 10%～14%，使蛋白质需要量增加。

（四）运动员的蛋白质需要量与膳食参考摄入量

运动是否增加蛋白质的需要量，研究结论尚不完全一致。氮平衡的实验研究报道，运动员的蛋白质需要量比一般人高。日本及东欧一些国家提出，运动员每千克体重应获得 2g

以上，而西欧一些报告提出每千克体重 1.4g（1.2～1.7g/kg）即可满足运动员的需要。根据估测氮平衡的实验结果，我国学者提出中国运动员蛋白质的适宜摄入量应为总能量的 12%～15%，为 1.2～2.0g/kg 体重，其中应包括使用的蛋白质或氨基酸营养补充剂。国外提出的估测的运动员蛋白质需要量见表 28-4。运动员的蛋白质营养不仅应满足数量的要求，在质量上至少应有 1/3 以上必需氨基酸齐全的优质蛋白质。女运动员比男运动员减少 25%。

表 28-4　运动员蛋白质需要量的估计

目标人群	蛋白质需要量[单位：g/(kg•d)]
静态生活（男、女）	0.84
优秀男子耐力运动员	1.6
中等强度耐力运动员	1.2
业余耐力运动员	0.84
力量运动员（早期训练、足球/橄榄球）	1.7
力量运动员（稳定状态）	1.2
业余力量运动运动员	0.84

引自：Tranopolsky M. 1999.

三、脂肪代谢

（一）脂肪在运动中的作用

脂肪在运动中的作用主要包括：①运动能量的来源。作为能源物质，与碳水化合物相比，脂肪具有重量轻、能量密度高、产能量大的特点。对于能量需要较大的运动员可以起到缩小食物体积、减轻食物重量的作用。②为长时间低强度运动项目提供能量。③节约糖原消耗，提高耐久力。④中链三酰甘油（medium-chain trigyceride，MCTs）的强力作用。中链三酰甘油越来越受运动员的青睐是由于它的能量密度高（34.9kJ/g，8.3kal/g），每克可以提供 2 倍于等量碳水化合物所供给的能量。此外，MCTs 易于吸收，比碳水化合物优先产能。如果 MCTs 与等能量高碳水化合物膳食同用，酮体的产生最小。因此，为了增加每日能量的摄入量（如当运动员需要增重时）或提高运动中能量的摄入，可以将 MCTs 脂肪加入运动员膳食中。也可以通过含 MCTs 的碳水化合物饮料或运动饮料的供给用于耐力运动项目（如铁人三项、马拉松等），增加能量摄入。应注意的是，运动员应当在比赛前用 MCTs，以免出现意外的胃肠功能紊乱。

（二）运动对脂肪代谢的影响

1．影响运动中脂肪代谢的因素

（1）运动强度和持续时间：在低强度运动（25%VO_2max）中，脂肪组织的分解受到强烈刺激，而肌肉内三酰甘油（TG）的脂解很少；碳水化合物氧化主要由血糖供应，而肌糖原的利用很少或不动用（图 28-1）。在 25%VO_2max 强度运动时，脂肪酸进入血浆并氧化供能是最多的；随着运动强度的增加，逐渐下降。肌肉 TG 不是低强度运动时的主要能量来源，但脂肪在 65%VO_2max 的运动强度时氧化率最高。在 65%VO_2max 运动强度时，脂肪组织和肌肉 TG 的脂肪分解都是最多的。随着运动强度增加到 85%VO_2max，总的脂肪氧化减少。这主要是由于血浆中儿茶酚胺浓度增加，刺激肌糖原分解和葡萄糖摄入，脂肪酸进入血浆的速度减慢。肌肉 TG 的分解不随着运动强度（从 65%VO_2max 增加到 85%VO_2max）的增加而增加，说明脂肪组织的动用与肌肉 TG 的动员的调节机制不同。如果人为地使血浆脂肪酸维持在 1mmol/L 以上，也只能部分地将脂肪氧化率恢复到较高水平，相当于 65%VO_2max 运动强度时脂肪氧化的水平。这些研究表明，高强度运动时调节脂肪酸氧化的因子不是脂肪酸本身，而是其他因子。

关于运动持续时间对脂肪代谢的影响，在 25%VO_2max 低强度运动后 2 小时与开始 30 分钟总脂肪和总碳水化合物的氧化几乎没有变化。然而，在 65%VO_2max 运动时，脂肪酸进入血浆的速度和葡萄糖的利用随着时间的延长逐渐加快。2 小时后总脂肪和总葡萄糖的利用率与运动开始 30 分钟时的情况一样，没有变化。这可能是肌肉内物质（TG 和糖原）随着中等强度运动持续时间的延长（>90 分钟）供能减少的结果。

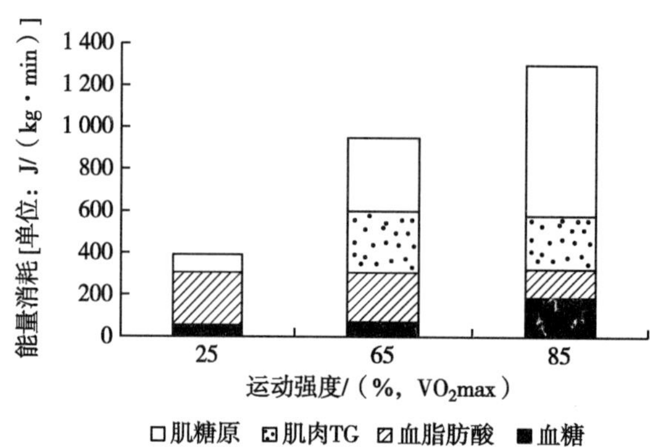

图 28-1 不同运动强度下脂肪供能情况

引自：Romijin JA. 1993.

（2）运动训练程度：系统的体育运动训练会使骨骼肌线粒体数量、体积、单位肌肉毛细血管密度、线粒体酶和脂蛋白脂酶的活性增加。因此，训练水平高的运动员氧化利用脂肪酸的能力强。训练有素的运动员肌肉氧化酮体的能力也比无训练者强。

（3）限制肌肉细胞摄取脂肪酸的因素：脂肪组织的分解产物游离脂肪酸的代谢是氧化供能的主要物质，尤其在低强度长时间运动时。长链脂肪酸的代谢是一个复杂的过程，涉及许多因素，无论是在休息还是在运动，脂肪动员是影响游离脂肪酸代谢的一个重要因素。

（4）限制肌肉脂肪酸氧化因素：游离脂肪酸氧化的速度取决于三个过程：①脂肪组织和循环 TG 的水解作用以及游离脂肪酸从血浆向胞浆的转运；②肌肉内 TG 的可利用性和水解速度；③游离脂肪酸的活性和跨线粒体膜的转运。在游离脂肪酸转运最充分的情况下，头两步可能是限制脂肪氧化的主要因素。在短时运动或长时间运动的最初阶段，脂肪组织和肌肉 TG 的水解作用不充分，游离脂肪酸供应不足，结果使游离脂肪酸氧化的速度超过游离脂肪酸的动员，导致血浆和肌细胞内游离脂肪酸下降。为了满足能量的需要，来自糖原的碳水化合物的氧化应用必然增加。

（5）糖代谢水平：糖代谢利用增加时，脂肪分解受到抑制。

（6）肉碱（carnitine）：游离脂肪酸从骨骼肌细胞质进入线粒体分解需要肉碱转运系统。

肉碱可以促进游离脂肪酸转移进入线粒体进行氧化代谢。从增加肉碱可加强游离脂肪酸利用这一理论出发，近年来有不少使用肉碱提高运动能力的研究报道，但其效果尚无一致的结论。

(7) 其他：肌肉中氧供应量充分时，可利用游离脂肪酸浓度增高，抑制肌肉摄取葡萄糖。脂肪分解需要脂肪酶，因此脂肪酶的活性是影响脂肪利用的又一重要因素。

2. 运动对脂肪和脂蛋白代谢的影响　耐力运动训练可使运动员的脂肪供能高于非耐力项目运动员 10% 左右。耐力训练还能使骨骼肌细胞储存三酰甘油的含量增多，便于运动时就近利用。运动训练还可以提高脂蛋白中脂肪分解代谢的能力。研究显示，进行一次性中等强度（60%VO_2max）有氧运动后可使血浆脂蛋白脂酶活性升高，且在运动结束后 24 小时内保持高水平，促进血浆胆固醇的转运和代谢，降低血浆胆固醇水平。

研究报道，优秀运动员血高密度脂蛋白（HDL）含量高。高强度（75%VO_2max）有氧运动训练 8 周后，HDL 开始增加。5 个月的抗阻力训练或马拉松跑后，低密度脂蛋白（LDL）均显著下降。运动通过增加脂质转换，可降低血浆三酰甘油和低密度脂蛋白胆固醇（LDL-C），增加高密度脂蛋白胆固醇（HDL-C）水平。

（三）运动员脂肪需要量与膳食参考摄入量

与体内碳水化合物的储存相反，脂肪在人体内的储存量很大。运动中，作为能量来源，脂肪的利用情况见表 28-5。

表 28-5　运动中能量的脂肪来源与利用

脂肪能源物质	利用情况
血浆乳糜微粒	不是主要来源
血浆极低密度脂蛋白	不是主要来源
血浆游离脂肪酸	主要来源；游离脂肪酸来自脂肪组织的脂肪细胞； 低中强度（25%～50%VO_2max）运动时利用； 随着运动强度的增加，利用减少
肌肉三酰甘油	主要来源；游离脂肪酸来自肌肉内的三酰甘油； 低强度运动时利用少； 随着运动强度的增加（>50%VO_2max）利用增加。

注：在高强度（≥65%VO_2max）运动时，总的脂肪氧化利用下降。

运动员膳食中适宜的脂肪量应为总能量的 25%～30%。饱和脂肪酸∶单不饱和脂肪酸∶多不饱和脂肪酸＝1∶1∶(1～1.5)。对运动员的膳食调查结果显示，包括中国在内的多数国家运动员的脂肪摄入量过多，占总能量的 35%～45%，因此应当适当限制在运动员膳食中过多使用脂肪。然而，如果脂肪不足，食物的质量和色香味受影响，造成运动员的食物摄取量减少，而且运动员的膳食要求量少质精，产能量高，所以又不可过多减少脂肪的供给量。登山运动员，因为经常处于缺氧状态，膳食中的脂肪量比其他运动员应更少些。游泳及冬季运动项目，如滑雪、滑冰等，因机体散发能量大，食物中脂肪量可以比其他项目高些，但也不宜超过总能量的 35%。

四、碳水化合物代谢

（一）碳水化合物在运动中的作用

1. 提供运动所需的能量　短时间大强度运动时的能量绝大部分由碳水化合物（carbohydrate）（糖）供给，长时间小强度运动时，也首先利用糖氧化供给能量，当可利用的糖耗竭时，才动用脂肪或蛋白质供给能量。运动中，肌肉摄取的糖量可达安静时的20倍或更多。糖氧化时耗氧量少，在消耗等量氧的条件下，糖的产能效率比脂肪高4.5%，这一优点在氧不足的情况下尤为重要，有时可成为比赛时决定胜负的主要因素。

2. 延缓疲劳出现　运动中肌糖原耗损或低血糖与长时间运动疲劳有关，多年来为国内外广大学者所公认。很多实验研究结果提示，运动前、中、后补糖有提高耐力和延缓中枢疲劳的作用。摄取糖提高运动能力与运动中糖的可利用度和糖的氧化率有关；此外，摄糖对预防神经低血糖症有有益的作用。补糖不仅可以提高耐力项目运动员（如马拉松、铁人三项、长距离骑车或游泳等，和运动时间在45分钟到2小时以上的训练或比赛）的运动能力，而且对高强度持续3～6分钟的间歇性运动（如球类）或高强度的冲刺性运动也有作用。

3. 稳定免疫功能　运动中补糖使血糖浓度保持良好水平，减少应激激素的分泌，有利于稳定免疫力。

4. 组成机体组织　所有的神经组织及细胞核中都含有糖。肝脏与肌肉的糖原含量最高，核糖及脱氧核糖是核酸及核蛋白不可缺少的组成成分，细胞间质及结缔组织中含有大量的黏多糖类物质。

5. 抗酮体生成　因为糖可减少脂肪酸的分解，也即有抵抗酮体生成的作用。

6. 节约蛋白质　机体糖充足时，糖首先被动用，因此对蛋白质有保护作用。

7. 增加饱腹感　摄入含糖食物容易增加饱腹感，尤其是吸收缓慢和抗消化吸收的糖，如血糖生成指数低的糖和抗性淀粉，更能延长饥饿到来的时间。

（二）运动前、中、后补糖的意义

运动前补糖可增加体内肌糖原、肝糖原储备和血糖的来源。运动中补糖可提高血糖水平、节约肌糖原、减少肌糖原耗损以延长耐力时间。运动后补糖是为了加速肌糖原的恢复和能量恢复。运动前体内肌糖原含量高，运动到衰竭的时间（即耐久力）延长。

体内的糖储备包括肌糖原、肝糖原和血糖三类。肌糖原的浓度按0.5%～1%计算，全身共约250g，是糖储备的最大部分。肝糖原的平均浓度约为5%（2%～8%），总计75～90g，血糖平均以1g/L计算，全身仅5～6g。体内糖储备的总量为300～400g。在大于1小时的运动如长跑、长距离游泳、自行车、滑雪、马拉松、铁人三项、足球、冰球、网球等，可使体内糖储备耗竭。糖原耗竭可影响运动的能力，特别是耐久力。运动前或运动中适量补充糖有利于维持血糖水平并可提高运动能力，延缓疲劳的发生。

体内糖原水平对耐力有明显影响，并受外源性或膳食碳水化合物补充量的影响（表28-6）。肌糖原水平的降低与疲劳和外伤的发生有密切关系。

（三）补糖的方法与措施

1. 运动前、中、后的补糖　运动前，可在大运动量前数日内增加膳食中碳水化合物至总能量的60%～70%（或10g/kg），也可采用改良的糖原负荷（carbohydrate loading）法，即在赛

表 28-6 膳食对肌糖原水平和耐力的关系

膳食	肌糖原（g/100g 湿肌肉）	运动至衰竭的时间 / 分钟
混合膳食	1.73	113.6
高脂肪、高蛋白	0.63	56.9
高碳水化合物	3.31	166.5

前一周内逐渐减少运动量、直至赛前一天休息，同时逐渐增加膳食中的含糖量至总能量的70%；或在赛前 1～4 小时补糖 1～5g/kg（赛前 1 小时补糖时宜采用液态糖）。关于避免在赛前 30～90 分钟补糖，预防血中胰岛素升高的提法，现有不同的观点和争论。有人提出运动前 1 小时摄糖，使血浆糖和胰岛素增加，虽然肠道在进行性地吸收糖，运动一开始，由于血胰岛素升高、肌肉收缩运动使肌糖摄取增加以及肝糖输出抑制等联合作用，使血糖下降；但另有人提出因为运动开始后，肾上腺素和去甲肾上腺素的释放，会抑制胰岛素的分泌，因此血糖仍然升高。考虑到影响血糖因素的复杂性，包括胰岛素、肌肉收缩活动对肌肉葡萄糖摄取，胰岛素和儿茶酚胺刺激和抑制的平衡，肝糖输出量和糖吸收量等，建议在使用补糖措施提高运动能力时，应提前进行适宜补糖时间的试验。一般认为，运动前补糖有利于扩大体内糖池，增加糖的可利用度和氧化率，因此仍主张在运动前不影响胃肠道功能情况下，尽量多补充糖。但对于比赛持续时间不足 1 小时的运动，糖原不会耗竭，正常的膳食和正常的糖原储备足以提供运动所需要的能量，而且，肌糖原含量过高会结合过多的水，使肌肉弹性降低，严重的会出现肌肉酸痛，甚至导致运动疲劳过早出现。所以，赛前或连续比赛期间采用糖原负荷补糖，主要是在耐力性项目运动员中进行，力量和速度性项目则较少采用。

运动中，每隔 30～60 分钟补充含糖饮料或容易吸收的含糖食物，补糖量一般不大于 60g/h 或 1g/min；可以采用含糖饮料，少量多次饮用；也可以在运动中使用易消化的含糖食物（如面包、蛋糕、巧克力）等。

运动后，内源性糖原明显耗损应优先恢复。开始补糖的时间越早越好。理想的是在运动后即刻、头 2 小时补糖 50g，以后每隔 1～2 小时连续补糖。运动后 6 小时以内，肌肉中糖原合成酶含量高，可使存入肌肉的糖达到最大量，补糖效果最佳。补糖量为 0.75～1.0g/Kg，24 小时内补糖总量达到 9～16g/kg（500～600g 糖）。

2. 补糖类型 葡萄糖吸收最快，最有利于合成肌糖原；果糖吸收后主要在肝脏进行修饰，其合成肝糖原的量约为葡萄糖的 3.7 倍，果糖引起胰岛素分泌的作用较小，因此不抑制脂肪酸的动员，但使用量大时，可引起胃肠道紊乱，果糖的使用量不宜超过 35g/L，并应与葡萄糖联合使用。低聚糖一般由 3～8 个单糖组成，甜度小，其渗透压低（为葡萄糖的 1/4），吸收速度比单糖和双糖慢，因此可通过补充低聚糖，使运动员获得较多的糖。淀粉类食物含糖量为 70%～80%，但释放慢，因此不会引起血糖或胰岛素的突然增加，淀粉类食物除了含有复合糖外，还含有维生素、无机盐和纤维素，可在赛后稍为靠后的饮食中加强。

由于个体对摄糖的反应变异很大，建议应当先让运动员试用不同类型、不同浓度及口感的饮料，以选择赛前或赛中使用的糖饮料。研究报道，运动后早期（<6 小时）摄入葡萄糖或蔗糖后，肌糖原的储备率高于果糖，这与摄入高血糖生成指数食物和低血糖生成指数食

物比较，所观察到的结果一致。此外，补充糖时附加蛋白质，会增加血浆胰岛素反应，从而增加运动后糖储备。

3．血糖指数在补糖中的应用 研究显示，与中、高血糖指数食物比较，运动前30～60分钟进食低血糖指数食物，可以减少运动中糖的消耗，在耐力运动后期仍然能保持较高的血糖水平，而且脂肪氧化速率较高，表明运动前进食低血糖指数食物有益于改善运动耐力，对耐力运动项目具有积极的作用和意义。

关于运动后补糖，研究显示，在运动后恢复的6小时内，进食高血糖指数的食物比低血糖指数食物会有更高的糖原储备，加快能量的恢复。但当恢复时间超过24小时，糖的总摄入量足够时，高血糖指数食物对加速糖原的恢复不再具有优势。因此，运动后恢复早期应适当摄入中、高血糖指数的食物，随后恢复期的进食基本目标是摄取足够的糖，以充分恢复机体糖储备，所以提供的食物分量要高，口感要好，并注意饮用足量的水。

（四）运动员碳水化合物的需要量与膳食参考摄入量

运动员摄取平衡的混合膳食中碳水化合物的供给量应为总能量的60%左右。有专家建议，进行长时间运动时应增加糖的摄入量至总能量的65%，大强度耐力训练运动员的碳水化合物供给量应为总能量的60%～70%，中等强度运动时为50%～60%，缺氧运动项目为65%～70%。我国学者推荐的中国运动员每日碳水化合物适宜摄入量为总能量的55%～65%，耐力项目可以增加到70%。

五、水与矿物质代谢

（一）运动员水和电解质代谢特点

由于日常性的大运动量的训练和比赛，运动员的水代谢与普通人显著不同，主要表现为大量出汗；因通气量增加而从呼吸道丢失大量水分；尿量减少和代谢水产生增多。由于出汗量大，汗液中含一定量的电解质，因此，汗液电解质的丢失增加是运动员电解质代谢的主要特点。

当运动员在高温高湿环境下进行大强度运动训练或比赛时，为排出体内产生的热，维持恒定体温，会大量出汗。运动强度是影响出汗率的主要因素，运动强度越大，出汗率越高。一次高强度大运动量的训练可丢失汗液2～7L。出汗率还与运动的持续时间、运动环境的温湿度和热辐射强度、运动员的适应程度等因素有关，环境的温度、湿度和热辐射强度越大，出汗率越高。在温度25～35℃下，进行4小时长跑训练，平均出汗量达到（4.51±0.30）L。在温度37.9℃、相对湿度80%～100%的环境下踢足球70分钟，出汗量高达6.4L，出汗量达到体重的6%～10%。运动员在马拉松比赛中的出汗量可达5L，如果运动员体重为70kg，则失水量为体重的7.14%。

运动员在高温高湿环境中训练，随着出汗量的增加，汗钠、钾、镁的丢失也显著增加。汗液中电解质的浓度见表28-7。

运动中机体电解质的代谢过程加快，血液电解质的浓度随运动负荷的性质、强度、持续时间、运动员体内电解质基础水平、出汗状况等多种因素的不同而变化，可出现显著升高、降低或无变化。运动中和运动后评价血液电解质浓度的变化时，要注意血容量的改变，对血容量进行校正，以避免因血容量浓缩或稀释而导致对电解质浓度变化的错误评定。血液电解质的浓度与机体的营养状况、功能状态和疲劳程度也有关系。

表 28-7 汗液中电解质的浓度

电解质	浓度
钠	(43.48±15.48)mmol/L
钾	(8.31±2.15)mmol/)
钙	(2.55±1.10)mmol/L
镁	(0.54±0.33)mmol/L
锌	(12.20±3.10)μmol/L
铁	(10.70±5.40)μmol/L
铜	(4.70±7.90)μmol/L

引自：何英强，陈吉棣. 1987.

（二）脱水和复水对运动能力的影响

1. 脱水损伤运动能力　运动性脱水（exercise induced dehydration）是指由于运动而引起体内水分和电解质（特别是钠离子）丢失过多。根据丢失水分的多少，可将运动性脱水分为轻度脱水、中度脱水和重度脱水。当失水量为体重的 2% 左右时为轻度脱水。轻度脱水以细胞外液，即血液和细胞间液的丢失为主。由于血容量减少，造成运动时心脏负担加重，因此运动能力受到影响。失水量为体重的 4% 左右时为中度脱水。此时，不仅有细胞外液的丢失，还有细胞内液的丢失，两者的丢失量大致相等。容易疲劳，运动能力下降。当失水量达到体重的 6% 以上时为重度脱水，这时细胞内液的丢失量大于细胞外液的丢失量。脱水对呼吸系统的影响可导致最大吸氧量降低，维持最大吸氧量的时间缩短。

通过提高对脱水的耐受性和及时补液，可以预防运动性脱水。运动员长期处于热环境下运动，对高温和脱水可产生一定的适应性或耐受性。研究显示，一般训练水平的运动员当失水量为体重的 2%～3% 时，其机体的循环功能、体温调节能力、最大吸氧量和运动能力都受到明显的影响。而已有适应性的高水平运动员失水量达体重的 5% 时，对各种功能和运动能力仍无明显的影响。耐受性好的运动员受热后，体温变动较小，心血管的紧张性较低，机体代谢率和酶及激素的反应性也较低，而运动员的出汗排热能力加强，汗液中电解质的含量也减少，换气过频的状况有所改善。研究表明，接受过系统高强度耐力训练的运动员可以较好地耐受运动时间大于 2 小时、产热率为 80kJ/min 的运动。血容量的扩充可能是运动训练促进机体对运动性脱水适应的机制之一。增强训练水平和提高在高温高湿环境下运动的适应能力，对运动性脱水的预防具有积极的作用。

防止运动性脱水的关键是及时补充液体，根据运动员的个人情况和运动的特点，在运动的前、中、后补充液体，使机体水分和电解质达到平衡。

2. 复水恢复运动能力　运动员如处于脱水情况，不仅会增加热病的危险，其高强度运动能力或有氧耐力均受损害。有效地恢复运动训练中丢失的体液，即身体复水（rehydration），脱水后的再水合是恢复过程的重要策略，但往往未得到运动员的重视。

复水应包括液体的总量和电解质两部分，因为体液的平衡与补液量、与液体中的电解质量（主要是指钠和钾盐）和含糖量有关，只喝白水不能有效地获得正常水合。如饮用不含电解质的饮料可使血浆渗透压下降，致使饮水动机减弱，并刺激排尿。运动饮料中应含有中等略偏高的钠盐，同时有少量钾盐。钠、钾分别是细胞外和细胞内的主要离子，对维持血浆渗透压、加压素（抗利尿素）及醛固酮有重要作用，并促进饮水。汗液中钾盐相对少于钠盐，但因其是细胞内的主要离子，补充钾盐有助于细胞内水分存留，促进复水合。

（三）运动员补液的原则

应根据运动员的个人体质、运动训练或比赛的情况和环境因素，以及以往的经验，及时补液。最好在运动前、中进行预防性补液，避免脱水的发生，防止运动能力的下降；运动后及时补液，促进恢复。补液原则应遵循少量多次，避免一次性大量补液对胃肠道和心血管系统造成的负担加重。补液的总量一定要大于失水的总量。适当正确选择运动饮料。

运动饮料（sports drink）是一种在科学研究基础上，针对运动时的能量消耗、机体内环境改变和细胞功能降低而研制的，并能在运动前、中、后为人体迅速补充水分、电解质和能量，维持和促进体液平衡以及快速恢复的保健性饮品。2000 年 6 月我国发布《运动饮料国家标准》（GB15266—2000），2009 年进行修订（GB15266—2009），明确规定了可溶性固形物（主要是糖）和钠、钾等含量范围（表 28-8）。

表 28-8 《运动饮料国家标准》（GB15266—2009）

项目	指标
可溶性固形物（20℃折光计法，%）	3.0～8.0
钠（mg/L）	50～1 200
钾（mg/L）	50～250
抗坏血酸（mg/L）	≤120
硫胺素及其衍生物（mg/L）	3～5
核黄素及其衍生物（mg/L）	2～4

1. 运动前补液　许多运动员往往不注意运动前补液，主要是对运动前补液的重要性认识不足。有的人则担心运动前补液会加重胃肠负担，引起胃痉挛。大量科研和实践已证明，只要采取正确方法，运动前补液不会造成任何副作用。补充的液体中可含有一定量的电解质和糖。补充的量应根据具体情况而定。可在运动前 2 小时饮用 400～600ml 的含电解质和糖的运动饮料，也可于运动前 15～20 分钟补液 400～700ml，要少量多次摄入，每次 100～200ml，分 2～4 次喝完。不要在短时间内大量饮水，否则会造成恶心和排尿，对运动训练或比赛不利。

2. 运动中补液　如果运动中出汗量大，运动前的补液不能满足体液的平衡，为预防脱水的发生，有必要在运动中补液。补液的量根据出汗量而定。在一般情况下，补液的总量不超过 800ml/h。运动中补液必须少量多次地进行，可以每隔 15～20 分钟补液 150～300ml，或每跑 2～3km 补液 100～200ml。在高温下进行较高强度的运动，补液量如果低于 300ml/h，往往不能满足运动员的需要，但如果补液过多，又可造成运动员的恶心和呕吐。运动中的补液量一般为失汗量的 50%～70%。这样，运动后仍然需要继续补液，使液体的进出达到平衡。一般情况下，如果运动时间不超过 60 分钟，补充白水即可。如果长于 60 分钟，则应补充含电解质和糖的运动饮料。

3. 运动后补液　运动员在运动中常常只能补充汗液丢失量的 50%，体液的恢复较慢，而且不完全，因此运动后也要进行补液。当补液量大于出汗量，并达到出汗量的 150% 时，体液才能较快地达到平衡。补充液体中的钠含量也会影响补液的需要量。当钠浓度高时，尿量会减少，因为钠离子在体内能起到如“海绵”一样的作用，把水分留在体内，从而有助于体液的恢复，但补充液体中的钠盐不宜过多，钠浓度过高会影响口感，减少液体的摄入量。运动后复水合饮料的电解质浓度应高于运动中使用的饮料。因此，运动后补液以摄取含糖 - 电解质运动饮料，效果最佳。除补液外，还补充能量。恢复用饮料的糖浓度可以是 5%～10%，钠盐的含量可为 30～40mmol/L 以获得体内快速复水合。对于恢复用饮料，口感要好，口感好坏对饮用量是一个重要的决定性因素。

运动后应补充的液体总量可通过运动前后称体重，由体重丢失的量，确定补液的量，并找出自己所能耐受的补液量。补液的原则是少量多次，切忌暴饮。一次大量喝水，仅一时抑制口渴感觉，但会增加排尿和出汗，甚至使体内电解质进一步丢失，增加心、肾负担，稀释胃液，影响食欲，延长恢复时间。

（四）钙

1. 运动对钙代谢的影响　营养调查常见到运动员钙（calcium）缺乏或不足现象，尤其是女运动员，其原因主要有：①钙摄入量不足，只有 800mg/d。控体重和闭经的女运动员有 1/3 存在钙摄入量不足问题。②丢失量大。运动可增加钙丢失，运动员在运动训练和比赛中要从汗液中丢失大量的钙。汗液中钙含量约为 2.55mmol/L（102.2mg/L），按此推算，如果运动员每日出汗 3L，则有约 300mg 的钙从汗液中丢失；如果运动员在高温环境下训练和比赛，每日的出汗量可达 5～6L，那么从汗液中损失的钙可达 500～600mg。

2. 钙营养对运动能力的影响　由于钙在维持神经和肌肉细胞的兴奋性、骨骼肌的收缩、细胞内第二信使等方面具有重要功能，钙营养对保持运动能力的作用非常重要。钙缺乏可引起肌肉抽搐，长期钙摄入不足可导致骨密度下降，骨质疏松和应激性骨折。闭经的女运动员更容易发生应激性骨折。目前运动员闭经的机制虽不完全清楚，但骨密度低或骨质疏松与钙营养、运动和雌激素水平三个因素有关。国外资料报道女运动员三重综合征（female athlete triad）即饮食紊乱、闭经和骨丢失，不仅影响运动能力，而且对运动员即刻和长远健康都可造成严重影响。大运动量训练所引起雌激素水平下降和骨丢失，仅靠补钙是不能逆转的。

研究显示，并不是所有竞技运动员都有发生骨质丢失 / 骨量减少的危险。高强度运动也可以增加骨密度（bone mineral density，BMD），即使是闭经的运动员。Robinson 等对闭经或月经过少的体操和跑步运动员的 BMD 进行比较研究，发现体操运动员股骨颈、腰椎和全身骨量都高于同龄人的均值，而跑步运动员低于正常对照和体操组。这表明体操训练过程中增加负荷和肌肉收缩，对骨形成有益，可以对抗闭经或月经过少引起的骨吸收。肌肉力量和瘦体重与腰椎、股骨颈和全身 BMD 呈正相关。

3. 膳食营养保障措施健康教育　让女运动员了解膳食和生活方式对骨健康的影响。提供给运动员的有关钙的信息应当包括不同的钙的食物来源，如果补钙，应首选碳酸钙。奶和奶制品是钙的良好来源，不仅含钙量丰富，而且容易吸收。对于乳糖不耐受者，可以喝酸奶或采取每次摄入少量牛奶或其他方法，如饭前摄入乳糖片或吃经液体乳糖处理过的食物。对于乳糖完全不耐受者或在应激期间（如重大比赛）有乳糖不耐受程度增加者可以通过钙的其他食物来源补充钙或使用钙补充剂。海产品、豆及豆制品、绿叶蔬菜、带小骨头的罐头鱼、强化钙的强化食品（如果汁、面包、活性钙奶）、干果、杏干、软化的鱼刺等都含有较多的钙。

（五）铁

1. 运动对铁代谢的影响　对于运动员，铁缺乏一直是一个备受关注的、与全身健康和运动能力有关的问题。运动训练使铁的需要量和丢失增加（包括汗铁丢失、铁吸收减少等）。运动员中的青少年、耐力性项目、女运动员和控制体重的运动员均为缺铁性贫血的易感人群，研究表明，运动可加快铁在机体的代谢。长期大强度运动训练使组织内储存铁的含量明显下降。运动使红细胞的代谢周转率加快。运动对红细胞有破坏作用。红细胞的代谢加快说明运动机体对铁的需要量增加。运动可使肌肉增大，肌肉中含铁酶的含量增加，都表明运动使铁的需要量增加。汗液中含有一定量的铁，如果按运动员在高温环境下出汗 4L 推算，从汗液丢失的铁可达 1.54～3.70mg。另外，由于运动员膳食中的脂肪较多和维生素 C 较少，导致膳食铁吸收率低。运动对铁的吸收也有影响。运动员在训练期膳食铁的吸收率为（8.77±2.90）%，显著低于停训期的（11.90±4.74）%。

研究发现，女运动员的铁储备状况差于男运动员。女耐力运动员由于经血丢失铁，加上不良的饮食习惯，常常处于低水平的铁储备状态。对女运动员的膳食评价研究结果显示，铁的摄入量常常低于许多国家的推荐摄入量标准。此外，还有些需要控体重和保持体形的运动项目如体操、花样滑冰等，女运动员在减体重期间膳食总摄入较少，也容易造成铁的缺乏。

2. 铁营养对运动能力的影响　铁储备低会增加发生贫血的危险性，并影响运动成绩。研究表明运动员的铁营养状态不仅与运动能力有关，而且与认知能力也有关。没有出现贫血的低铁状态对女青少年的记忆力和言语学习能力有害。研究显示，当运动员的铁营养处于缺乏的状态或已经发生缺铁性贫血，补充铁剂对改善铁营养状况、提高运动能力的效果非常显著。如果铁营养正常，补充铁则对运动能力的提高效果不明显。另外，如果过量补充铁，有可能造成铁的毒性反应，对运动能力产生不良影响。

3. 膳食营养保障措施　加强铁营养的意识、早期检测和具备适当的铁营养知识是预防铁缺乏的重要措施。女运动员最好一年筛查一次，特别是长期节食者，月经期长、量多者，运动训练量大的耐力运动员和素食运动员等高危人群，以便检测铁缺乏的早期状态。

对于已经出现贫血的运动员，需要进行补铁治疗。由于大剂量的铁可能引起中毒，补铁应在严格的医生监督下进行。预防性补铁应采用小剂量，每日 0.1～0.3g，不可超过 3 个月。

为了增加铁的摄入，运动员应注重动物性食物来源的铁摄入，主要是血红蛋白铁，比蔬菜来源的铁更易于吸收。肉类膳食（如禽和鱼）与蔬菜混合食用可增加蔬菜铁的吸收；与含维生素 C 的食物（如橙汁）同时食用可增加动物铁的吸收。如果膳食中肉很少或没有肉，多摄入富含铁的食物如水果干、熟豆、深绿叶蔬菜、全麦食物和强化铁的食物，也可以增加铁摄入。此外，使用铁制炊具同样可以有效地增加铁摄入量。

（六）锌

1. 运动对锌代谢的影响　长期进行大运动量训练可使运动员血清锌含量处于较低水平。我国学者研究了 324 名进行过系统运动训练的优秀运动员安静时血清锌的水平，发现尽管他们的膳食锌摄入量达到 30mg/d，超过推荐供给量（20～25mg/d），但是，血清锌水平处于缺乏状态（<11.5μmol/L 或 <750μg/L）的运动员占 8.3%，低水平者（13.8μmol/L 或 <900μg/L）占 32.7%，在冬季低水平者达 40%～50%。运动员血清锌低与运动员的锌代谢较快、排出增多、吸收率下降等因素有关。高温环境中运动训练，运动员每天从汗液丢失的锌可达 5mg。

而且，研究显示，运动员在运动日的尿锌排出量比非运动日高。急性、剧烈的短时间运动可使锌从尿液排出增多，运动后恢复期从尿液排除的锌减少。可见，运动引起锌消耗增多，运动员的锌需要量大于普通人。另外，运动员肠道锌吸收率的明显降低，可能是运动员低锌血症发生的重要原因之一。对运动员肠道的锌吸收率进行测定，发现训练期的锌吸收率为(33.5±24.1)%，显著低于停训期的(45.6±23.3%)。训练期肠道锌吸收率的降低可能与运动时肠道供血量减少有关。

2. 锌营养对运动能力的影响　充足的锌营养对肌肉的正常代谢十分重要，锌缺乏可引起肌肉生长发育缓慢和重量减少。锌缺乏大鼠骨骼肌的收缩力和游泳能力明显下降。给锌不足的运动员补锌，可加强运动员肌肉代谢，提高肌肉力量。

3. 膳食营养保障措施　一般情况下，运动员通过选择富含锌的食物，可以达到锌需要量。锌的主要食物来源是动物性食品。肉类、蛋类和海产品含量较高，蔬菜水果较低。如果膳食供给不足，可以考虑使用膳食补充剂。

(七) 运动员钙铁锌参考摄入量

运动项目不同，运动员对钙的需求也不同。推荐的中国运动员每日钙的适宜摄入量为1 000～1 500mg。大运动量项目运动员，在高温环境下训练或比赛时的钙摄入量可考虑上限，即1 500mg。英国推荐11～24岁的闭经运动员每日钙的供给量为1 500mg，月经正常运动员为1 200mg。

运动加快铁和锌的代谢，使铁和锌吸收受到影响，排出增多。这些都增加了运动员对铁和锌的需要量。推荐的中国运动员每日铁和锌适宜摄入量均为20mg，大运动量或高温环境下训练或比赛为25mg。

六、维生素代谢

(一) 运动对维生素代谢和需要量的影响

运动训练增强能量代谢。维生素作为能量代谢辅助因子，适量供应会有利于产生能量并改善神经系统功能。早年的研究已证实，肌肉活动可加速维生素缺乏症的发生，并使其症状加重。运动员维生素需要量应高于静态生活的人群是由于：①运动训练使胃肠道对维生素吸收功能下降；②汗液、尿液及粪便中排出量增加；③体内维生素的周转率加速；④高强度运动训练的初期适应和/或急性运动训练使能量代谢突然增加等情况。

通常认为，运动员摄取平衡膳食(即能量充足和多样化的膳食)可以满足各种营养素生理需要量。一般情况下，采用平衡膳食的运动员在摄入能量充足时，中、小强度运动训练不会引起维生素营养状况的恶化，但是运动员营养调查结果常显示运动员存在边缘性维生素营养缺乏。应当注意的是目前对运动员的维生素营养状况缺少经常性监测，还未能做到准确恒量运动员维生素的营养状况。

(二) 维生素营养与运动能力

有关维生素营养与运动能力的关系已引起广泛重视。维生素参与机体的各种代谢，缺乏或不足时会对运动能力产生不利的作用，即使是轻度的缺乏也会有影响，表现为倦怠、食欲下降、头痛、便秘、易怒、疲劳、活动能力减弱、抵抗力下降、做功量减少、运动效率降低。

1. 水溶性维生素　补充维生素与运动能力的关系的研究结果常不一致。有实验研究报道，让受试者食用维生素 B_1、维生素 B_2、维生素 B_6 和维生素C含量低的饮食(摄入量仅能满足需要量的 1/3 左右)，经过 8 周后，这四种维生素的血液指标表现出轻度和中等度的缺乏，运动能力测试结果为有氧做功量降低 16%，无氧阈值降低 24%；当再以 2 倍的维生素需要量进行补充，2 周后，这些受试者的做功能力得到改善，但未能恢复到缺乏前状态，这与体内维生素缺乏状态未获得完全恢复有关，而且有些维生素要在体内转变成辅酶后才起作用。所以在赛前要校正 B 族维生素缺乏状态，至少应在比赛的 2～3 周前补充，补充时间短可能会不起作用。维生素 B_{12} 缺乏可使运送氧的能力下降，可影响到最大有氧能力和亚极限运动能力，但实际上运动员和正常人一样，维生素 B_{12} 缺乏很少见。

2. 脂溶性维生素　对于维生素 A 营养状况良好的运动员，不需再额外补充维生素 A。补充维生素 A 好像并不能提高运动能力。β- 胡萝卜素和维生素 A 的抗氧化作用是否能降低由于自由基活性所致的运动损伤仍需要进一步研究。

维生素 E 的补充对提高在高原训练的运动能力具有一定重要意义。受试者在接受维生素 E 补充后，在海拔 1 667m 处的最大吸氧量增加 9%；在 5 000m 高度处增加了 14%。一般运动训练情况下，不鼓励补充维生素 E，尤其是大剂量补充，因为大量维生素 E 可减弱蛋白质分解。Booth 曾提出，某些蛋白质分解是刺激运动后蛋白质合成所需要的。补充维生素 E 对体能的影响仍缺少证据。

缺乏维生素可导致工作能力的下降，校正维生素缺乏或不足状态，可以提高运动能力。但当运动员体内维生素已处于良好水平时，额外补充甚至超常量（DRIs 的 10 倍或更多）使用某一种或几种维生素制剂，效果往往不明确。过量补充某一种维生素会引起体内维生素的不平衡。对运动员维生素营养状况进行定期监测是必要的。

（三）运动员的维生素参考摄入量

维生素 B_1 的需要量与机体运动强度，食物中含量及气温条件等因素有关。体力活动时，维生素 B_1 的排出量下降。维生素 B_1 排出量减少被认为是机体的消耗量增加。此外，运动员维生素 B_1 的需要量还与运动负荷量有关。耐久力和神经系统负担较重的运动项目如游泳，马拉松、体操、乒乓球等都需要较多的维生素 B_1 营养。有人报道维生素 B_1 的供给为 5mg/d 时，可使游泳的速度耐久力增加；马拉松运动员每日维生素 B_1 供给达到 10mg 时，才能保持功能正常；当每日维生素 B_1 供给量为 4mg 时，乒乓球运动员的尿排出量才能达到正常水平。因运动增加的维生素 B_1 需要，应尽量从食物消耗中取得，必要时可采用维生素 B_1 制剂。

运动训练可能增加维生素 B_2 的需要量。国内的营养调查研究表明，我国优秀运动员维生素 B_2 的缺乏或不足相对低于维生素 B_1 的检出率，但有 20%～30% 的不足或边缘性缺乏情况。因此，对于生长发育期的儿童青少年、能量消耗大、控体重、减体重以及素食或不吃动物蛋白的运动员，应更加关注他们的维生素 B_2 营养状况。

由于运动引起代谢途径加速，Manore 建议运动员和活动量大的人群维生素 B_6 摄入量应增加。运动中氨基酸分解对能量的贡献不会超过 10%，因此，不清楚维生素 B_6 不足对氨基酸的分解的影响是否会损害运动能力。维生素 B_{12} 缺乏是很少见，但对完全素食的运动员应注意适量补充维生素 B_{12}，因完全素食人群容易发生缺乏。

运动可能使维生素 C 的需要量增加。一次运动可使机体血液中维生素 C 含量增加，同时，脏器中维生素 C 含量减少。以尿中维生素 C 的排出量判断，为使体内维生素 C 达到饱和水平（即口服维生素 C 500mg 后，4 小时尿排出负荷量的 50%），运动员在训练期的 RDA

推荐为 140mg/d，比赛期为 200mg/d。改善运动员维生素 C 的营养，仍应从增加运动员膳食的新鲜蔬菜和水果的途径来解决。

运动员与正常人相似，维生素 D 和维生素 E 的缺乏少见。维生素 A 的需要量随机体劳动强度、生理病理情况及视力的紧张程度而变化。有报道，运动员在高原训练或在低氧压条件下训练，补充维生素 E 有提高最大吸氧量，减少氧债和血乳酸等作用。高原训练情况下维生素 E 的补充应注意适量。室内训练的运动员应注意适量的维生素 D 摄入。

我国学者推荐的中国运动员每日膳食维生素适宜摄入量（AI 值）见表 28-9。

表 28-9　推荐的中国运动员每日维生素适宜摄入量（AI 值）

名称	AI 值
维生素 B_1	3～5mg
维生素 B_2	2～2.5mg
维生素 B_6	2.5～3.0mg
维生素 B_{12}	2μg
烟酸	20～30mg
叶酸	400μg
维生素 C	140mg（比赛期 200mg）
维生素 A	1 500μgRE（视力紧张项目 1 800μgRE）
维生素 D	10～12.5μg
维生素 E	30mg（高原训练 30～50mg）

引自：陈吉棣，等. 2001.

第二节　运动营养补充品与运动能力

竞技性体育运动追求的是在竞赛中最大程度地发挥个人潜能，表现出众。营养选择会直接影响运动员的表现，合理营养有助于提高运动能力，这一共识激发了人们对运动营养补充品的兴趣，用于提高运动能力的营养补充品在运动员中的应用很普及，这些产品的卖点也很好。有关这些营养补充品与运动能力的研究也不少。

一、营养物质类

（一）乳清蛋白

日益增加的研究报告显示，乳清蛋白（WPI）可以给运动员提供许多独特的益处。乳清蛋白是牛奶乳清中的一类可溶性蛋白的总称，含有多种营养成分和生物活性物质，如 β- 乳球蛋白、α- 乳白蛋白、免疫球蛋白、糖巨肽、牛血清白蛋白、乳铁蛋白、乳过氧化物酶、乳糖和矿物质等。乳清蛋白在增加肌肉力量，改善机体组成，促进快速恢复，增强免疫，助潜能更好发挥和提高运动成绩方面具有重要作用。

在多个涉及力量训练的试验中，与碳水化合物和其他蛋白质组相比，摄入 1.2～1.5g/（kg•d）乳清蛋白连续 6～12 周，肌肉力量在一系列的测试中均显著提高，最大做功量和 30 秒做功量均大于酪蛋白对照组，体脂明显下降，同时淋巴细胞谷胱甘肽水平增加。因此乳清蛋白补充可以帮助运动员增强力量。

阻力训练是改善机体组成最有效的方法。在一组进行阻力训练的男性中，补充乳清蛋白 1.5g/（kg•d），其瘦体重的获得量和脂肪降低量是对照组的 2～5 倍。与补充碳水化合物的对照组相比，补充乳清蛋白后 2 型肌纤维的大小增加了 543%。另外，乳清蛋白组肌肉纤维大小的增加与肌肉力量的增强显著相关。

研究表明，训练后立即补充含有蛋白质和碳水化合物的饮料可提供更多有效的糖原储备，更多地刺激蛋白质的合成速率和代谢激素的合成，并防止运动性免疫功能抑制，也可使运动员在后续训练中运动能力提高 24%。在训练期间，与酪蛋白或大豆蛋白相比，喂饲乳清蛋白大鼠肝糖原储备更多。这一研究表明，膳食中蛋白质类型会影响肝糖原的含量。

不同于其他膳食蛋白如大豆蛋白，研究表明，乳清蛋白可以提高机体内谷胱甘肽的合成，或有助于维持谷胱甘肽水平，提高运动能力的作用。在一项快速循环跑试验中，给健康男性和女性补充乳清蛋白 20g/d，持续 12 周，可增加血液淋巴细胞谷胱甘肽水平，提高最大力量水平和整体训练能力。另一项试验中，连续 70 天摄入各种蛋白质，分离乳清蛋白组是唯一表现为氧化损伤明显减少、肌肉抗疲劳能力增强以及硒水平改善。在为期 6 周的高强度公路自行车耐力训练中，摄入乳清蛋白 1g/（kg•d）可防止整个血液系统和单核细胞中谷胱甘肽含量下降。

（二）多肽

多肽（包括小肽或微肽）是蛋白质的分解产物，比完整的蛋白质更容易消化吸收。运动后不久在消化系统还没有完全恢复正常工作的情况下补充多肽，可加快肽的酶解和氨基酸的吸收利用，有利于运动相关组织器官的快速修复以及增肌性合成代谢。乳清蛋白水解物的运动实验结果支持以上结论。此外还发现富含 L- 异亮氨酸和 L- 亮氨酰 -L- 异亮氨酸二肽的乳清蛋白水解产物，有助于促进骨骼肌葡萄糖转运蛋白（GLUT 4）从细胞核周围转位到细胞膜，从而提高 GLUT4 将肌细胞外葡萄糖转运进入肌细胞内的能力，促进葡萄糖的氧化供能或肌糖原合成。

（三）支链氨基酸

支链氨基酸特别是亮氨酸的研究涉及多方面。亮氨酸是一种支链氨基酸，是必需氨基酸。在骨骼肌中支链氨基酸具有易被氧化供能的作用，又可刺激肌肉蛋白质合成和为糖异生提供前体。因此，亮氨酸在运动营养补充品中备受重视。

运动时，肝脏和肌肉从血液中摄取亮氨酸增加，使血中亮氨酸浓度下降。下降程度与运动强度和时间有关，随着运动强度的增加和时间的延迟，血中亮氨酸下降的程度增加。4 小时的有氧运动可导致血亮氨酸下降 30% 以上，90 分钟的力量运动和短跑可使血浆亮氨酸下降 30%，短时间激烈的无氧运动可导致血浆亮氨酸下降 5%～8%。

在有氧运动前补充支链氨基酸 7.5g（亮氨酸 35%，缬氨酸 50%，异亮氨酸 15%）或 12g（亮氨酸 35%，缬氨酸 40%，异亮氨酸 25%）可减少耐力运动时肌肉蛋白质的降解速度。如果将支链氨基酸加入 5% 含糖饮料中，可提高马拉松运动员的运动耐力。短跑时服用含糖和支链氨基酸的饮料（BCAA 7.5～12g，糖 5%）可减少肌肉总乳酸积累，提高无氧运动能力。说明在大强度力量和速度训练期间应不断注意加强蛋白质和氨基酸营养。

（四）β- 丙氨酸与 β- 羟基 -β- 甲基丁酸

β- 丙氨酸对改善肌细胞内运动酸性疲劳的作用备受瞩目。补充 β- 丙氨酸可以提高肌肽（carnosine）含量，减轻疲劳和疲劳感，促进恢复，还能增加瘦体重，增加肌肉力量和运动能力。肌肽是由β-丙氨酸和L-组氨酸组成的二肽，具有抗氧化、调节钙离子、缓冲酸碱的作用。但是β-丙氨酸提高运动能力的效果有限。其实对于一种营养素，不要指望能有药物般的作用。如果有的话，那就不是营养素，而是兴奋剂了。

引起较多关注的还有β-羟基-β-甲基丁酸（β-HMB），它是亮氨酸在体内的代谢产物，补充后可增强骨骼肌蛋白质的合成，改善运动后肌肉的酸痛，有助于增加瘦体重，减少运动引起的肌肉损伤。不过研究显示，β-HMB的增肌作用，似乎与年龄和运动强度有关，对于运动强度不太大的老年人，效果不太明显。

（五）肌酸

1992年奥林匹克运动会后，当英国运动员包括一些金牌得主报告使用肌酸补充剂后，许多运动员为了提高肌肉力量或提高速度训练效果而口服肌酸。大量研究资料显示，口服适量肌酸确实能增加骨骼肌中磷酸肌酸和肌酸的含量，但对于改善运动能力却有不同的看法，而且过量服用肌酸会对人体健康带来不良影响。

肌酸主要存在于肉类食物，人体肝脏也可以利用赖氨酸和精氨酸合成肌酸，然后转运到肌肉。体内95%的肌酸存在于肌肉中。处于休息状态的肌肉，60%的肌酸是以磷酸肌酸的形式存在。口服肌酸补充剂会降低肌酸的内源性合成，但当停止服用肌酸时这种变化是可逆的。肌肉肌酸含量处于最低水平的个体对肌酸补充剂的反应最大，因此低肌肉肌酸的个体应用肌酸补充剂可能比其他人受益更多。

关于补充肌酸和运动能力关系的研究，大量的结果显示，补充肌酸能提高力量运动能力，尤其是等动、等张项目和各种循环测力项目；补充肌酸有利于高强度运动，尤其是取决于ATP-CP功能系统的爆发性项目如短跑；补充肌酸有助于减轻疲劳，加速肌肉能量恢复，防止运动性肌肉疲劳。常用补充肌酸的方法为大剂量为20g/d，5～7天，小剂量5g/d，5～8周，或者先用大剂量，然后小剂量维持。

补充肌酸尽管能促进运动员的身体功能，但补充肌酸同样也会有副作用。现有的研究报道，包括对肌酸剂量（从35g/d、3天到1.5g/d，5年）和应用人群（普通人群、无训练者到运动员），显示服用肌酸的副作用是使体重增加，这对于长跑运动员不利。补充肌酸还会明显引起无氧代谢加强，产生更多的乳酸，同时也有报道补充肌酸加重胃肠负担，引起肌肉拉伤、肌肉损伤等副作用。对于长期服用肌酸的安全性研究较少，特别是针对运动员的。现有的文献表明，长期补充肌酸（3～5年）对大多数人是安全的。但有关运动员长期补充肌酸的医学安全性还有待进一步研究。

（六）谷氨酰胺

谷氨酰胺是条件必需氨基酸，通过糖异生在肝脏中生成葡萄糖，与丙氨酸在肝脏中合成葡萄糖可占肝合成葡萄糖的30%。研究表明，谷氨酰胺比丙氨酸糖异生作用强一倍，而且在转变为糖原的过程中不会使血胰岛素和血糖升高，从而有助于调节运动时糖原的代谢和增强脂肪的消耗，因此有研究报告服用谷氨酰胺可降体重。同位素示踪法证明，在热应激条件下，谷氨酰胺可增加肌肉蛋白质合成，防止皮质醇诱导的肌肉蛋白质分解。长跑时，谷氨酰胺参与肝糖异生，在运动后和随后的恢复期都可造成血浆谷氨酰胺浓度下降。运动员过度训练时，血浆谷氨酰胺可下降30%，这种下降可引起肌肉蛋白质合成减少、小肠黏膜萎缩、免疫功能下降和工作能力下降。因此，在连续训练期间，在保证一般营养基础上，如何通过食物增加谷氨酰胺的补充，加速恢复，保证训练，防止过度训练，对运动员有现实意义。

研究显示，对正常人由膳食补充谷氨酰胺，按每千克体重0.285～0.570g剂量补充1周或30天，无不良作用，证明它是安全的。因此，可以用每天每千克体重0.3～0.6g的剂量口服。运动员在训练期间，尤其是在大运动量训练时，血中谷氨酰胺下降，为了防止免疫功能下降而引起感染，在膳食中应将蛋白质增加至1.2～1.8g/kg体重。马拉松运动员在比赛后服用含5g谷氨酰胺330ml含糖饮料，对预防运动后感染有益处。

（七）肉碱

肉碱是一种类维生素物质，是蛋氨酸和赖氨酸在体内的代谢产物，主要存在于红肉和乳制品中。作为补充剂的肉碱是L-肉碱。在体内，肉碱大多数存在于肌肉（98%），具有许多生理功能，对运动能力可能有影响。肉碱是长链脂肪酸通过线粒体内膜转运时所需要的几种酶的组成成分。基于此，推论补充肉碱可以增加长时间运动时脂肪通过线粒体膜的转运，增加脂肪氧化，节约肌糖原。这种物质代谢的改变应当改善运动表现，延缓疲劳。

安静状态下，正常人血浆总肉碱的浓度（40～65μmol/L）与训练有素的耐力运动员相似（40～64.3μmol/L）。不同时间、不同强度运动后，肌肉总肉碱含量不变或明显减少（约20%）。剧烈运动导致尿中总肉碱排出量增加。然而，现有研究资料显示，补充肉碱（2～5g/d，14天以上）使血液和尿中肉碱含量增加，肌肉中的总含量并没有显著变化。对参加健身运动的个体来说，补充肉碱既不增加运动时的脂肪氧化，也不减少碳水化合物的氧化。研究发现，肌肉中游离L-肉碱的数量的减少将限制亚极量运动中脂肪的燃烧；补充肉碱可使训练有素的运动员的最大摄氧量增加6%～11%，通过刺激脂肪酸代谢提高运动能力。补充肉碱还可以减轻缺氧训练的有害影响，加速运动应激的恢复，还可减轻急性运动导致的脂质过氧化和肌肉损伤。但也有综述认为，补充肉碱提高运动能力特别是耐力性运动能力的作用不明显。所以，有关补充肉碱是否能够提高运动能力，目前没有定论。

二、活性或功能因子

（一）硝酸盐

研究显示，补充富含硝酸盐（NO_3^-）的甜菜根汁或硝酸盐，可加快高强度运动中氧的摄入量，提升运动耐力。荟萃分析指出，补充硝酸盐可提高耐力运动的能力，但需进一步摸索最佳补充剂量和最佳效果的条件。有人比较了高强度与低强度、长时间与短时间、连续性与间歇性、正常氧与低度氧等不同的运动状况，总结认为硝酸盐补充可能有助于提高运动能力。补充硝酸盐可使高强度连续运动的时间延长16%～25%而不疲劳。体育爱好者和中等程度受训的运动员补充硝酸盐后，4km、10km和16.1km自行车运动成绩能够提高1%～2%。短期服用富含硝酸盐的甜菜根饮料，可以增加肌肉氧合速率，加快氧化代谢的调节，并增强运动耐力。补充NO_3^-可能特异性作用于Ⅱ型肌纤维，改善其生理功能。NO_3^-的这些作用可能通过降低血压、增加血流量以及提高运动组织微循环局部氧分压等生理机制实现。

（二）咖啡因

研究证明，咖啡因在提高运动耐力方面有作用，但在力量型或冲刺型运动方面的结果却不一致。研究结果一般认可中、高剂量的咖啡因（5～13mg/kg体重）对运动能力的促进作用，但可能有一些不良反应。而低剂量的咖啡因（<3mg/kg体重，约200mg）也可提高某些运动项目的成绩。咖啡因提高运动能力的作用与中枢神经系统的兴奋刺激有关。使用低剂

量咖啡因的副作用极少，还可提高或保持运动期间的警醒、机敏、情绪和思维。但应注意，低剂量咖啡因的效果会因人而异。

三、运动营养食品标准

（一）定义

目前对运动营养食品的定义还没有统一的说法，但均有与运动人体相关的含义。根据我国《食品安全国家标准运动营养食品通则》（GB24154—2015）的定义，运动营养食品是指为满足运动人群（每周进行中等或高强度运动 3 次及以上，每次运动持续时间 30 分钟及以上）的生理代谢状态、运动能力及对某些营养成分的特殊需求专门加工的食品。

（二）分类

美国将运动营养食品归类到膳食补充剂中。欧盟曾将运动营养食品归到“特殊营养目的用食品”，在 2016 年 6 月 15 日公布的运动人群食品和饮料标签报告中确定三大类运动营养食品即运动饮料、增强肌肉或加速运动后恢复、持续补充能量和提高运动能力产品。澳大利亚和新西兰根据研究证据及证据级别将运动营养食品分为有证据支持的在特定运动情况下使用的 A 类产品，包括运动食品、医用补充剂和强力补充剂；值得进一步研究，可以考虑为运动员提供一个方案或个性化管理和检测下使用的 B 类产品。我国《食品安全国家标准运动营养食品通则》（GB24154—2015）按特征营养素将产品分为补充能量类、控制能量类和补充蛋白质类；按运动项目分为速度力量类、耐力类和运动后恢复类。

（三）各类产品特征营养素要求

我国《食品安全国家标准运动营养食品通则》（GB24154—2015）规定，运动营养食品中所使用的原料应符合相应的标准和 / 或相关规定，不得添加世界反兴奋剂机构禁用物质。按特征营养分类的产品应符合表 28-10 的要求，其中补充蛋白质类产品优质蛋白不低于 50%。按运动项目分类的产品，必须添加和建议添加成分应符合表 28-11 的要求。

表 28-10 各类运动营养食品特征营养素要求

<table>
<tr><th rowspan="3">项目</th><th colspan="2">补充能量类</th><th colspan="4">控制能量类</th><th colspan="3">补充蛋白质类</th></tr>
<tr><th rowspan="2">固态</th><th rowspan="2">半固态或液态</th><th colspan="2">促进能量消耗</th><th colspan="2">能量替代</th><th rowspan="2">固态</th><th rowspan="2">半固态或液态</th><th rowspan="2">粉状（冲调后食用）</th></tr>
<tr><th>固态</th><th>半固态或液态</th><th>部分替代</th><th>完全替代</th></tr>
<tr><td>能量</td><td>≥1 500kJ/100g</td><td>≥150kJ/100g</td><td>≤300kJ/100g</td><td>≤80kJ/100g</td><td>835～1 670kJ/d</td><td>3 350～5 020kJ/d</td><td>—</td><td>—</td><td>—</td></tr>
<tr><td>碳水化合物供能 /%</td><td>≥60</td><td>≥60</td><td>—</td><td>—</td><td>—</td><td>—</td><td>—</td><td>—</td><td>—</td></tr>
<tr><td>蛋白质（单位：g/100g）</td><td>—</td><td>—</td><td>—</td><td>—</td><td>—</td><td>—</td><td>≥15</td><td>≥4</td><td>≥50</td></tr>
<tr><td>蛋白质供能 /%</td><td>—</td><td>—</td><td>—</td><td>—</td><td>25～50</td><td>25～50</td><td>—</td><td>—</td><td>—</td></tr>
<tr><td>脂肪（单位：g/100g）</td><td>—</td><td>—</td><td>—</td><td>—</td><td>—</td><td>—</td><td>≤15</td><td>≤1.5</td><td>≤6</td></tr>
<tr><td>脂肪供能 /%</td><td>—</td><td>—</td><td>≤25</td><td>≤25</td><td>≤25</td><td>≤25</td><td>—</td><td>—</td><td>—</td></tr>
</table>

表 28-11 各类运动营养食品必须添加和建议添加成分

成分	产品分类		
	速度力量类	耐力类	运动后恢复类
必添加成分	肌酸	维生素 B_1、维生素 B_2	肽类
建议添加成分	谷氨酰胺、β- 羟基 -β 甲基丁酸钙、1,6- 二磷酸果糖	肽类、左旋肉碱、咖啡因、维生素 B_6	谷氨酰胺、L- 亮氨酸、L- 异亮氨酸、L- 缬氨酸

第三节 运动员的合理膳食

一、运动员合理膳食营养原则

（一）食物的数量和质量应满足需要

运动员食物的数量应满足运动训练或比赛能量消耗的需要，使运动员能保持适宜的体重和体脂；在质量方面应保证全面营养需要和适宜的配比。运动员食物中能源物质蛋白质、脂肪和碳水化合物的比例应适应于不同项目运动训练的需要。一般情况下蛋白质占总能量的 12%～15%，脂肪占总能量的 25%～30%，参加水上运动项目或冬季运动项目运动员的脂肪能量可适当增加，但脂肪供给的能量以不大于 35% 为宜，碳水化合物的能量为总能量的 55%～65%，耐力运动项目的碳水化合物可达到总能量的 70%。

（二）食物应当多样化，保证营养平衡

食物应包括谷类食物（包括米、面和适量的粗杂粮和薯类），蔬菜和水果，奶和奶制品，肉、鱼、禽、蛋、水产，豆和豆制品以及烹调用油和白糖等食物。一个参加集训的运动员，当其能量消耗为 14 644～18 410kJ（3 500～4 400kcal）时，一日的基本食物应有 500g 主食、300～400g 肉类、250～500ml 牛奶、500g 以上的蔬菜、少量的豆腐或其他豆制品等成分。能量不足或过多时，可用主食、油脂或甜食等进行调节。

（三）食物应当浓缩、体积小重量轻

运动员一日食物的总重量不宜超过 2.5kg。体积过大的食物会影响运动能力。尤其是有合理冲撞的运动项目（如足球）训练更需要注意食物的体积不能过大。

（四）一日三餐食物能量的分配应符合运动训练或比赛任务的需要

运动员在上午训练时早餐应有较高的能量，并有含丰富的蛋白质、无机盐和维生素等食物。下午训练时，午餐应适当加强，但要注意避免胃肠道负担过重。晚餐的能量一般不宜过多，以免影响睡眠。早、午、晚三餐的能量大致为 30%、40% 和 30% 左右。大运动量训练时，能量消耗增加为 20 922～25 106kJ（5 000～6 000kcal）或更多时，或因训练时间长，饮食受时间限制，可考虑加餐措施。采用增加点心或其他加餐方法，加餐的能量可为一日总能量的 5%，但应注意增添食物营养全面或选择能量密度高的食物（如巧克力）。

（五）运动员的进食时间应考虑消化功能和运动员的饮食习惯

正常情况下，胃中食物的排空时间为 3～4 小时，不容易消化的食物如牛肉，可在胃内停留 5～6 小时，因此，大运动量训练或比赛前的一餐一般应当在 3 小时以前完成。运动结束后，血液主要分布在肢体皮肤血管内，内脏仍处于一时性缺血状态。因此，运动结束后不

宜立即进食，需要休息至少40分钟再进食。

二、运动补液和补糖原则

运动员除了吃好一日三餐，适当的营养补充，特别是补液和补糖，非常重要。研究表明，补液和补糖（补充碳水化合物）可以改善运动能力，但这并非适用于所有个体和所有情况。补液量和补糖量取决于运动员个体所设定的运动成绩目标、运动的性质和持续时间、气候条件、运动前营养状态以及个体的生理和生化状况。因此，当确定运动员是否需要补充和补充什么时，要充分考虑每个运动员、每项运动和每场比赛的具体情况，不能千篇一律。为了支持训练、促进恢复和加快运动适应，提高运动成绩，运动补液和补糖应遵循个性化原则。不同运动类型和项目，其补液补糖的关注点和方法也不同。

（一）运动时间小于30分钟的非耐力型运动项目

主要关注点：让补液对运动或竞赛没有干扰，或使干扰最小化。

建议：①在体水充分或机体水合良好的条件下开始运动；②在运动或比赛的间歇时间里补充损失的体液。

运动员在体水不足状况下进入运动或比赛，通常有两种原因：一是没有补偿日常的体液损失，二是要在体重分级性项目中控制体重，有意采取的脱水策略。在体水不足状态下运动，会增加热损伤的风险，并可能降低运动能力。

在运动时间不到30分钟的比赛中补充液体，对运动能力没有任何好处，因为在比赛的规定时间内，身体无法利用补充的体液。但摄入液体可以有助于减轻口干和改善疲劳感觉。在小于30分钟的运动期间补液，既有上述的各种好处，也有潜在的不利因素，如体重增加、为了喝饮料不得不减速等，运动员必须权衡利弊进行选择。

参加联赛或多次性比赛项目的运动员，应争取在两场比赛之间进行补液复水，以避免在整个赛事中发生渐进性脱水。

（二）比赛时间持续30～60分钟的项目

主要关注点：体液补充和有时需补糖（糖补充的机会）。

建议：①体水充分状态下开始运动；②使用已经在训练中尝试过的体液补充方案，以舒适的速度进行补充，该补充速度实践中已经证明足以补偿因出汗丢失的体液，避免让脱水发展到引发问题的程度；③使用凉爽（10～20℃）的饮料，口感怡人，并含有糖；④定时摄入饮料，保持胃容量不会过大，同时增加液体的可利用性；⑤充分利用运动项目的规则和条件，抓住一切机会进行补液；⑥在比赛间歇时间，补充损失的体液。

从理论上讲，在炎热环境下，运动员应该补液充足，以抵消大部分的体液损失。在实践中，运动员应该根据适宜性和实用性进行补液，防止脱水达到引发问题的程度，但不要超过汗液流失量，以防止在运动过程中增加体重。个体之间胃排空速度、排汗量和对补液的容忍量差异很大。因此，每个运动员必须制定个性化的补液方案，综合考虑胃肠不适、花费时间服用饮料等不利因素，以及减轻脱水提高运动能力的有利因素，取得平衡。通过在运动前后称量运动员的体重，估算体液丢失量，以指导补液量。然后可以制定补液方案，并在训练中进行实践，然后再精确细化。通过试验和练习，运动员有可能训练自己更多补液的容忍度，并学习补液的速度，使之与其汗水损失相当。在比赛中应用复水方案之前，一定要在训练中多加尝试和反复练习。

补液的量比何时补液更为重要，但定时饮用会有助于维持胃排空的高速度，因为当胃容量较高时，液体会更快地从胃排出。应该在比赛早期开始补液使脱水最小化，而不是在比赛后段试图扭转严重的体液亏空。

较短时间（30～45 分钟）运动过程中没有必要补糖。然而，使用含糖液体漱口，有可能提高运动能力。可以考虑每隔一段时间口含大约 5 秒钟含糖饮料。

已经证明，运动期间补糖可以改善运动时间持续 1 小时左右的运动能力，否则会发生疲劳。一般建议每小时补糖 30～60g。大多数运动饮料含糖 60～80g/L，因此可以通过运动饮料很容易实现补糖量。随着能量物质密度和液体渗透压的增加，胃排空减慢，尤其是维持一个高胃容量时，但通常机体可以忍受含糖高达 8% 的液体。饮料糖浓度超过 8%，有可能导致胃肠道不适，但个体的耐受性有所不同。只要果糖不占主导地位，蔗糖、葡萄糖、果糖和麦芽糊精的组合形式都可以应用。

在短时间运动中不需要补充氯离子，但在运动饮料中添加氯化钠，可能会促进液体滞留在细胞外液位置，有助于保持机体对饮料的渗透驱动力，并改善饮品的口感。下列几种情况可使人们在运动中摄取更多的饮料：口感好，饮料温度凉爽（10～20℃），瓶器适宜，容易获得饮料。

某些运动场所的规则和条件限制了补液的机会。每个运动员都必须会发现补液的机会，并练习利用每个机会的方案。篮球和足球等项目比赛规定，只能在比赛暂停时才能饮用饮料，而饮料只能从场外获得。球员需要练习如何快速到达边线，如何快速拿到饮料瓶。其他运动如美式橄榄球的规则，允许教练员在场上提供额外的饮料。教练需要监测球员，确保饮料发到每一个球员的手中。球员必须努力寻找教练，表达他们对饮料的需求。参加个人项目的运动员需要练习补液技能，例如边跑边喝，从饮水站抓取饮料瓶等。

快速估算汗液丢失量的方法：

1. 步骤　①运动员在训练前后称重，尽量少穿衣服，用毛巾擦干身上汗液（体重变化量）。②监测训练过程中摄取的液体量。③每次如厕前后，称量体重变化（尿量和粪量）。

2. 计算公式　出汗量（ml）= 体重变化量（g）+ 液体摄入量（ml）− 尿量（g）

3. 注意事项　此计算没有考虑长时间运动中发生的体重变化，该体重变化是汗液丢失以外的其他因素所致。这些因素包括由于能量物质氧化代谢引起的体重变化，以及在这些代谢反应中生成的水。在长时间的剧烈运动中，这些因素变得很重要（引起 1%～2% 的体重变化）。监测体重的变化而不纠正这些因素，将会导致真实液体亏空的高估。

（三）持续 1～2.5 小时的耐力运动项目

主要关注点：液体和糖的补充。

建议：①体水充足开始运动；②使用已经在训练中练习过的补液方案，饮用速率要舒适、可行，补液量足以抵偿出汗损失的体液，避免脱水发展到引起问题的程度；③注意不要补充过量的液体（超过出汗率），这样会增加运动中的体重；④使用凉爽（10～20℃）的饮料，口感好，并且含糖；⑤在运动初期就开始补充液体，并继续定时服用，以保持胃容量，促进液体的吸收利用；⑥计划运动中每小时补糖 30～60g。

运动饮料通常是为了满足大众化需求，适合一般的体育赛事。对于有些人来说，在某些特定情况下，可能需要改变常规的运动饮料配方。在补糖优先于补液的情况下（例如在寒冷条件下进行长时间运动），糖浓度较高的饮料可能更好。相反，当补液大大优先于补糖的情况下，如在极热条件下运动，糖浓度较低的饮料（例如4%）可能更加适合于改善运动能力。在温度适中环境下运动，通过摄入大量的运动饮料，会自动增加糖的总摄入量。

运动员会在比赛中使用各种食物、饮料和凝胶食品。有些食物糖浓度较高，会减慢胃排空。但在长时间运动中，是可以摄取固体食物的，因为它们增加了食物的风味选项，给予不同的质地口感，有助于减轻饥饿。固体和凝胶食品还是紧凑形式的含糖食物，可以使运动员减少运动饮料的摄入量和携带量。这在某些状况下特别有用，例如训练课中，或组织方不提供食品饮料的比赛中，或补给站设置复杂的比赛中，等。表28-12列举了比赛中可使用的各种食物和饮料。

表28-12 耐力运动中食物和饮料的选择

食物或饮料	提供50g糖的量	备注
水		水本身不提供能量物质；不过除补充运动饮料或固体食物外，还可补水，以满足机体对体液总量的需求
运动饮料，4%～8%糖+电解质	600～1 000ml	最好的选择，可同时满足液体和糖分的需要；如果口感好，则能够刺激主动摄入，提供少量的电解质
软饮料，含糖11%	500ml	因为含糖量较高，吸收较慢；电解质含量忽略不计；长时间运动中应提供不同口味的饮品；可乐饮料中含有少量咖啡因
果汁，含糖8%～12%	500ml	由于糖含量较高，吸收较慢；电解质含量忽略不计；如果果糖含量高，可能会导致胃肠不适
运动凝胶，含糖60%～70%	1.5～2个	浓缩的糖源；适合一次性大量补糖；预先练习服用，以避免胃肠不适；注意还需另补液体
香蕉	2～3个，中等大小	固体食物可能会使某些个体出现肠胃问题，但可能有助于缓解长时间运动的饥饿感；需要食用几个香蕉以提供大量的糖；注意还需另补液体
果冻豆（一种豆状胶质软糖）	50g	浓缩的糖源；大量摄入可能引起腹泻；注意还需要另补液体
果酱三明治	2厚片+4茶匙果酱	避免加入脂肪（如花生酱、人造黄油等）；其他见香蕉的注评
巧克力块	1块半	因脂肪含量高，吸收可能较慢；可能有助于缓解饥饿感；注意还需另补液体
燕麦坚果能量棒或谷物能量棒	1块半～2块	含低量到中量的脂肪；其他见香蕉的注评
运动能量棒	1块～1块半	压缩的糖源；脂肪含量可有不同；可能含有不知功能的草药添加剂
运动糕饼	5～10块	压缩的糖源；容易携带；需要咀嚼；注意还需另补液体

（四）长于2.5小时的运动项目

主要关注点：液体+糖+钠的补充。

建议：①体水充足开始运动；②使用已经在训练中练习过的补液方案，饮用速率要舒适、可行，补液量足以抵偿出汗损失的体液，避免脱水发展到引起问题的程度；③注意不要补充过量的液体（超过出汗率），这样会增加运动中的体重；④使用凉爽（10～20℃）的饮料，口感好，并且含有糖和钠；⑤在运动初期就开始补充液体，并继续定时服用，以保持胃容量，促进液体的吸收利用；⑥计划运动中每小时补糖30～90g；⑦计划通过运动饮料和食物来补钠。

低钠血症在超长耐力项目中有可能发生。应该食用含有氯化钠的饮料（或食物），将有助于补充从汗液丢失的钠。然而，低钠血症的主要原因是过多的水分补充，即补液的速率超过了汗丢失的速率。运动员不应该喝大量的饮料，以免在比赛中增加体重。事实上，在长时间的运动中，体重减少1%～2%，从原因上看，可能是与汗液损失无关的其他因素；从结果上看，也是可以接受的。

高速竞赛时，应该考虑快速补糖（90g/h），并使用葡萄糖、果糖以及其他不同吸收通道的碳水化合物的混合物。在比赛之前练习如何补糖，可使肠道适应并耐受高通量和高吸收。可通过固体食物、凝胶和液体的组合，来实现补糖的目标。

（五）技能型运动项目

主要关注点：液体＋糖的补充。

建议：①体水充足才开始运动；②使用已经在训练中练习过的补液方案，饮用速率要舒适、可行，补液量足以抵偿出汗损失的体液，避免脱水发展到引起问题的程度；③使用凉爽（10～20℃）的饮料，口感好；④计划摄入与平常相同的每日糖摄入量。

射箭、射击、保龄球等运动项目可能需要长时间的比赛，但这些运动有氧代谢耗能量很低。喝凉爽可口的液体会促进液体的摄取。由于有氧代谢需求低，各种形式的碳水化合物都可以加以利用。运动员需要按照比赛时间表，制定补液和补糖的方案。

三、比赛期的膳食营养应有针对性

为了更好地指导训练和比赛，营养学家人为的将比赛期的饮食营养分为4个时期：比赛前期、比赛当日赛前一餐、比赛中和比赛后的饮食营养。

（一）比赛前期的膳食营养原则和措施

1. 保持适宜的体重和体脂　运动员在赛前均不同程度地减少运动量，饮食中的能量供给应随着运动量的变化而减少。如果运动量减少而能量摄入量不相应减少，会使体脂和体重增加，多余的体脂和体重将限制耐力、速度和力量的发挥。赛前的饮食和营养应使运动员获得最佳竞赛能力的体重和体脂水平。

2. 减少蛋白质和脂肪摄入　赛前切忌大量补充氨基酸。大量补充氨基酸会使血氨浓度增加，消耗丙酮酸，影响有氧氧化代谢，刺激胃肠道，并使水分吸收减少。

3. 增加碱储备　多吃蔬菜、水果，或在医生指导下应用碳酸氢钠。

4. 纠正体内维生素缺乏　注意从富含各种维生素的食物中摄取所需要的维生素，也可以从维生素制剂中获取维生素。

5. 赛前补糖。

6. 增加体内的抗氧化酶活力　增加食物的抗氧化成分，进食适量的瘦肉类食物（以合成谷胱甘肽合成酶），增加新鲜蔬菜和水果，减少食物的脂肪，保持平衡膳食，必要时可在医生指导下采用维生素或微量元素制剂。

此外，在训练方面应注意循序渐进，防止过度训练，减少急性损伤，减少离心性运动（伸展性的，如下山、下楼等），避免药物、吸烟和过度日光浴。

（二）比赛当日赛前一餐的饮食营养原则和措施

1. 赛前一餐的食物的体积要小，重量要轻，根据不同项目特点应能提供 2.09～4.18MJ（500～1 000kcal）的能量。

2. 赛前一餐应在比赛开始 3 小时以前完成。赛前 30 分钟进餐，不论是固体或是液体均会产生胃肠部胀满感。

3. 比赛当日不宜进食自己不熟悉的食物或改变已习惯的饮食，进食新食物有发生过敏、胃肠道不适或腹泻的可能；运动员应食用可口并富于营养的食品，不要强吃不爱吃的食物。

4. 大量出汗的比赛项目及在高温环境下比赛时，应在赛前补液 500～700ml。赛前一般不宜服用咖啡或浓茶，以免引起赛中的利尿作用。赛前不可服用含酒精的饮料，因为酒精会延缓反应时、产生乳酸盐而影响细微的协调能力。

5. 耐力性项目比赛应进行赛前补糖，补糖的时间应在赛前 15～30 分钟内进行。补糖的种类以低聚糖的效果为好，但个体对该糖的吸收效率差异很大，建议应在赛前予以试用。补糖量应控制在每小时 50g，或每千克体重 1g 左右。

（三）比赛中的饮食营养原则

运动员在剧烈的比赛中大量出汗会使体液处于相对高渗状态。赛中饮料应是低张和低渗的（即含糖和含盐量低的）。在能量消耗较大的项目，可在途中摄取一些容易消化吸收的液体型或质地柔软的半流质食物，液体食物排空快。食物体积要小，以免影响呼吸运动员可根据饥饿感觉选用。除比赛前少量补水外，比赛中每隔 15～30 分钟补液 100～300ml，或每跑 2～3km 补液 100～200ml。每小时补液量不大于 800ml 为宜。比赛中的补液量，一般为出汗量的 1/2～1/3，决定补液量的一种简单方法是通过称体重，了解失汗量，然后按每失汗 500ml，补液 2 杯左右，找出自己能耐受的补液量。比赛中的饮料应以补水为主，15% 的低聚糖饮料在比赛中收到了良好的效果。饮料中应含有少量的钠盐，一般为 18～25mmol/L。

（四）比赛后的饮食营养原则和措施

赛后的饮食仍然应是高糖、低脂肪、适量蛋白质和容易消化的食物。为促进赛后的恢复，补液（采用含电解质的运动饮料）极其重要。液体的补充量，应满足体重恢复到赛前的水平。在体内能量储备物质的恢复方面，补充糖类食物或含糖饮料的时间越早越好，因大强度、大运动量运动后的即刻糖原合成酶活性最高。此外，为促进关键酶浓度的恢复，应补充电解质、维生素、微量元素和碱性食物；为加速抗氧化酶的恢复，可补充具有抗氧化性质的天然食物，如大量的蔬菜和水果，或含有抗氧化性质的植物化合物（中草药）。

四、不同项目群运动员的膳食营养重点

任何专项运动员都应当摄取营养平衡和多样化的膳食，膳食能量水平使体重和体脂维持在适宜水平，膳食的成分含有高碳水化合物（糖）、适量蛋白质和低脂肪成分，这是营养支持训练或比赛的基础；在此基础上，再考虑不同运动项目训练在力量、耐力、爆发力、协调性、反应性和特殊环境等方面不同的侧重，以及在某些营养需要方面的特点。但实际上，不同运动员个人在饮食方面的特殊性，常常比不同项目要求的差异更为突出。一般训练情况下，运动员膳食的碳水化合物、蛋白质和脂肪能量应分别占总能量的 55%～65%、12%～15% 和 25%～30%。根据不同项目群运动代谢的特点，其营养需要应有不同的侧重点（表 28-13）。

表 28-13　不同项目群运动员的膳食营养重点

项目	运动特点	膳食营养重点
耐力 （马拉松、长跑、长距离自行车、长距离游泳和滑雪等）	1. 运动时间长，运动中无间歇，运动强度小和有氧代谢供能 2. 能量消耗大，出汗量多	1. 提供充足的能量，保持适宜的血糖水平。碳水化合物占总能量 60%～70% 2. 及时补液，预防脱水 3. 注意钙、铁营养，引起是对女运动员 4. 膳食脂肪可略高于其他项目，可占总能量 30%～35%
力量 （举重、投掷、摔跤、短跑、有阻力的骑车、短距离游泳、划船、冰球、足球、橄榄球等）	1. 运动有间歇，运动强度大，缺氧，无氧供能 2. 氧债量大	1. 提供丰富的蛋白质 2. 多摄取水果、蔬菜和含糖、电解质的运动饮料，增加体内碱储备 3. 预防蛋白质摄入过量 4. 合理减体重或增体重
灵敏技巧 （体操、花样滑冰、击剑、跳水和跳高等）	1. 神经活动紧张，动作多变 2. 要求协调、速率和技巧并举	1. 注意选择营养密度高的食物 2. 保证丰富的蛋白质、B 族维生素、钙、铁、磷供应 3. 避免快速减体重
团体 （篮球、橄榄球、足球、曲棍球、冰球、排球、手球等）	1. 运动强度大且多变、间歇性、运动持续的总时间长 2. 能量转换率高	1. 以高碳水化合物为中心 2. 注意选择高血糖指数食物 3. 运动前、中、后及时补液、补糖

五、运动员膳食指南和膳食处方

（一）膳食指南

在平衡膳食的基础上，结合运动员的营养需要特点，我国学者提出中国运动员的膳食指南，指导运动员科学选择食物。具体内容如下：①食物多样，谷类为主，营养平衡；②食量和运动量平衡，保持适宜体重和体脂；③多吃蔬菜、水果、薯类、豆类及其制品；④每天喝牛奶或酸奶；⑤肉类食物要适量，多吃水产品；⑥注重早餐和必要的加餐；⑦重视补液和补糖；⑧在医学指导下合理使用营养素补充品。

（二）膳食处方

建议全国各地根据经济水平、物价和食物供应情况，按照营养平衡的原则，参照推荐的运动员一日营养素适宜摄入量数据，制订具体食谱。运动员因项目、体重、性别、年龄和运动量大小的不同，在营养的能量和营养素方面有所区别，但都应满足营养平衡的需要。能量的差异可以采用主食和纯能量物质进行调节，在经济水平较低的情况下，可采用一些植物蛋白（如豆腐和豆类食物）或利用动、植物食物搭配的方法调节。运动营养师、队医和营养工作人员可以对运动员进行个性化指导和监控。现举例如下：

一个乒乓球或羽毛球集训队的男运动员，体重为 65kg，能量需要量为 14.7MJ（3 500～4 000kcal），下列的一日食物摄入量大致可满足各种营养素的需要，主要营养素的配比基本合理。主要包括：①主食 500g（其中米和面粉共占 80%，粗杂粮占 20% 左右）；②蔬菜 500g（其中绿叶菜应占 3/5）；③水果 500g（其中柑橘类应占 1/2）；④牛奶 500g（不能耐受牛奶者，可用酸奶、豆浆或加用乳酶片）；⑤肉类：300～400g（包括畜肉、禽肉、鱼类、水产品、鸡蛋等)；⑥豆制品 50g；⑦饮料 500～1 500ml；⑧果汁 200ml；⑨食盐 8～10g；⑩精制糖或其他高糖食物 25～50g；⑪植物油 30g。

六、运动员合理营养的保障措施

运动员合理营养的保障措施主要包括以下几个方面：①根据运动员不同训练情况下的代谢、需要和生理特点，指导膳食营养的安排，保证运动员获得合乎生理要求的平衡膳食营养。②根据运动员不同的训练、比赛情况和季节差异，制订合理的膳食制度（包括饮食质量分配和时间安排），以利于食物的消化和吸收，避免运动中由于饮食不当引起的消化系统问题。③定期监测运动员的营养状况，及时找出存在问题并进行研究和干预。④经常研究运动员的体能与发病状况，找出与膳食营养有关的因素，及时防治营养不良或过度等问题。⑤指导运动员日常训练中合理补糖、补液和合理使用营养补充剂。研制科学的符合运动员需要的营养补充剂。⑥加强对食品质量、加工、烹调、存放及食具消毒等环节的卫生监督，根据具体情况拟订卫生制度，防止食物中毒和有关的胃肠道传染病和寄生虫病的发生。⑦对运动员、教练员以及有关人员（炊事员和管理人员）进行经常性的合理营养知识教育和培训，普及运动员营养卫生知识。⑧每半年进行一次炊事员健康监测工作。⑨配备运动营养师。

（常翠青）

参考文献

1. 艾华，常翠青. 运动营养食品中营养成分和功能因子研究进展. 食品科学技术学报，2017，35(3)：16-24.
2. 常翠青. 清蛋白在运动营养方面的作用. 中国食物与营养，2008，12：50-52.
3. 常翠青，陈志民，刘晓鹏，等. 中国优秀运动员的营养状况. 营养学报，2005，27(5)：370-373.
4. 陈吉棣，杨则宜，李可基，等. 推荐的中国运动员膳食营养素和食物适宜摄入量. 中国运动医学杂志，2001，20(4)：340-347.
5. 史小才. 补液、补糖和运动. 中国运动医学杂志，1997，16(3)：192-199.
6. 王香生，陈亚军，骆卓明. 运动前进食不同血糖指数食物对长跑能力的影响. 中国运动医学杂志，2003，22(5)：453-457.
7. Anthony JC，Anthony TG，Kimball SR. Signalling pathways involved in the translocational control of protein synthesis in skeletal muscle by leucine. J Nutri，2001，131：856s-860s.
8. BAILEY SJ，VARNHAM RL，DIMENNA FJ，et al. Inorganic nitrate supplementation improves muscle oxygenation，O_2 uptake kinetics，and exercise tolerance at high but not low pedal rates. J Appl Physiol，2015，118(11)：1396-1405.
9. BELLINGER PM. β-Alanine supplementation for athletic performance：an update. J Strength Cond Res，2014，28(6)：1751-1770.
10. BENVENGA S. Effects of L-carnitine on thyroid hormone metabolism and on physical exercise tolerance. Horm Metab Res，2005，37(9)：566-571.
11. BERTI ZANELLA P，DONNER ALVES F，GUERINI DE SOUZA C. Effects of beta-alanine supplementation on performance and muscle fatigue in athletes and non-athletes of different sports：a systematic review. J Sports Med Phys Fitness，2016. [Epub ahead of print].
12. BLANCQUAERT L，EVERAERT I，DERAVE W. Beta-alanine supplementation，muscle carnosine and exercise performance. Curr Opin Clin Nutr Metab Care，2015，18(1)：63-70.

13. Blomstrand E. Influence of ingesting a solution branched- chain amino acids on perceived exertion during exercise. Acta Physiologica scndinavica，1997，159：41-49.
14. BREESE BC，MCNARRY MA，MARWOOD S，et al. Beetroot juice supplementation speeds O_2 uptake kinetics and improves exercise tolerance during severe-intensity exercise initiated from an elevated metabolic rate. Am J Physiol Regul Integr Comp Physiol，2013，305（12）：R1441-R1450.
15. Burke DG，Chilibeck PD，Davidson KS，et al. The effect of whey protein supplementation with and without creatine monohydrate combined with resistance training on lean tissue mass and muscle strength. Int J Sport Nutr Exerc Metab，2001，11：349-364.
16. CHANG CQ，CHEN YB，CHEN ZM，et al. Effects of a carbohydrate-electrolyte beverage on blood viscosity after dehydration in healthy adults. Chin Med J，2010，123（22）：3220-3225.
17. CERMAK NM，VAN LOON LJ. The use of carbohydrates during exercise as an ergogenic aid. Sports Med，2013，43（11）：1139-1155.
18. CHA YS. Effects of L-carnitine on obesity，diabetes，and as an ergogenic aid. Asia Pac J Clin Nutr，2008，17 Suppl 1：306-308.
19. CLEMENTS WT，LEE SR，BLOOMER RJ. Nitrate ingestion：a review of the health and physical performance effects. Nutrients，2014，6（11）：5224-5264.
20. Cribb PJ，Williams AD，Hayes A，et al. The effect of whey isolate on strength，body composition and plasma glutamine. Med Sci Sports Exerc，2002，34（5）：A1688.
21. Cribb PJ，Williams AD，Hayes A，et al. The effect of whey isolate and creatine on muscle strength body composition and muscle fiber characteristics. FASEB J，2003，17（5）：a592.20.
22. Hargreaves M. Carbohydrate and exercise performance. Nutrition Reviews，1996，4（Part Ⅱ）：S136-S139.
23. Holecek M. Relation between glutamine，branched-chain amino acids，and protein metabolism. Nutition，2002，18：130-133.
24. Hultman E，Greenhaff PL. Carbohydrate Metabolism in Exercise. In：Maughan RJ. Nutrition In Sport，Vol VII of the Encyclopaedia of Sports Medicine. USA：Blackwell Science Ltd，2000：85-97.
25. JONES AM. Influence of dietary nitrate on the physiological determinants of exercise performance：a critical review. Appl Physiol Nutr Metab，2014，39（9）：1019-1028.
26. JONES AM，VANHATALO A，BAILEY SJ. Influence of dietary nitrate supplementation on exercise tolerance and performance. Nestle Nutr Inst Workshop Ser，2013，75：27-40.
27. KARLIC H，LOHNINGER A. Supplementation of L-carnitine in athletes：does it make sense. Nutrition，2004，20（7/8）：709-715.
28. LUCKOSE F，PANDEY MC，RADHAKRISHNA K. Effects of amino acid derivatives on physical，mental，and physiological activities. Crit Rev Food Sci Nutr，2015，55（13）：1793-1807.
29. Lukaski HC. Vitamin and mineral metabolism and exercise performance. In：Lamb DR & Murray R（eds）. Perspectives in Exercise Science and Sports Medicine，The Metabolic Basis of Performance in Exercise and Sport. USA：Brown and Bench Mark Press，1999：261-284.
30. Malczewska J. Iron status in female endurance athletes and in non-athletes. Int J Sport Nutr Exerc Metab，2000，10（3）：260-276.
31. Maughan RJ. Water and electrolyte loss and replacement in exercise. In：Maughan RJ. Nutrition In Sport，Vol Ⅶ of the Encyclopaedia of Sports Medicine. USA：Blackwell Science Ltd，2000：226-240.
32. MCMAHON NF，LEVERITT MD，PAVEY TG. The Effect of Dietary Nitrate Supplementation on Endurance Exercise Performance in Healthy Adults：A Systematic Review and Meta-Analysis. Sports Med，2016. [Epub ahead of print].

33. Micheletti A. Zinc status in athletes: relation to diet and exercise. Sports Med, 2001, 31(8): 577-582.
34. Middleton N, Jelen P, Bell G. Whole blood and mononuclear cell glutathione response to dietary whey protein supplementation in sedentary and trained male human subjects. Inter J Food Sci Nutr, 2004, 55: 131-141.
35. Mittleman KD. Branched-chain amino Acids prolong exercise during heat stress in men and women. Medicine and Science in Sports and Exercise, 1998, 30: 83-91.
36. Montoye HJ. Eergy Costs of exercise and Sport. In: Maughan RJ. Nutrition In Sport, Vol Ⅶ of the Encyclopaedia of Sports Medicine. USA: Blackwell Science Ltd, 2000: 53-72.
37. Morifuji M, Sakai K, Sugiura K. Dietary whey protein modulates liver glycogen level and glycoregulatory enzyme activities in exercise-trained rats. Experi Biol Med, 2005, 230: 23-30.
38. MORTON JP, KAYANI AC, MCARDLE A, et al. The exercise-induced stress response of skeletal muscle, with specific emphasis on humans. Sports Med, 2009, 39: 643-662.
39. PARANDAK K, ARAZI H, KHOSHKHAHESH F, et al. The effect of two-week L-carnitine supplementation on exercise-induced oxidative stress and muscle damage. Asian J Sports Med, 2014, 5(2): 123-128.
40. PAWLAK-CHAOUCH M, BOISSIÈRE J, GAMELIN F X, et al. Effect of dietary nitrate supplementation on metabolic rate during rest and exercise in human: A systematic review and a meta-analysis. Nitric Oxide, 2016, 53: 65-76.
41. PEKALA J, PATKOWSKA-SOKOŁA B, BODKOWSKI R, et al. L-carnitine--metabolic functions and meaning in human life. Curr Drug Metab, 2011, 12(7): 667-678.
42. Robin Vereeke West. The female athlete: the triad of disordered eating, amenorrhoea and osteoporosis. Sprots Med, 1998, 26(2): 63-71.
43. Romijn JA. Regulation of endogenous fat and carbohydrate metabolism in relation to exercise intensity and duration. American Journal of Physiology, 1993, 273: E380-E391.
44. Shirreffs SM, Maughan RJ. Rehydration and recovery of fluid balance after exercise. Exerc Sport Sci Rev, 2000, 28: 27-32.
45. SPRIET LL, PERRY CG, TALANIAN JL. Legal pre-event nutritional supplements to assist energy metabolism. Essays Biochem, 2008, 44: 27-43.
46. Tranopolsky M. Protein metabolism in strength and endurance activities. In: Lamb DR & Murray R(eds). Perspectives in Exercise Science and Sports Medicine, The Metabolic Basis of Performance in Exercise and Sport. USA: Brown and Bench Mark Press, 1999: 125-157.
47. Van der Beck EJ. Vitamin supplementation and physical exercise performance. In: Williams C and Delvin JT (eds) Foods, Nutrition and Sports Performance. E & FN Spon, 1994: 95-107.
48. Weaver CM. Calcium requirements of physically active people. Am J Clin Nutr, 2000, 72(2 Suppl): 579S-584S.
49. Wong SHS, Siu PMF, Moris JG, et al. High glycemic index food: effect of feeding frequency on subsequent endurance capacity. Med Sci Sports Exerc, 2002, 34(Suppl): S231.
50. Wu G, Fang Y, Yang S, et al. Glutathione metabolism and its implications for heath. J Nutr, 2004, 134: 489-492.

第二十九章

脑力劳动者营养

脑力劳动者指掌握一定科学文化知识、以消耗脑力为主要活动方式的劳动者，如长期从事科技、教育、卫生、文艺、财贸、法律、管理等领域的人员，包括企事业单位的管理者、公务员、工程师、经济师、会计师、律师、教师、医生、作家、画家、科技和艺术工作者等。中学生、大学生、研究生虽然还没有固定职业，他们也是一大群脑力劳动者，其用脑时间和强度不亚于在职人员。

随着社会和经济的发展，脑力劳动越来越成为人们创造财富的重要手段，脑力劳动者的人数不断增加。产业机械化、办公自动化、信息全球化的态势日趋明显，脑力劳动者的比重明显上升，体力劳动者的脑力劳动比重也在增大。在许多产业部门和操作岗位很难严格区分体力劳动与脑力劳动，如技术工人和野外的科考人员等。

维护大脑健康对每个人都十分重要，对脑力劳动者则更加重要。显然，有大脑疾患的人很难从事脑力劳动工作。如何保护大脑健康、如何提高大脑工作效率是脑力劳动者关注的热点问题。本章将简要介绍脑组织化学组成和代谢特点、脑力劳动者职业特点，重点介绍脑力劳动者的营养保障原则和措施，以及他们的主要健康问题及其预防策略。

第一节 概 述

大脑是脑的主要部分，是所有神经系统的最高级中枢，是人体所有代谢反应和功能协调的总指挥中心。了解脑组织的化学成分和代谢特点、脑力劳动者职业特点等知识对于如何保护大脑健康具有重要实际意义。

一、脑组织的化学成分

营养素是脑组织的重要组成部分，是意识、精神、语言、学习、记忆和智能等高级神经活动的物质基础。

（一）脂类

大脑皮质脂类占脑干重的一半以上，而在其他脏器，脂类则仅占其干重的30%～35%。组成脑组织的脂类基本属于类脂，包括磷脂、糖脂和胆固醇等。

脑神经细胞中卵磷脂的含量约占其质量的17%～20%。卵磷脂（即磷脂酰胆碱）组成生物膜，对维护细胞、组织和器官的功能必不可少；可为人体内合成神经递质乙酰胆碱提供原料，从而提高神经反应速度；具有乳化、分解油脂的作用，可改善血液循环，减少动脉粥样硬化斑块的形成。

鞘磷脂是神经组织中髓鞘的主要组成部分，髓鞘可保护和绝缘神经纤维，有利于神经纤维快速并定向传递信号。脑组织存在着少量的不饱和脂肪酸，主要为亚油酸、亚麻酸、花生四烯酸等，这些不饱和脂肪酸在脑的发育过程中起着极为重要的作用。脑组织中脂类的主要功能是构成脑细胞的成分。但是，亚油酸、亚麻酸不能在体内合成，而必须由膳食提供，进入血液，然后再转运入脑。

（二）蛋白质和氨基酸

蛋白质是脑细胞的主要成分之一，占脑干重的 30%～35%。脑中蛋白质包括各种球蛋白、核蛋白和神经角蛋白。脑组织的蛋白质多与脂类结合成脂蛋白而构成神经细胞膜的主要成分。脑组织的蛋白质所含氨基酸大多数为疏水的，故很难溶于水。

脑的长时记忆和永久记忆等活动需要降解蛋白质，并用新的蛋白质取代之。研究发现脑中蛋白质有很强的合成和降解活性。神经组织中含有多种肽类，较早受到关注的有谷胱甘肽（GSH）及γ- 谷氨酰肽类。新鲜脑组织中的 GSH 含量达到 100mg/g 以上。

神经系统中游离氨基酸库的总氮量约为 40mg/100g，是血浆中的 6～8 倍，包括 20 多种氨基酸、酰胺及其衍生物等。其中以谷氨酸、天冬氨酸、N- 乙酰天冬氨酸三者最多，约占全部游离氨基酸的 60%。谷氨酰胺和γ- 氨基丁酸（GABA）含量也较多，另外还存在丝氨酸、酪氨酸、脯氨酸、精氨酸和牛磺酸等游离氨基酸。谷氨酸脱去羧基可生成γ- 氨基丁酸，此物质对中枢神经活动有抑制作用，在维持神经活动的兴奋和抑制的平衡中起着重要作用。脑中某些氨基酸经代谢转变可合成一些神经递质，如酪氨酸和色氨酸可分别转变生成肾上腺素、去甲肾上腺素和 5- 羟色胺等。脑组织还存在某些氨基酸构成的活性肽类，如内啡肽，具有愉悦和镇痛等作用。

（三）碳水化合物

碳水化合物通过与脂类或蛋白质结合成糖脂或糖蛋白形式构成脑细胞成分。最简单的糖脂是脑苷脂，其糖基只有一个，为葡萄糖或半乳糖。神经节苷脂是一组复杂的糖脂，含有葡萄糖、半乳糖和其他碳水化合物。在糖蛋白中，糖的组成比较复杂，有甘露糖、半乳糖、岩藻糖、葡糖胺、半乳糖胺、唾液酸等。神经细胞黏附分子（neural cell adhesion molecule，NCAM）是一种糖蛋白，能介导细胞与细胞及细胞与细胞外基质间相互作用，它在细胞识别及转移、肿瘤浸润与生长、神经再生、跨膜信号传导、学习和记忆等方面均起一定作用。

（四）矿物质

脑组织含有多种矿物质，主要有铁、锌、钙、钾、钠、氯、磷酸盐等。铁对脑的影响主要在于髓鞘形成和多巴胺的 D_2 受体合成。中枢神经系统含锌丰富，几乎所有神经元都含锌，其中海马、垂体、视网膜含量更高。钙对脑有多方面的作用，其中最主要的是抑制神经的异常兴奋，使神经活动保持在正常状态。钙离子在神经冲动传导中有重要作用。

（五）核酸

与体内其他组织相比，脑中核糖核酸（RNA）含量较高。核酸在记忆活动中扮演着极其重要的角色。它既是遗传信息的传递物，又与人的记忆有关。由于核酸与记忆有关，因此凡能降解核酸或干扰核酸代谢的药物和物质，如核糖核酸酶、8- 氮杂鸟嘌呤等，可影响记忆。

二、脑组织的代谢特点

（一）耗能高

虽然人脑重量只占全身的 2% 左右，但其能量消耗却占全身总能量消耗的 20% 左右，因此按照重量计算的能量代谢率也远远超过其他器官。

（二）需氧量大

按成年人平均脑重 1 400g 计算，脑的需氧量约为 50ml，占全身需氧量的 20%～25%。生长发育期中的儿童，脑的需氧量高达全身总需氧量的一半以上。

（三）对缺氧的敏感性高

神经系统对缺氧最为敏感，即使轻度缺氧也可能引起智力和视觉的功能紊乱。脑组织对缺氧的耐受能力最低，脑的慢性轻度缺氧可导致困倦、注意力分散、记忆力下降等表现。如果脑的供血供氧完全中断，在 8～15 秒就会丧失知觉，6～10 分钟会造成不可逆转的脑损伤。

（四）依赖葡萄糖供能

葡萄糖是脑组织和神经的主要供能物质，维持稳定的血糖水平对于维持其正常代谢活动十分重要。在正常生理状态下，葡萄糖几乎是神经活动唯一的供能来源，所以必须从血浆中不断补充葡萄糖。大脑每天消耗全身 53% 的葡萄糖，每天大约需用 116～145g 葡萄糖。大脑对血糖的变化较为敏感，如果血糖低于正常水平，大脑活动能量不足，就会引起工作和学习记忆能力下降，出现头晕、困倦等。严重低血糖可以导致意识迟钝，甚至发生昏迷。脑组织在缺糖时可利用一部分谷氨酸及酮体作为能源，但难以逆转低血糖导致的脑功能受损。

三、脑力劳动者的职业特点

（一）用脑多

脑力劳动者每天的大多数时间里都在用脑处理大量复杂的问题，特别是必须在短时间内完成的一些创造性活动或重大项目，精神高度紧张、用脑强度极大。用脑多需要增加能量和优质蛋白质消耗，增加碳水化合物和 B 族维生素（如维生素 B_1、维生素 B_2、维生素 PP、泛酸等）的摄入量。

（二）用眼多

出于工作需要，脑力劳动者的眼睛必须一直长时间、近距离注视书本或视频，短时间可造成视觉疲劳，出现头昏眼花，日久则视力下降、出现眼病。脑力劳动者用眼多，如果不注意用眼卫生，则更容易影响视觉功能。长期持续用眼者由于眼球各个部件处于紧张工作状态，睫状肌长期处于紧张收缩状态，很容易引起近视、斜视、散光、青光眼、玻璃体混浊甚至视网膜脱落等眼病。

《国民健康视觉报告》研究估计，2012 年我国 5 岁以上总人口中，近视和远视的患病人数大约 5 亿，患有高度近视的总人口高达 3 000 万。据 2014 年全国学生体质健康调研结果显示，7～12 岁小学生视力不良率为 45.71%，13～15 岁初中生为 74.36%，16～18 岁高中生为 83.28%，19～22 岁大学生高达 86.36%。这些近视者中绝大多数是脑力劳动者，与他们用眼多和不良的用眼、饮食、生活习惯有密切关系。

（三）低头多

脑力劳动者在阅读、用手机、用电脑时，多处于低头姿势。当头部前倾 60°（颈背角）时，颈部肌肉要承受 5 倍于头部重量（约 5kg）的压力，高达 25kg 左右。为了维持低头位的姿势，颈部后侧肌肉处于收缩紧绷状态。长此以往，颈部肌肉可出现痉挛、水肿、变硬、酸痛，甚至波及肩周部、腰脊部，刺激脊神经根，导致颈腰综合征。

（四）熬夜多

不少脑力劳动者经常因工作任务紧迫，熬夜加班，可能到凌晨一二点钟才睡觉，导致睡眠时间不足，睡眠质量较差，以至出现失眠情况。基于华为运动健康大数据的《2017 年中国睡眠质量报告》显示：200 万穿戴用户中，睡眠过短（< 7 小时）的达 64%，入睡过晚（超过晚上 12 点）的达 55%，深睡不足（低于睡眠时间的 20%）的达 67%，说明睡眠问题不容忽视。

经常熬夜会打乱体内生物钟节律，出现入睡困难，惊醒多梦，早醒，白天疲乏劳累，心情烦躁，容易引起视力下降、免疫力下降等。经常熬夜、睡眠不足可能增加糖尿病、高血压（图 29-1）、局部缺血性心脏病、代谢综合征、肺癌、抑郁等慢性病发生，以及全因死亡的风险，还可能增加认知损害、记忆力下降发生的风险。大脑消除疲劳的主要方式是睡眠，长期睡眠不足或质量太差，会加速脑细胞的衰退和损伤。

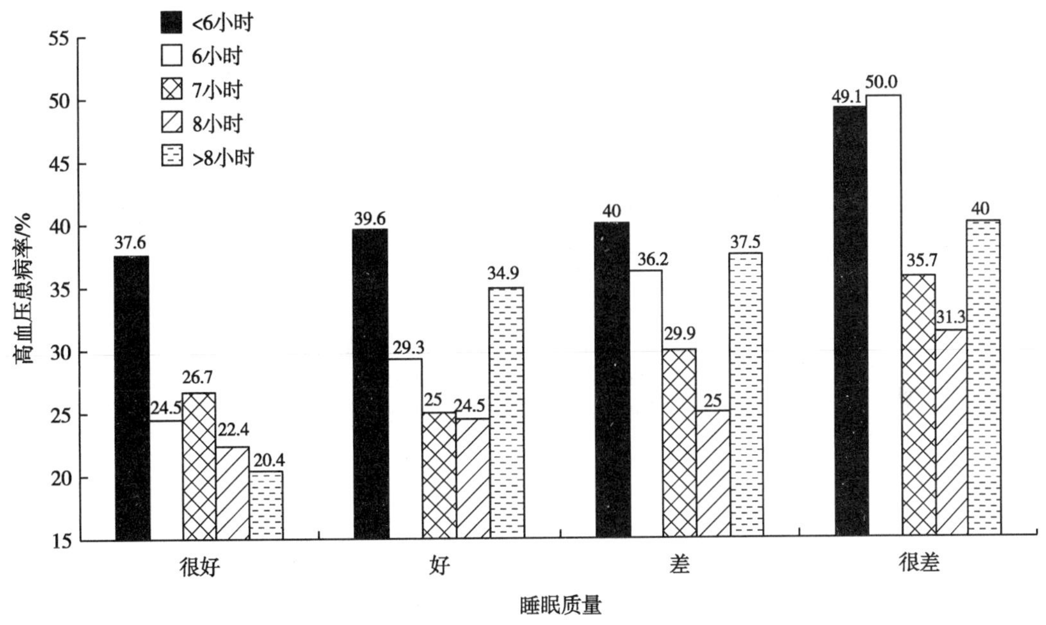

图 29-1　不同睡眠质量和持续时间的中国成年男性的高血压患病率

引自：Lu K，Chen J et al. 2015.

（五）运动少

一般情况下，大多数脑力劳动者是办公室工作，静坐久坐多，运动少，体力劳动强度低。脑力劳动者如果据中国居民健康与营养调查（China Health and Nutrition Survey，CHNS），各基线年龄组的成年男性工作和家庭体力活动量随年龄而减少（图 29-2）。由于每天乘坐公交车、地铁等交通工具上下班，下班后和周末又缺乏体育锻炼，故发生超重、肥胖、心血管疾病以及肥胖相关疾病的风险较高。有一部分人缺乏坚持体力活动的意识，如有人认为应该参加体育健身活动，但总觉得没时间或没精力参加体育健身活动，这种情况在中年人中比较突出。由于久坐少动，长时间伏案工作，保持固定强迫姿势，重复一些简单的机械动作，很容易出现颈、腰、膝疾患以及便秘、痔疮等问题。美国疾病预防与控制中心和美国运动医学学会的报告显示，每年有多达25万人由于久坐少动的生活方式而致死。

脑力劳动者由于运动少、用脑多、工作忙、生活不规律，也是慢性非传染性疾病的高危人群。据研究，高体力活动水平会明显降低心血管疾病发生的危险比（Hazard Ratios，HR），见图29-3。

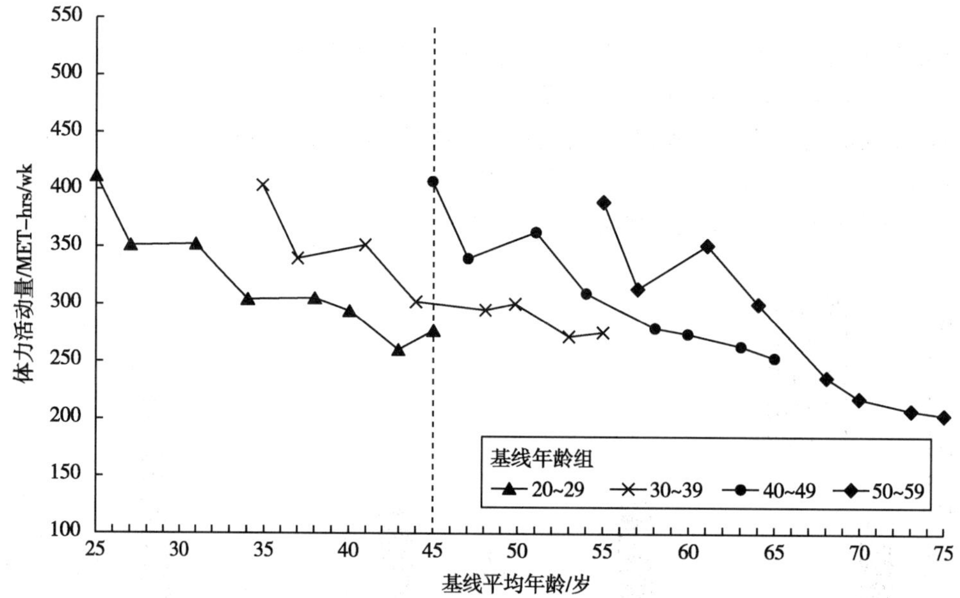

图29-2 成年男性工作和家庭体力活动量随年龄的变化趋势

引自：Zang J，Ng SW. 2016.

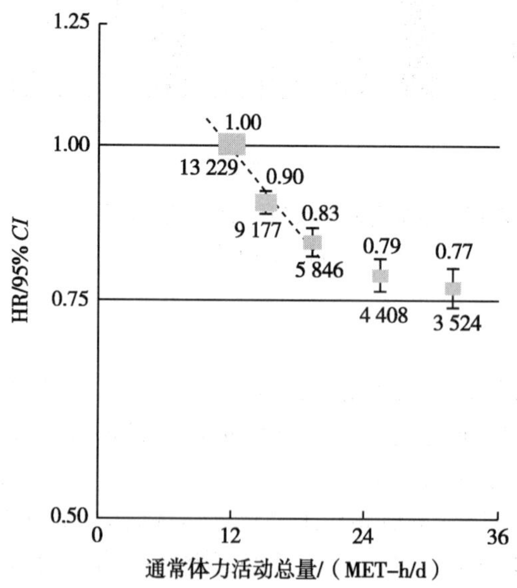

图29-3 体力活动总量对心血管疾病事件的调整危险比

引自：Bennett DA，et al. 2017.

第二节　脑力劳动者的营养保障

一、注意摄入全谷物和杂豆、薯类食物

全谷物是指未经精细化加工或虽经碾磨/粉碎/压片等处理仍保留了完整谷粒所具备的胚乳、胚芽、麸皮及其天然营养成分的谷物。常见的薯类有马铃薯（土豆）、甘薯（红薯、山芋）、芋头、山药和木薯等。全谷物和杂豆可提供碳水化合物、B族维生素、矿物质、膳食纤维等营养成分及有益健康的植物化学物，这些正是脑力劳动者特别需要的营养物质，可以降低脑力劳动者患便秘、直肠癌、2型糖尿病、心血管疾病、肥胖等发病风险，预防慢性病的发生。因此，脑力劳动者应注意经常摄入全谷物和杂豆、薯类食物。

《中国居民膳食指南（2016）》建议把全谷物和杂豆作为膳食重要组成部分，轻体力劳动者每天摄入全谷类和杂豆类50～150g、薯类50～100g。可以将全谷物融入主食中，小米、玉米、燕麦、全麦粉等可以作为主食，做成早餐粥；可以在小麦面粉中混合一些玉米粉、燕麦粉、绿豆粉等，做成面包或馒头等。还可以将其加菜肴中，如将芸豆、花豆、红豆煮松软后，适当调味后可做成凉菜。马铃薯、红薯等薯类经蒸、煮或烤后，可直接作为主食食用，也可切块放入大米中经烹煮后同食。还可以做成家常菜，如炒土豆丝、土豆炖牛肉、山药炖排骨、山药炒三鲜、土豆红薯粉蒸肉等。但是不宜多吃油炸薯条和薯片。

小米，原名粟，粟米。小米中多数营养素的含量均高于大米或面粉（表29-1）。中医理论认为，小米有健胃除湿、和胃安眠的功效。小米中富含的维生素B_1促进胃肠蠕动、参与

表29-1　小米与大米或面粉主要营养素含量比较（100g食部）

营养素	小米	大米	面粉（标准粉）
蛋白质/g	9.0	7.4	11.2
脂肪/g	3.1	0.8	1.5
碳水化合物	75.1	77.9	73.6
不溶性纤维/g	1.6	0.7	2.1
胡萝卜素/μg	100	—	—
维生素E/mg	3.63	0.46	1.80
硫胺素/mg	0.33	0.11	0.28
核黄素/mg	0.10	0.05	0.08
尼克酸/mg	1.5	1.9	2.0
钙/mg	41	13	31
磷/mg	229	110	188
钾/mg	284	103	190
镁/mg	107	34	50
铁/mg	5.1	2.3	3.5
锌/mg	1.87	1.70	1.64
硒/μg	4.74	2.23	5.36
铜/mg	0.54	0.30	0.42
锰/mg	0.89	1.29	1.56

引自：杨月欣，王光亚，潘兴昌．中国食物成分表（第一册）．北京：北京大学医学出版社，2009.

能量代谢和乙酰胆碱的合成，胡萝卜素有利于维持视觉功能。因此，建议脑力劳动者在摄入谷类主食时，不要忘记吃小米，如各式各样的小米粥、小米蒸排骨等。

二、提高优质蛋白质的比例

蛋白质对脑力劳动者维持大脑功能非常重要，应在保证提供充足蛋白质的基础上，适当提高优质蛋白质比例，最好占50%以上。做到每天吃各种奶制品，摄入量相当于每天液态奶300g；经常吃豆制品及坚果，每天吃大豆、坚果25～35g；适量吃鱼、禽、蛋、瘦肉。优先选择鱼和禽类，因其饱和脂肪含量相对较少、不饱和脂肪较多。

鱼类中蛋白质含量一般为15%～25%，属于优质蛋白质。其中含有丰富的谷氨酸、天冬氨酸、甘氨酸等，有利于机体认知功能的维持与发挥。适当吃鱼类可以保证大脑对各种氨基酸的需要，维持正常的神经调节。

三、增加富含多不饱和脂肪酸的食物摄入

多不饱和脂肪酸主要有亚油酸、花生四烯酸、α-亚麻酸、EPA、DHA等，是脑组织的重要组成成分，对促进脑的发育和维持脑的功能至关重要。DHA不仅是细胞膜的重要结构成分，而且在突触膜和灰质微粒体以及视网膜杆状细胞膜中含量较高。富含多不饱和脂肪酸的食物有水产品、植物油和坚果。水产品，如深海鱼、贝类食物富含EPA和DHA。植物油中含有亚油酸，豆油和紫苏籽油、亚麻籽油中含α-亚麻酸较多。因此，脑力劳动者要适当多吃深海鱼和贝类食物，每天选择多种烹调油。

坚果指多种富含油脂的种子类食物，如花生、核桃、葵花子、腰果、松子、开心果等，含有丰富的不饱和脂肪酸，尤其是油酸和亚麻酸，对神经组织的结构和功能具有重要意义。研究表明：适量摄入坚果可以降低心血管疾病、全因死亡率、高血压、女性结肠癌的发病风险。因此，脑力劳动者应适量摄入坚果，推荐平均每周50～70g，可以作为零食用。

四、增加富含磷脂的食物摄入

磷脂是大脑和神经组织的重要组成部分，对维持神经系统功能、提高敏捷性和学习记忆能力、促进大脑工作效率至关重要。蛋黄、肝脏、大豆、麦胚和花生等富含磷脂，正是脑力劳动者特别需要的，应增加这些食物的摄入。

鸡蛋是很好的健脑食品，这不仅因为鸡蛋富含优质蛋白质、还富含卵磷脂和脑磷脂，以及磷、钙、钾、铁、镁、锌、硒、维生素A、维生素E、维生素B_2、维生素B_6、泛酸等微量营养素。尽管蛋黄的营养价值明显高于蛋清，但目前仍有一些人在纠结蛋黄中含较多胆固醇的问题。最新研究结果提示：每天摄入1个鸡蛋与冠心病、卒中和2型糖尿病的发病风险无关；鸡蛋的摄入量与膀胱癌和前列腺癌的发病风险无关。《中国居民膳食指南（2016）》建议成人每周吃蛋类280～350g，吃鸡蛋不弃蛋黄。因此为了维持大脑正常功能，要保证一日一蛋，血清胆固醇正常的人一天可吃到2个鸡蛋。

五、增加富含原花青素和花色苷的食物

原花青素（proanthocyanidins）是指一类由不同数量的儿茶素、表儿茶素或没食子酸聚合而成的同源或异源多酚类黄酮化合物。近年来的研究表明，原花青素可能通过降低收缩

压、改善血管内皮功能以及抑制血小板活化实现对心血管疾病的预防作用。脑力劳动者增加含原花青素的食物的摄入量，有利于保护心血管健康，有助于脑力劳动者降低心脑血管疾病的风险。《中国居民膳食营养素参考摄入量（2013 版）》建议每日摄入 200mg。原花青素的主要食物来源有：肉桂、葡萄子、高粱、花豆、芸豆、榛子、红小豆、苹果、蓝莓、草莓、葡萄等。

花色苷（anthocyanin）是具有 2- 苯基苯并吡喃结构的一类糖苷衍生物，为植物界广泛分布的一种水溶性色素，花色苷的基本结构是花色素或花青素（anthocyanidin）。研究表明花色苷能够直接清除人体代谢产生的自由基，发挥抗氧化作用；通过抑制炎性反应信号途径减少炎性因子的表达发挥抗炎作用。人群队列研究和干预研究表明花色苷可降低 2 型糖尿病和心血管疾病的风险。花色苷还有改善视力的作用。因此，脑力劳动者多摄入花色苷对预防慢性病和维护视力特别有意义，《中国居民膳食营养素参考摄入量（2013 版）》建议每日摄入 50mg。一些深色的蔬菜、水果、谷薯类、豆类中含有丰富的花色苷，可以适当多吃这些食物（表 29-2）。

表 29-2　常见食物中花色苷的含量（mg/100g 可食部）

食物	花色苷含量	食物	花色苷含量
紫包菜	256.06	桑葚	668.05
茄子皮	145.29	山楂	38.55
紫苏	80.66	巨峰葡萄	13.58
红菜薹	28.86	莲雾	8.67
花豆角	24.83	石榴	6.79
紫芋头	19.71	黑米	622.58
紫马铃薯	12.55	红米	20.92
樱桃水萝卜	12.25	紫甘薯	10.29
洋葱	7.26	紫玉米（鲜）	4.10
杨梅（黑）	147.54	紫玉米（干）	3.72
黑布冧	86.95	黑豆	125
黑加仑	71.21	红豆	63.64
杨梅（红）	49.48	绿豆	32.59
三华李	47.62	赤小豆	20.56

引自：中国营养学会．中国居民膳食营养素参考摄入量（2013 版）．北京：科学出版社，2014.

六、充分保证富含维生素的食物

维生素 B_1、维生素 B_2、尼克酸分别以焦磷酸硫胺素（TPP）、黄素腺嘌呤二核苷酸（FMN）、黄素腺嘌呤二核苷酸（FAD）、烟酰胺腺嘌呤二核苷酸（NAD）、烟酰胺腺嘌呤二核苷酸磷酸（NADP）等活性形式参与葡萄糖的氧化分解，为大脑组织正常代谢提供能量；维生素 B_1、维生素 B_6、维生素 B_{12} 对维持神经正常功能必不可少，维生素 B_6、维生素 B_{12}、叶酸通过维持正常同型半胱氨酸水平可减少心脑血管疾病风险。维生素 C 有利于维持血管壁的弹性，促进氨基酸合成神经递质 5- 羟色胺及去甲肾上腺素。

维生素与视力有密切关系，它们是视觉功能的重要物质基础。维生素 A 是构成视觉细胞内视紫红质的成分，维生素 B_2 能保证视网膜和角膜的正常代谢，维生素 C 的抗氧化作用能阻止晶状体上皮细胞的氧化损伤；属于维生素 A 原类胡萝卜素的玉米黄质（又称隐黄质）以及属于类胡萝卜素的叶黄素是人眼视网膜黄斑区域的主要色素，它能过滤掉蓝光，避免蓝光对眼睛的损害，减轻或延缓白内障的发生。

因此，用脑多、用眼多的脑力劳动者每天要充分保证富含维生素食物的摄入。

七、吃动平衡、生活规律、维护大脑健康

由于脑力劳动者体力活动少，体力活动水平低，故应注意控制总能量的摄入，要尽量做到：①定时定量进餐，避免过度饥饿而引起进食过量；②每顿少吃一两口，吃七八分饱；③减少高能量食物摄入，如肥肉、油炸食物、蛋糕等，家里和单位食堂烹饪食物应减少烹调用油；④不喝或少喝含糖饮料，减少在外就餐，因为在外就餐时会不自觉地增加食物摄入量。

多运动有利于健脑功能，主要表现在：①经常运动会促进大脑释放内啡肽等物质，有利于促进记忆、增强思维能力，也会使人感觉神清气爽；②运动时思维转移，环境改变，脑的压力暂时缓解，思维强度降低，脑细胞获得休整，氧的供应增加，有利于消除脑疲劳，健脑护脑；③运动会增强消化功能，促进各种营养素的吸收，保证大脑的需要，提高工作效率。

脑力劳动者要有意识地增加体力活动，以增加能量消耗量，达到吃动平衡，维持健康体重，维持心、肺、脑等全身各器官的正常功能。脑力劳动者要加强对身体活动重要性的认识，尽量做到：①利用上下班时间增加身体活动的时间，尽可能多走路、骑自行车、登楼梯，少坐车；②减少久坐时间，静坐一小时后要起来活动一下，做一些简单的运动活动筋骨；③多做家务活动，将生活、娱乐、休闲、工作与运动锻炼结合起来，劳逸结合；④安排时间进行中等强度的有氧运动，如慢跑、骑自行车、跳舞、打羽毛球、打乒乓球等，每周累计达 150 分钟；⑤尽可能将坐位的被动活动改变成立位或散步形式的活动，比如站立用电脑、开会，一边散步一边谈话交流，早一站下车或晚一站上车增加步行距离等；⑥尝试使用运动健身类 APP 监控、督促、奖励和指导自己的运动健身，养成良好的运动习惯，在经济条件许可的情况下，可以在休闲健身方面安排适当的消费支出，以促进自己加强运动健身。

注意不要熬夜、保证充足睡眠、提高睡眠质量。华为运动健康大数据的《2017 年中国睡眠质量报告》揭示：21：00—23：00 入睡的人，睡眠质量最高；睡得太早或太晚都会影响睡眠质量，入睡时间越晚深睡时间越少；午睡时间不宜超过 45 分钟；喜欢运动者睡眠质量更好。

注意摆好心态、淡泊名利、生活规律、不断学习、科学用脑、经常用脑钻研分析问题，完成好各时期和各阶段的工作目标和任务。要注意安全、避免头枕部外伤、时常注意保护大脑健康。

第三节 脑力劳动者的主要健康问题及其预防措施

一、能量不平衡

长期能量摄入大于能量消耗将增加超重或肥胖发生的风险，在脑力劳动者中表现得特别突出。据调查，2003 年山西省省属 9 所科研院所中 40.1% 的科技人员出现超重或肥胖；

2011 年中国 7 个城市中 48.6% 的公务员出现超重或肥胖；2014 年重庆市中小学中 38.8% 的教师出现超重或肥胖。

对脑力劳动者来说，适当控制能量摄入量和增加身体活动量是保持能量平衡、维持健康体重的两个重要方面，具体措施见本章第二节。

二、维生素缺乏

脑力劳动需要摄入充足的维生素以维持大脑和神经组织正常的代谢活动，紧张的思维和用眼活动会增加机体对 B 族维生素、维生素 C 及维生素 A 的需要量。由于工作较忙，或没有养成摄入蔬菜水果的好习惯，不少脑力劳动者蔬菜水果摄入不足，导致维生素摄入不足。一些人体试验和动物实验研究结果表明，水溶性维生素（如维生素 B_1、维生素 B_2、维生素 B_6、叶酸及维生素 B_{12} 等）严重不足时，可使记忆受损，补充维生素后，可恢复到正常水平；多种神经生物学变化可以伴随维生素缺乏的改善和治疗而恢复。

因此，脑力劳动者应保证蔬菜水果的摄入量，每天 300～500g 蔬菜，深色蔬菜占 1/2，每天 200～350g 水果，每周吃动物肝脏 1～2 次、一次 25～50g，从而保证脑力劳动者摄入充足的各种维生素。

三、低头族综合征

由于久坐少动，长时间伏案工作，保持固定强迫姿势，重复一些简单的机械动作，极易诱发下列疾患：

（一）颈椎病

由于长时间低头工作，脑力劳动者中颈椎病的比例较高。安徽医科大学劳动卫生学教研室对 546 名金融系统长期伏案工作职员和 243 名站立工作人员的调查结果为：调查组平均每天低头工作 5.4 小时，颈椎病患病率为 17.9%；平均每日低头工作小于 1 小时的对照组患病率仅为 5.0%。随着年龄增长患颈椎病的危险性呈增加趋势。

（二）手腕关节损伤

长时间书写或敲击键盘，易造成腕关节及手指腱鞘等部位的无菌性炎症。腕部、掌指部、足部和肩部二头肌腱沟等处均有腱鞘，使肌腔润滑，有充分的活动度，以保护肌腱免受骨骼和其他组织摩擦和压迫。肌腱在腱鞘上长期过度摩擦后，滑腔呈现水肿、增厚、渗出等炎症性变化。如反复创伤或炎症迁延日久，则为慢性，易有纤维结缔组织增生、粘连、增厚等变化。据调查，长期书写或在电脑前工作的人发生腱鞘炎或腕管综合征的比例较大。在美国，手腕部机械性重复性工作所造成的腕指关节损伤者，占所有职业伤害人数的 65%。

（三）腰肌劳损

腰肌劳损是一种慢性软组织疾病，发病原因复杂，多因长期姿势不良造成的积累性损伤，或腰部肌肉过度劳累所致。脑力劳动者长期强迫坐姿，加上平时活动过少也易引发此病。此外，长期保持坐姿导致回肠下静脉及直肠静脉丛等回流不畅，致使许多脑力劳动者易患痔疮。

因此，脑力劳动者要高度警惕低头族综合征的发生，多做体力活动，练习做一些健身操、工间操。每间隔 1 个小时要起来活动一下，重点活动颈、腰、臂和腿等部位。

四、其他慢性病

脑力劳动者往往长时间静坐，能量消耗少，易出现代谢障碍，导致高脂血症、动脉硬化、糖尿病、肥胖症、高血压、高尿酸血症、老年痴呆等慢性疾病。因此，脑力劳动者要尽量消除或避免发生慢性病的危险因素，预防和控制慢性病的发生发展。具体防治方法可参照《心血管疾病营养处方专家共识》《高血压患者膳食指导》《中国糖尿病膳食指南 2017》《脑卒中患者膳食指导》《恶性肿瘤患者膳食指导》《高尿酸血症与痛风患者膳食指导》等文件。由于猝死是人类的最严重的疾病，痴呆危害极大，下面将着重讨论，旨在提高脑力劳动者对它们的警觉性。

（一）猝死

猝死（sudden death，SD）是指平素身体健康或貌似健康的患者，在出乎意料的短时间内（WHO 定义为 6 小时以内），因自然疾病而突然死亡。临床上猝死可分为两大类，即心源性猝死和非心源性猝死，其中心源性猝死占 75%。据报道，心源性猝死发病呈年轻化，中青年男性多见；北京城区居民心源性猝死发生率男性 35.2/10 万、41.6/10 万；猝死率最高的职业多数是脑力劳动者，比如 IT 工程师，网络店主、医生、媒体等人员。

心、脑血管疾病是猝死的主要原因，而冠心病猝死占全部心源性猝死的 90% 以上，因此预防猝死的主要目标是预防冠心病猝死，而预防冠心病猝死的根本措施是预防心脏冠状动脉粥样硬化。加班熬夜、睡眠不足、缺乏运动、长期工作压力大、过食油腻、抽烟喝酒、高血压、高血脂及高血糖等，这些正是脑力劳动者时常面临的危险因素。因此，脑力劳动者应重视纠正这些不良生活方式，定期体检，预防冠心病，将会大大降低猝死发生率。

（二）痴呆

据估计，全世界大约有 4 000 万痴呆患者，每年新诊断痴呆病例有 800 万例，其中 60%～75% 为老年痴呆。据 2014 年北京、上海、成都、西安 4 个城市的最新调查结果显示，我国 65 岁以上老年人老年性痴呆患病率为 5.9%。我国老年性痴呆患者到 2020 年将达到 1 020 万。老年痴呆症已成为继心血管疾病、恶性肿瘤、脑卒中之后老年人的第四大“健康杀手”。

痴呆是指由于神经退行性病变、脑血管病变、感染、外伤、肿瘤、营养代谢障碍等多种原因引起的，以认知功能缺损为主要临床表现的一组综合征。根据脑衰老原因将痴呆分为：①阿尔茨海默病（Alzheimer disease，AD）也称老年痴呆，占 50%～70%，主要病理特征是大脑萎缩、脑组织内老年斑、脑血管沉淀物和神经元纤维缠结等，临床表现为认知和记忆功能不断恶化，日常生活能力进行性减退、认知障碍，并可伴发各种神经精神症状和行为障碍；②血管性痴呆（vascular dementia，VaD），最常见的是脑卒中引起的脑血管梗死，其梗死位置和大小是 VaD 严重程度的决定因素；③混合型痴呆，如 Pick 病、克 - 雅（Creutzfeldt-Jacob）病、亨廷顿（Huntington）舞蹈病、帕金森症、糖尿病等疾病引起的痴呆。

年龄是老年痴呆的一个独立重要危险因素，我国几个较大样本流行病学调查表明，55 岁以上老年痴呆的患病率为 2%～4%，65 岁以上为 5%～10%，85 岁以上为 20%～50%。头部外伤、糖尿病、心脑血管疾病等疾病与老年痴呆有密切关系。

轻度认知功能障碍（mild cognitive impairment，MCI）是痴呆发生的高危人群。研究指出，MCI 对象发展为痴呆的风险为正常老年人的十倍，筛查和干预 MCI 对象是预防老年痴呆的关键环节。

脑力劳动者，特别是伴有高血压、冠心病、糖尿病、肥胖等慢性疾病的脑力劳动者，要高度警惕痴呆的发生，注意纠正职业生活和日常生活中的危险因素，建立健康的生活方式，预防慢性疾病，预防老年痴呆。

（黄承钰　周政华）

参考文献

1. 景军，孙薇薇. 中国7市公务员健康状况及影响因素分析. 中国公共卫生，2013，29(6)：788-791.
2. 张晋峰. 科技人才健康状况与对策研究——对山西省省属9所科研院所科技人员的调查分析. 太原：山西大学，2003.
3. 肖喜娥，钟培洪，林欣，等. 重庆市主城某区中小学教师群体健康状况调查研究. 重庆医学，2017，46(26)：3682-3684.
4. 孙长颢. 营养与食品卫生学. 8版. 北京：人民卫生出版社，2017.
5. 中国营养学会. 中国居民膳食指南. 2016版. 北京：人民卫生出版社，2016.
6. 中国营养学会. 中国居民膳食营养素参考摄入量. 2013版. 北京：科学出版社，2014.
7. 顾景范，郭长江. 特殊营养学. 2版. 北京：科学出版社，2009.
8. 程义勇，钱令嘉，蒋与刚. 营养与脑健康. 北京：人民军医出版社，2015.
9. 中国营养学会. 食物与健康：科学证据共识. 北京：人民卫生出版社，2016.
10. 葛可佑. 中国营养科学全书(上、下册). 北京：人民卫生出版社，2004.
11. 黄承钰. 医学营养学. 北京：人民卫生出版社，2003.
12. 黄承钰. 疾病营养治疗. 成都：四川大学出版社，2006.
13. 黄承钰. 特殊人群营养. 北京：人民卫生出版社，2009.
14. 李明，黄京璐，王小广，等. 广东地区622例猝死案例的流行病学调查. 中国法医学杂志，2015，30(1)：66-69.
15. 张林峰，李莹，周红玲，等. 北京市城区居民心脏性猝死发生率的监测研究. 中华心血管病杂志，2014，42(6)：504-509.
16. 张佳. 郑州市白领女性体育健身活动现状调查研究. 郑州：河南大学，2013.
17. 彭伟. 城市青年白领健康体适能与体力活动的相关分析与研究. 上海：上海师范大学，2016.
18. 苏浩. 40～49岁不同体力活动背景人群运动心血管风险评估研究. 北京：北京体育大学，2011.
19. 汤蓉. 不同体力活动水平城市中年人心血管疾病风险因素的研究. 济南：山东体育学院，2014.
20. 高娟娟. 广州市40～49岁白领体重指数、腰臀比、体力活动量与血压的相关分析. 广州：广州体育学院，2011.
21. 杨智林. 广州市40～49岁白领生活方式与血压的相关分析. 广州：广州体育学院，2012.
22. 范晶晶. 运动健身类APP在郑州市白领女性中的应用现状研究. 郑州：河南大学，2017.
23. 刘新. 建成环境影响白领步行行为及智能手机健身应用自我监控的研究. 广州：广州体育学院，2015.
24. Yan M，Fu Z，Qin T，et al. Associations of sleep duration and prediabetes prevalence in a middle-aged and elderly Chinese population with regard to age and hypertension：The China Health and Retirement Longitudinal Study baseline survey. J Diabetes，2018，10(11)：847-856.
25. Sun X，Zheng B，Lv J，et al. Sleep behavior and depression：Findings from the China Kadoorie Biobank of 0.5 million Chinese adults. J Affect Disord，2018，229：120-124.
26. Li Y，Wu Y，Zhai L，et al. Longitudinal Association of Sleep Duration with Depressive Symptoms among Middle-aged and Older Chinese. Sci Rep，2017，7(1)：11794.
27. Wong JY，Bassig BA，Vermeulen R，et al. Sleep Duration across the Adult Lifecourse and Risk of Lung

Cancer Mortality: A Cohort Study in Xuanwei, China. Cancer Prev Res (Phila), 2017, 10 (6): 327-336.
28. Wang S, Li B, Wu Y, et al. Relationship of Sleep Duration with Sociodemographic Characteristics, Lifestyle, Mental Health, and Chronic Diseases in a Large Chinese Adult Population. J Clin Sleep Med, 2017, 13 (3): 377-384.
29. Lou P, Zhang P, Zhang L, et al. Effects of sleep duration and sleep quality on prevalence of type 2 diabetes mellitus: A 5-year follow-up study in China. Diabetes Res Clin Pract, 2015, 109 (1): 178-184.
30. Song QF, Liu XX, Hu WN, et al. Night Sleep Duration and Risk of Cognitive Impairment in a Chinese Population: A Cross-sectional Study. Biomed Environ Sci, 2017, 30 (10): 749-757.
31. Niu J, Han H, Wang Y, et al. Sleep quality and cognitive decline in a community of older adults in Daqing City, China. Sleep Med, 2016, 17: 69-74.
32. Xu L, Jiang CQ, Lam TH, et al. Sleep duration and memory in the elderly Chinese: longitudinal analysis of the Guangzhou Biobank Cohort Study. Sleep, 2014, 37 (11): 1737-1744.
33. Wu X, Sun Y, Niu K, et al. Association of self-reported sleep duration and hypertension: Results of a Chinese prospective cohort study. Clin Exp Hypertens, 2016, 38 (6): 514-519.
34. Liu RQ, Qian Z, Trevathan E, et al. Poor sleep quality associated with high risk of hypertension and elevated blood pressure in China: results from a large population-based study. Hypertens Res, 2016, 39 (1): 54-59.
35. Lu K, Chen J, Wu S, et al. Interaction of Sleep Duration and Sleep Quality on Hypertension Prevalence in Adult Chinese Males. J Epidemiol, 2015, 25 (6): 415-422.
36. Lin SC, Sun CA, You SL, et al. The Link of Self-Reported Insomnia Symptoms and Sleep Duration with Metabolic Syndrome: A Chinese Population-Based Study. Sleep, 2016, 39 (6): 1261-1266.
37. Wu J, Xu G, Shen L, et al. Daily sleep duration and risk of metabolic syndrome among middle-aged and older Chinese adults: cross-sectional evidence from the Dongfeng-Tongji cohort study. BMC Public Health, 2015, 15: 178.
38. Sun W, Yu Y, Yuan J, et al. Sleep duration and quality among different occupations--China national study. PLoS One, 2015, 10 (3): e0117700.
39. Cai H, Shu XO, Xiang YB, et al. Sleep duration and mortality: a prospective study of 113 138 middle-aged and elderly Chinese men and women. Sleep, 2015, 38 (4): 529-536.
40. 中国康复医学会心血管病专业委员会. 心血管疾病营养处方专家共识. 中华内科杂志, 2014, 53 (2): 151.
41. 中华人民共和国国家卫生和计划生育委员会. 高血压患者膳食指导. WS/T 430—2013.
42. 中国营养学会糖尿病营养工作组. 中国糖尿病膳食指南及解读. 营养学报, 2017, 39 (6): 521-529.
43. 中华人民共和国国家卫生和计划生育委员会. 脑卒中患者膳食指导. WS/T 558—2017.
44. 中华人民共和国国家卫生和计划生育委员会. 恶性肿瘤患者膳食指导. WS/T 559—2017.
45. 中华人民共和国国家卫生和计划生育委员会. 高尿酸血症与痛风患者膳食指导. WS/T 560—2017.
46. 中国超重/肥胖医学营养治疗专家共识编写委员会. 中国超重/肥胖医学营养治疗专家共识(201 年版). 中华糖尿病杂志, 2016, 8 (9): 525.
47. 沈洪. 中国心肺复苏的关注问题. 中国危重病急救医学, 2003, 15 (5): 262-264.
48. Zang J, Ng SW. Age, period and cohort effects on adult physical activity levels from 1991 to 2011 in China. Int J Behav Nutr Phys Act, 2016, 13: 40.
49. Bennett DA, Du H, Clarke R, et al. Association of Physical Activity With Risk of Major Cardiovascular Diseases in Chinese Men and Women. JAMA Cardiol, 2017, 2 (12): 1349-1358.

第三十章

低照度作业人员营养

现代工作中涉及大量仪器仪表操作，多要求在低照度条件下进行；在过去战争年代，我军常用夜战以弱胜强，现代战争也常利用夜幕来掩护作战。因此，保护暗适应能力与提高夜间视力，对汽车驾驶员、飞行员、雷达操纵员、井下和隧道作业人员、部队人员以及其他低照度作业工种，都具有重要意义。近年来国外对暗视能力研究日益重视，主要是研究影响暗适应的因素，寻找在低照度条件下提高暗视力的措施以及加强视觉的基础研究。本章首先介绍低照度作业的概念和环境特点，阐述营养与视觉功能的关系，最后重点介绍低照度作业人员的营养需要量、营养问题及营养保障措施。

第一节　低照度作业的概念和环境特点

视网膜是感受光刺激的神经组织，视觉信息在视网膜内主要由三级神经元传递，即光感受器细胞、双极细胞和神经节细胞（图 30-1）。光感受器细胞是视网膜上的第一级神经元，分两种：视杆细胞（rod）和视锥细胞（cone cell）。视杆细胞感受弱光和无色视觉（暗视觉），视锥细胞感受强光和色觉（明视觉）。视杆细胞对光的敏感度较高，能在昏暗的环境中感受光刺激而引起视觉，但视物无色觉而且只能区别明暗，视物时只能有较粗略的轮廓，精确性差，称为视杆系统或晚光觉系统。视锥细胞对光的敏感性差，只有在类似白昼的强光下才能被刺激，但视物时可以分辨颜色，且对物体表面的细节和轮廓边界都能看清楚，有高分辨力，称为视锥系统或昼光觉系统。

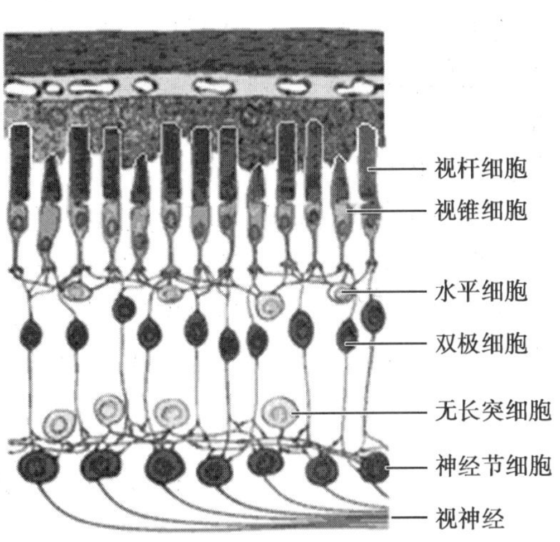

图 30-1　视网膜结构模式图

目前认为在人和大多数脊椎动物的视网膜上两种光感受器均存在，故兼有暗视觉和明视觉，即视觉的二元学说。两种细胞在视网膜上的分布很不均匀，人的视锥细胞约 700 万个，主要集中在黄斑区，尤其在中央凹处只有密集的视锥细胞，且密度很大，可达每平方毫米 16 万个。视杆细胞在中央凹处缺乏，从中央凹移行至周边部分，视锥细胞明显减少，而视杆细胞逐渐增多。黑夜识别目标时，以直视观察最为不利，因为此时目标的映像正好落在视杆细胞最少、视锥细胞最密集的中央凹处。若偏离 10°～20° 角观察，则目标映像可落在视杆细胞密集之处，而使视觉最为清楚。

外界环境的光照强度用照度（illumination）来衡量，照度是指单位被照面积上接收到的光通量，单位为 lux（勒克斯，也可写为 lx 或 LUX）。能保持视功能的外界照度范围极广，从晴天 100 000lux 至黑夜 1/3 000lux。视锥细胞能接受 30lux 以上的照度，视杆细胞可接受 0.01lux 以下的照度，0.01～30lux 的照度由两者协同接受，称黄昏视觉。但在黄昏视觉的照度范围内，不同照度下视杆视锥细胞的功能占不同的比例，如 0.01lux 时，视杆细胞功能占 92%，视锥细胞仅占 8%；而在 25lux 时，视杆细胞功能占 18%，视锥细胞占 82%。另外，夜间视力（night vision），也称暗视力，是指视杆细胞视力或周边视力。夜间视力与暗适应能力之间有不可分割的联系，暗适应良好时，则夜间视力增强，故为提高夜间视力，应注意保护与提高暗适应能力，检查暗适应功能可反映视杆细胞功能。视敏度（visual acuity）即我们通常所说的视力，是指视锥细胞视力，主要反映黄斑的视功能。

通常将低于 30lux 的照度称为低照度，在低照度环境下生产、劳动或训练即为低照度作业。低照度环境条件下，尤其是照度低于 2lux 时，人的视敏度开始明显降低；若环境照度进一步下降，还会出现更多视觉感知差异。比如，夜间的自然照度通常不超过 0.25lux，在夜间观察目标就非常不容易，而且夜间观察物体的特征为小目标似乎很远，而大目标又似乎很近。此外，夜间对目标的形态感觉也不同，坡度觉得更陡了，任何障碍似乎变得更加严重。但是，人对光源的观察在夜间比白天更敏锐，比如 500m 外的烟头、1km 左右的火柴光、1～1.5km 的手电光、甚至 6～8km 篝火均可以被观察到。低照度环境条件下，人眼仍可依据明暗度来区别颜色，但色觉还是存在一定的特殊性。人眼可感受波长 370～740nm 的光，视锥细胞对光波较长的光（接近红端）较敏感，对波长 550nm（介于黄绿色之间）的光最为敏感，故在白昼，人们感到黄绿色最为明亮。视杆细胞对光波较短的光（接近紫端）较敏感，对波长 500nm（介于绿蓝之间）的光最为敏感，故在黄昏或低照度环境条件下，人们感到蓝绿光最为明亮。这种视觉的明显度，跟着光照的强度由黄绿色改变为蓝绿色的现象，称为柏金奇（Purkinje）现象。具有正常黄昏光觉的人，总是感到绿色比橙色亮，黄色比红色亮。若柏金奇现象阴性，或产生此现象的时间大为延长，则为色觉降低，可以作为选拔低照度作业人员的一项指标。

可用照度计测试作业环境照明的强弱。不同类型的照度计可测量从 0～200 000lux 范围的照度。目前市场上还有低照度摄像机销售，此类型摄像机适用于夜间生物活动观察、夜间军事海岸线监视、博物馆等低照度场所的摄影及监视等。其适用的照度范围：彩色摄像机从 0.000 4～1lux，黑白摄像机从 0.000 3～0.1lux 均有，若搭配红外线，据称可达 0lux。

第二节 营养与视觉功能

一、维生素 A

维生素 A 在体内的形式包括视黄醇（retinol）、视黄醛（retinal）和视黄酸（retinoic acid）。视黄醇经小肠黏膜吸收，经血运至肝脏，以视黄酯（retinyl ester）形式贮存。利用时肝脏的视黄酯被水解为视黄醇，视黄醇与视黄醇结合蛋白（retinol binding protein，RBP）结合，后者又与前清蛋白（prealbumin，PA）相结合，在血流中以维生素 A-RBP-PA 复合物的形式运送到靶组织中。在视网膜中，为维持正常视力进一步代谢。

视杆细胞外段含有感光色素：视紫红质（rhodopsin），它由顺视黄醛与视蛋白（opsin）构成。9- 及 11- 顺视黄醛是体内维生素 A 的主要生物活性形式。视紫红质是 11- 顺式视黄醛的醛基和视蛋白内赖氨酸的 ε- 氨基通过形成 schiff 碱键缩合而成。视紫红质经光照后，11- 顺视黄醛与视蛋白分离并异构为全反视黄醛，这一光异构变化同时启动了光转导过程：首先激活视杆外段盘膜上的光转导蛋白（transducin），进而激活磷酸二酯酶（PDE），催化 cGMP 水解，引起 cGMP 门控的通道开放减少，Ca^{2+} 的主动摄入减少，产生超极化型感受器电位，影响视杆细胞神经递质的释放，最终在大脑形成视觉。

光照使 11- 顺视黄醛（红色）异构为全反视黄醛并与视蛋白分离而失色，此过程称"漂白"。此时若进入暗处，则因对光敏感的视紫红质消失，故不能见物。分离后的全反视黄醛，可被还原为全反视黄醇。全反式视黄醇从光感受器细胞弥散到视网膜色素上皮细胞（retinal pigment epithilial cell，RPE）中，被酯化为全反式视黄酯，再转变为 11- 顺式视黄醇，后者可被视黄醇脱氢酶氧化为 11- 顺式视黄醛，从 RPE 释放并被光感受器细胞重摄入，与视蛋白重新结合为视紫红质，此过程称为视紫红质的再生。储存于 RPE 中的维生素 A 也可参与视紫红质的再合成（图 30-2）。人在暗处视物时，实际上既有视紫红质的分解，又有它的合成，这是人在暗处能不断视物的基础；光线愈暗，分解过程愈弱，视网膜处于合成状态的视紫红质愈多，对光愈敏感；相反，在亮处时，视紫红质的分解增强，视网膜中较多的视紫红质处于分解状态，使视杆细胞几乎失去了感受光刺激的能力，其功能逐渐为视锥系统所取代。视紫红质分解后的全反视黄醛，还有部分被还原为全反视黄醇后经血流至肝脏变成 11- 顺式视黄醇，而后再随血流返回视网膜氧化成 11- 顺式视黄醛，合成视紫红质。

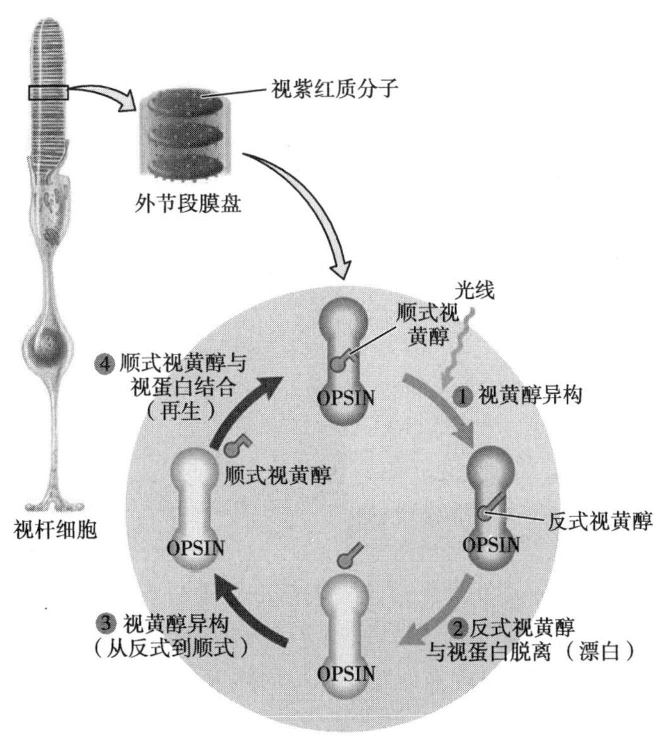

图 30-2　视紫红质在 RPE 细胞及视杆外段的再生过程

人从亮处进入暗处，最初看不清任何东西，经过一定时间，才逐渐恢复对光敏感性，能在一定照度的暗处见物。此过程称暗适应（Dark adaptation）。这实际上是视紫红质在亮处漂白后，在暗处再合成的过程。若维生素 A 充足，则视紫红质的再生快而完全。故暗适应时间短；若维生素 A 不足，则视紫红质再生慢而不完全，故暗适应时间长，严重时可产生夜盲（night blindness）。维生素 A 缺乏可由摄入不足引起，也可由慢性酒精中毒及肠道疾病等导致的吸收不良引起。暗适应是人眼对光的敏感度在暗处逐渐提高的过程。光觉为光度逆对数，即越能感觉弱光则光觉越好。引起光觉的最小光能叫视阈（visual threshold）。在暗处停留一段时间后，视紫红质合成增多，视网膜对光敏感度逐渐增强，视阈值逐渐下降，至某一限度（需 30～40 分钟）不再下降了，叫绝对阈（absolute threshold）。在进入暗室后的不同时间，连续测定人的视觉阈值，以纵坐标代表光强度，以横坐标代表时间，可绘制暗适应曲线。开始时视阈值迅速下降，5 分钟趋于平坦，此为视锥细胞适应曲线，然后视阈又继续下降，至绝对阈则不能再下降了，即为视杆细胞适应曲线，其转折点叫视锥 - 视杆细胞转折点（rod-cone break）（图 30-3）。

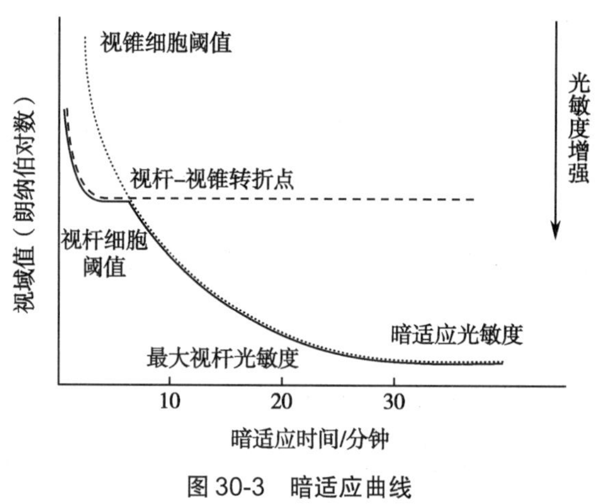

图 30-3　暗适应曲线

视网膜维生素 A 的营养状况可以通过测定暗适应功能来反映。维生素 A 缺乏者暗适应时间延长，暗适应曲线视锥 - 视杆细胞转折点时间推迟，暗适应曲线及绝对阈上移。

暗适应功能还可用视网膜电图（electroretinography，ERG）来反映。测试时将仪器一电极置于角膜上，另一参考电极放于头部适当位置，当光照射到视网膜上时，可出现电位的变化，所记录的波形叫视网膜电图。ERG 主要由一个负向的 a 波和一个正向的 b 波组成。有报道，吸收不良引起的维生素 A 缺乏导致 ERG b 波下降。

此外，视网膜内还存在其他类胡萝卜素，叶黄素类（xanthophylls）物质如叶黄素（lutein）、玉米黄质（zeaxanthin）及内消旋型玉米黄质（meso-zeaxanthin）等，是人眼视网膜黄斑区域的主要色素。太阳光中的紫外线及蓝光进入眼睛会产生大量自由基，导致白内障，黄斑区退化。紫外线一般能被眼角膜及晶状体过滤掉，但蓝光却可穿透眼球直达视网膜及黄斑，黄斑中的叶黄素则能过滤掉蓝光，避免蓝光对眼睛的损害。近年研究还发现，叶黄素也可以影响暗视觉功能。在为期一年的 RCT 试验研究中，叶黄素补充（20mg/d）可以显著提高司机低照度环境条件下空间分辨能力、黄斑色素吸光度（MPOD）、对比敏感度和炫光功能视觉能力。叶黄素在视网膜内可转化为内消旋型玉米黄质，通过外源性补充内消旋型玉米黄质，也可显著提高 MPOD。此外，叶黄素、玉米黄质可以对抗视网膜和晶状体中强大的氧化应激，其效果优于维生素 E。

二、蛋白质

蛋白质与维生素 A 代谢有密切的关系。体内的视黄醇、视黄醛和视黄酸在血浆、细胞间隙和细胞内主要是与特殊的视黄醇结合蛋白相结合。在血浆中视黄醇与 RBP 结合，在细胞内则与细胞视黄醇结合蛋白 CRBP 和 CRBPⅡ（在小肠中）相结合。而视黄醛在眼中与细胞视黄醛结合蛋白（CRALBP）结合。视黄酸在许多组织中与细胞视黄酸结合蛋白（CRABP）结合。视紫红质本身也是视蛋白与视黄醛的结合体。

蛋白质营养不良对维生素 A 的吸收、贮存、运输和利用都有影响，而维生素 A 缺乏又影响血清蛋白的合成。动物摄取任何形式的维生素 A，经维生素 A 棕榈酯水解酶的作用，转变成棕榈酸视黄酯贮存于肝脏，蛋白质缺乏时，维生素 A 棕榈酯水解酶活性下降，影响维生素 A 的吸收及贮存。肝贮存的维生素 A 与血浆中前白蛋白结合成维生素 A-RBP-PA 复合物转移至血液，蛋白质缺乏时，使维生素 A 不能从肝脏释放出来，维生素 A 的运输、利用受影响。据报道，蛋白质缺乏大鼠，每克肝组织维生素 A 高于对照组，随着时间延长而渐高；血浆维生素 A 随蛋白质缺乏延长而下降。例如，蛋白质缺乏大鼠每克肝湿重含维生素 A（1 195 ± 167）μg，对照组为（729 ± 29）μg，而每 100ml 血浆维生素 A 为 11.7μg 时，对照组为 51.1μg。

三、脂类

（一）脂肪

维生素 A 是脂溶性维生素，脂肪影响维生素 A 的吸收，但对维生素 A 的利用影响甚小或无影响。健康人摄入足量的脂肪（大于 10g/d），其维生素 A 的吸收率大于 80%。但某些影响脂肪吸收的因素或疾病（例如胃酸缺乏、口炎性腹泻、慢性胰腺炎、胆囊纤维化和胃切除等），则影响维生素 A 和类胡萝卜素的吸收。因而，适量的脂肪有助于维生素 A 的吸收，从而有利于暗视功能。

（二）长链多不饱和脂肪酸

长链多不饱和脂肪酸中，ω-3 系列的二十二碳六烯酸（docosahexaenoic acid，DHA）和 ω-6 系列的二十碳四烯酸（arechidic acid，AA）是构成生物膜的重要组分，在视网膜及大脑中发挥重要功能。DHA 是视杆外段中最主要的多不饱和脂肪酸，其含量较其他组织多 45%～60%，对于盘膜的物理特性和功能维持有重要意义。DHA 也是维持正常视力的重要功能成分，可能与视紫红质的功能、视杆细胞的光转导过程、视网膜中视觉的信号转导等有关。DHA 直接影响生物膜的流动性，而视紫红质在外段盘膜中的循环代谢受膜流动性的影响。新近研究发现，包含 DHA 的磷脂可调节视网膜信号转导过程中 G 蛋白耦联的信号通路，认为在 ω-3 脂肪酸缺乏患者中观察到的视觉及认知缺陷可能来自缺乏 DHA 时相关神经递质效率的下降及视觉信号通路的异常。

膳食中 DHA 及其前体 α- 亚麻酸（alpha-linolenic acid，ALA）的变化可以改变视网膜 DHA 水平，8% ALA 或 0.6% DHA，即可维持正常的视网膜 DHA 水平。Jeffrey 等发现，低膳食 ALA

喂养选择性的改变恒河猴视杆细胞感受光刺激后的复原及失活，而眩光照射时的光转导过程未受影响。研究还发现，用不含 ω-3 脂肪酸饲料喂养的动物有 ERG 的 a 波及 b 波异常。Birch 等分别用不同浓度的 ω-3 脂肪酸喂养低体重儿，发现低浓度组视杆细胞 ERG 阈值较高，b 波最大峰值较低。用添加 DHA 的食物喂养早产儿（体重 <1 500g）38 周后发现其视觉诱发电位敏感度明显提高。苏宜香等用添加母乳水平 DHA 及 AA 的配方奶粉给予早产儿，也发现 DHA 及 AA 可促进早产儿的脑及视网膜发育。由于 DHA 及 AA 对婴儿脑及视网膜发育的重要性，婴儿配方奶粉中已开始添加 DHA 及 AA。

四、B 族维生素

（一）硫胺素

膳食缺乏硫胺素引起视觉紊乱，可见于韦 - 科综合征（Wernicke-Korsakoff syndrome），这是一种由于硫胺素缺乏引起的神经精神病症，硫胺素作为 α- 酮酸氧化脱羧酶的辅酶，其缺乏引起神经生理功能失调，在视觉系统表现为眼运动障碍，视敏度下降。

酒精中毒也可导致硫胺素缺乏，可发生酒精中毒性弱视（alcohol amblyopia），引起视敏度下降，给予硫胺素后视敏度的下降可恢复。

硫胺反应性巨幼细胞性贫血（thiamine-responsive megaloblastic anemia，TRMA）是一种常染色体隐性遗传性疾病，其原因是一个编码硫胺素转运体的基因 SLC19A2 发生了突变，导致细胞摄入硫胺素障碍。在 TRMA 的部分病人发现了视神经萎缩及视网膜营养障碍，可能导致视锥 - 视杆细胞营养不良。

（二）核黄素

视网膜含有核黄素，动物实验证明，缺乏核黄素大鼠，组织中黄素单核苷酸（FMN）和黄素腺嘌呤二核苷酸（FAD）减少，视网膜氧耗和核黄素含量很快下降。核黄素能否提高暗适应能力，报道不一。Kimble 和 Gorden 早期的报道认为，有的暗适应视阈值提高的病人，虽然补充了维生素 A，血清视黄醇已增高，但暗适应仍无改善，除非同时补充核黄素。口炎性腹泻病人，暗适应功能有损害，需补充核黄素而不是视黄醇才能改善。有作者报道，大鼠饲以核黄素缺乏饲料 6 周，视网膜电图 b 波 /a 波比值下降约 1/3，且视网膜外网状层、内核层及视锥视杆层的琥珀酸脱氢酶活性大为下降。此外，苏联有研究发现，补充核黄素在暗光下能提高眼对蓝、紫端色觉的分辨能力，改善对光敏感度和减轻视觉疲劳。

新的研究发现，一种对昼夜节律敏感的蛋白 cryptochromes 是以黄素蛋白为基础的，它被认为是一种蓝光感受器，其代谢与自然界的光 - 暗循环同步。它可能存在于视网膜神经节细胞、视网膜下丘纤维及视交叉上核。有学者认为，类似于以维生素 A 为基础的感光色素（视蛋白）司视力，以维生素 B_2 为基础的色素 cryptochrome 则司昼夜节律。

（三）其他维生素

如前所述，视黄醛转换为视黄醇异构体是依赖于 NADH 或 NADPH，故烟酸缺乏影响视色素的合成，可使视觉绝对阈值提高，多见于癞皮病患者。大鼠视网膜神经节细胞上包含烟碱受体位点，对烟碱配体有高亲和力。

大鼠缺乏吡哆酸可见到视杆细胞退行性变化。脉络膜和视网膜环形萎缩是一种常染色体隐性疾病，表现为鸟氨酸转氨酶缺陷，吡哆醇作为鸟氨酸转氨酶的辅基，吡哆醛磷酸酯存在时鸟氨酸转氨酶活性增加。

维生素C缺乏者虽然其血清视黄醇水平正常，但暗适应可减低。脂质过氧化产物的堆积影响光感受器的暗适应，它可能通过影响光感受器质膜通透性而起作用。维生素C作为抗氧化剂，可能有助于该情形下的暗适应功能恢复，同时还对视网膜及视杆外段所受的光化学损伤有防护作用。

五、微量元素

（一）锌

视网膜是锌含量最丰富的组织之一，其含量可达100μg/g（组织干重）。大部分的视网膜锌与蛋白质紧密结合，其余的锌（大约10%）是游离的或与蛋白质松散结合。视网膜内螯合态的锌主要定位于光感受器细胞和视网膜色素上皮细胞（RPE）。锌在视网膜的生理及病理过程中充当了关键角色。大量研究证实，人类锌缺乏可引起暗适应功能下降及夜盲，且多数病例可通过补充锌得到改善。

动物实验及体外研究表明，在锌缺乏状态下视黄醇脱氢酶的活性受到损害。视黄醇脱氢酶是一种含锌的金属酶，在RPE中可催化11-顺式视黄醇氧化成11-顺式视黄醛，后者从RPE释放并被光感受器细胞摄入，再与视蛋白结合成视紫红质，重新进入光化学循环。然而，后来Dorea等的研究对视黄醇脱氢酶活性损害在锌缺乏导致的暗适应功能下降中的作用提出了质疑，他们的研究结果并未发现锌缺乏降低了视黄醇脱氢酶活性。现在多数研究者认为，视黄醇脱氢酶实际上是锌非依赖性的，锌缺乏引起的暗适应功能下降还与锌在光感受器细胞的光化学循环中的作用有关。

锌可能参与光感受器的光转导过程。体外研究发现，锌可直接结合到视紫红质及光感受器的盘膜上，增强视紫红质的磷酸化作用。最新的研究发现，一种调节视紫红质灭活的视网膜蛋白Recoverin也是一种锌结合蛋白，它通过抑制视紫红质激酶而调节视紫红质的失活。给予锌可使牛蛙的视紫红质再生加速。锌还可与光感受器的cGMP磷酸二酯酶结合并使该酶激活，而该酶是光转导过程中的一个关键酶。这提示锌如同维生素A一样，参与了光转导过程，并在光调节过程中起作用。在视循环中，有许多酶是锌依赖性的，因而，可能锌缺乏时的暗适应功能下降是由于在光感受器的光化学循环中的锌依赖性反应受到了损害。尚需进一步的研究以明确锌在这一过程中确切的作用。

近年来，锌在信号传导中的分子生物学作用及对神经递质的调制作用引起了人们极大的兴趣。现普遍认为，锌离子（Zn^{2+}）在中枢神经系统可作为神经调质，Zn^{2+}对视网膜突触传递也有明显的调制作用。光感受器和双极细胞均以谷氨酸为主要的兴奋性神经递质，Zn^{2+}存在于光感受器末梢的谷氨酸能突触囊泡内，可能协同谷氨酸的释放。Zn^{2+}对视网膜抑制性神经递质γ-氨基丁酸的受体（GABAcR）介导的电流也有抑制作用。Zn^{2+}可能通过调节视网膜信号传递而影响视网膜功能。

（二）硒

硒是谷胱甘肽过氧化物酶（GSH-Px）的构成组分。具有抗氧化，保护生物膜的作用。硒还可加强维生素E的抗氧化作用。研究表明，硒可保护视觉器官，白内障及糖尿病性视力下降者补充硒后，视觉功能有改善。大鼠喂以低硒而维生素E适量的饲料两代后出现生长延缓、毛发稀疏、白内障和生殖障碍。用缺硒饲料喂养大鼠12个月后，光镜及电镜发现视网膜内核层细胞数减少，无足细胞及水平细胞数明显减少，喂养1.5年后，光感受器细胞亦明显减少。大鼠及兔视杆外段(ROS)中谷胱甘肽还原酶含量高,可降低过氧化氢及脂质过氧化物对细胞膜的损害,保护视杆细胞盘膜。硒存在于视网膜,可能与视神经兴奋机制有关。目前认为光量子被视紫红质吸收后,只有当硒原子存在时,才能引起神经兴奋。

六、牛磺酸

牛磺酸(taurine),化学名称为2-氨基乙磺酸。在体内可由半胱氨酸代谢转变而来。1975年,Hayes等首先发现幼猫因膳食中缺乏牛磺酸而致视功能减退甚至失明,从而确立了牛磺酸在营养学中的地位。有学者认为它是一种条件性必需氨基酸。在哺乳动物的个体发育阶段,牛磺酸作为视网膜及中枢神经系统发育必需的营养物质已得到公认。

牛磺酸广泛存在于哺乳动物各种组织中,在视网膜中的含量尤其丰富。视网膜中的牛磺酸三分之二分布于光感受器细胞层,研究发现它与光感受器功能密切相关。幼猫缺乏牛磺酸时,首先出现视网膜电图振幅的降低,随后出现光感受器细胞形态学的严重改变,外段高度有序的盘膜结构发生紊乱,光感受器细胞发生退化,最终导致失明。对幼猴及大鼠的研究发现了相似的结果,在长期接受完全肠外营养而致血浆牛磺酸水平下降的儿童也发现ERG的异常。在视网膜关键性病理改变(光感受器退化)出现之前补充牛磺酸,则可防止视网膜结构和功能受到损害。研究表明,缺乏牛磺酸引起的光感受器的退化与它能维持光感受器外段盘膜的膜结构稳定性有关。

牛磺酸与光感受器功能尤其是视杆细胞功能密切相关,光可以刺激牛磺酸释放。近年来大量研究发现牛磺酸对视网膜及其外节段的ATP依赖的Ca^{2+}摄入具有调节作用,而Ca^{2+}在光感受器受到光刺激后的兴奋及复原中扮演了一个决定性的角色,它介导的是一种负反馈作用,牛磺酸可能通过包括开放cGMP门控通道的机制而增加ATP依赖的Ca^{2+}摄入,可能协助光感受器的复原,从而调制光感受器细胞的光转导过程。

我军长期从事低照度作业部队营养保障的陆军军医大学(原第三军医大学)科研人员研究发现,添加牛磺酸明显增加大鼠视网膜光照和暗适应时视杆细胞光转导蛋白α活性亚单位($G_{\alpha t1}$)的蛋白表达,且这种作用较添加复合微量营养素(包括维生素B_1、维生素B_2、尼克酸、锌、硒)更为明显,表明牛磺酸对视杆细胞光转导功能有重要的调制作用。在低照度作业人员中进行的现场实验发现,每日补充0.8g牛磺酸2周后,微光近视力和快速暗适应功能有大幅度提高,服用4周后效果更佳,同时暗适应恢复曲线明显下移,绝对阈值降低。

长时间的强烈光照可引起视网膜损伤,光损伤视网膜主要是波及光感受器细胞的外段,已证实牛磺酸可以保护视杆细胞外段免受光化学损伤。另有研究表明,牛磺酸可以促进视紫红质再生,而光损伤会导致中视杆细胞外段视紫红质的代谢需求增加,推测牛磺酸保护视杆细胞外段免受光化学性损伤,与它能促进视紫红质再生有关。

七、其他

过度的体力劳动,明显提高视阈值,可达2个对数纳朗伯,可能与运动使视网膜上部血供应相对缺乏有关。所有降低皮质功能的因素,皆可给暗适应以不良影响,如吸烟、饮酒、睡眠不足、神经过度紧张和疲劳等。影响暗适应的疾病有青光眼、中心性视网膜脉络膜炎、黄斑变性、视膜色素变性和视网膜剥离等。

第三节 低照度作业人员的营养问题

在低照度作业条件下，容易发生暗适应功能和夜间视力降低的问题。主要与维生素A缺乏和蛋白质、锌、硒等的缺乏有关。部队在战时易发生维生素A缺乏，同时还发现夜间活动较多的兵种，夜盲发病率明显增高。

近年来对低照度作业人员的营养调查陆续有报道。据对广州、庐山及重庆雷达作业部队的调查，除广州较好外，庐山及重庆调查资料均表明作业员蛋白质的摄入量偏低，质量偏差，维生素A及核黄素摄入不足；雷达操纵员暗适应时间延长者占40%，而非操纵员仅15%，雷达操纵员微光近视力与眩光照射后暗适应恢复时间均比非操纵员差。北京市卫生防疫站测定了51名暗室工作者血清维生素A水平，49%的人达正常水平，39%的人为不足，11.8%的人处于缺乏水平甚至出现临床症状。

糜漫天等对低照度作业人群（雷达操纵员）进行了全面营养状况评价，发现与暗适应密切相关的维生素A，核黄素和锌缺乏比较严重。血清维生素A平均为16.76μg/dl，其中14.3%的人血清维生素A低于10μg/dl，57.3%的人低于20μg/dl，故认为维生素A处于缺乏状态（成人血清维生素A的正常范围为30～90μg/dl，血清视黄醇<10μg/dl时，常伴有其他维生素A不足体征）。4小时尿负荷试验核黄素缺乏者高达80.0%，临床检查疑有30.3%人员有缺乏病相应体征。膳食维生素A平均摄取量仅为1 248IU（374μgRE），核黄素为0.88mg，锌为6.54mg，分别占供给标准的20%、55%和33%，暗适应时间延长者占26%。另外发现雷达操纵员微光近视力明显较非操纵员差。雷达操纵员除暗适应功能减退外，还发现有视觉模糊与视力易疲劳等症状，这可能与核黄素缺乏有关。另外，以血清、头发锌、硒含量和暗适应功能测定为指标，在同一连队选择雷达操纵员23人和非雷达操纵员19人对比研究，发现雷达操纵员除需额外补充维生素A和核黄素外，还应注意补充锌、硒，才能维持良好的暗适应功能。动物实验也表明，暗视条件下大鼠血清、眼球和肝脏组织中维生素A含量、血清和眼球锌含量均较光照条件下明显降低，提示暗视条件下，机体要消耗更多的维生素A和锌。而营养干预后能显著提高光照及暗视条件下血清、眼球和肝脏组织中的维生素A及锌含量。

第四节 低照度作业人员的营养需要量

一、维生素A

国内对低照度作业人员维生素A需要量的研究结果差别较大，可能与条件控制和研究方法不同有关。由于肝脏可大量贮存维生素A，调控各靶组织的需要，所以虽然膳食中维生素A摄取量有时发生较大变化，但血清维生素A仍能维持相对恒定，只有在肝贮存量极少或过多时，血清维生素A含量才会出现变化，因此，用血清维生素A含量评定维生素A的营养水平并非绝对可靠。而从肝脏维生素A含量来判断营养状态，则是一个可行的方法。目前采用相对剂量反应实验（relative dose response，RDR）来检查人体肝脏维生素A贮存量，这是诊断维生素A边缘状态和缺乏的方法。所谓RDR，即在空腹时抽血测定血清维生素A

(A_0)，然后口服 450μg 视黄醇，5 小时后再抽血测定血清维生素 A 含量(A_5)，依照下列公式计算 RDR：$RDR=(A_5-A_0)/A_5\times100$。肝脏贮存维生素 A 越多，则 RDR 越小，反之则越大。因贮存维生素 A 低，则给予小剂量维生素 A 后，血清维生素 A 上升快并能保持 5 小时以上，若肝贮存维生素 A 丰富，则血清维生素 A 立即上升至高峰，5 小时前下降。Flores 根据各家临床和实验室分析经验，建议 RDR＞20% 为阳性反应(肝脏维生素 A 储存低于正常)，＜20% 为阴性反应(肝脏维生素 A 储备正常)。改良的相对剂量反应实验(MRDR)经许多国家的不同实验室证明是一种高度可信的方法。MRDR 是让受试者按每公斤体重口服 100μg 3,4- 二脱氢醋酸视黄酯油剂，服用后 5 小时取血一次，所测得血清脱氢视黄醇和视黄醇克分子比例大于 0.06 指示维生素 A 边缘状态和缺乏，低于 0.03 指示维生素 A 充足。视觉暗适应功能测定也是评价维生素 A 营养状况的一项主要指标。维生素 A 缺乏者，暗适应时间延长。

目前我国尚未制定低照度人员维生素 A 的每日推荐量。杨家驹等用 RDR 研究低照度作业人员的维生素 A 需要量。结果表明 RDR 随着维生素摄取量增多而逐降下降，当维生素 A 摄取量增加至 5 300IU 时，RDR 下降至 18.4%，同时暗适应绝对阈值自(−4.5±0.89)下降至(−5.20±0.84)，表明暗适应功能有明显提高。研究结果显示雷达操纵员维生素 A 需要量为 5 300IU(相当于 1 590μg RE)，供给量为 6 400IU(相当于 1 920μg RE)。

二、核黄素

杨家驹等曾以健康雷达操纵员为受试对象，研究低照度作业人员核黄素需要量。将 28 名健康雷达操纵员分为 4 个剂量组，核黄素摄取量分别为 0.5、1.0、2.0 及 3.0mg/d。以全血谷胱甘肽还原酶活性系数(BGR-AC)为指标，辅以尿核黄素 / 肌酐比值为检测指标，在严格膳食控制条件下进行 28 天实验。以各剂量组两两回归方程交点作为机体核黄素饱和的转折点，定为核黄素需要量。查明雷达操纵员核黄素需要量为 1.25～1.38mg，供给量为 1.50～1.66mg。该供给量高于一般人群(我国成人推荐摄入量 RNI 为男性 1.4mg，女性 1.3mg)。并首次提出用 BGR-AC 值评价低照度作业人员核黄素营养状况的指导线为：≤1.24 为核黄素营养状况正常，＞1.24 为不正常。该标准较一般人群标准更为严格(一般人群 BGR-AC＜1.2 为充裕，1.2～1.5 为正常，＞1.5～1.8 为不足，＞1.8 为缺乏)。

三、蛋白质

据热区雷达兵调查，当蛋白质摄取量为 86～89g/d 时，血清总蛋白在春、夏和秋三季的测定平均值为(8.2±0.9)、(9.1±1.8)及(6.6±0.9)g，故除秋季稍低外，其余均在正常值范围。杨家驹等对低照度作业人群(雷达操纵员)进行了全面营养状况评价，测定了血浆白蛋白、前白蛋白、转铁蛋白水平，提出低照度作业人员膳食营养素供给量，建议蛋白质供给量为 100～110g/d。

四、锌和硒

低照度作业人员锌和硒的需要量，尚无确切报道。杨家驹等对雷达作业部队人体锌、硒状态进行了对比调查，结果表明雷达操纵员与非操纵员血清锌含量分别为(1.327±0.219)μg/ml 及(1.902±0.19)1μg/ml；血清硒含量分别为(0.070 9±0.010 2)μg/ml 及(0.084 6±0.009 5)μg/ml，可见雷达操纵员血清锌、硒水平较非操纵员明显下降（$P<0.01$），说明锌、硒需要量是增加的。我国规定一般成年男子锌的 RNI 为男性 15mg，女性 11.5mg，硒为 50μg。低照度作业人员供给量应稍高于此标准。杨家驹等提出低照度作业人员的膳食营养素供给量，锌为 20mg/d，硒为 60μg/d。其他营养素供给量可参考一般成人标准。

五、能量

同是低照度作业的工作，其劳动强度可以相差很大，应根据实际劳动强度确定能量的需要量。雷达操纵员为坐位作业，属轻劳动。据热区三个雷达连调查，能量消耗量为 2 504～2 667kcal。杨家驹等对重庆雷达兵调查，能量摄取量为 2 582kcal。雷达部队能量供给量建议为 2 600～3 000kcal。

第五节　低照度作业人员的营养保障措施

一、暗适应功能的检查

（一）快速暗适应检查

主观检查法可用 YA-Ⅱ型暗适应计，客观检查可用 YAK-Ⅰ型暗适应客观检查仪。一般用明灯漂白 2 分钟，然后按暗灯钮，待被检者发现视标，即为暗适应时间。影响暗适应的因素较多，可根据检查对象情况，选取相应人群做正常值。通常选择 30 人左右，每天口服维生素 A 3 000～3 500IU，共服 2 周，测定暗适应时间，以平均数加减 2 倍标准差作为正常值标准。维生素 A 缺乏者暗适应时间延长。

（二）膜光感绝对阈值和暗适应曲线测定

可用 Goldmann-Weekers 暗适应计（Goldmann-Weekers dark adaptometer）或 YAK-Ⅰ型暗适应客观检查仪测定。原理已如前所述，维生素 A 缺乏者可观察到视锥—视杆细胞转折点时间推迟，暗适应曲线及绝对阈值上移的现象（图 30-4）。

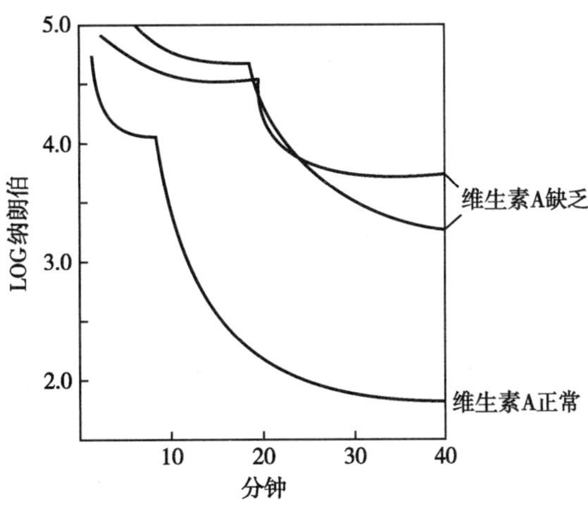

图 30-4　维生素 A 状态正常与缺乏者的暗适应曲线

（三）视网膜电图检查

暗适应功能还可用ERG来反映。检查时可以看到a、b、c、和d四个波形。正常人眼ERG有一明显的负a波，一高耸的正b波，c和d波较不易成功获得（图30-5）。ERG反映的是整个视网膜的功能，其中a波主要来源于光感受器的感受器电位，b波与双极细胞、MÜller细胞的活动有关。维生素A缺乏时b波明显降低。ERG比暗适应计记录维生素A状态更为准确，目前临床已用于视网膜功能测定。

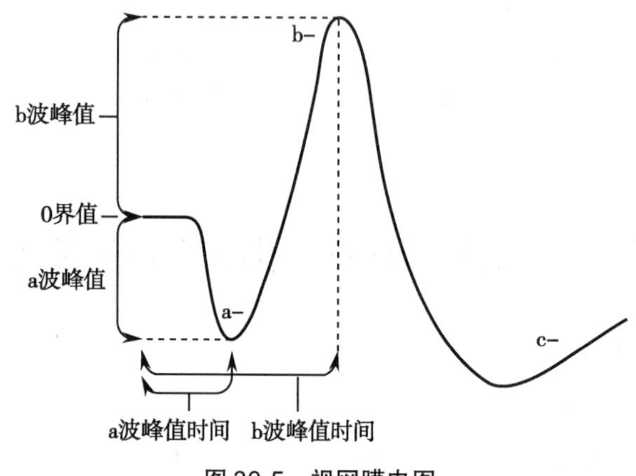

图30-5 视网膜电图

二、膳食指导原则

平时应注意合理膳食，尤其要重视维生素A、蛋白质和锌的状态。根据低照度作业营养特点，提出以下具体要求。

1. 经常食用含维生素A丰富的食品 如肝、蛋类每周1～2次。蔬菜每日500g。选择有色蔬菜（绿、黄、红），颜色越深越好，有利于提供足够的胡萝卜素和叶黄素。研究发现，一些特殊的水果如富含花青素的越橘，可以增强视紫红质合成，可以缩短夜视力下降人群的暗适应时间；蓝莓可以提高夜视力。

2. 保证机体充足的蛋白质摄入 除满足量的供给外，优质蛋白（动物和大豆类）应占50%。动物性食品要避免单纯吃猪肉，要调剂一些鸡、鸭、兔及鱼肉。充分利用大豆。常吃肝、肾、蛋类还可提高核黄素摄取量。

3. 提高动物性食品供应量 动物性食品含锌较丰富，而谷类和豆类因含植酸盐干扰锌的吸收，蔬菜水果含锌很少，应注意选用。海产食物硒的含量丰富，同时野生的三文鱼、沙丁鱼、鲱鱼等冷水鱼类，这些鱼类富含优质的DHA，有条件应在每周膳食调配中安排一次海产品。

4. 额外补充 为使低照度作业部队暗适应能力达到最佳状态，可对某些低照度作业需要量较高而膳食又难以达标的营养素，采用额外补充的办法。糜漫天等发现，补充复合营养素制剂（维生素A、维生素B_1、维生素B_2、烟酸、维生素C、锌）两周后，受试战士的暗适应时间缩短，绝对阈值下降，微光近视力提高。且加锌的配方较不加锌的配方有更好的效果（该配方每日维生素A用量为3 000IU，Zn为10mg）。他们进一步研究了在上述配方基础上添加牛磺酸的作用，发现补充2周后，即可见受试人员微光近视力和快速暗适应功能显著改善，服用4周后，夜视功能进一步提高。结合动物实验结果，推荐加入了牛磺酸的配方更适合平时保障用。

三、应急情况下的保障措施

夜间出车或执行侦察任务时，一次口服维生素A 50 000IU，可提高暗视功能，保持12小时。战前一次口服维生素A 100 000IU，可保证3～5个月不出现夜盲。苏联部队用口服三磷酸腺苷与吡哆醛合剂10片（每片含300μg三磷酸腺苷，5mg吡哆醛）或复合维生素制剂3片（每片含维生素A为2mg，维生素B_1和维生素B_2各2mg、维生素B_6 10mg、维生素B_{12} 0.012 5mg、叶酸2mg、烟酸15mg、维生素E 25mg、维生素C 100mg、维生素PP 50mg、泛酸10mg），使傍晚出车司机的黄昏视觉功能提高，保持6小时以上。

为了适应现代战争的需要，增强我军卫勤保障能力，第三军医大学根据战术技术的要求，研制了部队快速机动时能够有效提高视能力的三种营养素配方。

第一种：一次补充大剂量维生素A 60 000IU能进一步提高暗适应功能，并维持17.5小时。维生素A状态正常的人（血清维生素A为36.2μg/dl）补充后仍有明显效果。

第二种：一次口服大剂量复合维生素（含维生素A、维生素B_2、维生素C），一小时后快速暗适应时间即有显著提高，维持至52小时，提高率33.3%～42.8%。

第三种：一次口服大剂量复合微量营养素（含维生素A、维生素B_1、维生素B_2、烟酸、维生素C、Zn），微光近视力2小时后即有明显改善，最佳作用时间为45小时，维持93小时。提高率36.3%～61.6%。

上述三种配方，以第三种配方效果最佳。可在不同条件下，视情形选择使用。

另外，他们发现低照度作业人员每日补充0.8g牛磺酸及适量复合微量营养素（维生素A 3 000IU，Zn 10mg，硒30μg），其微光近视力和快速暗适应功能显著改善，且发现服用2周改善效果最好。此方案也适合平时低照度作业人员长期服用。

四、其他保障措施

进入低照度车间应事先在照度为151ux处适应数分钟，然后再进入3～151ux的暗处，可较好保持暗视能力。因视杆细胞对红色光不敏感，故暗室工作人员应戴红色眼睛或用红光照明。所有光源应有灯罩，以不刺激眼睛。排除各种反射面，仪表台及刻度盘应为磨光黑色。夜间值班人员应保证充分睡眠，避免过劳、神经过度紧张和抽烟饮酒等。

（陈　卡　杨家驹　糜漫天）

参考文献

1. 顾景范，郭长江．特殊营养学．2版．北京：科学出版社，2009.
2. 糜漫天，郭长江．军事营养学．北京：人民军医出版社，2004.
3. 高兰兴，郭俊生，郭长江．军队营养与食品卫生学．北京：军事医学科学出版社，2008.
4. Anderson RE，Maude MB，McClellan M，et al. Low docosahexaenoic acid levels in rod outer segments of rats with P23H and S334ter rhodopsin mutations. Mol Vis，2002，8：351-358.
5. Dorea JG，Olson JA. The rate of rhodopsin regeneration in the bleached eyes of zinc-deficient rats in the dark. J Nutr，1986，116（1）：121-127.

6. Iseki M, Matsunaga S, Murakami A, et al. A blue-light-activated adenylyl cyclase mediates photoavoidance in Euglena gracilis. Nature, 2002, 415(6875): 1047-1051.
7. Jeffrey BG, Mitchell DC, Gibson RA, et al. n-3 fatty acid deficiency alters recovery of the rod photoresponse in rhesus monkeys. Invest Ophthalmol Vis Sci, 2002, 43(8): 2806-2814.
8. Meire FM, Van Genderen MM, Lemmens K, et al. Thiamine-responsive megaloblastic anemia syndrome (TRMA) with cone-rod dystrophy. Ophthalmic Genet, 2000, 21(4): 243-245.
9. Lemola S, Perkinson-Gloor N, Brand S, et al. Adolescents' electronic media use at night, sleep disturbance, and depressive symptoms in the smartphone age. J Youth Adolesc, 2015, 44(2): 405-418.
10. Gruber N, Mosimann UP, Müri RM, et al. Vision and night driving abilities of elderly drivers. Traffic Inj Prev, 2013, 14(5): 4774-4785.
11. Labrique AB, Palmer AC, Healy K, et al. A novel device for assessing dark adaptation in field settings. BMC Ophthalmol, 2015, 15: 74.
12. Smith W, Mitchell P, Lazarus R. Carrots, carotene and seeing in the dark. Aust N Z J Ophthalmol, 1999, 27(3/4): 200-203.
13. 糜漫天，黄国荣，韦娜，等. 牛磺酸及微量营养素对人体夜视功能的影响. 营养学报，2000，22(3): 228-231.
14. 许红霞，糜漫天，余小平，等. 牛磺酸对光照和暗适应条件下大鼠视杆细胞 Gt1 蛋白 a 亚单位的影响. 第三军医大学学报，2000，22(3): 216-219.
15. 杨家驹. 低照度作业部队每日膳食营养素供给量的探讨. 解放军预防医学杂志，1993(6): 229-233.
16. 杨家驹. 雷达操纵员维生素 A 需要量的研究. 营养学报，1991，13(3): 229-233.
17. 陈卡，糜漫天，余小平. 牛磺酸对大鼠视网膜光化学损伤的防护作用. 营养学报，2006，28(1): 17-22.
18. 陈卡，糜漫天，余小平. 牛磺酸对视网膜感光细胞光损伤及 NFkB/caspase-1 表达的影响. 营养学报，2006，28(4): 296-299.
19. Yao Y, Qiu QH, Wu XW, et al. Lutein supplementation improves visual performance in Chinese drivers: 1-year randomized, double-blind, placebo-controlled study. Nutrition, 2013, 29(7/8): 958-964.
20. Ma L, Lin XM, Zou ZY, et al. A 12-week lutein supplementation improves visual function in Chinese people with long-term computer display light exposure. Br J Nutr, 2009, 102(2): 186-190.

第三十一章

接触辐射作业人员营养

辐射分为电离辐射和非电离辐射。电离辐射又称为放射性辐射，由于这类辐射发生的能量较高，可以引起周围物质的原子电离，故称之为电离辐射。电离辐射可以通过直接作用于生物大分子，造成生物大分子的损伤；还可以通过间接作用，先引起水分子电离，生成各种自由基和活化分子，再通过这些产物间接使生物分子损伤，导致细胞代谢失常，功能和结构破坏乃至死亡。电离辐射会对人体代谢及血液系统、免疫系统、生殖系统等多个系统功能造成显著影响，同时可引起早衰、癌症发生率的增高等。电离辐射对人类的影响日益严重，如何对辐射环境作业人员进行辐射损伤的有效防护，预防或减轻放射病已成为当今医药卫生领域亟待解决的重要课题。辐射环境作业人员对辐射的敏感性和对辐射损伤的耐受性常与人体的营养状况有关。电离辐射作用于机体，可致体内各种营养素代谢紊乱，而营养素代谢紊乱还可使辐射损伤更加恶化；给予合理营养饮食可对辐射损伤起到较好的防护作用。本章简要介绍辐射、辐射环境、电离辐射与非电离辐射的概念与特点，并阐述辐射对人体健康与营养代谢的影响、接触辐射作业人员的营养需要与保障措施及辐射损伤的营养防护与放射病营养治疗。

第一节　概　述

一、辐射及辐射环境的概念

在广义上，机械波（如声波）、电磁波（无线电波、可见光、X 射线、γ 射线）与 α 粒子、β 粒子、质子等高速的带电微观粒子与包括宇宙射线在内的高速质子流或中子流都可称为辐射，有这类辐射的环境就是辐射环境。本章中辐射环境作业人员所受到的辐射仅指电离辐射，其辐射环境常为受到电离辐射污染或作业人员未得到很好防护的环境。为了与广义上的辐射相区别，电离辐射又称为放射。

电离辐射单位原常用厘米 - 克 - 秒制（CGS），20 世纪 70 年代以后国际辐射单位测量委员会（ICRU）推荐使用国际制单位（SI），分为吸收剂量、剂量当量、放射性活度和照射量（暴露剂量）等单位。吸收剂量指单位质量的被照射物质所吸收电离辐射的能量；剂量当量 H 是吸收剂量 D 与线质系数 Q 及其他修正因子 N 的乘积，即 H＝DQN；有效剂量当量是一个度量体内或体外照射源造成的健康效应发生率的指标，用来评价电离辐射对人体的总的损伤程度；放射性活度是每秒钟发生一次核衰变即等于 1Bq；照射量指 γ 射线或 X 射线在单位质量的空气中释放出的电子被空气所阻止时，在空气中所产生的离子的总电荷值（亦称暴露剂量)。它们之间的换算关系见表 31-1。

表 31-1　电离辐射单位

	SI 单位	CGS 单位
吸收剂量	Gy(gray,戈瑞)	Rad(拉德)
剂量当量	Sv(sievert,希沃特)	Rem(雷姆)
放射性活度	Bq(becquerel,贝可勒尔)	Ci(cueie,居里)
照射量	C(coulomb,库仑),C/kg	R(reentgen,伦琴)

各单位之间的换算关系:(SI 单位和 CGS 单位)

1Gy = 1J/kg = 100rad = 2.94×10^{-2}C/kg,1rad = 0.01J/kg = 1.14R

1Sv = 1J/kg = 100rem,1rem = 0.01J/kg

1Bq = 1 衰变 / 秒 = 2.7×10^{-11}Ci,1Ci = 3.7×10^{10}Bq

1R = 2.58×10^{-4}C/kg = 0.877rad,1C/kg = 3 877R = 3 400rad

二、电离辐射与非电离辐射的特点

电离辐射是由能引起物质电离的带电粒子、不带电粒子或电磁辐射构成的辐射。而非电离辐射是指能量低无法使物质产生电离的辐射,例如红外线、微波、无线电波、雷达波等。非电离辐射较电离辐射弱,它改变的只是分子或原子的旋转、振动或阶层电子轨态。天然存在的电离辐射主要来自宇宙射线及地壳中的铀、镭、钍等。非天然的电离辐射可以来自核试验、核动力生产、医疗照射和职业照射等(表 31-2)。

表 31-2　电离辐射的来源

种类	举例
天然污染源	(1) 宇宙射线 (2) 天然放射性核素:①宇宙射线产生的放射性核素;②地球上中等质量的天然性放射核素(钾 ^{40}K);③地球上天然放射性核素(铀 ^{235}U、钍 ^{232}Th)
人为污染源	(1) 放射性污染的大气、废水、废渣 (2) 含放射性的煤、化肥、花岗岩等装饰建筑材料 (3) 工农业各部门使用的放射性原料 (4) 高能加速器等科研及医学设备 (5) 核工业原料的开采、核反应电站、核潜艇 (6) 核武器试验、核爆炸 (7) 发光涂料、电视机显像管

人体受到电离辐射的照射方式可以分外照射和内照射两种。前者是体外的电离辐射源对机体的作用,只要远离辐射源,就不存在明显的辐射照射;后者是放射性核素进入机体,在体内持续产生电离作用。外照射有 X、γ 射线照射,β 射线照射,高能 α 粒子照射,中子照射,还有浸没照射,例如放射性气溶胶或惰性气体的 β、γ 混合照射和污染水体的 β、γ 混合照射等。放射性物质经由空气吸入、消化道摄入,或经皮肤、伤口吸收并沉积在体内,在体内释出 α 粒子或 β 粒子对周围组织或器官造成照射,即为内照射。

地球上任何生物,包括人类在内,自古至今就一直受到非电离辐射的照射。在特殊情况下，非电离辐射如紫外线对人体有危害作用，但易于屏护。至于电离辐射，地球上所有生物均可受到天然辐射源照射，如地球外的宇宙射线与地球本身的γ射线等外照射和天然放射性核素的内照射。此外，在特殊的环境中人类尚可能受到人工辐射源照射，如核武器爆炸试验、核电生产、医疗照射和核事故等。因此，辐射环境作业人员的防护对安全生产与作业人员的保健都是十分重要的。

由于辐射损伤对人体有很大危害性，对于辐射环境中的污染消除与防护措施，已有很严格的规定。不过，在放射性物质污染地区，如果未采取有效的污染消除与防护措施，则在辐射环境中生活与作业的人员受到的照射量可危害人体健康。此外，在辐射环境中包括经受放射治疗病人在内的人员和航天人员也可能接受到类似的、甚至更大的照射量，在这些情况下，就有辐射损伤的可能性。

第二节 辐射对人体健康与营养代谢的影响

一、辐射对人体健康的影响

电离辐射作用于机体后，在照射的瞬间发生原初反应，即发生辐射能量传递和吸收、分子的激发和电离以及自由基的产生和化学键的断链等。反应一般由水分子开始，再累及对生命有重要意义的大分子。在辐射所致各种损伤的生物分子中，最重要的是DNA，它在电离辐射作用下，可发生单键断裂、双键断裂及碱基损伤等，这些损伤可影响DNA分子结构的完整性及其正常的复制与转录等功能，细胞的有丝分裂延迟、存活率改变，以及细胞染色体畸变、突变、癌变等，均与DNA分子的损伤、修复、代谢改变等有关。电离辐射引起水分子电离并形成大量自由基（如•OH、•H自由基等），•OH可从DNA碱基上抽取氢，造成碱基损伤和形成二聚体。辐射也可以影响RNA的合成，从而影响蛋白质的合成。

机体对电离辐射的反应程度主要取决于电离辐射的种类、剂量、照射条件及机体的敏感性等因素。大剂量电离辐射可引起不同程度的急性放射病、急性皮肤放射损伤和内照射损伤等，如核战争或核事故。在劳动作业环境中，如导弹部队、核潜艇部队的指战员等可能长期受低剂量和慢性低剂量照射。有研究发现，低剂量照射可促进细胞增殖及修复，增强免疫力，使机体自然防御功能得到提高等，这种现象被称为辐射刺激效应或兴奋效应，也称为适应性反应。因此，有人认为低剂量不仅无害而且有益。但依据现有动物实验及人体流行病学调查结果，尚不能确定低剂量辐射能给机体带来好处并超过低剂量照射的有害作用。许多资料显示，长期低剂量电离辐射给放射工作人员的不同系统（包括血液系统、神经系统、消化系统、内分泌系统、免疫系统和皮肤、眼睛等方面）带来了不同程度的损伤，且随着辐射时间的延长，损伤效应愈发明显，工龄较长且存在一定剂量负担的放射工作人员是健康监护的重点对象。

（一）辐射对组织器官的影响

1. 眼晶状体　眼部晶体囊下的上皮细胞对射线最为敏感，受到辐射作用后不能发育成正常的晶状体纤维组织，晶状体渐混浊，最后形成白内障。研究表明，晶状体混浊率随放射工龄、年均剂量、累积剂量增加而升高，呈一定的相关性，提示晶状体混浊与受照剂量大小有关。在《放射性白内障诊断标准》当中明确指出，晶状体受照剂量累积在2Gy以上，有过明确的一次或者短时间以内受到大剂量的外照射的时候，或者长期超过该年剂量限值的外照射历史，通过其潜伏期，晶状体开始变得混浊。单次照射约需 5Gy，长期、分次照射的阈剂量为 6～14Gy，即可引起白内障。Hong 等用 γ 射线照射晶状体，发现蛋白质的氧化会使晶状体蛋白发生父联、聚集，从而导致晶状体混浊，发生放射性白内障。许多学者研究职业接触低剂量电离辐射对健康影响，结果表明，射线接触组眼晶状体混浊的发生率均显著高于对照组医务人员。

2. 甲状腺 甲状腺易受电离辐射影响产生功能或形态改变。成年人甲状腺受到急性照射后，引起甲状腺细胞形态变化和功能减退所需剂量约为 10Gy；在 30 天内分次照射时，剂量达到 25～30Gy 才能出现黏液水肿。许多研究提示低剂量的电离辐射可能是诱导甲状腺结节的一个重要的因素，其发病机制可能与血清促甲状腺激素（TSH）刺激有关，而且暴露组人群的甲状腺结节异常率随着年均累积有效剂量和接害年限的增加而增高。有学者在甲状腺疾病影响因素的研究中指出，医院放射工作人群中甲状腺癌的发生与长期接触电离辐射有关，随着电离辐射接触时间的延长，其甲状腺癌的发病率呈逐年升高的趋势。

3. 皮肤 皮肤是对辐射较为敏感的器官，其损伤程度取决于辐射剂量、辐射条件、辐射性质、受照面积和深度、照射部位等，最早发现的电离辐射生物效应就是放射性皮炎。放射性皮肤损伤病程发展缓慢，早期可表现为暂时性红斑，暂时或永久性脱毛，水疱、溃疡等，如未经及时治愈可引起慢性损伤，表现为皮肤色素改变，皮肤萎缩、变薄、纤维化，甚至形成长期不愈的溃疡或癌变等。

4. 血液系统 人体造血系统是对放射线高度敏感的靶系统，外周血象的改变是放射线对机体造成损伤的早期表现。淋巴系统对辐射最为敏感，150 伦照射即可引起 50% 的淋巴细胞发生核浓缩，1 000 伦照射立即引起核和胞质的变化。中性粒细胞的敏感性低于淋巴细胞，在照射后 1～2 天出现下降。红细胞、血红蛋白、红细胞比容和血小板等在机体受照射后可出现剂量依赖性下降，中等剂量照射后，红细胞和血小板下降速度比淋巴细胞和中性粒细胞慢。电离辐射还可诱导 CD34+造血干细胞损伤，损伤作用很可能与细胞凋亡和氧化应激作用相关。不少学者对长期低剂量电离辐射对人体造血系统的影响进行了调查分析，虽然结果不尽相同，但多数显示会对放射人员的造血系统造成一定的损伤。

5. 神经系统 电离辐射对中枢神经系统（CNS）产生重要的影响。特别是较高剂量电离辐射的急性作用可引起成年机体 CNS 功能和结构的明显变化，构成辐射损伤的突出临床症状。辐射易致树突分枝的定向发生障碍，或导致大脑皮质神经元的树突或树突棘数量减少，所以妊娠期间受电离辐射可从不同程度上造成胎儿发育畸形。研究表明，长期小剂量接触电离辐射会导致自主神经功能紊乱，出现失眠、乏力、头痛头晕、食欲减退等神经衰弱症状，并随工龄增加而增高。

6. 生殖系统 睾丸对电离辐射很敏感。电离辐射对睾丸的损害程度与性别、年龄、辐射剂量、暴露时间、射线种类等因素密切相关。其中辐射剂量是决定生殖系统受损程度的最重要因素，剂量越大，生育能力下降程度越严重。受 0.15Gy 照射后，可引起精子数量减少，生育能力暂时性丧失，经数周到数月仍可恢复；受 1Gy 照射，可持续 1 年以上的无精子状态；用 2Gy 辐射剂量照射小鼠，2 个月后观察到小鼠附睾精子的数目与对照组相比下降 18%，精子活动度减弱。超过 3～5Gy 剂量时，可导致持久或永久性不育；6Gy 以上，100% 受照者会永久性不育。有研究者对 2 294 例生殖异常者的外周血进行培养并行常规 G 显带、核型分析，结果发现核型异常率为9.63%。这说明染色体核型异常是导致生殖异常的重要原因。

女性卵巢也对辐射很敏感。大量流行病学调查和动物实验研究表明：电离辐射可导致女性及其子代卵巢储备功能下降、卵巢激素分泌功能紊乱，甚至引起卵巢早衰，从而影响女性的生育潜能。Said等应用3.2Gy γ射线对雌性大鼠进行全身照射，发现卵巢颗粒细胞出现氧化性损伤、凋亡增加、细胞增殖受到抑制，最终导致卵巢早衰。而对于人类，若在30年内累积接受14.3Gy的辐射剂量可导致永久性卵巢功能衰竭。

7. 其他　除了上述机体损伤外，辐射还可对消化系统、免疫系统、心血管系统、泌尿系统、呼吸系统、肌肉骨骼系统等造成影响。如引起肠上皮细胞磷脂变化，损伤免疫系统（包括免疫器官、免疫细胞和体液免疫因子等），引起急性放射性肺炎及肺纤维化，诱发心血管疾病。长期暴露在低剂量电离辐射环境下会对工作人员心电图异常有显著影响，还会增加放射工作人员肝功能异常的检出率。研究还发现，接触电离辐射人员职业紧张水平高于一般人群，并随工龄增长而增高。由此可见，任何组织、器官受到一定剂量照射均可发生不同类型、不同程度的确定性效应，但照射条件不同，损伤情况有较大差异。

（二）电离辐射对机体的远期效应

1. 诱发肿瘤　机体遭受电离辐射作用后，不仅在受照当时表现出损伤效应，而且在受照后的远期也能出现损伤病变，电离辐射诱发肿瘤是人们长期以来最为关注的远期效应之一。美国癌症学会（American Association for Cancer Research，ACS）确认“高能射线可让穿过其间的物质发生电离（包括核辐射），是一种致癌的因素”。电离辐射可攻击机体的任何组织和细胞，其基因毒性能引起人类几乎各种部位的肿瘤，如皮肤癌、白血病、肺癌、甲状腺癌、乳腺癌、骨癌等。电离辐射致癌效应的出现时间长短不一，具有一定的潜伏期，从接受照射到发生肿瘤的时间可以几年或几十年。人体受到辐射后，发生白血病的潜伏期为3～5年，甲状腺癌为10～15年，肺癌、乳腺癌等为15～20年，甚至更长。

辐射诱发的癌症与自然发生的癌症之间难以区分，因而它只能根据较大的群体进行辐射流行病学调查中，发现的高于自然发生率的超额统计值来估计。另外，它与年龄、性别及组织、器官等因素有关。一般来讲，在出生前和婴幼儿时期受照射，其致癌的危险度高于成年时受照者。青年时受照射者，乳腺癌的诱发率较高。妇女甲状腺癌的诱发率为男性的2～3倍；乳腺癌几乎全部发生于女性；而其他癌症的发生率两性差别不大。辐射对人体所有组织器官均可诱发癌症，但它们的敏感性有较大差别。

2. 遗传损伤　电离辐射所致的遗传效应，是由于辐射作用于生殖细胞中的遗传物质，引起基因突变或引起携带基因的染色体的结构和数目变化，即染色体畸变所致。这些改变不一定都显示出明显的遗传效应，显性基因突变可在受照者的近几代，主要是在头两代，显示出明显的遗传效应，其中有的是可威胁生命的严重损伤；而隐性基因突变遗传效应很轻，要经过长时间才能显示出来，一般不会导致受照者第1、2代子体的遗传改变，但在以后各代可能表现出遗传效应。

近年来，国内外学者对低剂量辐射对职业接触人员所产生的遗传学效应研究较多，多数结果显示，长期暴露于电离辐射微环境中的放射工作人员具有一定的遗传损伤效应，应引起重视。有学者研究低剂量电离辐射对放射工作人员细胞遗传学的影响，结果发现，染色体畸变率和微核率都高于对照组，差异有统计学意义。Ren等研究发现，人类淋巴细胞染色体受到仅 0.05Gy 的剂量照射后，早期就可见到畸变增多，其畸变率随剂量增加而增高，且畸变可长期存在。

二、辐射对人体营养代谢的影响

对于含有水分较多的物质，辐射一方面通过在氧的存在下与水分子作用产生的自由基使重要生物分子受到损伤，导致一系列生物化学与病理学变化，最后发展为辐射损伤，辐射对营养素代谢影响的程度与辐射损伤有关；另一方面，自由基稳衡性动态和辐射损伤程度也与营养状况有着密切的关系。

（一）能量代谢

机体代谢率的高低与其辐射敏感性有关，其一般规律是代谢率高者，辐射损伤较重，反之则较轻。电离辐射可以抑制脾脏和胸腺线粒体的氧化磷酸化，线粒体氧化磷酸化的抑制是辐射损伤早期的敏感指标。值得重视的是，1.29×10^{-2}C/kg 的照射量可使照射动物组织的线粒体中氧化磷酸化解耦联，而在离体条件下即使照射量增加至百倍或千倍，却仅能使线粒体中氧化磷酸化作用发生轻微变化。由此可见，诱发辐射对氧化磷酸化影响的原因不仅是电离辐射对线粒体的直接作用与间接作用的后果，而且还与整个机体的代谢紊乱与功能障碍等因素有关。辐射也影响三羧酸循环，柠檬酸合成受到抑制，苹果酸、琥珀酸、异柠檬酸的脱氧酶活性显著降低，造成机体耗氧量增加

（二）碳水化合物代谢

在实验动物患急性放射病的初期，由于食欲减退或消失，碳水化合物的摄取量不能满足能量消耗，势必要动用体内贮存的糖原，但此时肝糖原含量仍高于摄取同样食量的对照饲养动物，其增加的肝糖原绝非来自食物，而是来自组织分解产物。已有一些实验结果直接或间接证明系为体内蛋白质的非氮部分及脂肪的代谢产物如甘油通过糖原异生作用转变而来。因此，照射可以引起糖异生增强，常出现高血糖症，在另一方面还观察到糖酵解作用减弱，表明组织对糖的利用能力下降。但电离辐射不影响果糖的利用，因为果糖代谢不依靠葡萄糖激酶。

（三）脂类代谢

电离辐射作用于生物体所产生的自由基可能引发脂质过氧化，而且照射后生物体内自由基失衡所造成的自由基水平增高也会引发脂质过氧化。周浔等观察到受到照射后动物组织中脂质过氧化值确实增高，其高峰并不是在照射后第一天，而是在照射后第三天与第五天，而且还观察到亚细胞器中过氧化值的变化。Di Luzio 和 Simon 报道，经 2.58×10^{-1}C/kg 照射后实验兔发生高脂血症，其总脂含量中以中性脂肪增加最多，其次为磷脂与胆固醇。在实验期间死亡动物的血液中总脂、中性脂肪、磷脂与胆固醇均高于存活动物。有一些学者主张，全身照射后血液中总脂、中性脂肪、磷脂与胆固醇或脂蛋白含量的增高程度可以作为判断辐射损伤的预后指标。

（四）蛋白质和氨基酸代谢

蛋白质对辐射的敏感性相对较低，高剂量辐射才能引起蛋白质分子空间构象改变和酶的失活。照射后，DNA 的损伤和 mRNA 的转录不足，蛋白质的合成受到抑制。电离辐射后，虽然蛋白质合成有升有降，如血清白蛋白、γ 球蛋白、抗体、胶原蛋白等合成减少，α 球蛋白和 β 球蛋白有所增加，但蛋白质净合成下降。在放射病初期与极期出现氮代谢的负平衡，

尿氮排出增加。此时食欲不振亦可使氮的摄取量低于排出量，然而在摄取量相等的情况下，照射动物的负氮平衡仍较未照射的动物明显。显然，除照射动物进食量减少外，最主要的是电离辐射所致组织分解增多。照射后，不仅尿中氨基酸总量常发生变动，而且各种氨基酸在正常情况下不排出或排出很少，然而在照射后可在尿中出现或排出很多，其中以牛磺酸与β-氨基异丁酸增长幅度增加最为明显，此时血液中氨基酸含量亦有所增加，但在组织中氨基酸含量反而有下降趋势。

（五）维生素代谢

电离辐射对维生素代谢的影响主要通过观察血液和组织中维生素含量与尿中排出量有无变化或观察维生素生理功能是否受到影响。

1．维生素A　在照射后初期食欲下降，维生素A和胡萝卜素摄入和消化吸收能力可能受到影响，维生素A与胡萝卜素的吸收下降。维生素A贮于肝脏，Thiele和Hartkopf用X射线照射豚鼠，并采用非经口途径给予维生素A后，发现豚鼠肝脏中维生素A含量低于未照射的豚鼠，而血液中维生素A含量却增加，作者认为，照射引起豚鼠肝脏对维生素A耐量降低的机制是网状内皮细胞受到损伤或功能发生紊乱。Coniglio等也观察到照射动物肝脏中维生素A含量有时低于未照射动物，但他们认为，其原因不是辐射效应，而是照射后摄食量减少所致。有研究发现，维生素A摄入量相近，铀矿井下工人的暗适应时间比非铀矿工人的暗适应时间延长1倍，提示辐射导致维生素A消耗量增加。

2．维生素B_1　照射后，维生素B_1的消耗增加，同时尿中排出增加，造成血液中维生素B_1含量下降。增子和郎曾用致死剂量照射大鼠，观察照射后24小时、48小时与72小时的动物体内脾、肝、心等脏器，发现维生素B_1含量均显著减少。Bernardini对大鼠进行全身照射或局部照射后，发现动物肝脏中硫胺素与硫胺素磷酸含量降低。有些学者怀疑，照射后动物体内维生素B_1的变化可能为食欲减退而造成的间接效应。对核潜艇人员的营养调查发现，远航期间虽补给维生素B_1，排出不足的人数却明显增加，提示作业环境的影响可导致维生素B_1的需要量增加。

3．维生素B_2　照射后血中维生素B_2含量与尿维生素B_2排出量是否发生变化尚无一致意见。有些学者认为照射引起尿中维生素B_2的变化主要与其摄取量有关，照射后食量减退可能会造成尿维生素B_2排出量下降。Bean等曾报告，放射治疗肿瘤病人血液中维生素B_2含量没有改变，而Bernardini指出照射动物的肝脏、脑、肌肉中维生素B_2含量显著低于未照射动物。Yokoyama和柳泽融观察到，照射动物组织中游离型核黄素、FMN与FAD的含量变化和核黄素总量变化并不一致，如肝、心、肾、脾中FAD减少，而FMN与游离型核黄素却增加，表明照射后某些组织对核黄素的利用能力减弱。

4．烟酸　机体的烟酸除直接来自食物外，尚可由色氨酸转变而成。有些学者注意到照射后色氨酸转变为烟酸的能力有变化，如Gurnani等观察到1.548×10^{-1}C/kg照射后24小时与48小时，大鼠肝脏与肾脏中色氨酸含量下降，而肝脏与肾脏中烟酸含量却增加45%～58%和54%～69%，表明辐射可引起体内色氨酸转变烟酸的能力增强，但是另一些学者却认为照射后组织中烟酸含量不仅未增加，而且有下降趋势，如Bernardini指出，全身照射或局部照射后大鼠肝脏与肌肉中的烟酸含量均明显下降。作者等认为这些实验结果差异的主要原因可能与实验条件不同有关。

5．维生素B_6　在有些学者观察到照射动物尿中4-吡哆酸排出量低于正常，并且还观察到放射事故病人的以磷酸吡哆醛作为辅酶的组胺酶活性下降，而且组胺水平增高。

6. 维生素 B_{12} 与叶酸　国内维生素 B_{12} 与叶酸对放射线损伤的相互关系研究得比较多，研究发现，辐射损伤可引起维生素 B_{12} 与叶酸的缺乏，进而提高机体对辐射的敏感性。而辐射损伤时，机体对维生素 B_{12} 与叶酸的需要量较损伤前有所增加。

7. 维生素 C　电离辐射可直接破坏维生素 C。全身照射后，体内组织与血液中的维生素 C 减少，但主要是电离辐射对机体继发作用的后果，其中以内分泌系统的影响最大，如照射后肾上腺中维生素 C 含量减少主要为垂体 - 肾上腺系统功能亢进所致。关于照射后组织与血液中维生素 C 减少已有不少报道，但有关照射后尿中维生素 C 或其代谢产物二酮古罗糖酸排出量变化，虽有一些报道，但很不一致，如 Monier 和 Weiss 观察到照射大鼠的尿中维生素 C 排出量增加 150%，二酮古罗糖酸排出量增加 240%，而 Dutra 报道照射后猴子的尿中脱氢抗坏血酸排出量却没有增加，二酮古罗糖酸排出量在照射后第 1 天增加。

（六）矿物质代谢

电离辐射的全身反应涉及矿物质代谢，从而会影响矿物质的生理作用。因放射损伤时伴有呕吐和腹泻，Na^+、Cl^- 丢失较多，而使水盐代谢发生紊乱。大剂量照射会引起细胞损伤和组织分解，出现高钾血症，尿中 K^+、Na^+ 和 Cl^- 排出增多。辐射对人体血清中微量元素的影响报道较多。高永等研究发现，小鼠受电离辐射后，血清中锌、镍、锰、铬、硒、铅和镉的浓度下降；血清铜浓度升高；但铁和钴在血清中浓度无明显变化。卢娟对从事放射工作人员白细胞减少患者血清中微量元素研究发现，锌测定值比非从事放射工作人员明显降低。原因可能因为机体受辐射损伤后，锌需要量增加，而外源锌未得到及时补充，同时血清中锌向肝脏处移动，尿中排锌增高，从而导致血清中锌的含量降低。20～40Gy 的 ^{60}Co γ 射线辐射犬下颌骨后，血清中铜和镁的含量升高，锌、钙、锰、硒的含量降低。罗文海等研究发现，小鼠受 γ 射线照射后，血清中微量元素含量变化规律不尽相同，其中铜的变化规律比较明显，含量存在剂量 - 反应关系，铁的含量变化在辐射后 24 小时升高，然后 1 周后下降。

第三节　接触辐射作业人员的营养需要与保障措施

辐射条件下工作人员可能接受到长期小剂量照射，其营养保障的主要问题是如何通过预防营养缺乏或不足和改善辐射对营养素代谢影响的营养措施，防止机体对辐射敏感性增加并提高机体对辐射损伤的耐受性。

一、接触辐射作业人员的营养需要

在辐射损伤的综合防治中营养措施的目的是保证营养需要，充分发挥它们的生理功能，以达到减轻损伤和促进恢复的效果。有些营养素如烟酰胺、抗坏血酸、维生素 K、维生素 B_{12}、叶酸和芦丁可能还有药理作用，为了配合辐射损伤时食欲不振、出血与造血障碍的防治，在临床治疗措施中常将这些维生素供给量超过生理需要量 5～10 倍，以达到药物作用的剂量。有些学者发现某些食物中可能含有减轻辐射损伤的有效成分，因此认为在制定放射病人食谱时应尽量包括这些食物。

（一）能量

人或动物照射后，食欲不振、食量减退，因而能量摄取大为减少，一般难于满足体内能量需要，势必引起组织进一步分解，导致辐射损伤加重，推迟恢复。如果给予适当高能量膳食或其他相应措施，当可使组织分解程度减轻。因此，辐射环境作业人员应摄取适宜的能量，以防能量不足造成辐射敏感度增加。急性放射病患者在疾病初期、假愈期、极期可适当增加能量供给，恢复期供给充足的能量，这样有助于患者增加体重，病情恢复。

（二）产能营养素

接触辐射作业人员的机体常处于应激状态，蛋白质的需要量相对于同等劳动强度人员应有所增加，每日为85～90g。特别补充利用率高的优质蛋白，可减轻放射损伤，促进恢复。一些研究报道，补充胱氨酸、蛋氨酸和组氨酸可减少电离辐射对机体的损伤。补充精氨酸可通过增强抗氧化能力和抑制炎性细胞因子（IL-6 和 TNFa mRNA）表达发挥潜在的抗氧化作用。建议蛋白质摄入量的供能比为总能量的12%～18%，以优质蛋白质为主，应占50%以上。

接触电离辐射作业人员，应增加必需脂肪酸和油酸的摄入，如葵花子油、花生油、茶籽油、橄榄油等，降低辐射损伤的敏感性。接触非电离辐射作业人员还可选择对脑功能有保健作用的多不饱和脂肪酸，以对抗辐射对脑神经元的损伤。由于辐射可引起血脂升高，不宜增加脂肪占总能量的比例。

接触辐射作业人员的碳水化合物供给应占能量的60%～65%。放射性工作人员可以多增加水果摄入提供果糖和葡萄糖，因动物研究发现果糖和葡萄糖的防辐射效果较好。

（三）矿物质

在保持水盐代谢平衡的基础上，适量增加微量元素（如锌、铁、铜、硒、锰）和常量元素（钠、钾）的摄入量可以增强机体防辐射的效果，可选择食用瘦肉、动物内脏、鱼类、紫菜、蘑菇、土豆等富含矿物质的食物，但要注意矿物质之间的平衡。

（四）维生素

保证足量的维生素C和适量的脂溶性维生素（维生素A、维生素E、维生素K）摄入，以减少辐射介导的活性氧对机体的损伤和增强脑保护作用。同时，也应选择富含B族维生素（维生素 B_1、维生素 B_2、维生素 B_6、维生素 B_{12} 和维生素PP、叶酸）的食物。富含B族维生素和维生素C的食物，如乳类、豆类、花生、瘦肉、动物内脏、绿色蔬菜、新鲜水果等可增加机体防辐射效果。对于放射病患者，除通过膳食调配提供外，还应给予适当复合维生素制剂，以补充食物来源的不足。

尽管在理论上放射性与非放射性工作人员的营养素需要量基本相同，但是，为了满足从事放射性工作人员防护辐射损伤的特殊营养需要，放射性工作人员一些营养素供给量应略高于非放射性工作人员。方允中按中等体力劳动计算，建议成年男子（体重65kg）、成年女子（体重55kg）接触辐射作业人员每日营养素供给量，见表31-3。

二、接触辐射作业人员的营养保障措施

为了使放射性工作人员得到适宜营养，除了确定需要量与制定营养供给量标准外，还应有相应的措施保证充分的食物供应，并且还应在放射性工作人员中宣传营养的重要性，并推广合理、符合营养原则的烹调技术。为了加强营养保障，还应定期进行营养调查，以了解放射性工作人员的营养状况，如果出现营养问题，应及时探明原因，改善营养，一旦发现有人患营养不足或缺乏，应及时治疗。

表 31-3 接触辐射作业人员建议每日营养供给量

能量或营养素	供给量
能量	12.55MJ（3 000kcal）（男），11.71MJ（2 800kcal）（女）
碳水化合物	总能量的 60%～70%
脂肪	总能量的 15%～25%
蛋白质 /g	85～90
矿物质	
钙 /mg	600～800
磷 /mg	600～800
镁 /mg	300～350
铁 /mg	10～12
锌 /mg	15
碘 /μg	130～140
维生素	
维生素 A/μgRE	1 000
维生素 D_3/mg	2.5～5.0
维生素 E/mg	5～10
维生素 K/μg	120～150
维生素 B_1/mg	1.6～1.7
维生素 B_2/mg	1.8～1.9
维生素 B_6/mg	1.25～1.5（低蛋白膳食），1.75～2.0（高蛋白膳食）
维生素 B_{12}/μg	3
维生素 C/mg	80
烟酸 /mg	20
泛酸 /mg	4～7
叶酸 /μg	400
生物素 /μg	100～300

引自：于守洋、崔洪斌. 中国保健食品的进展. 北京：人民卫生出版社，2001.

（一）供给适宜营养素

考虑到某种或某些营养素不足或缺乏会提高人体对辐射敏感性以及营养素对辐射损伤的防治效果，有学者建议，为使放射性工作人员得到适宜的营养保障措施，其中的某些营养素供给量可略高于非放射性工作人员。从事放射性作业的人员每日营养素供给量参见表 31-3。

（二）增加具有较好防护效果的食物

乳类和蛋类可使小肠吸收功能障碍程度显著减轻，改善照射后的负氮平衡，改善维生素 B_2、维生素 C 或烟酸代谢的异常，提高存活率。酸奶具有减轻辐射损伤、抑制辐射作业人员的淋巴细胞数目下降的作用，故常饮用酸牛奶的放射性工作人员，即使有放射病症状，也相对较轻，而且恢复较早。肝提取液为临床上常用的药品。有些报道指出，不仅注射肝提取液对辐射损伤有效，而且食用肝也有同样、甚至更好的效果。有报道，胶原蛋白也具有一定的抗辐射损伤效果，其主要证据为：提高照射动物的存活率和的存活日数；使体重下降程度减轻，恢复较快；使某些生化指标改变不明显。多项研究表明，卷心菜能显著减轻照射大鼠的辐射损伤，其防治效果并非维生素 C 所能解释，而是其他有效的未知因素。而其他如花椰菜、番茄、胡萝卜、苹果、葡萄、香蕉等植物性食物也具有非常好的防护放射性损伤作用。

食用菌具有营养丰富和天然安全的特点，常见的食用菌有金针菇、香菇、银耳等。多项研究表明，食用菌是一种重要的抗辐射食物。另外，食用海带和紫菜等海藻类食物有较为明显的抗辐射作用，其功用是可以在阻止辐射元素的吸收方面产生作用，同时可以将其快速地排除体外，从而能很好地发挥抗辐射的作用。

益生菌具有维持并调整人体微生态以及增强健康水平的功能，最终能使人体内部的微生态趋于均衡。除此之外，文献报道，某些益生菌如双歧杆菌亦具有很好的抗辐射作用。另外，绿茶、螺旋藻、中草药等也被发现有抗辐射损伤的作用。

（三）开展营养教育

调查显示，目前辐射作业人员的营养存在不少问题，如热量摄入偏高，动物性脂肪过多，部分维生素和微量元素达不到标准，致使辐射作业人员肥胖、心脑血管疾病、高血脂、脂肪肝等疾病的发病率逐年增高，直接影响了辐射作业人员的身体健康和服役时间。虽然引起这些疾病的原因是多方面的，但与辐射作业人员营养知识缺乏有很大的关系，因此，对辐射作业人员开展膳食营养教育非常重要。

可采用一定的问卷调查，分析辐射作业人员营养方面存在的问题及影响因素，通过营养健康教育的方式进行干预，可采取集中授课、营养宣传、“一对一”教育相结合的方式。集中授课主要是通过开办营养专题讲座，通过营养专家的讲解使辐射作业人员掌握营养的一些基础知识，主要存在的营养问题及预防措施。营养宣传可以通过板报宣传、多媒体宣传、发放宣传册等方式，使辐射作业人员了解自身饮食上存在的问题，达到灌输健康意识，及时纠正不良饮食行为的目的。“一对一”教育，即“面对面”教育，针对个别辐射作业人员的营养问题寻找合适的时间、场合进行有效疏导，并根据官兵的身体状况，有针对性地实施个性化的指导。

（四）科学的烹调方法

科学合适的烹调方法，对促进辐射作业人员的身体健康也有不容小觑的作用。①宜采用清蒸、炖、煮、熬等烹调方法，少用油炸、熏烤。②蔬菜含有大量的水溶性维生素和矿物质，应先洗后切，现炒现切，急火快炒，有助于减少水溶性维生素和矿物质的损失。③减少米的浸泡时间、搓洗次数，一般不超过 3 次。④做面食应尽量用蒸、烙的方法，少吃油炸食品，不加或少加小苏达，尽量采用酵母发面，煮面条、水饺的汤应食用。⑤每日增加一定量的有机生食，减少维生素的破坏，用有机蔬果制作的蔬果汁、沙拉都是非常不错的选择，葱蒜也宜生食。

第四节　辐射损伤的营养防护与放射病营养治疗

一、营养素对辐射损伤的防护作用

（一）蛋白质及氨基酸

急性或慢性放射损伤时，蛋白质分解代谢增强，蛋白质或氨基酸不足或缺乏可造成放射损伤加重或恢复延缓，也可增加辐射的敏感性。多数学者认为，高蛋白质膳食对防治辐射损伤有一定效果，可增强机体耐受性，降低白细胞减少率，增加体重。藤开正道认为，摄取较高蛋白质膳食对大鼠的辐射损伤有减轻效果，而摄取低蛋白质膳食则有害。他还观察到摄取较高蛋白质膳食可使照射后大鼠的白细胞下降程度减轻。White 等认为高蛋白质膳食可以减轻照射后大鼠氮代谢的异常程度，作者等也观察到类似结果。Smith 等证实，摄取 4% 酪蛋白质膳食的大鼠受到照射以后的 30 天死亡率高于摄取 18% 酪蛋白质膳食的大鼠，但膳食中蛋白质供给量若再提高，对降低死亡率并无影响。我国学者也证实，足量的蛋白质对减轻辐射引起的肾损伤有积极的作用。因此可见，高蛋白膳食可减轻机体的辐射损伤，特别是补充利用率高的优质蛋白，可以减轻损伤，促进组织修复。

某些氨基酸对放射损伤有良好作用，如胱氨酸可降低大鼠放射损伤的程度。Bacq 等认为蛋氨酸可使照射后动物体内核酸含量下降程度减轻，并使血红蛋白、红细胞及白细胞不至于过分地减少。组氨酸可减少电离辐射对机体的损伤，其证据是它可使肝脏中组氨酸酶活性维持正常，血浆中球蛋白下降程度减轻，并可使血红蛋白含量无显著改变。因此，补充胱氨酸、蛋氨酸和组氨酸可以减少辐射对机体的损伤，对辐射损伤有一定的防治效果。

（二）脂类

虽然照射后能量供给量应适当增加，但其中脂肪所占百分比不宜过高。由于必需脂肪酸供给量也应适当增加，所以涉及不同脂类对辐射损伤防治效果的问题。据报道，用牛油、葵花油及酸奶油分别饲喂实验狗，其中仅膳食中含有酸奶油或掺有花生四烯酸的脂肪可使放射病减轻，恢复较快。脂类防治辐射损伤的效果还与给予方式有关，如 Ashikawa 等用橄榄油注射到小鼠体内，可使照射后动物体重下降程度减轻。他们还观察到不同种类的脂肪或脂肪酸对辐射损伤的防治效果参差不一，认为油酸防治辐射损伤的效果最好。油酸可促进血液成分的生成，并对造血组织再生与网状内皮系统的功能恢复均有良好作用。因此，辐射作业人员应增加必需脂肪酸和油酸的摄入量，以降低辐射损伤的敏感性，但由于辐射可引起血脂升高，故不宜增高脂肪占总能量的百分比。

（三）碳水化合物

碳水化合物对辐射损伤的营养效应可能因其消化吸收或利用的差异而有所不同，例如葡萄糖和糊精与玉米淀粉水解产物相同，但消化吸收却不一致；蔗糖与葡萄糖不仅消化吸收不同，而且其利用也有差异。Ershoff 等曾将葡萄糖、蔗糖、糊精和玉米淀粉加入基础膳食中配成四种膳食，分别饲喂四组小鼠，观察到多次亚致死剂量照射后各组存活数（表 31-4），可以看出葡萄糖的营养效果最佳，蔗糖次之，糊精和玉米淀粉效果最差。虽然蔗糖、糊精、玉米淀粉、葡萄糖等四种糖类中以葡萄糖防治辐射损伤最为显著，但将葡萄糖与果糖相比较，果糖防治辐射损伤的效果较葡萄糖更佳。摄食果糖，不仅照射后其吸收率受到影响甚微，而且其他症状较轻，恢复也较快。Peny 还观察到果糖与维生素 B_{12} 和叶酸并用，可使照射大鼠的红细胞生成增多，并可提高活存率。因此，辐射作业人员可以多增加水果的摄入，以提供果糖和葡萄糖。

表 31-4 四种糖类对多次亚致死剂量照射后小鼠的存活时间的影响

膳食中糖类	动物数	首次照射时平均体重 /g	首次照射后半数动物死亡的日数 /d	存活数	首次照射后平均存活日数
葡萄糖	29	31.8	66	8	73.5±6.6
蔗糖	29	32.9	53	1	54.3±3.3
糊精	29	30.0	44	1	45.6±3.3
玉米淀粉	29	30.1	34	2	41.6±4.8

引自：ERSHOFF BH，Proc Soc Exp Biol Med，1961，106：605-607.

（四）维生素

维生素对辐射损伤的防治研究资料是最多的。必须指出的是，维生素对辐射损伤防治效果的资料还是有限的，而且其效果又受到各种实验条件的影响。不过，在众多的资料中有不同的实验结果与不一致的意见是在所难免的。根据现有资料的综合分析，仍可以从单一维生素对辐射损伤的营养效应或药理效应了解到维生素对辐射损伤防治作用。

1. 维生素 A　为了预防维生素 A 不足的影响，在辐射损伤时应增加维生素 A 的供给量。有些学者还观察到维生素 A 对辐射损伤的防治效果，如永井欣六使用维生素 A 防治放射病综合征，曾在肿瘤病人放射治疗过程中取得较好效果；Langhof 与 Schurenke 观察到，增加维生素 A 的供给量可使照射动物存活日数延长，Ershoff 也观察到，50IU 的维生素 A 可使受到 1.935×10^{-1}C/kg 照射动物的存活率达到 90%。

2. 维生素 K　为了防治出血，在放射病治疗中，常使用维生素 K 的药用剂量。Ellinge 指出，维生素 K 对轻度辐射损伤防治可能有效，但对重度辐射损伤防治却没有明显效果。松本秀雄对照射白鼠注射维生素 K，观察到动物血象改变恢复较快，如白细胞恢复较早，多形核白细胞增加较多，骨髓细胞亦大多恢复。

3. 维生素 E　维生素 E 可作为自由基的消除剂与脂质过氧化连锁反应的阻断剂，使辐射所致脂质过氧化的程度大为减轻。Polister 等观察到维生素 E 可预防辐射所致亚油酸甲酯的自氧化；Konings 等用磷脂制成脂质体，比较观察了维生素 E、还原型谷胱甘肽与半胱胺对辐射所致脂质过氧化的影响，结果是维生素 E 抗放射效果最佳；Fonck 等报道，维生素 E 可提高照射后小鼠淋巴肉瘤细胞 L_{5178} 存活率；在大鼠微粒体的实验中，他们观察到体外照射后立即加入维生素 E 能显著地抑制脂质过氧化物的生成。Albuirmeich 等对全身照射的动物给予维生素 E 等天然抗氧化剂，观察到心与肺组织的脂质过氧化都有所降低，其中以肺组织最为明显，因此他们认为照射后给予维生素 E 等天然抗氧化剂可能有治疗作用。研究表明，低剂量电离辐射会引起动物生长迟缓，白细胞、淋巴细胞计数减少，血红蛋白含量降低，补充适量维生素 E 可起到一定的防护作用，但如果补充大剂量维生素 E，反而会降低全血谷胱甘肽过氧化物酶和超氧化物歧化酶的活性。

4. 维生素 B_1　维生素 B_1 对辐射损伤的防治效果与辐射损伤的轻重程度有关。据报道，照射前给予大鼠维生素 B_1 可有助于糖原异生作用的恢复，但将照射剂量增加一二倍时，维生素 B_1 的效果就不显著。较多学者相继指出，维生素 B_1 对辐射损伤的防治效果与实验条件有关，如在临床应用时，注射维生素 B_1 的方式所起的效果常较口服方式明显。如果放射病综合征较轻，维生素 B_1 可以减轻某些症状，但放射病症状较重时维生素 B_1 的疗效降低或不明显。

5. 维生素 B_2　Kock 与 Bohlander 报道，维生素 B_2 可减轻照射动物糖代谢的紊乱程度。另一报道指出，核黄素对照射大鼠有抗放射效果，其依据是在实验中对大鼠全身照射 2.58×10^{-1}C/kg 时，注射核黄素 0.08mg/kg 的动物存活日数长于未注射维生素 B_2 的动物。

6. 维生素 C　关于维生素 C 防治辐射损伤的作用，很多学者以动物实验与临床治疗结果证明维生素 C 确有防治辐射损伤的效果，如牟田信义观察到维生素 C 可使照射动物细胞再生加速；Loiseleur 与 Valey 用半胱氨酸与抗坏血酸合用，发现照射动物的体重增加，而且存活率也增高。不过，维生素 C 单独应用尚不能使辐射损伤减轻，如 Patt 等认为维生素 C 不能提高照射动物的存活率。

7. 烟酸　辐射损伤时，适当使用烟酸，常显示较好的防治效果，有一些学者观察到烟酸可减轻放射治疗肿瘤病人的放射病综合征，如 Graham 报道，X 射线治疗肿瘤病人每日口服 100～300mg 烟酰胺，可预防恶心、呕吐等症状。虽然有些学者不认为烟酸有防治辐射损伤的作用，但除 Graham 报道外，尚有一些学者指出，烟酸可减轻动物的辐射损伤，如减轻照射后动物组织中 NADH 与 NADPH 水平的下降程度。Hilf 等观察到烟酸对辐射所致肿瘤细胞的NADH分解代谢抑制有较好效应，并可增加DNA的生物合成。

8. 维生素B_6　动物实验中，维生素B_6可减轻辐射损伤，并可促进恢复，如Goldfeder等观察到维生素B_6可延长照射小鼠的存活日数。临床上维生素B_6可使放射治疗后不良反应减轻。Hartweg与Bowing将维生素B_6隐性缺乏的大鼠进行照射，在照射后动物的色氨酸代谢未发生异常改变，但给予色氨酸100mg时维生素B_6缺乏症状明显，而且尿中黄尿酸的排出量显著增加。给予1mg维生素B_6可使色氨酸代谢异常得到改善。

9. 叶酸与维生素B_{12}　辐射损伤、摄食量减低与组氨酸负荷均可加重维生素B_{12}与叶酸营养不足的大鼠尿中氨基氮和氨氮排出量增高程度，而增加维生素B_{12}与叶酸的供给量可消除其影响。电离辐射可使动物体内叶酸代谢量增加，大鼠经8Gy照射后，全血中叶酸含量显著下降，表明照射后叶酸供给量应适当增加。在文献中关于维生素B_{12}与/或叶酸对辐射损伤的防治效果，尚无一致的意见，有些学者认为这两种维生素无明显效果，但也有一些学者认为效果颇好，如维生素B_{12}可减轻放射病综合征，改善造血功能障碍或使凝血酶活性降低程度减轻；也可减轻放射病综合征，并可延长存活日数。

（五）矿物质

有些学者观察到矿物质对辐射损伤的防治效果，如Simmons等观察到，对照射动物注射氯化钠溶液可使白细胞的恢复程度较未注射氯化钠溶液者为佳。据此可知，照射后水盐代谢紊乱时根据病情进行对症治疗可取得较好效果。动物常自择食物、纠正营养缺欠或不足的本能，如Konishi等采用照射动物自择食物的方法，观察到照射动物多选择富于蛋白质与含盐多的膳食。不过，动物或人对矿物质的需要量是有限的，供给过多的矿物质不仅无益，反而有害，如Lamson等指出，对照射动物供给过多的氯化钠，反而使其死亡率增高。值得注意的是除氯化钠以外的其他矿物质，尤其是微量元素的效果，虽然已有一些效果不好的报道，但也有一些学者认为，适当给予这些元素可能有益，如Parr指出，微量钴有防治辐射损伤的效果，但是Constant等却报道钴的效果是不好的，他们曾在大鼠的膳食中加入10mg的钴，反而增加了照射动物的死亡率。肖元梅等通过体外细胞培养实验，从细胞计数、DNA含量测定以及脂质过氧化方面，研究锌对^{60}Co γ射线诱发小鼠骨髓细胞辐射损伤的影响，结果表明，锌可通过提高SOD活力，减少自由基生成，抑制脂质过氧化反应而发挥辐射损伤防护作用。

二、植物化合物对辐射损伤的防护作用

电离辐射可激发体内产生大量自由基，引发脂质发生过氧化反应。研究表明，植物化合物不仅有防治辐射损伤的显著效果，而且对自由基损伤时自由基稳衡性动态失常也有改善作用，其有效成分如类胡萝卜素、多酚类等在自由基损伤防治的应用已受到重视。

据报道，β-胡萝卜素具有一定的抗辐射作用，补充一定量的β-胡萝卜素对大鼠X线腹部放射引发的生物膜脂质过氧化及DNA氧化损伤有较好的防护作用，且毒性低，能口服，是一个很有前途值得研究的产品。番茄红素是一种广泛存在于番茄、番茄制品及西瓜、葡萄柚等水果中的天然植物化合物，国内外多项研究表明，番茄红素抗氧化性较强，在中高剂量辐射所致的机体损伤方面，不仅具有良好的防护作用，而且可以促进损伤后组织的修复。Rossinow将番茄红素加入培养的前列腺癌细胞，经γ射线照射后发现，番茄红素能明显降低微核细胞率，保护染色体，提高细胞的存活率。

多项研究表明，植物多酚具有优良的抗氧化活性，同时具有一定的抗辐射作用。单宁又名鞣酸，是一种多酚羟基化合物，研究发现，单宁有着较好的体内抗氧化效果，对于辐射引起的氧化损伤有较好的保护作用。葡多酚是从葡萄籽中提取的一种天然植物多酚类物质，具有良好的抗氧化、清除自由基功效。研究发现，给某单位核辐射接触人员口服葡多酚胶囊，并检测淋巴细胞增殖活性和脂质过氧化水平等指标，结果显示，葡多酚对核辐射接触人员氧化损伤具有防护作用。金飞等实验结果表明，葡多酚干预后辐射小鼠的外周血细胞、骨髓有核细胞计数下降以及骨髓有核细胞 DNA 含量降低均明显逆转，表明葡多酚对辐射导致的血液系统、造血系统损伤具有一定防护作用。据报道，茶多酚有较好的体内抗氧化活性，可明显缓解由于辐射损伤所造成的全血象下降。研究者利用含蓝莓花色苷的复合物对 Co60-γ 射线辐射的小鼠进行干预，结果表明，蓝莓花色苷可改善造血系统损伤。研究还观察到，含花色苷的多酚复合物可提高辐射后的大鼠淋巴细胞存活率，从而提高免疫功能。研究发现，蓝莓花青素可有效拮抗辐射损伤导致的小鼠外周白细胞（WBC）及血清 SOD 活性的降低，表明蓝莓花青素具有一定的抗辐射和抗氧化作用。

黄酮类化合物来源广泛，因其具有抗氧化、抗癌、抗辐射、抗衰老等多种生物活性，一直是研究的热点。Qi 等研究发现，扁茎黄芪种子中提取的黄酮类物质可明显增加 ^{60}Co γ 射线辐射引起小鼠存活率，对抗辐射引起脾脏指数、胸腺指数的下降，红细胞数、白细胞数、血小板数等血象指标均明显高于辐射模型组。三羟异黄酮（genistein，GEN）是大豆中的重要营养成分，也是具有多种生理活性的天然植物雌激素，GEN 不仅可抑制多种肿瘤细胞的生长，还可防护放射性造血损伤，即其不仅可提高辐射损伤小鼠的存活率，还可促进小鼠辐射受损的造血系统恢复和重建。研究发现，膳食中补充 0.5% 大豆异黄酮可明显提高电离辐射机体的抗氧化能力，进而提高机体抗辐射能力。

刺五加皂苷是从五加科植物刺五加根茎中提取的，属滋补性中药。陈月等研究发现，刺五加皂苷有抗 X 射线辐射损伤作用，可减轻 X 射线对小鼠免疫功能损伤，刺激造血系统功能，还可以提高淋巴细胞转化率。人参皂苷对电离辐射下的人造血肝细胞具有保护作用，该作用与其抗凋亡和抑制氧化应激有关。另外，大豆皂苷、黄芩苷、肉苁蓉总苷、三七总皂苷等对电离辐射也有一定的防护作用。研究证实，大蒜素能够降低辐射所致小鼠白细胞减少，降低辐照小鼠微核率，增加辐照小鼠骨髓细胞 DNA 含量，提高小鼠血中 SOD 活力，对辐射致损伤小鼠具有明显的保护作用，且毒性低，可以口服，是一种很有前途的抗辐射产品。

三、多糖对辐射损伤的防护作用

研究表明，多糖具有抗氧化、抗辐射、抗肿瘤、抗疲劳、延缓衰老、免疫调节及防治心脑血管疾病等多种功能。虽然经多年研究，多糖抗辐射机制还不是十分清楚，但药理学研究显示，多糖大多具有明显的抗辐射作用，能延长电离辐射照射后生物的存活时间，提高其生存率。

大量文献报道，中草药多糖、菌多糖、藻类多糖、动物多糖等具有明显的抗辐射作用，能够及时清除辐射产生的自由基，提高机体抗氧化能力，保护造血系统等。孙元琳等研究表明，当归多糖可通过增强细胞 DNA 损伤修复能力来提高细胞的辐射耐受性，加速淋巴细胞的增殖，恢复造血功能，有利于受损造血干细胞和外周血细胞的恢复和再生，当归多糖对急性和亚慢性辐射损伤小鼠均有较好的保护作用。唐霖等研究发现，枸杞多糖对 X 射线所致的小鼠睾丸组织损伤有明显的保护作用。王晓琳等对照射前 3 天小鼠连续 3 次腹腔注射磷酸酯化银耳多糖，然后用 ^{137}Cs γ 射线一次全身照射，观察内源性脾结节形成、骨髓有核细胞数、白细胞数、脾脏指数及胸腺指数等，结果发现，与模型组相比，磷酸酯化银耳多糖各剂量组小鼠的骨髓有核细胞数、白细胞数、脾指数和胸腺指数均有不同程度的升高。何颖等观察方格星虫多糖对低剂量电离辐射的损伤的保护作用，结果发现，方格星虫多糖处理组的外周血红细胞、血小板计数及血细胞比容、血红蛋白水平、SOD 活性均显著升高，白细胞有升高趋势，MDA 含量明显下降，骨髓 DNA 含量显著升高，而肝脏指数、脾脏指数、胸腺指数均无明显变化。

随着多糖抗辐射研究在生物学、药理学和化学等领域研究的不断深入，多糖作为新型辐射防护剂在放射生物学领域将发挥越来越大的作用，是开发成理想辐射防护剂的潜在资源。

四、放射病的营养治疗

放射病人虽有轻重之分，然均为电离辐射作用于人体而引起的全身性疾病。根据辐射损伤的轻重程度，可区分为慢性与急性放射病。对于放射病，至今尚无特殊疗法，一般采取综合治疗措施，营养治疗常为不可缺少的部分。

（一）慢性放射病的营养治疗

慢性放射病主要发生于从事外照射工作，因防护条件差或不遵守防护规定，以致长期受到超过最低水平照射的人员。其病情受照射剂量、受照面积和部位、受照射者健康情况等因素影响。慢性放射病以神经衰弱综合征为主的症状，并伴有造血系统或有关脏器功能的改变，常见白细胞减少，也有增高或波动者。由于慢性放射病临床表现无特异性，诊断时必须结合超剂量接触史，并排除其他疾病。

其治疗措施除临床治疗外，还应适当增加营养，促进恢复。慢性放射病的营养治疗原则为，预防并治疗营养不良或缺乏症，适当增加营养素供给量。作者等曾对三例慢性放射病人进行营养治疗。有学者观察结果表明，充裕能量 - 蛋白质的膳食对慢性放射病人是适宜的。当病人摄取能量达到每日 2 467～2 483kcal、蛋白质 97.2g（其中动物性蛋白质占 1/3～1/2），热氮比约 159∶1，氮平衡为 +2.37～2.93g，同时病人的体重较实验开始时有所增加。当病人体重恢复到患病前水平时，其膳食中蛋白质和能量供给量宜逐渐降至正常成人营养供给量范围。

另外，慢性放射病人的食欲减退似与消化吸收无关。在实验期内，其碳水化合物、脂肪、蛋白质的消化吸收率均与正常人无显著差别。因此，通过改进烹调技术、增加餐次，设法促进病人食欲，增加摄入量，完全可以满足病人能量和蛋白质的需要。

（二）急性放射病的营养治疗

在短时间内全身或身体大部分受较大剂量照射时，依照射剂量和照射条件不同，可表现为骨髓型、肠型或脑型急性放射病。骨髓型急性放射病又称造血型急性放射病，是以骨髓等造血组织的损伤为基本病变。这种类型的放射病以白细胞数量减少、感染和出血等为主要临床表现，具有典型的病程阶段性，即可分为初期、假愈期、极期和恢复期。按受照剂量和病程轻重，又可分成轻、中、重和极重 4 度。胃肠型急性放射病以胃肠道为基本病变，以频繁呕吐、严重腹泻及电解质代谢紊乱为主要临床表现。脑型急性放射病是以脑组织损伤为基本病变，以意识障碍、定向力丧失、共济失调、肌张力增强、抽搐及震颤等中枢神经系统症状为特殊临床表现。

急性放射病的综合治疗主要为对症治疗。如造血型急性放射病，在营养方面，应根据各病期的病情，采取相应的营养治疗措施：

（1）轻度急性放射病：营养治疗原则与措施大致与慢性放射病营养治疗类似。

（2）中度急性放射病：病人常有食欲减退症状，此时宜参照胃肠道疾病营养治疗膳食，给予流质、半流质膳食，少食多餐，并尽量选择营养丰富、味鲜可口、易于消化的食物，使营养供给量达到要求。

（3）重度与极重度急性放射病：病人可能完全拒食，但在整个病程中还有可进食的阶段。初期消化道症状虽重，但仍可进食流质或半流质膳食，在假愈期，病人食欲相对恢复，可适当增加营养供给量。如果进入恢复期，则可给予普通膳食，但仍应补充营养，促进恢复。

（三）食欲缺乏时的营养问题

在急性放射病的极期，病人食欲缺乏。在重度与极重度急性放射病中病人可能完全拒食，此时应采取适宜的营养供给措施，如管饲或胃肠外营养。

强饲是否适宜与人或动物的消化道病情严重情况有关，如 Waggener 等曾对放射治疗的病人进行管饲，其结果为病人体重增加，恢复较快。Smith 用较小剂量照射大鼠后，用胃管强饲 10% 水解蛋白与 25% 葡萄糖的混合液，可使其体重丧失量减少，但改用较大剂量照射大鼠后强饲半流食物或消化食物，反而缩短其存活日数，并增加死亡率。如果消化道活动恢复正常及食欲逐渐好转时进行强饲，则无不良效果。

关于胃肠外营养措施在急性放射病治疗中应用效果问题，不同学者的看法尚不一致。有学者建议，在放射病中由于胃肠道损伤而不能口服食物时采用输注营养液的方法，而 Smith 对照射大鼠皮下注射水解蛋白与葡萄糖，不仅无效，反而使死亡率增高。有学者认为，急性放射病时输注营养液是一个很复杂而且又是很重要的实际问题。首先应该考虑经口营养补给措施，如仍不足，可视病情适当输注营养液，开始时宜用少量，如果无不良反应，可逐渐增加用量。等到病人食欲开始恢复，可减少用量或停止输注营养液。

（武彩莲）

参考文献

1. 方允中. 辐射环境作业人员的营养. 北京：北京科学出版社，2009.
2. 郎静，凌文华，郭红辉. 肿瘤营养学. 北京：人民卫生出版社，2012.
3. 顾景范，杜寿玢，查良锭，等. 现代临床营养学. 北京：北京科学出版社，2003.
4. 闫明启，单守勤. 涉核人员疗养与健康. 北京：人民军医出版社，2013.
5. 赖业馥，方允中，王荣，等. 维生素 B_{12} 与叶酸对辐射损伤的效应研究. 营养学报，1982，4：143-151.
6. 方允中，胡斌，赖业馥，等. 急性放射损伤的氮代谢研究. 营养学报，1986，8：335-341.
7. 方允中，王佩纲，赖业馥，等. γ- 射线对抗坏血酸代谢的影响. 营养学报，1982，4：31-38.
8. 王佩纲，方允中，赖业馥. 三例慢性放射病患者的氮代谢观察. 营养学报，1985，7：28-31.
9. Kim MH，Ha SY，Oh MH，et al. Anti-oxidative and antiproliferative activity on human prostate cancer cells lines of the phenolic compounds from Corylopsis coreana Uyeki. Molecules，2013，18（5）：4876-4886.
10. 张燕燕，李侠，白金，等. 低剂量电离辐射对医院放射工作人员眼晶状体的影响. 中国辐射卫生，2015，24（5）：497-498.
11. 涂雷，宋海燕，董秋，等. 低剂量电离辐射对医疗职业人群甲状腺结节患病的影响. 现代医学，2017，45（1）：1-5.

12. IMAIZUMI M，OHISHI W，NAKASHIMA E，et al. Association of radiation dose with prevalence of thyroid nodules among atomic bomb survivors exposed in childhood（2007-2011）. JAMA Intern Med，2015，175（2）：228-236.
13. 张欣，赵永成．低剂量电离辐射对放射工作人员外周血细胞影响的 Meta 分析．中国辐射卫生，2016，25（4）：406-409.
14. 杨文军，黄金凤，刘岩，等．电离辐射对精子质量影响的研究进展．中华生殖与避孕杂志，2017，37（4）：334-338.
15. McLEOD DS，WATTERS KF，CARPENTER AD，et al. Thyrotropin and thyroid cancer diagnosis：a systematic review and dose-response meta-analysis. J Clin Endocrinol Metab，2012，97（8）：2682-2692.
16. 李清华，朱晓明，任晓明，等．无锡市医院 X 射线工作者肿瘤流行病学调查．中国工业医学杂志，2016（6）：465-466.
17. Urdinguio RG，Bayón GF，Dmitrijeva M，et al. Aberrant DNA methylation patterns of spermatozoa in men with unexplained infertility. Hum Reprod，2015，30（5）：1014-1028.
18. Inhorn MC，Patrizio P. Infertility around the globe：new thinking on gender，reproductive technologies and global movements in the 21st century. Hum Reprod Update，2015，21（4）：411-426.
19. Vereschako GG，Tshueshova NV，Gorokh GA，et al. Effect of external irradiation and mobilization stress on the reproductive system of male rats. Radiats Biol Radioecol，2016，56（1）：56-63.
20. 李敏．军事营养医学．北京：人民军医出版社，2015.
21. Ahmad IM，Temme JB，Abdalla MY，et al. Redox status in workers occupationally exposed to long-term low levels of ionizing radiation：A pilot study. Redox Rep，2016，21（3）：139-145.
22. Lobascio AM，Felici MD，Anibaldi M，et al. Involvement of seminal leukocytes，reactive oxygen species，and sperm mitochondrial membrane potential in the DNA damage of the human spermatozoa. Andrology，2015，3（2）：265-270.
23. 李怡岚，乔珊珊，周蕾，等．β- 胡萝卜素的抗辐射作用．环境与健康杂志，2004，21（5）：300-302.
24. 樊婷，藺新英，赵妍，等．大蒜素对小鼠辐射损伤的辅助保护作用．环境与健康杂志，2007，24（9）：718-720.
25. 李辉，王振宇，白海娜，等．多酚类化合物电离辐射防护研究进展．食品工业科技，2015，36（14）：384-399.
26. Hong Yan，Jie Zhang，John J Harding. Identification of the preferentially targeted proteins by carbmylation during whole lens incubation by using radio-cabelled potassium，cyanate and mass spectrometry. Int J Ophthalmol，2010，3（2）：104-111.
27. Zhou J，Pang H，Li W，et al. Effects of lycium barbarum polysaccharides on apoptosis，cellular adhesion，and oxidative damage inbone marrow mononuclear cells of mice exposed to inoizing radiation injury. Biomed Res Int，2016（6）：1-8.

第三十二章

接触有毒有害物质作业人员营养

毒物(toxicant)是指在一定条件下，较小剂量就能够对生物体产生损害作用或使生物体出现异常反应的外源性化学物质(xenobiotics)。毒物可以是固体、液体和气体。毒物与机体接触或进入机体后，能与机体相互作用，发生物理化学或生物化学反应，引起机体功能或器质性的损害，严重的甚至危及生命。

毒物种类繁多，人们与之接触的机会也日益增多。随着现代化学工业的迅速发展，人类正在生产和使用许多种类的化学物质，其中人工合成的 1 000 余万种，而且每年还有 1 000 多种新的化学物质进入人类的生产和生活环境。接触可分为两类，即生产性接触和生活性接触。前者与从事有毒作业有关，后者所接触的毒物则主要来源于工业"三废"的污染、农药的广泛应用、车辆的废气、生活煤烟以及某些化工产品等。如工业化学品、食品添加剂及食品污染物、日用化学品等。这些毒物污染了人类生存的环境，已波及人类生活的每一个角落和每一个人，甚至胎儿都不能幸免。因此，任何人都摆脱不了毒物影响健康这个现实问题。对于过度暴露于环境污染物的人群，有些营养素可以作为膳食因素和毒素之间相互作用的生物标志物，例如血清维生素 E 水平或者某种不饱和脂肪酸能够反映人体的营养状况以及人体对环境毒素侵害的易感性。

要减轻或杜绝毒物对人类健康的威胁、危害，主要应从改革生产工艺、生产技术等方面着手，尽量减少毒物对环境的污染和进入人体的数量；提高人体对毒物的耐受和抵抗力，合理膳食则能提高人体对外来毒物的抵抗力。科学研究和实践已经证明，这两方面的措施都是有效的。Chetwysd 是最早研究营养对职业性毒害的防治工作者之一，1917 年，美国军火工厂工人发生三硝基甲苯中毒，在女工中采用优质蛋白质膳食后，使胃肠病的发生率由 12% 降低到 2% 以下。我国卫生行政部门在解放初期曾对多种从事有毒有害作业人员进行了营养调查，并根据营养保健的有关理论，制订出 14 种特殊作业人员的保健膳食，政府规定了保健膳食发放制度，收到了良好的效果。

本章简要介绍外源性化学物在体内生物转化类型及其损伤的分子机制，阐述各种营养素与外源性化学物质代谢间的相互影响，重点阐明接触常见化学外源性化合物作业者的营养与膳食问题。

第一节 毒物代谢转化及损伤的分子机制

一、毒物代谢转化

了解毒物在体内的代谢或生物转化过程，不仅有助于理解营养素与毒物相互关系的基本原理，而且对运用营养素解毒防毒的实践具有指导意义。

外源性化学物质通过不同途径被吸收进入机体后，将发生一系列化学变化并形成一些分解产物或衍生物，此过程称为生物转化（biotransformation）或代谢转化，所形成的衍生物或分解产物称为代谢物（metabolite）或中间代谢物。生物转化通常分为两相。进入体内的外源性化学物大都要相继通过此两相反应变化。各相变化又分为多种不同的类型，在细胞的不同部位中进行。

（一）Ⅰ相反应

Ⅰ相反应主要是通过氧化、还原和水解反应，将羟基、氨基、羧基等引入分子结构中，增加分子的极性和水溶性，同时也改变毒物分子结构上的某些功能基团，或产生新的功能基团。其结果是使原毒物减毒、解毒或活化增毒，甚至可以致癌。

1. 微粒体的氧化作用　凡是具有一定脂溶性的毒物，几乎都能被微粒体的混合功能氧化酶系（microsomal mixed function oxidase system，MFO）所催化，加氧形成各种羟化物。羟化物将进一步代谢，形成各种产物。MFO 又称细胞色素 P450 酶系（cytochrome P450 enzyme system，CYP450）或单加氧酶（monoxygenase）。目前已确定，CYP450 是一个蛋白质超家族，其对底物有专一性，每一种都有特征性谱。很多 CYP450 的 DNA 和基因结构已经阐明。这些蛋白质根据结构的相似性组成家族和亚族。其主要功能是活化分子氧（O_2），使一个氧原子掺入底物，另一个氧原子还原成水分子。在反应过程中需要辅酶Ⅰ和辅酶Ⅱ、细胞色素 b_5、细胞色素 c 还原酶和磷脂酰胆碱等。

一些链烯类和芳烃类化合物的环氧化物还可被环氧化物水解酶（epoxide hydrolase，EH）作用生成相应的反式二氢二醇。这是一个解毒的反应过程。通过此过程，可以把整体上高反应性的亲电子的环氧己烷转化为低反应性的亲电子的二氢二醇。对于生物大分子和环氧化物水解酶来讲，一些环氧化物是非反应性的（如狄氏剂），并且二氢二醇还可以进一步环氧化而产生更有反应性代谢产物，如苯并（a）芘。环氧化物水解酶存在于微粒体、内质网和胞液中。已知该酶存在许多抑制剂，包括环氧化物如三氯丙烯氧化物和金属离子如 Hg^{2+}、Zn^{2+} 和 Cd^{2+} 等。一些 MFO 的诱导剂也可诱导 EH，如氯化三联苯、丁基 - 羟基茴香醚和二 - 丁基 - 羟基甲苯等。

2. 微粒体的还原作用　在毒物代谢中，还原作用远比氧化作用少见，在机体氧张力较低的情况下，有些化合物可被肠菌群中还原菌所还原，形成某些还原性分解产物。这些分解产物被吸收后可在一定的细胞内造成局部还原性环境，有利于还原反应的进行。CYP450 酶系催化的氧化反应中，有电子的转移，有些外源化学物存在接受电子的可能性，以致被还原，形成还原产物。NADPH- 细胞色素 P450 还原酶就与此有关。含有硝基、偶氮基和羰基的外源性化学物质以及二硫化物、亚砜化合物，在体内可被还原。四氯化碳（CCl_4）在此被还原成为毒性更大的 CCl_3 自由基，五价砷化合物中的砷也可被还原成三价砷，使毒性较强。

3．非微粒体的氧化、还原作用　主要在细胞液中进行例如肝细胞液中含有的醇脱氢酶、过氧化氢酶、醛脱氢酶、黄嘌呤氧化酶等，可催化某些具有醇、醛、酮功能基团的外源性化学物质进行氧化还原，单胺氧化酶和双胺氧化酶可催化胺类氧化，形成醛类和氨。

4．水解作用　所需的酶在体内广泛分布。例如各种细胞的微粒体、血浆或消化液中均含有酯酶及酰胺酶，能使各种酯类或酰胺类外源性化学物水解。不少有机磷农药主要以这种方式解毒。

（二）Ⅱ相反应

Ⅱ相是结合反应。是外源化合物经过Ⅰ相反应产生或暴露出来的羟基、氨基、羧基和环氧基等极性基团，或外源化合物本身就具有的极性基团与内源化合物或代谢物进行的生物合成反应。通过结合反应，不仅遮盖了外源性化学物质分子上某些功能基团，从而改变其作用。而且经结合作用后，还可改变其理化性状和分子大小，增加水溶性，降低脂溶性，有利于排出体外，因而多为减毒反应。但近年发现，有些外源化合物经过结合反应后，其生物学活性或毒性反而增强，如某些外源化合物在Ⅰ相反应中经羟化反应后，与内源性代谢物结合，形成具有致癌作用的终致癌物或近致癌物，可诱发癌变。另外有些外源化合物经结合反应后，反而获得明显的亲脂性，不易溶于水及排出体外，可见结合反应的意义及其后果具有双重性。另外，结合作用需要消耗能量才能完成。因此结合作用的优劣常与肝脏等组织的营养物质代谢和供能情况有关。常见的结合反应有以下几种。

1．葡萄糖醛酸结合　这是体内最多见的结合形式。葡萄糖醛酸基的供给体（尿苷二磷酸葡萄糖醛酸）来自糖代谢，在葡萄糖醛酸基转移酶的作用下，使其结合到外源性化学物质上。凡是本身含有或经代谢生成的—OH、—COOH、$—NH_2$、—SH 等功能基团的外源性化学物都可发生该反应。

2．硫酸结合　用于结合的硫酸根是含硫氨基酸的代谢产物。在参与结合反应之前，硫酸必须先与 ATP 作用活化为 3′- 磷酸腺苷 -5′- 磷酰硫酸（3′-phosphoadenosine-5′-phosphosulfate，PAPS），然后在磺基转移酶（sulfotransferase，SULT）也称硫酸移换酶的作用下，与酚、醇或芳香胺类和类固醇类物质结合为硫酸酯或硫酸醚类等。

3．乙酰基结合　乙酰基的直接供体是乙酰辅酶 A，它来自碳水化合物、蛋白质和脂质的代谢，是具有芳香胺或肼基团的外源性化学物代谢的主要途径。反应产物分别是芳香酰胺和酰肼。

4．甲基结合　内源性甲基来自经 ATP 活化的蛋氨酸（S- 腺苷蛋氨酸）。主要涉及内源性底物如蛋白质、糖等的甲基化，不是外源性化学物结合的主要方式。

5．谷胱甘肽结合　许多外源性化学物质在谷胱甘肽 -S- 转移酶催化下与还原型谷胱甘肽结合，特别是外源性化学物质的环氧化物与谷胱甘肽（glutathione，GSH）结合比较常见，例如溴化苯经代谢转化为环氧化物，溴苯环氧化物为一强肝脏毒物，可引起肝脏坏死，但与谷胱甘肽结合后，将被解毒并排出体外。再如苯乙烯、苯并芘、黄曲霉毒素 B_1 的环氧化物也与 GSH 结合而解毒，可见 GSH 结合有助于保护细胞免受许多毒物及遗传毒物的损害。但有些外源性化学物质与 GSH 结合反而使毒性增强，如二氯甲烷，三氯乙烯等。

6．氨基酸结合　有些含有羧基的外源性化学物质可与氨基酸结合，特别是芳香羧酸或其他的芳香羟酸。参与结合反应的氨基酸主要有甘氨酸、谷氨酰胺以及牛磺酸等，如苯甲酸可与甘氨酸结合，形成马尿酸。

二、毒物作用的分子机制

目前，有关外源性化学物质毒作用机制尚未完全阐明，研究较深入的有：自由基与氧化损伤；外源性化学物质共价结合；细胞稳态失调或紊乱等。

（一）自由基与氧化损伤

许多外源性化学物质可被代谢酶转化为比原外源性化学物质毒性更大的自由基。某些外源性化学物质也可使机体内某些成分（主要是生物大分子）、分子态氧与水等形成自由基。活性氧（reactive oxygen species，ROS）就是自由基的代表性名词，ROS 不仅包括氧自由基如超氧阴离子（$O_2^{\bar{\cdot}}$）、羟自由基（HO•），也包括一些含氧的非自由基衍生物，如单线态氧、氢过氧化物、次氯酸、过氧化有机物及内源性脂质和外源化合物的环氧代谢产物，它们在化学本质上都含有化学性质活泼的含活性氧功能团。当这些 ROS 和其他的自由基引起细胞氧化还原反应平衡失调后，造成氧化应激，导致可能的损害。所有的细胞成分包括脂类、蛋白质、DNA 及糖类均可受 ROS 的损害。

自由基主要有来源于生物系统的自由基和外来化合物的氧化还原反应。以氧为中心的自由基最为常见，但有机分子中也含有以自由基存在的其他原子，对组织损伤也起重要作用。体内氧自由基引起的细胞损伤目前研究主要有脂质过氧化损伤、蛋白质氧化损伤、DNA 的氧化损伤。

1. 脂质过氧化 脂质过氧化（lipid peroxidation，LPO）是指多不饱和脂肪酸的氧化破坏。由于生物膜具有脂质双分子层结构，自由基易攻击生物膜上的不饱和脂肪酸而造成脂质过氧化，进而对生物膜产生强烈的破坏作用。许多中毒过程都可用生物膜脂质过氧化的理论来解释。例如：$O_2^{\bar{\cdot}}$与 Fe^{2+} 反应能导致 HO• 的生成。已知 HO• 是最有氧化能力的一种自由基，能与任何生物分子起反应，引起生物膜脂质过氧化。膜脂质过氧化的直接后果是其不饱性的改变，随之发生膜流动性降低，脆性增加，及膜受体和膜上的酶类功能改变，最终导致细胞结构破坏，细胞内容物外溢，细胞死亡。例如有些亲肝性外源性化学物质能被肝微粒体酶代谢活化为自由基，作用于细胞器及细胞内大分子，特别是内质网膜、线粒体膜、溶酶体膜等。膜组分中的磷脂和多不饱和脂肪酸最敏感，受自由基作用后，引起脂质过氧化反应，导致三酰甘油堆积，形成脂肪肝。

2. 蛋白质氧化损伤 蛋白质是自由基攻击的靶分子，其对自由基特别敏感。许多酶蛋白氧化损伤可导致酶活性的诱导或抑制。蛋白质氧化除引起氨基酸的羰基改变和其他氧化成分的形成外，还可造成至关重要的巯基丧失。自由基攻击氨基酸后，可使氨基酸残基氧化并形成多种中间产物，使蛋白质的结构和功能发生改变，甚至使蛋白质降解或裂解。

脂质过氧化终产物丙二醛等对某些氨基酸残基具有修饰作用、还可引起蛋白质变性。研究证实，用含过量铁饲料喂饲动物，肝微粒体发生脂质过氧化，主要产物丙二醛可能涉及与微粒体蛋白共价结合所致的铁诱导肝损伤。低密度脂蛋白被过氧化产物氧化修饰后，可能是动脉粥样硬化的重要机制之一。

3. DAN 氧化损伤 环境污染物和化学致癌物均能诱发 ROS 攻击，导致 DNA 链断裂与碱基修饰。DNA 链断裂是 ROS 引起的最常见的一种 DNA 损伤，可能是羟自由基（HO•）引起的损伤或核酸酶的激活导致 DNA 损伤。羟自由基与核酸反应形成许多不同类型的碱基修饰产物，其中 8- 羟基鸟嘌呤（8-hydroxy-desoxyguanosine，8-OHdG）最为常见，形成数量最多，故通常以8-OHdG作为DNA氧化损伤的重要指标。

目前已发现能引起自由基和脂质过氧化的外源性化学物质有很多。例如有：四氯化碳、氯乙烯、肼、臭氧、二氧化氮、氟烷、三氯甲烷、三溴甲烷和三碘甲烷、百草枯等。体内清除自由基的物质有维生素E、巯基化合物（如半胱氨酸、谷胱甘肽）、硒、辅酶Q、超氧化物歧化酶、过氧化氢酶、过氧化物酶、谷胱甘肽过氧化物酶和谷胱甘肽还原酶等，食物中一些成分也有消除自由基的作用，如胡萝卜素、酚类化合物、有机硫化合物等。

（二）外源化合物对生物大分子的共价结合

许多化学毒物对细胞产生的损害与其亲电代谢产物不可逆的结合于细胞大分子的亲核部位（如蛋白质的巯基）有密切关系。当外源化合物的活性代谢产物与细胞内重要生物大分子，如核酸、蛋白质、脂质等共价结合，发生烷基化或芳基化，即导致DNA损伤、蛋白质正常功能丧失，乃至细胞的损伤或死亡。

绝大多数外源化合物需经体内代谢活化，转变成亲电子的活性代谢物，再与细胞内的亲核部位和基团发生共价结合，例如蛋白质分子中的亲核基团、DAN、RNA及一些小分子物质如谷胱甘肽等；中性自由基如 OH^+ 和 Cl_3C^+ 也可与生物分子共价结合。8-OHdG就是羟自由基添加到DNA碱基中的产物。

（三）细胞稳态失调或紊乱

细胞稳态是指在神经内分泌和免疫系统共同调节下，细胞内各种成分和生理功能保持相对稳定状态。细胞处于稳态是细胞存活和正常代谢所必需。当细胞稳态调节系统出现异常，导致细胞内容物运转障碍或代谢功能丧失甚至诱发细胞死亡，这种现象称为细胞稳态失调。如机体生理性衰老状态下，细胞稳态调节系统出现异常，一些毒物也可通过干扰细胞稳态调节系统，损害生物膜结构完整性或破坏线粒体功能，最终导致细胞稳态失调。

目前，学界认为细胞稳态失调的机制主要有以下三种情况：ATP耗竭、持续性细胞内 Ca^{2+} 升高、ROS和RNS过量产生。

毒物通过干扰线粒体ATP合成，破坏细胞内环境稳态。大量证据表明，细胞钙的持续增高可能活化各种不同组织和细胞的毒性机制，因而曾被称为“细胞死亡的最终共同途径”。在细胞功能的调节中，Ca^{2+} 可作为第二信使起着信号传导的关键作用，同时 Ca^{2+} 也是多种参与蛋白质、磷脂和核酸分解的酶的激活分子之一。正常情况下，细胞内钙稳态是由质膜 Ca^{2+} 转位酶和细胞内钙池系统共同操纵控制的。细胞损害时，这一操纵过程紊乱可导致 Ca^{2+} 内流增加，Ca^{2+} 从细胞内储存部位释放与/或通过质膜逐出抑制，从而导致细胞内 Ca^{2+} 浓度不可控制的持续增加，细胞内 Ca^{2+} 浓度持续高于生理水平以上必然导致维持细胞结构和功能的重要大分子难以控制的破坏。而且这种持续增加将会完全破坏正常生命活动所必需的由激素和生长因子刺激而产生的短暂的 Ca^{2+} 浓度瞬变，危及线粒体功能和细胞骨架结构，最终激活不可逆的细胞内成分的分解代谢过程。细胞内高钙离子也可引起ROS和RNS过量产生，导致细胞损伤。

外来化合物可在不同水平上干扰细胞信号的传递，导致细胞内 Ca^{2+} 对激素及生长因子的正常反应的丧失。另外，钙信号系统的异常活化也是毒物引起细胞死亡的一个重要机制。

铅、镉、氯化铝、氯丙烯、四氯二苯并-p-二噁英等均破坏细胞内钙稳态，最终导致细胞死亡。而茶多酚、灵芝孢子粉、牛磺酸、姜、大枣等可维持细胞内钙稳态。

“组学（omics）”技术、细胞和分子生物学以及生物信息学技术的进步为营养毒理学研究提供了更广阔的空间，有助于更好地研究毒物与营养素之间的关系并增大跨学科研究的可能性。

第二节 对毒物代谢有影响的营养素和食物成分

营养失调不仅影响健康，而且影响机体对外源化学物的毒性效应。毒物进入人体后，其生物转化所需酶的活性将受到多种营养素的影响。某些营养素能捕捉和清除自由基，防止脂质过氧化或破坏已形成的过氧化物，从而发挥其解毒防癌的作用。反之，有些毒物会影响营养素的吸收、利用。

一、蛋白质

膳食蛋白质对机体的解毒能力随着其质和量的变化而不同。

由于毒物在体内的代谢转化需要各种不同的酶，酶的主体是蛋白质，因此膳食蛋白质缺乏时，酶蛋白合成量减少，引起各种酶活性降低。Murphy 给大鼠无蛋白饲料四周，动物的肝微粒体酶仅为正常饲料组的 25%，且不能被外源性化学物质所诱导。Kato 的大鼠试验证明：肝微粒体酶蛋白的含量、NADPH 氧化酶、NADPH- 细胞色素 C 还原酶、细胞色素 -P450 和 b5 的活性均随着膳食蛋白质含量的降低而降低。因此膳食蛋白质含量低时，必然减慢毒物转化的速度，使机体对多数毒物的解毒能力降低，显示毒性增加。如食物中缺乏蛋白质时，苯巴比妥、士的宁等药物和 3,4- 苯并芘、苯胺等毒物在肝微粒体中氧化都下降，使药效延长或毒性增加。人体调查和动物实验已证明，蛋白质含量低时，大多数农药、黄曲霉毒素、氯仿、铅、苯、镉、砷、钒、氟、甲苯、酚、氯甲苯、二氯甲苯、硝基苯、三硝基甲苯等的毒性增加。

另一方面，少数毒物如四氯化碳、二甲基亚硝胺等，由于经生物转化后其毒性增大，所以当膳食蛋白质的含量降低时其毒性也随着降低。例如四氯化碳、农药中的七氯和八甲磷等的毒性随着蛋白质含量的减少而降低。二甲基亚硝胺在膳食蛋白质由 20% 降为 3.5% 时，其急性毒性亦下降数倍。以 60mg/kg 体重的二甲基亚硝胺给缺乏蛋白质的大鼠注射时，多数动物能生存，而不缺乏蛋白质的动物却大多于数日内死于肝坏死。但是缺乏蛋白质组中存活的动物亦于 12 个月后死于肾肿瘤。

蛋白质还可以和重金属络合，形成蛋白质重金属络合物沉淀，从而解毒。其机制为蛋白质中的含硫氨基酸如甲硫氨酸、胱氨酸和半胱氨酸等，能给机体提供—SH。—SH 能结合某些金属毒物，影响其吸收和排除，或拮抗其对含—SH 基酶的毒作用，并为体内合成重要解毒剂如谷胱甘肽、金属巯蛋白等提供原料，这些均有利于机体的解毒作用。例如，镉在肝脏内与金属巯蛋白结合可以降低镉的毒性。肾脏中的铅集中在肾小管上皮细胞核内与蛋白质结合成包涵体。黄曲霉毒素 B_1、苯乙烯和醋氨酚等毒物引起靶器官细胞严重损伤时，组织内的谷胱甘肽含量降低、谷胱甘肽 -S- 转移酶的活性也明显降低，若事先给予半胱氨酸，细胞内的谷胱甘肽含量升高，毒性作用明显下降。

某些毒物影响蛋白质的消化吸收和体内的合成，对蛋白质的代谢产生原发性和继发性的作用。例如黄曲霉毒素 B_1 和 M_1 明显抑制肝蛋白的合成，而且当膳食中蛋白质和脂肪的类型和含量不同时，黄曲霉毒素 B_1 对大鼠肝脏合成 RNA 抑制的程度不同。目前在毒理蛋白质组学的研究中，以不同浓度的对乙酰氨基酚和其非毒性异构体 3- 乙酰氨基酚

(3-acetamidophenol)处理小鼠，发现30多种蛋白质发生了改变，其中包括S-腺苷甲硫氨酸合成酶、硒结合蛋白、线粒体基质蛋白P1和蛋白质二硫化物异构酶。在培养细胞中，柔毛霉素(daunorubicin)引起了热应激蛋白60、70、90表达的增强。此外，通过对神经毒剂红藻氨酸(kainic acid)处理动物的蛋白质组分析，发现其毒性的产生涉及热应激蛋白表达改变。对环孢霉素A(cyclosporine A)介导的肾中毒进行蛋白质组表达图谱分析，发现肾钙结合蛋白D-8的表达明显下降。少数一些毒素通过酶促反应作用于特定靶蛋白上。例如，蓖麻蛋白诱发核糖体的水解断裂，阻断蛋白质的合成。也有报道某些农药能诱导动物体内蛋白质的合成。Sahib等将三种^{14}C-氨基酸掺入用马拉硫磷染毒的硬骨鱼饲料液中，数日后，测定肝、肌肉和腮中的^{14}C的放射性。发现在染有马拉硫磷的鱼肝脏和肌肉中，^{14}C-氨基酸掺入率明显高于未染毒组($P<0.001$)，说明蛋白质合成率增加。同时马拉硫磷染毒组织中蛋白质降解也大幅度增加，说明接触化学毒物可引起蛋白质周转加快。但组织中总的蛋白质含量增加，这提示马拉硫磷染毒组织通过动员蛋白质合成的潜能来弥补蛋白质的丢失。过去在狄氏剂中毒的大鼠中也曾观察到蛋白质合成增加的类似情况。

二、脂肪

一般而言，膳食中的脂肪能增加脂溶性毒物在肠道吸收和体内蓄积，对机体不利。例如脂肪能增加体内脂溶性有机氯农药的蓄积，增加苯及氟的毒性。流行病学研究表明，进食过多的脂肪类食物，尤其是动物脂肪，里面含有大量饱和脂肪酸，会增加癌症的发病率，如大肠癌、乳腺癌、前列腺癌、胰腺癌、卵巢癌。多不饱和脂肪酸摄入过多，也易造成机体氧化过氧化反应失衡，损伤细胞和组织，还可抑制免疫功能。磷脂是生物膜的主要成分，红细胞膜的脂类约40%为磷脂，线粒体膜的脂类约95%为磷脂；磷脂又是维持MFO作用的重要成分，食物中缺少亚油酸或胆碱等促脂解(lipotropic)物质和过多的胆固醇摄入，都可能影响微粒体中磷脂的产生。这不仅影响生物膜的功能，也影响MFO功能，使与毒物代谢的有关酶系统不能根据毒物代谢的需要而增加活性，从而影响毒物的代谢。例如当膳食中边缘性缺乏促脂解物质时，可使黄曲霉毒素B_1在动物体内的致癌作用加强。膳食脂肪亚油酸可以加重由多氯联苯(polychlorinated biphenyls，PCBs)诱导的内皮功能障碍。

三、碳水化合物

碳水化合物的生物氧化能快速地提供毒物在人体解毒过程中需要消耗的能量，并供给结合反应所需的葡萄糖醛酸。因此，机体肝糖原丰富时对某些有害物质的解毒作用增强，肝糖原不足时，解毒作用则显著下降。例如当膳食中碳水化合物的摄入量充足时，可以提高机体对苯、卤代烃类和磷等毒物的抵抗力。高碳水化合物低蛋白质膳食对三氯甲烷和四氯化碳中毒有保护作用。而饥饿则能加剧四氯化碳和三氯甲烷的毒性，并引起肝糖原减少。另外机体内碳水化合物丰富时，产生的抗生酮作用可防止酸中毒的发生。也有报道降低葡萄糖、果糖、蔗糖时，能降低混合功能氧化酶的活性及细胞色素P_{450}的水平。

四、维生素

(一)维生素A

维生素A缺乏使生物膜受损，影响MFO的功能。动物实验证明，维生素A能降低某些毒物（如二甲基肼、黄曲霉毒素 B_1、3,4- 苯并芘、二甲基蒽、7,12- 二甲基 -1,2 苯并蒽等）的致癌性。但维生素 A 的防癌机制尚不十分清楚。有实验表明，有 14 种维生素 A 的衍生物，能改变内质网的结构，抑制肝微粒体混合功能氧化酶对 3,4- 苯并芘和其他多环芳烃的代谢活化，从而阻止它们转变为终致癌物。维生素 A 的前体 β- 胡萝卜素，是已知的能消除自由基的物质之一。维生素 A 缺乏还会增高呼吸道对致癌物的敏感性。

目前已发现有多种毒物能影响维生素 A 的代谢，降低其在动物和人体中的含量，抑制其吸收，甚至造成维生素 A 缺乏症。例如有机氯农药 DDT 和狄氏剂、有机磷农药、多氯联苯、黄曲霉毒素、苯巴比妥、乙醇、二苯蒽等均能使动物或人肝中维生素 A 含量降低。有实验表明，多氯联苯可促进 ^{14}C- 维生素 A 分解成 $^{14}CO_2$，印南等给大鼠含多氯联苯的饲料，三周左右即可见到动物毛乱、眼闭合等症状，补充维生素 A 后即可恢复。因此有人认为毒物可能是通过对混合功能氧化酶系统的诱导，促进维生素 A 的分解。另外，一些农药（如 DDT 等）还可抑制维生素 A 的肠道吸收，因此职业性毒物接触者应摄入更多的维生素 A。但长期过多地摄入维生素 A，会导致维生素 A 中毒。

（二）B 族维生素

维生素 B_1 作为丙酮酸脱羧酶的辅酶，以焦磷酸硫胺素的形式，催化丙酮酸的氧化，快速地提供组织所必需的能量，是体内糖代谢的关键环节，尤其是神经组织的能量来源主要是碳水化合物的氧化。缺乏维生素 B_1 时，丙酮酸和乳酸在组织中堆积，血中含量增高，同时由于神经组织能源不足，易致多发神经炎。有报道，汞、甲烷、四乙基铅和砷等引起神经炎症状时，血中丙酮酸含量增高，补充维生素 B_1 有效。维生素 B_1、维生素 B_{12} 和维生素 E 合用于治疗中枢神经系统损害和神经炎，可促进脑细胞和神经组织代谢及其功能的恢复。另一方面维生素 B_1 能稳定与神经传导有关的乙酰胆碱的作用。维生素 B_1 缺乏时，胃肠道的蠕动和消化液的分泌受到抑制，从而引起食欲下降和消化不良。此外，维生素 B_1 缺乏将激活微粒体混合功能氧化酶的活性。

维生素 B_2 是各种黄毒素的重要组成成分。在毒物代谢中，许多还原酶都属于黄毒素。维生素 B_2 缺乏时，肝脏及肠道细菌中偶氮还原酶活性下降，补充维生素 B_2 即可恢复。例如致癌物质奶油黄是通过偶氮还原酶而代谢，所以维生素 B_2 可促进奶油黄的解毒，防止其致癌作用。

维生素 B_6 的活性形式 PLP 是许多酶的辅酶，除参与神经递质、糖原、神经鞘磷脂、血红蛋白、类固醇和核酸的代谢外，参与所有氨基酸代谢。当维生素 B_6 缺乏时，影响酶的功能时。火箭推进剂肼类中毒时，使用大剂量维生素 B_6 救治安全有效（维生素 B_6 的长期安全剂量为 500mg/d）。Na-DMPS（二巯基丙磺酸钠）配合使用维生素 B_6 治疗 ATI（毒鼠强）中毒简单、实用、有效。

维生素 B_{12} 和叶酸为红细胞成熟所必需的营养素。对影响血液系统的毒物接触者，应注意供给。叶酸能防止癌细胞扩散，促使细胞生长正常化。

烟酸能促进机体的新陈代谢，增强解毒功能。

维生素 PP（尼克酸）以尼克酰胺的形式在体内构成辅酶Ⅰ（CoⅠ或 NAD）及辅酶Ⅱ（CoⅡ或 NADP），是毒物生物转化中极为重要的递氢体。

（三）维生素 C

1. 参与体内的羟化反应和还原反应使毒物生物转化　维生素 C 对大部分毒物有解毒

作用。毒物在内质网上的羟化过程，是重要的生物转化反应，缺乏维生素 C 时，此种羟化反应明显下降，药物或毒物的代谢显著减慢，给予维生素 C 后，催化此类羟化反应的酶系活性升高，促进毒物的代谢转变，因而有增强解毒的作用。当人体因某些毒素中毒时，维生素 C 可参与人体的氧化还原反应，活化细胞，把毒素转化为无毒物质，提高人体对工业化学毒物（如重金属）及放射性伤害的抵抗力。用维生素 C 解毒的服用量，与外界侵入体内的毒素成正比。大量摄入维生素 C 可以消除氟、糖精、含糖物质、铅、苯、砷、四氯化碳和过多维生素 A 与维生素 D 所产生的毒素。在解毒的过程中，维生素 C 自身也会受到破坏和消耗，而且毒性越高，对维生素 C 的需求量就越大。因而需要继续补充足量的维生素 C。

2. 提高 MFO 的活性，促进氧化或羟化反应　缺乏维生素 C 时豚鼠的肝微粒体 MFO 系统受到抑制，同时 CYP450、b_5、NADPH- 细胞色素 P-450 还原酶、NADPH- 细胞色素 C 还原酶、苯胺羟化酶等的活性明显下降。有 9 名志愿者，接受维生素 C 每日 500mg，8 名志愿者服安慰剂。一年后，所有人均给予 1g 安替比林口服，并测定药物的半衰期，结果显示维生素 C 组的药物清除率明显高于安慰剂组，药物半衰期也明显低于安慰剂组。但是维生素 C 过量也对解毒不利。动物实验中，体重 250～300g 的豚鼠，每次摄入 150mg 维生素 C，一日两次，连续四天后，豚鼠肝中药物代谢酶的活性下降。提示维生素 C 与药物代谢酶的剂量 - 反应的关系，即豚鼠每日摄入 50mg 维生素 C 时，细胞色素 P-450、b_5 的活性最高，摄入维生素 C 超过 100mg 或低于 50mg 细胞色素 P-450、b_5 的活性就会下降。过量维生素 C 还会降低肝中硫酸盐对药物的结合解毒作用。例如健康人食用大量维生素 C 加水杨酰胺时，导致水杨酰胺硫酸盐产量降低。维生素 C 的部分代谢产物为维生素 C- 硫酸盐，此硫酸盐来自 S- 腺苷蛋氨酸，结果导致硫酸结合解毒能力下降。从试验和临床观察发现，服用大量维生素 C 将导致维生素 E 的需要量增加，当大鼠饲料中维生素 E 的含量处于需要量的临界水平时，大量补充维生素 C，可显著增强肝脏的脂质过氧化作用，红细胞溶血也显著增强，红细胞中还原型谷胱甘肽和血浆维生素 E 明显降低，动物各组织的抗氧化能力下降。

3. 保护巯基和使巯基再生　已知许多含巯基的酶当其在体内发挥催化作用时需要有自由的—SH，而维生素 C 能使酶分子中—SH 保持在还原状态，从而保持酶有一定的活性，维生素 C 还可使氧化型的谷胱甘肽（G-S-S-G）还原为还原型的谷胱甘肽（G-SH），使—SH 得以再生，从而保证谷胱甘肽的功能。当金属如铅中毒时，给以大量维生素 C 往往可以缓解其毒性。

4. 抑制某些金属毒物在消化道的吸收　例如维生素 C 使二价汞、二价的氧化铜还原为不易溶解吸收的一价汞、一价的氧化亚铜等。维生素 C 还能使有剧毒的六价镉还原为毒性极低的三价铬，从而治疗六价铬化物所引起的皮肤损伤、过敏和全身症状。此外，维生素 C 还能降低镉、钴、铅、钒、锶、砷、氟的毒性。例如维生素 C 可使醋酸铅中毒时血锌下降程度及血铜升高程度减轻，提示维生素 C 可能具有拮抗铅的毒性作用。

5. 具有防癌作用　维生素 C 与亚硝基形成亚硝基和维生素 C 的中间产物，从而抑制强致癌物亚硝胺的形成，并且促使已形成的亚硝胺分解。维生素 C 还能降低 3,4- 苯并芘、黄曲霉毒素 B_1 的致癌作用，其机制为癌瘤能使正常细胞内环磷酸腺苷（cAMP）含量下降，而使细胞发生恶变，若能提高细胞内 cAMP 含量则可以使恶变的细胞转为正常，而维生素 C 能通过肾上腺素的合成使 cAMP 的分解减少，即使 cAMP 增加而起防癌的作用。此外，某些癌细胞能释放透明质酸酶使细胞间质解聚，正常人血清中存在着抑制透明质酸酶的物质

（PHI），而这种酶抑制物的形成需要维生素 C，当膳食中缺乏维生素 C 时，血清中 PHI 浓度下降，透明质酸酶释放增加，细胞间质解聚，使癌瘤细胞易于扩散增殖。

6. 抗氧化作用　维生素 C 具有较强的还原性，它是一种很强的水溶性抗氧化剂，在体内还原超氧化物、羟自由基、次氯酸及其他 ROS，防止脂质过氧化，维持机体氧化与过氧化平衡，保护细胞成分免受自由基的攻击。

（四）维生素 E

维生素 E 的解毒作用来源于其强的抗氧化性。主要表现为抗氧化作用：生物膜上的磷脂分子中的不饱和脂肪酸易于受到氧自由基和过氧化物的氧化破坏，而维生素 E 作为一种强氧化剂，可保护机体组织细胞生物膜上多不饱和脂肪酸免遭自由基攻击而氧化，从而保护生物膜的完整性和稳定性。维生素 E 阻止脂质过氧化物的形成，能减少或避免脂质过氧化物对心肌和骨骼肌细胞以及心脑血管的氧化损害，从而能预防动脉粥样硬化，保护心脏和心脑血管。此外，维生素 E 还具有免疫调节的作用。通过增强体液免疫、提高细胞介导的免疫应答反应、增强吞噬细胞功能等作用而影响机体免疫状态，增强机体对有毒有害物质的防御功能。研究显示在铅中毒时，给予维生素 E 可以预防 δ- 氨基 -γ- 酮戊酸脱水酶活性下降、尿 δ- 氨基 -γ- 酮戊酸升高及铅在血和肝中的蓄积；维生素 E 对铅毒性的预防作用可能与其抗氧化特性和影响药物代谢酶系有关。缺乏维生素 E 时，微粒体毒物代谢酶活性下降，不利于外源化学物的解毒。动物实验显示，略高于正常量的维生素 E，可减轻一些化学毒物对动物的毒性损害，这些化学毒物包括银、汞、钳、苯、四氯化碳、二氧化氮、臭氧、甲酚、甲基汞等。

五、矿物质

（一）钙

钙离子的生理功能涉及诸多方面：钙离子对神经传导、肌肉收缩、激素的分泌、促进血液的凝固、维持心脏的正常收缩、保持细胞的完整性和细胞分裂、DNA 的合成等方面起重要的调控作用，钙离子的改变直接影响生物体，导致机体产生多种疾病。钙激活多种酶如三磷酸腺苷酶、脂酶、蛋白酶和淀粉酶等，而且是淀粉酶活性必不可少的成分。钙还参与体内多种激素和神经递质的合成，调节内分泌，增强人体免疫功能，维持正常血压和血管的正常通透性等。外来抗原激活 T 细胞受体，启动了钙离子介导的信号通路，促使免疫细胞分化和生长，捕获和吞噬抗原。钙缺乏会使免疫系统功能紊乱，影响信号传导，使机体对外源化学物识别能力降低，引发疾病。

（二）铁

铁与机体能量代谢和防毒能力有直接和间接的关系。铁在生物体内主要与蛋白质结合成含铁蛋白。主要有铁卟啉类蛋白和非铁卟啉类蛋白，铁卟啉类蛋白形成血红素蛋白，成为各种具有重要功能蛋白质的辅基，主要有血红蛋白，肌红蛋白，细胞色素等，其中细胞色素 P-450 和 B_5 主要存在于微粒体和过氧化氢酶中，铁是呼吸酶的成分，参与组织呼吸过程。缺铁会使酶活性降低，不能为解毒反应提供足够的 ATP。非铁卟啉类蛋白有铁蛋白，运铁蛋白，铁钼蛋白和铁硫蛋白等，其中铁钼蛋白和铁硫蛋白也参与机体内氧化还原过程。铁还有催化促进 β- 胡萝卜素转化为维生素 A、嘌呤与胶原的合成、脂类的转运、外源化学物在肝脏的解毒等功能。

与某些毒物长期接触，如锰，镉，锌，铅等能干扰机体对铁的吸收和利用，引起缺铁性贫血，而补充铁剂对这些毒物引起的缺铁性贫血有一定的防治作用。

研究结果表明，铁缺乏时，镉从消化道吸收增加，对动物的毒作用更加明显，而补铁能抑制镉的吸收，并对镉造成的损害有一定的保护作用。硫酸亚铁及氧化镁合剂生成的氢氧化铁能与可溶性砷化物结合，生成不溶性的亚砷酸铁沉淀，使砷化物不再被吸收而起解毒作用。另有研究显示，氯苯酚是常见的环境污染物，它们在土壤中的存在威胁着人类健康，而零价铁能够有效促进土壤中 4- 氯苯酚的降解反应，4- 氯苯酚是被来自零价铁的电子还原，脱除去苯环上的氯原子，从而达到降低毒性，减少对人类健康的危害。另外，铁能提高人体免疫力。由铁离子参与合成的乳铁蛋白是一种在结构上与转铁蛋白密切相关的铁离子结合蛋白，它是一种铁离子吸收剂，又是一种抗感染、抗炎的免疫调节蛋白。

（三）硒

1. 抗氧化作用　硒是谷胱甘肽过氧化物酶（glutathione peroxidase，GSH-Px）的组成成分，它特异性催化还原性 GSH 与过氧化物的氧化还原反应，发挥抗氧化作用，是重要的自由基清除剂。在体内，有一种 GSH-Px 的抗氧化作用主要在膜的脂质相上，与维生素 E 的抗氧化作用互相补充，具有协同作用。有研究表明，硒与碘在清除自由基过程中也具有协同作用。在低硒时，碘缺乏会使红细胞和肝脏的硒含量以及 GSH-PX 的活性降低，碘营养水平提高可改善组织利用硒；适宜的硒水平可缓解碘不足对组织抗氧化状态的影响，两者对机体抗氧化酶系的影响以硒为主导作用。硒营养状态不同时对碘的生物学作用的影响依赖于碘的营养水平，而碘对硒的生物学利用的影响又依赖于硒的营养状态，硒、碘在机体中的抗氧化作用是既相互依赖又相互制约。膳食适宜的维生素 E、硒、碘水平，可保持机体氧化还原反应的平衡。

缺硒使肝微粒体的活性下降，影响毒物的转化。补硒能防治自由基引起的肝损伤，阻止慢性肝病的发展。有研究认为人体患肝病时血硒降低，血硒的低水平可使 Na^+-K^+-ATP 酶及核苷酸酶的活性降低，肝细胞膜发生退性改变，随着肝组织内硒水平及 GSH-PX 活力的显著降低，不足以清除过量自由基及过氧化脂质对肝细胞的损害。

2. 解毒功能　硒在元素周期表中与硫同族，化学性质相似，能与某些金属毒物如汞、镉、铅、锡、铊等结合，减轻这些毒物的毒性。

（1）硒对高氟有肯定的拮抗作用：动物实验中观察到，氟加硒在早期即可增加排氟量，相对低的饮水氟含量排氟作用强；工业氟中毒病区内对山羊投硒可使氟斑牙发生率降低。投氟加硒饲料的大鼠氟斑牙减少，骨氟排出增加。

（2）对铅中毒有拮抗作用：1998 年 HeB 等用大白鼠实验发现，有机硒处理能显著提高铅中毒大白鼠红细胞 SOD 酶活性，抑制脂质过氧化水平，且对铅在骨、肾脏和肝脏中的聚集也具有一定的抑制作用。在铅处理之前给予一定量的硒，可有效提高细胞内 SOD、谷胱甘肽还原酶活性和增加 GSH 含量，降低肝脏和肾脏中脂质过氧化水平。硒对铅毒显示保护作用的机制可能与铅 - 硒络合物的形成及可提高内源的抗氧化酶活性有关。

（3）对镉中毒的拮抗作用：硒对镉在体内的代谢、分布、排泄也有不同程度的拮抗作用，硒在体内以 SeO_3^{2-} 的形式先代谢转化为硒化物，再结合镉形成复合物，从而防止了游离镉与睾丸等敏感部位的作用，降低了游离镉的浓度，相应地降低了镉的毒性。硒还可以拮抗血清及组织内由镉引起的脂质过氧化，也可增加镉由粪便的排泄。

（4）其他：硒还能降低黄曲霉毒素的毒性。

（四）锌

锌是人体内很多酶的组成部分，这些酶参与能量代谢、蛋白质合成、核酸代谢及免疫功能的调节。它也是人体内碱性磷酸酶、胸腺嘧啶核苷酶等含金属酶的组成部分，可以降低铅、汞等重金属的毒性。可在消化道拮抗有毒重金属的吸收，并恢复被损害的酶活性。另外，锌能诱导肝脏的解毒功能的正常发挥，合成金属硫蛋白，结合毒物，降低毒性。锌可以激活细胞色素氧化酶、ATP 酶活性，可以促进细胞呼吸链的电子传递和氧化磷酸化，尤其对肝细胞线粒体内电子传递有着重要的作用。

锌可使还原型谷胱甘肽生成增多，升高其过氧化物酶活性，发挥抗氧化的能力，减少自由基的攻击。

锌参与构成生物膜脂蛋白，在维持生物膜的结构和功能中起重要作用。当锌缺乏时，影响膜的通透性及膜结合酶的活性，就不能防止某些金属离子催化的脂质过氧化，从而破坏膜系统的完整性和稳定性，不能有效阻止有毒物质进入细胞内。

锌能提高机体免疫能力。大量研究和实验证实，如果动物体内缺乏锌就会引起嗜眠症和延缓智力发育，缺锌时 DNA 及其合成受到抑制，氮、硫排量增加而引起人体免疫功能下降。

有研究表明，锌对有毒金属镉的吸收、代谢、蓄积和毒性都有拮抗作用。锌是金属硫蛋白（MT）的原始诱导物，体内锌水平与 MT 水平呈正相关，锌可通过增加 MT 水平而使镉以更多的 MT 形式存在，从而达到降低镉毒性的目的。

缺锌可增加镉的吸收、蓄积并增加镉对各系统组织的毒性作用，高水平的锌不但可以减少镉的吸收和蓄积，而且能在机体的各个部位广泛起着抑制镉毒性的作用。

（五）铜

铜在生物系统中起着独特的催化作用，能促进造血功能，调节铁的吸收和利用，帮助合成胶原蛋白；具有抵御炎症（主要是关节炎）的作用；能清除人体内有毒的自由基，防止机体发生肿瘤以及动脉硬化等疾病；具有提高人体免疫力和抗癌作用；能维持血管与骨骼的健康等。

铜是生物体内一种极好的催化剂。铜在人体内的主要作用是进行氧化还原反应，在生物系统中起着独特的催化作用，据有关资料证明，铜是生物体内血浆铜蓝蛋白、超氧化物歧化酶、细胞色素 C 氧化酶、多巴胺 β- 羟化酶等的活性成分，在维持生物体内的新陈代谢方面起着重要的作用。

铜离子与半胱氨酸等结合成金属硫蛋白，当有毒的重金属元素侵入机体时，金属硫蛋白有排除重金属元素的防御解毒作用，并可清除羟自由基，对辐射起保护作用，避免损伤。

六、其他膳食成分

（一）膳食纤维

基于膳食纤维（dietary fiber，DF）的结构和理化特性，DF 能够延缓和减少重金属等有害物质的吸收，减少和预防有害化学物质对人体的毒害作用。膳食纤维能吸收水分，增大肠内容物量，增加肠蠕动，使肠内容物迅速通过肠道，有利于清理有毒有害物质。如果胶是一种可溶性的膳食纤维，能在胃肠道形成一层薄膜，具有延缓和阻止对有毒物质的吸收。果胶可以在胃肠道内降解，为益生菌生长提供基质，调节肠道功能，预防肿瘤的发生。DF 还具有肠道屏障功能和免疫性，促进益生菌生长，降低有害细菌酶活性，形成细胞抗氧化剂和自由基清道夫。

（二）植物化学物

植物化学物（phytochemicals）具有免疫调节、抗氧化、抑制肿瘤、抑制微生物生长等作用。如芥子油甙、原儿茶酚酸、绿原酸、多酚、单萜类、有机硫化物等，通过抑制Ⅰ相酶和诱导Ⅱ相酶来抑制致癌作用，某些酚酸可与活化的致癌剂发生共价结合并掩盖DNA与致癌剂的结合位点，可抑制由DNA损伤所造成的致癌作用。类黄酮化合物分子中的酚羟基可与自由基结合，或与金属离子络合，发挥解毒作用。在植物源性食物的所有抗氧化物中，多酚抗氧化作用最强。红葡萄酒中的多酚可更有效地保护低密度脂蛋白胆固醇不被氧化。某些种类的蔬菜对DNA氧化性损伤具有保护作用。类胡萝卜素对免疫功能有调节作用。多项流行病学研究结果证实：蔬菜和水果的摄入与肺癌的发生风险呈负相关，对食管癌、胃癌、肝癌、卵巢癌、肾癌的发生风险也有一定的保护作用。西蓝花、卷心菜、菜花、球茎甘蓝、荠菜、小萝卜、木瓜果肉和种子、葱、蒜均含有硫化物等植物化学物。

第三节　接触金属作业人员的营养与膳食

一、铅接触人员的营养与膳食

（一）铅的理化性质及用途

铅（lead，Pb）是灰色重金属，熔点327℃，沸点525℃。加热到400～500℃时即有大量铅蒸汽逸出，在空气中迅速氧化、冷凝为铅烟。除了铅的氧化物以外，常用的铅化合物还有碱式碳酸铅、铬酸铅、醋酸铅、砷酸铅等。铅的化合物多以粉末状态存在，大多不溶于水，但可溶于酸。

铅的用途非常广泛，工农业生产接触铅及其化合物的机会很多，是我国最常见的工业毒物之一。接触作业主要有铅矿开采及冶炼，制造铅丝、铅箔、铅管、铅槽等熔铅作业，铅的化合物常用于制造蓄电池、玻璃、搪瓷、景泰蓝、铅丹、铅白、油漆、颜料、釉料、防锈剂、橡胶硫化促进剂、杀虫剂、除草剂等。铅及其化合物都具有毒性，生活性接触铅主要是含铅三废污染的空气、土壤和食物等。其次，在农业或食品生产加工过程中，使用含铅杀虫剂、食品包装材料。含铅容器或食具盛装酒、酸性饮料等。含铅油漆涂家具、玩具而被儿童啃嚼。

（二）铅对人体的危害

铅及其化合物主要以烟、气、尘的形式经呼吸道进入人体，有些也可由消化道进入人体。铅经呼吸道吸收较为迅速，吸入的氧化铅烟约有40%进入血液循环，其余由呼吸道排出。铅尘的吸收取决于颗粒大小和溶解度。消化道摄入的铅化合物约有5%～10%吸收，空腹时可高达45%，缺铁、缺钙及高脂饮食可增加胃肠道对铅的吸收。儿童经过呼吸道和胃肠道对铅的吸收率明显高于成人。

进入血液中的铅90%与红细胞结合，其余在血浆中。血浆中的铅一部分与血浆蛋白结合，一部分是活性较高的可溶性铅，主要为磷酸氢铅及甘油磷酸铅。血液循环中的铅早期主要分布于肝、肾、脾、肺、脑中，以肝中的浓度最高。数周后，由软组织转移到骨，并以难溶的磷酸铅沉积于骨骼中，骨铅与血液软组织中的铅保持着动态平衡。当缺钙、感染、饮酒、外伤、服用酸性药物等，以及骨疾病（如骨质疏松、骨折），可导致骨内储存的磷酸铅转化为可溶性的磷酸氢铅而进入血液，引起中毒症状的发作或使其症状加重。体内的铅主要随尿排出，少部分铅可随粪便、唾液、汗液、月经、乳汁等排出，乳汁内的铅可影响婴儿生长发育，铅也可通过胎盘屏障进入胎儿体内，而影响到子代。

铅的毒性作用涉及全身各系统和器官，主要累及造血系统，引起贫血，多呈低色素正常细胞型贫血，铅能改变红细胞膜的渗透性，使之溶血。铅损害神经系统，主要引起头痛、失眠、乏力、记忆力减退等神经衰弱综合征，出现四肢末端手套样、袜套样感觉减退和腕下垂等周围神经炎症状和中毒性脑病。在消化道可表现食欲不振、恶心、嗳气、腹痛、便秘和中毒性肝炎等，肾脏亦可受损。接触铅的男子可出现精子活力降低、畸形和发育不全等。

（三）铅接触人员的合理膳食

1. 补充足量的优质蛋白　蛋白质应占总热量的 15%，应以动物性蛋白质为主，牛奶应为首选蛋白质食品。蛋白质营养不良会降低排铅能力，增加铅在体内的潴留，增加铅毒的敏感性。有文献报道当饲料中蛋白质含量从 9% 增加到 18% 时，大鼠肝、肾和血中铅的浓度显著降低，而且，喂饲无蛋白质饲料的大鼠体内铅潴留是喂饲含充足蛋白质饲料大鼠的 2 倍，同时，增加饲料中蛋白质水平能降低染铅大鼠的死亡率及体重降低的程度。在 6% 酪蛋白组中添加甲硫氨酸或胱氨酸，可使动物体重增加，死亡率下降。实验证明：膳食中甲硫氨酸能明显地降低肾和肌肉中的铅浓度，其可能是通过谷胱甘肽 - 铅复合物起到排铅解毒的作用。因此，铅接触者应多摄入一些含硫氨基酸丰富的优质蛋白，如鱼、禽、畜、蛋、奶等。

2. 补充大量的维生素 C　维生素 C 可在肠道与铅形成难溶的抗坏血酸铅盐随粪便排出体外，从而减少肠道对铅的吸收。其次，维生素 C 在体内参与解毒过程，维生素 C 的氧化型和还原型可作为体内重要的氧化还原体系之一，它能保护巯基酶的—SH，促使氧化型谷胱甘肽还原成还原型谷胱甘肽，使之与铅离子结合排出而解毒。此外，人体接触铅作业期间，由于铅的代谢、解毒过程中需要消耗维生素 C，且为不可逆的氧化过程，故接触铅作业人员血液和尿中维生素 C 浓度都降低，并出现牙龈炎、出血，皮下出血等现象。如果在铅接触的同时补充适量的维生素 C，可使中毒症状延缓和减轻，对已有铅中毒者亦有益处。富含维生素 C 的食物有青椒、苦瓜、绿叶菜、猕猴桃、草莓等。

3. 降低脂肪摄入量，增加碳水化合物供给量　因脂肪可以促进机体在小肠内对铅的吸收，而碳水化合物可抑制铅在肠道内被机体吸收。膳食脂肪水平是影响铅吸收的重要因素之一。当把饲料中植物油含量由 5% 增加到 40% 时，铅在不同组织中的含量较对照组高出 7～14 倍。然而，当把饲料中脂肪从 5% 降到 0，则不会影响组织中铅含量。高脂肪膳食可促进铅在小肠的吸收，故应限制脂肪摄入量，膳食中尽量减少肥肉等含动物脂肪高的食物，一日烹调用油要小于 25g。

4. 增加膳食钙的摄入　钙与铅在体内有相似的代谢过程。凡是能促使钙储存或排出的因素，也将导致铅的储存或排出。因此，在铅暴露的同时摄入钙可降低铅的吸收和积累，如果长期低钙膳食则可造成骨骼等组织中铅动员。有资料显示：在铅暴露相同的情况下，摄入低钙饲料（0.1%）的大鼠血铅浓度比摄入正常钙饲料（0.7%）大鼠的血铅高 4 倍。低钙饲料组大鼠组织中铅浓度也有很大幅度升高。Bogden 等曾报道，与喂饲含 0.2% 钙饲料的大鼠相比，喂饲高钙（4.0%）饲料不仅不能预防大鼠组织中铅蓄积，却有可能增加肾肿瘤的发病风险。这可能是由于大鼠发生肾钙沉着病和肾功能损伤，从而抑制铅经肾脏从尿排出所致。由此推断在预防大鼠组织铅毒性时存在一个最适宜的钙范围，这个范围为 0.5%～4%。接触铅的人群是否也有一个最适宜的钙范围，目前，尚缺乏证据。

儿童和孕妇铅暴露下，应补充饮食中的钙以减少铅中毒。孕前铅暴露，孕期膳食补充钙可以减少铅从母体向胎儿转移。铅还可破坏体内的抗氧化防护系统，所以饮食中应补充抗氧化剂，如维生素 C、维生素 E、胡萝卜素等。多食用富含植物化学物的食物。

5. 适当补充膳食铁　铁在肠道内存在可减少铅吸收，这是因为铅与铁竞争同一黏膜受体。血清铁蛋白浓度较低者，其血铅的浓度常较高，使铅在体内的贮留增加。缺铁时，铁结合蛋白对铅毒性更为敏感，从而抑制造血功能。尽管铅毒性和缺铁影响血红蛋白合成的不同阶段，但缺铁且铅中毒引起的贫血要比单纯铅中毒引起的贫血严重。因此，补铁可能会减轻铅对造血功能的毒性。富含铁的食物有动物肝、血液、木耳、芝麻酱、海带、桂圆等。

6. 适当补充锌　锌的营养状况可影响组织中铅的蓄积和机体对铅的敏感性。研究发现增加膳食锌可使铅吸收减少，从而减少铅的蓄积。同时锌可诱导金属硫蛋白合成，使之与铅结合而降低铅的毒性，动物实验也显示，钙、锌干预可以有效拮抗对小鼠的神经毒性作用。富含锌的食物有肝、蛋、肉（畜、禽、鱼）、粗粮、坚果等。

7. 补充 B 族维生素　维生素 B_1、维生素 B_6、维生素 B_{12} 有保护神经系统的作用，维生素 B_{12}、叶酸则可以促进血红蛋白合成和红细胞生成。维生素 B_1 作为丙酮酸脱氢酶和转酮酶的辅因子，能够与金属生成复合物，从而加速铅的转移，并经胆汁自粪便排出体外。含维生素 B_1、维生素 B_6、维生素 B_{12} 及叶酸丰富的食物有花生、肉类、蛋类、粗粮、全麦、肝、绿叶蔬菜、水果等。

8. 适当增加膳食纤维的摄入　膳食纤维能降低铅在肠道的吸收。食物中膳食纤维取决于食物品种和加工方法，如谷类食物中麦麸含量高，蔬菜中鲜豆荚、嫩玉米的含量高于瓜果类，水果中草莓、菠萝含量高。同种蔬菜中和水果中，菜帮比菜心含量高，果皮比果肉含量高。铅暴露下，适当增加膳食纤维的摄入。

总之，对于铅接触者，应在平衡膳食的基础上，适当补充优质蛋白质，供给充足的维生素 C，即 150～200mg/d 的维生素 C。同时，补充保护神经系统和促进血红蛋白合成的营养素维生素 B_1、维生素 B_6、维生素 B_{12}、叶酸，适当限制膳食脂肪的摄入，适当补充钙、铁、锌，多摄入水果、蔬菜等。

二、汞接触人员的营养与膳食

（一）汞的理化性质及用途

汞，俗称水银，常温下即能蒸发，不溶于水，能溶于类脂质。汞及其化合物广泛应用于工业、农业、国防、科研部门。汞矿的开采、冶炼、成品加工，电气器材制造（如整流器、石英灯等），仪器仪表制造和维修（如温度计、压力计等），化工（作阴电极、催化剂）、军火（制作雷管、炸药等）、医药和农药等生产作业过程，均有接触汞的作业。

（二）汞对人体的危害

汞主要以蒸汽形式经呼吸道进入体内，通过肺泡壁毛细血管吸收。他主要通过肾脏和胃肠道随尿粪排出。汞很难经消化道进入，但汞盐及其有机化合物一旦进入则易被消化道吸收。汞及其化合物进入血液后，随血流转运至全身。最初集中在肝脏，随后转移至肾脏。

汞在体内可诱发生成金属硫蛋白，金属硫蛋白能与汞结合成汞硫蛋白，主要贮存在肾脏皮质中。这种汞硫蛋白对汞在肾脏内的蓄积和排泄有很大影响。随着进入机体的汞量增加、肾脏内金属硫蛋白含量与含汞量均增加。待金属硫蛋白被汞结合而耗尽时，汞即对肾脏产生毒害。汞可通过血 - 脑脊液屏障进入脑组织并长期蓄积，亦可通过胎盘进入胎儿体内。汞主要随尿排出，少量汞可随粪便、呼出气、乳汁、唾液、汗液、毛发等排出。

进入体内的汞被氧化为二价汞离子（Hg^{2+}）而产生毒作用。Hg^{2+} 与蛋白质的巯基（—SH）具有特殊亲和力，当汞与这些酶的巯基结合后，可干扰其活性甚至使其失活，如汞离子与 GSH 结合后形成不可逆的复合物而损害其抗氧化功能；与细胞膜表面上酶的巯基结合，可改变酶的结构和功能。汞与体内蛋白结合后可由半抗原成为抗原，引起变态反应，出现肾病综合征。高浓度的汞还可直接引起肾小球免疫损伤。慢性汞中毒的初期主要表现为神经衰弱综合征，进一步发展则出现易兴奋症、震颤和口腔炎。

（三）汞接触人员的合理膳食

1. 补充优质蛋白质　汞使肾脏受损出现蛋白尿，引起蛋白质的丧失，因此膳食中应补充优质蛋白质，特别应补充富含含硫氨基酸的蛋白质，使之生成充足的金属硫蛋白，从而起到解毒作用。有研究结果显示，甲基汞在体内经胆道排出，又能被肠道再吸收，若给与含硫氨基酸丰富的动物蛋白，汞与巯基结合，排出体外。所以汞作业人员要增加肉、蛋、奶等含蛋白质丰富的食物。

2. 严格控制脂肪摄入　汞蒸汽有较强的亲脂性，易通过血 - 脑脊液屏障侵犯中枢神经系统，以及侵入各器脏。机体脂肪含量低，可减轻汞的危害。

3. 适量补锌　锌有防止汞中毒的作用。有资料显示，单独给小鼠氯化汞 25μmol/（kg•d），连续 4 天，小鼠全部死亡，但预先投以醋酸锌 1μmol/（kg•d），连续 4 天后再给同剂量氯化汞，6 天内小鼠全部存活。组织学观察发现，汞组肾小管上皮细胞坏死并伴有管型，肝细胞出现浊肿、水样变，锌汞组肝、肾病变较轻微。锌汞组比汞组肝匀浆及亚细胞各组分中谷胱甘肽含量明显增加。锌的保护作用可能是由于锌能诱导生物合成的金属硫蛋白增加，汞可与金属硫蛋白中的锌发生置换并与金属蛋白结合，从而使汞失去细胞内生理活性部位的亲和力，降低了毒性。锌还能诱导肝细胞谷胱甘肽合成，减少自由基生成，拮抗汞所致的脂质过氧化作用。因此要注意摄入富含锌的食物，一般来说，贝壳类、海产品、猪、牛、羊肉类等、动物内脏是锌较好的来源。

4. 适量补硒　硒对汞毒性有明显的拮抗作用，减轻汞中毒的症状。实验结果显示，在含有不同汞化合物（氯化汞、醋酸苯汞、甲基汞）的饲料中，加硒或不加硒，喂饲大鼠四周后，3 种含汞化合物饲料均使大鼠进食量减少，生长率降低。硒可以部分减轻汞处理引起的碱性磷酸酶下降和丙氨酸氨基转移酶上升，并且对汞致精子畸形率和嗜多染红细胞微核率有明显的拮抗作用。含硒丰富的食物有肉类、蛋类、内脏和海产品等。

5. 适量补充维生素 C、维生素 E　汞毒性与氧化损伤有关，维生素 C、维生素 E 能清除活性氧自由基以及脂质过氧化自由基，因二者抗氧化作用较强，可能通过抗氧化性而对汞致氧化损伤产生影响。实验结果亦显示，维生素 C 和维生素 E 预处理的大鼠肾皮质丙二醛含量显著低于单一染汞组，而 GSH 含量、GSH-Px 活性和肝脏中 GSH 含量显著高于对照组、单一染汞组。显示维生素 C 和维生素 E 对汞毒性具有一定的拮抗作用。另外补充大量的 B 族维生素，以保护酶的活性及口腔黏膜，亦可改善症状，恢复功能。另外，小鼠喂饲含有麦麸的饲料可减少机体汞排出的半减期，明显降低机体汞负荷量，减少血、肝、脑、小肠和大肠中总汞含量。提示小鼠喂饲含麦麸的饲料，可促进小鼠体内的排泄。其原因可能是麦麸饲料增强肠道微生物对甲基汞的降解能力所致。

总之，接触汞作业人员在平衡膳食的基础上，应适当增加优质蛋白质，并以动物蛋白为主，尤其是含硫氨基酸的补充，如蛋类、干酪、鱼、谷类、豆类、坚果类和家禽类食物。每天应大量食用新鲜蔬菜和水果，以摄入足够量的维生素 C 和 B 族维生素，同时多吃含硒、锌丰富的食物，如粗粮、蔬菜、瘦肉等。

三、镉接触人员的营养与膳食

（一）镉的理化性质及用途

镉（Cd）及其化合物主要用于电镀，以及工业颜料、塑料稳定剂、镍镉电池、光电池及半导体元件制造等。镉合金用于制造轴承、焊料、珠宝等。凡从事上述工作均可接触镉及其化合物。非职业性接触包括吸入含镉冶炼厂污染的空气、摄入含镉废水灌溉生产的粮食及经常食用镀镉器皿贮放的酸性食物和饮料等。

（二）镉对人体的危害

镉可经呼吸道和消化道进入人体。当机体铁、蛋白质、钙或锌缺乏时，镉经消化道吸收增加。进入血液循环的镉大部分与红细胞结合，主要与血红蛋白结合，亦可与金属硫蛋白结合，后者是一种可诱导的低分子蛋白。血浆中的镉主要与血浆蛋白结合。镉蓄积性强，镉主要经肾脏缓慢排出，镉在人体内的半衰期为 8～30 年，主要蓄积于肾脏和肝脏，故应重视镉的慢性毒作用。

镉的慢性中毒最常见的是肾损害，肾小管的重吸收功能下降，尿中低分子蛋白含量增加，继续发展，还可出现氨基酸尿、糖尿、高钙、高磷酸盐尿。肾小管功能障碍还可以导致肾石症和骨软化症。镉的慢性中毒可使肺受损出现肺气肿，还可引起缺铁性贫血和骨痛病等。

（三）镉接触人员的合理膳食

1. 蛋白质　机体蛋白质缺乏时，镉经消化道吸收增加。金属硫蛋白与镉结合，可以降低镉的毒性。因此，蛋白质的质和量在一定程度上影响镉的毒性，尤其表现在造血功能方面。实验表明，长期给大白鼠注射低剂量的氯化镉，可使大鼠的红细胞和血红蛋白降低。饲料中缺乏蛋白质时，降低的程度更明显，并出现低蛋白血症。因此要注意增加蛋白质食物的摄取，如瘦肉、鸡蛋、牛奶、豆类及其制品。

2. 脂肪　膳食脂肪增加镉的吸收。实验表明，小鼠食用含脂量为 12% 的乳酪饲料，^{109}Cd 的存留量较用含脂量为 0.5% 的脱脂奶饲料组高三倍。所以膳食中要减少脂肪的摄入，要限食肥肉、鸡皮、动物内脏等含脂肪高的食物。

3. 钙　镉抑制肾 1α- 羟化酶活性或通过其他途径，使维生素 D 代谢紊乱，主要使 1,25-$(OH)_2$-D_3 的生物合成减少。1,25-$(OH)_2$-D_3 与钙磷代谢关系密切，因此镉可导致维生素 D 代谢紊乱，影响钙的吸收和利用，尿钙排出亦增加，使机体缺钙，骨质发生疏松和软化等。反之，机体缺钙又可增加镉在肠道的吸收及其在骨骼软组织中的沉积。动物实验表明，给缺钙组和正常钙组大鼠，喂以相等的含镉饲料，缺钙组的镉在肝、肾中蓄积更多，肝肾病理变化更甚，而且骨皮质变薄，生长抑制更明显。喂食含镉饲料的大鼠，其中一组大鼠补充维生素 D，结果补充维生素 D 组大鼠的体重增加，死亡数减少。血清钙因加镉而下降，补充维生素D后，血清钙又上升。而维生素D缺乏时，镉的毒性增加。临床上亦认为，慢性镉中毒可用大剂量（每天50 000～100 000IU）的维生素D治疗，同时每天补充4g葡萄糖酸钙，可获显著效果。总之，要注意补充含钙和维生素D丰富的食物，如牛奶、虾皮、豆制品、海带、鱼、肝及鸡蛋等。

4. 铁　人和动物镉暴露，均能引起低色素性贫血，这种贫血类似于缺铁性贫血，伴有血浆转铁蛋白饱和度的下降和体铁的降低。补充铁可以使血红蛋白恢复。接触镉尘工人的贫血程度与他们的血镉水平呈正相关。许多动物实验（小鼠、大鼠、鸡、鹌鹑、猪等）证明，由镉引起的血红蛋白和肝铁的降低，可用补铁的方法使之恢复。另有研究显示，镉暴露还可导致孕鼠和哺乳大鼠体内多器官和组织中镉的蓄积和铁含量下降，肝、肾受累最甚。人类和数种动物研究证明缺铁时亦可增加镉的吸收和毒性。故目前认为镉和铁在肠道的吸收存在着竞争性的相互抑制作用。因此要注意铁的摄入，含铁丰富的食物有动物肝、动物血、红肉（猪、牛、羊的瘦肉）、木耳、芝麻酱等。

5. 锌　中毒剂量的镉可以影响锌的代谢。反之，体内锌水平的高低又在一定程度上影响机体对镉的生物利用度。缺锌可增加镉的吸收、蓄积并增强镉对各系统组织的毒性作用，而高水平锌不但可减少镉的吸收和蓄积，而且能在机体各个部位广泛的起着抑制镉毒性的作用。锌对镉毒性的拮抗作用机制可归纳为二点，一是改变镉在组织细胞内的存在形式。即锌使镉以更多的Cd-金属硫蛋白结合形式贮存于细胞质，二是直接竞争重要大分子上的高亲和位点，保护重要大分子的生理活性。所以，镉暴露者日常饮食中要注意补充含锌丰富的食物，如海产品、猪牛羊肉等。

6. 硒　动物实验结果显示，用硒干预镉染毒组大鼠，可使镉染毒组大鼠肝微粒体、线粒体内脂质过氧化物（LPO）含量显著降低。给冶炼工人每日补充150μg硒，连续3周。结果使工人镉的排泄增加。许多研究表明Cd^{2+}可与蛋白质及酶的巯基（—SH）结合，使Cd^{2+}转变为稳定的、无毒性的Se-Cd大分子配合物，经代谢而排出体外。因此要注意硒的摄入，含硒丰富的食物有肉类、蛋类、内脏和海鲜等。

7. 维生素C　维生素C有一定的拮抗镉暴露致胚胎毒性作用，能增加胎鼠存活率，促进胎仔生长，减少畸形胎。维生素C对镉的致精子畸形也有拮抗作用。维生素C可显著改善Cd对红细胞中GSH-Px活性的抑制作用。含维生素C丰富的食物有新鲜蔬菜和水果。

8. 维生素B_6　与其他营养素相反，维生素B_6能增强而不是减弱镉的毒性。故对防治镉的毒性不利。可能与维生素B_6有利于肠道对镉的吸收这一作用有关。

总之，从事镉作业的工人，在平衡膳食的基础上，应适当补充优质蛋白、钙、铁、锌、铜、硒、维生素D和维生素C，其他营养素亦要满足正常需要。但维生素B_6不宜多用。

四、砷接触人员的营养与膳食

（一）砷的理化性质及用途

砷在自然界主要共存于各种黑色或有色金属矿中。砷有灰、黄、黑三种同素异构体，砷的化合物种类很多，主要为砷的氧化物和盐类，常见有三氧化二砷、五氧化二砷、砷酸铅、砷酸钙、亚砷酸钠等。

铅、铜、金及其他含砷有色金属冶炼时，砷以蒸汽状态逸散在空气中，形成氧化砷。处理烟道和矿渣、维修燃烧炉等都可接触三氧化二砷粉尘。从事含砷农药（如砷酸铅、砷酸钙）、含砷防腐剂（如砷化钠）、除锈剂（如亚砷酸钠）等制造和应用的工人可接触砷。

此外，砷化物在玻璃工业中常作为颜料，砷合金用作电池栅极、半导体元件、轴承及强化电缆铅外壳。中医用雄黄（AsS）、三氧化二砷作为皮肤外用药。工业中，在有氢和砷同时存在的条件下，如有色金属矿石和炉渣中的砷遇酸或受潮时，可产生砷化氢。非职业接触主要饮用含高浓度砷的井水，敞灶燃烧含高浓度砷的煤以及被砷污染的食品。

（二）砷对人体健康的危害

砷化合物可经呼吸道、消化道或皮肤进入体内。职业性中毒主要由呼吸道吸入所致。吸收入血的砷化合物主要与血红蛋白结合，随血液分布到全身各组织和器官，并沉积于肝、肾、肌肉、骨、皮肤、指甲和毛发。五价砷和砷化氢在体内转变为三价砷，吸收的三价砷大部分通过甲基转移酶两次甲基化生成单甲基砷酸和二甲基砷酸从尿中排出，少量砷可经粪便、皮肤、毛发、指甲、汗腺、乳腺及肺排出。

砷是一种细胞原生质毒。在体内，砷是亲硫元素，三价砷极易与巯基（—SH）结合，从而引起含巯基的酶、辅酶和蛋白质生物活性及功能改变，尤其是甲基化三价砷毒性最强，这是砷中毒重要毒性机制。最新研究表明，砷的甲基化是增毒过程。砷与酶作用可有单巯基反应和双巯基反应两种方式，前者主要形成 As-SH 复合物，使酶中活性巯基消失而抑制酶的活性，此时加入过量单巯基供体，如 GSH 即可使酶活性恢复。后者是砷与酶或蛋白中的两个巯基反应，形成更稳定的环状化合物。单巯基供体不能破坏此环状化合物使酶活性恢复，只有二巯基化合物供体才能破坏该环状结构，将巯基游离，使酶活性恢复。砷与丙酮酸氧化酶辅酶硫辛酸的反应，以及用二巯基丙醇恢复其活性就基于这一机制。此外，砷进入血液循环后，可直接损害毛细血管，引起通透性改变。

砷化氢是强烈溶血性毒物，毒作用主要表现为大量溶血引起的一系列变化。溶血的机制还不十分清楚，一般认为是由于砷化氢和血红蛋白结合后形成过氧化物，通过谷胱甘肽过氧化物酶的作用，大量消耗维持红细胞膜完整性的还原型谷胱甘肽所致。

职业性慢性中毒主要由呼吸道进入体内，除一般类神经症外，主要表现皮肤黏膜病变和多发性神经炎。皮肤改变主要表现为脱色素和色素沉着加深、掌跖部出现点状或疣状角化。饮水型砷中毒患者，皮肤改变更为明显，表现为扩大的角化斑块或溃疡。慢性中毒可发展为 Bowen 病、基底细胞癌和鳞状细胞癌。砷诱导的末梢神经改变主要表现为感觉异常和麻木，严重病例可累及运动神经，伴有运动和反射减弱。此外，呼吸道黏膜受砷化物刺激可引起鼻出血、嗅觉减退、喉痛、咳嗽、咳痰、喉炎和支气管炎等。砷是确认的人类致癌物，职业暴露主要致肺癌和皮肤癌，也有报道与白血病、淋巴瘤及肝癌等有关。砷可通过胎盘屏障并引起胎儿中毒、胎儿体重下降或先天畸形。

（三）砷接触人员的合理膳食

1. 硒　有研究表明硒和砷均能在大鼠甲状腺中蓄积，两者相互作用能促进胆汁排泄外源性砷，同时给予实验动物硒和砷，其毒效应变化轻微。硒能拮抗砷对肝脏的损害。观察硒酵母治疗地方性砷中毒病人 14 个月的排砷效果，结果显示，硒酵母治疗 3 个月后，治疗组发、血、尿砷的下降速度比对照组明显加快，至 14 个月，治疗组发、血、尿砷分别下降了 77.8%、88.2% 和 73.1%，与对照组相比，治疗组发和血砷的下降幅度明显增大。所以要注意硒的摄入，含硒丰富的食物有肉类、蛋类、内脏和海鲜等。

2. 锌　有文献报道单独给予锌或与单异戊基二巯基丁二酸联合使用都能有效地清除

雄性小鼠体内的砷，治疗前给予锌也能促进砷的排出，这为急性砷中毒补锌治疗提供了实验证据。但锌在慢性砷中毒中的应用仍有待进一步研究。金属硫蛋白在砷中毒过程中有重要作用，但锌能降低砷中毒的死亡率并不一定是由于金属硫蛋白增加的结果。总之，砷接触者膳食中应增加一些含锌丰富的食物，如贝壳类、猪牛羊的瘦肉及海鲜类等。

3. 维生素 C　是一种低分子量抗氧化剂，能通过迅速传递电子来清除活性氧，从而抑制脂质过氧化，也能减少砷诱导的氧化应激。其与单异戊基二巯基丁二酸联合使用能降低肝、肾组织中砷的负荷。有报道称给予 L- 抗坏血酸盐能在维持卵巢正常功能及脑中一元胺浓度方面拮抗砷化钠的作用。因此，膳食中应增加一些含维生素 C 丰富的食物，如新鲜蔬菜和水果。蔬菜中，辣椒、茼蒿、苦瓜、豆角、菠菜、韭菜等含量丰富。水果中，红枣、草莓、猕猴桃、柑橘、柠檬等含量最多。

4. 维生素 E　是一种低分子量抗氧化剂，能直接与自由基作用，其保护效应源于抗氧化性及对药物代谢酶系统的影响。单独给予天然抗氧化剂（如维生素 C、维生素 E）或与二巯丁二酸（或单异戊基二巯基丁二酸）联合使用能降低砷引起的氧化应激和砷在软组织中的浓度、逆转被改变的生化指标（尤其是维生素 E）。由于维生素 E 具抗氧化性和能固定于细胞膜上，故能与不饱和脂肪酸链作用和维持细胞膜的稳定性，阻止砷引起成人纤维细胞的死亡。因此应注意摄入含维生素 E 丰富的食物，这些食物主要是一些植物油，如大豆油、玉米油、花生油及红花油等。

因此，接触砷作业人员应补充蛋白质，特别是动物蛋白，而且还应特别补充微量营养素硒、锌、维生素 C、维生素 E。

第四节　接触有毒化合物作业人员的营养与膳食

一、苯接触人员的合理膳食

（一）苯的理化性质与用途

苯的化学式 C_6H_6，常温下为带特殊芳香味的无色液体，分子量 78，沸点 80.1℃，极易挥发，蒸汽比重为 2.77，燃点为 562.22℃，爆炸极限为 1.4%～8%，易着火，微溶于水，易与乙醇、氯仿、乙醚、汽油、丙酮、二硫化碳等有机溶剂互溶。

苯是一种重要的化工原料，可用于生产酚、氯苯、硝基苯、香料、药物、农药、塑料、合成纤维、合成橡胶、合成洗涤剂、合成染料等，还可用作有机溶剂或稀释剂，如制药、制革、橡胶、有机合成、提炼脂肪、印刷、油漆等。接触苯最为广泛的作业工种还是喷漆。

（二）苯对人体健康的危害

苯主要经呼吸道进入人体，皮肤接触液态苯时亦可进入人体，苯在胃肠道可完全被吸收。苯主要以蒸汽形成从呼吸道进入人体，皮肤接触仅少量吸收。经胃肠道虽可完全吸收，但实际意义不大。苯进入血液后，50% 以原型从呼吸道排出，微量经肾随尿排出体外。35% 左右在体内氧化成酚类与硫酸根及葡萄糖醛酸结合随尿排出，15% 左右的苯在脂质较多的骨髓、脑等组织中蓄积，逐步转化为酚与硫酸根及葡萄糖醛酸的结合物随尿排出体外。

1. 急性中毒　主要对中枢神经系统呈麻醉作用，由于短时间吸入大量苯蒸汽引起。轻者出现兴奋、欣快感、步态不稳、头晕、头痛、恶心、呕吐、轻度意识模糊。重者意识模糊加重，由浅昏迷进入深昏迷状态或出现抽搐。严重者可致昏迷，或因呼吸道中枢麻痹而死亡。

2．慢性中毒　长期接触低浓度苯可引起慢性中毒，其主要临床表现包括以下几个方面。

（1）神经系统：多数接触者表现为头痛、头昏、失眠、记忆力减退等，有的伴有自主神经功能紊乱，如心动过速或过缓、皮肤划痕反应阳性，个别病例有肢端麻木和痛觉减退（功能性的神经衰弱综合征）。

（2）造血系统：慢性苯中毒抑制造血系统，使全血细胞减少，发展成为再生障碍性贫血，白细胞减少或发生白血病。此外，对肝脏也有一定的损害作用。

（三）苯接触人员的合理膳食

苯暴露人群在膳食上应首先保证营养的均衡，在此基础上应注意以下几点：

1．增加优质蛋白摄入　蛋白质对苯毒性有防护作用。有人对喷漆工人调查，发现营养条件较好和食用动物蛋白较多者，苯中毒症状较轻。这是因为食物蛋白质中含有一种含硫氨基酸的物质，这种物质进入人体内可参与谷胱甘肽的合成。而还原型谷胱甘肽可直接与苯结合，起到解除苯的毒性作用。因此，从事炼油、染料、喷漆等行业、经常与苯接触的人员，应多吃富含蛋白质的食物，如瘦肉、蛋、牛奶和豆制品等。在饮食中应着重增加优质蛋白，特别是蛋氨酸（含硫氨基酸）的摄入量。

2．限制脂肪摄入　苯属于脂溶性的有机溶剂，摄入脂肪过多可促进人体对苯的吸收，增加苯在人体内的蓄积，高脂肪使人对苯的敏感性增加。在苯中毒的人群中，肥胖者血苯下降速度慢，白细胞下降速度快。苯中毒所引起的造血功能障碍女性高于男性，这与女性体脂高于男性有一定关系。故膳食中应限制含脂肪高的食物，如肥肉、肥油、油炸食物等。选择肉时尽量选用含脂肪少的白肉，如禽肉和鱼肉。

3．增加碳水化合物摄入　碳水化合物可提高机体对苯的耐受性。碳水化合物在代谢过程中可提供解苯毒所需的葡萄糖醛酸和解毒所需的能量，同时促进苯从体内排出。富含碳水化合物的食物有各种谷类及薯类等，如米、面、玉米、红薯、土豆等。

4．补充维生素C　维生素C与苯代谢关系密切。苯是有机毒物，在体内一部分苯直接与还原型谷胱甘肽结合而解毒，而维生素C可使氧化型谷胱甘肽还原。在接触苯的人员中，进行上臂脉压带试验时，毛细血管脆性增加，小出血点数目增加。同时工人的齿龈肿胀和出血的阳性率增高，体内维生素C贮备量也低。维生素C对铁的吸收利用、血红蛋白的合成和造血过程均有促进作用。以上说明苯接触者维生素C的需要量增高，而丰富的维生素C又能提高解毒作用。因此，应该增加苯接触者的维生素C供给量。富含维生素C的食物有颜色鲜艳的蔬菜和酸味水果。如青椒、苦瓜、猕猴桃、草莓等。

5．补充B族维生素　某些B族维生素有使白细胞回升的作用。维生素B_6在蛋白质代谢中具有重要作用，机体对维生素B_6的需求量与蛋白质的摄入量成正比。维生素B_6、维生素B_{12}、叶酸有促使白细胞数量回升的作用。维生素B_6含量较多的食物为蛋黄、猪牛羊肉、鱼、奶、全谷、白菜、豆类、绿叶菜等；维生素B_{12}多见于肝、肾、肉等动物性食品及发酵豆制品；叶酸含量丰富的食物有动物肝、肾及水果、蔬菜。叶酸在绿叶菜中含量丰富，未经烹调的新鲜蔬菜和水果是叶酸的最好天然来源，而烹调时的加热和在贮藏期间发生的氧化会使食物中损失的叶酸多达一半以上。维生素B_1与糖代谢有关，并有促进消化液分泌、增进食欲和改善神经系统功能等作用。富含维生素B_1的食物有葵花子、花生、瘦猪肉、粗粮、全谷类、豆类等。

6. 补充维生素 K　维生素 K 对防治苯中毒有一定效果。正常情况下有数十亿细菌寄居在肠道中，其中某些细菌可以合成维生素 K，人体可从肠道细菌中获得的维生素 K 约占日常需要量的一半。维生素 K 含量丰富的植物性来源是多叶的暗绿色蔬菜。维生素 K 含量丰富的动物性来源是肝脏、奶、蛋和肉。

二、接触有机磷农药作业人员的营养与膳食

（一）有机磷农药的理化特性及毒性

有机磷农药有 100 多种，其毒性大小相差很大，可分 3 类：①高毒类：如甲拌磷（3911）、对硫磷（1605）、内吸磷（1059）；②中毒类：如敌敌畏、甲基 1059 及异丙磷；③低毒类：如敌百虫、乐果、杀螟松、马拉硫磷（4049）。有机磷农药除少数品种为固体（如乐果、敌百虫）外，多数工业制品为淡黄色或棕色油状液体，难溶于水而易溶于脂肪和有机溶剂，易挥发，在酸性溶液中较稳定，在碱性溶液中易分解失去毒力，故绝大多数有机磷农药与碱性物质如肥皂、碱水、苏打接触时可分解破坏，但敌百虫例外，遇碱可生成毒性更强的敌敌畏。

有机磷农药可经皮肤、呼吸道、消化道侵入人体。有机磷进入机体后，主要是抑制体内的胆碱酯酶，使在神经连接点到实现神经的传送作用而产生的乙酰胆碱不能分解成无毒的乙酸及胆碱，从而造成乙酰胆碱在体内大量积聚，造成乙酰胆碱的中毒，属神经毒性。另外有机磷还可与溶酶体膜上的胆碱酯酶结合，使溶酶体破坏并释放出磷酸酶及 β- 葡萄苷酸酶，从而抑制磷酸酶及丝氨酸酶等酶的活性。有机磷急性中毒主要是中枢神经系统功能失常，而慢性中毒时，发现有某些有机磷迟发性神经毒性，可使急性中毒患者在“康复”之后又发生肌肉无力、下肢发软、共济失调和记忆力减退等症状。

（二）有机磷农药中毒的健康危害

1. 急性中毒　急性中毒是指一次或短期内大量摄入农药而产生严重的急性反应。农药的种类繁多，毒性程度不一，像 1605、甲胺磷等一些毒性高的有机磷农药，在短时间内进入人体一定量后便会引起一系列急性反应，如恶心、呕吐、呼吸困难、肌肉痉挛、神志不清、瞳孔缩小等症状，如不及时抢救会引起死亡。

2. 慢性中毒　连续接触、吸入或食用较小量（低于急性中毒剂量）的农药。农药会在机体组织内逐渐蓄积引起慢性中毒。人体将出现头晕、头痛、乏力、食欲缺乏、胸闷、多汗等症状。慢性中毒起病缓慢、持续时间长，和急性中毒相比，其涉及面更广、影响人数更多，因此，更应值得重视。

3. 对神经系统的影响　对神经系统的影响是有机磷农药中毒的主要特征，有机磷农药进入人体后，将抑制人体血液中胆碱酯酶的活性，从而导致神经系统的功能失调，出现共济失调、嗜睡、精神错乱、震颤、语言失常等症状，同时受神经支配的心脏、支气管、肠、胃等器官相继发生异常。

4. “三致”作用　农药可使人体和生物致畸、致癌、致突变。

5. 对生殖功能的影响　有机氯农药对人体内多种三磷酸腺苷酶具有抑制作用，可导致周期性失调、胚胎发育障碍、子代发育不良或死亡；有机磷农药如敌敌畏等，能损害精子，使生育能力降低。

（三）接触有机磷农药作业人员的合理膳食

1. 增加蛋白质摄入　蛋白质供给量不足，大多数农药的毒性增加。所以要增加蛋白质

的摄入，含蛋白质高的食物有瘦肉（鱼、禽、畜）、蛋、奶及豆类。

2. 限制脂肪的摄入限制　一日脂肪供给量不要超过总能量的25%。

3. 增加富含维生素C食物的摄入　缺乏维生素C时，影响农药的分解和排出。所以要增加维生素C的摄入量，一日维生素C摄入量要大于100mg。富含维生素C的食物有颜色鲜艳的蔬菜和酸味水果，如青椒、苦瓜、猕猴桃、草莓等。

4. 增加富含B族维生素食物的摄入　维生素B_1、维生素B_2、烟酸和叶酸能降低农药的细胞毒效应。所以要多摄入富含维生素B_1、维生素B_2、烟酸和叶酸的食物，如花生、肝、粗粮、豆类、奶、口蘑、香菇、花生、紫菜、绿叶蔬菜、水果及坚果。

三、接触一氧化碳作业人员的营养与膳食

（一）一氧化碳的理化性质及用途

一氧化碳（CO）纯品为无色、无臭、无刺激性的气体。分子量28.01，密度0.967g/L，冰点为−207℃，沸点−190℃。在水中的溶解度甚低，但易溶于氨水。空气混合爆炸极限为12.5%～74%。

凡含碳的物质燃烧不完全时，都可产生CO气体。空气越不充足，一氧化碳形成的越多。在工业生产中接触CO的作业有70余种，如冶金工业中炼焦、炼铁、锻冶、铸造和热处理的生产；化学工业中合成氨、丙酮、光气、甲醇的生产；矿井放炮、煤矿瓦斯爆炸事故；碳素石墨电极制造；内燃机试车或生产使用含CO的可燃气体都可能接触CO。炸药或火药爆炸后的气体含CO 30%～60%。使用柴油、汽油的内燃机废气中也含CO 1%～8%。

（二）一氧化碳对人体健康的危害

一氧化碳随呼吸进入血液循环后与血红蛋白、肌红蛋白以及二价铁的细胞色素形成可逆性结合，导致低氧血症、组织缺氧和抑制细胞呼吸。由于中枢神经对缺氧最敏感，常首先受累。贫血、饥饿、营养不良等，可增加人体对一氧化碳的敏感性。

急性一氧化碳中毒是我国发病和死亡人数最多的急性职业中毒。CO也是许多国家引起意外生活性中毒中致死人数最多的毒物。急性CO中毒与接触CO的浓度及时间有关。临床上以急性脑缺氧的症状与体征为主要表现。接触CO后如出现头痛、头昏、心悸、恶心等症状，若吸入新鲜空气后症状即可迅速消失者，属一般接触反应。

轻度中毒者出现剧烈的头痛、头昏、心跳、眼花、四肢无力、恶心、呕吐、烦躁、步态不稳、轻度至中度意识障碍（如意识模糊、朦胧状态），但无昏迷。离开中毒场所吸入新鲜空气或氧气数小时后，症状逐渐完全恢复。中度中毒者除上述症状外，面色潮红，多汗、脉快、意识障碍表现为浅至中度昏迷，及时移离中毒场所并经抢救后可渐恢复，一般无明显并发症或后遗症。

重度中毒时，意识障碍严重，呈深度昏迷或植物状态。常见瞳孔缩小，对光反射正常或迟钝，四肢肌张力增高，牙关紧闭，或有阵发性去大脑强直，腱反射存在或迟钝，并可出现大小便失禁。脑水肿继续加重时，表现持续深度昏迷，瞳孔对光反应及角膜反射迟钝，体温升高达39～40℃，脉快而弱，血压下降，面色苍白或发绀，四肢发凉，出现潮式呼吸。有的患者眼底检查见视网膜动脉不规则痉挛，静脉充盈，提示颅内压增高并有脑疝形成的可能。

重度中毒患者经过救治从昏迷中苏醒的过程中，常出现躁动、定向力丧失，或失去远、近记忆力。部分患者神志恢复后，可发现皮质功能障碍如失用、失认、失写、失语、皮质性失

明或一过性失聪等异常；还可出现以智能障碍为主的精神症状。此外，短暂的轻度偏瘫、帕金森综合征、舞蹈症、手足徐动症或癫痫大发作等。经过积极抢救治疗，多数重度中毒患者仍可完全恢复。少数出现植物状态的患者，表现为意识丧失、睁眼不语，预后不良。

（三）接触一氧化碳作业人员的合理膳食

慢性一氧化碳中毒时，脏器中维生素 A、维生素 B_1、维生素 B_2 和维生素 C 的含量下降，长期接触一氧化碳的工人，需要增加这些维生素的供给量。

1. 维生素 A　可以维持上皮细胞组织的健康，增强呼吸道黏膜的抵抗力。富含维生素 A 的动物性食物中有肝、奶、蛋等。植物不含维生素 A，但红黄颜色的蔬菜和水果中富含 β-胡萝卜素，在人体肝内能转化为维生素 A。

2. 维生素 B_1　维生素 B_1 在能量代谢中起关键作用，在神经细胞膜中也占据着特殊位置，因此维生素 B_1 对 CO 中毒后的神经修复有积极作用。富含维生素 B_1 的食物有花生、酵母、猪肉、肝、粗粮、豆类，等。

3. 维生素 B_2　参与体内生物氧化和能量生成，参与药物代谢，提高机体对环境应激的适应能力。富含维生素 B_2 的食物有肝、奶、口蘑、紫菜等。富含烟酸的食物有牛奶、香菇、花生、猪肝及肉类。

4. 维生素 C　能使酶的活性升高，增强药物或毒物的解毒过程，由于贫血可增加人体对一氧化碳的敏感性，而维生素 C 能促进铁的吸收，可辅助治疗贫血。富含维生素 C 的食物有青椒、苦瓜、猕猴桃、草莓，等。

四、接触刺激性气体作业人员的营养与膳食

（一）刺激性气体的应用及工业接触

刺激性气体是一类对机体眼、呼吸道黏膜和皮肤具有以刺激作用为主要特征的化学物。常见的有氯、氨、氮氧化物、光气、氟化氢、二氧化硫、三氧化硫、硫酸二甲酯等。刺激性气体是化工制药工业主要中毒病因和死因之一，也常因泄漏造成附近居民集体中毒。

（二）刺激性气体对人体健康的危害

刺激性气体所致病变及其发病时间、病变部位和病变程度与毒性、理化特性尤其是水溶性大小及接触部位有关。其致病作用有两种类型。

1. 急性作用　短时间高浓度吸入或接触引起的病变，多发生于意外泄漏或喷溅事故。

（1）局部炎症：短时间高浓度吸入或接触水溶性大的刺激性气体，如氯气、氨等，主要在接触的局部或上呼吸道引起局部急性炎性反应，如急性眼结膜炎、角膜炎或角膜腐蚀脱落、咽喉痉挛和水肿、局部皮肤灼伤等。

（2）全身中毒：吸入刺激性气体，尤其是水溶性小的气体，如光气、氮氧化物等，可深达呼吸道深部的细支气管和肺泡，容易引起中毒性肺水肿等损害。

（3）变态反应：如氯气中毒引起的变态反应性哮喘性支气管炎。

2. 慢性损害　长期低浓度刺激性气体接触可以引起慢性炎症，如慢性结膜炎、鼻炎、咽炎、支气管炎、牙齿酸蚀症、接触性皮炎或过敏性皮炎。刺激性气体中毒对人群健康的最大威胁是中毒性肺水肿。

（三）接触刺激性气体作业人员的合理膳食

要加强营养，增强抵抗力，在膳食平衡的基础上，重点补充以下几种营养素。

1. 维生素 A　由于刺激性气体主要是对眼、呼吸道黏膜和皮肤的损伤，而维生素 A 对以上器官有保护作用，所以要增加维生素 A 的摄入。富含维生素 A 的食物有：动物性食物中有肝、奶、蛋等。植物中胡萝卜素可转化为维生素 A，这些植物包括南瓜、胡萝卜、菠菜、西红柿、辣椒、红心红薯、杏、芒果、柠檬，等。

2. 维生素 C　维生素 C 具有抗过敏作用，并可以抗感染，对刺激性气体造成的接触性皮炎或过敏性皮炎有保护作用。富含维生素 C 的食物有颜色鲜艳的蔬菜和酸味水果，如青椒、苦瓜、猕猴桃、草莓等。

3. 锌　锌可以增强人体免疫力，要增加对锌的摄入。富含锌的食物有肉类、家禽、贝类、豆类和谷类，等。

（张瑞娟　周　玲）

参考文献

1. 祝寿芬，裴秋玲. 现代毒理学基础. 2 版. 北京：北京协和医科大学出版社，2003.
2. 夏世均，吴中亮. 分子毒理学基础. 武汉：湖北科学技术出版社，2001.
3. 张铣，刘毓谷. 毒理学. 北京：北京医科大学中国协和医科大学联合出版社，1997.
4. 葛可佑. 中国营养师培训教材. 北京：人民卫生出版社，2005.
5. 申哲民. 环境毒理学. 上海：上海交通大学出版社，2014.
6. 孙长颢. 营养与食品卫生学. 8 版. 北京：人民卫生出版社，2017.
7. 中国营养学会. 中国居民膳食营养素参考摄入量（2013 版）. 北京：科学出版社，2014.
8. 中国营养学会. 食物与健康. 北京：科学出版社，2016.
9. 王心如. 毒理学基础. 7 版. 北京：人民卫生出版社，2017.
10. 顾景范，郭长江. 特殊营养学. 2 版. 北京：科学出版社，2009.
11. 吴永宁. 现代食品安全科学. 北京：化学工业出版社，2003.
12. 陈学存. 应用营养学. 北京：人民卫生出版社，1984.
13. 沈明浩，易有金，王雅玲. 食品毒理学. 北京：科学出版社，2014.

第三十三章

矿 工 营 养

矿工是指在矿山及井下从事矿产开采的作业工人。我国矿藏种类繁多，资源丰富，包括由煤炭、石棉、云母、石墨及各种金属如铁、铜、锌、金、钨、铝、铀矿等。从数量、规模以及经济地位来看，其中最主要的是煤矿。我国是世界上第一煤炭生产和消费大国，煤炭一直是我国的主要能源和重要原料。各种规模和各种类型的煤矿星罗棋布，我国拥有 800 万以上的庞大煤炭工人队伍。有关矿工营养问题的研究，国内外都比较少见，并且仅有的多局限于煤矿工人和营养调查资料的报道。

我国幅员辽阔，煤炭开采的形式囊括了世界上所有的开采方式，主要有露天开采和矿井开采。开采过程中几乎涵盖了粉尘、噪声、振动、高温、高湿、有毒有害气体、放射性污染、电离辐射、不良工作体位等煤炭开采中所有的职业危害，对职工的健康和生命构成巨大威胁。职业病和工作有关疾病的发病率一直呈逐年上升的趋势。因此，矿工合理营养是一个社会亟待重视的问题。

第一节　矿工作业环境特点

一、开采生产环境及劳动卫生特点

各种矿产的开采生产及劳动卫生问题具有不同的特点，一般都包括凿岩、爆破、坑道掘进、支柱、矿物采掘、装载及运输等环节和过程。因而在作业环境中，工人经常接触到各种对机体健康有害的物理因素和化学因素。粉尘接触居第一位。长期暴露于温度骤变、高温、阴暗潮湿环境。长期使用风钻掘进，以及开采放炮等机械噪声和氮氧化物、一氧化氮及中暑，这些都是矿工经常接触到的环境有害因素。

二、地下作业环境特点

矿工长期从事地下作业，接受日照时间短，劳动强度大，持续时间长，矿井内外温差大。地下作业也涉及多种环境。长期暴露于高湿低温、电离辐射、噪声、振动、硫化氢、一氧化碳，甚至钩虫蛔虫感染及皮肤感染环境。

三、矿工膳食供应特点

大多数矿工企业一般没有针对矿工作业特点的专门配餐或者工间餐。由于携带不便，大多数工人井下作业时不进餐，完全依靠井上两餐；或者自带一些面食、干粮充饥，长此以往有害健康。

为了保护矿工的身体健康，提高劳动生产效率，必须采取综合性措施，应用先进科学技术不断改进生产设备和作业环境条件，加强对矿工各种职业危害的控制及个人防护，健全合理的劳动组织和制度。而通过合理的营养和膳食以调整机体代谢，增强体质，提高对环境有害因素和疾病的抵抗能力，也是一项具有重要意义的辅助措施。

第二节 矿工主要职业危害因素对健康和营养代谢的影响及其营养防护

矿工是我国主要的特殊职业人群。矿工的作业条件比较特殊，根据矿产种类、生产所在岗位以及矿井规模和技术先进程度等的不同，工人接触的职业危害也有较大差别。各种矿产的开采包括有凿岩、爆破、坑道掘进、支柱、矿物采掘、装载及运输等环节和过程中，工人经常接触到各种对机体健康有害的物理因素和化学因素。通常包括有生产性粉尘、噪声、振动、高温、高湿、有毒有害气体、放射性污染、电离辐射、不良工作体位等；同时矿工长期在井下作业，照度低且较少接触阳光紫外线照射。这些职业危害也会严重影响机体营养及其正常代谢，更容易使机体从生理改变过渡到亚临床状态，以致促成病理改变，对矿工的健康和生命构成巨大威胁。

井下特殊环境和作业条件下，矿工易发生多种职业病、营养缺乏症及其他常见病、多发病。在煤矿的诸多职业危害中，粉尘的危害位居第一位。长期暴露于含游离二氧化硅的粉尘，可以导致煤工尘肺，包括矽肺、煤矽肺和煤肺。除煤工尘肺外，对我国煤矿工人的健康危害较大的职业病，根据大量的职业流行病学调查资料，按危害程度由大到小还包括慢性支气管炎、滑囊炎、手臂振动病、噪声聋、氮氧化物中毒、一氧化碳中毒、中暑、慢性胃炎、腰背痛、消化性溃疡、慢性鼻炎和风湿性关节炎。此外，由于煤矿的特殊环境，尤其是井下的工作环境，有利于病原微生物或寄生虫的滋生，因此，有一些传染性疾病在煤矿工人中也比较常见，有些传染病的患病率明显高于其他人群，主要包括尘肺结核、皮肤感染性疾病、井下工人钩虫病和井下工人蛔虫病。

一、生产性粉尘

在许多工矿企业的生产过程中，常有各种粉尘产生，成为生产性粉尘（productive dust）。生产性粉尘是指在生产活动中产生的能够较长时间漂浮于生产环境中的固体微粒。生产性粉尘的来源很广泛，只要有矿物岩石的粉碎、研磨等就有粉尘产生的可能，在矿山开采中，凿岩、打孔、爆破、坑道掘进、采矿、装卸及运输等各个环节都产生大量粉尘。据统计，煤矿粉尘的 80% 来自采掘工作面。长时间暴露于高浓度的粉尘可以引起尘肺等多种职业性肺疾患。尤其是矿工可能接触的粉尘种类很多，主要有：矽尘、石棉尘、煤尘、各种金属矿尘及混合粉尘等，可因矿工从事开采的矿种和作业岗位不同而异。粉尘为影响矿工健康的重要职业危害因素（occupation hazard）之一。

长期吸入某些粉尘可引起肺部病变为主的全身性疾病，称为尘肺（pneumoconiosis）。粉尘的化学成分直接影响对机体的危害程度，特别是其中游离二氧化硅（SiO_2）的含量。从事各种矿山开采的凿岩、坑道掘进等工人，如果长期吸入含大量游离 SiO_2 的粉尘，可以发生矽肺(silicosis)，是尘肺中发展较快、病情最为严重的一种。在慢性的职业病中，矽肺的发病率相当高，影响劳动力最为严重。

煤矿工人由于在不同工序和工种作业，接触粉尘的性质和程度有所不同，所发生尘肺的患病情况也有所不同。一般可分为三种：凿岩工及坑道掘进工主要接触岩尘引起矽肺；采煤、运煤工主要接触煤尘引起煤肺(anthracosis)，患病率较矽肺低，病变轻，发病工龄长；许多煤矿工人由于工种常有变动，既接触煤尘也接触岩尘，肺内可有两种粉尘引起的病变，通常称煤矽肺(anthracosilicosis)，其病变程度常在以上两者之间，为我国煤矿工人尘肺中最多见者。接触石棉尘的石棉矿工人可致石棉肺(asbestosis)，为硅酸盐尘肺中的一种，在我国矿工职业危害中也占一定的地位。

(一) 粉尘对人体健康的危害

根据不同特性，粉尘可对机体引起各种损害。煤矿生产性粉尘与其他粉尘一样主要通过呼吸道进入人体，其次是皮肤粉尘暴露，部分粉尘也可经口腔被吞入消化道。煤矿工人长期暴露于煤矿生产性粉尘可引起各种疾病。对机体影响最大的是呼吸系统损害，包括上呼吸道炎症、肺炎、肺肉芽肿、肺癌、尘肺以及其他职业性肺部疾病等。

健康人体的呼吸系统有良好的防御功能。鼻腔的毛、黏液和弯曲的鼻道可以阻挡和滞留30%～50%的吸入性粉尘。小于5μm的尘粒会进入支气管，附着于管壁黏膜，随纤毛的运动，可由咳嗽反射排出体外；一般来讲，97%左右进入呼吸道的粉尘尘粒可通过上述机制清除出去，而滞留在肺内的尘粒只有吸入粉尘总量的2%～3%。虽然吸入的粉尘只有少量在肺内滞留，但长期吸入高浓度可吸入性粉尘，将逐渐使肺内潴留量增多，如果机体同时患慢性支气管炎等病变或营养不良，可使防御功能降低，更容易被粉尘侵入而发生尘肺。

煤矿生产性粉尘最常见的危害为煤工尘肺。尘肺是工人在生产过程中长期吸入高浓度的粉尘而导致的以肺组织纤维化为主的一种全身性疾病；该病不可逆转，目前尚无有效的根治方法。粉尘的化学成分直接影响其对机体的危害程度，特别是其中游离 SiO_2 的含量。煤矿工人在不同工序和工种作业，接触粉尘的性质和程度有所不同，发生尘肺的患病情况也有不同。从事矿山开采的凿岩工及坑道掘进工主要接触岩尘，其吸入含大量游离 SiO_2 的粉尘，可引起矽肺；矽肺是尘肺中发展较快、病情最为严重的一种；在慢性职业病中，矽肺的发病率相当高，其影响劳动力最为严重。吸入含游离 SiO_2 粉尘引起矽肺的原因有各种学说，至今尚无确切定论。根据多年研究进展，较为趋向一致的意见认为，当进入肺泡的矽尘被巨噬细胞吞噬后，在细胞内溶解并聚合成硅酸盐，作用于细胞膜，使细胞膜的通透性和稳定性发生改变，致吞噬细胞崩解。崩解产物中的非脂质成分刺激纤维增生，导致其纤维化发展并形成胶原纤维结节。

采煤、运煤工主要接触煤尘而引起煤肺，患病率比矽肺低、病变轻、发病工龄长；煤肺曾被认为是极轻的煤矽肺，但国内外大多数学者认为煤尘可以引起肺部纤维化，其病理改变以肺间质弥漫性纤维化为主。由于许多工人工种常有变动，可能既接触煤尘也接触岩尘，肺内会有两种粉尘引起的病变，通常称为煤矽肺(anthracosilicosis)，是我国煤矿工人中最多见的尘肺；煤矽肺是一种混合型尘肺，病理改变兼有间质和结节型两者的特征。接触石棉尘的石棉矿工人可引起石棉沉着病(asbestosis)，为硅酸盐尘肺中的一种，在我国煤矿工人职业危害中也占一定的地位。

粉尘进入体内也会引起其他呼吸系统疾病。粉尘侵入上呼吸道黏膜，早期引起黏膜功能亢进，血管扩张、充血，黏膜腺分泌增加，造成如萎缩性鼻炎等萎缩性病变。随着尘肺病程的进展，可导致肺功能改变，出现气短、胸闷、胸痛、咳嗽等症状。并可引起结核、肺气肿、肺源性心脏病、肺部感染等并发症。尘肺病会大大增加病人伴发肺结核感染的机会，从而加速病情进展，加重症状，增加治疗难度。长期吸入煤矿生产性粉尘，还会引起慢性阻塞性肺病，如慢性支气管炎、支气管哮喘和肺气肿等。在临床上，慢性阻塞性肺病可以独立存在而不伴有尘肺，其发病机制尚不清楚，可能与吸烟、呼吸道感染有关。

某些其他粉尘如锡尘、铁尘被大量吸入时，在肺组织呈现异物反应，可继发轻微的纤维性变，称为粉末沉着症，对人体危害较小。此外，经常接触粉尘还可引起一些皮肤、耳、眼部等疾病。

研究表明，粉尘释放自由基对机体的损伤起着重要作用。呼吸性粉尘能进入下呼吸道，在此产生氧自由基而引起急慢性肺损伤，活性氧的产生是粉尘在呼吸系统中产生毒性作用的一个重要因素。机体氧化和抗氧化系统的失衡与矽肺的发生发展有关，对氧化应激指标的监测有利于预测矽肺发病和评估预后。

Athanasios 等研究，在 H_2O_2 的存在下，粉尘能在磷酸缓冲液中产生 $OH^{\bullet}$。体内脂质可被活性氧诱发或氧化反应，不断破坏各种结构，导致细胞产生病变。在长期生物进化过程中，生物体已发展出对活性氧抗自由基的防御系统，如线粒体酶防御系统和通过补充抗氧化物质，都有助于提升机体的抗氧化能力。Bai 等研究，抗氧化酶如超氧化物歧化酶、过氧化氢酶能显著减少内燃机燃烧颗粒中活性氧对肺动脉内皮细胞的毒性作用。一氧化氮作为一种生物信使分子和细胞毒效应因子，近年来受到了极大的关注。矽尘进入肺脏后，可以诱导和激活诱导型一氧化氮合酶（iNOS）活性的大量增加，催化一氧化氮的产生，导致血液中一氧化氮含量显著升高。过多的一氧化氮累积在肺组织并扩散到邻近的细胞内导致细胞死亡。另外一氧化氮还可以与超氧阴离子结合生成过氧亚硝酸根（$ONOO^-$）。过氧亚硝酸根及其分解的产物可以引起膜脂质过氧化，从而降低谷胱甘肽过氧化物酶的活性。

（二）营养物质对粉尘损害的防护作用

防止和减少职业性粉尘对人体健康的危害，其关键在于规定生产环境空气中粉尘的容许浓度和严格的监测制度，采取各种防尘、降尘技术措施，并且加强个人防护。而合理的营养与膳食也具有重要的积极作用。如前所述，健康的人体在呼吸道有良好的防御功能，可将吸入的绝大部分粉尘阻止并排出体外。故所有能增强和健全这些功能和屏障的因素，都对降低发病、推迟发病或延缓病程起到相应的效果。由于煤矿工人井下劳动强度大，进餐环境较差，食欲受到影响，难以保证按时足量进餐，容易引起蛋白质、维生素、矿物质及热能摄入不足，难以满足矿工繁重体力劳动的需求。研究表明，矽肺患者早期便出现细胞免疫功能减退，这种免疫损伤先于形态学的改变，可能是组织结构改变的先兆，并与矽肺病变的进展起协同作用。

1. 蛋白质和氨基酸 蛋白质对提高机体免疫和抵抗力具有重要普遍的意义。动物实验表明，高蛋白膳食能增加染尘大鼠的抵抗力。在矽肺患者膳食中补充酪蛋白水解物有较好的效果。临床发现矽肺病人早期即有血清清蛋白含量降低和 γ- 球蛋白增加的现象。近年认为，清蛋白在吸入粉尘早期有保护肺泡上皮细胞免受直接毒害作用。Iones 认为许多粉尘可吸附清蛋白。Desal 及 Richards 提出，这种吸附有选择性，这取决于粉尘表面的化学性质。粉尘吸附蛋白质及肺表面活化剂可降低粉尘的细胞毒性。这种有保护膜的尘粒接触巨噬细胞的表面或被吞噬后，粉尘很快被清除。因此肺对毒性矿物质的早期反应之一是肺表面蛋白质的蓄积。血浆清蛋白由肝脏内合成，具有保护肝功能、改善蛋白质代谢、提高血清清蛋白含量，重要的措施是加强营养。实验证明，在矿工膳食中供给丰富的优质蛋白，可改善蛋白质的代谢，使血清蛋白恢复正常，血象改变，巨噬细胞活性增强。如果膳食蛋白质供给不足，可使病情发展迅速。

Морщка 研究甲硫氨酸对动物矽肺发生的作用，结果表明，饲料中加入适量甲硫氨酸，不仅有助于血中清蛋白含量恢复，并可抑制矽肺的发展。同时，使维生素 C 及维生素 B_2 代谢恢复正常。甲硫氨酸为重要的必需氨基酸，又是体内重要的甲基供给体。其甲基供给体形式为 S- 腺苷甲硫氨酸（s-adenosylmethionine），参与体内许多重要物质的生物合成。例如，它参与磷脂的生物合成，而磷脂又是生物膜及血浆脂蛋白以及肺表面活性物质的主要成分。脂蛋白是体内脂类运输的形式，防止脂肪在肝内蓄积，故甲硫氨酸有保护肝脏功能，并有促进肺泡表面活性物质的合成，稳定肺泡功能的作用。S- 腺苷甲硫氨酸还是体内一碳单位甲基的最重要直接供体，参与核苷酸、核酸及某些蛋白质的生物合成。因此，膳食中有丰富的优质蛋白和充足的甲硫氨酸，不仅有利于蛋白质代谢，与脂质、核苷酸、核酸以及维生素代谢的改善也有密切的关系。

对于谷氨酸抗矽肺的作用，苏联学者进行了一些研究。АроиоВа 等用谷氨酸钠治疗实验性矽肺和石棉肺大鼠，结果发现未给药组肺和淋巴结重量明显增加，肺组织中羟脯氨酸含量持续增加，脂质含量也增加。染尘 5 个月时，组织病理学检查表明，尘细胞结节增大融合成团块，硬化达Ⅲ～Ⅳ期，而给谷氨酸组仅为硬化Ⅰ～Ⅱ期的尘细胞结节。表明谷氨酸能抑制实验性矽肺的进展，对石棉肺也有相似的效果。

关于谷氨酸抑制动物矽肺病变进展的作用机制，АроиоВа 认为与它可能促进腺苷酸的生物合成，并提高 ATP/ADP 比率有关。谷氨酸在体内经脱氨基作用可转变为 α- 酮戊二酸，后者为三羧酸循环中成分之一，故有促进三羧酸循环进行和产生 ATP 的作用。另一方面，谷氨酸又可接受氨转变为谷氨酰胺，后者是腺嘌呤核苷酸生物合成的原料，从而进一步促进腺苷酸合成及能量代谢。

谷氨酸抗矽肺的作用，也可能与其提高巨噬细胞对矽尘细胞毒性作用的抵抗力有关。Щнайцман 等应用细胞化学的方法，以黄素酶、琥珀酸脱氢酶及酸性磷酸酶作用于底物后的反应产物作为线粒体膜和溶酶体膜稳定状态的指标进行研究。结果表明，谷氨酸对噬尘细胞膜结构有明显稳定作用。此外，谷氨酸在体内与半胱氨酸、甘氨酸共同合成谷胱甘肽，后者能保护巯基蛋白及生物膜上的巯基使免遭氧化，也起到稳定生物膜的作用。

有资料表明，尘肺患者不仅血清清蛋白含量降低和球蛋白增加，而且清蛋白和球蛋白中巯基含量以及血清蛋白中巯基总量均减少，以二硫键连接的半胱氨酸含量增加，并有随尘肺严重程度增高的趋势。因此，提高血浆中谷胱甘肽含量，对预防尘肺的产生也有一定作用。

2. 脂肪　关于膳食中脂肪含量对矽肺患者病变的影响，实验结果不一致。许多研究表明，矽肺患者肺组织中有脂质蓄积，可引起肺纤维化。增加实验性矽肺大鼠饲料中脂肪含量，可促进肺组织脂质蓄积。有人也曾发现，低蛋白、高脂肪的膳食可加速硬蛋白生成，故认为长期接触矽尘作业工人应适当控制膳食脂肪供给量。但也有作者认为，矿工膳食中足量脂肪可减少矽肺的发生。

3. 维生素和矿物质 关于维生素和矿物质对接触粉尘工人的营养作用，与其他人群一样有其普遍意义。但其中维生素A及维生素C的作用更为重要。维生素A在体内除组成视觉物质外，其磷酸酯（磷酸视黄醇）作为寡糖基的载体参与糖蛋白的合成。同时，维生素A还与ATP-硫酸化酶（sulfurylase）及硫酸转移酶（sulfate transferase）的活性有关。这两种酶也都参与氨基多糖（酸性黏多糖）的生物合成，直接关系到上皮细胞及黏膜组织的正常和完整。维生素A也可影响体液免疫与细胞免疫，长期缺乏时，循环中T-淋巴细胞数及其与分裂素反应降低。此外，维生素A也具有稳定生物膜的作用。故提高矿工膳食中的供给量，增强上呼吸道的防御体系功能，保护生物膜的稳定，对防止和减少粉尘的侵入及对机体的危害有重要意义。

实验表明，实验性矽肺大鼠表现有维生素C代谢改变，需要量增加。在豚鼠的饲料中补充维生素C，可防止蛋白质代谢紊乱，增加肺、肝和肾上腺中的维生素C含量，减轻肺纤维化病变，说明维生素C对吸入矽尘的动物有良好保护作用。维生素C在机体内的作用涉及范围相当广泛。由于其分子中C_2及C_3位上两个相邻的烯醇羟基上的氢极易氧化，所以是一种很强的还原剂，因而它的重要功能之一是维持谷胱甘肽分子中—SH的还原性。维生素C对某些有害重金属离子有解毒作用。并且参与体内胶原纤维的合成，与结缔组织的正常代谢有密切关系。此外，维生素C还可提高机体的免疫能力，可能是通过影响白细胞的吞噬功能，或干扰素的产生，或维持黏膜的完整，确切的机制尚未完全弄清。用大剂量维生素C防治感冒的效果问题仍存在若干争论。

某些维生素和蛋氨酸能延缓实验性矽肺的发展。实践证实，根据矿工的营养需求和膳食现状，针对某些营养素进行合理强化，配制营养保健餐是行之有效的保护措施。甘振威等实验研究表明，矽肺患者采用保健膳食后，其外周血淋巴细胞转化反应显著增强，GSH-Px活性显著增高，血清LPO含量明显降低。此现象与膳食中适度强化维生素E、C等营养素不无关联。维生素E具有促进淋巴细胞成熟之功能，并能协同胸腺因子，产生成熟辅助性T细胞（helper T Cell，Th细胞）。一般认为，维生素C并不能直接提高淋巴细胞转化反应，但能提高组织和血浆中维生素E浓度，因而起到协同与增效作用。此外，营养餐中强化的铁、锌等微量元素也具有免疫增强作用。据报道，铁与淋巴细胞转化率、吞噬细胞移动抑制因子、中性粒细胞功能有关。锌是人体内80多种金属酶的组成成分，与蛋白质和核酸的合成、细胞生长、分裂及分化过程有关。锌还直接影响胸腺细胞增殖，促进胸腺素正常分泌，提高细胞免疫功能。

矽肺发病过程中体内脂质过氧化作用加速，引起LPO蓄积。据报道，体外培养的人单核细胞在接触SiO_2粉尘后，能释放出一种可溶性介质，激活人多核细胞产生氧自由基。尤其在矽肺早期，由于激活的多核细胞释放的氧自由基可引起组织的损伤和诱变，并通过调节脯氨酸羟化酶的活性而影响胶原合成，因而在肺纤维化的过程中起重要作用。作为天然氧化剂的维生素E和维生素C均有明显抗脂质过氧化作用。维生素E系自由基清除剂，能在氧自由基起作用前将其捕获，阻断氧化过程，维生素C则由于自身氧化还原性，能保护GSH-Px中的巯基，提高其活性。同时，使氧自由基特异清除酶SOD中的铜、锌、锰、等金属离子保持正常价态。

近年来，一些研究揭示了食物中的非营养素活性成分如多酚类化合物（polyphenols）、类胡萝卜素、花青素、番茄红素等对接触粉尘的影响，主要是通过这些植物活性成分的抗氧化和减轻细胞损伤的作用；并且通过氧化抗氧化机制提高机体抗氧化能力，减少氧化损伤所导致的促纤维化细胞因子的表达，达到延缓肺纤维化的作用。

二、噪声和振动

生产性噪声和振动来源于很多工业环境，属于特殊环境作业的有害因素；在矿工的许多劳动过程中，都有同时暴露这两种职业危害的机会。煤炭行业的噪声和振动主要来自凿岩、采矿过程使用的各种风动或电动工具，以及坑道中运输用的电动矿车等，其中机械振动是噪声的主要来源，接触振动的矿工往往同时也受到噪声的刺激。

煤炭行业是高噪声行业之一，从井下的采煤、掘进、运输、提升、通风、排水、气压，到露天矿的开采、地面选煤以及机电设备等，噪声作业环境的污染相当严重。矿山凿岩作业使用的以压缩空气为动力的风动工具，成为手臂振动或手传振动的职业暴露；随着手持振动工具功率和转速的增加，劳动生产率得到提高，但同时也使振动危害更加严重。

噪声和振动是两种不同的物理因素。在一定条件和程度下，噪声和振动都对人体有不同的影响，但两者都是物理性刺激源，又可引起相似的非特异性反应，二者的联合作用会使机体受到的危害更加严重。

（一）噪声和振动对机体健康的损害

1. 噪声对机体的损害　凡是使人感到厌烦或不需要的声音都称为噪声（noise）。生产性噪声（industrial noise）是在生产过程中产生的声音其频率和强度没有规律，听起来使人感到厌烦，称为生产性噪声或工业噪声。噪声是影响范围很广的一种生产性有害因素，在煤炭行业许多生产劳动过程中都有接触机会。

噪声主要危害听觉系统，如听力下降，严重者可发展成噪声性耳聋。此外，也可使神经系统、心血管系统、内分泌及免疫系统、消化系统及代谢功能、生殖功能及胚胎发育均受到影响，如神经衰弱，胃功能紊乱，消化液分泌减少，肾上腺皮质功能增强等。

噪声对人体的危害最早表现就是听觉声损伤。动物实验表明，强噪声刺激可导致大鼠血液黏滞度显著增高、血管痉挛、微循环障碍、耳蜗血流下降、内耳供血不足以及内淋巴氧张力下降，从而导致耳蜗听觉细胞内环境改变。由于神经传导的突触部位对内环境改变的易感性或易疲劳性可使听神经改变其传导的兴奋性，细胞能量代谢紊乱，导致 corti 器发生退行性变表现出听力下降、耳聋等，从而影响语音系统，使人烦躁紧张、失眠、易怒、工作效率下降。

Spoendin 认为中等强度的噪声可引起以血管代谢障碍为主的病变，噪声长期作用于机体可使大脑和丘脑下部交感神经兴奋，使肾上腺髓质分泌肾上腺素增加，在儿茶酚胺的作用下，心跳增强、增快，耗氧量增加，心肌负担加重，而外周血管收缩，外周阻力升高，又可使左心室负担加重，从而危害心脏功能；同时伴有消化腺分泌减少，胃肠道蠕动减弱，括约肌收缩，减慢胃肠蠕动的排空速度，出现消化系统症状；另外，可导致虹膜辐射肌收缩，瞳孔扩大，使睫状体辐射状肌收缩，睫状体环增大，眼睑平滑肌收缩，表现为视物模糊，光适应能力减弱，反应时延长，这种状态在脱离噪声现场 4 小时内基本可恢复，然而却对工作效率有一定的影响。

2. 振动对机体的损害　振动可分为局部性振动或全身性振动，但对机体的影响通常都是全身性的，研究表明，全身振动对神经系统的影响最为严重。当振动达到一定强度后，人体会出现头痛、头晕、疲劳、瞌睡、出汗、失眠、记忆力减退等神经衰弱综合征。其表现为大脑皮质功能下降，末梢神经感觉迟钝，交感神经功能亢进，并且出现组织营养障碍等。对血管系统的影响主要是周围毛细血管形态和张力的改变，心动过缓，窦性心律不齐及房室传导阻滞等。肌肉和骨组织也可受到影响，出现肌无力、萎缩，骨皮质增生，或呈现脱钙、骨质疏松，关节变形，尿肌酸排出增多。

全身振动会对人体的泌尿系统产生不良影响。研究表明，对于机动车司机和其对照组（非接触振动人群），接振工人肾脏活动度 >3cm 者的总标化检出率较对照组有显著增高，其 RR 值及 AR 值提示接振人群肾脏活动度增加的 44.89% 可归因于全身振动，从肾脏位移的程度来看，立卧位活动度 >4cm 者的检出率较对照组更为显著，这一结果表明全身振动暴露对人体肾脏的正常位置会造成一定影响。

振动会使机体的胃肠蠕动增加，长期剧烈振动会引起胃下垂、胃液分泌和消化能力下降，因此职业接触全身振动者往往消化系统疾病明显高于非接触者。

局部振动可引起中枢神经系统功能改变以及自主神经系统的病变，其中以末梢神经感觉和运动障碍为主。中枢神经系统的病变表现为大脑皮质功能下降、条件反射潜伏期长、脑电图改变以及交感神经亢进、血压不稳等症状。自主神经系统的病变是植物性多发性神经炎，许多学者研究发现，局部振动可致自主神经功能紊乱（包括交感神经功能亢进、迷走神经功能下降），体内去甲肾上腺素水平明显增高；局部振动也可导致肢体末梢组织缺血、缺氧，严重者可出现振动性白指，甚至发生营养性坏疽。

国内学者研究发现，振动可致试验家兔血浆内皮素（ET）水平增高，而且随接振强度的增大，接振时间的延长或接振剂量的增大，ET 的增高更加明显。最严重的振动病伴有明显的精神病表现，可能会导致永久性残疾。

（二）振动和噪声对营养代谢的影响及营养防护

1. 蛋白质代谢　职业性振动可对蛋白质代谢产生一定的影响。动物实验证明，长期受到振动刺激的大鼠，蛋白质分解代谢增强，尿氮排出量增加，氮平衡下降，可出现负氮平衡，动物生长速度减慢，血红蛋白及血清蛋白也有降低趋势。在饲料中给予丰富的高质量蛋白质，则对机体有保护作用。受局部高频振动损伤的工人，血中清蛋白含量降低，而球蛋白含量升高，因而 A/G 比值下降。

有人发现，在噪声作用下，进食后血中色氨酸、赖氨酸及组氨酸的浓度较对照组低，特别是谷氨酸下降尤为明显。这可能是由于在外界因素刺激下，中枢神经兴奋，机体物质代谢加强，蛋白质、氨基酸及其他含氮物质的含量也增加，氨产生增多，并且已知脑组织中有非常活跃的氨基酸代谢池，其中尤以谷氨酸为主。由噪声和振动刺激引起的神经系统兴奋，致使脑中氨量产生增多，因而需要更多的谷氨酸在谷氨酰胺合成酶的催化下与氨形成谷氨酰胺而解毒和转运。

$$\text{L-谷氨酸} + NH_3 + ATP \xrightarrow{\text{谷氨酰胺合成酶}} \text{谷氨酰胺} + ADP + Pi$$

谷氨酸还与神经系统的兴奋和抑制有关。在谷氨酸脱羧酶（其辅酶为维生素 B_6）作用下，谷氨酸脱去羧基转变为 γ- 氨基丁酸，后者为神经系统的主要抑制性递质，调节神经系统的兴奋与抑制过程。此外，谷氨酸还参与谷胱甘肽的合成。谷胱甘肽为重要的含巯基物质，可以保护细胞膜及巯基酶的活性。

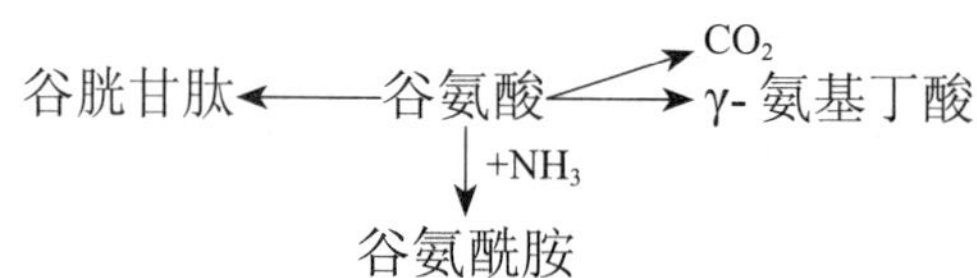

实验表明，解除噪声的工人，膳食中补充氨基酸特别是谷氨酸对人体有保护作用。

2. 维生素代谢　据一些研究报道，噪声刺激可使体内水溶性维生素的消耗量增加，从而导致有关维生素的不足或缺乏。日本学者小柳用大鼠进行实验，在噪声刺激情况下，动物某些脏器的维生素 B_1 含量降低，其中脑内可减少一半。同时，尿中维生素 B_1 排出量增加约 30%。高木观察了噪声对大鼠各组织器官中维生素 B_1 水平的影响，发现肝、肾、心、脑、肠及肌肉中的含量分别降低为原来的 57.5%、55%、59.4%、69.7%、58.3% 及 72%。加藤用 3 000Hz，115 方（phon）的噪声，每天 8 小时刺激大鼠 35 天。第 1 周时，动物尿中维生素 B_1 浓度有所增加，10 天后开始减少，第 3 周后基本保持一定。血中维生素 B_1 的浓度变化不大。肝、肾、脑、肠中维生素 B_1 降低较为明显。西田用同样的条件作用于大鼠，观察维生素 B_6 的变化，开始内脏中含量逐渐下降，两周后达到最低值，以后又逐渐增高以至恢复正常。尿中维生素 B_6 于初时增加，1 周后达最高值，以后不断下降，两周后达最低点，然后再逐渐升高而恢复正常。这一变化规律似与机体对噪声刺激的适应有关。

噪声也可使大鼠各器官中维生素 C 的含量降低和尿中排出量减少。苏联学者 Цвйтииа 等以每日 4 小时噪声刺激豚鼠共 21 天。实验的前 2 周每天给维生素 C 25mg，对照组动物尿中维生素 C 排出量略高于试验组。后一周每日给维生素 C 100mg，对照组维生素 C 排出量显著高于试验组。证明噪声可增加机体维生素 C 的消耗，短期而强烈的噪声刺激可改变豚鼠维生素 C 的代谢，并且噪声的强度越大，尿维生素 C 排出量越低。

据报道，人体在生产噪声刺激下，尿中维生素 B_1、维生素 B_2、维生素 B_6、维生素 PP 及维生素 C 的排出量也都呈降低现象。吴从周等对塑料厂编织车间挡车工人调查结果表明，环境噪声为 104dB（A），以负荷试验法进行维生素营养水平评价时，接触噪声的工人体内维生素 B_1、维生素 B_2 和维生素 C 水平均显著低于对照组。又据海军医学研究所报道，在人体试验中，试验组每天有 8 小时生活于 95～110dB 的噪声和温度为 35℃的环境中，其余时间生活于 75dB 和 25℃环境，对照组则除噪声皆为 75dB 外，其余各组皆与试验组相同，结果发现，试验组的食欲较对照组差，各种维生素的需要量较对照组有所增加，并从第三周开始陆续出现维生素 B_2 缺乏症状，当补给复合维生素后，尿中维生素排出量才明显升高。

振动对机体维生素代谢的影响与噪声所致的变化相同。据报道，接触全身振动的工人，血和尿中维生素 B_1、维生素 B_2、维生素 PP 和维生素 C 的含量均降低，振动的频率和振幅愈大，维生素代谢紊乱的程度也愈加严重。

这些维生素，特别是 B 族维生素，在体内主要构成辅酶或酶的辅基，参与各种代谢过程。如维生素 B_1 为丙酮酸氧化脱羧酶的辅酶，催化丙酮酸氧化脱羧转变成乙酰辅酶 A，后者再进入三羧酸循环彻底氧化产生能量。该反应为糖有氧氧化的重要步骤，也是体内能量产生的重要反应。对噪声造成的神经、心血管、消化系统的危害均有一定的拮抗作用，近来报道较多，疗效较好。神经系统兴奋所消耗的能量主要由糖代谢供给。维生素 B_2 构成黄酶的辅基（FAD、FMN），尼克酸组成不需氧脱氢酶的辅酶（NAD、$NADP^+$），广泛参与体内氧化还原反应及能量转化。维生素 B_6 构成氨基移换酶及氨基酸脱羧酶（如谷氨酸脱羧）的辅酶，参与蛋白质和氨基酸的代谢。因此，当物质分解代谢加强时，这些维生素的消耗量增高，组织及脏器中的含量减少，尿中排出量降低，进而可引起不足或缺乏。在膳食中增加维生素的供给和补充，可减少振动和噪声对机体的损害、维持正常生理功能，起到一定的防护作用。

3. 其他生化改变　许多实验结果表明，经常接触振动作业的工人，除血浆清蛋白降低和球蛋白增高外，可有血钾、血磷降低和血钙升高现象。有人认为，钙平衡及其调节障碍为局部振动病（segmental vibration disease）发病的重要环节之一。该病早期，凝血活性增高，又出现血栓形成的倾向，晚期由于肝功能受损和组织缺氧，故凝血活性又可降低。Фиjiин研究了振动病患者手指皮肤结构、代谢及酶活性的改变，发现主要表现有血管硬化、神经和感受器营养不良、酶活性及核蛋白、色氨酸、组氨酸、巯基、磷脂等含量的改变，并且与病情的严重程度有关。

动物实验还表明，受振动作用的大鼠发生脯氨酸和羟脯氨酸代谢障碍。有人报道，振动病患者，尿中羟脯氨酸含量较正常人明显增高。一般认为，尿中羟脯氨酸的排出量可直接反映机体内胶原代谢状况。在某些胶原性疾病时，尿中羟脯氨酸增加，因而，振动刺激可影响胶原代谢。维生素 C 催化脯氨酸的羟化过程，参与胶原蛋白代谢，故这一代谢加强时可引起维生素 C 消耗量增加。此外，在噪声干扰下喂养大鼠，发现动物体液有酸中毒的趋向，并可导致骨骼的变化。

三、湿热环境

矿山生产环境中的气象条件可来自自然界的大气环境和人为的生产环境，主要包括温度、湿度、气流和热辐射及气压等。矿工在生产中主要接触有高温、高湿和通风不良等特殊环境，即湿热环境；通风不良影响着高温、高湿。潮湿的深矿井内，气温可达 30℃以上，相对湿度达 85% 以上，如果同时通风降温条件不好，即形成高温、高湿和低气流的不良气象条件。根据 GB/T 4200—2008 中的高温作业的定义：在生产劳动过程中，其工作地点平均湿球黑球温度（wet bulb globe temperature，WBGT）指数等于或大于 25℃的作业。WBGT 指数是综合评价人体接触作业环境热负荷的一个基本参量，从作业环境相对湿度、热辐射和风速 3 个方面综合评价人体接触作业环境的热负荷。GBZ/T 224—2010 中的高温作业定义为：有高气温或有强烈热辐射，或伴有高气湿相结合的异常气象条件、WBGT 指数超过规定限值的作业。

矿工作业环境中的气温、气湿均较高，而热辐射不强烈。潮湿的深矿井内，由于煤层产热、空气的压缩热和水分的蒸发，以及随着深度矿井开采的机械化程度增高的机械散热增多，加之通风条件不良，容易形成湿热环境。各矿由于规模的大小、地层条件和离地面的深度、有无机械通风设备及其效果等而有很大差别。一般规模较大的矿井，由于设备比较完善合理，既可通风良好，又可降低井内温度和湿度。而一些中小型矿井或地形比较复杂的矿井，则因缺乏充分的通风设备，或效果很差，往往使井内温度高、湿度大。因此长时间作业于这种环境可对中枢神经系统和心血管系统产生不良影响，甚至出现器质性改变，危及作业工人的健康。

在高温条件下劳动，一方面，机体代谢增强，机体要更多地通过汗的蒸发来散热，能量代谢和营养素消耗增多，特别是机体对水溶性维生素及无机盐的需要量增加；另一方面，高温引起的排汗和体液丢失增多导致血液浓缩、外周血管扩张等心血管系统的高度应激状态，这种适应性改变导致机体对营养有特殊的要求。

（一）湿热环境作业对体温调节的影响

人体的体温调节主要受气象条件和劳动强度的共同影响。在较高温度下作业，由于劳动强度增加和劳动时间延长，机体代谢产生的热量不断增加，达到一定程度时，则激发温度感受器产生神经冲动，刺激体温调节中枢反射性引起散热反应，皮肤血管扩张，血液由内部大量流向体表，皮肤温度升高，汗腺分泌增强。

人体散热虽有辐射、传导、对流及蒸发等各种形式，但矿工主要以出汗蒸发散热为主。特别是在湿热环境进行强度劳动，由于生理饱和差（saturation deficit）很小，即体表温度下的饱和水蒸汽分压与空气中水蒸气分压之差很小，如果风速又不大时，汗液蒸发很慢，散热能力变低。机体为了保持产热与散热之间的平衡，必须大大加强出汗量和速度，否则可导致体内热蓄积，使体温调节发生障碍，容易出现疲劳、头晕目眩、心悸、恶心、注意力不集中，诱发事故的发生。

（二）湿热环境作业对消化功能的影响

在高温条件下劳动时，体内血液重新分配，皮肤血管扩张，腹腔内脏血管收缩，引起消化道贫血，出现消化液（唾液、胃液、胰液、肠液等）分泌减少，使胃肠消化过程所必需的游离盐酸、蛋白酶、脂酶、淀粉酶、胆汁酸的分泌量减少，胃肠消化功能相应地减退，同时大量排汗以及氯化物的损失，使血液中形成胃酸所必需的氯离子储备减少，也会导致胃酸浓度降低，这样就会出现食欲减退、消化不良以及其他胃肠疾病。由于高温环境中胃的排空加速，使胃中的食物在消化过程尚未充分进行的情况下就被过早地进入十二指肠，从而使食物不能得到充分的消化，从而影响胃的消化功能。

有人报道，高温环境可缩短胃的排空时间，因而使食物在胃内被消化的过程和程度减弱。高温环境常常引起食欲减退，其原因不仅是由于消化液分泌的质与量发生改变，而且在高温作用下，可通过体温调节中枢与摄食中枢之间的联系，对摄食中枢产生抑制性的影响所致。同时，由于大量出汗引起的口渴，使饮水中枢兴奋，也可对摄食中枢产生抑制，从而出现食欲降低。

（三）湿热环境作业对其他系统的影响

此外，高温环境中，机体由于大量出汗，体液丢失，血容量减少，血液浓缩；同时，高温使外周血管扩张，末梢循环血流量增大，加上劳动的需要，肌肉血液循环增加，可引起心率加快，皮肤散热作用增强。同时，血压升高，每搏心排血量减少，加速心脏负担。

高温刺激和作业所致的疲劳，均可使大脑皮质功能降低和适应能力减退。高温环境的热作用，可使人体中枢神经系统的兴奋性降低，导致机体体温调节功能减弱，热平衡的破坏易促发中暑。由于中枢神经系统的抑制，高温作业者出现注意力不集中，动作的准确性和协调性降低，反应迟钝，易出现作业能力下降和工伤事故的发生。当体温升至38℃以上时，对神经心理活动的影响更加明显。

机体在高温环境中，肾脏负担加重。由于高温条件下人体的水分主要经汗腺排出，肾血流量和肾小球滤过率下降，经肾脏排出的水和无机盐的量可加重肾脏负担。

高温还可引起机体免疫功能下降，抗体合成减少，抵抗力减弱，对环境中有毒物质的排泄能力减弱。

（四）湿热环境对营养物质代谢的影响及营养防护

1. 水、电解质平衡　在常温下，正常人每天进出的水量为 2～2.5L。在炎热的季节，正常人每天出汗量为 1L，在闷、潮、热的矿井下从事繁重的体力劳动时 8 小时内出汗量可达 6L 以上。当水分丢失量超过体重的 5% 时，如不及时补充水分，可引起血液浓缩，出现体温升高、出汗减少、口干、头晕、心悸等中暑症状及酸中毒。矿工主要以出汗蒸发散热为主，高温作业时如果伴有高湿度、风速又不大时，则汗液蒸发很慢而散热困难，甚至蒸发散热停止，可导致体内热蓄积，使体温调节发生障碍；出现疲劳、头晕目眩、心悸、恶心、注意力不集中，使工作效率降低，容易诱发事故的发生。

汗液中 99% 以上为水。氯化钠的浓度一般为 4～60mmol/L，并可因出汗的速度和机体对热环境适应的程度而有一定的改变。发汗的速度越快、量越大，则由于汗腺排出管的重吸收效能相应变小，故汗液中氯化钠浓度也越大。对高温环境未经适应的人，每天从汗中可丧失 15～20g 氯化钠。而当习服后，虽仍在相同条件下，但每天丢失量则可降低至 3～5g。这种变化是由于当血浆中氯化钠浓度降低时，肾上腺皮质分泌大量醛固酮，后者不但促进肾小管对钠的重吸收，同时也促进汗腺排出管对钠的重吸收。这时氯也随着钠的转移而被动的重吸收，故使汗液中氯化钠浓度降低。

矿工在湿热环境进行强力劳动，每个工作日出汗量变动范围很大，可由 4 000～6 000ml，甚至 6L 以上。除水分外，同时伴有大量电解质的丢失，其中最重要的是钠和钾。文献报道煤矿井下工人班中汗液排出量为 3～4L，其中钠和钾排出量分别为（5 543±1 034）mg 和（1 480±410）mg，因而必须根据出汗情况，利用多种形式给予水和电解质的补充。

氯化钠在体内的主要的生理功能是维持细胞外液渗透压。钠在血浆中的含量约为 142mmol/L，汗液与体液相比为低渗。当大量出汗而不补充水分时，细胞外液钠的浓度增加，渗透压升高，由细胞内液吸出水分以维持渗透压平衡，使细胞脱水，出现以失水为主的水和电解质紊乱，此时引起血液浓缩、口渴、头昏、心悸等。如果大量出汗时只补充水而不补充盐，则细胞外液中钠的含量减少，渗透压降低，故水从细胞外液转向细胞内液，导致细胞内液容量增加，细胞肿胀，细胞内液的钾移向细胞外液，致使细胞内缺钾，故可出现以缺盐为主的水和电解质紊乱。严重者可致血液容量减少，周围循环衰竭，以至影响酸性代谢产物的排出。缺钠性脱水可出现肌肉痉挛。

正常情况下每升汗液含钾 16～19mmol。大量出汗可引起钾的损失，血钾降低，进而可引起神经肌肉的应激性降低，出现全身无力，肌肉软瘫等。因此，对大量出汗的作业人员，除了补充水分外，应注意补充电解质，特别是钠和钾，以利纠正水、电解质代谢紊乱，并有助消除肌肉疲劳。

李正银等的研究证明，增加体内锌的供给水平可以提高动物抗应激能力。高锌有利于改善热应激机体锌的营养状况，有利于保证重要脏器、组织锌的供给，从而有利于这些脏器、组织更好的发挥抗应激功能。

为了确定矿工每个工作日内由于出汗而损失水分的情况，以便进行合理的水、电解质供给和补充，除根据工人的主观感觉外，可利用下井劳动前后的体重改变作为估量指标。即分别测量下井前和经一日劳动后出井时的体重，如果两者相差不大时，则可大致认为作业班内机体的水代谢基本平衡，如果体重有不同程度的减轻，即产生水债。如欲求得较精确的失水量时，可分别测定：进餐后下井时的体重（A）、井下作业班期内排出尿及粪便量

(B)、井下作业班期内饮水及摄食量(C)及完成作业班劳动出井时体重(D)。根据所得资料即可计算出作业班期内非经肾的失水量。即非经肾失水量=A－D－B+C。

非经肾的失水量包括出汗及由肺呼吸两种途径排出水的总和，由于呼气失水量的测定需要特殊的仪器，而且占比重较小，故一般常忽略不计，而以上法测得失水量代表出汗量。

2．维生素代谢　高温环境作业，由于体内代谢增强和大量出汗，必将影响到一些维生素的代谢，特别是一些水溶性维生素，如维生素 B_1、维生素 B_2、维生素 B_6、尼克酸和维生素 C 等消耗量与需要量增高。在摄入量不变的情况下，高温环境作业后，人体血液和组织中这些维生素的水平降低，尿中排出量减少。

高温作为一种应激环境因素，伴随着机体代谢的增强，首先是能量代谢的增强，B 族维生素作为能量代谢中的辅酶成分，必定起着重要的作用。如维生素 B_1 以焦磷酸硫胺素的形式参与丙酮酸脱羧、α- 酮戊二酸转变成琥珀酸的过程，维生素 B_2 以黄素蛋白的形式控制细胞代谢呼吸链反应等。既然他们的需要量是增加的，加之高温所导致的分解和排泄的增加，适量补充 B 族维生素都将是有意义的。

宁鸿珍等报道，煤矿井下工人机体中维生素 B_1、维生素 B_2 及维生素 C 的营养状况较一般作业工人为差。作者根据负荷试验结果提出，煤矿井下工人维生素 B_1、维生素 B_2 及维生素 C 的每日供给量分别为 3.49、3.22、118.0mg，才能基本达到机体需要的水平。顾景范等报道，被试者在平均气温 29.3～32.7℃、相对湿度 51%～63% 气象条件下，试验行军一个月。试验期内补给：维生素 B_1 每 3 天 5mg；维生素 B_2 每 2 天 4.7mg；维生素 C 每 3 天 300mg。期终测定全日尿中维生素含量。结果维生素 B_1 排出量超过 150μg，达足够水平；维生素 B_2 排出量达充裕水平；维生素 C 排出量达 12mg 以上。而未补给维生素者，维生素 B_2 缺乏症状如口角湿白由 11.8% 增至 36.4%；脂溢性皮炎由 9.8% 增至 20.5%；阴囊皮炎由 3.9% 增至 13.7%；血清维生素 C 由 0.49mg/dl 降至 0.35mg/dl。并且，试验中还发现，被试者的暗适应时间，行军后较行军前明显延长，血清维生素 A 由 99.8IU/dl 降至 68.3IU/dl。而在试验前一次口服维生素 A10.7 万 IU 的试者，其血清维生素 A 仍保持原来的 98.7IU/dl。表明高温作业时不但维生素 B_1、维生素 B_2 及维生素 C 等的需要量增加，而且维生素 A 的需要量也增加。

高温下机体维生素含量下降，补充维生素能提高耐热能力，加速热适应。维生素可能通过垂体 - 肾上腺系统提高机体应激反应能力，或通过神经系统和酶系统调节物质代谢，以改善生理功能，达到增强体力、耐力的功效。高湿热气候下强度军事训练，代谢显著增强和大量汗液流失等原因，维生素尤其是维生素 A、维生素 B_1 和维生素 B_2 不足和缺乏，造成一定维生素缺乏的症状和体征。日本学者报告，家兔在高温下，血、尿中维生素含量减少。研究证明，维生素可促进大鼠热习服、提高耐热能力，维生素和地巴佐结合耐热锻炼或缺氧锻炼，可使动物获得较高的热习服效果，降低产热和改善机体对氧的利用。邱璐等研究表明，添加维生素 B_1、维生素 B_2、维生素 C 及烟酸的培养基可显著增加果蝇的热生存时间。高温常伴随能量代谢的增强和激素水平的变化，B 族维生素是能量代谢中的辅酶成分，也是众多激素合成时重要的辅助因子。维生素对热暴露果蝇的保护作用，可能与参与激素合成、氨基酸的经化、叶酸的还原及抗脂质过氧化作用有关。

维生素 C 几乎是高温环境研究得最多的一种维生素，它也是应激营养研究者最为关心的一个营养素。许多的报道都证实了高温环境的机体需要大量的维生素 C 的补充。早期的人群调查就发现，炎热气候、高温作业下的人体需要大量的维生素 C，血浆维生素 C 水平急剧下降，甚至出现坏血病症状，须大量补充才得以逆转。动物实验亦证实了高温环境维生素C的消耗量补充量都是增加的。

研究表明，热暴露后除了引起水盐代谢紊乱以外，还会引起体内脂质过氧化反应的加剧，自由基产生增加，造成体内重要脏器与组织的氧化损伤。因此，减轻热暴露后体内的脂质过氧化反应对于防止体内重要脏器与组织的氧化损伤具有十分重要的意义。丙二醛（MDA）作为脂质过氧化反应链式终止阶段产生的小分子产物，其含量可以间接反映自由基的产生情况和机体组织细胞的脂质过氧化程度。在高温高湿环境下，机体通过汗液蒸发散热而丢失大量体液，使水、电解质代谢紊乱，加之高温环境下体内氧运输障碍，出现广泛的脂质过氧化反应，造成机体MDA含量升高。维生素E是一种脂溶性维生素，对人体正常生理代谢有着重要功能。大量维生素E的存在可稳定细胞膜，使细胞膜处于活动性高、通透性严密状态，可保护细胞膜上大量的不饱和脂肪酸不被氧化，还可保护膜蛋白的活动结构，起到对机体的保护作用。王影等实验给药组动物给予含有维生素C、维生素E等重要抗氧化剂的复合营养素，结果显示，抑制了大鼠脂质过氧化的产物MDA的增加。与对照组相比，早期营养干预可明显降低MDA增高。这表明早期肠道营养可明显减轻应激反应，调理应激，这种作用有利于减轻内脏损害和降低创伤后降低高代谢反应。因此，应激前给予复合营养素干预对机体有一定的保护作用。

（五）能量及蛋白质代谢

关于高温环境对人体能量代谢的影响曾有不同的认识。FAO/WHO曾规定，以生活环境的年平均温度10℃为基准，气温每增加10℃，能量供给量相应减少5%。而有些学者认为，高温环境作业时，机体能量代谢增高，供给量应相应增加。故有人认为以增加能量供给10%左右为宜。Consolazio的研究指出，热环境中机体能量消耗的增加与体温上升是一同出现的。即随着炎热程度和体温调节状况的不同，可出现或不出现体温上升，从而可有能量代谢的增加或不增加。美国国家研究委员会参考了这些观察的结果，在其建议的能量供给量中确定，于30～40℃气温范围内，每增加1℃，增加能量供给0.5%。

在高温环境影响下，机体组织蛋白分解代谢增强，尿中肌酐排出增多。同时由于大量出汗也增加了体内氮的排出。气温25℃时每小时从汗中排出氮约125mg，而当35～40℃时则可增至206～229mg。由于大量出汗失水，又可进一步促进组织蛋白质的分解。高温作业工人从汗液、尿液、大便中排出大量的氮，且工人在高温环境下劳动时，血中17-羟皮质醇升高，促使蛋白质分解加速，这必将导致体内蛋白质更加不足，有人发现高温作业工人汗液中的氨基酸1/3左右为必需氨基酸，其中以赖氨酸最多；Lindquist和Welch等人研究表明，热诱导细胞合成热应激蛋白（HSPs）以保护细胞免遭热损伤，而HSP70氨基酸组分中非必需氨基酸中以甘氨酸、天冬氨酸含量较高，而必需氨基酸中以赖氨酸、缬氨酸含量较高。因此，高温作业工人的这些特殊需要，要求高温作业工人必须摄入充足的优质蛋白，以保证氨基酸的需求，否则将影响作业工人的应激能力和身体健康。

在高温高湿的作用下，除了细胞和细胞膜遭受的直接损伤外，内毒素经肠道入血可导致进一步的发热、白细胞反应及心血管系统、肝脏、肾脏、内分泌、中枢神经系统的病理生理改变。李泽等报道，大鼠于热暴露前静脉给予甘氨酸较静脉给予生理盐水可以延缓热休克的发生，并延长其存活时间。精氨酸是半必需氨基酸，在创伤、感染等应激情况下，有利于机体蛋白质的合成，调节机体免疫功能。热应激时由于机体分解代谢增强导致精氨酸缺乏而不能维持正氮平衡与正常生理功能，可影响组织的修复。动物实验证实，高温环境下小鼠血清精氨酸浓度下降，提示了高温时精氨酸的消耗增加，必须增加外源性的精氨酸以满足机体的需要。精氨酸强化的肠内营养可以增加肠黏膜厚度及小肠绒毛数量，降低肠黏膜的通透性，减少肠道细菌易位的机会。

四、低照度环境

煤矿工人从事井下工作，每日井下作业时间均在 8 小时以上。矿工长期在低照度环境中从事机械操作和劳动，保护暗适应能力与提高夜间视力，对井下作业人员避免或减少不安全因素、提高劳动效率意义重大。矿工在井下无阳光照射，升井后由于体乏而户外活动较少，每天实际接触阳光的时间大多 30 分钟左右，在这种特殊的工作环境和生活方式下，工人会因长期缺乏有效光照即阳光紫外线照射，而缺少体内转化维生素 D 的途径，影响钙、磷吸收，进而影响骨骼质量。所以通过合理膳食和必要时的补充，保证充足维生素 A 和维生素 D 等与暗视觉和骨密度相关的营养素的摄取，对井下低照度和低阳光照射环境的工人的身体健康和高效率工作，显得尤为重要。

（一）低照度对暗视觉和骨健康的影响

日光中的紫外线强度及量与机体内骨代谢、骨密度以及骨质疏松症的发生有非常密切的关系。适当的日照，不仅能改善骨代谢和骨密度情况，还能有效预防维生素 D 缺乏而导致的各种疾病的发生和发展。阳光中的紫外线照射皮肤后，引起体内一系列的生物学变化，产生有活性的维生素 D_2 和维生素 D_3，它们调节体内钙磷代谢，促进钙磷吸收，从而影响骨密度。有学者通过对传统的犹太人儿童的研究发现，他们的腰椎骨密度低于对照组，其骨折发生率也高于对照组，这可能与他们衣着上比较保守且常喜欢在室内活动，日照时间减少有关。有着丰富的日照，虽生活在海拔较高的西藏的人群，其骨密度仍可高于生活在海拔较低、但日照较少的深圳的人群。

井下工作环境以及升井后不愿活动，使工人晒太阳的时间较少，比一般工作人群容易导致维生素 D 的缺乏，从而影响钙吸收。杨荣华等通过对 200 名井上及平均在 1 000m 以下的井下矿工的跟骨密度进行测定后发现，在井下工作的矿工，跟骨超声振幅衰减、骨强度和超声声速明显低于井上矿工。在井下工作的工人，由于特殊的环境，可引起机体各系统生理病理改变，骨密度降低，骨量减少，导致骨强度下降，容易引起骨折。而导致井下工人骨代谢异常的主要原因之一是长期在井下作业而缺乏阳光照射，从而导致维生素 D 合成不足。近年也有报道，井下作业人员腰椎退行性变的发病率、骨质疏松的发生率也同样较井上人员高，这都与长期缺乏阳光照射有关。

（二）低照度环境对维生素代谢的影响及营养防护

在低照度和低日照环境下长期作业，发生暗适应功能降低的问题，主要与维生素 A 和蛋白质、锌、硒等的缺乏有关。李占山等通过研究 101 名煤矿井下作业工人维生素 A 营养状况与夜视功能的关系以及适量补充维生素 A 对煤矿井下作业人员夜视功能的改善作用。临床检查井下作业人群中暗适应时间延长及结膜干燥等症状发生率占 28.7%，明显高于非作业人群；而且井下作业工龄越长，暗适应能力越差，表现出与井下作业年限的正相关趋势；井下人群经口服鱼肝油丸治疗后，快速暗适应时间、微光近视力与强光刺激后暗适应恢复时间、视网膜光感绝对值均有明显改善；提示井下作业人群对维生素 A 的需要量增高，适量补充维生素A对煤矿井下作业工人夜视功能有改善作用。

煤矿工人长期在井下作业易发生维生素A缺乏。蒋婉似等对煤矿工人调查分析，工人体内维生素A营养水平与膳食中摄入量不足有关，血清维生素A的测定值与膳食中视黄醇摄入量呈正相关，而膳食中视黄醇当量的摄入量与暗适应时间呈负相关，维生素A摄入量较低的工人暗适应时间延长。

宁鸿珍等用饱和试验法对煤矿井下工人维生素B_1、维生素B_2和维生素C的需要量的研究，结果表明，当摄入维生素B_1 3.49mg/d、维生素B_2 3.22mg/d、维生素C 118mg/d时，其4小时负荷尿中的排出量分别为491.5μg、1 256.8μg、26.8mg，与对照组比较差异显著。

煤矿工人长期在井下作业，不能接触阳光紫外线照射；因工作劳累，升井后大多不愿意参加户外活动，受紫外线照射的时间偏少；且饮食结构不合理，更不注意额外补充维生素D。普通人群维生素D正常水平一般在75～80nmol/L；有研究鲁南地区煤矿工人血清25-OH-D水平为(44.64 ± 32.65)nmol/L，血清维生素D水平偏低。所以，煤矿工人需要在升井后的时间里，增加室外业余活动机会，接受适当日光照射，以利于维生素D的体内合成；同时食物中的维生素D摄取量也要高于一般人群，必要时进行适量补充鱼肝油。对煤矿工人维生素D及相关生活方式因素调查结果表明，煤矿工人吸烟、饮酒率均较高；有、无吸烟史的矿工血清25-OH-D水平分别为(43.83 ± 26.89)、(40.48 ± 19.06)nmol/L，有、无饮酒史的矿工血清25-OH-D水平为分别为(45.82 ± 35.47)、(41.36 ± 23.02)nmol/L，受饮酒及骨折史等因素影响尚不明显，可能与病例数量较少有关。Supervia等研究认为，男性吸烟者血清25-OH-D水平明显低于不吸烟者。

第三节　矿工的合理营养及膳食

矿工特殊的作业环境和劳动过程，决定了矿工在劳动生产过程中经常接触到多种职业危害。由于他们从事开采的矿产种类、企业的规模、矿井设备条件和机械化程度等的不同，其所接触职业危害因素的种类和程度也有不同。但较多的情况是以上几种职业危害因素同时联合作用于人体，科学合理的营养供给是否充分既关系到矿工健康也关系到其工作效率。因此，矿工合理营养是一个社会亟待重视的问题。

为防止和减少职业危害对工人健康的不良影响，可以应用先进的科学技术不断改进生产设备和作业环境，以增进劳动卫生、防治职业病。此外，注重日常的营养以调整机体代谢增强体质，也是一项有重要意义的辅助措施。矿工作业劳动强度大，能量及各种营养素消耗多，要保护矿工的身体健康，改善其不合理的膳食营养，提倡合理营养，应调整其膳食结构，增加食物的多样性。

一、膳食营养素参考摄入量

（一）能量

劳动过程的热能消耗，主要受劳动强度和持续时间所决定，劳动条件和环境因素也有一定的影响。矿工种类很多，作业工序和岗位各异，而且各矿的机械化程度也有很大的差别，我国缺乏有关矿工在各种劳动情况下营养需要的实地调查和测定资料，因而确切地划分其劳动强度和热能消耗量是比较困难的。苏联早期曾根据劳动强度将工人分为四类，其中第三类为从事部分机械化劳动的工人，供给热能为 4 000kcal，我国矿工当时大致属于该类劳动强度。20 世纪 80 年代高应等对山西省几个煤矿进行了营养调查，发现矿工的热能摄入量一般在 3 600～4 200kcal 范围，平均约为 3 800kcal。通过对 30 名井下采煤工的观察，将每人每日热能摄入量调整为 4 080kcal，经一个月班期，体重没有明显增减的变化。2013 年中国营养学会专家委员会在制定中国居民膳食营养素参考摄入量时，将中国居民劳动强度分为轻、中和重三级，其中将矿工的劳动强度归为重体力活动。根据中国居民成年人膳食能量需要量估算值并考虑到矿工劳动强度大，作业持续时间长，其所接触的职业危害中大多使机体能代谢增强，故认为将热能供给量暂定 4 000kcal 较为合宜。以此为基础，根据实际情况可适当进行增减。

（二）蛋白质、脂肪及碳水化合物

蛋白质为构成机体的重要物质，也是许多具有重要生理作用物质如酶和激素等的主要组成成分，或为其生物合成提供必需的原料。水分在体内的正常分布和许多重要物质的运输，以及机体对外界某些有害因素保持高度的抵抗能力等也都是与蛋白质的营养水平有密切关系。按照我国新制定的中国居民膳食营养素参考摄入量，重体力劳动者蛋白质为 90g。但考虑到矿工除了劳动强度大外，在经常接触的职业危害中，有的增强机体蛋白质的分解代谢，或者增加氮的体外排出，或者提高某些生理活性物质的生物合成和个别氨基酸的特殊需要，因而使蛋白质的总需要量增加。故矿工的蛋白质供给量应适当提高为 120g，使蛋白质供给热能约为 480kcal，占到一日总摄入热能的 12% 以上，并应使动物性及大豆蛋白质的比重占到 1/3～1/2 为宜。

脂肪和碳水化合物，一般在营养素推荐摄入量中未作明确的数字规定，但在满足热能的情况下，它们分别供给的热量在一日总热能中应占有适当的比例。一般认为分别占到 20%～30% 及 60%～70% 较为合理。根据营养调查资料，由于我国居民膳食构成的特点，矿工也往往存在摄取碳水化合物过高而脂肪偏低的情况，应逐渐适当改进。脂肪为高热能食物，有较强的饱腹作用，可适当缩小食物的体积，并对增强膳食的感官性质、刺激食欲有重要意义。因而将脂肪提高至 100g，供给热能约 900kcal，占一日总热能的 25%，同时将碳水化合物供给量降至 650g，占一日总热能的 65% 较为合宜。井下作业的工人接触粉尘的人数可达到 100%，长期的粉尘暴露可引起肺部病变。因此，应增加黑木耳、蘑菇、菠菜、白菜、芹菜等蔬菜及各种水果的摄入，以增加膳食纤维促进粉尘吸附和排尘。

（三）维生素

维生素是体内重要的生理活性物质。维生素作为辅酶或酶的辅基，对某些特定的生化反应起关键催化作用，从而广泛参与各种物质代谢和生物合成。有的维生素则对提高机体免疫和防御功能起重要作用。矿工作业环境中经常接触的各种职业危害，大都影响到多种物质的代谢，其中也包括一些维生素的代谢。另外，高温作业的大量出汗导致水溶性维生素的排出和丢失，从而增加了这些维生素的消耗量和需要量。故对矿工各种维生素的供给量应全面考虑而予以适当提高。参考国内外有关资料，建议每日供给量可分别暂定为：维生素 A 1 000～1 500μgRE（3 300～4 500IU）；维生素 D 10μg（100IU）；维生素 B_1 3～5mg；维生素 B_2 3～5mg；维生素 C 150～200mg。可根据矿工接触职业危害的种类和程度，以及随出汗丢失情况而选择其低限或高限。维生素 A 供给量中，最好有 1/3 以上来自动物性食物。维生素 D 的主要天然来源不是食物，而是人体皮下的 7- 脱氢胆固醇，后者在日光紫外线照射下可转变为活性维生素 D_3。井下作业矿工大量时间在地下，日照时间少，地下坑道中光线比较暗，需要暗视力强，故膳食中提供一定量维生素 D 和现成的维生素 A 对增强皮肤抵抗力、保护视力、防止夜盲症、强化骨骼具有非常重要的意义。强噪声的工作环境中使人体高级神经系统和自主神经系统功能紊乱，因此应供给富含多种维生素的膳食，特别是应注意补充维生素 C 和 B 族维生素，以促进神经系统恢复。

（四）水及电解质

在矿工接触的主要职业危害中与无机盐代谢的联系一般较少，较突出的主要是高温作业时随大量出汗而引起的钠、钾、钙等无机元素和水分的丢失。通常情况下，一般成人每日需水量约为 1ml/kcal，钠和钾的需要量尚无明确定论。美国膳食营养素供给量（RDA）把钠和钾的需要量定为 1.1～3.3g 和 1.875～5.625g。普通膳食的成人一般每天摄入氯化钠 10g 左右。由出汗丢失的钠变动范围很大，为 20～50mmol/L，高温作业每天由汗排出钠可达 350mmol。为补充由汗液丢失的氯化钠，有人主张当摄水量超过 4L 时，可按每损失 1L 水给 2g 氯化钠进行补充。汗中主要无机元素的浓度是：氯 320mg%、钠 200mg%、钾 20～100mg%、钙 2.1～2.8mg%、镁 1.0mg%、铁 0.04mg%，还有其他微量元素。因此普遍主张在补充水和盐时，补充富含多种电解质的饮料，以有利于提高机体的耐热能力并预防水电解质平衡失调。高温作用业者因常常出汗而在短时间内丢失大量水及无机盐，因此应及时加以补充，以避免水和电解质的紊乱，可以汤补水和无机盐。

二、合理的膳食构成

我国居民的膳食构成对各类人群的划分还不是非常具体，对于各类特殊人群要达到平衡膳食受到了一定限制，尤其是强体力劳动的矿工表现得更为明显。据调查有的矿工一日谷类食物的摄入量达 1 000g 之多。高碳水化合物食物的比重过大，容易造成某些营养素摄取量的不足或过低。为使各种营养素达到供给量标准，并且相互之间有较好的平衡，必须注意食物结构的合理调整。根据计算，提出每人每月各类主要食物供应量作为参考（表 33-1）。

表 33-1 矿工每人每月各类主要食物供应量建议

食物种类	需要量 /kg	食物种类	需要量 /kg
谷类	21	蛋类	1.5
豆类及其制品	2	鱼虾	1.5
蔬菜	15	植物油脂	0.75
薯类	3	食糖	1
肉类	3		

以上食物构成可基本满足矿工热能及绝大部分营养素供给量的要求。来源于动物性食物和豆类的蛋白质可占到总蛋白质量的 35%；动物脂肪与植物油约各占 1/2；蛋白质、脂肪及碳水化合物三者的供热能比例约分别占到 12%、25% 和 63%。蔬菜中应多选用新鲜的有色叶菜类，一般蔬菜含有丰富的无机盐、维生素 C 和胡萝卜素。在此基础上，如果能增加适当奶类，如每天饮用 250ml 的纯牛奶，则对机体钙的摄取有更明显提高；此外，也要养成吃水果的习惯，水果除了能够为人体提供丰富的矿物质、维生素和膳食纤维外，其富含的生物

活性物质，如类黄酮物质等植物化学物具有多种生物学活性。按照以上食物构成膳食时，仍有几种营养素可能难以达到矿工的供给量要求，如维生素 A、维生素 B_2 及维生素 D 等。在动物食品中可适当包括一些动物肝脏等，必需时可通过营养强化的方法以提高其摄取水平。

三、膳食制度

由于矿工居住往往比较分散，用餐地点不统一，难以提出统一要求，并且矿工多为轮班作业，经过一定时间后进行轮换，故一般的早、中、晚三餐的概念已不完全适用于矿工。膳食制度和每餐的内容需根据工人的劳动节律进行自行调整安排。

一般大型的矿井，坑口距作业面常有很长路程，即使有矿车运送也需半小时以上，并且工作面较为分散，交通很不方便。因而矿工在井下一个工作日常需连续 9～10 个小时以上，下井前和出井后的两餐之间相隔长达 12～13 个小时，故在井下有一次营养质量较高的班中餐（食品）对保证矿工健康和劳动生产效率是十分重要的。班中餐（食品）不能仅满足于吃一些简单的食物达到充饥为目的，而应视作一项重要的保健措施。针对矿工的特殊营养需要，在通常膳食中不易满足或难以摄取到的营养素。另外，高温、潮湿、粉尘和有害气体经常是矿工面临的作业环境，在此类不利的环境中从事大强度劳动，随着大量出汗，消耗了大量维生素及矿物质。如果不及时补充则会引起机体水盐代谢紊乱，出现食欲不振、头晕、恶心等不良症状，严重者甚至会使血液浓缩，以致休克。因此，高热优质的班中餐可以提高矿工的免疫力，这可以在一定程度上起到预防感冒、风湿性关节炎、痛风、矽肺等常见职业病。因此，要充分重视班中餐（食品），必要时可进行某些营养素的强化。

国家非常关心矿工的生活，特别对井下作业工人能否吃好十分关注。原煤炭部曾明文规定对井下工人实行班中餐补助，但在各矿执行过程尚存在一定问题。许多矿对班中餐（食品）的重要意义认识不足，在实施中碰到一些困难，不能坚持由矿井食堂按照营养要求统一生产供应，而是把补助金直接发给工人自行分配，因而对预期的保健作用难以得到保证。由于携带不便，缺乏保温设备，井下又无加热条件，大多数工人自带一些面食、干粮充饥，这类情况比较普遍。甚至有部分工人完全依靠井上的两餐，下井不带食物，这是极不合理而有害健康的。因而矿工的班中餐（食品）供应问题仍是急待研究和解决的重要课题。其中主要涉及：班中餐（食品）的营养质量要求、经济价格、加热与保温、包装及运送及供应方式和经营管理等。从总的来看，应向营养定量化、方便化和集中生产供应的工业化发展较为理想。

班中餐（食品）中各种营养素供给数量及占一日总摄入量的比重，可随季节、市场供应情况及矿工井上两餐的营养质量而适当增减，最好在营养调查的基础上制定，以便使每日各种营养素总摄取量达到平衡膳食的要求。此外，对于夜班矿工的膳食尤其不能马虎。矿工经常倒夜班，打破了正常生活规律，食欲也往往欠佳。夜班一餐实际上成为他们三餐中最重要的正餐。因此，无论是原料的营养搭配还是主副食的烹调上需要格外下功夫，做到营养均衡，并且香甜可口，尽可能调动矿工的食欲，确保夜班矿工能够摄取充足的热量和全面的营养素。

塑料软包装的优点是封闭严密，可成批生产和适当存放，携带、运送及食用比较方便卫生，但价格仍较昂贵。如果在矿工食堂有专业营养工作人员指导进行计算和调配、合理加工和烹饪，以盒饭方式统一生产供应，只要解决保温和运送工具问题，在当前经济和设备条件下，可能更为经济与实惠而易于接受和推广。

关于三餐的分配比例，也应与矿工的劳动特点相适应。按热量计，下井前的一餐应内容丰富、尽量吃饱，可占到40%～45%；班中餐占25%～30%，体积不宜过大，营养素含量应相对较为浓缩，维生素C、B族维生素及各种矿物质含量丰富，足量的水果蔬菜，以补充维生素和盐分子矿物质损失的桔汁、茶水、矿泉水和盐汽水等都不能缺少；下班后的一餐占25%～30%，饭菜可较清淡，多吃一些新鲜蔬菜和凉拌菜等，应适于促进食欲和容易消化，多供一些汤类或稀饭，以便解渴和补充水分。此外，也要注意养成科学合理的饮食习惯，切忌暴饮暴食，戒烟限酒。

（宁鸿珍　唐咏梅　刘海燕　刘　辉）

参考文献

1. Saniye B，Fatma S，Yasemin B，et al. Energy expenditure and nutritional status of coal miners: A cross-sectional study. Archives of Environimental Occupational Health，2016，71：293-299.
2. 贺小春，董发勤．粉尘释放自由基的研究动态．工业卫生与职业病，2003，29（3）：187-190.
3. 宁鸿珍，关维俊，任磊，等．煤矿井下工人营养与水盐代谢的调查．中国工业医学杂志，2002，15（5）：280-281.
4. 宁鸿珍，关维俊，闫红，等．煤矿井下工人维生素B_1、B_2、C需要量初步探讨．实用预防医学，1998，5（6）：325-327.
5. CozmaLS. Nutrition and metabolism：cellular and extracellular antioxidant capacity and cardiovascular disease. Current Opinion in Lipidology，2007，18（1）：110-112.
6. 张淑敏．矽肺患者的血清硒及硒蛋白P．中国现代药物应用，2013，7（2）：30-32.
7. 黄亚北，韩颖，柴红修，等．煤工尘肺患者血清中蛋白参数的研究．职业与健康，2012，28（9）：1064-1065.
8. Costantini LM，Gilberti RM，Knecht DA. The phagocytosis and toxicity of amorphous silica. Amorphous Silica Phagocytosis，2011，6（2）：1-10.
9. 赵道昆，缪荣明．氧化应激反应在矽肺发病中的作用．职业与健康，2012，28（15）：1818-1820.
10. CozmaLS. Nutrition and metabolism：cellular and extracellular antioxidant capacity and cardiovascular disease. Current Opinion in Lipidology，2007，18（1）：110-112.
11. TahaW，ChinD，SilverbergAI，et al. Reduced spinal bone mineral density in adolescents of an ultra-othodox Jewish community in Brooklyn. Pediatrics，2001，107：E79.
12. 王艳军，王明科，丁猛，等．噪声和高温对机体健康影响的复合效应．现代生物医学进展，2014，14（26）：5175-5179.
13. 连星烨，孟增东．不同地区光照量与人体维生素D水平及骨密度之间的关系．中国骨质疏松杂志，2012，18（2）：183-187，165.
14. 杨荣华，王栓科，吴国兰，等．井上、井下矿工跟骨定量超声测定分析．中国骨质疏松杂志，2004，10（1）：59-60.
15. 朱雄，吴国兰．煤矿井下环境对矿工跟骨定量超声及骨代谢的改变．中国社区医师，2010，12（14）：150.
16. Jeffrey BG，Neuringer M. Age-related decline in rod phototransduction sensitivity in rhesus monkeys fed an n-3 fatty acid-deficient diet. Invest Ophthalmol Vis Sci，2009，50（9）：4360-4367.
17. 罗丽华，杜鹏，杨昌林．夜间视力与机体相关营养素．解放军预防医学杂志，2008，26（5）：382-385.
18. 陈卡，糜漫天，余小平．牛磺酸对大鼠视网膜光化学损伤的保护作用研究．第三军医大学学报，2005，27（9）：881-884.

19. 杨荣华，王栓科，吴国兰，等. 井上、井下矿工跟骨定量超声测定分析. 中国骨质疏松杂志，2004，10(1)：59-60.
20. 李占山，胡金梅，周瑞华. 维生素 A 对煤矿井下作业人员夜视功能的影响. 华北煤炭医学院学报，2002，4(4)：409-411.
21. 邓明明，孙林岩，孙林辉，等. 煤矿工人反应时、暗适应测试与事故倾向调查. 工业工程与管理，2013，18(6)：102-106.
22. 李晓双，董克习，邵作峰，等. 鲁南地区煤矿工人血清 25-OH-D 水平检测及相关因素分析. 山东医药，2010，50(35)：23-25.
23. McGartlandCP，RobonPJ，MurraryLJ，et al. Fruit and vegetable consumption and bone mineral density：the Northern Ireland Young Hearts Project. Am J Clin Nutr，2004，80(4)：1019-1023.
24. 中国营养学会. 中国居民膳食营养素参考摄入量. 北京：科学出版社，2014.
25. 葛可佑. 中国营养科学全书. 北京：人民卫生出版社，2004.
26. Soydal U，Yıldırım R，Aycan S. The nutritional characteristics and the prevalence of iron deficiency anemia among workers in Soil and Fertilizer Research Institute at Ankara. Turkish Journal of Nutrition and Dietetics，2001，30：25-34.
27. 杨莹，王世平. 特殊人群膳食营养状况的实证研究—以煤矿井下工人为例. 湖北农业科学，2012，51：1234-1236.
28. Sarikaya S，Ozdolap S，Mungan AG，et al. Effect of underground working on vitamin D levels and bone mineral densities in coal miners：A controlled study. J Int Med Res，2006，34：362-366.
29. Wilhelm Filho D，Avila SJ，Possamai FP，et al. Antioxidant therapy attenuates oxidative stress in the blood of subjects exposed to occupational airborne contamination from coal mining extraction and incinerat on of hospital residues. Ecotoxicology，2010，19：1193-1200.
30. 董国香. 矿工营养膳食与职业健康浅析. 中国食品安全，2015，9：83.
31. Sarikaya S，Ozdolap S，Mungan AG，et al. Effect of underground working on vitamin D levels and bone mineral densities in coal miners：A controlled study. J Int Med Res，2006，34：362-366.
32. Afaokwah AN，Owusu WB. The relationship between dietar intake，body composition and blood pressure in male adult miner in Ghana. Asian Journal Clinical Nutrition，2011，10：1-13.

第三十四章

农牧渔民营养

农牧渔民是我国人口的主要组成部分，《中华人民共和国 2017 年国民经济和社会发展统计公报》数据显示 2017 年末中国大陆总人口 139 008 万人，乡村人口 81 347 万人，其中农民工总量 28 652 万人，实际乡村人口 57 661 万人；渔业人口 2 016.96 万人，其中传统渔民 678.46 万人，渔业从业人员 1 414.85 万人。牧民多数分布在内蒙古自治区、新疆维吾尔自治区、西藏自治区、青海省等地区，从事牧业的民族主要是蒙古族、哈萨克族、藏族等。《中国居民营养与健康状况监测（2010—2013 年综合报告）》中提示，调查人口中，农牧渔水利生产人员占 32.8%，中小城市、普通农村和贫困农村占比最多的职业均为农牧渔水利生产，有 48.0% 的农村调查对象从事农林牧渔水利生产。可见农牧渔民是普通居民中主要群体，他们是发展国民经济的主力军。

农牧渔民的劳动是在特殊环境下的特殊作业，对于不同环境下的各种作业能量消耗、营养素的需求与代谢的调查研究，是制定农、牧、渔民营养供给标准和合理膳食结构指导原则的依据。提高农牧渔民营养知识水平，保障他们达到合理营养，不断提升健康水平，既是实现全面小康的现实需要，也是实现中华民族伟大复兴的重要标志。

第一节　农民的营养问题

一、现代农民的劳动特征

（一）农民劳动的时间、强度有明显的季节性特点

农民劳动必须遵循生物的生长发育规律，在生物的不同生长发育阶段，对农业生产的劳动量、劳动紧张程度不同。在农作物播种季节、收获季节或出现自然灾害时期，农业劳动的强度大，劳动时间长。在日常管理期间，农业劳动的强度和劳动时间长度的需求，相对要少得多、短得多，农闲季节几乎无农活可做。

（二）农业机械化自动化的发展导致农民生产方式多样化

随着农业机械化、自动化的发展，现代农民劳动的工种日趋多样化，各工种的劳动强度也随着机械化操作发生不同程度的变化。经济发达的国家与地区，农业生产组织形式以庄园式大规模机械化作业为主；在发展中国家，农民除了从事农业生产之外，常兼职承担旅游向导，或开办“农家乐”或改革农产品门类，开发新的种植业或兼营家畜、家禽养殖业等。在中国有相当多的农民已脱离农业生产，从事建筑、制造等工种，据统计 2016 年农民工总量 28 652 万人。

（三）不同工种接触有害物质有差异

农业生产过程中，不同工种与作业，其劳动强度与接触有毒、有害物质也截然不同，比较普通的是接触各种农业杀虫剂、化肥，还有一些工种，要接触到有机粉尘、真菌种籽等。农民种植的作物不同，其田间管理、收获采摘等劳动体位、强度差异也很大，诸如采摘茶叶、青椒、茄子、豆角、西红柿与水果就各不相同。

综上所述，现代农民劳动，不仅要考虑其工种的复杂与多样，还要关注其劳动环境，可能接触的多种有害、有毒物质等影响身体健康的因素。

二、农业劳动的能量消耗

农民农业劳动内容很多，以能量消耗值大小分类劳动强度，表 34-1、表 34-2 中项目多属重强度劳动和超重强度，其余均属中等强度，没有轻劳动，农业中的一些主要劳动项目的强

表 34-1　农业劳动的能量消耗[单位：kcal/(m^2•min)]

男性		女性	
机械性劳动		非机械化劳动	
拖拉机手驾驶拖拉机	2.1	清场地	3.8
耕地	6.8	挖地	4.6
扛袋	4.7	播种时挖坑	4.3
喂牲畜	3.6	种根茎类作物	3.9
修篱笆	5.0	除草	2.9
在热带区劳动		薅草	4.4
用手挤奶	2.9	用砍刀割草	5.0
施肥	5.2	播种	4.0
扛肥料	6.4	打谷	5.0
收割		捆扎稻子	4.2
割高粱穗	2.1	收根茎类作物	3.1
拔红薯	1.6	采咖啡	1.5
扬谷	3.9	簸玉米或米	1.7
称粮时扛袋	3.7	从树上采摘水果	3.4
粮袋装车	7.4		
砍甘蔗	6.5		
清场（按不同地形）	2.9～7.9		
除草	2.5～5.0		
砍树枝	4.8		
扎捆篱笆桩	2.7		
扎篱笆	3.6		
劈篱笆桩木头	4.2		
削篱笆桩木头	4.0		
挖篱笆桩洞	5.0		
栽种	2.9～4.0		
大砍刀割草	4.7		
挖渠	5.5		
喂牲畜	3.5		

引自：特殊营养学. 第 2 版.

度很大、能量消耗大。由于农民在一个劳动日内，劳动中休息时间较多，故平均劳动强度不大，农业劳动强度基本上属于中等强度和轻强度。农业劳动的能量消耗见表 34-1、表 34-2。

表 34-2 集体农庄庄员和国营农场工人职业劳动的一昼夜能量消耗量 /kcal

工种	一昼夜能量消耗量
拖拉机手	2 900～3 000
农人（用犁耕地）	4 700～5 000
春天种蔬菜工作	4 100～4 400
刈手（用大镰割）	7 200
机器割谷	3 600
捆束	3 500～3 600
秋天收获蔬菜工作	3 800～4 700

引自：特殊营养学．第 2 版．

三、农民的营养现况与存在问题

随着社会经济、科学技术的发展，农业生产也有了长足进步，从事该行业的生产者，其生产方式、个人经济收入与生活水平也有明显变化和提高，他们的膳食结构、营养水平以及与之相关的疾病谱方面，均发生了显著变化。《中国居民营养与健康状况监测 2010—2013 年综合报告》结果表明，中国农村居民营养与健康状况有以下三点重要提示：

（一）中国农民的膳食结构特点

分析“综合报告”所提供的数据，可见 2002—2012 年中国农村居民的膳食结构中有以下特点和趋势（表 34-3）：

（1）我国农民膳食以粮谷类为主，粮谷类、薯、豆类占食品总量比例高达 45.97%，占能量比例 62.3%。

（2）粮谷类摄入总量略有减少，其他谷类减少 41.72%，薯类摄入量下降 12.9g，大豆、薯类、杂豆摄入不足且呈下降趋势，值得关注。

（3）蔬菜类摄入量减少了 29.5g，水果、坚果摄入量略有减少，蔬菜类、水果、坚果摄入量仍然不足。

（4）畜禽肉摄入量增加 12.5g，增加明显；蛋类、奶类摄入量基本持平；鱼虾摄入量减少 35.02%。畜禽肉摄入过量且呈明显增加趋势，蛋类、奶类、鱼虾摄入量严重不足且呈下降趋势。

（5）油脂摄入量 41.0g，食盐摄入量 10.7g，与 2002 年基本持平，油脂、食盐摄入仍然过量。

（二）农民能量和主要营养素摄入量（每标准人日）

2010—2013 年中国农民的能量和主要营养素摄入量有以下特点和趋势（表 34-4）：

（1）能量（2 286.4kcal）近 30 年摄入逐年下降，减少 222.6kcal，能够满足机体的需要，能量的营养素来源基本合理，动物性食物提供能量呈上升的趋势。

（2）蛋白质供能比（11.2%）达到中国营养学会推荐成人蛋白质摄入量占总能量的 10%～12% 的标准，10 年间比较稳定，但来源豆类的比例略有下降，来源于动物性食物比例呈上升

表 34-3 1982—2012 年农民食物摄入量变化情况 /g

食物种类	1982 年	1992 年	2002 年	2012 年	1982—2012 年	2002—2012 年
米及其制品	217.0	255.8	226.0	222.7	5.7	−3.3
面及其制品	177.0	189.1	147.4	150.4	−26.6	3.0
其他谷类	137.0	40.9	30.2	17.6	−119.4	−12.6
薯类	228.0	108.0	55.7	42.8	−185.2	−12.9
干豆类	10.1	4.0	4.1	3.7	−6.4	−0.4
大豆及其制品	2.9	6.2	14.2	9.4	6.5	−4.8
深色蔬菜	84.0	107.0	91.8	74.7	−9.3	−17.1
浅色蔬菜	238.0	199.6	193.8	181.4	−56.6	−12.4
腌菜	14.8	10.8	10.9	3.1	−11.7	−7.8
水果	24.4	32.0	35.6	32.9	8.5	−2.7
坚果	1.7	3.0	3.2	2.8	1.1	−0.4
畜禽类	22.5	37.6	68.7	81.2	58.7	12.5
奶及其制品	7.3	3.8	11.4	12.1	4.8	0.7
蛋及其制品	3.8	8.8	20.0	19.4	15.6	−0.6
鱼虾类	6.6	19.2	23.7	15.4	8.8	−8.3
植物油	9.3	17.1	30.1	33.7	24.4	3.6
动物油	5.6	8.5	10.6	7.3	1.7	−3.3
糖淀粉	3.1	3.0	4.1	5.9	2.8	1.8
食盐	13.2	13.9	12.4	10.7	−2.5	−1.7
酱油	6.5	10.6	8.2	6.8	0.3	−1.4

引自：中国居民营养与健康状况调查报告之一——2002 综合报告，中国居民营养与健康状况监测 2010—2013 年综合报告.

表 34-4 农民能量与主要营养素的摄入变化

营养素种类	1982 年	1992 年	2002 年	2012 年	1982—2012 年	2002—2012 年
能量 /kcal	2 509.0	2 294.0	2 295.5	2 286.4	−222.6	−9.1
蛋白质 /g	66.6	64.3	64.6	63.6	−3.0	−1.0
脂肪 /g	39.6	48.3	72.7	76.2	36.6	3.5
碳水化合物 /g	—	—	341.6	338.6	—	−3.0
膳食纤维 /g	8.7	14.1	12.4	10.9	2.2	−1.5
视黄醇 /μg	32.7	94.2	123.1	125.1	92.4	2.0
硫胺素 /mg	2.6	1.2	1.0	1.0	−1.6	0
核黄素 /mg	0.9	0.7	0.7	0.7	−0.2	0
抗坏血酸 /mg	138.0	102.6	90.8	75.7	−62.3	−15.1
钙 /mg	750.0	378.2	369.6	321.4	−428.6	−48.2
铁 /mg	38.6	22.4	23.1	21.21	−17.39	−1.89
磷 /mg	1 644.0	1 047.6	981.0	937.1	−706.9	−43.9

引自：中国居民营养与健康状况调查报告之一——2002 综合报告，中国居民营养与健康状况监测 2010—2013 年综合报告.

的趋势，优质蛋白占蛋白质来源29.9%；脂肪摄入量明显增加，1982—2012年摄入增加36.6g，2012年脂肪供能比（29.7%）接近中国营养学会推荐成人脂肪摄入量占总能量的20%～30%的上限，供能比明显提高，来源于动物性食物脂肪为37.4%；碳水化合物1992—2012年供能比明显下降，2002—2012年供能比呈稳定趋势，膳食纤维摄入仍然不足。

（3）维生素A、维生素B_1、维生素B_2、烟酸和维生素C摄入不足，维生素A、维生素C摄入量呈下降趋势。钙摄入量占适宜摄入量40.17%，且有下降趋势，钾摄入不足，铁、锌、硒接近或达到适宜摄入量。钠的摄入量为适宜摄入量370.317%，摄入超标但呈下降趋势；微量营养素摄入不足和过量的问题依然存在。

（三）营养相关慢性病患病率持续上升

随着经济社会快速发展，农民生活水平明显提高，不合理的生活方式和饮食行为，导致营养相关慢性病患病率持续上升。据统计2012年农民超重、肥胖率分别为27.8%、10.5%，比10年前分别上升7.2%、4.5%；高胆固醇血症患病率由2.4%上升到9.7%，高三酰甘油血症患病率由10.9%到21.9%，低高密度脂蛋白胆固醇（HDL-C）血症患病率由7.5%上升到19.7%，高低密度脂蛋白胆固醇（LDL-C）血症患病率由2.0%上升到11.0%；高血压患病率为18.6%上升到23.5%。

近些年，一些城乡居民的膳食、营养与健康状况调查所提供的农民膳食结构与营养状况的资料与综合报告特点和趋势基本类同。但是，由于我国各地区农村经济社会发展不均衡性，反映在他们的膳食结构、营养水平以及与之相关的疾病谱方面有所不同。如普通农村居民每日谷类摄入量（373.3g）低于贫困农村居民每日摄入量（429.5g），而蔬菜（273.8g）、水果（35.4g）、肉类（89.2g）高于贫困农村居民每日摄入量（216.5g、29.4g、63.6g），奶类及其制品、蛋类、鱼虾类、油每日摄入量高于贫困农村居民摄入量。普通农村居民每日能量摄入量（2 264.2kcal）、碳水化合物每日能量摄入量（326.7g）低于贫困农村居民每日摄入量（2 335.9kcal、365.7g），而其他主要营养素普通农村居民每日摄入量多高于贫困农村居民每日摄入量。加之存在膳食结构欠合理、营养素失衡等问题，导致普通农村居民营养相关疾病患病率与贫困农村居民患病率有所不同。如表34-5所示，普通农村居民贫血患病率（9.0%）低于贫困农村居民（11.5%），而超重、肥胖、高血压和血脂异常患病率明显高于贫困农村居民。

表34-5　中国普通农村居民和贫困农村居民营养相关疾病患病率比较（中国标准，%）

营养相关疾病	农村	普通农村	贫困农村
贫血	9.7	9.0	11.5
超重	27.8	28.7	25.8
肥胖	10.5	11.3	8.7
高胆固醇血症	4.3	4.7	3.5
高三酰甘油血症	12.2	12.7	10.9
高血压	23.5	24.3	21.6

引自：中国居民营养与健康状况监测2010—2013年综合报告．2016.

第二节　牧民的营养问题

一、牧民的劳动环境和作业特点

国内牧民多数分布在内蒙古自治区、新疆维吾尔自治区、西藏自治区、青海省等地，各地牧民有其各自的特点，但大多生活在地广人稀的地区。传统的牧民劳动环境和作业有以下共同特点：第一，劳动环境较差。传统草原畜牧业是全年放牧、季节转场、靠天养畜的游牧经营方式，牧民在从高山到平原（沙漠）的季节草场上，一年四季跟随畜群放牧，气候变化和气象条件变化大。夏季高温酷暑、风吹日晒，冬天冰天雪地、寒冷刺骨，长年接触大量紫外线。第二，劳动强度较大。主要是露天作业，在山上放牧时经常遇到气象骤变，如暴风雪袭击或飞沙走石，恶劣天气下照看和引导畜群的劳动强度极大。第三，生活和作业的卫生条件较差。放牧时，牧民居住较分散，住宿简陋，时常转场，给卫生资源的配置带来一定的困难，有病时不能及时得到医治。常饮用没有消毒的涝坝积水、雨水、雪水和河流水，有时人畜饮用同一水源，饮水安全存在一定问题，给人畜共患传染病提供机会。第四，易形成不良的生活习惯。寒冷的天气致使牧民喜欢饮滚烫的奶茶，盐的摄入量高。恶劣的气候条件及放牧时的孤独，使得牧民易形成吸烟、饮酒等不良习惯。

自二十世纪八十年代起，国家开始推进游牧民定居工程，传统的单纯畜牧业生产方式向冷季舍饲、暖季放牧的生产方式转变，大多数牧民实现定居，劳动环境有了明显改善，生产劳动方式也从原先的单纯放牧模式，向多元化方向发展，包括种植业、加工业、服务业等，牧民的劳动呈现多样化。牧民特殊的作业环境及生活方式，导致其所需能量和各种营养素以及食物的摄入有一定特点，而对牧民的营养状况进行深入研究，对维护牧民的健康具有重要意义。

二、牧民的营养现状

新疆、内蒙古、青海等地曾分别对哈萨克族牧民、蒙古族牧民、高原藏族牧民以及其他牧民作过营养相关调查，但总体来说资料不多，其中关于新疆维吾尔自治区哈萨克族牧民营养状况的资料相对丰富，故此处以哈萨克族牧民的情况为主介绍牧民的营养现状。

20世纪50年代调查新疆传统的哈萨克族游牧牧民发现，牧民的食物单一，主要食品是奶、奶制品（牛、马、羊奶及其制品）、砖茶和肉（牛羊肉为主，也辅以野生动物肉），粮食、植物油和其他食品很少，尤其新鲜蔬菜和水果罕见。奶与奶制品以鲜奶计算，每天摄入量在260～1 000ml。

改革开放以来，随着经济社会发展和各级政府高度重视，牧民定居进展加快，以新疆为例，截至2012年底，牧民累计定居18.69万户，定居率达78.0%。定居点牧民生产多元化，牧民的生活条件好转，饮食方面也随之变化。牧民的食物种类增多，谷类摄入增加，粮食摄入量逐渐替代奶与肉，特别是蔬菜、水果种类和摄入量明显增加，畜肉的摄入量降低，鸡肉、鸡蛋、鱼的摄入增加。2014年对新疆沙湾地区1 097名哈萨克族牧民的调查结果显示（表34-6），哈萨克族居民谷类食物摄入已超过推荐量，蔬菜、水果、豆类、水产类和蛋类食物仍明显摄入不足。奶类接近推荐摄入量，肉类则远超过推荐摄入量，食盐的摄入量更是高达19.2g。该人群能量及营养素摄入情况见表34-7。哈萨克族人群的膳食模式分四类：以小麦、稻米和奶类食物为主的“谷奶类模式”(36.0%)，以蔬菜、奶类和畜肉类食物为主的“蔬奶类模式”(31.4%)，以小麦、畜肉类和奶类食物为主的“谷肉类模式”(25.3%)，以小麦类食物为主的“谷类模式”(7.3%)。所有调查对象中 57.0% 的人存在中等程度的蔬菜水果摄入不足和谷类、调味品摄入过量；28.1% 的人摄入过量问题较少，但存在一定程度的蔬菜水果、豆类和蛋类摄入不足。

表 34-6　新疆沙湾地区哈萨克族居民各类食物摄入情况

食物	摄入量 /g	食物	摄入量 /g
谷类	544.2 ± 168.6	水产类	1.5 ± 13.5
薯类	67.3 ± 20.8	蛋类	11.4 ± 32.3
蔬菜	210.1 ± 108.2	奶类及其制品	283.3 ± 145.3
水果	23.9 ± 87.3	动物脂肪	7.6 ± 10.6
豆类及其制品	0.4 ± 6.0	植物油	36.3 ± 16.0
肉类	95.8 ± 100.6	盐	19.2 ± 8.9

引自：木拉提，丁玉松，郭淑霞，等. 2016. 膳食营养与新疆哈萨克族代谢综合征之间的关联研究. 营养学报，38(1)：9.

表 34-7　新疆沙湾地区哈萨克族居民能量与营养素摄入情况

能量或营养素	摄入量	能量或营养素	摄入量
能量 /kcal	2 747.1 ± 702.0	锌 /mg	17.4 ± 6.1
蛋白质 /g	103.9 ± 30.4	硒 /μg	62.8 ± 25.9
脂肪 /g	50.1 ± 17.1	钠 /mg	5 859.0 ± 5 112.1
碳水化合物 /g	489.2 ± 140.7	钾 /mg	2 476.5 ± 647.8
膳食纤维 /g	18.4 ± 8.2	维生素 A/μg	488.7 ± 365.7
胆固醇 /mg	207.7 ± 159.1	维生素 C/mg	54.9 ± 36.7
钙 /mg	861.1 ± 314.2	叶酸 /μg	202.1 ± 73.1
铁 /mg	28.5 ± 8.0		

引自：木拉提，丁玉松，郭淑霞，等. 2016. 膳食营养与新疆哈萨克族代谢综合征之间的关联研究. 营养学报，38(1)：9.

上述调查研究结果提示，新疆牧民膳食的特点是：①以粮谷类为主；②谷类、肉类食物摄入量过多；③蔬菜、水果、豆类、水产类和蛋类食物仍明显摄入不足；④食盐摄入量高。

三、牧民营养与健康及疾病的关系

对新疆哈萨克牧民疾病与饮食关系研究源于 20 世纪 50 年代，七八十年代研究范围逐渐扩大，近些年来，对新疆哈萨克牧民高发疾病与营养关系的研究深入到分子水平，研究主要结果如下：

(一) 食管癌

新疆哈萨克族食管癌年死亡率达 89.82 人 /10 万，居全国各民族之冠。哈萨克族牧民集居的县死亡率最高，如托里县(90.75 人 /10 万)、新源县(42.57/10 万)。新疆食管癌死亡水平高于全国平均水平(14.95 人 /10 万)者共 36 个县，其中 25 个县均系哈萨克族牧民集居的县。

有学者对国内食管癌危险因素的文献进行 meta 分析发现饮酒、热烫饮食、腌制饮食、辛辣饮食、油炸饮食、高盐饮食、霉变饮食、硬质饮食、快速进食和不规律饮食均为食管癌发生的危险饮食因素。哈萨克族牧民的传统饮食习惯中主食是馕，主要副食是酸奶疙瘩与烟熏干肉，都是粗而硬的食物，易致食管上皮的不同程度损伤，使其失去屏障作用而有利于致癌物的入侵；牧区寒冷的天气使得哈萨克族牧民喜欢饮烫的奶茶，尽管有研究显示茶叶中的活性成分对肿瘤有保护作用，但茶的饮用量及种类与食管癌的关系结论尚不一致，国内外较为一致的观点则是长期饮用高温茶水导致的反复热损伤会增加食管癌的罹患风险。近年来哈萨克族牧民的饮食发生很大变化，但食用馕、酸奶疙瘩、烟熏肉及饮用奶茶的习惯并未改变。多项研究结果显示哈萨克族牧民摄入畜肉类、谷类和奶类较多，新鲜蔬菜和水果很少，以至蛋白质、胆固醇、铁和维生素 A 的摄入明显偏高，维生素 C、硫胺素和维生素 E 的摄入不足，维生素 B_6 和叶酸的摄入量分别相当于膳食营养素参考摄入量（DRIs）的 29.38% 和 11.37%，摄入严重不足，膳食中一些对预防癌症有益的微量营养素平均摄入水平仍较低，其中叶酸的缺乏可能通过扰乱正常 DNA 甲基化、合成和修复增加食管癌发生的风险。

中国食管癌高发区主要分布在河流两岸、两河之间，在河流交汇处形成高发中心。其中，新疆西北部的哈萨克族食管癌高发区集中在额尔齐斯河、多伦多河两河之间，饮用池塘水、河水等地面水可使食管癌发病风险增高。虽然目前大多牧民已实现定居，但每年暖季仍有相当一部分牧民进行游牧，多以饮用河水为主，成为食管癌发生的又一危险因素。有研究人员曾对哈萨克族牧民的常用食物馕、烟熏肉和酸奶疙瘩进行检测，检出多环芳烃、亚硝胺和黄曲霉毒素等化学致癌物，这些食物在致癌性初筛试验中也见到阳性结果。尽管近年来相关食物的检测结果未见进一步报道，但哈萨克族牧民的这些饮食习惯仍然保留，因此食品的化学致癌物可能也是其食管癌高发的危险因素。综上，热、粗、硬的主副食，缺乏充足的新鲜蔬菜和水果导致微量营养素的不平衡，以及不洁的水源和食品的化学致癌物污染是哈萨克族牧民食管癌高发的重要膳食营养因素。

近年对哈萨克族食管癌易感基因研究较多，例如叶酸代谢基因多态如亚甲基四氢叶酸还原酶基因（MTHFR）677C/T 和 1298A/C，致癌物代谢基因多态如细胞色素 P450 基因（CYP）和谷胱甘肽 S- 转移酶基因（GST），DNA 修复基因多态如 hOGG1 基因 1245C/G，细胞周期控制基因多态如 P53 基因第 72 位密码子 G/C；细胞凋亡相关基因多态如食管癌相关基因 2（ECRG2）等，并取得一定进展。亚甲基四氢叶酸还原酶 MTHFR 多态性与哈萨克族食管癌的关系发现，亚甲基四氢叶酸还原酶 MTHFR1298A-C 单核苷酸多态性与哈萨克族食管癌发生无显著关联，但 MTHFR1298AC 和 CC 基因型对吸烟、饮酒习惯增加食管癌发生风险作用有放大效应。

另外有研究显示，膳食摄入情况与膳食模式对食管鳞癌患者的食管菌群有影响，食管鳞癌患者食管黏膜与正常食管黏膜菌群不同，食管鳞癌伴发菌群多样性降低与菌群紊乱，因此膳食影响与食管菌群的改变可能与食管癌的发生有关。

上述食管癌相关基因与对膳食代谢的影响，及膳食因素对食管癌相关基因表达及食管菌群的作用尚需进一步研究，其对揭示哈萨克族牧民食管癌高发的机制将有一定意义。

（二）高血压

新疆哈萨克族牧民高血压患病率，20 世纪 70 年代的调查报告为 6.6%～13.9%，80 年代调查结果是 14.6%。2005 年对新疆沙湾地区 1 120 名 18 岁及以上哈萨克族居民进行高血压的现况调查，高血压患者 431 名，患病率为 38.52%（标化率为 37.91%）。哈萨克族聚居的新疆塔城地区和丰县，30 岁以上人群高血压的患病率为 55.09%，哈萨克族人平均收缩压为(148±34.12)mmHg，舒张压为(91.10±18.14)mmHg。内蒙古某地蒙古族牧民高血压粗患病率 49.8%，标化患病率 50.6%，远高于当地农民(27.9%，25.8%)。我国自 20 世纪 50 年代以来对人群高血压进行过 3 次普查，1959 年患病率为 5.11%，1979 年为 7.73%，1991 年为 11.88%，呈明显上升趋势。2002 年“中国居民营养与健康状况调查”显示我国成人高血压患病率为 18.8%，2016 年我国 18 岁及以上成人高血压患病率为 25.2%。结果表明哈萨克牧民高血压患病率明显高于全国水平，且呈现增高趋势。

运用流行病学方法，调查分析同一地区不同民族、同一民族不同地区的牧民饮食习惯、膳食结构、营养水平，发现膳食中营养素不平衡、高蛋白质、高脂肪、低维生素 C、高盐，可能与哈萨克族高血压发生高发有密切关系。新疆哈萨克族一项病例对照研究结果显示超重、肥胖、口味偏咸、食用腌肉≥6 月 / 年、饮用奶茶≥10 碗 / 天和高血压家族史是影响哈萨克族高血压高发的 6 个重要危险因素，详见表 34-8。哈萨克族食盐的平均摄入量高达 19g/d，这与哈萨克族居民特殊的饮食习惯有关，“馕 + 奶茶”是该民族每天必需的膳食搭配，馕的制作中会加入食盐，奶茶中也有食盐的加入，除此之外，低水平的经济状况和游牧的生活方式及习惯是该民族摄入大量腌制畜肉的主要原因。因此，哈萨克族居民日常饮食中食盐的含量明显偏高，成为高血压发生发展的重要危险因素。

表 34-8 哈萨克族高血压危险因素的非条件 Logistic 回归分析结果

变量	β 值	SE	χ^2 值	P 值	OR(95%CI)
口味偏咸	1.33	0.25	28.81	<0.001	3.77(2.33～6.16)
食用腌肉≥6 月 / 年	0.89	0.37	5.91	0.015	2.44(1.19～5.03)
肥胖	1.62	0.32	25.99	<0.001	5.07(2.72～9.46)
超重	0.73	0.27	7.20	0.007	2.08(1.22～3.55)
饮用奶茶≥10 碗 / 天	0.69	0.27	6.46	0.011	2.01(1.17～3.38)
高血压家族史	0.64	0.24	7.32	0.007	1.89(1.19～2.99)

引自：芮东升，郭恒，张景玉，等. 2014. 膳食与行为因素及交互作用和新疆哈萨克族原发性高血压的关系. 中华高血压杂志，22(5)：479-482.

在对新疆哈萨克族高血压与血管紧张素转换酶基因插入 / 缺失(insertion/deletion，I/D)多态性的关系研究发现，高血压患者血管紧张素转换酶基因插入 / 缺失(ACE I/D)的 DD、ID、II 等 3 种基因型的频率分别为 43.71%、34.44%、21.85%。D 和 I 2 种等位基因频率分别为 60.93%、39.07%，当哈萨克族个体携带 DD 基因型时，患高血压的危险度上升；携带 ACE I/D DD、ID 基因型还可以与其他环境危险因素发生交互作用，增加个体患高血压的危险度，哈萨克族 ACE I/D DD 基因型可能与吸烟、饮酒、摄入过量食盐等发生交互作用而增加该人群个体患高血压的危险度。长期食用腌制肉，超重和肥胖与 DD、ID 均发生交互作用增加人群个体患高血压的危险度。对比哈萨克族高血压患者与健康受试者发现，哈萨克族高血压患者 DNA 启动子区 CpG 岛整体表现为高甲基化状态，导致这些启动子区发生高甲基化的重要基因又与脂肪代谢、脂类沉积和血脂水平，血管、脉管系统发展以及蛋白酶、钙通道及代谢有关，为研究哈萨克族高血压提供了基础依据。

(三) 冠心病

新疆哈萨克族牧民的冠心病患病率，1960 年调查为 16.3%，1972 年调查为 14.0%，处于国内较高水平。从膳食因素考虑，可能与高脂肪（特别是摄取大量动物脂肪）、低纤维素、低维生素 C 有关。何秉贤等曾对汉族、哈萨克族、蒙古族三种民族进行调查分析，汉族农民冠心病检出率为 6.8%，而哈萨克族、蒙古族牧民分别为 11.74% 与 14.78%。分析其膳食构成，少数民族牧民以肉食为主，动物性脂肪占供热量的 1/3 以上，而维生素 C 摄入量仅 16mg，而汉族农民动物性脂肪占供热量的 1/7，维生素 C 摄入达 126mg。内蒙古西苏旗牧民、甘孜高原藏族牧民冠心病检出率也很高，调查者们认为，以肉为主食的膳食结构是冠心病发生的主要因素。

综上，牧民由于其生活作业环境特点而具有特殊的生活方式和膳食习惯，目前的膳食中主要以粮谷类和肉制品为主，奶制品摄入量充足，蔬菜水果和水产类摄入量少，高蛋白和高脂肪及高盐的饮食在整个膳食中占较大的比例，食用酸奶疙瘩、烟熏肉及饮用奶茶的习惯仍然存在，这些膳食特点一定程度上对牧民的健康造成不利影响，部分膳食因素还与不良行为发生交互作用增加对健康的危险性。故通过多种途径进行健康教育，改变牧民的不合理膳食，适当减少谷类及肉制品的摄入，增加新鲜的蔬菜水果的摄入，饮用奶茶时避免高温饮用并减少盐的摄入，减少腌制及风干肉的食用，保证饮用水的清洁及食品的新鲜卫生，对促进牧民的健康水平均具有重要意义。

第三节 渔民的营养问题

一、渔民劳动与生活特点

渔民劳动与生活的特点表现为以下几点。第一，劳动强度大，作业环境差。渔民每年在开渔期一般连续作业 8 个月左右，且常常昼夜连续工作，劳动强度大，休渔期劳动强度相对较轻；渔民工作休息空间受限，通风情况较差，船体颠簸，昼夜温差较大，白天舱内闷热，湿度大，舱外紫外线强烈，晚上舱内湿冷。第二，劳动生活条件艰苦，易形成不良饮食、行为习惯。海岛地区一般地处偏远，淡水资源紧缺，渔民饮水以井水、自流水为主，出海渔民则在舱内储存淡水供饮用，饮用水很容易受到污染，清洁饮用水不能得到保证；渔民食物来源受限，新鲜蔬果摄入少，膳食脂肪比例较高，易形成不良的饮食习惯。海上情况复杂，突发事件较多，作业风险大，生活单调枯燥，缺乏休闲娱乐设施和活动，渔民持续处于紧张状态，而长时间的远离亲属，也使渔民情绪低落，易形成吸烟、饮酒等不良生活习惯。

渔民作为不同于农民和城市居民的特殊群体，因受社会变迁和社会政策等制度因素影响，其在社会系统结构中所处的位置越来越趋于边缘化位置，逐渐成为社会弱势群体。因渔民的长期流动性，其受教育程度相对较低，导致收入不稳定，生活相对贫困。且由于渔民多生活地处偏远，交通不便，医疗卫生知识缺乏，劳动缺乏必要的劳动保护制度等，渔民的健康受到多种因素影响。渔民是我国新农村建设中不容忽视的一个社会群体，这一群体的营养与健康也应受到关注。

二、渔民的营养现状

舟山普陀渔区 20 年来，在不同季节采用不同方法曾进行七次膳食营养调查，发现渔民膳食结构呈现以下特点。

（一）蛋白质摄入量高，且以鱼类蛋白为主

渔区人群蛋白质人均每天摄入量 72.8～133.69g（鱼蛋白 23.3～97.02g），鱼蛋白占总蛋白质摄入量的 1/3～2/3。

（二）膳食脂肪占供热比例相对较高，不饱和脂肪酸摄入量高

国外报道，渔民摄入的来源于鱼类食品的 Ω-3- 多不饱和脂肪酸较一般人群多 59%，体内二十碳五烯酸（EPA）、二十二碳六烯酸（DHA）含量均是一般人群的两倍。渔区人群不饱和脂肪酸人均每天摄入量占营养素量的 10.42%～16.27%，占总脂肪酸的 71.74%～76.61%，其中多不饱和脂肪酸占总脂肪酸的 18.75%～22.07%。

（三）钙摄入量高

渔区人群钙人均每天摄入量为 814.36～1 299.1mg。

（四）蔬菜水果摄入少

随着经济社会的发展，我国渔民收入水平有了进一步提高。生活条件的改善使得膳食结构也发生变化。粮食消耗量逐年下降，而动物性食物消耗量则呈交叉性上升趋势。舟山渔民膳食营养素及食物摄入量表现为，蛋白质、脂肪摄入量增多，而糖类摄入量减少，主食类减少是糖类摄入减少的主要原因；动物性食物（包括禽肉类、兽肉类、鱼类、蛋类）摄入增多造成蛋白质摄入量明显增加；脂肪摄入增加一方面由于动物性食物摄入增加，更重要的一方面是植物油摄入增加造成。2016 年在北海市归侨镇 2 162 名渔民中开展调查，结果显示该镇渔民主要食材摄入情况是以谷物类与肉禽类为主，每天高糖、高蛋白质和高脂食物摄入偏高，豆制品与蔬菜类摄入偏少。

由于渔民劳动环境和作业的特殊性，渔民常具有一些不良饮食及行为习惯：①沿海渔民具有食用盐腌食物的习惯；②渔民还有生食或半生食如牡蛎、毛蚶等海产品的习惯；③吸烟：渔民吸烟率很高，对舟山海岛男性渔民调查发现，吸烟率为 86.8%，而且烟草依赖情况严重，其中重度依赖占 40.6%，中度占 45.1%，轻度占 14.3%；④饮酒：渔民为抵御海上风寒、打发无聊时间等而饮酒现象普遍，有调查显示渔民饮酒率为 74.4%，宁波市象山县调查 15 岁以上海岛居民的总饮酒率为 24.3%，其中男性饮酒率为 42.3%，沿海渔民日酒精摄入量≥40g，嗜酒率为 24.5%。

三、渔民膳食与疾病的关系

由于渔民膳食结构和劳动作业特点，渔民的疾病有以下特点。

（一）高血压

对大亚湾 4 个渔民居住的海岛中共 3 386 名海岛渔民进行调查，高血压患者 516 人，高血压粗患病率 15.24%，标化率 13.00%，与当时全省和全国水平基本一致；高血压患病率呈低龄化趋势，高峰在 35～39 岁组（37.42%）、30～64 岁组均呈高患病率（>10%）。通过 Logistic 回归分析发现：高盐膳食、饮酒、吸烟、高血压家族史为海岛渔民高血压患病的危险因素。

海岛渔民膳食重香浓口味，且腌制品摄入较多，食盐的人均摄入量远高于人均适宜食盐摄入量（6g/d），可能是渔民发生高血压的一个重要原因。高血压患病趋于年轻化则可能与渔民不良的生活习惯、生活压力及家族遗传有关。对渔民与普通船厂工人开展的对照研究结果显示，渔民饮酒率 100%，平均饮酒量为（228±29）g/d，饮酒年限（4.2±2.9）年，其高血压发生率高达 39.4%；两组饮酒率、饮酒年限、饮酒量及高血压发病率比较差异均有

统计学意义。究其原因，可能与渔民工作条件凶险、生活较枯燥，需要借饮酒驱寒、消除疲劳等有关。调查中亦发现，65 岁以上海岛渔民随着年龄的增长，高血压的患病率并没有进一步升高，可能与此人群长年进食海产食物有关，有研究中发现膳食鱼类摄入量与血压水平呈负相关，较高的膳食鱼类及海产品摄入可能对降低血压有益。与在舟山群岛渔民高血压流行病学调查结果（患病率 31.69%，标化率 14.96%）相比，惠阳 - 大亚湾地区（患病率为 15.24%，标化率 13.00%）渔民高血压患病率偏低。Logistic 回归分析的危险因素虽有所不同，但“发病年龄提前”的趋势基本一致，并且都源于膳食结构和生活方式。值得注意的是，两次调查渔民青壮年血压值均处于正常高值，若干年后青壮年高血压患病率不容乐观，应引起重视。在 2008 年，吕四地区对 1 910 名渔民进行的调查结果显示，吕四地区中青年渔民高血压患病率已经达到 28.1%。

（二）高脂血症

珠海的调查结果显示，渔民心血管病危险因素水平、异常检出率及具有超过 4 种危险因素，总体上男性高于女性。危险因素在不同年龄阶段中，年龄越高，危险因素水平和异常检出率越高，特别是胆固醇异常较突出。

有关吕四渔民的研究结果显示渔民血脂中三酰甘油（TG）、总胆固醇（TC）、低密度脂蛋白胆固醇（LDL-C）明显高于非渔民，渔民高密度脂蛋白胆固醇（HDL-C）明显低于非渔民，不恰当的饮食结构在血脂异常中起着重要作用，吕四渔民喜食海产品，海产品中脂类成分较高，如海产品中的墨鱼、干贝、鱿鱼、蟹黄等均属高胆固醇食品。渔民多嗜酒，饮酒可使血脂异常明显加重。

舟山渔民调查提示渔民饮食相对脂肪比例增加，但是劳动强度大消耗多，同时食用较多不饱和脂肪酸鱼类，使得渔民体内蛋白质和脂蛋白并未明显升高。舟山渔民心血管疾病危险因素调查发现，男、女性渔民高血清总胆固醇（TC≥5.72mmol/L）率分别 6.2% 和 5.4%，低高密度脂蛋白胆固醇（HDL-C＜1.04mmol/L）男女现患率分别为 8.67% 和 7.85%。

（三）肥胖

舟山地区超重率从 1982 年的 6.5% 升到 1998 年的 20.9%，超重率增加 3 倍。1998 年与 1993 年比较，五年内肥胖率增加到 8 倍之高。2009—2011 年舟山普陀区体检的 5 759 名渔村人中，超重 2 374 人，占 41.22%，肥胖 627 人，占 10.89%，男性和女性的超重率分别为 38.24% 和 44.02%，肥胖率分别为 9.14% 和 12.53%。由此可见，舟山地区渔民的超重率与肥胖率一直呈上升趋势，仍将是该地区人群健康重要的危险因素之一。

（四）脑卒中

舟山普陀渔区脑卒中 20 年的动态变化研究表明，20 年脑卒中总发病数 417 例，年均总发病率为 20.73/10 万；总死亡数 259 例，年均总死亡率为 12.87/10 万；总病死率为 62.11%（259/417）。在脑卒中诸多已知危险因素中，高血压乃属最主要、独立的危险因素。舟山普陀渔区人群脑卒中总发病率较国内均值明显为低（20.73 人 /10 万）。其保护因素可能包括：渔区人群海产鱼蛋白摄入量高、多不饱和脂肪酸摄入量高，宏量元素钙、镁增高，微量元素锌增高等。

（五）糖尿病

北海市渔民糖尿病筛查发现男性渔民高血糖的发病率和 2 型糖尿病患病率分别是 32.2% 和 9.23%；女性渔民高血糖的发病率和 2 型糖尿病患病率分别是 30.6% 和 6.95%。沿海地区糖尿病流行病学调查显示，糖尿病患病率渔民高于工人，并有逐年增加的趋势。渔民的饮食习惯和生活特点与糖尿病发生有关，渔民高脂、高蛋白、高糖食物摄入较多，蔬菜水果摄入少，饮酒者比例高，精神压力大，生活不规律。

（六）甲状腺疾病

海产品碘含量高于其他食物，如海带碘含量可达2mg/kg，海鱼和贝类80～500μg/kg，干紫菜为18mg/kg，鲜黄鱼为0.12mg/kg，而谷物、蔬菜、水果等在50μg/kg以下，并且渔民喜食高盐腌制品，这些均可能成为额外的碘摄入来源。此外，距离海面越近，大气中碘含量越高，如海风中碘含量为100μg/m^3，内陆空气仅1μg/m^3。这些因素均使渔民的甲状腺的健康具有一定的特殊性。

一项研究对浙江省舟山市嵊泗县嵊山镇362名出海捕捞作业渔民或其家属进行调查。调查结果显示，渔民的甲状腺异常（包括甲状腺B超异常和功能异常）发生率高达44.5%，其饮食具有明显的特点：食用新鲜海产品的比例高且喜食腌制的海产品。嵊山镇渔民的尿碘中位数为193.6μg/L，碘摄入量仍处于WHO推荐的“适宜”范围，但已接近上限200μg/L。其中食用非碘盐渔民的尿碘中位数达到了152.5μg/L，而食用碘盐渔民的尿碘中位数更是达到了198.4μg/L，可能面临碘摄入过多的问题，提示海产品中的碘可能已足够人体需要，且盐中碘和海产品具有累积作用。尽管经影响因素分析渔民甲状腺异常与否其尿碘水平没有差异，且碘摄入量为甲状腺发病的无关因素，但并不能排除高碘不是甲状腺发病的危险因素。2013年舟山赴北太平洋从业渔民2 109人的甲状腺结节性疾病的超声筛查结果显示，舟山群岛赴北太平洋渔民甲状腺结节检出率与渔民原籍的地理环境有很大关系。受检对象2109人，甲状腺结节总检出率为17.45%（368/2 109），沿海组检出率为23.36%（246/1 053），内陆组检出率为11.29%（117/1 036），国外组检出率为25.00%（5/20），沿海、内陆组之间有显著差异；其中国外被调查的20位渔民来自日本和新加坡，均属沿海地区。从上述统计数据不难看出，地理环境不同，甲状腺的发病情况差别很大，来自沿海地区的渔民明显高于内陆地区的渔民。该调查还显示，舟山群岛赴北太平洋渔民甲状腺结节发生率与从业时间有很大的关系，甲状腺结节的发生随着从业时间的增加发生率逐渐上升，但10年以上的甲状腺结节性疾病的发生率就没有了差异。

（七）消化道疾病

急、慢性胃肠炎成为渔民最主要的慢性非传染性疾患，其中胃病居首位（占32.4%），胃病的发病率明显高于非渔民组。胃病中急慢性胃炎占77.5%，胃溃疡20.7%。海岛居民中消化道溃疡（PU）发病率高，PU的检出率占渔区受检者的21.7%。另外海岛居民也是胃癌的高发人群，死亡率为36.71/10万，明显高于全国水平。

（八）肝脏疾病

在生活和饮食生活习惯等方面均与非渔民人群存在一定的差异。有研究表明渔民的乙肝病毒的感染率高于其他人群。在舟山四个县进行的渔民乙型肝炎病毒（HBV）感染率调查结果显示，舟山渔民HBV总感染率为61.4%，其中HBsAg阳性率为15.5%，抗HBs阳性率为32.5%，抗HBc阳性率为45.6%。在研究对象中，根据HBV感染与否，进行HBV感染危险因素的单因素分析，结果发现乙肝家族史、饮生水史、饮黄酒史等在HBV感染者和未感染者之间有显著性差异，其中有乙肝家族史、饮生水史、饮黄酒史者HBV感染率高，该研究通过多因素Logistic回归分析显示，30～39岁年龄、高中（中专）文化程度、3万～5万的年收入、肝炎史、乙肝家族史、使用内镜史、饮生水史、饮黄酒是感染HBV的危险因素，而自用水杯为较强的保护因子，这与研究普通人群 HBV 感染危险因素的研究结果相一致。本研究结果也提示，船员多有爱好喝酒的习惯，从而导致肝功能低下，相互感染 HBV 的机会增加。另渔民普遍存在不良个人卫生习惯，如共用餐具等，均与非渔民人群存在一定的差异。

渔民特殊的劳动和生活环境使渔民的膳食中水产品摄入量大，新鲜蔬菜水果摄入少，从而导致高脂高蛋白高盐的特点，且常常伴有吸烟、饮酒等不良生活习惯。相关政府部门应加大对渔民健康的重视，传播健康的饮食方式，指导渔民合理的膳食，控制高脂高盐的饮食，增加新鲜蔬菜水果的摄入，从而保持健康的状态。

第四节 农牧渔民营养改善对策

农牧渔民食物的选择和膳食结构与经济水平、收入水平、文化教育、饮食习惯、风俗习惯、宗教信仰、传统的营养误区、食品生产供应状况、食物品种及加工、贮运、烹调、销售以及营养知识普及教育等都有密切关系。改善和提高农牧渔民膳食营养水平，应做好以下几方面工作。

（一）加强食物生产与供给

国家和各级政府加大对食用农产品生产的支持力度，保护农民发展生产的积极性，保障农产品数量和质量，增加农产品的种类，同时，加大对食物加工、流通领域的扶持力度，确保农牧渔民得到数量充足、品质优良、种类齐全的食物，为农牧渔民的合理膳食、平衡营养提供支撑。

（二）全面普及膳食营养和健康知识

加强对农牧渔民食物与营养的指导，提高农牧渔民营养意识，提倡健康生活方式，树立科学饮食理念。充分发挥“全民营养周”的作用，开展食物与营养知识进村入户活动，加强营养和健康教育。

（三）制定适宜农牧渔民特点的膳食指南

研究制定适宜农牧渔民特点的膳食指南，定期在村委会、集市等人流集中地发放，发挥农村广播、电视等主要媒体对食物与营养知识进行公益宣传的主渠道作用，增强营养知识传播的科学性。深入研究食物、营养和健康的关系，及时制定农牧渔民膳食营养素参考摄入量标准。

（四）加大农牧渔民营养监测与干预

加强农牧渔民营养与基本健康监测工作，进行食物消费调查，定期发布农牧渔民食物消费与营养健康状况报告，加强信息的宣传和利用，引导居民改善食物与营养状况。针对各地农牧渔民中存在的营养问题，成立专门的工作小组，组织相关专家学者，立足当地实际，提出切实可行的改善和干预方案，并落实到位，提升农牧渔民的营养水平。

（五）推进食物与营养法制化管理

国家加强食物与营养相关法律法规的研究工作，开展营养改善条例的立法工作。针对食物与营养的突出问题，依法规范食物生产经营活动，开展专项治理整顿，营造安全、诚信、公平的市场环境。创新食物与营养执法监督，提高行政监管效能。弘扬勤俭节约的传统美德，形成厉行节约、反对浪费的良好社会风尚。

（六）大力发展农牧渔民的庭院经济

根据各地农村实际，转变观念，移风易俗，指导农牧渔民发展庭院经济，种植多样的蔬菜、果木，科学饲养家禽、家畜，自给自足，为建立科学膳食结构提供支持。

（肖 辉 沈 静 张月明 丁 红）

参考文献

1. 国家统计局. 中华人民共和国 2017 年国民经济和社会发展统计公报. 2018.
2. 常继乐，王宇. 中国居民营养与健康状况监测 -2010—2013 年综合报告. 2016.
3. 陈湘东，赖国玲，吴福彬，等. 归侨渔民 2 型糖尿病患病率与膳食情况的调查分析. 糖尿病新世界，2016，21：61-62.
4. 陈益龙，阮连生. 舟山渔民体质量指数与心血管病危险因素的相关性分析. 心脑血管病防治，2012，12（5）：405-407.
5. 陈艳，尹钰，吐尔逊江•买买提明，等. 新疆哈萨克族食管癌高发区居民膳食状况及一碳单位代谢相关营养素水平调查. 中国公共卫生，2017，33（5）：780-782.
6. 方快发. 南中国海大亚湾地区海岛渔民高血压及冠脉病变特征和危险因素分析. 广州：南方医科大学，2016.
7. 顾赛，沈斌，朱俭东，等. 渔民高血压与饮酒及社会心理因素的关系. 交通医学，2011，25（1）：41-42，46.
8. 顾秀瑛，丁玉松，郭淑霞，等. 应用膳食平衡指数评价新疆哈萨克族居民的膳食质量. 营养学报，2014，36（4）：336-340.
9. 顾景范，郭长江. 特殊营养学. 2 版. 北京：科学出版社，2009.
10. 金莉子，周芳，刘天民，等. 珠海市海岛渔民心血管病危险因素调查分析. 中国社区医师，2010，12（254）：248-249.
11. 刘志亚，郑笑娟，邱林，等. 舟山群岛赴北太平洋渔民甲状腺结节性疾病患病情况的调查. 中国地方病防治杂志，2014，29（2）：109-111.
12. 冉进军，韩乐飞，杨晓妍，等. 食管癌危险饮食因素的 Meta 分析. 中国慢性病预防与控制，2014，22（6）：644-647.
13. 芮东升，郭恒，张景玉，等. 膳食与行为因素及交互作用和新疆哈萨克族原发性高血压的关系. 中华高血压杂志，2014，22（5）：479-482.
14. 王松，宋金萍，郭丽荣. 高盐饮食对血压影响的研究进展. 心肺血管病杂志，2018，37（2）：169-171.
15. 王文，刘明波，马丽媛，等. 我国高血压防治效果与脑卒中死亡率下降. 中国心血管杂志，2017，22（5）：313-315.
16. 肖红梅，王少康，孙桂菊. 饮茶和食管癌关系的研究进展. 食品科学，2016，37（23）：280-284.
17. 袁雁峰，黄建辉，纪向阳. 吕四地区中青年渔民高血压流行病学调查. 中国当代医药，2009，16（24）：126，129.
18. 赵凤娟，云妙英，张严，等. 新疆哈萨克族食管癌研究进展. 中央民族大学学报（自然科学版），2009，18（3）：85-90.
19. 周世权，王晔恺，竺王玉，等. 舟山群岛嵊山镇渔民甲状腺健康状况和碘摄入量的流行病学调查. 环境与职业医学，2011，28（6）：354-357.
20. 竺王玉，周世权，王晔恺，等. 舟山群岛碘营养状况和甲状腺结节患者调查. 中国预防医学杂志，2010，11（2）：113-116.
21. Anu W Turunen，Pia K Verkasalo，Hannu Kiviranta，et al. Mortality in a cohort with high fish consumption. International Journal of Epidemiology，2008，37：1008-1017.
22. Wilck N，Matus MG，Kearney SM，et al. Salt～responsive gut commensal modulates TH17 axis and disease. Nature，2017，30（7682）：585-589.
23. Yu G1，Fu H，Huang WA，et al. Dietary Pattern of Higher Fish，Egg，Milk，Nut，Vegetable and Fruit and Lower Salt Intake Correlates with the Prevalence and Control of Hypertension. Am J Hypertens，2018，31（6）：679-686.

第三十五章

少数民族人群营养

我国自古以来就是一个多民族国家。生活在我国国境内的民族有五十六个之多。汉族是我国第一大族群，其他民族比较少，习惯上被称为少数民族。各民族在长期历史发展过程中形成了大散居、小聚居、交错杂居的分布特点。我国少数民族分布很广，全国各省、自治区、直辖市都有少数民族居住，绝大部分县级单位都有两个以上的民族居住，少数民族主要分布在内蒙古、新疆、宁夏、广西、西藏、云南、贵州、青海、四川、甘肃、辽宁、吉林、湖南、湖北、海南、台湾等省、自治区，民族成分最多的是云南省。根据全国第六次人口普查数据，少数民族人口中壮族人口最多为 1 692.64 万人，塔塔尔族最少为 0.36 万人。人口 500 万以上的少数民族有 9 个，1 000 万人以上的少数民族是壮族、回族、满族、维吾尔族，1 000 万～500 万人的少数民族是苗族、彝族、土家族、藏族、蒙古族，500 万～100 万人的少数民族有侗族、布依族、瑶族、白族、朝鲜族、哈尼族、黎族、哈萨克族、傣族。我国少数民族人群受自然环境、信仰、传统习俗的影响，各民族具有不同的饮食特点，膳食营养状况和健康状况也有所不同。本章介绍壮族、回族、满族、维吾尔族、苗族、彝族、土家族、藏族、蒙古族 9 个少数民族人群的膳食营养和健康状况。

第一节　壮族人群营养

一、壮族人群的饮食习惯

壮族是我国少数民族中人口最多的，广西壮族自治区是其聚居区。壮族是最早栽培和种植水稻的民族之一，稻作文化十分发达，稻米也自然成为壮族人民的主食。稻米制作方法多种多样，有蒸、煮、炒、焖、炸等，各种米饭、米粥、米粉、米糕、糍粑、粽子、汤圆等，是壮族人群日常喜爱的食品。如果掺和其他材料，还可以制成许多更加味美营养的食品，如八宝饭、八宝粥、竹筒饭、南瓜饭、“彩色糯米饭”等。居住在干旱山区的壮族，由于不宜种植水稻，则以玉米为主食。壮族人群喜食水产，鱼蛤螺蚌，皆为珍味；山林中的菌果、蝉、蛇、禽、兽，也是壮族人群的日常佳肴。嚼槟榔是壮族的传统习俗，今广西龙州等地的壮族妇女仍有此喜好。有些地方，槟榔是招待客人的必需品。

二、壮族人群膳食结构特点与存在问题

广西疾控中心 2011 年采用多阶段分层整群随机抽样方法，抽取壮族居民 161 户（405 人），以个人食物频率法结合家庭调味品称重获取膳食信息。对壮族居民膳食结构及营养状况调

查结果显示，壮族居民膳食虽然包含了中国膳食指南推荐的主要食物种类，但食物摄入量并不理想；壮族居民食用盐和油脂类摄入远远高于推荐摄入量，豆类、水果类、蛋奶类摄入量明显不足；维生素C、维生素E、维生素B_1、维生素B_2及钙的摄入量均低于推荐摄入量。

2002年中国居民营养与健康调查，共调查广西靖西、天等、巴马的壮族居民1 700人，结果显示壮族居民的主食以米类为主，蔬菜的摄入量较高，肉类的摄入量较高，猪肉人均达到123.0g，动物内脏和禽肉类的摄入量在各民族中最高，分别为14.5g和19.4g，食用油的总量较低，人均24.6g，主要是动物油，为21.5g。酒的摄入量很高，人均酒精量11.7g。

三、壮族学龄儿童、青少年营养相关指标的变化

我国1985年建立了学生体质健康调研制度，以5年为一个周期，在全国范围内对多民族的7～22岁学生体质健康状况进行调研，定期公布调研结果，至今共开展了七次调研，最近的一次是在2014年。调研的健康状况指标中有身体体质指数（body mass index，BMI）、低血红蛋白检出率等营养相关指标。2010、2014年对广西壮族自治区壮族学生开展的体质与健康调研，壮族学生BMI按城、乡、男、女分为四类，每岁一组，共48个年龄组，每类每个年龄组样本含量为100人。壮族学生低血红蛋白检出率按城、乡、男、女分为四类，7岁、9岁、12岁、14岁、17岁每岁一组，共20个年龄组。

结果显示，壮族7～18岁城乡学生2014年的BMI与2010年相比有上升趋势。城市男生7～17岁各年龄组均增长，而18岁组平均降低0.20kg/m²。城市女生7～18岁年龄组中11岁组降低0.55kg/m²，其余组均增长。乡村男生、女生7～18岁年龄组BMI均增长。以上资料还显示，壮族城市男生、城市女生、乡村男生均以10岁组的BMI增长量最大，乡村女生以13岁组的BMI增长量最大（表35-1）。低血红蛋白检出率2014年与2010年相比各年龄组均升高，壮族城市男生、城市女生均以9岁组的低血红蛋白检出率增长量最大，乡村男生、乡村女生分别以14岁组、7岁组的低血红蛋白检出率增长量最大（表35-2）。壮族中小学生低血红蛋白检出率的这种上升趋势应探讨原因，以及采取相应措施积极应对。

表35-1 壮族学生2010—2014年BMI的变化（单位：kg/m²）

年龄/岁	城市学生		乡村学生	
	男生	女生	男生	女生
7	+0.66	+0.59	+1.42	+0.98
8	+0.32	+0.64	+1.52	+0.82
9	+1.31	+0.85	+1.57	+0.75
10	+1.70	+1.12	+1.63	+0.81
11	+1.19	−0.55	+1.35	+0.33
12	+1.38	+0.59	+0.97	+0.25
13	+0.74	+0.34	+1.10	+1.39
14	+1.45	+0.39	+1.25	+1.00
15	+0.56	+0.39	+0.92	+0.07
16	+0.81	+0.41	+0.78	+0.40
17	+0.64	+0.64	+0.94	+1.12
18	−0.20	+0.76	+0.49	+0.36

表 35-2　壮族学生 2014 年低血红蛋白检出率及 2010—2014 年的变化 /%

年龄 / 岁	城市学生检出率（变化）		乡村学生检出率（变化）	
	男生	女生	男生	女生
7	14.55（+6.63）	21.82（+12.02）	27.78（+17.00）	30.70（+23.63）
9	29.70（+22.63）	28.71（+24.67）	29.46（+21.38）	19.30（+10.97）
12	11.93（+7.89）	14.56（+12.56）	14.55（+7.41）	21.30（+17.13）
14	22.33（+12.23）	23.28（+14.10）	33.33（+26.11）	23.73（+11.61）
17	19.39（+9.29）	22.09（+3.49）	26.54（+15.76）	23.79（+2.17）

选取 2014 年全国学生体质与健康调研的壮族 7～18 岁学生作为研究对象，利用 2014 年颁布的国家卫生标准《学龄儿童青少年营养不良筛查标准》（WS/T 456—2014）进行营养状况评价，结果显示壮族学生营养不良检出率为 15.6%，生长迟缓检出率为 3.0%，中重度消瘦检出率为 4.9%，轻度消瘦检出率为 7.6%，壮族学生营养不良检出率较高。

对广西壮族中小学生营养不良 20 年动态变化分析结果显示，壮族城市中小学生的营养不良以“消瘦”为主，农村学生营养不良则是“生长迟缓”与“消瘦”均表现为较高检出率，边远山区的壮族农村学生的营养不良问题尤为突出。

四、壮族人群营养相关慢性病状况

广西疾控中心 2012 年报道，采用多阶段分层整群随机抽样方法，抽取广西壮族常住农村居民 418 人进行体格测量，其超重率、肥胖率分别为 15.8% 和 1.9%。北京大学公共卫生学院和中国疾病预防控制中心 2017 年共同报道了汉族和五个少数民族（藏族、壮族、满族、维吾尔族和回族）的成人糖尿病相关状况，显示几个民族间的糖尿病患病率存在较大差异。此结果是基于 2013 年中国慢性病及其危险因素调查的监测系统数据，并采用 2010 年美国糖尿病协会糖尿病的诊断标准。对广西≥18 岁不少于 1 000 人的壮族常住居民的糖尿病检查情况进行统计分析，结果显示壮族成人糖尿病患病率为 12.0%。壮族人群动脉粥样硬化患病情况的文献甚少。2011 年一项研究报道了调查广西壮族长寿地区巴马县≥90 岁的老人脑卒中患病粗率为 2.36%。2002 年中国居民营养与健康状况调查 15 岁以上 3 001 名壮族居民的高血压状况，结果显示其标化患病率为 11.8%，男性、女性分别为 16.1%、8.3%。2010 年潘玲等调查 2 036 名壮族居民结果显示高血压患病率为 11.6%。2016 年，随机抽取广西百色市靖西县壮族居民 561 例检测其血尿酸，结果显示痛风粗患病率为 2.0%。壮族人群癌症患病情况的文献甚少。2013 年，对广西医科大学第一附属医院 2003—2011 年 1 285 例壮族肺癌住院患者的情况进行回顾性分析，结果显示壮族肺癌住院患者以中老年为主，病理类型以腺癌为主，吸烟仍为壮族肺癌的危险因素。

第二节　回族人群营养

一、回族人群的饮食习惯

回族是回回民族的简称，是我国人口较多的一个少数民族，总人口 1 058.608 7 万人。

回族在全国都有分布，呈“大分散，小聚居”的格局。宁夏回族自治区是其主要聚居区，全区拥有回族人口占全国回族总人口的 18.9%。回族也是我国 56 个民族中城市化程度较高的民族。回族在饮食习惯上有浓厚的伊斯兰教色彩。回族饮食文化中，最具特色的是茶饮和菜品“九碗三行”。除此外，风味小吃羊肉粉汤、油香、烫面饼、油糕、凉皮也是特色食品。“三炮台”茶饮所用茶具因有底座、茶碗、碗盖三件套，形似炮台而得名，茶的泡制，必须有茶叶、干果、冰糖三种原料。羊肉粉汤由凉粉块、羊肉、肉汤、西红柿、菠菜、白菜、红辣椒、醋、胡椒粉和水发木耳等制成。菜品“九碗三行”多用在婚丧嫁娶等重要活动中招待亲朋好友。宴席上的菜全部用九只大小一样的碗盛装，并将九只碗摆成每边三碗的正方形，故名“九碗三行”，其烹饪方法是蒸、煮、拌，原料根据四季上市蔬菜不同而有所变化。

二、回族人群膳食结构特点与存在问题

2013—2014 年，在宁夏 6 个监测点，采用多阶段分层整群随机抽样方法，对 18 岁以上居民进行食物频率调查，经过复杂抽样加权处理，分析蔬菜水果、红肉、食盐和食用油的摄入情况。结果显示，宁夏成年居民蔬菜水果摄入量平均为 397.2g，摄入不足的比例为 58.0%，女性摄入不足的比例高于男性，农村高于城市；红肉摄入量平均为 39.2g，摄入过多的比例为 8.7%，男性摄入过多的比例高于女性，城市高于农村；家庭人均每日食盐摄入量为 7.9g，摄入量超过 5g 的占 74.6%，超过 6g 的占 65.4%，超过 12g 的占 14.4%，超过 15g 的占 6.2%；家庭人均每日食用油摄入量为 39.6g，摄入量超过 25g 占 79.6%，超过 50g 占 22.8%。对银川市妇幼保健院就诊的回族孕妇进行 24 小时膳食回顾调查，并与中国居民膳食营养素参考摄入量标准进行比较的研究结果显示，银川市回族孕妇膳食中三大产热营养素的热能供给比例不平衡，孕期钙、铁、锌、镁、维生素 C、维生素 A、维生素 B_1、维生素 B_2 的摄入均偏低，银川市回族孕妇膳食结构不合理，各种维生素的摄入量较低，饮食中脂肪供热比较低。

2002 年中国居民营养与健康调查共调查四川松蟠、云南巍山、宁夏银川、陕西镇安的回族居民 823 人，结果显示回族居民的主食中米的摄入量高于面类，薯类食物的平均摄入量较高，达到 88.7g，主要是马铃薯、红薯、芋头等，回族居民动物性食物以牛羊肉为主，摄入量为 66.4g，食用油中植物油的摄入量较高，为 42.4g。

三、回族学龄儿童、青少年几个营养相关指标的变化

2010 年、2014 年对宁夏回族自治区回族学生开展的体质与健康调研，健康状况指标中有 BMI 和低血红蛋白检出率等营养相关指标。

结果显示，回族城市男生 7～18 岁 2014 年的 BMI 与 2010 年相比均上升。回族城市女生除 7 岁、16～18 岁年龄组的 BMI 降低，其余组均增长。回族乡村男生、女生 9～16 岁年龄组的 BMI 均增长。以上资料显示，回族学生中城市男生及城市女生 BMI 增长量均以 11 岁组最大；而乡村男生及乡村女生则分别以 13 岁、14 岁年龄组增长量最大（表 35-3）。城市男生低血红蛋白检出率 2014 年与 2010 年相比 7 岁增加 11.28%、9 岁增加 14.08%，其余年龄组降低。城市女生 7 岁组低血红蛋白检出率增加 4.28%，其余年龄组降低。乡村男生、乡村女生 5 个年龄组低血红蛋白检出率均降低（表 35-4）。回族中小学生的低血红蛋白检出率均在乡村学生中有大幅度下降的现象，提示其膳食营养质量有所改善。

表 35-3 回族学生 2010—2014 年 BMI 的变化(单位：kg/m^2)

年龄 / 岁	城市学生		乡村学生	
	男生	女生	男生	女生
7	+0.25	−0.79	−0.95	−0.55
8	+0.18	+0.52	−0.47	−0.34
9	+0.44	+0.21	+0.57	+0.43
10	+0.05	+0.25	+1.02	+0.82
11	+1.83	+1.80	+0.75	+1.11
12	+0.71	+1.64	+0.99	+1.06
13	+0.19	+0.14	+1.49	+1.27
14	+1.03	+0.69	+1.45	+1.45
15	+0.40	+0.35	+0.99	+1.05
16	+1.72	−0.18	+0.46	+0.41
17	+0.89	−0.22	+1.45	−0.11
18	+0.55	−0.31	−0.24	+0.89

表 35-4 回族学生 2014 年低血红蛋白检出率及 2010—2014 年的变化 /%

年龄 / 岁	城市学生检出率(变化)		乡村学生检出率(变化)	
	男生	女生	男生	女生
7	20.00(+11.28)	16.13(+4.28)	12.75(−42.06)	5.81(−49.10)
9	4.94(+14.08)	12.12(−7.88)	11.22(−48.04)	10.00(−50.59)
12	0.95(−14.70)	3.77(−14.09)	4.40(−48.68)	15.69(−38.48)
14	3.49(−36.09)	4.48(−8.68)	11.27(−40.32)	13.38(−17.98)
17	7.36(−22.72)	9.32(−7.23)	10.16(−14.67)	11.56(−16.26)

对 2014 年全国学生体质与健康调研的回族 7～18 岁学生进行营养状况评价，结果显示回族学生营养不良检出率为 11.7%，生长迟缓检出率为 0.2%，中重度消瘦检出率为 4.5%，轻度消瘦检出率为 7.0%。

四、回族人群营养相关慢性病状况

广西疾控中心 2012 年采用多阶段分层整群随机抽样方法，抽取广西回族常住农村居民 187 人进行体格测量，其超重率、肥胖率分别为 17.6% 和 3.6%。宁夏牛晓丽等报道，2014 年宁夏 7～17 岁回族人群超重检出率为 10.5%、肥胖检出率为 4.8%。2013 年中国慢性病及其危险因素调查的监测系统，对宁夏、青海门源县回族自治县、内蒙古呼和浩特市回民区≥18 岁不少于 1 000 人的回族常住居民的糖尿病检查结果显示，回族糖尿病患病率为 10.6%，显著低于汉族人群(14.7%)。回族人群动脉粥样硬化患病情况调查甚少。2002 年中国居民营养与健康状况调查 15 岁以上 1 223 名回族居民的高血压状况，结果显示其标化患病率为 16.0%，男性、女性均为 16.2%。2010 年，对宁夏银川市 5 439 名居民调查显示回族高血压患病率为 19.4%。宁夏贾绍斌教授团队 2011 年报道，采用分层整群抽样共调查 60 岁及以上回族常住居民 1 113 人的血压，结果显示宁夏地区回族老年人高血压患病率为 40.9%。新疆徐新娟教授团队 2010 年采用整群随机抽样对新疆乌鲁木齐市米东区回族人群高血压流行病学调查，结果显示米东区回族人群高血压的患病率为 31.95%，显著高于米东区汉族的高血压患病率(26.91%)。2013 年，对 1 603 名甘肃回族成人的检测显示男性和女性高尿酸血症的检出率分别为 19.25%、14.88%。回族人群其他营养相关慢性病研究的数据和文献未见近年的报道。

第三节 维吾尔族人群营养

一、维吾尔族人群的饮食习惯

维吾尔族总人口数为 1 006.934 6 万人。维吾尔族主要聚居在新疆维吾尔自治区，主要分布于天山以南，塔里木盆地周围的绿洲是维吾尔族的聚居中心，其中尤以喀什噶尔绿洲、和田绿洲以及阿克苏河和塔里木河流域最为集中。天山东端的吐鲁番盆地，也是维吾尔族较为集中的区域。维吾尔族的传统饮食以面食为主，喜食牛、羊肉，蔬菜摄入相对较少。主食的种类很多，最常吃的有馕、抓饭、烤包子、拌面等。馕是用小麦面或玉米面制成，在特制的火坑内烤熟，为形状大小和厚薄不一的圆形饼。抓饭是用大米、羊肉、羊油、食用油、胡萝卜焖成的一种饭食，味道鲜美。烤包子，用面做皮，用羊肉丁、羊油拌少许洋葱做馅，皮薄肉多。另外有拉面、炒面、汤面、“纳仁面”等。名菜有烤全羊、清炖羊肉、烤肉等。维吾尔族信仰伊斯兰教严格禁止吃猪肉、驴肉、狗肉、骡肉。在南疆部分地区还禁食马肉(北疆牧区或农牧区则无此限制)。维吾尔族喜欢饮茶。

二、维吾尔族人群膳食结构特点与存在问题

新疆医科大学于 2013 年 5～6 月，采用多阶段分层整群随机的概率比例规模抽样方法，选取喀什地区 1 604 名维吾尔族成年居民，膳食调查采用连续 3 天 24 小时回顾法，采用膳食平衡指数评价新疆喀什地区维吾尔族居民的膳食质量和膳食模式，结果显示 75.0% 的维吾尔族居民膳食质量处中度失衡状态，同时存在 74.4% 的中度摄入不足和 48.2% 的低度的摄入过量，农村膳食失衡、摄入不足、摄入过量的程度均高于城市；无论城市还是农村，男性的膳食失衡与膳食摄入过量的程度均高于女性；农村 18～44 岁年龄组的人群膳食摄入过量的程度最高，膳食摄入不足的程度最低；城市的文化程度越高者，其膳食摄入过量的程度越高，膳食摄入不足的程度最低；喀什地区维吾尔族居民蔬菜水果、奶豆类食物及蛋类摄入不足，其中以奶类及豆类食物最严重，谷类、盐和食用油摄入过量。该团队 2008 年采用整群分层随机抽样方法，对新疆库尔勒地区轮台县维吾尔族自然人群中 192 名维吾尔族居民进行了膳食营养状况调查，结果显示其热量、蛋白质、大部分维生素及矿物质都已达到甚至超过 DRIs 标准，维生素 A、核黄素、钙和锌摄入不足，达不到 DRIs 标准的要求，为当地维吾尔族缺乏的营养素；动物性脂肪有摄入过多的趋势。

2016 年研究者采用多阶段随机整群抽样方法，对喀什地区 1 193 名≥18 岁维吾尔族成年居民进行调查，采用连续 3 天 24 小时膳食回顾询问法和食物称重法收集个体及家庭膳食摄入情况，应用因子分析法建立膳食模式并加以分析。结果显示，喀什地区维吾尔族成年

居民4种主要的膳食模式分别为传统型膳食模式、西方型膳食模式、肉食型膳食模式和维吾尔族特有型膳食模式；传统型膳食模式是其中的主要膳食模式；该地区膳食模式分布存在性别和居住地区差异；男性和女性膳食模式均以传统型为主，传统型和西方型膳食模式主要以老年人为主，而肉食型和维吾尔族特有型膳食模式则主要以中青年人为主；4种膳食模式中均以文化程度低、已婚、农民、低收入群体为主；城市居民主要倾向于选择西方型及肉食型膳食模式，而农村居民则倾向于传统型膳食模式；传统型膳食模式与膳食纤维的相关性最高，而肉食型膳食模式则与蛋白质摄入量相关性最高。表明该人群在食物选择、膳食安排上不尽均衡、合理，部分人群存在一定程度的面类、肉类、油盐摄入过高和谷类、鱼禽豆、蛋、奶类摄入不足以及膳食过于单一和烹饪方式等问题。

新疆医科大学于2014—2015年以喀什地区358例维吾尔族孕妇为研究对象，对新疆喀什维吾尔族孕妇膳食、叶酸和铁营养状况进行研究，结果显示喀什维吾尔族孕妇的膳食构成欠合理，粮谷类、畜禽类和油脂摄入量基本达标，蔬菜水果类、蛋类、奶及奶制品和大豆及坚果类摄入偏低，鱼虾类摄入严重缺乏，盐类摄入偏高。三大营养素供能比在适宜比例范围内；孕晚期的能量和蛋白质摄入低于DRIs，孕妇铁、锌摄入偏高，硒、维生素B_2和维生素C摄入不足，钙、碘和叶酸严重缺乏。

2002年中国居民营养与健康调查共调查新疆巩留的维吾尔族居民230人，结果显示维吾尔族居民的主食摄入量较高，达到498.7g，以面类为主，平均摄入量达到456.9g，居各民族之首。豆类及其制品的摄入量极低，仅为0.1g。畜禽肉类以牛羊肉为主，平均摄入量为48.6g，但禽、蛋、鱼虾的摄入量很低。维吾尔族居民奶类及其制品的摄入量居各民族之首，人均达到208.4g。食用油以植物油为主，平均摄入量很高，达到45.5g，居各民族之首。盐的摄入量也是最高，人均达到22.0g。

三、维吾尔族学龄儿童、青少年营养相关指化的变化

2010、2014年对新疆维吾尔自治区维吾尔族学生开展的体质与健康调研，健康状况指标中有BMI和低血红蛋白检出率等营养相关指标。

结果显示，维吾尔族7～18岁城市学生2014年的BMI与2010年相比均上升，乡村学生大多数年龄组的BMI亦上升。以上资料显示，维吾尔族学生中，城市男生与乡村男生分别以18岁组及12岁组的BMI增长量最大，城市女生及乡村女生的BMI增长量分别以17岁组、13岁组最大（表35-5）。城市男生低血红蛋白检出率2014年与2010年相比，7岁增长最大为18.84%。乡村男生9岁增长23.33%为最大。城市女生、乡村女生均是7岁年龄组低血红蛋白检出率增长最大（表35-6）。出现此现象的原因应加以重视并探讨原因积极采取应对措施。

表35-5 2014年维吾尔族学生BMI（单位：kg/m^2）

年龄（岁）	城市学生		乡村学生	
	男生	女生	男生	女生
7	+0.95	+1.12	+0.36	+0.20
8	+0.88	+0.99	−0.74	−0.98
9	+0.40	+0.20	+0.50	−0.08

续表

年龄（岁）	城市学生		乡村学生	
	男生	女生	男生	女生
10	+0.57	+0.65	−0.45	−0.63
11	+0.40	+0.75	+0.77	+0.30
12	+0.30	+0.70	+0.94	+0.48
13	+0.94	+1.65	+0.64	+0.92
14	+0.32	+1.25	+0.22	−0.03
15	+0.43	+0.75	−0.30	+0.24
16	+1.55	+0.62	+0.90	+0.54
17	+1.20	+2.37	+0.32	+0.19
18	+1.59	+0.31	+0.66	−0.23

表 35-6 维吾尔族学生 2014 年低血红蛋白检出率及 2010—2014 年的变化 /%

年龄 / 岁	城市学生检出率（变化）		乡村学生检出率（变化）	
	男生	女生	男生	女生
7	57.50（+18.84）	58.33（+18.16）	40.83（+3.33）	53.78（+29.41）
9	40.34（−8.83）	54.17（+5.84）	43.33（+23.33）	42.50（+23.33）
12	40.34（−7.56）	36.67（−23.33）	20.83（−6.13）	24.17（+0.03）
14	50.83（+2.93）	36.44（+4.62）	35.59（−13.58）	40.34（+7.57）
17	47.28（−19.39）	46.44（+9.77）	35.15（−27.35）	40.17（+5.17）

对 2014 年全国学生体质与健康调研的维吾尔族 7～18 岁学生进行营养状况评价，结果显示维吾尔族学生营养不良检出率为 13.3%，生长迟缓检出率为 5.2%，中重度消瘦检出率为 2.5%，轻度消瘦检出率为 5.7%，维吾尔族学生生长迟缓现象严峻。

四、维吾尔族人群营养相关慢性病状况

2010 年，应用四阶段整群随机抽样法，抽取乌鲁木齐市、克拉玛依市、阜康市、吐鲁番地区、和田地区、伊犁哈萨克族自治州年龄＞35 岁样本，结果显示维吾尔族标化超重率为 34.9%、肥胖标化患病率为 28.9%。2013 年中国慢性病及其危险因素调查的监测系统，对新疆≥18 岁不少于 1 000 人的维吾尔族常住居民的糖尿病检查结果显示，维吾尔族糖尿病患病率为 12.2%。新疆郭淑霞教授团队 2013 年选取新疆喀什地区≥18 岁维吾尔族居民 3 442 人进行问卷调查和身体检查，采集清晨空腹静脉血测定三酰甘油、总胆固醇、低密度脂蛋白胆固醇和高密度脂蛋白胆固醇，结果显示此人群总血脂异常患病率为 43.3%，高三酰甘油血症、高总胆固醇血症、高 LDL-C 血症及低 HDL-C 血症患病率分别为 9.15%、5.37%、2.53% 和 34.86%。男性血脂异常标化患病率为 53.4%，高于女性的 33.9%；单身、超重和腹型肥胖是血脂异常的危险因素，女性与奶茶饮用是血脂异常的保护因素。2010 年调查显示新疆农村地区维吾尔族高血压标化患病率为 29.2%。2012 年哈依努尔等调查和田市 1 500 名维吾尔族居民结果显示，男性高血压患病率为 30.65%，女性高血压患病率为 28.40%。新疆姚华

教授团队 2016 年报道，采用整群抽样方法对新疆乌鲁木齐市某三甲医院体检人群 11 479 例，进行高尿酸血症患病率及其相关危险因素进行分析，结果维吾尔族体检人群高尿酸血症患病率为 7.5%，男性高于女性，随年龄增长血尿酸水平和高尿酸血症患病率也随之增加，性别、年龄、体质指数、舒张压、三酰甘油、低密度脂蛋白胆固醇、天冬氨酸氨基转移酶、丙氨酸氨基转移酶为高尿酸血症的危险因素。

第四节 其他少数民族人群营养

一、满族人群营养

（一）满族人群的饮食习惯

满族人口总数为 1 041.058 5 万人，分布于全国各地，以辽宁、河北、黑龙江、吉林和内蒙古、北京等地为多，是一个善于博收外来文化并融会创新的民族。满族食品也极富特色，历来有“满点汉菜”之说。最能代表满、汉族饮食文化交融的莫过于“满汉全席”。其菜肴选料、制作和吃法上都保持着满族特色，其中山珍如猴头菌、熊掌、人参、鹿茸等大都是来自东北地区。它是满点与汉菜融合的精品，在清乾隆时期就已成型，流传了二百余年。满族喜食猪肉，创造出了白肉血肠、坛肉等民族菜肴。满族的面食主要为粟米、黄豆等磨面制成的饽饽、打糕等种类，具有甜、粘、酸、凉的特点。日常生活中满族有许多风味小吃和种类繁多的点心。其具有民族特点的代表性食物包括酸汤子、打糕、豆面卷子（俗称“驴打滚”）、萨其玛以及水饭。满族人群喜爱酱制、腌渍食品，其中以白菜腌渍而成的酸菜广受喜爱。满族不喜饮茶喜饮酒，具有民族代表性的为黄酒、烧酒。满族喜食小米、黄米干饭与黄米饽饽（豆包），每逢过节时吃饺子。每当阴历除夕，晚饭吃满族独有的风味食品白煮猪肉，炙猪肉及糕点中的萨其玛等。我国北方的饺子、火锅、酸菜、京味糕点等均与满族饮食文化有着渊源关系。

（二）满族人群膳食结构特点与存在问题

满族人群膳食营养状况研究的数据和文献甚少。2002 年中国居民营养与健康调查共调查辽宁丹东和灯塔地区的满族居民 368 人，结果显示满族居民的主食中米类的摄入量高于面类，薯类的摄入量较高，主要是马铃薯。居民蔬菜的摄入以浅色蔬菜为主，深色蔬菜的摄入量较低。水果的摄入量较高，达到 86.7g。肉类食物中肉类和鱼虾类的平均摄入量基本相当。食用油以植物油为主，酱油的摄入量较高，人均 15.1g。

（三）满族人群营养相关慢性病状况

2013 年中国慢性病及其危险因素调查的监测系统，对辽宁≥18 岁不少于 1 000 人的满族常住居民的糖尿病检查结果显示，满族成人糖尿病患病率为 15.0%。2002 年中国居民营养与健康状况调查 15 岁以上 834 名满族居民的高血压状况，结果显示其标化患病率为 20.5%，男性、女性分别为 23.1%、18.7%。满族人群其他营养相关慢性病研究的数据和文献缺乏近年的报道。

二、苗族人群营养

（一）苗族人群的饮食习惯

苗族总人口为 942.600 万人，人口在少数民族中居第五位。苗族主要分布于我国的黔、湘、鄂、川、滇、桂、琼等省区。苗族饮食习俗自有其特点。黔东南、湘西、海南岛和广西融水的苗族，主食为大米，也有玉米、红薯、小米等杂粮；黔西北、川南、滇东北的苗族，则以玉米、土豆、荞麦、燕麦等为主食。副食种类很多，肉类有家畜、家禽和鱼类，蔬菜有豆类、菜类、瓜类，此外还采集野菜和从事渔猎等以补充。酸辣二味是苗族生活中不可缺少之物。苗族人尤其喜欢吃酸，几乎家家户户都自制酸汤、酸菜、酸辣，腌制鱼肉，苗家的酸汤鱼肉嫩汤鲜，清香可口，闻名遐迩。酸汤是用米汤或豆腐水，放入瓦罐中 3～5 天发酵后，即可用来煮肉、煮鱼、煮菜。苗族的食物保存，普遍采用腌制法，蔬菜、鸡、鸭、鱼、肉都喜欢腌成酸味的。苗族几乎家家都有腌制食品的坛子，统称酸坛。苗族喜饮酒。苗族酿酒历史悠久，从制曲、发酵、蒸馏、勾兑、窖藏都有一套完整的工艺。苗族日常饮料以油茶最为普遍。湘西苗族还特制有一种万花茶。部分地区的杨姓苗族有不吃猪心等禁忌，除此之外苗族无过多的食物禁忌和要求。我国苗族典型食品主要有：血灌汤、辣椒骨、苗乡龟凤汤、绵菜粑、虫茶、万花茶、捣鱼、酸汤鱼等。

（二）苗族人群膳食结构特点与存在问题

苗族成年人群膳食营养状况研究的数据和文献甚少。2002 年中国居民营养与健康调查共调查贵州紫云、湖南保靖、重庆黔江的苗族居民 1 003 人，结果显示苗族居民的主食以米为主，人均达到 443.7g，在各民族中最高。水果的摄入量较低，仅为 11.9g。畜禽肉类以猪肉为主，为 54.7g。苗族人膳食中动物油的摄入量高于植物油。盐的摄入量也较高，人均为 15.7g。

（三）苗族学龄儿童、青少年营养相关指标的变化

2010、2014 年对贵州省苗族学生开展的体质与健康调研，健康状况指标中有 BMI 和低血红蛋白检出率等营养相关指标。

结果显示，苗族学生 2014 年的 BMI 与 2010 年相比，除外 7 岁、8 岁男生组，其余各年龄组均上升。苗族男生 7 岁、8 岁的 BMI 分别下降 0.45kg/m^2、0.10kg/m^2。以上资料显示苗族学生中男生、女生 BMI 增长量最大组分别为 16 岁组、14 岁组（表 35-7）。低血红蛋白检

表 35-7　苗族学生 2014 年 BMI（$\bar{\chi}\pm s$，kg/m^2）

年龄 / 岁	男生	女生
7	14.97±1.26（−0.45）	14.90±1.32（+0.04）
8	15.78±2.12（−0.10）	15.54±1.66（+0.35）
9	16.50±2.78（+0.66）	16.15±2.44（+0.82）
10	17.12±2.98（+0.80）	16.79±2.29（+0.52）
11	17.94±3.30（+0.80）	18.31±2.44（+1.13）
12	18.51±3.54（+1.23）	18.27±2.12（+0.46）
13	18.18±2.37（+0.48）	19.61±2.71（+1.20）
14	18.63±2.09（+0.36）	20.45±2.19（+1.44）
15	19.40±2.27（+0.60）	21.17±2.45（+1.13）
16	20.44±2.10（+1.72）	21.56±2.28（+0.91）
17	20.70±2.76（+0.43）	21.17±2.24（+0.20）
18	21.04±1.98（+0.88）	21.40±2.27（+0.38）

出率 2014 年与 2010 年相比均下降。男生、女生低血红蛋白检出率下降幅度均以 14 岁年龄组最大，分别降低 54%、45%（表 35-8）。苗族各年龄组学生的低血红蛋白检出率均大幅度下降的现象，提示膳食营养质量有所改善，此种情况应继续保持。

表 35-8　苗族学生 2014 年低血红蛋白检出率及其 2010—2014 年的变化 /%

年龄 / 岁	检出率（变化）	
	男生	女生
7	12.00（−25.37）	20.00（−37.00）
9	8.00（−22.00）	14.14（−21.86）
12	11.11（−33.33）	19.00（−31.00）
14	23.00（−54.00）	20.00（−45.00）

2014 年贵州省 7～18 岁苗族学生营养不良率为 18.04%，超重率为 8.04%，肥胖率为 2.5%。男、女生之间消瘦率苗族男生高于女生，营养不良率男生高于女生。提示 2014 年贵州省苗族学生营养不良和营养过剩同时存在。

（四）苗族人群营养相关慢性病状况

2012 年，采用多阶段分层整群随机抽样方法，抽取广西苗族常住农村居民 517 人进行体格测量，其超重率、肥胖率分别为 16.6% 和 5.2%。2013—2014 年，采用多阶段整群随机抽样法，抽取四川省凉山彝族自治州、宜宾市、乐山市、泸州市少数民族相对集中的乡镇的 18 岁及以上居民为调查对象，其中 205 名苗族居民的中心性肥胖、血糖异常、高血压检出率分别为 13.7%、14.6%、23.4%。2002 年中国居民营养与健康状况调查 15 岁以上 1 956 名苗族居民的高血压状况，结果显示其标化患病率为 7.7%，男性、女性分别为 9.2%、6.1%，均为少数民族中最低。2011 年，用分层整群抽样法调查居住在广西百色市苗族 1 102 名，结果显示此苗族人群高血压患病率为 15.06%。苗族人群其他营养相关慢性病状况未见近年的报道。

三、彝族人群营养

（一）彝族人群的饮食习惯

彝族，是我国第六大少数民族，人口数为 871.439 3 万人。彝族主要分布在滇、川、黔、桂四省（区）的高原与沿海丘陵之间，主要聚集在楚雄、红河、凉山、毕节、六盘水和安顺等地，凉山彝族自治州是全国最大的彝族聚居区。彝族的主食为土豆、玉米、荞麦、大米等，副食型食物有肉食类、豆类、蔬菜类、调料类、饮料类，肉食类以牛、羊、猪、鸡为主，豆类多为黄豆、胡豆、豌豆等，黄豆的一种食法彝族称为“都拉巴”，即将黄豆磨成浆，连糟加酸菜煮吃。饮料类主要为酒。彝族食品调料类主要采集三种有奇特香味的野生植物。许多彝族地区有饮茶的习惯。

（二）彝族人群膳食结构特点与存在问题

2003 年，在凉山彝族自治州随机抽取 209 户彝族家庭共 468 名 18～60 岁彝族居民进行膳食调查，结果显示城区彝族居民的膳食结构及烹饪方式已基本汉化，食物种类比较丰富，肉、鱼、蛋类的摄入较多，烹饪多采用蒸、炒、炸的方式；凉山彝族农村居民 59.5% 的家庭是一日两餐；农村彝族仍然保持其传统的饮食习惯，主要特点有：①植物性食物为主，主食为荞麦、土豆、玉米、大米、小麦等，动物性食物摄入量低；②食物品种单调，大多数家庭每天的食物种类不超过 8 种；③典型的彝族菜肴有洋芋酸菜汤、连渣菜、坨坨肉；④食物的烹饪方式以蒸、煮方式为主，很少采用油炸或煎烤方式；⑤食物化学污染少，以天然食物为主；⑥饮水多是山泉水。彝族城乡居民三大供能营养素的比例不合理，钙和维生素 A 的摄入量都不到 RNI 的 50%，铁摄入较多，城乡居民钙、铁、锌、硒、维生素 B_1、维生素 B_2、维生素 C 等的摄入量均有显著差异，但维生素 A 摄入的差异无显著性。

2002 年中国居民营养与健康调查共调查云南元谋、西畴及玉溪、贵州大方的彝族居民 235 人，结果显示彝族居民的主食以米为主，米、面以外的其他谷类的摄入量较高，达到 50.1g，主要是玉米及其制品。豆类及其制品的摄入量较高，干豆类为 22.6g，豆制品为 12.8g，干豆类主要是花豆和黄豆，豆制品类主要是豆腐。彝族人畜禽肉类以猪肉为主，同时也有一定比例的牛羊肉的摄入。彝族人蔬菜的摄入量 285.7g，其中深色蔬菜占 43.4%。腌菜的摄入量较高，平均摄入量达到 34g。食用油以动物油为主，平均摄入量较高，人均达到 27.7g。

（三）彝族学龄儿童、青少年营养相关指标的变化

2010、2014 年对四川省彝族学生开展的体质与健康调研，健康状况指标中有 BMI 和低血红蛋白检出率等营养相关指标。

结果显示，彝族学生 2014 年的 BMI 与 2010 年相比 7～18 岁学生的 BMI 有上升趋势。除 7 岁年龄组男生下降 0.39kg/m^2 外，其余各年龄组均上升。以上资料显示彝族学生中男生、女生 BMI 增长量最大组分别为 11 岁组、10 岁组（表 35-9）。彝族学生的低血红蛋白检出率 2014 年与 2010 年相比整体有下降趋势。除男生外低血红蛋白检出率 7 岁组增加 6.84%，其余各年龄组均下降。男生、女生低血红蛋白检出率下降幅度分别为 14 岁组、12 岁组最大，分别降低 14.33%、25.62%（表 35-10）。整体趋势为好，应该保持；而男生 7 岁组应探讨原因采取应对措施。

表 35-9　彝族学生 2014 年 BMI 及 2010—2014 年的变化（$\bar{\chi}\pm s$，kg/m^2）

年龄 / 岁	男生	女生
7	15.54±1.85（−0.39）	15.14±1.65（+0.49）
8	15.85±1.76（+0.07）	15.56±1.79（+0.53）
9	16.00±2.04（+0.22）	15.58±1.55（+0.15）
10	17.05±2.55（+0.78）	16.38±2.00（+0.94）
11	17.22±2.68（+1.03）	16.92±2.48（+0.69）
12	17.66±3.04（+1.01）	17.36±2.54（+0.27）
13	18.44±2.43（+0.97）	18.95±2.22（+0.61）
14	18.85±2.94（+0.60）	19.93±2.70（+0.35）
15	19.29±2.35（+0.68）	20.32±2.31（+0.59）
16	19.23±2.04（+0.35）	20.28±2.07（+0.10）
17	19.53±1.79（+0.46）	20.85±2.10（+0.07）
18	20.26±2.00（+0.53）	20.90±2.22（+0.06）

表 35-10 彝族学生 2014 年低血红蛋白检出率及 2010—2014 年的变化 /%

年龄 / 岁	检出率（变化）	
	男生	女生
7	15.25（+6.84）	9.40（−7.54）
9	7.56（−1.46）	4.20（−0.88）
12	1.69（−6.86）	0.00（−25.62）
14	5.83（−14.33）	4.17（−1.05）

（四）彝族人群营养相关慢性病状况

2010 年，采用分层整群随机抽样方法调查了云南省楚雄市和郊区以及大过口乡的彝族成人 2 500 名，结果显示此彝族人群超重率为 29.26%，肥胖率为 8.41%。2007 年，采用随机整群抽样对四川省凉山州西昌市区及 3 个乡村的 20 岁以上 1 255 名彝族居民开展糖尿病、高血压患病率调查，结果显示彝族居民糖尿病患病率为 6.7%、高血压标化患病率为 17.3%，城市居民均高于农村居民。2013—2014 年，采用多阶段整群随机抽样法，抽取四川省凉山彝族自治州、宜宾市、乐山市、泸州市少数民族相对集中的乡镇的 18 岁及以上居民为调查对象，其中 361 名彝族居民的中心性肥胖、血糖异常、高血压检出率分别为 10.0%、14.1%、23.4%。2016 年，采用分层整群随机抽样方法，对 972 名年龄在 18 岁以上的凉山彝族自治州彝族农村居民检测血尿酸水平，结果显示其高尿酸血症标化患病率为 22.0%，男性和女性标化患病率分别为 30.4% 和 12.3%。彝族人群其他营养相关慢性病状况缺乏近年的报道。

四、土家族人群营养

（一）土家族人群的饮食习惯

土家族人口数为 835.391 2 万人。土家族主要分布在湘、鄂、渝、黔交界地带的武陵山区。土家族日常主食苞谷、稻米，辅以红薯、马铃薯等。菜肴以酸辣为其主要特点，尤喜将黄豆磨细，浆渣不分，煮沸澄清，加菜叶煮熟，制成合渣。其他较有特点的食物还有粑粑、腊肉、油茶、合菜、团馓等。土家族喜欢饮酒，其中常见的是用糯米、高粱酿制的甜酒和咂酒。

（二）土家族人群膳食结构特点与存在问题

采用多阶段分层随机抽样方法，于 2013—2015 年对重庆地区 8 个县区的 15 岁以上 1 622 名土家族居民调查其最近一年内膳食摄入的种类及数量，结果显示对照中国居民膳食宝塔推荐量，土家族居民谷类、蔬菜、蛋类摄入较为合理，而奶类、油摄入量、鱼虾类在推荐摄入量范围的居民只占 0.25%、3.70%、7.46%。

2002 年中国居民营养与健康调查，共调查湖南石门、重庆黔江、湖南保靖的土家族居民 727 人，结果显示土家族居民的主食以米为主，豆类及其制品的摄入量较高，达到 38g。肉类食物总量为 106.2g，以猪肉为主，也有牛羊肉类。土家族人食用油的摄入量很高，达到 65.2g。

（三）土家族学龄儿童、青少年营养相关指标的变化

2010 年、2014 年对湖南省土家族学生开展的体质与健康调研，健康状况指标中有 BMI 和低血红蛋白检出率等营养相关指标。

结果显示，土家族学生 2014 年的 BMI 与 2010 年相比男生有上升趋势，女生则有下降趋势。男生 BMI 增长量最大的为 15 岁组，增长 1.25kg/m^2。女生降低量最大的为 7 岁组，下

降 0.61kg/m^2。而男女生 13～15 岁年龄组初中学生 BMI 整体均上升（表 35-11）。土家族学生的低血红蛋白检出率 2014 年与 2010 年相比，男生、女生检出率增加最多的均为 7 岁组，分别增加 19.33%、43.33%（表 35-12）。土家族学生的低血红蛋白检出率升高较多，波动范围较大，此现象的原因值得探讨。建议低血红蛋白的学生，增加蛋类、奶类、大豆类优质蛋白质的摄入，增加含铁丰富的食物如动物肝脏、瘦肉的摄入。

表 35-11 土家族学生 2014 年 BMI 及其 2010—2014 年的变化（$\bar{\chi}\pm s$，kg/m^2）

年龄 / 岁	男生	女生
7	15.25±1.92（−0.35）	14.77±1.46（−0.61）
8	16.20±2.50（+0.04）	15.61±2.42（−0.39）
9	16.32±2.77（+0.11）	15.80±1.97（−0.06）
10	17.67±3.25（+0.44）	16.42±2.55（−0.06）
11	18.87±4.23（+0.24）	17.34±2.32（−0.23）
12	18.72±3.27（−0.38）	18.96±3.50（+1.22）
13	19.12±3.56（+0.47）	19.30±2.89（+0.08）
14	19.69±3.46（+1.04）	20.45±3.32（+0.61）
15	20.61±3.58（+1.25）	20.45±2.99（+0.20）
16	20.65±3.10（+0.43）	21.09±3.23（+0.54）
17	21.21±3.13（+0.69）	20.92±3.08（−0.19）
18	21.59±3.40（+0.22）	21.10±2.57（−0.21）

表 35-12 土家族学生 2014 年低血红蛋白检出率及 2010—2014 年的变化 /%

年龄 / 岁	检出率（变化）	
	男生	女生
7	47.17（+19.33）	60.00（+43.33）
9	36.00（+11.25）	43.22（+29.22）
12	15.29（−2.06）	16.33（+1.02）
14	19.63（−20.80）	9.09（−6.87）

2012 年对湘西州土家族小学生营养状况调查的结果显示，湘西州土家族小学生营养不良检出率为 6.68%，低体重率为 24.57%，超重率为 8.21%，肥胖率为 7.77%；营养不良率女生高于男生，肥胖率男生高于女生、城镇高于乡村；湘西州土家族小学生营养不良和营养过剩同时存在。

（四）土家族人群营养相关慢性病状况

2010 年湖南省第三次国民体质监测数据中，湘西土家族苗族自治州、张家界市和常德市国民体质监测点 20～59 岁土家族成年人体格测量结果显示，其 2 207 名男性中 20～39 岁超重和肥胖检出率分别为 28.69%、7.99%，40～59 岁超重和肥胖检出率分别为 30.74%、8.32%；2 399 名女性中 20～39 岁超重和肥胖检出率分别为 17.93%、4.64%，40～59 岁超重和肥胖检出率分别为 27.07%、6.37%。

2010—2013 年，在重庆石柱土家族自治县随机抽取南滨镇、西沱镇、黄水镇土家族人口相对聚居地18岁及以上的居民1 360名检测血糖，确诊为糖尿病患者201名，糖尿病检出率为14.8%。

采用多阶段分层随机抽样方法，于2013—2015年对重庆地区8个县区的15岁以上居民调查其血压，结果1 622名土家族居民中共有高血压患者213例，患病率为13.1%。其中，65～74岁组高血压患病率高于其他年龄组，患病率随年龄增长而上升。2002年中国居民营养与健康状况调查15岁以上1 593名土家族居民的高血压状况，结果显示其标化患病率为10.7%，男性、女性分别为11.1%、11.0%。湖北唐生尧等对恩施地区2015—2016年10 880名18～70岁的土家族体检人群进行血清尿酸分析，结果显示此人群高尿酸血症患者共2 498名，检出率为22.3%，男性、女性高尿酸血症检出率分别为31.8%、12.8%，男性患病率和尿酸浓度均明显高于女性。

五、藏族人群营养

（一）藏族人群的饮食习惯

藏族人口628.218 7万人，主要分布在西藏自治区、青海省和四川省西部、云南迪庆、甘肃甘南等地区。藏族有着自己独特的食品结构和饮食习惯，其中酥油、茶叶、糌粑、牛羊肉被称为西藏饮食的“四宝”，此外，还有青稞酒和各式奶制品。藏餐是我国餐饮系列中的流派之一，历史悠久，品种丰富。藏餐分为主食、菜肴、汤三大类。藏餐的口味讲究清淡、平和，很多菜，除了盐和葱蒜，一般不放辛辣的调料。糌粑是藏族的一种重要食品，制作很简单，将青稞炒熟后磨成面便成了糌粑，食用方式多样，最常见的是用手在小碗中把茶汁、酥油与糌粑、奶渣拌匀并捏成小团而食。风干肉是西藏非常有特色的一种食品。初冬时节，将牛羊肉割成小条，挂在阴凉通风处，任其冷冻并逐渐自然风干，到来年二三月份食用时，不仅肉质松脆，口味也独特。在食肉方面，藏族禁忌较多。一般只吃牛羊肉，不吃马、驴、骡，尤忌吃狗肉。除部分城镇居民外，农牧区群众一般不习惯食用鱼、虾、蛇、鳝等水产海鲜类食品。西藏的青稞酒是用青稞直接酿成，度数较低，是喜庆过节所必备。酥油茶是西藏的藏族人不可缺少的饮料，用酥油、盐和茶制成。酥油是从牛羊奶里提炼的奶油，以夏季牦牛奶里提炼的金黄色酥油为最佳，从羊奶里提炼的则为纯白色。随着社会经济和文化生活的改善，藏餐在菜肴烹制技术和用膳形式上也在不断地改进和丰富。

（二）藏族人群膳食结构特点与存在问题

中国疾病预防控制中心2008年采用整群随机抽样方法，在西藏日喀则地区抽取35岁以上160名藏族中老年人（平均48.9岁）调查膳食摄入情况，此藏族人群的饮食特点是主食粗粮摄入较多，畜禽蛋类摄入较多，蔬菜、水果摄入量较低，酒类摄入量高，但以低度酒为主（青稞酒），食用油摄入量较低，酥油摄入量高。

2008年，用半定量食物频率问卷，采用简单随机抽样对拉萨城关区4个农业乡386名农村2岁以下藏族儿童母亲（平均年龄28.5岁）进行膳食调查，结果显示其家庭人均消费植物油25.9g/d，显著低于全国平均水平，动物性油脂中酥油、糖和盐的人均每天消费量分别为27.8g、12.99g、14.8g，显著高于全国平均水平；妇女每日平均摄入能量2 097.02kcal，达到膳食营养素参考摄入量RNI的91.2%，蛋白质的摄入量只达到RNI的82%，维生素A摄入量只相当于RNI的34.7%，钙、铁和锌的摄入量相当于RNI的64.6%、174.1%和150.7%。65%的能量来自谷类，动物性食物只提供了7.4%的能量和15.5%的蛋白质，57.6%的铁来自糌粑；表明此拉萨农村藏族妇女的膳食以植物性食物为主，膳食结构单调，存在蛋白质、能量及微营养素摄入不足。

2004 年，青海省刚察县藏族牧民膳食结构、饮食习惯调查，结果显示藏族牧民膳食以动物性食物为主，鲜菜摄入量极少，只占摄入量的 0.3%；维生素 C 的摄入量只达到标准的 23%，属于低水平。

2002 年中国居民营养与健康调查，共调查西藏拉萨、四川松蟠的藏族居民 488 人，结果显示藏族居民的主食中面的摄入量高于米类，其他谷类食物的摄入量较高，达到 64.3g，主要是糌粑和青稞。藏族居民蔬菜和水果的摄入量较低，分别仅为 129.5g 和 8.7g。动物性食物中畜肉类的摄入量较高，达到了 101.9g，以牛羊肉为主。奶类及其制品的摄入量较高，为 79.5g，以酥油和奶酪为主。食盐的摄入量较高，达到 15.7g。

（三）藏族学龄儿童、青少年营养状况相关指标的变化

2010、2014 年对西藏自治区藏族学生开展体质与健康调研，健康状况指标中有 BMI 和低血红蛋白检出率等营养相关指标。

结果显示，藏族学生 2014 年的 BMI 与 2010 年相比 7～18 岁学生的 BMI 有上升趋势。男生、女生 BMI 增长量最大的分别为 9 岁组、12 岁组，分别增长 1.32、1.56kg/m^2（表 35-13）。藏族学生的低血红蛋白检出率 2014 年与 2010 年相比，男生 7 岁组增长量相对较大，增长 7.77%（表 35-14）；女生整体呈上升趋势，原因值得探讨。

表 35-13　藏族学生 2014 年 BMI 及其 2010—2014 年的变化（$\bar{\chi}\pm s$，kg/m^2）

年龄 / 岁	男生	女生
7	15.86±1.88（+0.20）	15.10±1.73（−0.13）
8	15.77±2.27（+0.00）	15.43±2.29（+0.34）
9	17.68±3.12（+1.32）	15.82±2.09（+0.78）
10	17.00±2.69（+0.72）	16.42±2.19（+0.88）
11	17.60±3.20（+0.67）	16.94±2.56（+0.35）
12	17.11±2.57（−0.02）	17.98±2.35（+1.56）
13	18.20±3.00（+0.18）	18.48±2.93（+0.30）
14	17.98±2.02（−0.56）	19.24±2.76（−0.01）
15	19.69±3.05（+0.72）	19.97±2.68（+0.26）
16	19.77±2.84（+0.68）	21.13±2.69（−0.04）
17	20.12±2.53（+0.72）	20.56±2.06（+0.39）
18	20.77±2.78（+0.32）	21.09±2.77（+0.95）

表 35-14　藏族学生 2014 年低血红蛋白检出率及 2010—2014 年的变化 /%

年龄 / 岁	检出率（变化）	
	男生	女生
7	7.77（+7.77）	10.31（+9.40）
9	1.94（−1.60）	0.98（+0.10）
12	0.00（+0.00）	4.00（+4.00）
14	2.91（−1.55）	4.95（+3.35）

（四）藏族人群营养相关慢性病状况

选取2015年3—9月于日喀则市人民医院体检的181名藏族成年人测其BMI，结果藏族受试者超重肥胖及中心性肥胖的发生率分别为57.9%、79.0%。2013年中国慢性病及其危险因素调查的监测系统，对西藏≥18岁及以上不少于1 000人的藏族常住居民的糖尿病检查结果显示，藏族糖尿病患病率为4.3%，显著低于汉族人群（14.7%），可能原因包括较低的体质指数、较高的身体活动水平、特殊的饮食习惯（经常饮用酥油茶），以及高海拔地区生活等。

2008年，中国疾病预防控制中心采用整群随机抽样方法在西藏日喀则地区抽取35岁以上160名藏族中老年人（平均48.9岁）检测血脂，此藏族人群高TC血症、高TG血症、低HDL-C血症、高LDL-C血症分别为3.8%、5.0%、3.1%和3.8%。2002年中国居民营养与健康状况调查15岁以上1 037名人藏族居民的高血压状况，结果显示其标化患病率为24.7%，男性、女性分别为25.6%、24.0%，均为少数民族中最高。2010年1 370名拉萨藏族居民调查显示其高血压患病率为51.20%，其中男性为52.11%，女性为46.55%。

2015年，采用分层整群抽样方法在全拉萨市26个居委会和拉萨市中心区抽样，其中调查藏族2 028人，年龄24～65岁，其高尿酸血症检出率为37.1%。

六、蒙古族人群营养

（一）蒙古族人群的饮食习惯

我国蒙古族人口约为650万，主要分布在内蒙古、东北，在新疆、河北、青海也有分布。蒙古族传统的饮食加工用具及盛器，以木器与皮革制品为主，独具民族特色。蒙古族的传统饮食大致有四类，即面食、肉食、奶食、茶食，以肉食和奶制品为主。蒙古族以鲜奶为原料，加工和制造出了酸奶、奶疙瘩、奶酪、酥油、奶酒等二十余种营养价值高、保质期较长的奶制品，极大丰富了中华民族的饮食文化。马奶酒是鲜马奶经发酵制成，不需蒸馏。奶茶、畜肉和炒米等是蒙古族的传统主食。蒙古族常见的面食有烤饼、馅饼等。蒙古族牧民每餐都离不开奶与肉，而农区多以谷物蔬菜为主食，以肉食为辅。蒙古族奶食分为饮用的：鲜奶、酸奶、奶酒；食用的：奶皮子、奶酪、奶酥、奶油、奶酪丹（奶豆腐）等。蒙古族除食用最常见的牛奶外，还食用羊奶、马奶、鹿奶和骆驼奶，其中少部分作为鲜奶饮料，大部分加工成奶制品。蒙古族食用的肉类主要是牛肉、绵羊肉，其次为山羊肉、少量的马肉，在狩猎季节也捕猎黄羊肉。在日常饮食中与肉食、奶食占有同样重要位置的是蒙古族特有食品——炒米。蒙古族每天离不开茶，除饮红茶外，几乎都有饮奶茶的习惯，每天早上煮奶茶时加茶末、鲜奶和盐，有时还要加黄油、或奶皮子、或炒米等，其味芳香、咸爽可口，是含有多种营养成分的滋补饮料。蒙古族还喜欢将很多野生植物的果实、叶子、花都用于煮奶茶，煮好的奶茶风味各异。

（二）蒙古族人群膳食结构特点与存在问题

2008年，采用整群抽样原则及多阶段分层抽样方法，对呼伦贝尔市新右旗阿镇20～60岁蒙古族居民445名（男性176名，女性269名）进行膳食频率调查，结果显示该人群膳食结构不均衡，蔬菜水果摄入明显不足，牛羊肉类动物性食物摄入过高；被调查对象中有82.7%的男性和45.2%的女性饮酒。2010年，对新疆尼勒克县11个乡采取整群随机抽样调查方法抽取蒙古族聚集的4个乡5个村的349名18岁以上的常住蒙古族居民，采用食物频率法结合24小时膳食回顾法进行膳食营养状况调查，结果显示尼勒克县蒙古族居民除谷类食物基本达到膳食指南建议摄入量，蔬菜、水果、鱼虾、蛋、奶、豆类食物均明显少于建议摄入量，而畜禽肉和油脂类食物明显高于建议摄入量；三大产能营养素比例基本合理；研究对象的平均每标准人日热能摄入超过了推荐摄入量、平均每标准人日蛋白质、脂肪和碳水化合物均超过RNI，膳食纤维、维生素 B_1 明显偏低，维生素 B_2 和维生素C基本达到RNI，其他维生素都已超过RNI；在矿物质摄入中，以钙、镁的缺乏量最为显著，仅占RNI的56.14%和51.58%，其余摄入都已接近或超过RNI。

2002年中国居民营养与健康调查，共调查河南内乡、内蒙古开鲁、辽宁朝阳的蒙古族居民541人，结果显示蒙古族居民的主食中米类和面类各半，分别为173g和180g，其他谷类的摄入量为46.8g，主要为玉米类的食物。动物性食物以猪肉为主，占31%，食物的总体摄入水平与汉族基本相近。

（三）蒙古族学龄儿童、青少年营养相关指标变化

2010年、2014年对内蒙古自治区蒙古族学生开展的体质与健康调研，健康状况指标中有BMI和低血红蛋白检出率等营养相关指标。

结果显示，蒙古族7～18岁城乡学生2014年的BMI与2010年相比有上升趋势。BMI增长量最大值均出现在城市学生中，男生以城市男生14岁组最大，女生则为城市17岁组，增长量分别为1.40、1.21kg/m^2（表35-15）。蒙古族学生中城市男生7岁组、8岁组BMI均超重，应引起重视；建议其注意饮用清淡饮料，控制食糖摄入；增加户外活动，每天至少60分钟；从而保持健康体重。

蒙古族学生低血红蛋白检出率2014年与2010年相比有上升趋势。蒙古族城市男生、城市女生均以7岁组的低血红蛋白检出率增长量最大。乡村男生、乡村女生分别以7岁组、12岁组的低血红蛋白检出率增长量最大（表35-16）。蒙古族学生低血红蛋白检出率的整体上升趋势应引起重视，探讨相关原因并采取措施积极应对。

表35-15 2010—2014年蒙古族学生BMI的变化（单位：kg/m^2）

年龄/岁	城市学生		乡村学生	
	男生	女生	男生	女生
7	+0.38	+0.58	+0.27	−0.15
8	−0.05	+0.65	+0.15	−0.32
9	−0.26	+0.51	+0.72	−0.04
10	+0.04	+1.01	+0.25	+0.05
11	−0.90	+0.74	+0.35	+0.81
12	+1.38	+0.66	+0.59	+0.69
13	−0.09	+0.90	+0.63	+0.15
14	+1.40	+0.79	+0.98	+0.26
15	+1.38	+1.02	+0.65	+0.78
16	+1.04	+0.91	+0.95	+0.77
17	−0.14	+1.21	+0.11	+0.62
18	+0.05	+1.13	+0.68	+0.60

表 35-16　蒙古族学生 2014 年低血红蛋白检出率及 2010—2014 年的变化 /%

年龄 / 岁	城市学生检出率（变化）		乡村学生检出率（变化）	
	男生	女生	男生	女生
7	22.33（+20.37）	16.00（+9.33）	22.73（+12.31）	9.09（−7.37）
9	6.00（−5.11）	3.00（−6.76）	11.01（+6.20）	13.64（+7.93）
12	6.00（+1.24）	3.81（+1.68）	6.36（+2.83）	11.82（+9.47）
14	5.66（−0.11）	11.01（+1.92）	13.76（+9.95）	10.91（+8.05）
17	10.02（+2.08）	8.45（+1.78）	13.47（+8.47）	11.36（+6.51）

对 2014 年全国学生体质与健康调研的蒙古族 7～18 岁学生进行营养状况评价，结果显示蒙古族学生营养不良检出率为 4.5%，生长迟缓检出率为 0.8%，中重度消瘦检出率为 1.0%，轻度消瘦检出率为 2.6%。

（四）蒙古族人群营养相关慢性病状况

内蒙古胡日查等 2008 年对呼伦贝尔市新右旗阿镇 20～60 岁蒙古族居民 445 名（男性 176 名，女性 269 名）进行检测显示，超重的男性、女性分别为 56.7%、50.5%，肥胖的男性、女性分别为 33.3%、21.0%；腹型肥胖检出率为 52.4%，男性腹型肥胖显著高于女性；高血压的检出率为 54.5%，其中男性为 48.9%，女性为 25.4%。新疆韩加教授团队 2010 年报道，新疆尼勒克县当地被调查蒙古族居民超重及肥胖、腹型肥胖的检出率分别为 61.6% 和 62.8%；血脂异常患病率为 14.6%；高血压的患病率为 28.1%，男、女患病率之间无显著差异。内蒙古赵禹团队 2015 年报道，对呼伦贝尔市鄂温克旗锡尼河镇当地 18 岁及以上布里亚特蒙古族牧民糖尿病患病情况进行调查，结果显示此蒙古族人群糖尿病标化患病率为 7.55%，男、女患病率分别为 6.7%、8.4%。2012 年孙刚等对内蒙古包头市 3 465 名常住居民调查显示蒙古族人群高血压患病率为 35.8%。2002 年中国居民营养与健康状况调查 15 岁以上 1 259 名蒙古族居民的高血压状况，结果显示其标化患病率为 17.6%，男性、女性分别为 18.8%、17.2%。新疆巴音巴特等 2007 年—2009 年对新疆博乐市、兵团农五师农牧区七个片区不同民族人群［平均年龄（54.72 ± 14.55）岁］进行高尿酸血症和痛风的流行病学调查，调查蒙古族 466 人，其高尿酸血症患病率为 6.43%。

综上可见，我国少数民族人群由于受地域、经济状况、文化信仰的影响，膳食结构各有特点，存在着较大的差异，膳食结构中存在着不同程度和类型的膳食不平衡状况。少数民族人群的主食的结构主要受地域的影响，南方地区以米类及其制品为主，北方地区以面类及其制品为主。动物性食物的消费结构在很大程度上受宗教信仰的影响。奶类及其制品的消费量各民族间的差异较大，生活在以畜牧业为主的地区的少数民族人群，由于有充足的奶类食物资源，奶类及其制品的消费量较高。我国少数民族人群一些营养相关慢性病患病率，存在着较大的差异；高血压患病率呈现出逐年上升的趋势。

少数民族人群慢性病的营养干预，需开展以三级预防为主的综合防治。首先，通过广泛开展健康宣传教育改善少数民族人群的健康行为方式，积极实施贫困地区儿童和农村学生营养改善；其次，对慢性病进行监测和早期干预，基层医疗机构对健康体检和筛查中发现的少数民族高风险人群，追踪随访并进行营养干预，可降低发病风险；第三，对少数民族慢性病本人和家属实施营养干预。少数民族人群慢性病的营养干预，应以控制慢性病危险因素为重点，强化基层机构的作用，充分利用传媒的影响力，促进健康生活方式的养成，宣传过量饮酒危害，合理膳食，控制食盐摄入量，积极进行身体活动。定期的体育活动可以减少发展为新的慢性病的风险，延缓已有病情发展的风险，并改善生活质量和身体功能。

少数民族学龄儿童、青少年健康状况中的营养相关指标，仍存在一些突出问题，如蒙古族学龄儿童、青少年中城市男生 7 岁组、8 岁组均超重；壮族学生、维吾尔族女生、土家族学生、藏族女生、蒙古族学生低血红蛋白检出率呈上升趋势。造成这些问题的原因是多方面的。因此，促进学龄儿童、青少年健康必须成为全社会共同责任。既有学校的因素也有学生家长和社会的因素。需要学生家长学校社会共同努力。教育、体育、卫生健康等部门应针对存在的问题研究出台相应的对策措施并加大监管力度督促学校落实国家要求。

由于篇幅所限，本章仅介绍了人口较多的 9 个少数民族人群（壮族、回族、满族、维吾尔族、苗族、彝族、土家族、藏族、蒙古族）的膳食营养和健康状况。其他少数民族人群的膳食营养和健康状况同样重要。

少数民族人群膳食营养与健康状况调查，要能够代表全国各少数民族的状况，需按照中国少数民族的人群特点进行抽样设计，常见的调查结果常常反映的是少数民族自治区如我国五大少数民族自治区里的西藏自治区、新疆维吾尔自治区、宁夏回族自治区、内蒙古自治区、广西壮族自治区，或者是多民族聚集省份，或者是区域性地区等样本地区少数民族居民的状况。结合目前已有的少数民族人群膳食营养和健康状况资料，可以看到反映少数民族人群当前的状况并且代表性好的全国性调查较少，此方面的研究有待于加强。此外，增加对少数民族人群膳食模式研究、少数民族人群传统特色食物的成分、血糖指数等的研究以及少数民族人群高发的营养相关慢性病的危险因素和保护因素研究，对于更加有针对性地实施少数民族人群慢性病营养干预，具有积极的意义。

总之，随着少数民族人群营养的研究不断取得新的进展，人们对我国少数民族人群的营养与健康状况的认识日趋全面。随着研究的不断完善和深入，营养科学必将在我国各民族人群的健康维护和健康促进方面做出更大的贡献。

（丁　红　沈　静　周　宇）

参考文献

1. 国务院第六次全国人口普查办公室，国家统计局人口和就业统计司. 2010 年第六次全国人口普查主要数据. 北京：中国统计出版社，2011.
2. 颜其香. 中国少数民族饮食文化荟萃. 北京：商务印书馆国际有限公司，2011.
3. 蒋玉艳，唐振柱，陈玉柱，等. 壮族和京族居民膳食结构及营养状况比较分析. 实用预防医学，2013，20（8）：910-912.
4. 翟凤英，何宇纳，王志宏，等. 中国 12 个少数民族居民的食物摄入状况及其特点. 卫生研究，2007，36（5）：539-541.
5. 蒋玉艳，唐振柱，陈兴乐，等. 广西不同民族居民超重与肥胖流行病学特征分析. 应用预防医学，2012，18（5）：273-275.
6. Limin Wang，Pei Gao，Mei Zhang，et al. Prevalence and Ethnic Pattern of Diabetes and Prediabetes in China in 2013. Journal of the American Medical Association，2017，317（24）：2515-2523.
7. 胡以松，姚崇华，王文志，等. 2002 年中国部分民族高血压患病情况. 卫生研究，2006，35（5）：573-575.
8. 颜穗珺，李会芳. 中国少数民族高血压患病率及其危险因素. 中华临床医师杂志，2017，11（7）：1171-1174.

9. 中国国家卫生健康委员会. 中华人民共和国卫生行业标准 WS/T 586—2018 学龄儿童青少年超重与肥胖筛查. 2018.
10. 中国学生体质与健康研究组. 2014 年中国学生体质与健康调研报告. 北京：高等教育出版社，2016.
11. 中国学生体质与健康研究组. 2010 年中国学生体质与健康调研报告. 北京：高等教育出版社，2012.
12. 陈妍君，董彦会，杨忠平，等. 中国 5 个少数民族 7～18 岁学生营养不良流行现状. 中国学校卫生，2017，38(8)：1149-1151.
13. 阮青. 广西汉、壮、瑶族中小学生营养不良现状和 20 年动态变化. 右江民族医学院学报，2013，35(2)：128-131.
14. 马芳，张银娥，靳雅男，等. 宁夏成年居民膳食摄入状况调查分析. 宁夏医学杂志，2017，39(2)：186-188.
15. 杨玉清，刘晓玲，姚海燕. 银川 394 例回、汉族孕早中期妇女营养状况调查分析. 中国妇幼保健，2013，28(30)：5023-5024.
16. 陈杏媛，刘玮，王宁，等. 甘肃省回族和东乡族朝觐人群高尿酸血症患病情况及相关因素分析. 中国慢性病预防与控制，2013，21(3)：301-304.
17. 蔡俊秀，黄小溪，张洋弋，等. 用膳食平衡指数法评价新疆喀什地区维吾尔族成年居民膳食营养状况. 卫生研究，2018，47(4)：562-569，576.
18. 王先化，肖辉，吐尔逊江•买买提明，等. 新疆库尔勒地区轮台县维吾尔族居民膳食调查分析. 疾病控制杂志，2008，12(2)：123-125.
19. 刘建波，姚华，张丽，等. 新疆维吾尔族成年居民膳食模式调查. 中国公共卫生，2016，32(9)：1212-1218.
20. Yong Fan，Xiao-long Deng，Bu-likemu A，et al. Dietary survey of 422 Uygur residents in Kashi city and its peripheral countries and townships in Xinjiang. Journal of Clinical Rehabilitative Tissue Engineering Research，2009，13(11)：2174-2177.
21. Pengfei Qu，Ting Wang，Fang Liu，et al. Breast-feeding patterns of ethnic groups in rural western China. Public Health Nutrition，2015，18(18)：3386-3393.
22. 吐尔逊江•买买提明，王晓军，卡米拉•吐尔逊江，等. 2014—2015 年新疆喀什维吾尔族孕妇膳食、叶酸和铁营养状况. 卫生研究，2017，46(4)：563-568.
23. 刘成，马翔，马依彤，等. 新疆地区汉族、维吾尔族、哈萨克族成年人群超重和肥胖流行病学调查. 中华流行病学杂志，2010，31(10)：1139-1143.
24. 李亚鹏，丁玉松，马儒林，等. 新疆维吾尔族成人血脂异常及其影响因素分析. 中华内分泌代谢杂志，2013，29(8)：690-692.
25. 蔡雯，翁迪华，林玉婷，等. 新疆维吾尔族、汉族成人高尿酸血症患病情况及相关危险因素分析. 职业与健康，2016(8)：1086-1089.
26. 李天资，梁烨，潘兴寿，等. 广西百色市不同民族高血压患病率及其与代谢综合征的关系. 中华内分泌代谢杂志，2011，27(3)：234-236.
27. 刘永，刘峰，贾红. 四川省西南地区汉族和彝族及苗族居民代谢综合征流行状况调查. 中国全科医学，2017，20(33)：4199-4203.
28. 苏静. 2014 年贵州省不同民族中小学生营养状况分析. 中国校医，2016，30(9)：660-662.
29. 周继昌，黄承钰，徐元川，等. 凉山彝族成人膳食营养状况. 卫生研究，2003，32(3)：246-248.
30. 徐洪吕，陆林，彭霞，等. 云南彝族健康成年人超重和肥胖现状及影响因素分析. 社区医学杂志，2014，12(7)：71-73.
31. 谢小华，谢燕，卢华林，等. 2007 年凉山彝族自治州彝族城乡居民糖尿病患病率调查. 中华糖尿病杂志，2010，2(6)：428-431.
32. 周玉佳，沈鹏宇，范明月，等. 重庆地区土家族居民膳食习惯及其与高血压的关系研究. 重庆医学，2016，45(29)：4106-4109.

33. 谌晓安，王人卫. 湖南省土家族成年人2000年和2010年体质状况比较及体力活动调查分析. 中国运动医学杂志，2012，31(9)：817-822.
34. 吴斌，向大兰，付小军，等. 石柱土家族地区糖尿病筛查结果分析. 当代医学，2014，20(17)：162-163.
35. 唐生尧，武军驻. 恩施地区土家族人群血尿酸水平的调查与分析. 世界最新医学信息文摘，2017，17(7)：133-134.
36. 杨正雄，达瓦，张坚，等. 藏族与汉族中老年人膳食模式的差异对血脂的影响. 中国慢性病预防与控制，2008，16(3)：239-241，274.
37. 党少农，王振杰，康轶君，等. 运用半定量食物频率调查法评估拉萨农村藏族婴幼儿母亲的膳食结构. 中华流行病学杂志，2010，31(4)：394-399.
38. 牛建平. 青海省刚察县藏族牧民膳食行为调查及健康促进干预模式的探讨. 营养健康新观察，2004(3)：6-7.
39. 拉巴片多，孙舒瑶，索朗片多，等. 日喀则地区藏族成年人的血压、血糖、血脂与肥胖的关系. 华西医学，2018，33(5)：532-536.
40. 杨丽辉，宋嘉，石荔，等. 拉萨市区成年人高尿酸血症和痛风的流行病学调查. 西部医学，2015，27(10)：1476-1478.
41. 胡日查，天山，林晓明，等. 呼伦贝尔市居民膳食行为与健康状况调查. 中国食物与营养，2008，27(11)：55-58.
42. 陈培培. 新疆尼勒克县蒙古族高血压患病情况及影响因素的调查研究. 乌鲁木齐：新疆医科大学，2010.
43. 于杰. 布里亚特蒙古族人群糖尿病患病率调查研究. 呼和浩特：内蒙古民族大学，2015.
44. 巴音巴特，达军，夏斌，等. 新疆博州多民族高尿酸血症和痛风的流行病学调查. 世界最新医学信息文摘，2015，15(41)：99-100.

第三十六章
驾驶人员营养

随着我国城市化道路交通的快速发展，机动车保有量快速增长，驾驶员数量也迅速增加。与此同时，各种危害国家和人民生命财产安全的交通事故也随之增多。交通事故与人、车、路和环境因素密切相关，其中人的因素占绝对主导地位。

驾驶员作为一个特殊的职业群体，其营养和健康状况不仅关系到自身安全，也关系着人民和国家生命财产的安全。车辆驾驶是一项脑力、体力繁重和高风险的作业。驾驶员长期处于强迫体位、精神高度紧张、饮食常不规律，加之振动、噪声、汽油、汽车尾气等职业有害因素的影响，其健康状况不容乐观。关注驾驶员的职业特点和营养需求，提出该职业人群的营养保障措施，对改善其营养健康状况和减少交通事故的发生具有重要意义。

本章主要讨论以道路运输汽车驾驶员为代表的职业驾驶员，包括其职业特点、营养保障措施和主要健康问题等。随着我国经济发展，职业驾驶员和不以驾驶作为职业的驾驶人均不断增多，这部分人较长时间驾车外出工作或旅游时，可参照职业驾驶员采取相应营养保障措施，从根本上保证其人身安全和财产安全。

第一节 概 述

一、驾驶人员的定义与分类

（一）概念

驾驶员（driver）主要是指交通工具和军用设备的驾驶者，如汽车驾驶员、火车驾驶员、轮船驾驶员、飞机驾驶员、坦克驾驶员等，一般主要指汽车驾驶员。他们是必须通过国家考试取得驾驶执照的合法公民。

（二）分类

根据工作强度和持续工作时间，驾驶员可分为以下三类：

1. 道路运输驾驶员　指在道路运输行业从事汽车驾驶工作并以此赚取报酬的职业人员，如旅客运输驾驶员、货物运输驾驶员和危险货物运输驾驶员。根据不同的运输旅客和车型又可分为出租车驾驶员、长途客运驾驶员、大客车驾驶员、校车驾驶员、轿车驾驶员等。

2. 驾驶人　在《中华人民共和国道路交通安全法》中所称的“驾驶人”是指不以驾驶作为职业的只具备一般驾驶技能的驾驶员，如公务员驾车去参加公务活动，市民驾车去上班、旅游等，此类驾车者属驾驶人。

3. 其他驾驶员　驾驶除汽车之外的其他运载工具的驾驶员，如飞行员、火车司机、轮船驾驶员等。这种类型的驾驶员一般均为职业驾驶员。

（三）概况

截至 2017 年底，全国机动车保有量（指摩托车、汽车、货车等内燃机车在某地区的总量）达 3.10 亿辆，汽车保有量达 2.17 亿辆；机动车驾驶人数量达 3.85 亿人，汽车驾驶人数量超 3.42 亿人。

世界卫生组织 2017 年报道，道路交通事故是各年龄组人群的一个主要死因，也是 15～29 岁年轻人的主要死亡原因；酒后驾车会加大撞车危险。

全国疾病监测系统人群死因监测结果显示，伤害是我国居民第五位死亡原因，占总体死亡原因的 7.41%，其中道路交通事故在伤害事件中居首位，并且是 15～29 岁人群的首要死因。驾驶员在我国是很大一部分人群，他们的健康问题必须予以高度关注。

二、驾驶人员的职业特点

（一）持续强迫体位

驾车时，驾驶员双手紧握方向盘，每天几个小时甚至十几个小时持续处于强迫体位，尤其当驾驶员坐姿不正确或驾驶座位设计不合理，踏板距离、背部倾斜角度不当时，容易引起颈、肩、腰部肌肉疲劳，出现颈椎病、腰椎病等骨骼肌肉系统疾病。

（二）频繁用眼过度

驾驶是一个连续不断地用眼观察，用手、脚不断变换操作的过程。车辆运行中，驾驶员要通过双眼从交通环境中获得 80% 以上的交通信息，既要观察车前和道路两侧的情况，又要观察后视镜和车内仪表等部件运行情况，还要根据飞速变换的视野实施不同的操作和处理。与身体其他部位相比，眼睛劳动强度最大，最容易疲劳。当长时间行驶在高速公路上，或夜间行驶，或汽车挡风玻璃粗糙、厚薄不均，或清洁度差，失去良好的光学特性时，更容易消耗视力，导致驾驶员视力疲劳。

（三）精神高度紧张

驾驶员职业风险很大，是典型的职业紧张人群。驾驶员在行车过程中需要时刻准备应付各种突发事件，注意力必须高度集中，精神长期处于紧张状态。驾驶过程中，交通拥挤、驾驶竞争和对抗等因素易导致驾驶员生气、发火；假如路况复杂，路滑、路面高低不平，或在大雾、雨天、冰雪天气行驶，或不安全事故发生时，大脑处于高度紧张状态，容易引起血压及心血管功能改变，甚至发生疾病。

但是当今的驾驶员又出现另一方面的问题，他们驾驶分心，一边驾驶，一边用手机聊天。Scott-Parker B 为了探讨撞车风险评估模型，在调查了澳大利亚、新西兰和哥伦比亚的 16～25 岁司机自我报告的危险驾驶行为后报道，手持手机驾车是车祸最强的预测因子，其次是酒后驾车。

（四）饮食常不规律

驾驶员饮食不规律的现象十分普遍，长期饮食不规律，使驾驶员存在着明显的胃肠疾病患病倾向。驾驶员工作长期流动性大，为完成某一项运输任务，尤其是长途运输，在行车途中很难做到按时就餐，就餐时间或提前或推迟甚至漏餐，而下班后或休息日则暴饮暴食。付泽建等调查了 145 名长途货运司机的膳食结构，发现休息日消费食物总量远大于工作日，工作日平均能量摄入量为 4 059kJ/d（36%RNI），而休息日平均能量摄入量达到 12 193kJ/d

（121.6%RNI），主要是动物性食物和酒精性饮料消费量大幅提高。

驾驶员不吃早餐的比例较高。段一凡等的研究显示，北京市出租车司机不吃早餐的比例为10.5%，远高于我国居民平均水平（4.3%）。在吃了早餐的驾驶员中，大部分人早餐营养不合理（表36-1）。不吃早餐容易导致胃肠道疾病，不利于身体健康；而且容易引起低血糖，使脑等重要组织器官因缺乏能量而发生功能障碍，出现头晕眼花、全身乏力、心慌等症状，使驾驶员的定向力、判断力和应变力下降，严重影响行车安全。

表36-1 北京城郊区出租车司机1周早餐食用情况/%

居住地	调查人数/人	0次	1~3次	4~6次	7次
城区	330	10.3	12.4	16.4	60.9
郊区	675	10.5	15.6	22.8	51.1
合计	1 005	10.5	14.5	20.7	54.3

引自：段一凡等，2012.

由于工作性质的影响，驾驶员在外就餐的比例很高。经常在外就餐容易导致膳食结构单一，营养素摄入不均衡，能量物质相对过剩，而膳食纤维、微量元素摄入不足等营养问题。同时由于一些餐馆卫生质量较差，增加了食源性疾病的发生风险。此外，为缓解疲劳和减轻工作压力，大部分驾驶员有抽烟和下班后饮酒的习惯。潘丽莉等有关北京市1 052例出租车司机生活方式与健康现状调查结果表明，司机饮食起居无规律，工作时间偏长，每天平均（13.4±3.5）小时，BMI平均为（25.8±3.8）kg/m^2，吸烟者占68.4%，饮酒者占51.6%，不能保证每天吃蔬菜者占20%，不能保证每天吃水果者占77.5%。

（五）饮水排便受限

很多驾驶员为了减少行车中上厕所的麻烦，行车前和行车过程中尽量不喝水，有时为赶时间宁愿憋尿憋便行驶，长期饮水量不足和对尿道、直肠的不良刺激，增加了泌尿系统感染和结石、前列腺炎以及肛周疾病的发病风险。

值得一提的是，驾驶员本身是一个高难度、高风险的职业，如果加上饮食不规律、生活方式不健康等有害因素的影响，不仅增加了自身疾病发生的风险，也增加了车祸死亡的危险。

第二节 驾驶人员营养保障

驾车行为耗体力、脑力和视力，需要驾驶员具有充沛体力、旺盛精力和快速反应能力，而科学膳食和健康生活方式是改善驾驶员营养状况、维护其身心健康、保障行车安全的根本措施之一。

一、坚持平衡膳食

驾驶员处于特殊的工作环境中，其膳食比一般人群有更高要求，应更严格地按照《中国居民膳食指南》的基本原则进餐，更认真地实施平衡膳食。

（一）驾驶员应供给高蛋白质、高维生素、高膳食纤维、适量脂肪和碳水化合物的膳食

具体措施有：①由于体内物质分解代谢加强，能量消耗比平时增加，因此，膳食中应供给充足的能量和碳水化合物，以预防低血糖的发生。②供给高蛋白质膳食可补充机体在不

良环境因素刺激下蛋白质的消耗，提高驾驶员对噪声和振动的抵抗能力和适应能力，对汽油和汽车尾气中苯、铅等有害物质的危害也具有防护作用，有利于缓解疲劳。因此，驾驶员应适当增加富含蛋白质的鱼类、禽类、蛋类、奶类和豆类等食物的摄入。③驾驶员应注意补充维生素A、维生素C和B族维生素，如动物肝脏、蛋黄、豆类、坚果和各种深色蔬菜水果等，以补充视力的消耗，减少振动和噪声对机体的损害，提高机体的应激能力和免疫力。④驾驶员长时间处于坐位且精神高度紧张，容易引起肛门直肠附近血流不畅导致便秘、痔疮等，因此，膳食中应多吃含膳食纤维丰富的食物，如粗粮、豆类和新鲜蔬菜水果。⑤适量体脂有消散振动、保护内脏的作用，然而驾驶员又是肥胖和心血管疾病的高发人群，因此膳食脂肪的摄入量应适当，要适当限制饱和脂肪酸和胆固醇的摄入，而不饱和脂肪酸、脑磷脂和卵磷脂具有补脑的作用，对于进行紧张的脑力劳动的驾驶员，膳食中应适当增加其供给量。⑥丰富的矿物质对于维持神经肌肉的兴奋性、提高机体免疫力等方面也有重要作用，在膳食中应注意补充，如磷、钙、钾、镁、铁、锌、硒等。⑦无论在家还是在外就餐，都应做到食物品种齐全，种类多样，每天摄入谷薯类、蔬菜水果类、鱼禽蛋奶类、大豆坚果类和油脂类等五大类12种以上的食物，每周达到25种以上，以满足驾驶员基本营养需求。

（二）建议一日食谱

18岁以上轻体力活动水平的男性每日膳食能量需要量为2 250kcal，由于驾驶员属于轻体力活动水平，因此，本章以提供2 250kcal能量的食谱为例，制定一日膳食计划，以供参考（表36-2）。

表36-2　驾驶员一日食谱（示例）

餐次	菜肴名称	食物名称及数量
早餐	黑米粥	大米25g，黑米25g
	荞麦馒头	面粉25g，荞麦面25g
	煮鸡蛋	鸡蛋40g
	牛奶+酸奶	300g
	西芹花生米	西芹50g，花生米10g
加餐	橘子	1个（150g）
午餐	米饭	大米75g，小米25g
	土豆烧牛肉	牛肉50g、土豆100g
	韭菜豆腐干	韭菜50g，豆腐干55g
	菠菜猪肝汤	菠菜50g，猪肝25g
加餐	苹果	1个（150g）
晚餐	胡萝卜玉米饼	面粉75g，全玉米粉25g，胡萝卜50g
	西蓝花炒虾仁	西蓝花100g，虾仁75g
	蒜蓉空心菜	空心菜100g
	紫菜蛋汤	紫菜2g，鸡蛋10g

该食谱是基于2 250kcal能量水平的平衡膳食模式，可提供的食物摄入量（以可食部计，同类食物可以替换）如下：谷类275g、薯类75g、蔬菜450g、水果300g、畜禽肉75g、水产品75g、蛋类50g、乳制品300g、大豆25g、坚果10g、烹调油30g、食盐5g。可根据每个人的年

龄、性别、生理状态、体重及身体活动量做适当调整。

（三）营养素补充剂

在以上平衡膳食的基础上，驾驶员可以适当采用一些具有抗氧化作用的营养素补充剂，如绿茶多酚。据陈伟强等报道，对公交司机给予绿茶多酚（600mg/d）45 天后，其 SCL-90 症状自评量表测评结果有显著差别，血浆皮质醇水平和神经递质含量显著降低，且抗氧化能力明显增加，研究结果提示对应激程度较高的城市公交司机补充绿茶多酚可改善机体的应激适应能力。

二、就餐时间规律

驾驶员应尽量养成定时定量就餐的好习惯，千万不能空腹驾车。无论在家还是去外地执行任务，都应尽量保证一日三餐，保证每隔 4～5 小时进餐一次，夜间行车时可增加一餐。驾车前准备适量面包、饼干、奶制品、水果等方便食品，避免漏餐及漏餐后暴饮暴食。路途中没有吃到的食物回家后要补上。

三、每天足量饮水

水是生命之源，饮水量不足和憋尿习惯容易诱发泌尿系统疾病。驾驶员每天饮水量应达到 1 500～1 700ml，高温时应适当增加。可以在驾车前 1 个小时喝 300～500ml 水，临驾车前排尿后再上车，这样既能使体内有适量水储存，又能减少驾车期间排尿次数；驾车期间可少量、适当多次饮水；下班后注意多饮水。可选择白开水、淡茶水、菜汤、豆汤、鲜果汁等饮用。

四、严格饮酒要求

（一）严禁酒后驾车

酒后驾车，危害极大。因为酒精对人的大脑有麻痹作用，饮酒后驾驶员的定向力、识别力、判断力、应变力都明显减弱或丧失，眼睛观看的视野范围缩小，动作笨拙，操纵动作的准确性差，因而在遇到紧急情况时，刹车制动及操纵回避动作均欠准确与灵活，容易发生交通事故。驾驶员应加强对酒后驾车危险性的认识，喝酒不开车，开车不喝酒，严禁酒后驾车。

（二）不驾车时饮酒要求

不驾车时，驾驶员也不能像常人一样，放纵饮酒，而应该有所克制。尤其是出车的前一天晚上，更不能大量饮酒。因为酒精浓度下降很慢，如果头一晚喝得太多，第二天早上仍处于醉酒状态，会严重影响行车安全。

1. 饮酒量　过量饮酒会大大增加车祸风险，引起大脑、肝脏损伤，诱发急性胰腺炎发作，增加痛风、心血管疾病和某些癌症发生风险，因此任何时候都应避免过量饮酒。

如饮酒，应限量。以酒精量计算，成年男性一天饮用酒的酒精量不超过 25g，成年女性不超过 15g。不同酒的酒精含量见表 36-3。

2. 饮酒种类　尽量选择饮用低度酒，如啤酒、葡萄酒、黄酒、米酒等。白酒酒精含量高，对身体的伤害也大，最好不喝；葡萄酒和啤酒的酒精含量比白酒低，而且含有少量维生素、矿物质、氨基酸等营养成分，可适量饮用。不要多种酒混合饮用，否则容易出现饮后不适、头痛、易醉等问题。

表 36-3　常见酒的酒精含量 /ml

酒类	成年男性（25g 酒精）	成年女性（15g 酒精）
啤酒	750	450
葡萄酒	250	150
38° 白酒	75	50
52° 白酒	50	30

3．切忌空腹饮酒　空腹时酒精吸收快，人容易喝醉；而且空腹喝酒对胃肠道伤害大，容易引起胃出血、胃溃疡，所以饮酒前最好吃一些食物或是喝一杯牛奶，或边饮酒边进食，减少酒精吸收量和对胃肠道的刺激。

4．选对下酒菜　酒精经肝脏分解时需要多种酶和维生素参与，因此最好的下酒菜是富含蛋白质和维生素的食物，如瘦肉、鲜鱼、豆类、坚果、蛋类、新鲜蔬菜等。

5．正确解酒　酒后大量饮水或新鲜果汁，第二天规律饮食可帮助解酒。不宜用咖啡或浓茶解酒。

第三节　驾驶人员的主要健康问题及其预防措施

驾驶员饮食常不规律，活动少，并受到多种职业有害因素的影响，如果不注意及时采取预防措施，易患多种职业性疾病。Murray 等人报告，有 44% 的出租车司机称自己的健康状况“尚可”或“不佳”，与不开车者相比，开车者更容易出现肌肉骨骼疼痛、睡眠不足、疲劳、体力活动减少等问题。

驾驶员常见的疾病和健康问题有胃炎、胃溃疡等胃肠疾病以及腰椎损伤、视力下降等。李新等报道，在出租车司机中，胃病和颈 / 腰椎病是患病率最高的慢性病；陆丽华的调查结果显示，机动车驾驶员胃病患病率为 21.15%，其中专职驾驶员显著高于兼职驾驶员；刘川等调查了 568 名出租车司机，其慢性胃病的患病率达到 32.0%；Alperovitch 等调查了以色列 384 名职业公交车驾驶员，其中有 164 名驾驶员患有腰痛，Hakim 等报道的公交车驾驶员腰痛的患病率更是高达 73.9%；毛叶挺的调查结果显示，职业机动车驾驶员视力下降、视网膜血管和视神经乳头病变的检出率明显高于对照组；张钊等分析了 1 822 名长途客车驾驶员的体检结果，在各系统疾病中，以消化系统疾病患病率最高为 24.9%，视听系统疾病以 8.1% 的患病率居第三位。

一、胃肠疾病

（一）影响因素

驾驶员由于职业工作特点，饮食常不规律，易患胃炎、胃溃疡、十二指肠溃疡等胃肠疾病，主要原因有：

1．不按时进餐　驾驶员常常为了赶路，不能按时就餐。提前用餐时，由于两餐间隔时间过短，导致消化器官得不到正常休息，影响食欲和消化；推迟用餐时，由于两餐间隔时间过长，常使人感到饥饿，此时胃酸分泌，直接刺激胃黏膜。也可能由于饥饿时间过长，反而不想吃饭；或为了赶时间，进食匆忙，狼吞虎咽，不仅影响消化，还加重胃肠负担。

2. 不吃早餐　驾驶员不吃早餐的行为也较为普遍。空腹时胃酸很高，如不按时进餐就会刺激胃黏膜，时间一长，使胃黏膜屏障作用受损，加之饥饿后暴饮暴食，胃肠紧张蠕动，易发生消化不良，甚至患上胃炎。

3. 吸烟饮酒　很多驾驶员有吸烟和饮酒的习惯，吸烟产生的一氧化碳、二氧化碳、尼古丁等物质可使血液的携氧能力显著下降，局部血管收缩，导致胃肠黏膜缺血缺氧，同时抑制胃及十二指肠黏膜合成前列腺素，降低黏膜的防御功能；而饮酒时，酒精可直接作用于胃肠黏膜，同样也可导致黏膜损伤的发生。

4. 精神紧张　驾驶员开车时精神高度紧张，使迷走神经兴奋性增强，导致胃酸分泌增加，胃十二指肠平滑肌痉挛，造成局部组织缺血坏死、溃疡形成。

5. 其他　驾驶员坐立时间长，运动量小，食物在胃内存留时间过长，胃排空慢，加重了胃肠负担。驾车过程中接触到的振动和噪声，可通过自主神经系统反射性影响消化系统，导致消化功能紊乱。

（二）防控措施

1. 饮食规律　尽量做到按时定量就餐，并注意三餐食物量的分配及间隔时间应与作息时间和劳动状况相匹配。可以在车上预备一些营养丰富且不易变质的食物，如饼干和洗净的番茄、黄瓜、苹果等，以备不时之需。不吃会使胃肠功能紊乱的刺激性食物，如咖啡、辣椒、芥末等。如有可能餐后不要立刻开车，休息20～30分钟再工作。

2. 重视早餐　早餐不仅要吃饱，而且要吃好。早餐提供的能量和营养素应该占全天供给量的30%，最好能包括谷薯类、肉蛋类、奶豆类和蔬菜水果类等四类食物。切忌空腹开车。

3. 心态平和　保持稳定的情绪，减轻生理和心理负担。戒烟限酒，不依赖烟酒来缓解压力和不良情绪。

4. 定期体检　每年定期体检，出现胃部症状要及时去医院做检查，早诊断、早治疗。

二、腰椎受损

（一）影响因素

1. 持续强迫体位　驾驶员长时间处于强迫体位，腰椎承受压力增大，腰肌长期处于紧张状态，容易引起腰肌劳损、腰椎局部变形或增生、椎间隙变窄、腰椎间盘突出等腰部疾患。

2. 振动　驾驶员驾车时会受到汽车振动的影响。振动作用于脊椎时可产生压缩力，振动强度愈大，振动压力就愈大，过度的机械压缩力，可引起脊椎退行性改变。驾驶座位低频率垂直振动主要作用于臀部和腰部，腰椎所受振动最大，易受损伤。且腰骶部的固有频率（4～6Hz）正好落在汽车振动的频率范围内，使开车时腰椎很容易产生共振，这种共振会加大作用在脊柱的振动量并增加它对脊柱的损害。不断地振动也会造成腰椎间盘新陈代谢的障碍，加速椎间盘的退行性变形，造成椎间盘突出。

3. 缺乏运动　驾驶员长期以车代步，缺乏运动和应有的锻炼，腰背部肌肉疲劳损伤得不到恢复而逐渐积累，久而久之就会引起腰椎变形。

4. 其他　路况不佳时，驾驶员频繁地刹车和加速，使其腰部受压力冲击较大；开车时坐姿不正确，以及不符合人体特点的座椅，均会加重腰部肌肉的负荷，诱发腰椎病。此外，驾驶员在开车时精神高度集中，常使驾驶员长时间不能保持自然姿态，易造成腰部肌肉紧张。

（二）防控措施

1. 持续驾车期间注意活动腰部　建议连续开车最好不要超过两个小时，如果需要长时间连续开车，中途应停车休息 5～10 分钟，下车活动一下，做一些颈腰部活动保健操。平时多进行颈腰背肌功能锻炼，多参加游泳、打球等运动。

2. 尽量减少振动　车要开得平稳，尽量减少车辆前后左右摆动的幅度和上下的冲击度，减少紧急制动和超速行驶，以保持腰部、颈部的舒适。可在座位或靠背上安装富有弹性的垫子，防止因道路崎岖不平颠簸而引起的强烈振动，同时进一步加强座椅的隔振或减振设计。

3. 调整座位与方向盘之间的距离　距离过远双肩会有上耸的感觉，距离太近易使腰椎过度拉伸，增加腰部负荷。

4. 保持正确的驾车姿势，确保腰椎受力适度　驾车时双眼平视，座椅的靠背向后微倾，坐垫略向前翘起。臀部置于坐垫和靠背的夹角中，以在操作时不向前移为宜。椅背要抵住自己的腰部，使腰部肌肉得到支撑。

三、视力下降

（一）影响因素

1. 频繁用眼过度　驾驶员驾车时眼睛持续盯着前方，时刻都要观察道路、路面车辆和行人的情况，随着交通环境的快速变化，很容易造成眼睛疲劳，导致视力下降。夜间驾驶时，驾驶员的暗适应能力和色觉敏感性下降，极易导致视力疲劳；若受到汽车挡风玻璃质量的影响，可进一步导致视力疲劳综合征，即在开车过程中出现头晕、视物模糊、两眼胀痛等症状。

2. 振动　当受到全身振动时，由于头部、眼球发生振动或观察物体的振动使视网膜物像位移发生改变，也会导致视力下降。

3. 血压、血糖、血脂升高　由于精神高度紧张、饮食不规律、缺乏身体活动等原因，驾驶员超重肥胖、高血压、高血糖、高血脂等慢性病的患病率较高，血压、血糖、血脂升高的影响可相互叠加，导致眼球视网膜血管硬化，进一步加剧了视力下降的发生。

（二）防控措施

1. 长时间开车的人饮食中需要补充丰富的维生素 A　富含维生素 A 的食物主要有动物肝脏、鱼肝油、蛋、全奶等。深色蔬菜和水果富含 β- 胡萝卜素，也应经常食用。必要时可服用维生素 A 补充剂，以补充长时间用眼的消耗。

2. 行车过程中注意保护视力　高速行车时最好不要开启车窗，以免灰尘等杂物进入眼睛，损伤视力。在强光下行车，要养成使用遮阳板或佩戴墨镜、太阳镜的习惯，以保护视力。

3. 停车后注意缓解眼部疲劳　建议驾驶员在连续驾车 2 小时后要停车休息，尽量眺望远处或绿色植物，以缓解眼部疲劳。也可以做眼保健操或对眼部进行按摩。如果条件允许，最好使用热水或热毛巾擦洗眼部，促进眼部的血液循环，防止罹患眼病。

4. 平时要爱惜自己的眼睛，不要用眼过度　除在行驶中需集中用眼外，平时看电视、看书等都要严格限定次数和时间。要有意识地适当运转眼球，使眼球更加灵活、敏锐。一旦患了眼病，要注意休息，及时治疗，以免病情加重。如果发现眼睛屈光不正，就要通过验光，佩戴合适的眼镜。

此外，驾驶员要注意加强户外活动。驾驶员长时间坐在狭窄的驾驶室，限制其身体活动。久坐不动是增加全因死亡率的独立危险因素，增加身体活动或运动有助于保持健康体重，调节机体代谢，增强体质，提高骨密度，降低冠心病、脑卒中、糖尿病、结肠癌等慢性病的风险；同时也有助于调节心理平衡，消除压力，缓解抑郁和焦虑情绪，对于驾驶员保持身心健康具有重要作用。

驾驶员要想方设法避免久坐不动，尤其是开长途车的驾驶员，应利用出车前和途中停车的时间下车活动，利用一切“碎片”时间，见缝插针、忙里偷闲，随时随地做微运动，比如松弛颈、腰部、关节和四肢的活动，前、后、左、右转动颈部，伸展腰部、耸肩、扩胸、举手、转动手腕、抬腿、勾脚跟等。下班后尽量以步代车，要有意识地进行户外活动和体育锻炼，每天最好安排半小时到一个小时的户外活动。

饮食和运动是维持体重的两大要素。体重变化是判断一段时期内能量平衡与否的最简便可靠的指标，注意定期监测体重，及时调整食物摄入量和活动量，维持健康体重。

（黄承钰　张明秋）

参考文献

1. 世界卫生组织. 关于全球道路安全的10个事实. 2017.
2. 世界卫生组织. 全球加快青少年健康行动（AA-HA!）支持国家实施工作的指导意见—概要. 2017.
3. Murray KE，Buul A，Aden R，et al. Occupational health risks and intervention strategies for US taxi drivers. Health Promot Int，2017.
4. Scott-Parker B，Oviedo-Trespalacios O. Young driver risky behaviour and predictors of crash risk in Australia，New Zealand and Colombia：Same but different? Accid Anal Prev，2017，99（Pt A）：30-38.
5. 陈伟强，王冬兰，侯钥，等. 绿茶多酚对城市公交司机应激适应性的改善作用研究，中国西部第六届营养素健康学术会议论文集，2011.
6. 黄承钰，吕晓华. 特殊人群营养. 北京：人民卫生出版社，2009.
7. 中国营养学会. 中国居民膳食指南（2016）. 北京：人民卫生出版社，2016.
8. 潘丽莉，段一凡，赖建强，等. 北京市出租车司机生活方式与健康状况现状调查. 中国健康教育，2012，28（2）：114-117.
9. 段一凡，潘丽莉，赖建强，等. 北京市出租车司机膳食结构与饮食行为调查. 中国健康教育，2012，28（2）：110-113.
10. 李颜含，肖镭，常静，等. 出租车司机职业健康研究现状. 环境与职业医学，2017，34（10）：923-926.
11. 李新，王瑞，康为民，等. 长春市出租车司机健康与相关行为现况调查. 中国工业医学杂志，2017，30（2）：132-134.
12. 陆丽华. 机动车驾驶员健康危险因素调查分析. 健康教育与健康促进，2010，5（2）：107-109.
13. 邓惠玲，杜爱凤，徐少连，等. 佛山市出租车司机450名健康状况分析. 海峡预防医学杂志，2014，20（1）：77-78.
14. 毛叶挺. 2010-2013年南通市职业机动车驾驶员健康检查情况分析. 职业与健康，2014，30（21）：3043-3045.
15. 宋峻，赖建强，邹淑蓉，等. 上海市出租车司机饮食行为现状调查. 中国健康教育，2012，28（2）：118-121.
16. 朱珍妮，邹淑蓉，赖建强，等. 上海市出租车司机营养相关生活方式现状调查. 中国健康教育，2012，28（2）：122-124.
17. 付泽建，马文领，陶懂谊，等. 长途货运司机膳食结构与维生素A营养状况调查. 营养学报，2010，32（1）：6-10.

18. 李美平. 汽车驾驶员的营养和膳食. 邯郸职业技术学院学报，2002，15(3)：95-96.
19. 刘川，冯鸿义，郎燕梅. 不同类型小型机动车驾驶人员慢性疾病患病率调查. 职业与健康，2011，27(12)：1389-1391.
20. 张钊，訾强，朱军，等. 不同年龄段长途客车驾驶员疾病分布状况分析. 中国疗养医学，2015，24(9)：993-994.
21. 陈伟斌. 港区货车司机消化性溃疡病因分析. 现代诊断与治疗，2015，26(8)：1860-1862.
22. 王家芳，肖承文. 职业司机消化性溃疡的临床特点和发病因素分析. 中国医学创新，2013，10(34)：91-93.
23. 黄开发，凌瑞杰，孙敬智，等. 武汉市公交司机腰椎疾患调查与分析. 中国工业医学杂志，2014，27(1)：50-51.
24. 徐晓晖. 56位驾驶员职业相关性腰椎病发病情况分析. 中外医学研究，2012，10(12)：137-138.
25. 肖艳. 驾驶员常见职业病及预防. 安全与健康，2016(4)：28-29.
26. 宫伟彦，陈征，张妍，等. 中国成年居民早餐状况及影响因素. 营养学报，2017，39(6)：549-555.
27. 赵小玲，王冬兰，陈伟强，等. 天津市公交司机血压、血糖与血脂水平调查. 中国职业医学，2011，38(6)：523-524，529.
28. Alperovitch-Najenson D，Santo Y，Masharawi Y，et al. Low back pain among professional bus drivers：ergonomic and occupational-psychosocial risk factors. Israel Medical Association Journal，2010，12(1)：26-31.
29. Hakim Sally，MohsenAmira. Work-related and ergonomic risk factors associated with low back pain among bus drivers. The Journal of the Egyptian Public Health Association，2017，92(3)：195-201.
30. Ronchese F，BovenziM. Occupational risks and health disorders in transport drivers. Giornale Italiano Dimedicina Dellavoroed Ergonomia，2012，34(3)：352-359.
31. 中国疾病预防控制中心. 中国死因监测数据集. 2018版. 北京：中国科学技术出版社，2019.

第三十七章

农民工营养

改革开放近 30 年来，我国工业经济迅猛发展，形成以劳动密集型行业为主导的产业格局，高于农业的人力资本回报率吸引大量农村剩余劳动力进入城市及其周边地区。农民工这一庞大而独特的经济社会群体，是我国由传统社会向现代社会转变的重要标志，是我国工业化、城镇化快速发展阶段涌现出的一支新型劳动大军，也是推动我国经济和社会结构变革的巨大力量。随着农民工数量的逐年增加，其社会处境、权益保障、生活质量等方面已引起社会的普遍关注。但由于大多数农民工作环境相对恶劣、劳动强度大、生活水平低下，饮食不规律、膳食结构不合理、营养素摄入不平衡，并有吸烟、饮酒等不良生活习惯，再加上超负荷的重体力劳动，使这一人数接近 3 亿的特殊人群极易患营养相关疾病，如消瘦、贫血、软骨病、高血压等。此外，各种职业危害导致的职业病也频繁发生。长此以往，势必会影响整体国民素质的提高，继而影响我国经济持续高速发展。

近十年，我国加强了对农民工等群体食品安全的监控，2004 年全国《食品卫生法》宣传周活动主题确定为“关注农民工的食品安全”，2005 年原卫生部、建设部联合发布《关于进一步加强建筑工地食堂卫生管理工作的通知》。全社会对农民工的食品安全、饮食健康、营养状况的关注、教育、管理和消费引导力度在逐年增加。2006 年 5 月，中国食品报与中国营养学会联合，在北京、上海、江苏、天津、四川、山东、福建、河北、湖南 9 个省市开展了我国首次“农民工饮食状况调查”，填补了我国对农民工食品安全、饮食健康、膳食摄入状况信息采集的空白，但对农民工膳食营养方面的研究与宣传教育仍显不足。

当前，进城就业的农民工已经成为产业工人的重要组成部分，为城市创造了财富，增加了税收，是社会不容忽视的群体。因此，应用各种宣传手段提高农民工的营养健康意识，普及营养常识，对改善农民工这一特殊人群饮食结构，纠正不良生活习惯，预防营养相关疾病，增强体质，提高健康素养，维护社会稳定，具有重大的现实意义。

第一节 概　述

一、农民工的概念

“农民工”是我国经济社会转型时期的特殊概念，是指户籍身份还是农民、有承包土地，但主要从事非农产业、以工资为主要收入来源的人员。狭义的农民工，一般指跨地区外出进城务工人员。广义的农民工，既包括跨地区外出进城务工人员，也包括在县域内二、三产业就业的农村劳动力。

根据国家统计局《2016年农民工监测调查报告》，定义如下：

（1）农民工：指户籍仍在农村，在本地从事非农产业或外出从业6个月及以上的劳动者。

（2）本地农民工：指在户籍所在乡镇地域以内从业的农民工。

（3）外出农民工：指在户籍所在乡镇地域外从业的农民工。

（4）进城农民工：指居住在城镇地域内的农民工。城镇地域为根据国家统计局《统计上划分城乡的规定》划分的区域，与计算人口城镇化率的地域范围相一致。

二、农民工的结构特征

根据国家统计局《2016年农民工监测调查报告》，2016年农民工总数达到28 171万人。其中，本地农民工11 237万人，外出农民工16 934万人，在外出农民工中，进城农民工13 585万人。

（一）农民工年龄不断提高，新生代农民工占比近五成

农民工以青壮年为主，2016年农民工平均年龄为39岁。从年龄结构看，40岁以下农民工所占比重为53.9%，50岁以上农民工所占比重为19.2%。

1980年及以后出生的新生代农民工已逐渐成为农民工的主体，占全国农民工总数的49.7%，他们思想活跃，向往城市生活，有强烈的外出就业冲动，较容易适应现代工业生产要求，但是总体素质偏低，多数只能吃“青春饭”，从事简单体力劳动。老一代农民工占全国农民工总数的50.3%。

（二）女性农民工占比提高，有配偶的占比提高

在全部农民工中，男性占65.5%，女性占34.5%。其中，外出农民工中男性占68.3%，女性占31.7%；本地农民工中男性占62.8%，女性占37.2%。主要是由于本地农民工在农民工总数中占比继续提高，而本地女性农民工占比较高所致。全部农民工中，未婚者占19.8%，有配偶者占77.9%。外出农民工有配偶者占64.8%，比本地农民工低25.4%，但占比提高较快。

（三）文化水平以初中文化为主

农民工中，未上过学的占1%，小学文化程度占13.2%，初中文化程度占59.4%，高中文化程度占17%，大专及以上占9.4%。高中及以上文化程度农民工所占比重比上年提高1.2个百分点。其中，外出农民工中高中及以上文化程度的占29.1%，比上年提高1.2个百分点；本地农民工中高中及以上文化程度的占23.9%，比上年提高1.3个百分点。

三、农民工的流动特点

（一）以在城乡间双向流动为主

我国农村劳动力转移就业限于城乡分治的户籍制度，主要特点是职业与身份相分离、城乡之间双向流动，即所谓“亦工亦农、亦城亦乡”。这种“候鸟式”的流动有两种形式：一是“钟摆式”，以年为周期在城乡和地区之间流动；二是“兼业式”，以农业生产季节为周期，利用农闲时间外出打工。2004年，季节性外出打工的人数约占农民工总数的20%。

（二）以东部地区和大中城市就业为主，西部地区农民工人数增长最快，吸纳能力逐步增强

东部地区、大中城市就业容量大、收入高，吸引了大量农民工。2016年，西部地区农民工人数增长快于其他地区，西部地区农民工增量占新增农民工的43.6%。

四、农民工的职业特点

（一）以制造业、建筑业和服务业就业为主

2016 年，从事第二产业的农民工比重为 52.9%，其中，从事制造业的农民工比重为 30.5%，从事建筑业的农民工比重为 19.7%。从事第三产业的农民工比重为 46.7%，其中，从事批发和零售业的农民工比重为 12.3%，从事居民服务、修理和其他服务业的农民工比重为 11.1%。

但在不同地区，农民工就业的主要行业有所不同，在东部地区制造业的比重最大，在中部和西部地区建筑业的比例较大。

农民工的就业模式具有三方面的职业特征，即低声望职业、低技术简单劳动、流动就业。由于自身文化程度的限制以及缺乏专业技术和技能，农民工从事的职业主要集中在厂矿、建筑、装修、市政建设、经商、餐饮娱乐等服务行业，基本涵盖了城市各行各业的所有苦、脏、累、险的工种（表 37-1）。

表 37-1 农民工的从业行业分布 /%

从业行业	2015 年	2016 年	增减
第一产业	0.4	0.4	0.0
第二产业	55.1	52.9	−2.2
制造业	31.1	30.5	−0.6
建筑业	21.1	19.7	−1.4
第三产业	44.5	46.7	2.2
批发和零售业	11.9	12.3	0.4
交通运输、仓储和邮政业	6.4	6.4	0.0
住宿和餐饮业	5.8	5.9	0.1
居民服务、修理和其他服务业	10.6	11.1	0.5

数据来源：国家统计局《2016 年农民工监测调查报告》

（二）农民工的收入

近 5 年来，农民工的收入在不断增长。2016 年农民工月均收入 3 275 元，比上年增加 203 元，增长 6.6%。分行业看，除制造业收入增速较上年提高，居民服务、修理和其他服务业增速与上年持平以外，建筑业、批发和零售业、交通运输仓储和邮政业、住宿和餐饮业农民工月均收入增速比上年有所回落。

外出务工农民工月均收入 3 572 元，本地务工农民工月均收入 2 985 元。

分地区看，在东部地区务工的农民工月均收入 3 454 元，在中部地区务工的农民工月均收入 3 132 元，在西部地区务工的农民工月均收入 3 117 元，在东北地区务工的农民工月均收入 3 063 元（表 37-2）。

（三）农民工的工作时间

农民工年从业时间平均为 10 个月，月从业时间平均为 24.9 天，日从业时间平均为 8.5 个小时，超时劳动情况改善比较明显（表 37-3）。

表 37-2 分行业农民工月均收入及增速 / 元

从业行业	2015 年	2016 年	增速 /%
制造业	2 970	3 233	8.9
建筑业	3 508	3 687	5.1
批发和零售业	2 716	2 839	4.5
交通运输、仓储和邮政业	3 553	3 775	6.2
住宿和餐饮业	2 723	2 872	5.5
居民服务、修理和其他服务业	2 686	2 851	6.1

数据来源：国家统计局《2016 年农民工监测调查报告》

表 37-3 外出农民工从业时间和强度

从业时间和强度	2015 年	2016 年
全年外出从业时间 / 月	10.1	10.0
平均每月工作时间 / 天	25.2	25.2
平均每天工作时间 / 小时	8.7	8.7
日工作超过 8 小时的比重 /%	39.1	37.3
周工作超过 44 小时的比重 /%	85.0	84.4

数据来源：国家统计局《2016 年农民工监测调查报告》

（四）农民工的业余生活

进城农民工业余时间主要是看电视、上网和休息，分别占 45.8%、33.7% 和 29.1%。选择参加文娱体育活动、读书看报的比重分别为 6.3% 和 3.7%，选择参加学习培训的比重仅为 1.3%。

五、农民工的健康状况

由于大部分农民工是青壮年，因此就个体而言，农民工的健康状况尚可。然而，随着人类疾病谱和死因谱的变化，以及医学模式的转变，使健康的概念和内涵都发生了变化。按照新的健康观，农民工群体的社会、经济地位以及城市提供给他们的政策环境决定了该人群仍存在着很多健康乃至生命安全问题，主要表现在传染病、生产事故和职业危害、心理健康以及社会适应等多个方面。此外，农民工群体缺乏基本的医疗保障，大多数人完全由本人支付医疗保健费用；以及缺乏卫生保健意识与知识，不注意自身健康与安全等因素，都直接或间接影响着农民工的健康状况。

（一）传染性疾病

1. 农民工的传染病患病率相对较高 由于农民工的生活环境较差、聚居性强和卫生意识不强，部分农民工缺乏安全饮用水和安全食品等因素，使农民工易成为传染病的高发人群。有研究显示，流动人口是城市里感染和传播急性肠道传染病的高危人群；麻疹、结核病的发生或流行中，流动人口所占比例较高。虽然我国自 20 世纪 90 年代就已经建立起法定传染病疫情报告系统，并自 2004 年开始对法定传染病报告实行实时报告，但由于我国建立的疫情报告系统无法对农民工进行特定分类，因此缺乏农民工法定报告传染病发病情况的全国性数据。但各地调研都显示，农民工的法定传染病报告发病率高于当地城市居民。如上海市 1993—1999 年间，外来流动人口传染病发病呈逐年上升趋势。

2. 农民工是影响疾病传播的重要环节　外来流动人口架设了传染病传播的“天桥”。由于农民工的流动性大，易将一个城市的疫情带至另外一个城市，或将疫情在城市与农村间传播，使农民工成为影响疾病传播的重要环节，从而增加了传染病预防控制的难度。由于我国各地的传染病疾病谱不尽相同，一些在本地已经消灭或基本消灭的传染病，可能因人口流动而死灰复燃。例如，上海市到 80 年代末已经消灭和消除包括鼠疫等在内的 12 种传染病，基本消灭包括钩端螺旋体在内的 8 种传染病，但近年来由于外来人员传入、引入，部分传染病病种死灰复燃；疟疾为浙江省基本消灭疾病，在 1998 年疟疾发病以流动人口为主，有 96.5% 的病例为外省人员。

3. 现行疾病预防控制措施在农民工中难以有效实施　自 2003 年严重急性呼吸综合征（SARS）疫情后，政府增加了对公共卫生的投入。对艾滋病、结核病、血吸虫病等一些重大传染病，政府实施免费或部分免费治疗。但由于农民工流动性大和自身保健意识较差等原因，这些政策措施难于对其完全发挥效用。例如目前结核病治疗采用的是 WHO 推荐的 DOTs 策略，病人需要接受 6～8 个月的治疗。而农民工往往流动性较强，很难坚持完成 6～8 个月的治疗，容易因中断治疗而造成耐药。同时，对治疗的督导、随访工作很难开展，病人容易失访。上海闵行区的研究显示，当地人口的结核治愈率为 94%，流动人口的治愈率仅为 14%。浙江省的一项研究也证实了相应的结论。同时，部分有症状的结核病人由于健康意识差，未意识到已罹患结核病而易贻误就诊。

4. 流动儿童的免疫规划工作薄弱　由于农民工居所不定、流动性大，又无规范有效的管理手段，使流动儿童的免疫规划工作相对滞后，建卡率和免疫覆盖率处于较低水平。大量文献报道，流动儿童单苗及五苗免疫率均低于城市户籍儿童，且低于同年全国平均水平。流动儿童存在的建卡率低、接种率低、发病率高的现状，不仅危害其自身健康，而且也会波及当地常住儿童，从而降低了城市儿童群体免疫水平，成为疫苗可预防疾病暴发的隐患。

（二）生殖健康与孕产妇保健

1. 农民工的生殖健康水平堪忧　农民工的生殖健康问题不仅影响到他们正常的生产和生活，而且直接影响我国出生人口素质和国民整体健康水平的提高。一是受经费限制，现居住地居民享有的生殖健康体检等服务项目很少延伸和覆盖到农民工，女农民工经济条件脆弱，生殖健康知识匮乏，自我保护意识差，加之居住条件简陋、卫生环境恶劣，妇科病发病率等高于现居住地户籍人口。农民工普遍缺乏生殖健康知识，对孕产妇保健重视尤为不够。有调查显示，流动人口中未婚女青年的未婚同居现象比较突出，人工流产的现象也很普遍，月经期和流（引）产后的休息和卫生保健得不到保证。

2. 农民工妇幼保健服务可及性差　农民工孕产妇在孕期建卡、早孕检查、孕期系统管理及产后访视等方面，与常住人口相比明显偏低。杭州市 2000—2002 年三年流动人口孕产妇孕期系统管理率为 45.64%，而常住人口系统管理率为 85.92%。孕产妇死亡率比常住人口高 33.68/10 万。北京市妇女保健所的统计资料显示，流动孕产妇的平均早检率、定期产检率和孕妇学校参加率明显低于当地孕产妇，流动孕产妇的保健质量低下。农民工孕产期保健和住院分娩率低于城市妇女，孕产妇死亡率高于城市妇女。2004 年浙江省农民工的孕产妇死亡率为 58.33/10 万，而城市人口的孕产妇死亡率仅为 14.44/10 万。

3. 性传播疾病发生率有增高趋势　大多数农民工处于性活跃期，受到城市开放的社会环境和长期的性压抑的双重影响，传统道德观念的约束力减弱，发生非婚性行为的占有一定的比例。一项调查显示，40% 的农民工表示可以理解长期没有性生活的人去找“小姐”。但由于农民工对性病艾滋病知识了解甚少，自我防护意识薄弱，农民工有可能成为性病、艾滋病感染的重点人群和传染性疾病由城市向农村传播的主要渠道，对人口安全构成潜在威胁。

（三）心理健康

大多数农民工从闭塞的农村来到开放的城市，面对陌生而崭新的环境，他们感到无所适从，加上生活、工作上的巨大压力，精神生活的严重缺乏，有的农民工夫妻长期分居，恶劣的生活条件，在城市社会地位的低下，备受城市居民歧视等因素，都会导致农民工的心理问题。有研究发现，建筑民工的文化程度与工作安全感呈负相关，生活事件多者出现情感改变与躯体不适以及行为改变比较明显。农民工心理健康问题主要有焦虑、抑郁、人际关系敏感、躯体化、恐惧等。影响农民工心理卫生的主要因素是精神障碍家族史、生活事件、打工时间等。独身一人在陌生的城市为了生计而苦苦奔波，处于重大生活压力下的农民工在特定的环境下极易产生心理障碍，有的人甚至可能走上犯罪的道路。农民工的心理健康问题已不单单是个人的问题，如果这个问题不能有效解决，可能会导致一系列的精神健康乃至违法犯罪等社会问题，影响社会稳定。

（四）慢性疾病及营养相关疾病

对参加北京奥运场馆建设的 1 012 名建筑农民工调查研究发现，高血压、高血脂和肝功异常是建筑农民工体检发现的多发病和常见病，这一特殊人群的生活方式、饮食习惯、工作环境和心理健康问题可能是导致血压、血脂升高和肝功异常的重要因素。改变农民工不健康的生活方式、饮食习惯和解除沉重的心理压力是预防上述疾病发生的根本措施。

随机抽取广州地区 6 家用工单位共 354 名农民工在广州某三甲医院体检的血压值，结果显示，11.30% 的农民工患有高血压，另有 13.84% 的农民工存在不同程度血压增高，高血压已成为农民工的多发病。

采用分层整群抽样方法，对杭州市 4 453 名农民工进行调查，发现农民工中超重者占 14.9%，肥胖占 2.1%；农民工高血压患病率为 13.6%，男性高于女性。马春建对 1 059 名河南省外出农民工进行问卷调查，结果显示，有 37.1% 的农民工患有不同程度的慢性疾病，而且许多疾病与其所从事的职业有关。此外，大量调查发现，贫血、软骨病、营养素缺乏等营养相关疾病也是农民工的常见与多发病。

（五）职业病

2000—2014 年这十五年间，我国每年新增的职业病患者呈上升趋势，尘肺病已经成为我国最严重的职业病，新增尘肺病患者占每年新增职业病患者的比例约在 80% 左右。我国职业病分布范围广泛，主要分布在煤矿开采与洗选、冶金、建材、有色金属、化工等传统行业，以及计算机、汽车制造、生物、医药等 30 多个新兴行业。根据原国家卫生计生委公布的 2006—2014 年的《全国职业病防治工作情况的通报》数据，从职业病行业分布看，煤矿采选业是职业病分布最多的行业，其次为有色金属和冶金行业。

农民工已成为职业病的高发群体。随着我国城镇化建设步伐的加快，越来越多的农民进城务工，根据相关调查显示，60% 农村外出务工人员就业于职业健康风险高的行业，我国从事制造业的农民工所占比例最大，达 35.7%，其次是建筑业占 18.4%，服务业占 35.7%，这无疑与农民工职业病的发病情况息息相关。农民工职业病发病人数占总发病人数的 80%

以上，已成为职业病的高发群体。职业病类型以尘肺、职业中毒及职业性耳聋为主。中华社会救助基金会发布的《中国尘肺农民生存状况调查报告(2015)》显示：目前我国农民工尘肺病患者已经超过600万人，相当于我国青海省人口的总数，且每年新增农民工尘肺病人约2万人，30～50岁的患者占总人数的90%以上。

尘肺病的高危行业包括：

(1) 矿山开采：各种金属矿山的开采，煤矿的掘进和采煤以及其他金属矿山的开采，是产生尘肺的主要作业环境，主要作业工种是凿岩、爆破、支柱、运输。

(2) 金属冶炼：含金属矿石的粉碎、筛分和运输。

(3) 机械制造业：铸造配砂、造型，铸件的清砂、喷砂以及电焊作业。

(4) 建材行业：如耐火材料、玻璃、水泥、石料生产中的开采、破碎、碾磨、筛选、拌料等，石棉的开采、运输和纺织。

(5) 公路、铁路、水利建设中的开凿隧道、爆破等。

除了尘肺病以外，职业中毒的发生也屡见不鲜，尤其是在广东珠三角地区。应用在电子行业、五金制业、电镀、印刷等行业，工作中接触的有毒、有害化学试剂，如苯、甲苯、正乙烷等有机溶剂可通过皮肤、呼吸道等途径进入人体，劳动条件差、接触时间长都有可能引起中毒。苯、甲苯还可损害人体造血功能。另外，在经济全球化的背景下，一些发达国家将部分旧的生产工艺和劳动密集型产业向发展中国家转移。由于发展中国家相关法律、法规不健全，职业危害也随之而来，我国是受害国家之一。如国外大量的废旧电子产品在我国一些沿海城市登陆，大部分废旧物进入电子垃圾拆卸行业，该行业全靠手工，劳动工作条件极差，工人在充斥有毒、有害气体的环境下工作。

新生代农民工文化水平虽较老一代农民工高，但职业危害知识仍然欠缺。由于农民工受教育程度普遍较低，缺少专业技术，所以只能从事一些简单的、操作性的、技术含量较低等对文化水平和知识技能要求相对较低的工作，使其对所从事的严重职业病危害岗位可能对人体造成的危害认识不清。企业虽然给员工配备了相应的职业危害防护用品，如耳塞、口罩等，但新生代农民工没有把自己所从事的工作与职业危害联系到一起，所以拒绝使用。

农民工的健康问题还包括生产事故中的意外伤害、社会适应与社会交往等问题。

针对上述情况，原卫生部从2010年起在全国的29个省(自治区、直辖市)选择65个县(市、区)组织开展农民工健康关爱工程项目试点。该试点工作对农民工开展健康教育等方面的培训，使项目地区农民工对艾滋病、结核病、计划免疫等传染病防治知识的知晓率达到85%以上；为农民工开展慢性病"三个一"工作，即免费测量一次血压，发放一本《生活方式与慢性病科普知识手册》，开展一次慢性病预防与营养知识讲座；通过心理健康教育和心理健康指导，重点指导农民工对城市环境的适应力，缓解心理压力。在建立农民工健康档案方面，为与集中用人单位签订劳动合同的农民工建立健康档案，并逐步使建档率达到80%以上，及时更新，实现计算机管理。开展农民工结核病防治及其子女免疫规划，为农民工肺结核患者提供免费抗结核药物治疗；加强农民工子女国家免疫规划疫苗接种。到2015年，农民工子女适龄儿童以乡为单位原免疫规划疫苗单苗接种率达到并保持在90%以上。实施农民工艾滋病、梅毒、乙肝母婴阻断项目，落实相关筛查和检测，并提供有关预防、治疗和随访，使项目地区孕产妇艾滋病检测率、梅毒筛查率及乙肝检测率分别达到80%以上，艾滋病病毒感染孕产妇及所生儿童、梅毒感染孕产妇及所生儿童、乙肝表面抗原阳性孕产妇所生新生儿，采取预防母婴传播干预措施率达到 90% 以上。在农民工职业病防治方面，加强宣传教育，加大职业健康监护的监督检查力度，加强农民工职业病诊断与鉴定管理工作，开展农民工重点职业病监测，使农民工职业健康检查率达到 85% 以上，并为所有体检农民工建立职业健康监护档案。

第二节　农民工的主要营养问题

多项调查表明，农民工的营养状况不容乐观。我国农民工主要来自中西部地区，每人每月的饮食支出大多控制在 260～420 元。长期以来，由于经济条件的制约，缺乏合理膳食的意识，农民工的就餐理念一直停留在“饭菜的味道要好、分量要足、荤料要有、价格要低”这一层面上。至于如何讲究合理营养、如何调配平衡膳食，农民工很少关注。长期以来，我国农民工的膳食主要表现在主食品种相对单一，膳食能量的主要来源是碳水化合物；动物性食品的比重过低，蛋白质的摄入量低于全国平均水平（68g）；豆制品和奶制品消费量极低，优质蛋白质摄入量处于较低水平；水果蔬菜的消费品种比较单一；食盐摄入量较高；饮酒也无节制。由于蛋白质和脂肪长期摄入不足，钙、铁、维生素 A、维生素 B_2 等微量营养素的摄入量低于推荐标准，极易出现一些营养相关性疾病，对农民工的健康造成不良后果。

一、用餐形式

农民工就餐，多为快餐、份饭的形式。虽然简便、快捷，费用较低，但就餐环境相对简陋，卫生状况普遍较差，食物品种相对单一，菜肴口味相对偏重。

有些农民工不注重合理的饮食制度，不遵循一日三餐的饮食习惯，饱一餐饿一顿，或极渴而饮，极饥而食；或暴饮暴食，有人一餐吃掉 20 根油条，一口气喝掉 3 碗生水；不注重必要的饮食卫生。

二、膳食结构不合理

从食物构成上看，长期以来，我国农民工的膳食以米面为主食（南米北面），辅以适量的蔬菜、水果和豆制品等，也有少量猪肉、鸡蛋和鱼虾等动物性食物。

丁运华等随机抽取了深圳市某建筑工地的 55 名 18～50 岁农民工，采用记账法（记录食堂连续 3 天的食物消耗量及用餐人数）、问卷调查法和实验室检测等方法进行膳食调查，结果显示农民工膳食组成和膳食结构单一，除主食和烹调油、调味品之外，每日的食物只有 3 类，即 2 种蔬菜和猪肉，主食基本是米饭。膳食蛋白质来源主要是植物性食物，占蛋白质摄入总量的 87%；豆类蛋白质占摄入蛋白质总量的 10%；动物性蛋白质比例严重不足，仅占蛋白质摄入总量的 3%。马玉霞选择河北省某贫困县 56 名青年农民和石家庄市某工厂 60 名城市农民工作为调查对象，采用 24 小时膳食回顾法，以面对面询问的方式进行膳食调查，发现城市农民工的膳食以粮谷类食物为主，蔬菜的消费品种比较单一，禽畜肉类和蛋类消费量有所增加，但豆类食品和奶类食品消费量极低，分别为 5.1g 和 13.7g，仅占中国居民膳食指南建议量的 17.0% 和 4.6%。吕全军等采用称重记账法，在职工食堂连续调查 4 天，发现农民工摄入蛋白质中优质蛋白质（动物性食物和豆类及其制品）仅占 17%，植物性蛋白质占 70% 以上，与营养要求相比，优质蛋白质比例偏低。

大多数农民工工作期间的食物结构属于“营养不良型”的膳食结构，其中，动物性食品的比例过低，蛋白质的摄入量低于推荐摄入量水平；主食品种相对单一，膳食中能量的主要来源是碳水化合物。由于农民工每日的摄食量较大，能量供应能接近营养标准，但不可忽视的是，在其膳食结构中，由于蛋白质和脂肪长期摄入不足，钙、铁等矿物质及维生素 A、维生素 B_2 等维生素的摄入量均低于标准，极易出现营养相关性疾病，如营养不良、贫血、软骨病等。

三、营养素摄入不平衡

农民工营养素摄入不平衡主要体现在宏量营养素摄入比例不合理；微量营养素摄入量与中国居民膳食营养素参考摄入量（dietary reference intakes，DRIs）差异较大，表现为多种维生素和矿物质摄入不足，尤其是维生素 A、维生素 B_1、维生素 B_2、维生素 C、铁、钾、锌和钙，而钠的摄入严重超标。

（一）宏量营养素

中国营养学会建议膳食碳水化合物提供的能量占总能量的 55%～65%，脂肪占 20%～30%，蛋白质占 10%～15%。在农民工的日常饮食中，宏量营养素的摄入比例不均衡。丁运华等调查显示，农民工三大营养素的供能比不合理，蛋白质的供能比为 9%，脂肪为 14%，碳水化合物为 77%，与适宜的产能营养素供能比有一定差异。

（二）微量营养素

1. 维生素

（1）维生素 A 缺乏：维生素 A 属于脂溶性维生素。对维持机体的暗适应能力、促进细胞生长和分化、改善免疫功能、抗氧化、抑制肿瘤生长等均有重要作用。2002 年中国居民营养与健康状况调查显示，由于我国居民维生素 A 主要来自植物性食物，因此膳食维生素 A 仅及需要量的 60%～70%。在农民工中，维生素 A 的主要来源仍为植物性食物，维生素 A 缺乏严重。丁运华调查发现，农民工维生素 A 的膳食摄入量仅占推荐摄入量（recommended nutrient intake，RNI）的 55.6%。马玉霞的调查结果显示，农民工的维生素 A 缺乏严重，摄入量为 RNI 的 48.7%，其摄入量甚至低于三类农村地区。吕全军等的膳食调查结果表明，农民工维生素 A 的摄入量仅达供给量标准的 42%，提示体内维生素 A 缺乏严重。曾令福的研究显示，9.0% 男工和 20.0% 女工维生素 A 缺乏，出现夜盲症。

（2）水溶性维生素缺乏：水溶性维生素包括 B 族维生素和维生素 C。维生素 B_1（硫胺素）缺乏可导致脚气病，主要损害神经系统。维生素 B_2（核黄素）以 FMN 和 FAD 辅酶形式参与体内许多代谢的氧化还原反应，其缺乏主要表现在眼、口腔和皮肤的炎性反应。同时，维生素 B_2 缺乏也会干扰体内铁的吸收、贮存及动员，致使贮存铁量下降，严重时可造成缺铁性贫血。维生素 C（抗坏血酸）具有抗氧化作用，促使创伤愈合，改善铁、钙和叶酸的利用，可促进胆固醇代谢，清除自由基，参与合成神经递质，对进入人体的有毒物质如汞、铅、砷、苯及某些药物和细菌毒素具有解毒作用。维生素 C 缺乏主要引起坏血病。

国内许多学者对农民工体内水溶性维生素进行检测，结果显示维生素 B_1、维生素 B_2 和维生素 C 缺乏。丁运华调查显示，农民工维生素 B_1、维生素 B_2、维生素 C 的摄入量分别占 RNI 的 50.0%、35.0% 和 42.0%；4 小时尿负荷试验维生素 B_1、维生素 B_2、维生素 C 缺乏率分别为 69.1%、100% 和 90.9%。马玉霞的研究发现，农民工维生素 B_1、维生素 B_2、维生素 C 摄入分别占 RNI 的 81.9%、59.7%、95.6%。吕全军等膳食调查结果表明，农民工维生素 B_1、维

生素 B_2 的摄入量仅占推荐量的 62.5%、37%，维生素 B_1、维生素 B_2、维生素 C 不足或缺乏的发生率分别为 29%、60%、50%。王志诚对 128 名从事建筑业、煤炭业和耐火材料业的男性农民工进行水溶性维生素调查，结果显示：农民工中维生素 B_1、维生素 B_2、维生素 C 缺乏者分别占 23.4%、51.6% 和 63.3%；农民工中维生素 B_1、维生素 B_2、维生素 C 缺乏和不足者分别占 50.8%、87.5% 和 93.0%；维生素 B_1、维生素 B_2、维生素 C 缺乏症症状和体征的检出率分别为 41%、54%、20%。提示农民工水溶性维生素严重缺乏。曾令福调查发现，3.4% 男工、10.9% 女工出现口角糜烂，35.2% 男工、36.4% 女工出现皮肤干燥，23.0% 男工、49.1% 女工出现齿龈出血等 B 族维生素和维生素 C 缺乏症状。

2. 矿物质　矿物质与机体的健康和疾病具有密切的关系，长期矿物质摄入不足，可引起亚临床症状甚至缺乏病。铁、锌、铜缺乏可引起贫血；钙摄入不足可引起骨质疏松症；锌、铜、硒等缺乏可影响精子发育和精子活力等；镁缺乏可引起神经肌肉兴奋性亢进，常见肌肉震颤、手足搐搦、反射亢进、共济失调等症状，严重时出现谵妄、精神错乱甚至惊厥、昏迷；钠摄入过多可影响机体电解质平衡，导致水盐代谢紊乱，严重影响农民工的健康。在我国人群中较容易缺乏的矿物质主要是钙、锌、铁、碘、硒等。由于在全国实施食盐加碘强化工程，碘缺乏病的发生率明显降低，但中国居民钙、锌、铁、硒等矿物质的摄入仍普遍不足。有学者调查，农民工这一特殊人群除了钙、锌、铁、硒等矿物质缺乏外，钾、镁、铜的摄入也不能满足要求，而钠的摄入则严重超标。丁运华的调查表明，农民工钙的摄入量远远低于推荐量，仅占适宜摄入量（adequate intake，AI）的 43.5%，属于严重不足。铁、钾、锌的摄入量分别占 RNI 的 87.3%、58.0% 和 48.0%。农民工钠的摄入严重超标，每日摄入为 8 322.0mg，为 AI 的 378.3%。马玉霞研究发现，钙、镁、铁、锌、硒、铜占 RNI 的 44%、86.4%、110.6%、74.2%、89.4% 和 115.0%，其中钙的摄入严重不足，不及推荐量的一半。吕全军等调查发现，在农民工中，血清钙低于正常值的人数最多，其次是血清锌。而矿工膳食钙的摄入量为供给量标准的 74%。曾令福的调查显示，男女工人钙的摄入量明显不足，分别占 AI 的 41.8% 和 38.5%；铁摄入充足，但 70% 源于吸收率较低的植物性食物，因而仍有部分调查对象血红蛋白值偏低。其他学者的调查也得到类似结果。

第三节　农民工的合理营养

农民工接触的职业危害有较大的差别，但一般都包括噪声、振动、高温、高湿、生产性粉尘、放射性物质、有害气体等。为了保护务工人员的身体健康，提高劳动生产效率，必须采取综合性措施，应用先进科学技术不断改进生产设备和作业环境条件，加强对各种职业危害的控制及个人防护，健全合理的劳动组织和制度。而通过合理营养与膳食以调整机体代谢，增强体质，提高对环境有害因素和疾病的抵抗能力，也是一项具有重要意义的辅助措施。

一、农民工合理营养原则

合理膳食广义上可理解为合理营养，主要包括平衡膳食与合理的膳食制度。此外，还包括食物的适口性和清洁卫生等。

（一）满足人体所需的能量与营养素平衡

膳食要求食物中营养素种类齐全，数量与比例适当。平衡膳食包括三大产能营养素之间的平衡；能量代谢与其密切相关的维生素之间的平衡；必需氨基酸之间的平衡；饱和脂肪酸、单不饱和脂肪酸和多不饱和脂肪酸之间的平衡；钙磷平衡；动物性食物和植物性食物之间的平衡等。具体要求如下：

1. 能量平衡　食物提供的能量要与机体消耗的能量保持平衡，以保持理想体重为宜。

2. 蛋白质、脂肪与碳水化合物的比例　一般人群膳食三大产能营养素供能比为：蛋白质10%～15%，脂肪20%～30%，碳水化合物55%～65%。可根据具体情况调整。特殊情况可超过此范围，如降体重膳食中蛋白质供能比可达18%以上，低脂膳食脂肪供能比可在10%以下。

3. 氨基酸的比例　8种必需氨基酸种类齐全，氨基酸比值符合氨基酸模式。膳食中除应含必需氨基酸外，还应含有非必需氨基酸。

4. 钙磷比例　我国成人膳食中钙磷的比例应为1∶1。

5. 其他营养素的比例　各种营养素在体内代谢过程中，相互促进，相互抑制。如维生素B_1促进碳水化合物代谢，蛋白质合成代谢需要维生素B_2，因此当膳食中的碳水化合物与蛋白质摄入量增加时，这两种维生素的摄入量也应相应增加。过量的铜、钙和二价铁离子可抑制锌的吸收，脂肪摄入过多影响钙和铁的吸收。因此要注意各营养素之间的平衡。

6. 适量的膳食纤维　缺乏膳食纤维会使某些生理功能失调，导致疾病；膳食纤维过多则影响其他营养素的吸收，故要适量。

（二）合理的膳食制度

合理的膳食制度是指合理地安排一日的餐次、两餐之间的间隔、每餐的数量和质量，使进餐与日常生活制度和生理状况相适应，并使进餐和消化过程相协调一致。合理膳食制度的原则是：①使摄入的营养素最大限度地为机体所利用；②饭前没有明显的饥饿感，有正常的食欲，饭后又有适当的饱腹感而非饱胀感；③尽量与用膳者工作性质、作息制度相一致，以利工作效率的正常发挥。

1. 餐次和间隔　按照我国居民的生活习惯，通常认为一日三餐、两餐间隔4～6小时较合理，两餐之间的间隔不至于太长或太短。如间隔太长会产生明显的饥饿感，机体耐受力和工作效率明显下降；间隔太短，胃没有排空，消化器官得不到休息，长此以往会影响食欲和消化功能。餐次可根据具体情况作适当调整，如夜班人员应适当加餐以保证营养需要。

2. 数量的分配　各餐数量的分配要适应工作性质、劳动强度、生活习惯和生理需要，一般午餐数量相对较多，而早、晚餐数量相对较少。对数量的分配有两种观点，一种是早餐占全天总能量的25%～30%，中餐占35%～40%，晚餐占30%～35%。另一种观点是早、中、晚餐能量分配分别是30%、45%～50%、20%～25%。持第一种观点的学者占多数。

但现实生活中早餐最容易被忽视，这是由于早晨食欲差、时间紧，没有就餐的轻松环境，这个问题对农民工来说尤为突出。而晚餐则正好相反，有充足的时间和良好的食欲，往往摄食过多，也应引起重视。

（三）食物的适口性

烹调可增加食物的色、香、味、形，有利于消化吸收；但烹调又可造成营养素的损失。所以要选择科学的烹调加工方法，既要保证一定的口味，又要尽量减少营养素的损失。如菜要先洗后切，淘米次数不要太多，淘米时不要用力搓洗，烹调尽量少用油煎或油炸的方法。

（四）良好的饮食习惯

进食要定时定量，不挑食、不偏食，不暴饮暴食，进食时要细嚼慢咽。生活要有规律，如睡眠充足、不懒散，有适当的户外活动。进食要有愉快的心情，进餐环境要安静、整洁而光线充足。

（五）食物清洁卫生

合理膳食的前提是保证清洁卫生（包括食物和食具卫生），即提供的食物应是新鲜、无毒、无污染和对身体无害的，加入的食品添加剂也应符合卫生要求。此外，在挑选包装食品时，一定要注意是否在保质期之内。

（六）农民工饮食巧搭配

针对农民工的饮食状况，结合营养学理论，建议农民工以及为农民工提供餐饮服务的厨务人员、管理人员在以下几方面多作尝试：

1. 摄入充足的能量，在吃饱的前提下吃好　体力劳动者多以肌肉、骨骼的活动为主，他们能量消耗多，新陈代谢代谢较旺盛。一般情况下，中等强度的体力劳动者每天可消耗3 000～3 500kcal能量，重体力劳动者每天消耗的能量达3 600～4 000kcal。只有增大饭量，兼顾主副食的搭配，多吃一些能量密度高的食物，少吃口味过重的食品，适当增加蛋白质的摄入量，才能满足营养要求。

2. 选择物美价廉的高营养素密度食品，既节省开销，又不至影响饮食质量　由于食品的销售价格多由原材料成本及供求关系所决定，而与食物本身的营养价值不成正比，因此，平常饭菜的安排应结合农民工自身的经济状况，以保证摄入充足的能量和营养素为前提。农民工在选择日常膳食时，既不能贪恋高档名贵食品，也不能为了节省开销而不顾惜健康。

3. 纠正错误的饮食习惯　按照合理营养的基本要求，农民工的日常饮食应做到：食物要多样，饥饱要适当、饮食要洁净、三餐要合理。

4. 合理食补　在农民工的膳食结构中，由于动物性食品长期摄入不足，极易出现钙、铁、维生素A、维生素B_2等缺乏。进餐时，建议适当增加蛋白质的摄入量，每天多吃豆制品、瘦肉、动物肝脏、鸡蛋等，合理调配一些有色蔬菜及水果。具体说来，贫血患者多吃动物肝脏，适当补充一些富含维生素的蔬菜和水果；软骨病患者应多吃富含钙和维生素D的食物，如奶制品、豆制品等，必要时可服用钙和维生素D制剂。慢性肠胃炎患者日常饮食应降低粗纤维和脂肪的含量，食物既要细软、又要清洁。

5. 丰富食物品种，确保饭菜质量　在餐饮支出固定的前提下，如何让农民工既吃饱又吃好？在遵循上述营养原则的同时，还可参照如下方法：一是丰富食物原料的品种，满足人们求新求变的心理，借以促进食欲。不能长年累月总是“萝卜三碗、三大碗萝卜”。二是粗料精做。如红薯，俗称“红苕”，价格低廉，常作副食；巧用粗料，可制成“炸薯条”“拔丝薯条”等菜品。三是合理安排边角余料。青鱼、草鱼的骨架本属“下脚料”，可制成“红烧鱼块”“炸酥鱼”“麻辣鱼块”等菜肴，诱人食欲。四是规范烹制工艺，确保食品质量。集体伙食单位的菜肴应有合理的烹调工艺及质量标准，例如“红烧鱼”如果烹法得当，则色泽红亮、肉质细嫩、条块完整、鲜咸微甜，如果“水煮盐拌”，就难以下咽了。

二、接触粉尘农民工的合理营养

在许多工矿企业的生产过程中，常有各种粉尘产生，称为生产性粉尘（productive dust）。尤其是矿工，可能接触的粉尘种类很多。主要有：矽尘、石棉尘、煤尘、各种金属矿尘及混合粉尘等。粉尘为影响健康的重要职业危害因素之一。防止和减少职业性粉尘对人体健康的危害，其关键在于制定生产环境空气中粉尘的容许浓度和严格的监测制度，采取各种防尘、降尘技术措施，同时加强个人防护。而合理的营养与膳食也具有积极作用。健康人体在呼吸道有良好的防御功能，可将吸入的绝大部分粉尘阻挡并排出体外。故所有能增强和健全这些功能和屏障的因素，都对降低发病、推迟发病或延缓病程起到相应作用。

（一）蛋白质

蛋白质对提高机体免疫和抵抗力具有重要意义。实验证明，在矿工膳食中供给丰富的优质蛋白质，可改善蛋白质的代谢，使血清蛋白恢复正常，改善免疫功能。谷氨酸具有抗矽肺的作用，此外，提高血浆中谷胱甘肽含量，对预防尘肺也有一定作用。

（二）脂肪

关于膳食脂肪对矽肺患者病变的影响，实验结果不一致。许多研究表明，矽肺患者肺组织中有脂质蓄积、可引起肺纤维化；有研究发现，增加实验性矽肺大鼠饲料的脂肪含量可促进肺组织脂质蓄积；低蛋白、高脂肪的膳食可加速硬蛋白生成，故认为长期接触矽尘作业工人应适当控制膳食脂肪摄入量；但也有研究认为，矿工膳食脂肪充足可减少矽肺的发生。

（三）维生素

关于维生素对接触粉尘工人的营养作用，维生素 A 和维生素 C 的作用尤为重要。维生素 A 直接关系到上皮细胞及黏膜组织的正常和完整。维生素 A 也可影响体液免疫与细胞免疫。此外，维生素 A 具有稳定生物膜的作用。故提高维生素 A 摄入量，增强上呼吸道的防御体系功能，保护生物膜的稳定，对防止和减少粉尘的侵入及对机体的危害有重要意义。

实验性矽肺大鼠维生素 C 代谢改变，需要量增加。豚鼠饲料中补充维生素 C，可防止蛋白质代谢紊乱，增加肺、肝和肾上腺中维生素 C 含量，减轻肺纤维化病变，说明维生素 C 对吸入矽尘的动物有保护作用。

三、接触有毒化学物质农民工的合理营养

具体内容参见本书第三十二章：接触有毒有害物质作业人员的营养。

四、接触有害气体农民工的合理营养

有害气体包括刺激性气体和窒息性气体。刺激性气体是化学工业中常见的有害气体。具有刺激性的气体毒物种类很多，常见的有氯、氯化氢、光气（$COCl_2$）、氨、氮氧化物、氟化氢和二氧化硫等。它们大多是化学工业中的重要原料或副产品。窒息性气体是指进入人体后，能使血液的运氧能力或组织利用氧的能力发生障碍，造成组织缺氧的有害气体。常见者包括一氧化碳、氰化物和硫化氢。

（一）一氧化碳

凡含碳有机物燃烧不完全时均能产生一氧化碳。空气越不充足，一氧化碳形成的越多。接触作业主要有：冶金工业的炼焦、炼钢、炼铁，井下爆破，铸造，各种加热窑炉的焙烧，以及某些化学工业。甚至在一些大城市的主要交通要道，以及家庭生活中，一氧化碳的浓度都有可能达到危害健康的程度。一氧化碳随呼吸进入血液循环后与血红蛋白、肌红蛋白以及二价铁的细胞色素形成可逆性结合，导致低氧血症、组织缺氧和抑制细胞呼吸。由于中枢神经对缺氧最敏感，常首先受累。贫血、饥饿、营养不良等，可增加人体对一氧化碳的敏

感性。慢性一氧化碳中毒时，脏器中维生素 A、维生素 B_1、维生素 B_2 和维生素 C 的含量下降，故长期接触一氧化碳的工人，需要增加这些维生素的摄入量。

（二）氰化物

接触氰化物的作业主要有电镀、摄影、提炼贵重金属、化工、塑料、油漆、有机玻璃、人造羊毛、合成橡胶等。常见氰化物中，以氰化氢的毒性最大。凡能在空气中或人体组织内放出氰离子的，均具有与氰化氢相似的毒作用。故可用氰化氢（HCN）为代表加以介绍。体内的大部分氰化氢在肝内通过硫氰酸酶的作用与胱氨酸、半胱氨酸、谷胱甘肽等巯基化合物结合，转化成无毒的硫氰酸盐，随尿排出。氰基（CN^-）还可与葡萄糖结合成为无毒的腈类排出体外。氰基的毒性作用在于其能与氧化型细胞色素氧化酶的三价铁结合，从而抑制细胞色素氧化酶的活性，使组织不能利用氧，造成“细胞内窒息”。此外，氰化物还可能夺取某些酶中的金属，或与某些酶的辅基结合，或使二硫键断裂等。由于氰化物在体内能迅速代谢转化解毒，所以不易蓄积中毒。但亦有报道，长期接触氰化物，可引起慢性中毒，出现神经衰弱综合征、肌肉酸痛、上呼吸道刺激症状、皮疹、肝脾肿大和消瘦等。膳食中应增加蛋白质、碳水化合物、维生素 A、维生素 C 等的摄入量，特别应补充富含含硫氨基酸的优质蛋白质。

（三）刺激性气体

刺激性气体对机体毒作用的共同点是对眼、呼吸道黏膜和皮肤有不同程度的刺激作用。长期接触低浓度的刺激性气体，可引起慢性支气管炎、结膜炎、鼻炎、咽炎以及牙齿酸蚀症，同时常伴有神经衰弱综合征和消化道症状。膳食中富含维生素 A、维生素 C、B 族维生素和微量元素锌等，有一定的保护作用。

五、接触物理性职业危害农民工的合理营养

（一）合理营养与振动、噪声

在生产劳动中，振动和噪声的来源很多。职业性振动可对蛋白质代谢产生一定的影响。动物实验表明，长期接受振动刺激的大鼠，蛋白质分解代谢增强，尿氮排出量增加，可出现负氮平衡，动物生长速度减慢，血红蛋白及血清蛋白也有降低趋势。给予含高质量蛋白质的饲料，则对机体有保护作用。

研究发现，在噪声作用下，动物进食后血中色氨酸、赖氨酸及组氨酸的浓度较对照组低，谷氨酸下降尤为明显。实验表明，接触噪声的工人，膳食中补充氨基酸特别是谷氨酸对人体有保护作用。

一些研究报道，噪声刺激可使机体内水溶性维生素的消耗量增加，从而导致有关维生素的不足或缺乏。振动对机体维生素代谢的影响与噪声所致的变化相似。据报道，接触全身振动的工人，血和尿中维生素 B_1、维生素 B_2、维生素 PP 和维生素 C 的含量均降低，振动的频率和振幅愈大，维生素代谢紊乱的程度愈严重。

对于接触振动和噪声的工人，膳食中应供给充足能量、丰富的优质蛋白质、适当补充谷氨酸、赖氨酸，增加 B 族维生素和维生素 C 的摄入量。

（二）合理营养与不良气象条件

生产环境的气象条件，主要包括温度、湿度、风速和日照等。不良气象条件对健康的影响及合理膳食参见相关章节。

六、女农民工的劳动保护与营养保健

女工在产业工人总数中所占的比重在逐年增大，如在纺织、电子装配、服装、制鞋、超市等行业中，女工甚至占职工总数的70%以上。在职业健康保护中，女工的劳动保护尤为重要。

（一）职业因素对女工的不利影响

1. 对生殖功能的影响　具有性腺毒性和发育毒性的职业危害因素可能影响女性的生殖功能。这些影响带来的对性腺损伤的直接后果，可使卵细胞和精子形成困难、卵泡不能发育成熟或导致胎儿先天缺陷。

2. 对月经的影响　影响女性月经异常的职业危害因素有：铅、汞、铬、苯、甲苯、二硫化碳、氯仿、二甲基甲酰胺、三硝基甲苯、强烈噪声、振动、低温等。

3. 对妊娠的影响　女工孕期接触铅、苯系物、二硫化碳、氯丁二烯、抗癌药、强烈噪声和全身振动等，会导致自然流产率和早产率增高。孕期接触强烈噪声、氯乙烯、铅、苯系化合物者，妊娠高血压综合征的发病率以及孕期贫血发病率明显增高。

4. 对胎儿的影响　具有发育毒性的职业危害因素，可影响怀孕女工胚胎和胎儿的正常发育，除导致胎儿死亡而自然流产外，亦可发生先天缺陷。职业流行病学调查表明，接触汞、激素及苯的女工，其子代先天畸形率为33.6%。

5. 对子代健康的影响　许多化学物质可通过怀孕女工的胎盘屏障进入胎体。如女工孕期接触致癌物，可导致儿童期恶性肿瘤的发生。女工孕期接触苯、农药，其子代急性淋巴细胞及非淋巴细胞白血病的发病率均有所增高。

（二）女农民工的劳动保护对策

女农民工的劳动保护对策主要为加强“四期”劳动保护和营养干预。

1. 女农民工的“四期”劳动保护　“四期”劳动保护是指妇女经期、孕前期及孕期、产前期及产后期、哺乳期的劳动保护。对经、孕、产、乳四期的保护在相关妇女劳动保护法规，如《妇女权益保障法》《女职工劳动保护规定》《女职工禁忌劳动范围的规定》中已有明确规定，除规定“四期”的禁忌范围和产假时间外，在原卫生部等四部门制定的《女职工保健规定》中还提出了具体要求。

（1）经期：限制妇女从事不适宜的劳动，为经期卫生提供条件。

（2）孕期：关键在于早期发现妊娠，使胎儿在器官发生期（孕3～8周）获得可靠的劳动保护。

（3）产期：主要在于保证产前、产后休假的落实。产前15天开始休息。产假期满恢复工作时，应允许1～2周时间逐渐恢复工作量的做法。

（4）哺乳期：为保证母乳喂养，必须保证乳母每个工作日有两次各30分钟的喂奶时间，不得有夜班和加班，在女工集中的用人单位应设有哺乳室。

2. 营养干预　在不同的劳动条件下，除了必要的劳动保护外，对接触职业危害因素的女性作业者进行营养干预，能有效减少职业病或多发病的发生。

（1）接触汞作业人员：呼吸道吸入汞蒸汽引起中枢神经系统损害，而无机汞盐经口引起中毒则损害肾脏。因此，经常接触汞的女工应常食用柑橘、胡萝卜、玉米等食物。这类食物含有大量的果胶物质，能与汞结合，降低血液中汞离子的浓度，加速排除体内的汞离子。

（2）接触苯作业人员：苯作业的女工膳食中脂肪含量不宜过高，在膳食上应首先保证合理的平衡膳食，在此基础上增加优质蛋白质的摄入。因此，经常与苯接触的女工应多吃富含蛋白质及维生素C的食物，以预防苯中毒。另外为防止贫血，应增加铁剂，供给B族维生素和叶酸以利于白细胞回升。

（3）接触铅作业人员：长期从事铅作业的女工可引起体内维生素C的缺乏，使血液中维生素C含量降低，补充维生素C可使症状减轻。从事铅作业的女工应每天补充不少于125mg的维生素C，平时应多吃含蛋白质较高的蛋、瘦肉、鱼类等食物。多食碳水化合物以及富含钙、磷、铁等矿物质的食物，如奶制品、豆制品等，减少铅在体内的蓄积。

（4）接触噪声作业人员：经常接触噪声的职业女工，体内的维生素B消耗量很大，应多食富含维生素B的食物，如酵母、豆制品，以预防听觉器官的损伤。

（吕晓华）

参考文献

1. 国务院研究室课题组．中国农民工调研报告．北京：中国言实出版社，2006.
2. 国家统计局．2016年农民工监测调查报告．2016.
3. 倪健民，王炯．农民工应了解的60种职业病及预防常识．北京：中国工人出版社，2009.
4. 常慧．沈阳某建筑工地农民工健康素养与膳食状况的调查与分析．沈阳：中国医科大学，2011.
5. 贺习耀，眭红卫．农民工的膳食调理浅析．消费导刊，2008(4)：242.
6. 黄承钰，吕晓华．特殊人群营养．北京：人民卫生出版社，2008.
7. 顾景范，郭长江．特殊营养学．2版．北京：科学出版社，2009.
8. 谭西顺．女职工劳动保护的注意事项．劳动保护，2010(3)：114.

第三十八章
灾害人群营养

中国是世界上灾害最为严重的国家之一。救援人员及灾民的营养问题是灾害救援过程中的一个重要组成部分。因此，加强灾害营养研究和保障，对维护生理和心理健康，保证救援工作的顺利完成具有至关重要的意义，已成为国内外学者关注和研究的重点领域之一。

灾害营养是研究救援人员、伤员以及灾民的代谢及营养状况，提供营养均衡的食物和营养制剂，以维持机体健康、减少因灾害产生的伤亡和并发症。

第一节　概　　述

中国发生灾害的种类多、分布广、频率高、损失严重。我国有 70% 以上的城市、50% 以上的人口分布在气象、地震、地质、海洋等自然灾害严重的地区，2/3 以上的国土面积面临洪涝灾害的威胁，地震占全球陆地破坏性地震的 1/3，是世界上地震最多的大陆国家。因此，对灾害以及相关的学科进行研究，减少灾害造成的人员和经济等各类损失，具有非常重要的现实意义。

一、灾害的概念

灾害（Disaster）是指能够给人类和环境造成破坏性影响的事物总称。具体的讲，“灾”的基本释义是指水、火等所造成的祸害，或个人的不幸遭遇。“害”的基本释义是指有损的、引起灾难的人或事物，如自然界的突发事件、疾病等，与“益”相对。按照中国文化常用的语意，灾害可以简单地解释为天灾人祸。

灾害有广义和狭义的两种理解，广义的灾害指突发公共事件和战争，狭义上则特指突发公共事件，即指突然发生，造成重大人员伤亡、财产损失、生态环境破坏和严重社会危害，危及公共安全的紧急事件。世界卫生组织对灾害的定义是：任何引起设施破坏、经济严重受损、人员伤亡、健康状况及卫生服务条件恶化的事件，如其规模已超出事件发生社区的承受能力而不得不向社区外部寻求专门援助时，就可称其为灾害。

二、灾害的种类

根据发生的地域、性质和过程，一般可以把灾害分为以下四类。

（一）自然灾害

包括水灾、旱灾、地震、地质灾害、海洋灾害、生物灾害和森林草原火灾等。

（二）事故灾难

包括工矿企业安全事故、交通运输事故、公共设施事故、环境污染和生态破坏事件等。

（三）公共卫生事件

包括传染病疫情、群体性不明原因疾病、食品安全事件、动物疫情等。

（四）社会安全事件

包括恐怖袭击事件、经济安全事件和涉外突发事件等。

三、灾害的特点

社会发展和科技进步带给人类便捷和福利的同时，也给灾害发生提供了更多的可能性，如人口的快速增长导致特大型城市群的出现，技术进步导致人群频繁流动，并且可移居到原本不适于人类生存的地区，对自然环境的破坏能力增强，以上种种导致自然灾害频繁发生，并且出现比以往更为宽阔的灾害谱，灾害也造成了比以往更为严重的人员伤亡和经济损失。灾害具有以下特点。

（一）突发性

灾害发生的时间、状态、区域和规模等具有明显的不确定性，发生时大多没有明显的前兆，预测、预报、预防的难度非常大。

（二）破坏性

灾害可以造成多方面的破坏，包括生命和财产损失、环境破坏、社会秩序紊乱，以及大面积的社会心理恐慌等。

（三）衍生性

许多灾害，特别是等级高、强度大的灾害发生以后，往往会诱发一系列其他的灾害接续发生，这种现象称为灾害链。灾害链中最早发生并且可以导致系列后续破坏的灾害称为原生灾害。原生灾害发生后，破坏原有的社会和自然界的和谐与平衡，由此引发的一系列其他灾害称为衍生灾害。例如大旱之后，因为地表淡水缺乏，使人们不得不饮用地壳深层的含氟量较高的地下水，导致氟中毒的发生。又如在地震发生之后，由于群体性恐慌心理的传播，造成人群盲目慌乱避灾从而导致其他社会问题等等。

（四）扩散性

随着交通与通信技术的发展，使得灾害所造成的影响已经不再局限于发生的当地，而可能快速引发跨区域的扩散和传播，造成更为广泛的影响。

（五）周期性

灾害发生的全过程一般有一定的规律，通常可以分成潜伏期、爆发期、影响期和结束期四个阶段。

四、灾害营养的定义和研究范围

灾害发生后，当地政府、社会团体、民众以及国际组织和其他国家，常常会对灾害事故发生地实施援助，以减轻人员伤亡和财产损失，这类行动称为救援。随着灾害的频繁发生，灾害救援已经逐渐发展成为一门与社会和民众利害密切相关的、多学科交叉的新兴学科。其表现为一个系统工程，既包括如灭火、危险品和有毒气体泄漏的封堵、洪水决堤口的堵塞等消除灾害原因的措施，也包括对灾害的预判、预防和准备，对伤员的解救和医疗急救，以及灾后的卫生防疫和对灾民适时的心理危机干预等。其中，救援人员及灾民的营养问题是灾害救援过程中的一个重要组成部分。

灾害营养研究在各种灾害救援情况下，评估救援人员、伤员以及灾民的代谢及营养状况，提供营养均衡的食物和营养制剂，以维持机体健康、减少因灾害产生的伤亡和并发症。灾害发生后，灾区生活保障条件不足，加之灾害导致的应激，使得救援人员和灾民的机体代谢和对营养的需求出现明显变化，因此，加强灾害营养研究和保障，对维护生理和心理健康，保证救援工作的顺利完成具有至关重要的意义，已成为国内外学者关注和研究的重点领域之一。

灾害营养研究的对象包括了救援人员、伤员、灾民等。其中，有重体力劳动的救援人员、病情严重的伤员，受灾人员中有特殊营养需要的妇女、儿童和老人等，年龄跨度、身体状况和营养需求差异很大。灾害发生地区环境也各不相同，有高原、高热以及高寒环境等等。灾害的种类也不尽相同，有自然灾害（如地震、洪灾、海啸、火山爆发）、事故灾难和公共卫生事件等。

五、灾害中的主要营养问题

随着人类对灾害救援认识的逐渐深入，防灾意识逐渐增强，在灾害救援的各个领域，包括信息、人员、技术、装备和管理体制等方面都取得了长足的进步。但在灾害救援的分支学科当中，灾害营养仍属于起步阶段，存在着诸多亟待解决的问题。

（一）营养意识欠缺

救援相关人员，即使专业救援队成员也大多对营养缺乏足够深入的认识，没有意识到营养是健康的物质基础，缺乏营养素可以影响救援工作效率和质量。救援队在平时建设和训练中，往往关注如何开展搜索和营救，如何开展医疗救护，缺乏营养知识培训。物资配备大多集中在搜索和营救类装备，很少携带营养相关物资，有时即便携有营养素合剂，但因为对其作用重视不够，或者嫌操作麻烦而很少食用。在救援实践时，主要精力集中在如何快速救出伤员，给以积极救治，对救援队员自身和灾民的营养问题没有引起足够的重视。

（二）食品供应不足

国家级救援队一般安排有专门的食品保障措施，基本的营养需求可以得到保障。但很多救援队没有建立常态化的食品供应体系，货源不稳定。出队时运力有限，即使以飞机为主要运输工具，携带物资总量也会受到限制。救援队员在救灾时任务繁重，连续工作，没有充足时间进餐。有时环境恶劣，就餐环境差，队员食欲欠佳。灾区蔬菜、水果等供应不足，环境温度过高、贮存期延长等因素，容易造成食物中营养素含量损失，以上种种原因，常常导致救援队食物供给不够充足，营养缺乏情况时有发生。营养调查发现，超过1/3的队员体重减少，平均减少约4kg，说明能量摄入不足普遍存在。维生素缺乏也较为多见，烟酸和维生素 B_6 的摄入情况较好，一般可达到推荐量的70%，维生素C、维生素 B_1 和维生素 B_2 等，摄入量仅为推荐量的50%。矿物质摄入情况稍好，铁和锌的摄入量可以达到推荐量的70%，容易缺乏的是钙和硒，摄入量约为推荐量的一半。

灾害可能导致灾区房屋倒塌、断水断电，食品企业无法正常生产和供应食物。灾害可能破坏交通，甚至完全阻断交通，导致无法将充足的救灾食品和安全饮用水运至灾区。有时灾后收到的捐赠食品虽然数量充足，但由于现场情况复杂，平时缺乏相关的灾害时食物分配和管理训练，使灾民难以及时分配得到足够质量和数量的食物。

灾民中的老人、儿童、孕妇作为一类特殊群体，对于食品营养的需求不同于一般人群，对食物的性状要求也较高。老人的食物要求细软、宜咀嚼，儿童需要奶及奶制品。但在救灾过程中这类需求往往被忽略，其供给存在明显不足，且种类不够均衡，如肉、蛋和奶类的可及性差，膳食结构不合理，很容易出现营养不良。

（三）救援专用食品缺乏

救援专用食品是指在灾害特殊环境下为救援人员提供充足能量和各种营养素，易制作、耐储存、口感好的专用食品。救援专用食品对保持良好心理和身体状态、圆满完成救援任务将起到积极的促进和保障作用。目前救援食品的研究开发还处于起步阶段，缺乏专业性和系统性研究。当灾害发生需要实施营养保障时，一般根据以往的经验进行临时筹备。平时食品贮备和应急出队时经常使用军用便携食品，如单兵自热食品、压缩干粮等，或者是易携带、易贮存的日常食品，如方便面、火腿肠、榨菜等，种类比较单一。灾害救援与战争相比，从任务要求、环境条件、从业人员、营养需求等方面都存在较大差异，军用食品可接受性明显不足。尤其是缺乏针对各类不同灾情如地震、洪灾等，各类不同特殊环境如高寒、高原、湿热等环境的救援食品。

（四）营养专业人员不足

目前救援队一般不设专职的营养保障人员。特急期一般食用便携食物，应急期和重建期可自行烹调加工日常食物，但操作者一般由救援队员轮流担任。救援队一般设有兼职的队医来保障队员健康，但因为不是营养专业人员，使得对营养的认识以及重视程度明显不足。

灾区大型医院的营养科作为灾后营养保障的主要支持部门，既要为伤员和住院患者提供康复营养，还要为参与救援人员、外援专家和志愿者提供健康饮食，任务繁重且与平时工作差异较大。如果平时缺乏专门培训，发生灾害时很难高效率、高质量地承担起好相关任务。

（五）营养评价方法和设备贫乏

营养诊断和评价是进行营养支持和治疗的前提，是灾害营养研究和实践的基础，但目前缺乏可用于灾害现场的快速便捷的营养评价方法和设备，使得相关保障和研究工作难以有效开展。

第二节　灾害营养保障

一、灾害营养的分期特点和营养需求

根据灾害的一般规律，通常将救援及营养干预分为三期，即灾害发生三天之内的特急期、灾害发生三天至一个月的应急期以及之后的重建期。

（一）特急期

1. 救援人员　灾后的 72 小时是救援的黄金时间，由于任务繁重、情况紧急、精神紧张，救援人员往往需要长途奔波，到现场后又必须快速展开工作，常常没有时间和条件就餐。因此，提供方便食用且含有充足能量和营养素的快餐式食物，对保持人员体能状态，保障救援工作圆满完成至关重要。

2. 伤员　虽伤情有轻有重，甚至有的伤员被压埋尚未解救出来，但共同特点是除遭受

机体伤害外，都面临着程度不同的心理应激，分解代谢大于合成代谢，应根据具体情况，尽可能提供基本的能量和必需营养素的供应，以增强伤员的抵抗力和耐力，有利于后续的诊治。

3. 灾民 灾害通常会破坏交通和通讯系统，导致对外联络不畅，食品供应难以满足当地居民的饮食需求。加之严重的心理创伤，容易出现营养不良问题。此期重点是提供基本的食品和饮水供应，以保证能量及必需营养素的摄入。

（二）应急期

1. 救援人员 经过前期持续、高强度的劳动，队员身心处于疲惫状态，能量和营养素大量消耗，食欲也往往较差。这一阶段救援工作流程逐渐走上正轨，有比较充裕的时间回到基地就餐，因此应尽可能供应营养均衡、味道可口、容易消化的家常热食，以满足营养需要、恢复体力和缓解精神压力。

2. 伤员 ①普通伤病员：经历了特急期的紧急救援，此时处于常规的治疗阶段，但前期的饥饿、失水和伤病，以及紧张、悲恸和惊恐等心理状态导致的应激性反应，使机体内激素发生明显变化，消化系统能力降低，食欲欠佳，使得机体需要较多的能量和营养素，但营养素的吸收和利用又受到限制。②重伤员：灾害后重伤病员多见骨折、头外伤、挤压综合征、重度感染等，甚至需要采用呼吸机辅助呼吸，很多病人不能经口进食，此时需要及时进行肠内或肠外营养支持治疗。

3. 灾民 灾民多被安置在集中安置点，具备了基本的生活条件，食品供应可以由灾区安置点统一提供或由灾民自己制作。由于安置点人口密集，食品加工和就餐条件简陋，容易出现安全卫生隐患。此期重点在保证居民基本蛋白质和微量营养素的基础上，尽早地恢复灾民的自然膳食供应。

（三）重建期

重建期救援人员一般已经撤离，灾民生活逐渐步入正轨，开始家园重建工作。但是灾害对当地居民的影响仍然存在，并将持续较长一段时间，尤其是严重的心理应激还会影响灾民的正常生活和营养状况。由于食品加工条件简陋，汶川地震一年后对灾区农村 466 名 60 月龄以下儿童的营养状况调查发现，维生素 A、维生素 D、铁和锌缺乏较为普遍，肉、豆、奶、水产和蔬菜类食物摄入不足。

二、灾害救援人员的营养保障

救灾过程中，救援队员的体力消耗属中重度体力活动，同时要面临高强度、复合性的应激刺激，对机体代谢和营养需求都会产生巨大的影响，因此应高度重视营养问题，保护救援队员的体能和心理稳态，确保救灾任务顺利完成。

（一）提前筹备

救援任务一般事发突然，要求标准高，时效性强，因此应在平时加强对营养保障针对性研究，总结以往救援行动的特点和规律，制订出贴近实际的营养保障预案。建立高效周密的营养保障预备体系，不定期地开展救援训练并组织后勤综合演练。在研发配备兼具高能量、营养均衡、耐储存、营养强化、美味等特点的专用灾害救援食品之前，可以利用现有的部队单兵食品和日用方便食物，配合针对应激状态的营养素强化食物和复合微量营养素片，做好应急食品和相关物资储备，并配置饮食相关用具。

（二）快速反应

受领出队任务后，救援队应根据当地灾情、环境等各方面情况，立足最困难、最复杂和最恶劣的情况，迅速启动应急预案，从思想、组织、人员和物资等方面进行快速筹备，力争在最短时间做好准备，迅速出动。

（三）独立自主

灾害可能导致灾区的生活和生产环境受到严重破坏，救援队的饮食和后勤供应必须完全立足自身，携运足量救援食品，以保证在交通受阻、断水断电等各种复杂环境下的充足供应，所提供食品应快捷方便，满足充足的能量和基本的营养需要，以应对高强度劳作，同时必须注意食物及饮水安全。

（四）机动保障

在救灾过程中，可能会遇到许多意想不到的情况，如地震灾区经常发生的余震、抗洪中的堤岸决口、救灾持续时间的过长、救援队与上级和后方失去联系等等情况，因此要采取积极主动、机动灵活的方式，在分析自身保障能力和需求的基础上，主动与当地政府和民众联系，动员当地人力物力和技术力量进行营养保障。也可以就地取材，根据当地情况，增加新鲜蔬菜和水果的摄入，解决应急食品部分营养不平衡问题。

三、灾民的营养保障

灾害通常会在短期内造成灾区严重的食物短缺，引发蛋白质 - 能量营养不良和微量营养素缺乏，导致疾病和死亡率的增加，减缓甚至阻碍灾后社会经济的复苏。因此，及时进行膳食营养保障，对于维持居民健康状况、降低灾害情况下营养不良发病率、增强机体抵抗力、促进创伤修复至关重要。

（一）非紧急期

为了应对可能发生的灾害，应居安思危，加大宣教力度，提高全民的灾害营养意识。通过多种方式的宣教，使民众认识到灾害营养的重要性，了解灾害发生后进行营养保障的一般流程和方法，包括对慢病及有特殊饮食需求人群的营养保障，使其在灾害发生后，能够熟练、合理地管理和搭配好饮食。应建立营养与食品安全保障应急预案，便于在灾害发生时有针对性地部署人力及资源。避免在灾害来临时疯狂抢购食物，应根据个人和家庭需求，建立小型的食品储备库或应急救援包，储备充足的营养均衡、耐贮存的食物和特殊人群专用食品，以及适量烹饪器具及便捷餐具，具体要求为：

1. 水储备　在紧急情况下，饮用水是最重要的必需品。应满足家庭成员至少 3 天需求的饮用水量，每人每天可储存 3～5L 水用于饮用和清洁，儿童、哺乳期女性、病人或炎热环境下，需要储备更多。也可以考虑储备简易的水净化过滤设备。

2. 食物储备　①重点储存至少三天的不易腐烂的食物，同时要尽量选择家人喜好的可接受食物，也要考虑一些特殊的饮食需求，如婴儿、老年人及部分疾病患者。②食物搭配与选择：全天或每餐的食物种类应有简单且合理的搭配，包括：基本的主食（如大米、玉米及玉米粉、面粉、燕麦及面包等）+ 能量来源（食用油或其他脂类食物）+ 蛋白质来源（干制肉品、罐装肉制品、豆类罐头、奶类及奶制品）+ 新鲜、脱水及罐装蔬果（苹果酱、水果罐头、罐装蔬菜、水果干、蔬果沙拉及速溶土豆泥等）。必备品中还应包括针对应激状态的营养素强化食物如强化微量营养素的谷 - 豆粉、增强免疫力的食物、复合微量营养素片等等，以及调味料如蜂蜜、酱类、盐、糖、茶包等。如条件允许，也可以准备适量零食，在灾害情况稳定后用来舒缓心情，如饼干、巧克力棒、小面包、硬糖、热可可、速溶咖啡、坚果和种子（杏仁、腰果、南瓜、向日葵、核桃等）、薯条、什锦杂果等。③食物要求：因灾后生活条件艰苦且情况复杂，必须确保储存的食物可以很容易地制备，所选食物最好不需冷藏或冷冻，也不需加水或只需加少量水且无需烹饪即可食用。如即食罐头（肉类、水果及蔬菜类）、干制肉类、坚果、杂粮粥、饼干、巴氏杀菌奶和婴儿食品等。④炊具和餐具储备：炊具也应以耐用为原则，如可用铁制炊具如铁壶。餐具如筷子、勺子、纸杯、盘子、保鲜膜、塑料袋、纸巾、开罐器等应一并按需储备，可选购安全且货架期较长的制式成品。

3. 储存条件建议　①尽量选用金属或塑料容器代替玻璃包装的食物，并将食物保藏在原容器内，保留标签。②确保储存场所阴凉干燥、通风良好，远离阳光直射且方便取用，如家中指定地点（壁橱、床下等）、工作场所的办公桌下或车辆适宜位置；不要将食物与清洁剂等溶剂并列安放。③分门别类地保存安放，定期检查效期，及时替换与更新。有条理地为所储存食物制定标签，标明生产日期和保质期，定期（至少每 6 个月 1 次）检查食品保藏日期，及时替换近效期食品以减少浪费，丢弃包装破损或出现凹罐、胀罐现象的罐装食物。

（二）特急期

灾害发生后，应迅速响应，第一时间将足量的储备食品、强化食品、微量营养素补充剂准确提供给需要的居民，等待进一步援助。尽早恢复天然气、电力的供应，便于居民自行烹饪自然膳食，保证其一定量的新鲜食材和较全面的营养。灾后通常优先救治急重症患者，而在膳食和营养保障方面，应该优先考虑并照顾弱势群体，如病患、老年人、孕妇、乳母及婴幼儿等。在保障多数民众饮食需求的同时，及时供应婴幼儿食品、营养强化食品和饮食障碍人士专供食品。特急期营养需注意以下几点：

1. 及时补充水和无机盐　中等劳动强度每日补水量为 3～5L，重度劳动每日补水量应大于 5L，出汗量较大时需适当补盐（NaCl），可以用汤类和含盐饮料的方式补充，也可适量饮用运动饮料。为减少更多的饮水需求，不要饮用碳酸饮料或含咖啡因的饮料。

2. 摄入足够的能量　特急期最重要的是保证能量的充足摄入，每日 1 700kcal 以上的能量摄入可以防止饥饿以及营养状况的恶化，此阶段每人每日能量摄入目标可定为 1 700～2 000kcal/d，轻体力条件下能量消耗见表 38-1，机体能量摄入需要根据以下几个因素适当调整：①温度：寒冷的环境会增加人体能量消耗，如果气温低于 20℃，如表 38-2 所示，每降低 5℃，应将能量摄入提升 100kcal；②居民健康及营养状况：人体在营养康复和疾病恢复时期能量需求相对增加，当居民健康及营养状况均不佳时，应适当将每日能量摄入提升 100～200kcal。③体力活动强度：体力活动水平影响能量消耗，2 100kcal/d 可保障个体在维持健康和营养状况前提下从事轻松的工作，若需从事中度或重度体力劳动，如灾害现场的救援队员，应考虑适当增加能量摄入（表 38-3）。

3. 蛋白质　蛋白质摄入不足会影响体能，但摄入过多对提高体能意义甚微，还可能对健康带来不良影响，因此应适当增加优质蛋白质的供给量，蛋白质供能应至少达到总能量的 10%～12%。为保障救援人员有足够的糖原储备来维持体能，对于强度大、持续时间长的体力作业应注意及时补充碳水化合物。

4. 维生素和矿物质需求　微量营养素缺乏可能导致发病率增加和免疫力下降，而且灾后新鲜食材紧缺，容易出现维生素和矿物质的不足，及时补充非常重要。表 38-4 是部分维生素和矿物质最低安全摄入水平，低于此水平可能导致营养素缺乏和其他与其有关的问题。灾害环境下每日维生素和矿物质摄入需求参照表 38-5。

表 38-1　发展中国家灾害条件下轻体力劳动人员能量需求[单位：kcal/(人·日)]

年龄 / 岁	男性[a]	女性[a]
0	850	780
1	1 250	1 190
2	1 430	1 330
3	1 560	1 440
4	1 690	1 540
0～4	1 320	1 250
5～9	1 980	1 730
10～14	2 370	2 040
15～19	2 700	2 120
20～59[b]	2 460	1 990
60 +[b]	2 010	1 780
孕妇		+285
乳母		+500

数据来源：WHO. The management of nutrition in major emergencies. Geneva，2000.

注：a 成年人体重按男性 60kg，女性 52kg；

b 本表数据按轻体力劳动强度计算（男性：1.55 × BMR，女性 1.56 × BMR，BMR 约为 1 355kcal/（人·日）。

表 38-2　气温与能量摄入调整

气温 /℃	需调整的能量摄入 /kcal
20	—
15	+100
10	+200
5	+300
0	+400

数据来源：The management of nutrition in major emergencies. WHO. Geneva，2000.

表 38-3　劳动强度与能量摄入调整

劳动强度	调整值（平均能量需求 2 080kcal）
中等体力劳动	
成年男性	+360
成年女性	+100
重度体力劳动	
成年男性	+850
成年女性	+330

数据来源：The management of nutrition in major emergencies. WHO. Geneva，2000.

表 38-4 维生素和矿物质安全摄入水平参考[a]

年龄组/岁	维生素 A/μg 视黄醇当量 RE[b]	维生素 D/μg 钙化醇	硫胺素/mg[c]	维生素 B_2/mg[c]	尼克酸/mg[c]	叶酸/μg	维生素 B_{12}/μg	维生素 C/mg	铁/mg[d] Low（5%～9%）	碘/μg
0	350	10.0	0.3	0.5	4.2	24	0.1	20	13	50～90[e]
1	400	10.0	0.5	0.8	6.4	50	0.45	20	8	90
2	400	10.0	0.55	0.9	7.5	50	0.53	20	8	90
3	400	10.0	0.60	1.0	8.2	50	0.61	20	9	90
4	400	10.0	0.65	1.1	8.9	50	0.69	20	9	90
0～4	390	10.0	0.5	0.8	7.1	45	0.50	20	9	90
5～9	400	2.5	0.75	1.2	10.3	80	0.82	20	16	110
10～14M	550	2.5	0.95	1.6	13.1	150	1.0	25	24	140
10～14F	550	2.5	0.8	1.35	11.3	130	1.0	25	27	140
10～14M&F	550	2.5	0.9	1.5	12.2	140	1.0	25	26	140
15～19M	600	2.5	1.1	1.8	15.3	200	1.0	30	15	150
15～19F	500	2.5	0.9	1.4	11.9	170	1.0	30	32	150
15～19M&F	550	2.5	1.0	1.6	13.6	185	1.0	30	24	150
20～59M	600	2.5	1.0	1.7	14.5	200	1.0	30	15	150
20～59F	500	2.5	0.8	1.4	11.5	170	1.0	30	32	150
20～59M&F	570	2.5	0.9	1.55	12.9	185	1.0	30	23	150
孕期	+100	+7.5	+0.1	+0.1	+1.1	+250	+0.4	+20	+60～120	+50
哺乳期	+350	+7.5	+0.2	+0.3	+2.7	+100	+0.3	+20	17	+50
60+M	600	3.2	0.9	1.4	11.9	200	1.0	30	15	150
60+F	500	3.2	0.75	1.2	10.3	170	1.0	30	15	150
60+M&F	540	3.2	0.8	1.3	10.9	185	1.0	30	15	150
总体人口	500	3.2～3.8[f]	0.9	1.4	12.0	160	0.9	28	22	150

数据来源：WHO. Food and Nutrition Needs in Emergencies，WHO-OMS，2004.

注：a：改编自重大突发事件中的营养管理．WHO，2000.

b：维生素 A 的需要量可以通过吸收维生素 A 本身（视黄醇）或维生素原 A 类胡萝卜素来满足，维生素 A 原在维生素 A 活性方面具有不同的等效性。

该要求以视黄醇当量（RE）表示，其由以下关系定义：

1μg 视黄醇＝1.0μg RE；1μg β- 胡萝卜素＝0.167μg RE；1μg 其他维生素 A 类胡萝卜素＝0.084μg RE

c：B 族维生素需求量与能量摄入量成正比，计算得出：硫胺素：每 1 000 千卡摄入 0.4mg；核黄素：摄入每千卡能量 0.6mg；烟酸当量：每 1 000 千卡能量 6.6mg。

d：铁需求计算基础＝7.5%（发展中国家的饮食）

e：较低的数字是母乳喂养的婴儿，母乳代用品喂养婴儿的数字较高。

f：由于 5 岁以下儿童的需求量更大，较高的数字用于发展中国家。

M：男性。

F：女性。

表 38-5 灾害环境下每日维生素和矿物质摄入需求

维生素 / 矿物质	推荐每日摄入量
维生素 A	500μgRAE
硫胺素（维生素 B_1）	0.9mg
核黄素（维生素 B_2）	1.4mg
烟酸	12.0mg
叶酸	160μg
维生素 C	28.0mg
维生素 D	3.8μg
铁	22mg
碘	150μg

数据来源：The management of nutrition in major emergencies. WHO. Geneva，2000.

在整个灾害救援期间，如果条件允许，应给予复合微量营养素补充剂，直到完全恢复日常饮食，且通过评估确认无须继续补充为止。

不论是否食用强化食品，孕妇和哺乳期妇女应该按照 RNI 每日额外补充维生素 A、维生素 D、维生素 E、维生素 C、硫胺素（维生素 B_1）、核黄素（维生素 B_2）、烟酸（维生素 B_3）、维生素 B_6、维生素 B_{12}、叶酸、钙、铁、锌、硒和碘等等。若无法供应强化食品，6～59 月龄儿童应该按 RNI 补充微量营养素，如果有强化食品供应，6～59 月龄儿童可按规定剂量每周补充 2 次，具体规则按表 38-6 所示。

表 38-6 特殊人群复合微量元素补充频次

目标人群	无强化食品摄入	有强化食品摄入
孕妇和乳母	1RNI/d	1RNI/d
儿童（6～59 月龄）	1RNI/d	2RNI/ 周

数据来源：WHO/WFP/UNICEF，Preventing and controlling micronutrient deficiencies in populations affected by an emergency，Multiple vitamin and mineral supplements for pregnant and lactating women，and for children aged 6 to 59 months，2007.

5. 补充食品　以开胃、方便快捷的营养型餐品为主，同时添加膳食营养补充剂，并针对灾害现场如高寒、高热、高原等环境因素合理调整饮食方案。如有外籍救援队员，则遵循其饮食标准及禁忌要求。

6. 烹饪方法　在紧急情况下可以使用替代的烹饪方法，包括火锅或壁炉。木炭烤架和野营炉具只能在户外使用。如果加热罐装食品或二次利用金属罐加热食品，需先摘除标签并彻底清洗和消毒容器，并在加热前打开盖子。灾害救援期间，高温环境下食物被微生物污染的可能风险加大，为尽量减少食物安全风险，应该在保持可接受的感官品质的前提下，比正常情况下煮的时间更长。杯子更易于清洗和保持清洁，此期提倡使用杯子代替奶瓶喂养婴儿。

（三）应急期

灾害发生后，应合理设置应急避难场所的规模和安置人数，确保营养保障的质量。为避免“再喂养综合征”发生，营养补充应遵循“先少后多、先慢后快、先盐后糖、多菜少饭、逐步过渡”的原则，以持续改善居民营养状况，维持身体健康水平。应急期营养需注意以下几点：

1. 足量饮水　饮用符合饮用水卫生标准的水，做到少量多次。为满足每天基本需求，需从饮水和食物中获取 2.5～3L 水。

2. 摄入充足的能量和三大营养素　定时定量摄入足够的食物，优先保障能量供应，其次保障蛋白质。每人每日能量摄入在 1 700～2 000kcal，蛋白质供能应达到总能量的 10%～12%。为提高耐力，救援人员应适当提升脂肪摄入比例至总能量的 30%。此期可因地制宜丰富食材，有烹饪条件的场所每天可制作并提供 2～3 次的平衡膳食，每一餐应该包括谷薯类、肉蛋类和蔬菜等三大类食物。

3. 尽可能摄入充足的微量营养素　进食新鲜蔬菜和水果，以尽量保证水溶性维生素的摄入。如果条件允许，可按照推荐剂量适量服用复合营养素制剂，保障维生素及矿物质（钠、钾、钙、镁、锰、锌、铁、铬及硒）的基本需求。灾后简陋的饮食条件下，由于体内储备量有限，应将补充能量、蛋白质和水溶性维生素（尤其是复合 B 族维生素及维生素 C）作为营养计划的首要任务。日本在东日本大地震后提出震后 1～3 个月内，每日营养素摄入参考值为能量 2 000kcal，蛋白质 55g，硫胺素 1.1g，核黄素 1.2g，维生素 C 100mg。

4. 对伤员和慢病患者要尽可能提供满足病情需要的特殊饮食　条件允许的情况下，后方医院可根据不同人群特点及要求搭配营养治疗膳食，挤压综合征伤员及肾脏病患者给以低盐、低蛋白饮食；骨伤伤员给以高能量、高钙饮食；老年伤员以低盐、清淡、开胃、软食为主、搭配适量水果；少数民族伤员遵循民族饮食特色及禁忌；儿童伤员给以半流质、清淡饮食，增多深色蔬菜、动物肝脏及蛋黄等富含维生素 A 的食物，搭配适量水果；6 个月以内的婴儿，优先选择母乳喂养，应为哺乳的母亲提供充足的营养，保证母乳的数量及质量，必要时配备符合婴儿成长阶段的配方奶粉。对于生长期的儿童，注意钙和维生素 A 的补充。

（四）重建期

灾区重建工作繁杂而且用时较长，食品供应不足加之长期心理应激，容易出现营养不良的风险，因此，对灾区居民的营养问题需要给予长期关注。应对当地居民定期进行营养评价，及时提供营养膳食指导，并定期回访评估，必要时可通过发放营养包等方式进行营养干预，尤其对儿童、孕妇、病人和老年人的营养问题应给予足够重视，通过良好有效的营养保障提升居民的健康水平。

第三节　灾害食品安全

灾害发生后，食品供给链中断，食品安全体系无法正常运转，食品储藏及制备条件被破坏，食品污染风险增加，误食被污染食物或变质食物导致甲型肝炎、伤寒、霍乱和痢疾等食源性疾病多发，饮食安全存在隐患。

一、食品安全问题产生的原因

（一）食品加工环境恶劣

灾害导致原有的生活设施和环境遭到破坏，居民无法在具备卫生条件的环境中加工食品。居民集中安置点有时只能在露天搭建野外简易灶，或者在帐篷中进行操作，无法保证食品加工过程的安全。

（二）食品贮存条件较差

灾区环境卫生状况普遍较差，普遍缺乏冷藏保存条件和设施，有的将面粉、大米、调味品等食材直接堆放在室外地面，有的缺乏基本的垃圾和污水处理设施，甚至有的食品贮藏点紧靠污染源，导致蝇虫孳生。

（三）饮用水安全隐患

有的灾区缺乏安全的饮用水，只能采用未经消毒处理的浅层地下水和地面水进行食品加工和餐具的清洗。

（四）食品安全意识差

灾民普遍缺乏食品卫生和健康防病知识，有时灾害发生在山区，因居住分散和交通通讯不便，居民文化程度不高，基本的卫生措施都不易落实，也不愿接受食品卫生健康教育。有些食品加工人员是未受过卫生知识培训的灾民或志愿者，流动频繁，健康状况不明，有可能因卫生意识不够、操作不规范或个人卫生问题而引起食物中毒。

（五）监管力度不够

救灾期间人员居住密集，食品安全隐患较多，而且灾害事发突然，准备时间短，给卫生监督增加了难度，难以在食品安全、疾病监控、消杀灭处理和健康教育等综合监督方面达到平时的水平。

二、食品安全问题的处置和防范

（一）加强食品卫生宣传教育

广泛深入地开展食品卫生、饮水卫生、环境卫生、传染病防治等健康知识的宣传，可以利用广播电视、宣传队巡讲、张贴散发传单和宣传画、建立宣传栏、举办知识讲座、编制知识手册等多种方式，提高灾民的自我保护意识和保护能力，防止发生因误食一些类似盐、糖等的化学药品、误食毒蘑菇、误食病死淹死及死因不明的畜禽、误食被水浸泡过和来源不明的食品而造成的食物中毒。

（二）加强食品卫生的监督管理

尽快恢复重建食品卫生监管体系，及时掌握灾情发展，加强对灾区食品市场的监督检查，杜绝假冒伪劣、有毒有害和腐败变质食品流入灾区。在灾民集中居住地建立疾病监测点，加强对食物中毒和食源性疾病的疫情监测，及时发现疫情，及时采取措施。建立救援食品的登记检查制度，酌情进行样品抽检和卫生质量评价，建立符合贮存条件的临时贮存场所。恢复规范灾区食品市场的卫生许可制度，取缔无证经营。

（三）加强食品采购管理

原则上实施定点采购，选择信誉好、产品质量高的商家作为供货单位，并签订责任书，明确双方责任与义务。食物原料和食品应符合相应的卫生标准。严禁采购变质食品、过期食品、假冒伪劣食品。

（四）加强食品制作管理

灾害环境下食品被污染机会很多，需要对食品制作各个环节进行严格的卫生控制，防止潜在的微生物、物理及化学污染。操作人员要严格遵守食品加工操作规范，做到生熟分开、主副食分开，现吃现做。食品加工所用器具应及时清洗并消毒。提倡采用煮、炖、烧等长时间加热的烹调方式，不吃生冷食物。尽量不吃剩饭剩菜，在确定未变质的情况下也要彻底加热后再食用。

（五）加强食品储藏和运输管理

尽可能做到分类低温贮藏，做好防蝇虫和防鼠工作，严格执行库房管理制度，分发做到先进先出、后进后出，及时清理销毁变质食品和可疑食品。注意食品的保质期，不要食用胀罐、凹陷或腐蚀的罐头食品或任何感官察觉到的可能变质的食物。灾害时冷冻冷藏储存设施大多被破坏，因此，尽量不用需冷藏的食品。若不得已选用需冷藏食品或易腐食品，应尽快食用或贮藏在凉爽的场所并避免阳光直射。食品运输尽可能做到冷藏运输，加强运输车辆的消毒，运输途中要加强警戒，严防运输途中食物被污染或投毒。

（六）加强饮水安全管理

不洁饮水可能导致传染性疾病流行。在保证不脱水的前提下，尽量不饮用可疑的水。尽可能使用桶装矿泉水，不饮用生水。对灾民家用的池、缸、桶等贮存的饮水一律先消毒再使用。对可疑被有毒有害物质污染的水源，不得作为饮用水水源。如利用当地水源，需选取地势较高、排水较好的水源地，使其远离厕所、垃圾场和人员活动频繁区，及时清理和消毒水源周围。加强水源警戒，严防人为投毒。如有必要，要对可疑的水进行处理后才能使用。

（七）搞好餐饮环境管理

将食物加工场所置于地势高、通风好、阳光充足和干燥的地段，远离厕所、垃圾场和人员活动频繁区，做好消毒、杀虫和灭鼠工作；根据加工食品的特点，设立相互独立的加工区，及时清理垃圾、废物，创造整洁的食品加工和就餐环境。实行分餐制，严禁私自食用供应外食品。

第四节　灾害营养亟须解决的问题

伴随着近年来灾害救援实践，灾害救援学科得到了长足的发展，其中的灾害营养由于直接关系到救援效率以及救援队员和灾民健康，也逐渐得到重视，但与救援实践的要求和国外发达国家相比较看，还需要在硬件保障、物资筹备、管理体系、人员意识、专业素养等方面弥补和加强。

一、制定灾害救援人员和灾民的营养素参考摄入量标准

参考国际先进研究成果，基于国内开展的灾害后饮食评估与营养状况评估，对各营养素需要量与缺乏情况进行研究，制定出能量、三大营养素以及主要微量营养素的摄入标准，并发挥营养素标准的指导作用。对于儿童、孕妇、乳母、老人等特殊群体，还应增加一些关键性营养素摄入标准。为方便灾民参考，增加标准的实践性，可根据我国居民饮食习惯与食物便携性，列举每日应摄入食物的种类、数量和参考食谱。

二、建立高效统一的灾害救援食品指挥管理系统

各地区应急管理部门，应联合卫生健康管理部门、农业部门、工商管理部门等，建立救援食品储备库，保障救援食物储备充足，种类多样，卫生安全，及时更新。联合制订周密完

善的救援食品保障预案。灾害发生时，由应急管理部门统一指挥、统一接收、及时拨备、合理分配救援食品，开辟救援物资运输专线，保证灾区食物供应链持续不断、供求一致。

三、组织成立灾害营养后援队

充分利用现有的营养师资源，号召专业的营养师与社会营养团体组织，组建营养师后援队，开展专业的灾害营养培训，在灾害发生时，配合救援队和医疗机构为灾民提供全面的饮食营养支持，确保各方人员营养摄入的合理有效性和食品的安全性，最大限度地减少营养相关疾病的发生。尤其是在灾后重建过程中，持续地干预、指导灾民的饮食情况，及时纠正灾民在应激期及缓解期由于食物局限发生的营养缺乏现象，全力促进灾民恢复。

四、建立灾区营养与健康状况监测系统

将物联网技术用于救援物资管理，设立感知层、网络层和应用层三个层次。感知层负责灾区信息采集，网络层负责信息和指令的传递，应用层负责执行救援物资管理中的各项具体事务。及时发现和预测可能存在的营养与健康问题及潜在的危险因素，迅速提供针对性的政策建议。

五、研发灾害救援食品并实现产业化

积极研发功能齐全、食用方便、利于储存和运输的灾害救援食品并实现产业化。可以借鉴国外先进经验，以营养平衡为原则，针对不同地区、不同灾害类型的具体情况，结合各地口味特点和饮食习惯研发出便捷、适用、易食的灾害应急多功能营养食品，并争取成为国家应急储备物资的一个重要组成部分。

（刘庆春）

参考文献

1. 郑静晨，侯世科，樊毫军. 灾害救援医学. 北京：科学出版社，2008.
2. 贾旭东，韩宏伟，李宁，等. 汶川地震灾后过渡期主要食品卫生问题及对策. 中国食品卫生杂志，2008，20（6）：490-492.
3. 抗震救灾卫生防疫工作方案. 中国食品卫生杂志，2008，20（4）：357-358.
4. 徐卸谷. 中国灾害救援医学. 下卷. 天津：天津科学技术出版社，2013.
5. WHO. Food and Nutrition Needs in Emergencies. WHO-OMS，55.
6. UNHCR，UNICEF，WFP，WHO. Food and Nutrition Needs in Emergencies. WHO-OMS. 2004.
7. WHF. Food and Nutrition Handbook. 2000.
8. WFP. Emergency Food Security Assessment Handbook. 2005.
9. WHO，Geneva. The Management of Nutrition in Major Emergencies. 2000.
10. WHO，WFP，UNICEF. Preventing and Controlling Micronutrient Deficiencies in Populations Affected By an Emergency，Multiple Vitamin and Mineral Supplements for Pregnant and Lactating Women，and for Children Aged 6 to 59 months. 2007.
11. WFP. Nutrition in Emergencies：WFP Experiences and challenges. WFP Policy papers，2004.
12. WFP. Nutrition in Emergencies：WFP Experiences and Challenges and Micronutrient Fortification：WFP Expriences and Ways Forward. WFP Policy papers May 2004.

13. Jan D Reinhardt, James E Gosney. Natural Disasters: Health-Related Aspects. International Encyclopedia of the Social & Behavioral Sciences. 2nd Edition. 2015, 16: 315-319.
14. Nobuyo Tsuboyama-Kasaoka, Martalena Br Purba MCN. Nutrition and earthquakes: experience and recommendations. Asia Pac J Clin Nutr, 2014, 23(4): 505-513.
15. Fuse A, Igarashi Y, Tanaka T, et al. Onsite medical rounds and fact-finding activities conducted by Nippon Medical School in Miyagi prefecture after the Great East Japan Earthquake. J Nihon Med Sch, 2011, 78: 401-404.
16. Rajul Kumar Gupta, Puja Dudeja, Amarjeet Singh Minhas, R.K. Gupta, Food safety during disasters. In Book Food Safety in the 21st Century Public Health Perspective. New Delphi, India, Academic Press, 2017: 427-434.
17. Teruyoshi Amagai, Satomi Ichimaru, Mayumi Tai, Yutaka Ejiri and Atsushi Muto. Nutrition in the Great East Japan Earthquake Disaster. Nutr Clin Pract, 2014, 29(5): 585-594.
18. Tomoko Inoue, Atsunori Nakao, Kazutoshi Kuboyama, et al. Gastrointestinal Symptoms and Food/Nutrition Concerns after the Great East Japan Earthquake in March 2011: Survey of Evacuees in a Temporary Shelter. Prehospital and Disaster Medicine, 2014, 29(3): 303-306.
19. A.M. Cordero-Reyes, I. Palacios, D. Ramia, R. West, M. Valencia, N. Ramia, D. Egas, P. Rodas, M. Bahamonde, M. Grunauer. Natural disaster management: experience of an academic institution after a 7.8 magnitude earthquake in Ecuador. Public Health, 2017, 144: 134-141.
20. Sarah DeYoung, Manoj Suji, and Hannah G. Southall. Maternal Perceptions of Infant Feeding and Health in the Context of the 2015 Nepal Earthquake. Journal of Human Lactation, 2018.
21. Tsuboyamakasaoka N, Purba M B. Nutrition and earthquakes: experience and recommendations. Asia Pacific Journal of Clinical Nutrition, 2014, 23(4): 505-513.
22. Hu P, Han L L, Hou F G, et al. Dietary attitudes and behaviours of women in China after the 2008 Wenchuan earthquake in three seismically different zones. Asia Pacific Journal of Clinical Nutrition, 2016, 25(4): 849-857.
23. Corderoreyes A M, Palacios I, Ramia D, et al. Natural disaster management: experience of an academic institution after a 7.8 magnitude earthquake in Ecuador. Public Health, 2017, 144: 134.
24. Maeda K, Shamoto H, Furuya S. Feeding Support Team for Frail, Disabled, or Elderly People during the Early Phase of a Disaster. Tohoku Journal of Experimental Medicine, 2017, 242(4): 259-261.

第三十九章

军事作业人员营养

军队营养学(military nutrition)是用营养学基本理论和方法研究军人的特殊营养需要以及相关营养保障措施的学科。研究目的是维护军人健康、提高军事作业效率、增强部队战斗力;研究对象为军人;研究因素侧重于特殊作业与特殊环境等因素。

军队营养学的研究内容主要包括以下几个方面:①军队营养标准研究与制订,包括军人营养代谢、营养素需要量与供给量、食物定量等。②食物营养价值分析,如食品营养分析、野生资源的综合利用等。③军人营养状况评价,包括膳食调查、体格测量、生化评价、功能性评价、新技术应用等。④军人营养性疾病的防治,包括营养缺乏与营养过剩相关疾病的防治。⑤军用食品的研制,如集体食品、单兵食品、特殊食品等。⑥战创伤营养支持的研究,包括肠内营养与肠外营养。⑦提高军事作业效率的营养措施研究,包括功能性营养制剂或食品。

展望军队营养学的未来发展趋势,必须顺应军事形势的变化和军队建设的需求,以现代功能营养理论为指导,重点探讨军事作业和特殊环境下军人的营养需要,提高官兵健康水平,增强军事作业效能。

第一节　军事作业人员的组成及作业特点

与普通人群相比,部队作为一个特殊团体,具有很多特殊性,主要表现在军人性别和年龄的构成上有特殊性、军人的作业种类和作业环境的特殊性、对军人身体素质的要求的特殊性、战伤的损伤类型有特殊性、现代战争形式的不可预测性等。军队的人员组成主要以健康的青壮年男子为主,人员年龄都偏年轻;军队的基本任务是作战,平时的训练、作业也是为了提高作战能力,战时在特殊的地域、气候及环境中从事特殊的军事作业,不仅劳动强度大,能量和各种营养素需要量高,在炎热、寒冷、高原、海域、丛林、沼泽和沙漠等特殊地区和特殊气候条件下从事军事劳动,为了提高军人对特殊环境的应激能力,增强对这些环境有害因子的耐受性和适应性,而提出一些特殊的营养要求。

军队的特殊性决定了军队营养也具有特殊性。为保障良好的身体素质,提高对各种武器损伤和有害作用的耐受性与抵抗力,对各种营养素的量和质都有着更高的要求。除要保证部队无临床的营养缺乏症状,还要注意研究亚临床的营养缺乏或边缘状态的检查。集中,机动性大,为了保障营养和计划膳食,必须有一定的伙食标准和管理制度,保障部队有良好的饮食卫生;为适应野外机动作战和不能供应热食时,必须有富含营养和便于携带、贮存的各种军用食品和军用口粮;为适应艰苦环境下的营养补给,还要研究最低限度的营养供给量和可持续的时间，作为紧急情况下应用的低能量口粮制备科学依据。特殊军兵种和特殊军事劳动对营养的需要，战伤的营养治疗以及食品运输、储存过程中的防污染和减少营养损失等，均是部队营养和食品卫生的一些特殊问题。

第二节　军事作业人员平时营养需求及膳食模式

要在战时和应急情况下使部队保持良好的身体状况和营养状况，使部队能够顺利完成训练、作战和抢险救灾等任务，必须使战士平时有良好的营养状况，各种营养素要有贮备，机体对应激适应能力良好；平时的营养状况取决于平时是否具有合理的营养和保证均衡膳食。营养素需要量是指维持人体正常生理功能所需要的数量，低于这个数量将对人体产生不利影响。膳食营养素供给量是以营养素需要量为基础制订的，即在满足人体正常生理需要的基础上，按食物生产和饮食习惯等规定的数量。

我军科技工作者经多年调查研究，在部队战士能量、蛋白质、维生素 B_1、维生素 B_2、维生素 C 以及矿物质等需要量方面，已积累了丰富的资料，获得了大量数据，提出了我军营养素供给量标准。

一、军人营养需要量

军人营养需要量（army nutrition requirement）是部队人员在军事生活和作业中，维持正常生理功能与军事劳动效率所需要的能量及各种营养素的量，是部队计划膳食供应和评价营养摄取量是否合理的依据。

（一）能量

能量是维持生命特征和进行各项活动的基础，受军事劳动强度和环境因素的影响。军人能量代谢状况取决于膳食中能量的摄取与训练或劳动时能量的消耗之间的平衡。能量的摄取虽然受到能量消耗的自然调节，但有必要根据能量消耗制定出部队军人能量需要量标准以作为膳食供给的依据。

部队兵种繁多，战术动作的劳动强度很不一致，有的操作强度大，如修筑工事、装填炮弹等，有的则强度很小，如无线电通讯作业等。作业持续时间差异也很大，例如长途行军，1 天之内须持续 8～10 小时，甚至 10 小时以上，并且可能需持续若干天；有的操作则瞬息多变。

能量摄取与消耗之间的平衡是一种动态平衡。例如一次很重的突击性任务中会有短暂的负平衡，任务完成后应注意有一段休整期，使能量摄取有所补偿。寒区部队因服装加重，行动不便致使劳动强度增加，高原地区部队战士的消化吸收受到影响；热区部队战士多是食欲不佳等均可能影响能量需要，因此，对寒区及高原环境的部队，应适当增加能量供给量，对热区部队应改善膳食调配与饮食制度。

（二）营养素

1．蛋白质　氮平衡试验，显示如每人摄取能量 9 498～9 954kJ/d，略低于消耗（约 10 251kJ）时，摄取蛋白质 0.90～1.01g/（kg•d），即可维持轻度的正氮平衡；如每人摄取能量 11 146～13 669kJ/d，稍高于消耗（10 460kJ），维持氮平衡所需的蛋白质分别为 0.84、0.90g/kg，两者基本相同。膳食组成按必需氨基酸的量以谷、豆、菜三者或以猪肉代替豆类作适当调配，则无论素食或荤素混食，蛋白质摄入量与氮平衡均呈良好的直线关系。另选轻微水肿患者 15 人，每人每日摄取能量 9 874kJ，消耗 8 661～9 100kJ，蛋白质平均摄入 0.98～1.13g/kg，则负氮平衡基本恢复。同时血清蛋白含量由 62.4～68.7g/L 血红蛋白由 119～135g/L，水肿消失。在摄取足够能量的情况下，无论其蛋白质来自谷、豆、菜或谷、肉、菜，按每千克体重计算，每日摄取蛋白质 1.0g 即可满足人体的生理需要。但为了体内有一定贮备及应付紧急需要，每日供给 90～100g 为宜。必需氨基酸含量应有一定的适宜比例，动物性和豆类蛋白质至少应达到 20% 以上。

2. 无机盐　一般在日光充足照射下或充足维生素 D 供给下，每日每千克体重摄取钙 7.3mg、磷 13.6～22.4mg，足以维持正常需要。如平均体重为 60kg，则每人每日需要钙 0.44g，磷 0.82～1.34g。部队调查结果平均钙摄入量为 0.45～1.65g/d，但血清中钙的平均值仍偏低，故需要量可定为每人每日 0.6g。中国军人铁的需要量可定为每人每日 12mg。

3. 维生素 A　血浆维生素 A 含量能反映体内维生素 A 的摄取情况，每日摄取 3 500IU 时，血浆维生素 A 能维持在 1 000IU/L 以上。口服大剂量维生素 A4 小时，耐量曲线的最高峰均在 10 980IU/L 以上，此时体内有较好的贮备。维生素 A 在不同摄取量时，暗适应恢复时间的差别并不明显，而中心视野的生理盲点变化则较灵敏。正常生理盲点的面积约为 $1.8cm^2$。维生素 A 缺乏者可较正常约大一倍，摄取量为 2 000IU 以上时即缩小，并按其摄取量而有快慢之分。胡萝卜素是日常膳食中最主要的维生素 A 来源。其可利用率在 50%～70%，因此，胡萝卜素应按利用率折合维生素 A。根据以上几项指标综合评定，军人每日维生素 A 最低生理需要量可定为 2 000IU，安全需要量则为 3 500IU。需要视力较多、体力劳动较大或精神紧张的人员，如战斗部队、高炮部队、防空部队、工程筑路部队等，应提高摄取量为 5 000～10 000IU，并应有一定量的天然维生素 A。

4. 维生素 B_1　维生素 B_1 与能量代谢关系密切，剧烈的军事劳动消耗能量大，维生素 B_1 需要量必须随之增高。如每人每日摄取量在 1.2mg 以下时，每日尿中的平均排出量与摄取量成直线关系；高于 1.2mg，其排出量维持于平稳状态。口服 5mg 负荷实验的 4 小时尿中维生素 B_1 排出量，也表示摄取量在 1.2mg 时显著增加。因此正常成年人每日的维生素 B_1 需要量为 1.25mg。当体力劳动增加至 16 318kJ 以上，尿中维生素 B_1 排出量平均减低 38.9%，负荷试验也较前减低 25.8%～27.6%，可见剧烈劳动时维生素 B_1 的需要量增多。在陆军其他部队，尿中维生素 B_1 排出量均出现类似的扭转点，如步兵在 1.8mg，骑兵在 1.5mg，铁道兵在 1.73mg。但按能量消耗量计，需要量的范围均在 0.4～0.5mg/4 184kJ。在南方夏季，气温 29～33℃时，一般军事演习的部队，其每日尿与空腹 2 小时尿中维生素 B_1 排出量均较北方地区摄取量相同者高约一倍，说明炎热与军事演习均可增加维生素 B_1 的需要量。

5. 维生素 B_2　调查表明，每日摄取量不到 1mg，即可产生缺乏症状。在步兵、骑兵、坦克兵军事演习期间，都见到排出量随摄取量的增加而逐渐增高，6 周以前变化较大，此后则渐趋稳定。当摄取量为 1.16～1.50mg 时，排出量骤然上升，以摄取量 1.16mg 以下和 1.56mg 以上的排出量构成两条回归直线的交点，相当于 1.2mg，故以此为步兵的正常生理最低需要量，以 1.5mg 为适宜需要量。比较步兵、坦克兵演习前后的每日维生素 B_2 摄取量和排出百分比，以及口服 5mg 维生素 B_2 饱和试验时的排出百分比，发现坦克兵每日多排出 15%，饱和试验排出量少 13%，两者结果吻合，说明坦克兵的需要量比步兵要高。根据上述结果，步兵的维生素 B_2 需要量定为 1.2～1.5mg，坦克兵为 1.4～1.7mg，骑兵在营房训练期间需要量为 1.6mg，在行军训练或野营演习期间还应有所增加。

6. 维生素 C　步兵、坦克兵进行的严格控制试验中，发现摄取量与血浆含量成直线关系。当血浆维生素 C 在 23～28μmol/L（0.4～0.5mg/dl）时，白细胞与组织间的维生素 C 浓度似有较稳定的趋势，如能维持这样范围的摄取量，则可满足正常生理要求。因而每日摄取 50mg 维生素 C 为正常生理的最低需要量，而 70mg 为适宜需要量，前者仅能维持血浆于 23μmol/L（0.4mg/dl）以上，白细胞于 20mg/100g；而后者不仅保持血浆于 46μmol/L（0.8mg/dl），白细胞 30mg/100g，而且尿中排出量不超过 12mg，既满足了机体之需，又无浪费。按步兵和坦克兵的血浆维生素 C 和 4 小时负荷尿与摄取量的回归方程式计算，两者的适宜需要量均为 75mg。但从部队营养调查来看，血浆含量为 11.4～17.0μmol/L（0.2～0.3mg/d1），都在不足范围，说明蔬菜中所含的维生素 C 在烹调中已有大部分损失，以致实际所得量难以保证正常的生理要求。若将这些因素考虑在内，应规定每人每日供给 100～150mg。

7. 烟酸　烟酸的需要和蛋白质摄取量有密切关系。部队蛋白质供给量一般是充足的，同时，烟酸的摄取量也很充裕（18.0～31.0mg）。中等体力劳动时，摄取能量 12 623kJ 需要烟酸 15mg，相当于维生素 B_2 量的 10 倍，劳动强度增减则需要量可随之增减。

二、军人的膳食能量及营养素供给量

为了保证军队人员的营养需要，根据军人对各种营养素的需要量，我军制订了军人每日膳食营养素供给量。第一个军人每日膳食营养素供给量标准发布于 1957 年，根据当时情况，将劳动强度分为轻度、中度和重度劳动三级，规定了能量和蛋白质等 9 种营养素每日膳食供给量。1984 年经过大规模调查研究后，修订了军人每日膳食营养素供给量标准，即《中国人民解放军军人每日膳食营养素供给量》（GJB 823—89），于 1990 年 1 月 1 日实施。1998 年 11 月 25 日原中国人民解放军总后勤部发布了《军人每日膳食营养素供给量》（GJB 823A—1998），于 1999 年 5 月 1 日实施。

随着我军现代化建设的不断深入，不断产生的新兵种、新装备以及特殊作业与环境因素对部队官兵的营养代谢和需要量造成显著影响。营养调查研究发现尽管我军的营养水平得到不断提高，但是一些基层部队官兵营养不足问题依然存在，尤其是一些微量营养素膳食摄入量虽然达到了军标的要求，但体内营养水平仍处于不足的状态，反映我军现行的营养素供给量标准不能很好地满足形势变化的需要。此外，军需部门也迫切希望更新标准，以便更好地满足现代军用食品研发工作的需求。因此，根据部队的实际和营养科学研究的最新成果对 GJB 823A—1998 进行了修订，补充或调整了 GJB 823A—1998 中有关营养素种类以及推荐量。

2016 年 5 月 5 日，中央军委后勤保障部批准了修订后的军用标准《军人营养素供给量》（GJB 823B—2016），即代替了《军人营养素供给量》（GJB 823A—1998）。该标准自发布之日起施行，适用于中国人民解放军陆勤、海勤、空勤、火箭军以及武警部队开展营养保障工作，可应用于评价部队膳食营养状况，进行日常配餐，同时也是制订《军人食物定量》和指导军用食品研发的理论依据，这对于改善我军官兵的营养状况、保障打赢未来战争具有重要意义。

《军人营养素供给量》（GJB 823B—2016）规定的能量和营养素供给量按照陆勤、海勤和空勤划分，而且还制订了钙、磷、铁、锌、硒、碘、维生素 A、维生素 D、维生素 E、烟酸（烟酰胺）、维生素 B_6、维生素 C 等 12 种营养素的可耐受最高摄入量。陆勤人员军事劳动强度仍划分为轻度、中度、重度、极重度四级；海勤人员划分为水面舰艇、潜艇、核潜艇三类人员；空勤部队则主要指飞行人员。可耐受最高摄入量主要是一个安全保证指标，包括从食物摄入的该营养素和通过膳食补充剂等其他途径摄入的该营养素。陆、海、空勤人员每日膳食能量和营养素供给量及可耐受最高摄入量详见表39-1。

表39-1　军人每日膳食能量和营养素供给量(GJB 823B—2016)

能量及营养素	陆勤				海勤			空勤	可耐受最高摄入量
	轻度劳动	中度劳动	重度劳动	极重度劳动	水面舰艇人员	潜艇人员	核潜艇人员	飞行人员	
能量/MJ（kcal）	10.9～<12.6（2 600～<3 000）	12.6～<14.6（3 000～<3 500）	14.6～<16.7（3 500～<4 000）	16.7～<18.8（4 000～<4 500）	13.8～15.1（3 300～3 600）	13.8～15.1（3 300～3 600）	14.6～15.5（3 500～3 700）	13.0～15.1（3 100～3 600）	—
蛋白质/g	90	100	120	130	110	120	120	120	—
钠/mg	3 400	3 400	3 400	3 400	3 400	3 400	3 400	3 400	—
钾(mg)	3 000	3 000	3 000	3 000	3 000	3 000	3 000	3 000	—
镁/mg	410	410	410	410	410	410	410	410	—
钙/mg	800	800	800	800	800	800	800	800	2 000
磷/mg	1 000	1 000	1 000	1 000	1 000	1 000	1 000	1 000	3 500
铁/mg	15	15	15	15	15	15	15	15	42
锌/mg	20	20	20	20	20	20	20	20	40
硒/μg	60	60	60	60	60	60	60	60	400
碘/μg	150	150	150	150	150	150	150	150	600
维生素A/μgRAE	1 000	1 000	1 000	1 000	1 500	1 800	2 250	1 500	3 000
维生素D/μg	10	10	10	10	15	15	15	15	50
维生素E/mg	20	20	20	30	30	30	30	30	700
维生素B_1/mg	1.5	2.0	2.5	3.0	2.5	3.0	3.0	3.0	—
维生素B_2/mg	1.4	1.6	1.8	2.0	2.0	2.5	3.0	3.0	—
烟酸/mgNE	15	20	25	25	20	20	25	20	35
维生素B_6/mg	2	2	2	3	2	3	3	3	60
维生素C/mg	100	120	140	150	150	150	150	150	2 000

按现行标准将军事劳动强度分为四级：即轻度、中度、重度和极重度四级。

(1)轻度劳动：以室内科目为主，包括上课、出操、站岗、放哨、雷达操作、报务及其他类似活动。

(2)中度劳动：以营区训练为主的科目，如刺杀、投弹、瞄准、射击、队列训练、高炮的基础训练及其他类似活动。

(3)重度劳动：以野营训练为主的科目，如步兵野营训练、高炮靶场训练、坦克修理、坦克连行车训练、骑兵马场训练、越野骑乘及其他类似活动。

(4)极重劳动：以平战时体力消耗超常的劳动为主，如攻防战演习或战斗、负重行军、突击施工、抢修工事及其他类似活动。

对于营养素的质量要求，三大产热营养素的产热比分别为蛋白质 12%～15%、脂类 20%～30% 和碳水化合物 55%～65%；陆勤人员摄入的动物性蛋白质和大豆蛋白质占摄入蛋白质总量的 30%～50%，海勤人员和空勤人员动物性蛋白质应占摄入蛋白质总量的 30%～50%、摄入精制糖产生的能量不超过总能量的 10%、摄入的维生素 A 至少有 33% 来自动物性食品。所有人员植物性来源的脂肪不得低于总脂肪摄入量的 50%。寒区部队在冬季（12 月、1 月、2 月）脂肪摄入量可以有所增加，其上限可以达到占总能量的 35%；热区部队夏季（7 月、8 月、9 月）水溶性维生素和矿物质摄入量可在供给量的基础上增加 10%。高原部队各级劳动强度能量供给量，按供给量标准再增加 10%。接触核放射性物质的部队，潜艇与核潜艇出航人员、飞行员，除按相应的维生素供给量供应外，应增加 1 片维生素制剂（维生素 A 600μgRE，维生素 E 1mg，维生素 D 2μg，维生素 B_1 1mg；维生素 B_2 1mg，烟酸 10mg，维生素 B 2mg，维生素 C 100mg，泛酸钙 2mg）供应。女性军人，每日膳食能量供给量按男性军人同级劳动强度的 80%～90% 供给，蛋白质、矿物质和维生素供给量与男性军人相同。此外，还增加反式脂肪酸摄入限量。

随着营养学研究的不断深入，对营养素的新功能、营养素之间相互作用等方面已有新的认识和发现，有些营养素，如抗氧化营养素，对提高军事作业劳动能力和增加机体的应激能力具有明显作用，因此，开展这些营养素需要量的研究具有重要意义。修订膳食营养素供给标准是一项长期性的工作。在我军现代化建设中，一些新的军事作业种类和环境将会不断影响着军人的营养素代谢和需要，因此膳食营养素供给量标准需经常修订，以满足部队指战员的需要。总体来说，与我国居民 DRIs 的修订比较，我军的膳食营养素供给量标准还显得有些落后，主要可能是相关的基础研究还不够。与世界发达国家比如美军相比，我军的标准也有一定的差距。

2017 年，美国陆海空军总部医学服务中心制定了美国军人每日营养参考摄入量（表 39-2）。2001 年 6 月 15 日公布施行的美军每日膳食营养素参考摄入量（MDRIs）共有 15 项注解说明，MDRIs 没有区分陆海空勤，只分性别；能量摄入量除分轻中重极重劳动强度外，增加了“一般或日常”情况（表 39-2）。美军的推荐量、一般都高于我军推荐量，有些推荐量是以体重计算的，所以更加易于个体化。美军的每日膳食营养素参考摄入量确实有许多值得我军借鉴的地方。

表 39-2　美军每日膳食营养素参考摄入量（MDRIs，2001）[1]

营养素	男性	女性
能量 /kcal[2]		
一般或日常（general/routine）	3 250	2 300
轻劳动	3 000	2 200
中劳动	3 250	2 300
重劳动	3 950	2 700
极重劳动	4 600	3 150
蛋白质 /g[3]	91（63～119）	75（50～93）
维生素 A/μgRE[4]	1 000	800
维生素 D/μg[5]	5	5

续表

营养素	男性	女性
维生素 E/mg[6]	15	15
维生素 K/μg	80	65
维生素 C/mg	90	75
维生素 B_1/mg	1.2	1.1
维生素 B_2/mg	1.3	1.1
维生素 B_6/mg	1.3	1.3
维生素 B_{12}/μg	2.4	2.4
烟酸 /mgNE[7]	16	14
叶酸 /μgDFE[8]	400	400
钙 /mg[9]	1 000	1 000
磷 /mg[10]	700	700
镁 /mg[11]	420	320
铁 /mg[12]	10	15
锌 /mg	15	12
钠 /mg[13]	5 000（4 550～5 525）	3 600（3 220～3 910）
碘 /μg	150	150
硒 /μg	55	55
氟 /mg[14]	4.0	3.1
钾 /mg[15]	3 200	2 500

注：1. 表中蛋白质和其他营养素的值是以中等活动水平和参考体重男军人 79kg、女军人 62kg 的个体每日的平均摄入量。

2. 推荐的不同劳动强度的能量值是仅仅根据不同个体获得的估计值；一般或日常值是能适应中等强度劳动的部队大多数个体的需要，上下波动 50kcal。

3. 表中开始的数值是括号内范围的中点值，是用军人的参考体重按推荐的蛋白质摄入量 0.8～1.5g/（kg•BW）计算获得的。

4. 计算单位 μgRE，是 μg 视黄醇当量，1μgRE＝1μg 视黄醇或 6μg β- 胡萝卜素，1μgRE＝3.33IU 维生素 A。

5. 胆钙化醇（维生素 D_3），1μg＝40IU 维生素 D。

6. 计算单位是 mg，α- 生育酚包括仅存在食物中的天然 α- 生育酚，即 RRR-α- 生育酚和强化食品及膳食补充剂中的 α- 生育酚异构体 2R-α- 生育酚，不包括结构体 2S-α- 生育酚。

7. 计算单位 mgNE，是 mg 烟酸当量，1mgNE＝1mg 烟酸或 60mg 膳食摄入的色氨酸。

8. 计算单位 μgDFE，是 μg 膳食叶酸当量，1μgDFE＝1μg 膳食叶酸或空腹服用 0.5μg 的合成叶酸或于进餐服用 0.6μg 的合成叶酸。孕妇除每天从膳食摄入的叶酸以外，还应通过强化食品或补充剂补充 400μg 合成叶酸。

9. MDRIs 的钙值适合大多数人的需要，但 17～18 岁需要较高的钙，表中未列出。这个年龄段膳食摄入的钙应是 1 300mg/d，小于 19 岁的人群要特别注意提供一些含钙丰富的食物。

10. MDRIs 的磷值适合大多数人的需要，17～18 岁需要量较高，表中未列出。这个年龄段膳食摄入的磷应是 1 250mg/d，小于 19 岁的人群要特别注意提供一些含磷丰富的食物。

11. MDRIs 的镁值适合大多数人的需要，但 17～18 岁的女性需要量较高，表中未列出。这个年龄段的女性膳食摄入的镁应是 360mg/d，小于 19 岁年龄段的女性，要特别注意摄入含镁丰富的食物。

12. MDRIs 的铁值适合大多数人的需要，但 17～18 岁的男性需要量较高，表中未列出。这个年龄段的男性膳食摄入的铁应是 12mg/d，表中女性膳食铁的摄入量可满足 17～18 岁男性的需要。

13. 钠的推荐值是按每 1 000kcal 能量 1 400～1 700mg，表中开始的数据是括号内范围的中点值，括号内的数值是按中等劳动强度的男性 3 250kcal/d 和女性 2 300kcal/d 计算获得的。

14. 氟的推荐值是依据每日摄入量为 0.05mg/kg 体重。

15. 钾的最小需要量是 1 600～2 000mg/d，表中的数值是依据每日摄入量 40mg/kg 体重推荐的。

表 39-3 美国军人每日营养参考摄入量(MDRIs，2017)[1]

营养素	男	女	营养素	男	女
总热能[2]/kcal（常规需要）[3]	3 400	2 300	维生素 C/mg	90	75
			维生素 B_1/mg	1.2	1.1
轻 /kcal	3 000	2 100	维生素 B_2/mg	1.3	1.1
中等 /kcal	3 400	2 300	尼克酰胺 /mgNE[10]	16	14
重 /kcal	3 700	2 700	维生素 B_6/mg	1.3	1.3
极重 /kcal	4 700	3 000	叶酸[11]/μgDFE	400	400
蛋白质[4]/g	102（68～136）	83（55～110）	维生素 B_{12}/μg	2.4	2.4
碳水化合物[5]/g	510（340～680）	414（276～552）	钙[12]/mg	1 000	1 000
食物纤维 /g	34	28	磷[13]/mg	700	700
脂肪[6]/g	<113（100～157）	<77（70～100）	镁[14]/mg	420	320
亚油酸 /g	17	12	铁[15]/mg	8	18
α- 亚麻酸 /g	1.6	1.1	锌 /mg	11	8
维生素 A[7]［μgRAE（IU）］	900（3 000）	700（2 333）	钠[16]/mg	<2 300	<2 300
			碘 /μg	150	150
维生素 D[8]/μg	15	15	硒 /μg	55	55
维生素 E[9]/mg	15	15	氟[17]/mg	4.0	3.0
维生素 K/μg	120	90	钾[18]/mg	4 700	4 700

注：1. 能量、蛋白质和相关营养素的值是以日均摄入量表示，基于中等活动水平和 85kg 的男军人和 69kg 的女军人的参考体重。参考的人体测量值是 2007 年以现役和预备役陆军士兵试验研究中获得的实际测量值的平均值；根据近期研究的数据，生活在严酷的环境条件（例如，高海拔，极端炎热或寒冷的天气）下，以及穿戴厚重衣服和使用设备，使得能量需求额外增加约 1 100kcal。严重的环境条件也可能影响食欲，在这种情况下，需要鼓励食物和水的摄入以补充能量和体液不足。

2. 各种活动水平的能量建议只是估计数，因人而异。数据是调整后的一般活动水平，适合大多数驻军人员。数值为最接近的 50kcal。

3. 推荐的蛋白质摄入量（0.8～1.6g/kg·BW）对于所述活动水平应与 AMDR（总卡路里的 10%～35%）一致。

4. 表中的初始值代表使用军队参考体重和每千克体重 0.8～1.6g 蛋白质摄入量范围的中位数。

5. 碳水化合物的 MDRI 是基于美国营养师协会制定的 DRIs，加拿大营养师和美国运动医学学院的建议的量。在长时间的强烈体力活动时，需要每千克体重 4～8g。这相当于男性每天需要 340～680g，女性每天需要 276～552g。碳水化合物的可接受的 AMDR 为总摄入量的 50%～55%。

6. 脂肪摄入不应超过总热量的 30%，其 DRI 的适宜范围是 25%～30%。表中的初始值是用 ω 脂肪酸、亚油酸和 α- 亚麻酸计算的。

7. 单位为微克的视黄醇活性当量（μgRAE），1μgRAE = 1μg 视黄醇 = 12μg β- 胡萝卜素 = 24μg 其他前维生素 A 类胡萝卜素。维生素 A 是以国际单位（IUs）表示，1IU = 0.3μg 视黄醇 = 0.6μg β- 胡萝卜素 = 1.2μg 维生素原 A 类胡萝卜素。

8. 钙化醇，1μg 钙化醇 = 40IU 维生素 D。

9. 测量 α- 生育酚。

10. 测量烟酸当量（NE），1mgNE = 1mg 烟酸或 60mg 饮食色氨酸。

11. 计量单位是膳食叶酸当量（μgDFE），1μgDFE = 1μg 食物叶酸 = 0.6g 来自含强化食物的叶酸和 0.5g 来自强化食物的空腹叶酸。

12～15. 钙，磷，镁和铁的 MDRI 能够满足大多数军事人员的需要。然而，19 岁以下的人员有更高的需求，更合适的钙补充量是每天 1 300mg，磷需求则是每天 1 250mg，19 岁以下的女性镁的需要每天为 360mg，19 岁以下的男性人员的铁需求目标是每天 11mg。

16. 钠推荐基于 DRI，是一个上限。

17. MDRI 建议的日摄入氟量是 0.05mg/（kg·BW）。

18. 钾的最低要求是每天 1 600～2 000mg，MDRI 的建议日摄入量为 40mg/（kg·BW）。

三、军人食物定量标准

食物定量是根据军人膳食营养素供给量和合理膳食的要求，结合经济和物质条件等情况所规定的每人每日食物品种和数量。合理膳食和食物定量标准是保持军人良好身体素质和战斗力的重要保证

现行标准为《军人食物定量标准》(GJB 826B—2010)，将 GJB 826A—2000 中的 4 个灶别调整合并为 3 个灶别，调整了食物结构，增加了食物品种。3 个灶别均减少了粮食的供应量，增加了水果蔬菜和奶类的供应量，使食物结构更趋合理，更有利于达到平衡膳食。

GJB 826B—2010 对供应食物的要求如下。

(1) 粮食：供应质量和比例，按《军粮供应管理暂行办法》规定执行，鼓励采购一定比例的粗、杂粮。

(2) 畜肉：为猪、牛、羊肉及其脏腑(主要应以肝脏为主)，一类灶供应的瘦肉应占 70% 以上，二、三类灶供应的瘦肉应占 90% 以上；猪、牛、羊、禽的肉类可等量替换；猪排骨和羊排骨按 50% 折算为相应的肉类。

(3) 禽蛋：鸡、鸭、鹅等禽蛋可等量相互替换。

(4) 牛奶(粉)：应首选供应牛奶；无法供应牛奶时，可以用奶粉替换，与牛奶按 3∶20 的比例折算；有条件亦可选择酸奶。

(5) 鱼虾类：海鱼的供应量应不少于 20%。

(6) 大豆：可选择豆制品，换算为相应大豆的量。部分豆制品与大豆的折算量见表 34-4。

(7) 蔬菜：深色蔬菜应占 60% 以上。

(8) 食用菌(干)：包括蘑菇、木耳、银耳等干的菌菇类，其与鲜菌菇类的折算比为干∶鲜 = 1∶10。

(9) 干菜：包括干的海藻类、干菜类和野菜类等。

(10) 植物油：三类灶的 2/3 应为橄榄油或山茶油。

(11) 饮料类：包括茶叶、果汁、咖啡等。

根据现行标准，我军官兵每天应吃的主要食物可以分为 5 大类，与中国居民膳食指南的食物分类契合：第一类是谷物，每人每天应吃 500～700g；第二类是蔬菜水果类，每人每日应吃 1 000g 左右；第三类为鱼、禽、肉、蛋等动物性食物，每人每日应吃 400～680g；第四类为牛奶和豆类食物，每人每日应喝牛奶 200～300g、吃大豆 80g；第五类为植物油，每人每日 50～70g。

尽管我军营养素供给量有明显提高，但食物定量标准中各灶别中的某些营养素尚达不到我军供给量标准，主要原因与我国国民经济状况和物质条件的不足有很大关系，随着这些条件的改善，我军食物定量标准也将会不断修订和改进。这也是一项长期性的工作。

表 39-4　军人食物定量标准(GJB 826B—2010)[单位：g/(人·日)]

序号	食物品种	一类灶	二类灶	三类灶
1	粮食	700	600	500
2	畜肉	180	200	200
3	禽肉	60	100	140

续表

序号	食物品种	一类灶	二类灶	三类灶
4	禽蛋	70	100	100
5	鱼虾类	90	150	240
6	牛奶	200	250	300
7	大豆	80	80	80
8	蔗糖	30	30	30
9	植物油	50	60	70
10	蔬菜	750	750	750
11	水果	200	250	300
12	食用菌（干）	5	10	15
13	干菜类	10	20	25
14	巧克力	—	10	20
15	复合维生素（片）[1]	—	—	1
16	饮料[2]	5%	10%	10%
17	调料[2]	10%	10%	10%

注：1. 维生素片可根据需要酌情补充；2. 饮料、调料按折款供给。

表 39-5 部分大豆类食物互换量（相当于 100g 大豆的豆制品量）

食物名称	重量/g	食物名称	重量/g
北豆腐	290	豆腐丝	160
南豆腐	560	素鸡豆腐	210
内酯豆腐	700	腐竹	70
豆腐干	220	豆浆	1 460

注：豆制品按照与大豆的蛋白质比折算。

四、部队合理膳食调配

要满足部队人员的营养需求，必须对食物的种类和数量进行合理的调配，使膳食提供的能量和各种营养素满足不同作业环境和不同军兵种部队人员的需求。

（一）膳食模式

膳食模式（dietary pattern）是指人们摄入的主要食物种类和数量的组成。它是膳食质量与营养水平的物质基础，也是衡量一个国家和地区农业水平和国民经济发展程度的重要标志。生产、经济、文化和科学发展水平不同的社会和人群，其膳食结构各有不同，主要取决于人体对营养素的生理需求和生产供应条件决定的提供食物资源的可能。正确引导和调整膳食结构在于恰当地把上述需求和可能结合起来。

膳食模式主要有四种类型：一是经济发达国家模式，属于高能量、高脂肪、高蛋白的营养过剩类型。二为东方型膳食，其特点是以植物性食物为主，多见于东方发展中国家，属于植物性食品为主、动物性食品为辅的膳食类型。第三种为日本模式，其膳食构成是植物和动物性食品并重，膳食结构比较合理。第四种是地中海膳食模式（mediterranean diet），是泛指希腊、西班牙、法国和意大利南部等处于地中海沿岸的南欧各国以蔬菜水果、鱼类、五谷杂粮、豆类和橄榄油为主的饮食风格。研究发现地中海饮食可以减少患心脏病的风险，还可以保护大脑免受血管损伤，降低发生卒中和记忆力减退的风险。现也用“地中海式饮食”代指有利于健康的、简单、清淡以及富含营养的饮食。

（二）合理营养和平衡膳食

合理营养（adequate nutrition）指每日膳食中包括了人体所需要的足够的能量及必要的营养素，并保持各种营养素之间的平衡，以利于它们的吸收和利用。长期摄入这样的膳食，可以满足不同生活与劳动条件、不同地理环境因素、不同生理状态下各种人群的生理需要。另外，合理营养还应当保证在食物加工、贮藏、烹调等过程中，减少营养素损失，提高食物的消化吸收率，使食物具有良好的色、香、味，保证安全无害。这样才能维持和增进人体健康，提高劳动生产率，增强免疫力，预防疾病，延长寿命。合理营养是健康的基础，人们通过膳食得到保证人体生理需要、劳动条件及生活环境所需的能量和营养素，并且在各种营养素间建立起一种生理上平衡。随着营养科学知识的进展，人们生活水平提高以及膳食模式改变影响健康问题的出现，人们对营养在某些疾病发生和发展上所起作用的认识逐渐加深。

达到合理营养的唯一途径是摄入合理膳食。合理膳食是指充分利用自然界多种食物组成营养素种类齐全、数量充足和比例适当的完全膳食，或称平衡膳食（well-balanced diet）。这种膳食既可满足人体对能量及各种营养素的需要，又可预防饮食性疾病的发生。合理膳食首先要做到膳食结构合理，其次要考虑合理的烹调、合理的膳食制度等。由于受生产、经济、文化、科学发展水平、饮食习惯及不同社会和人群等因素的影响，膳食的结构形形色色、各不相同。科学研究结果表明，膳食结构与健康有密切关系，特别是对一些慢性疾病的发生和发展，膳食结构起着重要作用。

为了满足军队人员的营养需要，就要充分利用自然界的多种食物，组成营养素种类齐全、数量充足、比例适当，有利于健康的平衡膳食。要通过合理的烹调，尽量减少营养素的损失。还要安排合理的膳食制度，使膳食中的各种营养素能够充分吸收和利用。同时，确保食品食用安全卫生。

（三）平衡膳食的基本要求

1. 提供的膳食中的能量和各种营养素达到供给量标准　膳食所提供的能量和各种营养素种类齐全，数量能达到营养素供给量标准。我国居民膳食营养素参考摄入量、我军营养素供给量标准可作为调配和评价平衡膳食的依据。

2. 膳食中各种营养素之间比例合适　为在体内建立起一种生理上的平衡，各种营养素比例要求如下：

（1）蛋白质、脂肪、糖类之间的比例：三大营养物质在体内代谢是互相补充又相互制约的。在平衡膳食中要求三大营养素有合适的比例，即蛋白质、脂肪和碳水化合物提供的能量应占一日总能量的12%～15%、20%～30%和55%～65%。

（2）能量摄取量与维生素 B_1、维生素 B_2、烟酸摄取量的平衡：产能营养素在体内代谢时，需要维生素的参与，能量消耗量与这些维生素的需要量是成比例的。我军在制订维生素 B_1、维生素 B_2 和烟酸供给量时，基本上是按 0.5mg/4.2MJ、0.5mg/4.2MJ 和 5mg/4.2MJ 制订的，其相互比例为 1∶1∶10。

（3）必需氨基酸的比例：理想的膳食蛋白质应包含8种必需氨基酸，而且各种氨基酸之间比例应适当。如果有一种或几种必需氨基酸含量较低，则将限制其他氨基酸的利用。如果在某种质量较差的蛋白质中，强化它的限制性氨基酸，其生理价值可得到明显的提高。一般认为，必需氨基酸与非必需氨基酸的比例应为4∶6。

（4）饱和脂肪酸与不饱和脂肪酸的比例：为了预防动脉硬化的发生，膳食中饱和脂肪酸（saturated fatty acid，S）、单不饱和脂肪酸（monounsaturated fatty acid，M）和多不饱和脂肪酸（polyunsaturated fatty acid，P）比例应为1∶1∶1。

（5）氮、钙、磷的比例：根据我国人民的膳食习惯，成年人膳食氮、钙、磷的比例为12∶0.66∶1。

3. 膳食组成多样化　平衡膳食要求由多种食物组成，并要求各种食物在膳食中比重适当，以满足人体对各种营养素的需要。根据食物营养价值特点，合理膳食必须包括下述五大类食物。

（1）粮食类：主要提供糖类、B族维生素、蛋白质和无机盐，是我国膳食能量的主要来源。一般从事中等劳动的人，每日粮食的摄入量应占膳食总量的40%左右。

（2）动物类：动物类食物包括肉、禽、鱼、蛋、奶等，主要提供优质蛋白质、脂肪、矿物质、B族维生素、维生素A、维生素D。

（3）大豆及其制品：主要提供蛋白质、脂肪、矿物质、B族维生素和膳食纤维。在一般中等劳动时，动物类食物和大豆及其制品应占膳食总量的18%左右。

（4）蔬菜、水果：主要提供维生素C、胡萝卜素、矿物质和膳食纤维。在平衡膳食中，蔬菜水果是必不可少的，否则维生素、矿物质将不能满足机体需要。成年人每天应吃500g以上的蔬菜、水果，或应占膳食总量的40%左右。

（5）纯能量食品：包括动植物油脂、各种食用糖和酒类。烹调油在膳食中，不仅能增加食物的香味，还能提供部分能量和必需脂肪酸，并能促进脂溶性维生素的吸收。一般认为烹调用油应占膳食总量的2%左右。

4. 平衡膳食的调配原则　部队合理食谱制定是实现平衡膳食和合理营养的具体措施。制定食谱（work out recipes）是按照能量和营养素供给量标准、食物定量标准和部队作战、训练情况，调配出一周内每日主、副食供应量和各餐主、副食品种计划安排表的活动。食谱包括每天食物种类、数量和饭菜名称，以及由这些食物供给的能量与营养素量。制定食谱的目的是保证用膳者得到平衡膳食。制定方法是按照用饭者工作类别、体格情况，参考我国每日膳食中营养供给量标准，按照当地供应情况、用膳者经济状况，配备多样化的主、副食。由于我国膳食中易缺少钙、胡萝卜素、维生素B_2、维生素C等，应多安排一些富含这几种营养素的食品。可订出一周食谱，写明每日三餐主、副食名称、数量，以便做到饭菜合理搭配并多样化。

在制订食谱时，首先要考虑满足人体对各种营养素的需要量，根据营养素供给量标准和食物供应情况，合理选择各种食物，使各种食物的质与量达到合理，组成平衡膳食。调配平衡膳食时，应以《军人营养素供给量》及《军人食物定量》标准为依据。

第三节　现代战争的营养保障

科学技术的迅猛发展推进着新的军事革命，现代战争的形态已经发生了根本的改变，“信息化”“数字化部队”等一系列创新的军事概念和实战体系的提出，提示着未来的高技术战争愈发快速、激烈和高智能化，军人所承受的应激程度将大幅度增强，这就需要军人保持更好的体力、智力和应对高强度应激的能力，所以现代战争对军队营养提出了新的更高的要求。

一、现代战争的特点

海湾战争虽然为世界各国军队展示了现代化战争的特点，但是由于海湾战争是一个典型的非对称现代战争，所以其现代战争的特点还不是很典型。根据信息技术和现代武器的发展以及战争理论的变化，目前认为现代战争的特点主要有以下几个方面：

（一）技术特征的信息化

战场的主动权掌握在控制信息权的一方，战场信息的获取、传递和处理能力决定了战争的胜负。

（二）对抗特征的系统化

现代战争需要各兵种的密切协作，需要人 - 机系统的有效整合，现代战争是系统与系统的对抗，而不是单个兵种的对抗。

（三）持续时间的迅捷化

不大会出现持续多年的战争，部队具有高度的机动性，战争的烈度会很高、投入很大，但是持续的时间会比较短。

（四）空间特征的多维化

现代战争空间会不断扩大，没有明显的前方后方之分，从陆海空到空间都可能发生激烈的对抗。

（五）作战特征的超常化

非线性作战、非接触作战、非对称作战可能会是现代战争的主要作战方式。

（六）力量特征的知识化

参战者的脑力将可能取代体力而占据主导地位，武器装备的科技含量会不断增加。战斗力的提高不仅在于参战者的体力，最重要的是智力和作战武器的科技含量。

（七）战场环境的透明化

卫星、无人机等高技术侦察手段广泛使用，传统的隐蔽伪藏手段效果明显降低。

二、现代战争的主要营养问题

现代战争的特征决定了在战争中任何形式的保障工作不力，都可能造成参战人员的营养和供给不足，可能会产生营养缺乏。有力的营养和膳食保障对保持和维护部队战斗力，减少非战斗减员十分必要。

现代战争的主要营养问题

1. 能量供应不足　作战人员属极重劳动，能量需要量每日在 4 000kcal 以上，供给量标准是每日 4 000～4 500kcal，但是战时作战人员的能量常常供应不足。其原因包括部队大量迅速集结给养运不上去，不能及时保障；敌人封锁破坏，给养中断；燃料短缺，无力加工烹调；远离主力，携带数量不足；缺水吞咽不下，过度疲劳，缺少休息；口粮单一，口味不合和伤病等。由于能量消耗量过大，摄入量不足，导致体重下降、体力不足、工作效率降低，持久性差等不良影响。

2. 维生素缺乏症增多 从我国人民饮食的特点来看，最容易导致缺乏的维生素是平时饮食中供应不足的维生素，这些维生素在战时食物供应不足的情况下很容易发生缺乏。常见的是维生素A、维生素B_2和维生素C的缺乏。

（1）维生素A缺乏：当部队突然转入战争，军事活动和劳动强度大量增加时容易发生。主要影响是夜盲症，黄昏后看不见东西，夜视力下降，影响夜间行动。抗感染的能力下降，可以造成非战斗减员。多发生在北方。

（2）维生素B_2缺乏：多发生在体力劳动消耗大时，主要表现为口腔溃疡，影响吃饭和食物的消化，阴囊炎、阴囊溃疡，影响休息、日常活动和行动，造成非战斗减员。

（3）维生素C缺乏：多发生在蔬菜供应不足的季节，战争情况下部队大量集结，蔬菜采购、运输、保管困难，蔬菜供应不足，也可造成维生素C缺乏，其结果是容易患病，负伤后伤口不易愈合。

3. 饮食卫生问题 战争条件下主要是食物的污染和变质，水源污染，常常引起食源性疾病，造成非战斗减员，敌特投毒、核武器和化学、生物战剂污染食物，也是造成部队减员的原因。

未来战争，我军营养缺乏病发病总趋势可能是重度营养缺乏病将明显减少，亚临床性营养缺乏将有批量发生，特殊兵种某种营养素缺乏将比较突出。

重度营养缺乏病将明显减少。未来战争中，重度营养缺乏引起的减员将大大减少，且病情较轻。主要原因首先是国家经济日益强大，未来战争中我军主副食品供应将更充足、更科学；其次，未来战争一般持续时间较短。从世界范围内近年来发生的战争看，持续时间都不长，从我国今后可能发生战争的地区看，旷日持久战争的可能性较小；如果发生中小规模的局部战争，给养供应一般将是好的，即使偶尔一段时间供应跟不上，也不致引起较多重度营养缺乏病。第三，各种营养缺乏病因已明确，而且有了有效的防治方法。可以预言未来局部战争中，重度营养缺乏病所至的减员将大幅度减少；但是对重度营养缺乏病也不能放松警惕。如果战争旷日持久；部队长期被敌人包围时；核战争中食品被放射性物质侵害而不能食用时；运输线被敌人切断，空投食品不能实现时；由于饥荒，国家不可能提供足够的食品时，部队仍然可能发生一定数量的重度营养缺乏病。

亚临床性营养缺乏将会有大量发生。未来高强度、高技术战争，军人体力消耗普遍增大，即便从总体上看，部队会有足够的给养供应，但战时情况复杂多变，仍会出现营养缺乏。如有的部队由于种种原因可能得不到足够的供应；有的燃料缺乏，无力加工烹调；远离主力部队，携带量不足；缺水吞咽不下；过度疲劳，缺少休息；口粮单一，口味不合；能量消耗大，摄入量不足等等，均可导致亚临床性营养缺乏。可以预计，未来战争这种亚临床性营养缺乏将会批量发生。对这一问题应引起人们的足够重视。

特殊兵种某些营养素的缺乏将变得突出。未来战争是多兵种合成作战，我军特殊兵种的比例将增加。特殊兵种作战性质不同，对营养素的需求也不尽同，如坦克的振动及噪声，可使坦克乘员机体蛋白质代谢发生变化，某些氨基酸消耗增加等；噪声还可使维生素B_1、维生素B_2、维生素PP和维生素C消耗量增加，从而导致相关维生素的缺乏。再如雷达操纵人员，他们从事的是技术和静态作业为主的脑力劳动，值班时精神和视力高度紧张，作业环境尚有微波辐射、噪声、低照度和空气污染等，这样就需要较多的维生素B_1、维生素A等。如果不能根据特殊兵种工作性质适当调整饮食或采取其他预防措施，未来战争中，特殊兵种某种营养素缺乏将变得比较突出。

三、战时营养保障措施

要保证战时营养和膳食供应，必须做到两点，一个是储存有足够的食物，另一个是食物能够及时地送到需要者手里并合理分发。这就需要建立高效完备的战时膳食保障体系和战时膳食保障方式。

（一）战时作战人员的营养保障原则

搞好作战人员的营养保障，主要是组织好给养供应。营养是在一定的给养供应的基础上体现的。作战人员的一般营养保障要求是：

1. 供应足够的能量　战时，应按重度劳动或极重度劳动的能量和营养素供给量标准，供给高蛋白、高脂肪、高碳水化合物膳食，以保障作战人员足够的能量。根据不同情况采取供应野战食品的方式也是必要的，但主、副食尽可能配合得当，使各种营养素摄入量相对平衡。

2. 保证维生素供给　战时对水溶性维生素 B_1、维生素 B_2 和维生素 C 要适当增加，以补充出汗及能量代谢增强之需要；夜间军事行动维生素 A 的补充非常重要。在不能保证含有丰富的维生素食品时，可考虑补给复合维生素制剂，以满足机体的需要。

3. 提供饮水和热食　保障作战人员的饮水极为重要，每人每天不得少于 3L 饮水，尤其是在供应野战食品时，要同时供水，才能保证食品容易吞咽。在供水困难时，可供给部队水果等含水量大的食物，这也是解决供水和维生素的一个途径。在战况及环境条件允许的情况下，尽量每天供应 1～3 餐热食。

4. 配膳原则

（1）供给充足的优质蛋白质，一般是在同等劳动强度下的供应标准上增加 10～20%。

（2）适当限制脂肪的摄入量，并以含不饱和脂肪酸高的植物油为主，每日脂肪摄入量应控制在 50g 左右。

（3）补充含无机盐高的食物，特别是含微量元素多的畜、禽肉及水产品类。

（4）增加维生素的摄入量，特别是多吃含维生素 A 较多的动物肝脏和红黄色、绿叶蔬菜及水果等，可补充维生素 A 和维生素 C 的供应。一般维生素 A 和维生素 C 的摄入量应是同等劳动强度供给量的 1～2 倍。

（二）战时营养保障措施

根据现代战争的特点及紧急战斗部队易发生的营养问题，其营养保障措施可分为两大类，即平时的营养保障措施和战时的营养保障措施。

按我国的饮食习惯，在战时，只要条件允许，多数情况下要提供热食。在不能加工食物时需要军用口粮。在不同情况下所用的军用口粮又有所区别，如通用军用口粮、救生口粮、小体积口粮。在完全供应不上或供应有限的情况下，就地取材，利用野生动、植物的情况也是有的。因此，战时的食品或军用口粮的研究和供应以及制作军用食品的装备；野生动、植物的研究和利用属于战时营养保障措施应加以研究的内容。

1. 平时的营养保障措施　战时部队战士的营养状况要处于良好状况，其关键问题要依靠平时战士有好的营养状态，并有一定贮备和较好的应激能力。平时战士的营养状况好，又决定于平时有合理的营养为基础。要达到这一点，首先应研究适合部队在不同劳动下，不同的军、兵种的适宜的营养素供给量和相应灶别的食物定量标准。这些标准是指导部队合理营养的依据，也是评价部队膳食营养状况优劣及生活水平高低的依据。此外，还要十分注意部队的饮食卫生。

2. 战时陆勤部队日膳食最低能量和营养素供给量 我军现行的《军人营养素供给量》(GJB 823B—2016)主要满足部队平时营养需要，当战时食物供应受限时，为保障部队战斗力不受影响，综合部队现场试验和实验室研究结果，原总后勤部制订发布了《战时陆勤部队日膳食最低能量和营养素供给量》(GJB 6002—2007)。

《战时陆勤部队日膳食最低能量和营养素供给量》的适用对象为陆勤人员，分 3 天作战时间和 7 天作战时间两种情况，而且供给量指的是最低供给量。本标准包含的指标比较少，只适用于战时(表 39-6)。

随着现代作战模式的变化和军队营养研究的不断深入，特种作战成为一种常见的作战方式，需要对我军特殊兵种的营养代谢特点进行深入研究，战时日膳食能量和营养素供给量标准还有待进一步修订、补充和完善。

表 39-6 战时陆勤部队日膳食最低能量及营养素供给量(GJB 6002—2007)

能量及营养素	3 天作战时间				7 天作战时间			
	轻度劳动	中度劳动	重度劳动	极重度劳动	轻度劳动	中度劳动	重度劳动	极重度劳动
能量 /MJ (kcal)	4.2 (1 000)	5.0 (1 200)	5.9 (1 400)	8.4 (2 000)	5.5 (1 300)	60 (1 450)	10.0 (2 400)	12.0 (2 800)
蛋白质 /g	60	65	75	80	70	80	90	100
钙 /mg	800	800	800	800	800	800	800	800
铁 /mg	15	15	15	15	15	15	15	15
锌 /mg	10	10	10	10	10	10	10	10
硒 /μg	30	30	30	30	30	30	30	30
碘 /μg	100	100	100	100	100	100	100	100
钠 /mg	2 200	2 200	2 200	2 200	2 200	2 200	2 200	2 200
钾 /mg	2 000	2 000	2 000	2 000	2 000	2 000	2 000	2 000
维生素 A/μgRE	1 000	1 000	1 000	1 000	1 000	1 000	1 000	1 000
维生素 D/μg	5	5	5	5	5	5	5	5
维生素 E/mg	10	10	10	10	10	10	10	10
维生素 B_1/mg	1.5	1.5	1.5	1.5	1.5	1.5	1.5	1.5
维生素 B_2/mg	1.3	1.3	1.3	1.3	1.3	1.3	1.3	1.3
维生素 B_6/mg	2	2	2	2	2	2	2	2
尼克酸 /mg	15	15	15	15	15	15	15	15
维生素 C/mg	100	100	100	100	100	100	100	100

3. 组织好给养物资的供应 组织供应时应有部队战时物资供应的标准和运用营养学的知识搞好科学的食物搭配。新鲜蔬菜缺乏时，应考虑到由其他途径来补充维生素。维生素丸是补充维生素不足的措施的一种，但不是唯一的和最佳的手段，某些军用的维生素强化食品的研究和应用是必不可少的和战士较乐于接受的。还要根据部队所处的地区，注意

环境因素对战士的影响。例如，热区部队由于出汗量大，盐和水分丢失较多。应尽可能满足水和盐的补充。在一般情况下，每人每天补盐 15～20g，过多对战士健康没有益处。寒区部队的供应，首先要满足能量的需要。适当增加油脂的供应，对增强机体耐寒能力是可取的。寒区蔬菜也较少，特别是绿叶菜缺乏维生素的补充不可忽视。部队进驻海拔 3 000m 以上地区时，易发生恶心、呕吐、食欲不振及脱水，易出现能量和营养不良。高原地区的战士摄入的能量应高于平原。初入高原时高碳水化合物膳食较好，久住高原时，高蛋白质高维生素膳食较好。维生素供应高于平原，最好另有维生素制剂补充。

4. 军用口粮的使用　军用口粮是部队作战时，在没有条件进行烹调的情况下，可供指战员携带与食用并能维持作战能力的制式食品。军用口粮是战时饮食保障的特殊形式，对保证部队的战斗力具有重要的作用。一般以陆军单兵作战口粮为基础，其他军兵种口粮可在此基础上加减。

5. 野生食物资源的利用　部队在紧急情况下也可以利用野生食物资源，各国军队对此都很重视，并且印有专门册子，指导部队使用。其中对野生可食植物利用较为广泛。

野生植物的营养价值丰富，经过适当处理可作为人们的主副食品。如紫苜蓿蛋白质可高达 40%（以干重计），其蛋白质中氨基酸成分比较平衡；印度锥栗、滇白栋、野山药、马蹄蕨等含有丰富的淀粉，经过适当处理，可作为代粮植物充饥。还有许多野生植物的果实和种子里含有丰富的脂肪，如猪油果、山核桃、山枇杷、油茶等的种仁中含有大量油脂，可以榨取食用。野生植物矿物质、胡萝卜素、维生素 B_1、维生素 B_2 和抗坏血酸含量也很丰富，有的甚至超过一般蔬菜。如紫苜蓿、扁蒿、滑板菜、刺苋菜和竹叶等胡萝卜素含量超过 4mg%。紫苜蓿、鸡眼草、焊菜等维生素 B_2 含量 0.2mg% 以上。余甘子、猕猴桃、野蔷薇、酸枣、刺梨等富含抗坏血酸。

野生植物的加工方法极为重要。加工的目的主要在于除毒和去苦味，并尽可能地保存其营养价值。野生植物常具有苦涩味，其苦涩味多来源于植物中所含的单宁、灰分、苷类以及某些挥发油等。食用方法有生吃、凉拌，直接炒食，煮浸后炒食，石灰水或草木灰水处理后再食用，干粉或干菜备用，加工淀粉，提取叶蛋白及水煎等。

利用野生植物很重要的是与有毒植物的鉴别。一般地说，凡有下列特征者不可食用：呈显著的特殊形状和色彩者；分泌白浆、黄浆或酱色浆汁的植物以及树木汁流出合在空气中迅速变黑的植物；具有苦味、涩味、杏仁味或麻嘴的植物；当地居民当作药用的植物；野生蘑菇、野豆、种子或种仁等；长有大花的根瘤植物等。最好是按照各地区可食性野生植物图谱进行采集和处进，或询问当在居民。

6. 维生素制剂的应用　使用维生素制剂是战时补充维生素简单而有效的办法，故战时必须备有大量的、符合标准的维生素制剂。当用于预防时，应教育部队注意保存，按时服用。我军成功研制长效维生素 B_2 油混悬液和长效维生素 B_1 油混悬注射液。维生素 B_2 油混悬注射液每毫升含维生素 B_2 月桂酸酯 150mg，一次肌内注射 1ml，在 3 个月内可以防止维生素 B_2 缺乏症。用于治疗，大多数患者 3～5 天内痊愈。维生素 B_1 油混悬注射液，每毫升含四苯硼酸维生素 B_1 150mg，每次肌内注射 1.5ml，3 个月内尿中排出量仍然保持较高水平。我军进行了一次性大剂量维生素 A 补充实验研究，每人一次口服 10 万单位维生素 A，可维持受试者 30 天内暗适应正常。

7. 功能性食品的应用　高原低氧环境作战时，我军还研制了高原单兵食品和高原集体食品，主要供高原环境执行紧急任务时食用，这些食品考虑了高原地区的特殊营养需求，补充了某些抗缺氧的营养成分。还有特别适合部队官兵高强度训练或作战后快速补充蛋白质和能量，消除疲劳，恢复体能的军用体力恢复剂；可被人体快速消化、吸收，给人体提供能量的高能饮料等。

四、战创伤营养支持

战伤后伤员的基础代谢率增高50%～100%，出现血糖增高、糖尿等“创伤性糖尿”现象，机体所需的能量全赖于分解肌肉蛋白与脂肪来供给，并有水潴留、尿中尿素氮排出量显著增加，呈明显的负氮平衡，使抗感染和组织修复能力降低，影响战伤愈合和康复。在治疗战伤的同时，应重视伤员的营养状况。战伤后，病人不但有组织的损伤，且有大量血液、体液的丢失，胃肠及其他器官功能障碍与继发感染。机体将分解大量骨骼肌蛋白质以供代谢率增加的需要。加之，伤员经过战斗，又生活在艰苦的环境中，能量已有大量的消耗，机体处于高度疲乏的状况，尤其是战伤晚期，伤员多呈营养不良的状态，急待补给营养。有效的营养支持能维持机体器官的结构与功能，增进免疫功能与加速创伤组织的修复，促进伤员的康复。

（一）战创伤的代谢改变

战伤后导致机体代谢改变的因素主要有三个方面，即应激导致的、损伤部位发生感染导致的细菌毒素、炎性递质、细胞因子等增加导致的和伤员在受伤前后可能存在的饥饿导致的。

战伤引起神经与内分泌系统功能的改变，影响着机体的物质代谢。严重战伤由于进食量下降，分解代谢增强，可引起明显的组织消耗与体重减轻。创伤引起分解代谢增强的强度与持续时间，与创伤严重程度及有无并发症有关。

1．糖代谢　战伤早期常出现高血糖，甚至糖尿，这是由于交感神经兴奋和儿茶酚胺、高血糖素、皮质醇、生长激素等“抗胰岛素激素”分泌增多，胰岛素分泌下降或胰岛素作用受抑制所致。伤后肝脏中葡萄糖生成量明显增高，糖异生作用增强是引起高血糖的重要原因之一。战伤后组织对葡萄糖利用受阻也是产生高血糖的原因之一。胰岛素作用下降，降低了脂肪细胞与肌肉组织对葡萄糖的摄取。皮质醇与高血糖素水平增高，则抑制了肝外组织对葡萄糖的氧化利用，血浆游离脂肪酸含量增高亦可抑制组织中葡萄糖的利用，战伤后葡萄糖的利用可下降30%。高血糖对脑组织提供了充分的能量，对伤员早期存活有利。

2．脂肪代谢　脂肪是战伤后机体最主要的能量来源。战伤引起儿茶酚胺、高血糖素、促肾上腺皮质激素、生长激素等分泌增多，从而加强了脂肪酶的活性。贮存的脂肪水解为甘油与脂肪酸释入血中，使血浆游离脂肪酸含量很快升高。甘油作为糖异生的原料。脂肪酸可作为外周组织的能量来源，也可在肝内转变为酮体。由于血浆游离脂肪酸、胰高血糖素含量增高与胰岛素作用受抑制，肝细胞线粒体的肉毒碱酯酰基转移酶活性增强，脂肪酸进入线粒体增多，合成酮体量增大。但因受伤后机体对酮体的利用量同时增高，故血浆中酮体含量仅轻度增高或改变不明显。

3．蛋白质代谢　严重创伤后蛋白质分解代谢显著增强，合成代谢受抑制。即使伤后摄入大量蛋白质，仍会发生负氮平衡。尿素氮排出量可达1 071～1 785mmol/24h（30～50g/24h），为正常排出量的2～3倍。尿素氮排出量增高在受伤后很快出现，一周左右达到高峰。增高的程度与持续时间随损伤程度和性质而定，如为严重烧伤，负氮平衡可持续相当长时间，此外，排出量还与伤员受伤时健康状况有关。

战伤对不同组织的蛋白质合成代谢影响不尽相同。战伤可刺激白蛋白、C 反应蛋白的合成。但骨骼肌的蛋白质合成速度受到抑制，可能是因为皮质醇水平增高与胰岛素作用受抑制，限制了肌肉细胞对氨基酸的摄取，故肌肉组织出现合成代谢减慢，分解代谢增强，氨基酸释出增加。

战伤后血浆蛋白的质与量也发生改变，白蛋白在受伤后合成速度可明显增高，这可能与生长激素、皮质醇分泌增多及大量氨基酸进入肝脏有关。但由于受伤部位的炎性反应，大量白蛋白进入血管外区间的渗出液中，故血浆白蛋白含量常下降。

4. 水和电解质平衡　严重战伤部位由于炎性反应，大量体液可移入组织间隙，引起局部水肿和血浆容量下降。随着炎性反应的减轻和消失，体液分布恢复到原有状态。伤后抗利尿素与醛固酮分泌增高，出现水钠潴留，尿量减少，尿比重增高，尿钠排出量明显下降，当激素分泌增多持续数天逐渐恢复正常后，患者可出现明显的利尿。伤后尿钾排出明显增高主要是由于肌肉组织的蛋白质分解，醛固酮分泌增强也可刺激钾的排出。由于钾的排出增加，虽有大量细胞内钾转移到血浆，而血钾增高并不明显。

（二）战伤营养需要

在现代高技术战争情况下，战伤的特点是伤势重，伤情复杂，主要以创口伤和骨折为主，为促进战伤的康复，除临床及时而有效救治外，战伤的营养保障也是非常重要的。

战伤病人的营养需要：

1. 能量　一般中等身高体重，战伤住院准备手术的病人，体力活动减少，若仅仅起来坐在床边活动，则仅需增加基础代谢的 10% 左右；若能起床活动，则增加基础代谢的 20%～25%；若安静卧床发热的病人，则体温每升高 1℃，增加基础代谢的 13%；若有明显消瘦的病人，应按其理想体重计算。术后无并发症，能量需要应略高于术前，约增高 10%；若有腹膜炎等并发症时，则需增加 20%～25%。

2. 碳水化合物　碳水化合物是最经济有效的供能物质，体内某些组织主要利用碳水化合物作为能量来源，如红细胞、骨髓、周围神经和肾上腺髓质，以及为创伤愈合所必需的成纤维细胞和吞噬细胞也利用葡萄糖作为主要能量来源。碳水化合物的能量应占总能量的 60%～70%。在第二次世界大战中研究观察到正常健康人（70kg 体重者）每日能量摄入少于 3 780kJ（900kcal），则从膳食中摄入的蛋白质也主要作为提供能量消耗掉。故对健康人或外科病人都应摄入充裕的碳水化合物。并且术前若获得充裕的碳水化合物，还有保护肝脏的作用，有利于病人对手术的耐受。术后若获得充裕的碳水化合物，则一方面碳水化合物是最易消化吸收，对术后的消化功能欠佳者尤为适宜；另一方面，碳水化合物有节省蛋白质的作用，有利于机体氮平衡和康复。

3. 脂肪　由于脂溶性维生素随脂肪一起才能吸收，膳食中应含有一定量的脂肪，以占总能量的 20%～30% 为宜。但对肠胃功能不好的外科病人，摄入量应降低。但也应考虑到必需脂肪酸的需要（特别是长时间依靠完全肠外营养的病人）。应选择中链三酰甘油，而不选择长链三酰甘油。

4. 蛋白质　成人蛋白质摄入量应占总能量的 10%～15%，每日 75～80g。战伤病人应吃高蛋白膳，每日以 150～200g 为宜，并应注意蛋白质的质量。若术前病人有营养不良，并且血浆白蛋白含量低于3%以下，则尽可能推迟手术1～2周，积极补充蛋白质和其他营养素，改善体质。手术病人蛋白质营养不良将有以下影响：

（1）血容量降低：蛋白质缺乏的病人，往往血红蛋白和血浆蛋白含量降低，术前即处于最低的循环血容量，以维持血红蛋白和血浆蛋白接近正常水平。若经受手术和麻醉，由于战伤失血或血流动力学的改变，使有效循环血容量降低，而原已处于最低水平的病人，代偿能力小，轻度变化即可出现低血容量休克。

（2）出现水肿：由于蛋白质缺乏，血浆白蛋白降低，血浆渗透压也随之降低，易出现细胞间水肿，术后易出现切口处水肿，妨碍愈合。若为肠吻合，可在吻合口水肿引起梗阻。

（3）免疫功能减退：网状内皮细胞有萎缩现象，抗体的形成也有缺陷，因而易发生感染，感染后，控制较困难。

（4）伤口愈合迟缓：营养良好的病人，术后机体处于负氮平衡期，即开始伤口愈合。而在蛋白质缺乏的病人，愈合推迟。若组织水肿，容易感染，形成长期不愈合的伤口。

（5）肝功能障碍：肝脏是体内物质代谢最活跃的器官，又是外源性或内源性毒物解毒以及激素灭活的场所。蛋白质 - 能量营养不良的病人，由于动用体脂，肝脏易出现脂肪浸润，影响肝脏功能。若经受手术，在麻醉及机体处于高度消耗时，都需要肝脏充分发挥其作用。这样势必加重肝脏功能的障碍，不利于病人对手术的耐受。

所以，蛋白质营养问题对战伤病人有特别重要的意义，应充分保证其数量和质量。在术后反应期，应在各种必需氨基酸的基础上特别考虑支链氨基酸的供给，以满足体内糖原异生作用的需要，从而节省肌肉蛋白质的消耗；在伤口愈合和全身康复阶段，应丰富的优良蛋白质的基础上，考虑到伤口愈合特别需要的含硫氨基酸以及胶原中含量高的各种氨基酸。

5. 维生素　维生素与战伤、烧伤及手术后愈合康复的关系，在第二次世界大战后才受到重视并进行研究。随着科学的发展，深入阐明了维生素在体现内多方面的作用，并从创伤后机体处于应激状态与代谢旺盛等情况，主张维生素的供应量应有所增加。一般认为，对战伤前已有缺乏的病人，手术前即应充裕地补充。水溶性维生素则以2～3倍于正常需要量来供给较为合适。鉴于水溶性维生素的毒性很低而不易储存，目前临床上对外科病人的每日推荐量皆稍高；维生素 B_1 5～10mg，维生素 B_2 5～10mg，尼克酰胺100mg，泛酸20mg，吡哆醇（B_6）4mg，叶酸400μg，维生素 B_{12} 5μg，抗坏血酸500mg以上。

战伤后，脂溶性维生素一般不作额外补充。但对骨折病人可考虑适当补充维生素D。对肝、胆战伤病人，有阻塞性黄疸时或肠道手术前用磺胺药或抗生素时，改变肠道菌丛，减少肠道细菌合成维生素K，都应注射维生素K。

6. 矿物质　战伤后随着尿氮的丢失，铁、钾、镁、锌、硫及磷的排出都增加，排出的多少及持续时间的长短随战伤严重程度而异，手术后及康复期皆应注意适当补充。应特别注意钾，因为缺钾常见于慢性消耗性疾病、营养不良、长期负氮平衡胃肠液丢失的病人。若手术前即有以上情况，术后康复阶段，由于肌肉中钾与氮的比例是3∶18。要使氮作为肌肉蛋白储存时，需要饮食中既富含蛋白质又富含钾。

（三）战创伤病人的营养保障

营养治疗是疾病现代综合治疗的重要组成部分。营养治疗是依据不同疾病的病理生理特点，制定符合其特征的营养治疗方案和特定的饮食配方，以达到辅助治疗或诊断的目的。营养支持（nutritional support）是根据机体的需要提供能量和营养物质的过程，是营养治疗的重要内容之一。营养支持在治疗学中的目的是保持或改善组织、器官的功能及结构，促进病人康复。

1. 营养支持的适应证 在严重应激初期，不适当地进行营养支持，不仅不能达到营养支持目的，反会引起更多的代谢紊乱。因此，在危重病人的治疗初期，主要是维持水、电解质与酸碱平衡，补充血容量。特别要重视感染的防治。根据病情的严重程度和器官（尤其是肝脏）功能适当给予能量和蛋白质，目的是防止机体过度消耗。待病情（呼吸、循环等）平稳，维持水、电解质和酸碱平衡48～72小时后再根据营养评定的结果，按病人的营养需要进行营养支持。

营养支持在战伤初期处理时并不是急不可待的，可待伤情稳定后再给予营养支持。伤员需要营养支持的适应证可分为三类：

（1）无胃肠道损伤的重伤员：由于伤情重，尤其是那些曾经较长时间的艰苦战斗，体力消耗严重；或是战场环境恶劣，伤前已处于饥饿状态的伤员，初期处理后需要补充营养，除应用胃肠道营养外，还需从胃肠外加强支持一段时间，以帮助伤员恢复其体质加速康复。

（2）有胃肠道损伤或胃肠道功能障碍的伤员：营养支持将是一重要的辅助治疗。初期处理后即应开始将肠外营养支持，直至胃肠道功能恢复，能维持机体需要的营养为止。如有胃肠道瘘或有慢性、广泛的腹腔感染时，胃肠外营养支持将维持一段较长的时间。

（3）晚期战伤伤员：在进行后期手术处理前后宜给予营养支持。因为这些伤员多数是重伤或由于某种客观因素，在初期处理时只能达到挽救生命的目的，不能按要求恢复器官、组织的功能。或是初期处理后发生了严重并发症，其后又经转运送，营养的补充也难以达到机体的需要量。如有胃肠道功能障碍，则更难以得到满意的营养补充。后期手术处理又多较复杂、创伤大，因此，这些伤员经营养状态评估，如属营养不良，则应在围手术期尤其是术前给予营养支持，且多用肠外营养支持的方法，以求在较短时间内（2周）纠正营养不良的状态。

相当数量的战伤病人需要仔细地计划其营养方案，就像仔细地研究其手术方案一样。

2. 支持的方式

（1）进食：包括流食、半流食、普食及特殊饮食等。

（2）管饲：包括鼻饲、胃及空肠造口管饲等。管饲的营养液有混合奶和要素膳等。

（3）外周静脉滴注：包括滴注葡萄糖盐水，葡萄糖加等渗氨基酸液或水解蛋白液或脂肪乳剂。

（4）完全肠外营养：中心静脉注入高渗葡萄糖液及氨基酸、脂肪乳剂等全营养液。

3. 支持的原则

（1）尽可能采取简单方式并注意安全：病人自己进食是最简单、经济而安全的营养支持方式。若肠胃功能正常，经口摄入的营养素可满足机体的需要。经口营养是首选方式。

（2）根据具体情况，采用以下适当方式：①营养中等、能进食的病人：战伤后手术前，应给以营养丰富的普食，术前12小时开始禁食，术前4小时禁止饮水（以防麻醉或手术中呕吐而并发吸入性肺炎）。胃肠手术的病人，术前1～2天停止普食，改流质食或少渣半流质食。术中：常规外周静脉滴注葡萄糖盐水。术后：当肠蠕动恢复即可进食，从流质食开始，改半流质，约第3～4天，可改为普食。肝胆手术者，应给低脂饮食。大肠及肛门手术者，应给无渣或少渣饮食，以减少排便和刺激。口腔或喉部手术初期，可用冷流食。②营养不良，消化功能不好的病人：为了缩短战伤术前准备阶段，除进食易于消化与吸收的食物外，在有条件的医院，可口服要素膳或辅以外周静注氨基酸、脂肪乳剂。③神志昏迷或吞咽困难不能进食的病人：不论术前术后，都应考虑鼻胃管饲，或同时外周静脉滴注。④食管、胃、小肠手术的病人，术前若已考虑术后需要较长时间管饲时，可手术中留置胃瘘管或空肠瘘管，以备术后营养支持。不过由于采用刺激小的聚乙烯管、硅胶管以及尼龙管用于鼻管饲，需要留置胃或肠瘘管的需要减小。⑤急性胰腺炎病人，应禁食，由外周静脉滴注。⑥食管切除术后吻合口瘘、胃大部切除后以及胃空肠吻合瘘病人，可采用外周静脉滴注或要素饮食管饲，以减少消化液的分泌，利于愈合。

4. 营养支持方法　营养支持的方法可分为肠外营养（parenteral nutrition）与肠内营养（enteral nutrition）。肠外营养是指静脉、动静脉导管（肾衰病人透析用）、肌肉、皮下等途径补充全部或部分营养。输入的营养液含有病人所需要的各种营养物质及合适的量。肠内营养是指从胃肠道给予营养，包括口服、鼻胃管、胃肠造口等。战伤病人，主要是应用除口服以外的肠内输入营养法。经管道灌注的饮食可以是流质的天然饮食如牛奶、肉汤等，也可是捣碎的天然食物如匀浆饮食。

5. 营养支持方案的选择　在选择营养支持的方法时，应考虑下列条件：①是否可应用胃肠道营养，包括经鼻胃管、胃造口、肠造口等；②需要进行营养支持时间的长短；③是否能经周围静脉输注营养物质。肠外营养不如胃肠内营养全面、丰富，且费用高、并发症多，需要细致的护理与监测。当能经胃肠道给予营养支持时，首选胃肠内营养。按下述原则选择营养支持方法：①胃肠内营养与胃肠外营养之间优先选用胃肠内营养，包括经鼻胃管、胃造口、肠造口灌食等；②周围静脉与中心静脉两者间优先选用周围静脉；③胃肠内营养不足时，可用肠外营养加强；④需要的营养量较高或期望在较短时间内改善营养状况时，可加用胃肠外营养。

（王　枫　金　宏　顾景范）

参考文献

1. 顾景范，郭长江．特殊营养学．2版．北京：科学出版社，2009.
2. 高兰兴，郭俊生，郭长江．军队营养与食品学．北京：军事医学科学出版社，2008.
3. 顾景范，杜寿玢，郭长江．现代临床营养学．2版．北京：科学出版社，2009.
4. Committee on Military Nutrition Research，Institute of Medicine. Military Strategies for Sustainment of Nutrition and Immune Function in the Field. Washington，DC：National Academy Press，1999.
5. MRC. Greenwood and Maria Oria. Use of Dietary Supplements by Military Personnel. Washington，DC：National Academy Press，2008.
6. Knapik JJ，Steelman RA，Hoedebecke SS，et al. A systematic review and meta-analysis on the prevalence of dietary supplement use by military personnel. BMC Complementary and Alternative Medicine，2014，14：143.
7. 曹佳，曹务春，粟永萍．军事预防医学．北京：人民军医出版社，2014.

附　录

附录一　中国营养学会特殊营养分会简史(1986—2020)

中国营养学会特殊营养分会前身为中国营养学会特殊营养专业组。其目的在于团结全国特殊营养工作者，共同交流特殊环境与特殊作业营养研究和营养保障工作经验，培养特殊营养研究与保障人才。其主要任务是通过研究、传播和普及相关营养科学理论和实践技术，改善或提高在高温、低温、高原、低照度、辐射、航空、航海、潜水和工矿环境工作人员，接触有毒、有害物质的人员，以及运动员、农牧民、军事作业人员等的营养状况。

1983 年 10 月，在南京市召开公共营养学术会议期间，举行了中国生理科学会营养学会第一届第八次常委会，推选于志深、陈吉棣、王德恺负责特殊营养筹备组，拟于第四届全国学术会议期间成立特殊营养专业组。

1986 年 11 月，在西安市召开了第一届特殊营养学术会议，出席会议的正式代表 80 人，列席代表 47 人，加上其他有关人员共 187 人，荣誉理事苏祖斐也参加了会议。会议共收到论文 94 篇，专题报告 12 篇。大会由顾景范副理事长致开幕词，于志深代表筹备组报告了会议筹备过程，陕西省科委张一民顾问、西安医科大学任惠民校长参加了开幕式并讲话。会议选举产生了第一届特殊营养专业组，于志深担任组长，吴训贤担任副组长，刘继鹏、陈吉棣、王德恺、徐星友、杨家驹担任组员。本次会议的专题报告经专家们充实加工，汇编成我国第一部《特殊营养学》，由科学出版社于 1991 年 10 月出版发行。

第二届特殊营养学术会议于 1991 年 11 月在天津市召开，有来自全国各地的 125 名代表参加了会议，会议共收到论文 117 篇，大会作专题报告 6 篇，论文报告 39 篇，书面交流 91 篇。会议决定调整特殊营养专业组成员，形成了第二届特殊营养专业组，刘继鹏担任组长，陈吉棣为副组长，杨家驹、徐星友、刘广青、马淑敏、王美岭为组员，于志深为顾问。

第三届特殊营养学术会议于 1994 年 5 月在济南市召开，有来自全国各地的代表 101 人参加了会议，会议共收到论文 107 篇，会议宣读了 61 篇论文，并评选出 12 篇优秀论文。会议选举产生了第三届特殊营养专业组，刘继鹏为组长，陈吉棣为副组长，杨家驹、徐星友、马淑敏、刘广青、王美岭当选为组员，于志深为顾问。

第四届特殊营养学术会议于 1998 年 5 月在武夷山市召开。有 46 名代表参加了会议，共有 86 篇论文进行了交流。会议选举产生了第四届特殊营养专业组，高兰兴为组长，李可基为副组长，郭俊生、石元刚、白树民、伊长荣、宁鸿珍、林嗣忠、王美岭当选为组员。

第五届特殊营养学术会议于 2002 年 9 月在敦煌市召开。与会正式代表 54 人，会议共收到来稿 83 篇。会议在程义勇副理事长主持下选举产生了第五届特殊营养分会委员会，高兰兴为主任委员，李可基、郭俊生为副主任委员，石元刚、白树民、伊长荣、宁鸿珍、林嗣忠、蔺新英当选为委员，郭长江被聘为秘书。

第六届特殊营养学术会议于 2006 年 8 月在吉安市召开。参会代表共有 50 人，会议收到来稿 66 篇，覆盖了特殊营养研究的各个领域。会议选举产生了第六届特殊营养分会委员会，郭长江为主任委员，李可基和郭俊生为副主任委员，石元刚、白树民、杨昌林、宁鸿珍、刘民航、蔺新英当选为委员。会议期间，专家们认为应对 1991 年出版的《特殊营养学》进行修订，以反映近年来我国特殊营养研究领域的进展。

第七届特殊营养学术会议于 2009 年 8 月在延吉市召开。参会正式代表 63 人，会议收到来稿 80 篇。在本次会议召开之际，迎来了《特殊营养学》第二版的出版发行。该书在第一版的基础上，由顾景范、郭长江主编，经 20 多名从事特殊营养研究的专家共同修订完成。

第八届特殊营养学术会议于 2012 年 8 月在贵阳市召开。参会代表共有 60 人，会议收到来稿 73 篇，16 位专家学者作了精彩报告。会议期间进行了换届选举，郭长江、李可基分别当选为主任委员和副主任委员，白树民、杨昌林、刘民航、宁鸿珍、蔺新英、罗海吉、秦海宏、王枫、王舒然、吴蕴棠、刘天鹏、陈卡、陈伟强当选为委员。

第九届特殊营养学术会议于 2016 年 11 月在西安市召开。会议共收到论文 93 篇，大会报告 17 篇，约 150 名代表参加了会议。蒋与刚研究员主持开幕式及分会成立 30 周年的庆典活动，刘继鹏、高兰兴、郭俊生、李可基、郭长江获“特别贡献奖”，同时颁发了“优秀论文奖”。会议期间完成了换届选举，蒋与刚当选为主任委员，杨昌林、王枫当选为副主任委员，委员为陈卡、陈斌、胡传来、耿战辉、贺圣文、蔺新英、刘庆春、刘天鹏、孙素霞、史仍飞、唐咏梅、汪求真、王舒然、王晓黎、王志宏、吴蕴棠、武彩莲、薛风照、杨林、杨建军、杨雪峰、余清、张漓。由主任委员提议，聘请郭长江教授为顾问，武彩莲、庞伟为秘书。

第十届特殊营养学术会议于 2017 年 11 月在温州市召开。会议共收到论文 53 篇，专题报告 16 篇、青年学者论文报告 6 篇，约 160 人参会。会议期间召开了分会委员会议。

第十一届特殊营养学术会议于 2018 年 8 月在吉林市召开。会议共收到论文 49 篇，专题报告 15 篇、青年学者论文报告 5 篇，150 余人参会。会议期间还召开了特殊营养分会委员会议暨《现代特殊营养学》编写工作会议，由主任委员提议，王锋增补为秘书。

（顾景范　郭长江　蒋与刚）

附录二　高温作业人员膳食指导

ICS 11.020
C 55

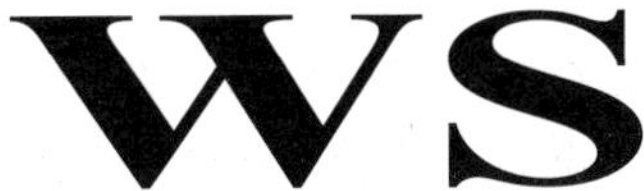

中华人民共和国卫生行业标准

WS/T 577—2017

高温作业人员膳食指导

Dietary guide for workers in hot environment

2017-09-14 发布　　2018-04-01 实施

中华人民共和国国家卫生和计划生育委员会　发布

WS/T 577—2017

前　言

本标准按照GB/T 1.1—2009给出的规则起草。

本标准起草单位：华北理工大学、中国疾病预防控制中心营养与健康所、国家安全生产监督管理总局职业安全卫生研究中心。

本标准主要起草人：唐咏梅、冯福民、王惠君、马俊、刘海燕、宁鸿珍、周瑞华、刘辉。

WS/T 577—2017

高温作业人员膳食指导

1 范围

本标准规定了高温作业人员的膳食能量和主要营养素推荐摄入量及膳食指导原则。

本标准适用于高温作业人员的膳食指导。

2 规范性引用文件

下列文件对于本文件的应用是必不可少的。凡是注日期的引用文件，仅注日期的版本适用于本文件。凡是不注日期的引用文件，其最新版本(包括所有的修改单)适用于本文件。

GJB 1637—1993 热环境军事劳动人员的水盐补给量

3 术语和定义。

下列术语和定义适用于本文件。

3.1

湿球黑球温度

WBGT 指数 wet bulb globe temperatureindex

综合评价人体接触作业环境热负荷的一个基本参量，单位为摄氏度(℃)。

3.2

高温作业 work in hot environment

在生产劳动过程中，工作地点平均 WBGT 指数等于或大于 25 ℃的作业。

3.3

工间出汗量 sweat in working

作业人员在工作期间通过皮肤丢失的水分量。

3.4

班中餐 meal during work

作业人员在工作期间的用餐。

4 能量和主要营养素推荐摄入量

4.1 能量

作业环境 WBGT 指数超过 25℃时，工作地点温度每增加 1℃，能量摄入应比一般人群增加 0.5%；班中餐能量应达到总能量的 30%。

4.2 营养素

主要营养素推荐摄入量详见表 1。

表 1 主要营养素推荐摄入量

营养素名称	推荐摄入量 /d
蛋白质	72g～79g
脂肪	占总能量的 20%～30%
碳水化合物	占总能量的 55%～65%
钠	4 000mg～6 500mg
钾	2 750mg～3 200mg
维生素 B_1	1.8mg～2.4mg
维生素 B_2	1.7mg～2.3mg
维生素 C	130mg～180mg

5 膳食指导原则

5.1 合理补充水分

在一般人群平衡膳食指导原则基础上，高温作业人员工间需适量饮水，少量多次饮用。

5.2 多吃蔬菜、水果

增加蔬菜、水果的摄入，提供较为充足的维生素和矿物质，以补充汗液中的丢失。

5.3 增加优质蛋白质摄入

增加优质蛋白质食物的摄入，以补充高温作业消耗。

5.4 食物选择

5.4.1 水

工间按作业温度和强度适量饮水（详见附录 A），也可按出汗量多少补充。宜选择淡盐水进行补充；出汗量 >3L/d 时，宜补充电解质 - 碳水化合物饮品（详见附录 B）。水或饮品温度 10℃左右为佳。推荐少量多次饮用，每次 200mL～300mL。

5.4.2 蔬菜、水果

每日蔬菜摄入量不少于500g，水果不少于400g。宜选择富含钾、维生素C和B族维生素的品种（参见附录C、附录D、附录E）。

5.4.3 优质蛋白质食物

适量多吃鱼虾、蛋、奶、大豆和瘦肉等优质蛋白质食物。建议每天奶类摄入不低于300g，每天摄入相当于50g大豆的豆制品。

5.5 合理搭配班中餐

班中餐应合理搭配，以满足工间能量需要。宜减少油脂的摄入；食物适当调味，并脱离高温环境用餐，以促进食欲和消化吸收。

附　录　A
（规范性附录）
高温作业人员适宜饮水量

不同 WBGT 指数与劳动强度的每小时饮水量见表 A.1。

表 A.1　不同 WBGT 指数与劳动强度的每小时饮水量

工作地点 WBGT 指数 ℃	劳动过程的适宜饮水量 mL/h		
	轻度劳动	中度劳动	重度劳动
25～30	310	380～530	380～560
31～35	330	560～680	600～740
36～40	380	710～830	780～930
41～45	480	860～970	970～1 110
注：中、重度劳动数据来源于 GJB 1637—1993。			

附 录 B
（规范性附录）
推荐的高温作业人员饮品的主要成分

电解质 - 碳水化合物饮品的主要成分见表 B.1。

表 B.1 电解质 - 碳水化合物饮品的主要成分

成分	每 100g 饮品中的含量
钠	25mg～70mg
钾	9mg～25mg
碳水化合物	5g～9g

WS/T 577—2017

附 录 C
（资料性附录）
常见富含钾的食物

常见富含钾的食物见表C.1。

表C.1 常见富含钾的食物 单位为mg/100g可食部

食物名称	钾	食物名称	钾
竹荪（干）[竹笙、竹参]	11 882	羽衣甘蓝	395
紫菜（干）	1 796	竹笋	389
海苔	1 774	海蟹（小）	370
小麦胚粉	1 523	鱼丸	360
黄豆[大豆]	1 503	海蜇头	331
黑豆[黑大豆]	1 377	河虾	329
桂圆肉	1 348	草鱼	312
墨鱼（干）[曼氏无针乌贼]	1 261	蘑菇（鲜蘑）	312
榛子（干）	1 244	菠菜[赤根菜]	311
芸豆（红）	1 215	小米	284
鱿鱼（干）[台湾枪乌贼]	1 131	彩椒	278
蚕豆	1 117	娃娃菜	278
辣椒（红，尖，干）	1 085	木瓜[番木瓜]	261
马铃薯粉	1 075	黑米	256
扇贝（干）[干贝]	969	青萝卜	248
大麦茶	960	韭菜	247
无花果（干）	898	海带[江白菜]	246
火龙果[仙蜜果、红龙果]	891	藕[莲藕]	243
杂豆	800	韭菜	241
花生仁（炒）	674	玉米（鲜）	238
青稞	644	薏米[薏仁米，苡米]	238
金针菜[黄花菜]	610	油菜	210
腐竹	553	柠檬	209
虾米[海米，虾仁]	550	胡萝卜（黄）	193
豆腐皮	536	小西瓜[地雷瓜]	177
枣（干）	524	橙	159
毛豆[青豆，菜用大豆]	478	鸡蛋（均值）	154
栗子仁（熟）	468	酸奶（均值）	150
香菇（干）[香蕈，冬菇]	464	豆腐干（均值）	140
葵花子（熟）	399	馒头（标准粉）	129
注：以上数据来源于《食物成分表2002》和《食物成分表2004》。			

附　录　D
（资料性附录）
常见富含维生素 C 的食物

常见富含维生素 C 的食物见表 D.1。

表 D.1　常见富含维生素 C 的食物　　单位为 mg/100g 可食部

蔬菜类	维生素 C	水果类	维生素 C
辣椒（红，小）	144	刺梨［茨莉，木梨子］	2 585
芥蓝［甘蓝菜，盖蓝菜］	76	酸枣	900
甜椒［灯笼椒，柿子椒］	72	枣（鲜）	243
芥菜（大叶）［盖菜］	72	冬枣	243
鱼腥草［蕺菜，臭菜］	70	番石榴［鸡矢果，番桃］	68
豌豆苗	67	中华猕猴桃［毛叶猕猴桃］	62
羽衣甘蓝	63	红果［山里红，大山楂］	53
辣椒（青，尖）	62	草莓［洋莓，凤阳草莓］	47
菜花（花椰菜）	61	桂圆	43
苦瓜［凉瓜，癞瓜］	56	香蕉［甘蕉］	43
西兰花［绿菜花］	51	芒果［抹猛果，望果］	41
藕［莲藕］	44	葡萄柚（台湾）［西柚］	38
香椿［香椿芽］	40	金桔［金枣］	35
豆角（白）	39	荔枝	35
油菜	36	橙	33
菠菜［赤根菜］	32	柿	30
大白菜（均值）	31	柑桔（均值）	28
小白菜	28	葡萄（均值）	25
韭菜	24	柚［文旦］	23
洋葱（白皮，脱水）	22	柠檬	22
注：以上数据来源于《食物成分表 2002》和《食物成分表 2004》。			

附 录 E
（资料性附录）
常见富含 B 族维生素的食物

常见富含维生素 B_1 的食物见表 E.1。

表 E.1 常见富含维生素 B_1 的食物 单位为 mg/100g 可食部

食物名称	维生素 B_1	食物名称	维生素 B_1
小麦胚粉	3.50	玉米面（黄）	0.26
葵花子仁	1.89	绿豆	0.25
高蛋白豆米粉（籼米）	1.10	杂豆	0.24
榛子（干）	0.62	南瓜子仁	0.23
辣椒（红，尖，干）	0.53	面条（均值）	0.22
豌豆	0.49	黑豆[黑大豆]	0.20
绿豆面	0.45	木瓜[番木瓜]	0.20
开心果（熟）	0.45	挂面（均值）	0.19
大麦[元麦]	0.43	栗子（熟）[板栗]	0.19
全脂加糖奶粉	0.42	松子仁	0.19
黄豆[大豆]	0.41	香菇（干）[香蕈，冬菇]	0.19
松子（生）	0.41	鸭蛋	0.17
小麦	0.40	小麦粉（富强粉，特一粉）	0.17
莜麦面	0.39	木耳（干）[黑木耳，云耳]	0.17
蚕豆	0.37	玉米（鲜）	0.16
青稞	0.34	大麦茶	0.16
粳米（标三）	0.33	金针菇[智力菇]	0.15
黑米	0.33	毛豆[青豆，菜用大豆]	0.15
小米	0.33	腐竹	0.13
芸豆	0.33	无花果（干）	0.13
茶树菇（干）	0.32	荔枝	0.13
豆腐皮	0.31	鸡蛋（均值）	0.11
荞麦	0.28	稻米（均值）	0.11
玉米（白，干）	0.27	马铃薯（蒸）	0.11
紫菜（干）	0.27	鱼片干	0.11
注：以上数据来源于《食物成分表 2002》和《食物成分表 2004》。			

常见富含维生素 B_2 的食物见表E.2。

表E.2　常见富含维生素 B_2 的食物　　单位为mg/100g可食部

食物名称	维生素 B_2	食物名称	维生素 B_2
元蘑(干)	10.75	芸豆(虎皮)	0.28
猪肝	2.08	鸡蛋(均值)	0.27
杏仁(大)	1.82	牛肉干	0.26
玉米片	1.53	娃娃菜	0.26
猪肾	1.14	葵花子(炒)	0.26
鸡肝	1.10	银耳(干)[白木耳]	0.25
蘑菇(干)	1.10	猪肉(腿)	0.24
紫菜(干)	1.02	豌豆尖	0.23
黄鳝[鳝鱼]	0.98	榛子(炒)	0.22
海苔	0.93	鸭(均值)	0.22
大麦茶	0.71	扇贝(干)[干贝]	0.21
桑葚(干)	0.61	金针菜[黄花菜]	0.21
火龙果[仙蜜果、红龙果]	0.58	黄豆[大豆]	0.20
杏仁	0.56	杂豆	0.20
金丝小枣	0.5	金针菇[智力菇]	0.19
扁豆	0.45	羽衣甘蓝	0.18
木耳(干)[黑木耳,云耳]	0.44	菠菜(脱水)	0.18
螺(均值)	0.40	槐花[洋槐花,豆槐花]	0.18
鱼片干	0.39	罗非鱼	0.17
桂圆肉	0.39	栗子(鲜)[板栗]	0.17
野苋菜[假苋菜]	0.36	枣(干)	0.16
乳鸽	0.36	辣椒(红,尖,干)	0.16
蘑菇(鲜蘑)	0.35	荞麦	0.16
鸭蛋	0.35	荠菜[蓟菜,菱角菜]	0.15
黑豆[黑大豆]	0.33	酸奶(均值)	0.15
芒果(大头)	0.32	海带[江白菜]	0.15

注:以上数据来源于《食物成分表2002》和《食物成分表2004》。

附录三 紧急情况下的营养保障指南

ICS 11.020
C 55

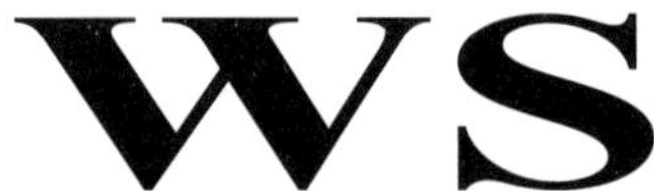

中华人民共和国卫生行业标准

WS/T 425—2013

紧急情况下的营养保障指南

Guideline of nutrition security in emergency

2013-04-18 发布　　2013-10-01 实施

中华人民共和国国家卫生和计划生育委员会 发 布

WS/T 425—2013

前 言

本标准按照GB/T 1.1—2009给出的规则起草。

本标准起草单位：中国疾病预防控制中心营养与食品安全所、河南省疾病预防控制中心、湖北省疾病预防控制中心、辽宁省疾病预防控制中心、浙江省疾病预防控制中心、江西省疾病预防控制中心。

本标准主要起草人：张兵、杨晓光、霍军生、张坚、常素英、王惠君、张书芳、宋毅、李绥晶、章荣华、付俊杰、张继国、王志宏、杜文雯、苏畅、张伋。

WS/T 425—2013

紧急情况下的营养保障指南

1 范围

本标准规定了紧急情况下营养保障的原则和措施。

本标准适用于在自然灾害如地震、洪灾等紧急情况下，通过合理的食物供应保障受灾人群基本的营养需要。

2 规范性引用文件

下列文件对于本文件的应用是必不可少的。凡是注日期的引用文件，仅注日期的版本适用于本文件。凡是不注日期的引用文件，其最新版本（包括所有的修改单）适用于本文件。

中国居民膳食指南

3 术语和定义

下列术语和定义适用于本文件。

3.1

紧急情况 emergency

突发性地威胁人类生命和公众健康的情况，常会造成食物短缺、缺乏安全饮水、医疗保健不足和恶劣的卫生条件，使人群发生营养不良的风险增加，最终导致人群死亡率的增加。

3.2

营养缺乏 nutritional deficiency

机体从食物中获得的能量、营养素不能满足身体需要，从而影响生长发育或正常生理功能的现象。

3.3

辅食营养补充品 complementary food supplement

用于在6月～36月龄婴幼儿辅食中添加的含高密度多种微量营养素（维生素和矿物质）的补充品，其中含或不含食物基质和其他辅料。目前常用的形式有：辅食营养素补充食品、辅食营养素补充片、辅食营养素撒剂。

3.4

强化食品 fortificated food

加入了一定量的营养强化剂的食品。营养强化剂是指为了增加食品中的营养成分而加入到食品中的天然或人工合成的营养素和其他营养物质。

3.5　婴儿配方食品　infant formula

3.5.1　乳基婴儿配方食品

以乳类及乳蛋白制品为主要原料，加入适量的维生素、矿物质和（或）其他成分，仅用物理方法生产加工制成的液态或粉状产品。

3.5.2　豆基婴儿配方食品

以大豆及大豆蛋白制品为主要原料，加入适量的维生素、矿物质和（或）其他成分，仅用物理方法生产加工制成的液态或粉状产品。

4　营养保障原则

4.1　紧急情况发生不同时期，根据人群营养需要，采取相应的营养保障措施。

4.2　初期重点关注饮水和能量的供应，过渡期在保证饮水的基础上，重点关注能量和蛋白质的供应。

4.3　优先保障婴幼儿、孕妇等特定人群的营养需要。

5　营养保障措施

5.1　一般人群营养需要和食物分配

5.1.1　紧急情况发生初期（应急阶段）

5.1.1.1　每人每日至少1 000mL饮用水。

5.1.1.2　最低能量需要为4 183kJ（1 000kcal）/（人•日）。

5.1.1.3　提供食物应至少满足最低能量需要。常见方便食品主要营养成分含量及方便食品分配举例参见附录A。

5.1.1.4　确保提供足够谷类食物，优先提供容易保存、易于食用、能量密度高的方便食品和营养强化食品。

5.1.1.5　满足最低能量需要的食物供应最长不应超过7d，尽快提供种类多样、营养丰富的食物。

5.1.2　紧急情况发生过渡期

5.1.2.1　男性最低能量需要为8 366kJ（2 000kcal）/（人•日），女性最低能量需要为7 530kJ（1 800kcal）/（人•日）；最低蛋白质需要量为50g/（人•日）。

5.1.2.2　基本分配食物包括谷类食物、豆类食物和食用油，如有条件应该提供新鲜蔬菜水果、肉类和蛋类等，不同能量水平建议的食物摄入量参见附录B。

5.1.2.3　保证饮用水供应，优先提供强化食品。在食物种类单一的情况下，可提供复合营养素补充剂。

5.1.2.4　开展快速营养调查和评估，当发现营养缺乏时，要及时给予干预。

5.1.2.5　过渡期后，可参照《中国居民膳食指南》对人群进行营养教育和指导。

5.2　特定人群营养需要和食物分配

5.2.1　婴幼儿

5.2.1.1　0 月～6 月龄婴儿，保护、支持和促进纯母乳喂养。不能用纯母乳喂养婴儿时，如果确实有必要暂时或长期使用母乳代用品，应该在母亲或主要看护人知情同意之后，选择适宜的婴儿配方奶，并由经验丰富的卫生工作者讲解、示范和随访其使用，提供定期喂养指导和健康监测。

5.2.1.2　6 月～24 月龄婴儿，继续母乳喂养，并及时合理添加营养丰富的辅助食品。如果确实有必要暂时或长期使用母乳代用品，应该在母亲或主要看护人知情同意之后，选择适宜的婴儿配方奶，并由经验丰富的卫生工作者讲解、示范和随访其使用，提供定期喂养指导和健康监测；当幼儿满 2 岁时，每日应继续提供适龄的幼儿配方食品。

5.2.1.3　提供婴幼儿辅食营养补充品（营养包）。

5.2.2　儿童青少年

5.2.2.1　每人每日至少 1 000mL 饮用水。

5.2.2.2　保证足够的能量和蛋白质摄入，满足生长发育的基本需要，儿童青少年能量和蛋白质推荐摄入量（RNIs）参见附录 C。

5.2.2.3　优先提供营养素密度高的食物。

5.2.3　孕妇和乳母

5.2.3.1　在基本营养需要的基础上，孕妇每日额外需要能量 840kJ（200kcal），乳母每日额外需要能量 2 092kJ（500kcal）。孕妇每日额外需要蛋白质 5g（早期）、15g（中期）、20g（晚期），乳母每日额外需要蛋白质 20g。

5.2.3.2　提供强化食品和复合营养素补充剂，保证足够微量营养素的摄入。

5.2.3.3　在一般成人供给的基础上适量增加饮水，保证身体基本需要。

附 录 A
（资料性附录）
紧急情况发生初期的常见方便食品主要营养成分含量及方便食品分配举例

紧急情况发生初期的常见方便食品主要营养成分含量及方便食品分配举例见表 A.1 和表 A.2。

表 A.1 常见方便食品主要营养成分含量（以每 100g 可食部计）

食物类别	食物名称	能量	蛋白质 g	脂肪 g
谷类	方便面	1 975kJ（472kcal）	9.5	21.1
	干脆面	2 115kJ（505kcal）	11.4	27.0
	面包	1 305kJ（312kcal）	8.3	5.1
	饼干	1 812kJ（433kcal）	9.0	12.7
	蛋糕	1 452kJ（347kcal）	8.6	5.1
	八宝粥	340kJ（81kcal）	1.5	4.4
豆类	豆腐干	632kJ（151kcal）	15.8	7.8
肉类	火腿肠	887kJ（212kcal）	14.0	10.4
	香肠	2 125kJ（508kcal）	24.1	40.7
	牛肉干	2 301kJ（550kcal）	45.6	40.0
鱼类	鱼肉粒	1 574kJ（376kcal）	27.1	3.3
薯类	甘薯条	1 414kJ（338kcal）	2.4	0.1
坚果	花生米	2 431kJ（581kcal）	23.9	44.4
奶类	牛奶	226kJ（54kcal）	3.0	3.2
水果	凤梨干	172kJ（41kcal）	0.5	0.1
蔬菜	榨菜	121kJ（29kcal）	2.2	0.3

表 A.2 紧急情况发生初期方便食品分配举例

示例 1	示例 2	示例 3
干脆面（100g）	饼干（200g）	方便面（300g）
香肠（100g）	豆腐干（100g）	火腿肠（100g）
榨菜（100g）	火腿肠（100g）	榨菜（150g）
	花生米（50g）	牛奶（250mL）
		花生米（50g）
能量：4 361kJ（1 042kcal）	能量：6 359kJ（1 520kcal）	能量：8 774kJ（2 097kcal）
蛋白质：37.7g	蛋白质：60.0g	蛋白质：65.2g
注：表 A.2 列举了 3 种分配食物组合。每种食物分配包含不同的方便食品，其所提供的能量和蛋白质也不相同。在紧急情况下，可根据现有食物资源合理分配。		

附　录　B

（资料性附录）

一般人群不同能量水平建议的食物摄入量

一般人群不同能量水平建议的食物摄入量表B.1。

表B.1　不同能量水平建议的食物摄入量　　单位为克每天

能量水平	6 700kJ（1 600kcal）	7 550kJ（1 800kcal）	8 350kJ（2 000kcal）	9 200kJ（2 200kcal）	10 050kJ（2 400kcal）	10 900kJ（2 600kcal）	11 700kJ（2 800kcal）
谷类	225	250	300	300	350	400	450
大豆类	30	30	40	40	40	50	50
蔬菜	300	300	350	400	450	500	500
水果	200	200	300	300	400	400	500
肉类	50	50	50	75	75	75	75
乳类	300	300	300	300	300	300	300
蛋类	25	25	25	50	50	50	50
水产品	50	50	75	75	75	100	100
烹调油	20	25	25	25	30	30	30
食盐	6	6	6	6	6	6	6

注：中国居民膳食宝塔建议的每人每日各类食物适宜摄入量范围适用于一般健康成年人，按照7个能量水平分别建议了10类食物的摄入量，应用时要根据自身的能量需要进行选择。

附 录 C
（资料性附录）
儿童青少年能量和蛋白质的推荐摄入量（RNIs）

儿童青少年能量和蛋白质的推荐摄入量（RNIs）见表C.1。

表C.1 儿童青少年能量和蛋白质的推荐摄入量（RNIs）

年龄 岁	能量 MJ/d（kcal/d）		蛋白质 g/d	
	男	女	男	女
3～	5.64（1 350）	5.43（1 300）	45	45
4～	6.06（1 450）	5.83（1 400）	50	50
5～	6.70（1 600）	6.27（1 500）	55	55
6～	7.10（1 700）	6.67（1 600）	55	55
7～	7.53（1 800）	7.10（1 700）	60	60
8～	7.94（1 900）	7.53（1 800）	65	65
9～	8.36（2 000）	7.94（1 900）	65	65
10～	8.80（2 100）	8.36（2 000）	70	65
11～	10.04（2 400）	9.20（2 200）	75	75
14～17	12.00（2 900）	9.62（2 400）	80	80

附录四 军人营养素供给量

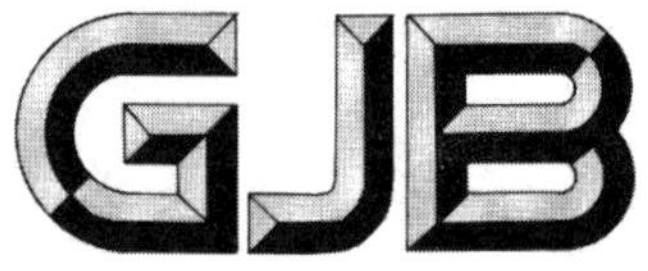

中华人民共和国国家军用标准

FL 5315

GJB 823B—2016
代替 GJB823A-1998

军人营养素供给量

Dietary allowances for military personnel

2016—05—05 发布 2016—06—01 实施

中央军委后勤保障部 批 准

前 言

本标准是对 GJB 823A—1998《军人营养素供给量》的修订。

本标准与 GJB 823A—1998《军人营养素供给量》相比，主要变化如下：

a）增加了钠、钾、镁、磷的供给量；

b）增加了钙、磷、铁、锌、硒、碘、维生素 A 、维生素 D、维生素 E、烟酸（烟酰胺）、维生素 B_6、维生素 C 可耐受最高摄入量；

c）调整了部分人员锌、硒、维生素 A、维生素 D、维生素 E、维生素 B_1、维生素 B_2、维生素 C 供给量；

d）将陆勤人员军事劳动强度分级调整为附录 B。

本标准的附录 A 为资料性附录，附录 B 为规范性附录。

本标准由中央军委后勤保障部卫生局提出并归口。

本标准起草单位：中国人民解放军军事医学科学院、第二军医大学、海军医学研究所和空军航空医学研究所。

本标准主要起草人：郭长江、郭俊生、金宏、杨昌林、刘民航、蒋与刚、陈伟强。

本标准所代替标准历次发布为：

—GJB 823-89；

—GJB 823A—1998。

GJB 823B—2016

军人营养素供给量

1　范围

本标准规定了陆、海、空勤人员每日膳食能量及各种营养素供给量和部分营养素可耐受最高摄入量。

本标准适用于制订军人食物定量、指导餐谱设计、评价膳食营养状况和军用食品的研究与开发。

2　引用文件

下列文件中的有关条款通过引用而成为本标准的条款。凡注日期或版次的引用文件，其后的任何修改单（不包含勘误的内容）或修订版本都不适用于本标准，但提倡使用本标准的各方探讨使用其最新版本的可能性。凡不注日期或版次的引用文件，其最新版本适用于本标准。

GJB 1637 热环境军事劳动人员的水盐补给量

3　术语和定义

下列术语和定义适用于本标准。

3.1　能量 energy

通过食物摄取的碳水化合物、脂肪和蛋白质在体内氧化而释放的能，以焦耳（joule，J）或卡（calorie，cal）为单位。

3.2　营养素 nutrient

食物中具有特定生理作用，能维持机体生长、发育、活动、生殖以及正常代谢所需的物质，包括蛋白质、脂类、碳水化合物、矿物质及维生素等。

3.3　反式脂肪酸 trans fatty acid

含有一个或一个以上非共轭反式双键的不饱和脂肪酸。

3.4　军人营养素供给量 dietary allowances for military personnel

根据军队实际情况制定的能够提供满足军人每日不同军事劳动作业所需能量和营养素的量值。

3.5　可耐受最高摄入量 tolerable upper intake level，UL

为避免营养素摄入过多可能对健康造成的危害，规定平均每日摄入营养素的最高限量。

4　军人营养素供给量

4.1　男性军人营养素供给量

男性军人每日膳食能量和营养素供给量见表 1 。

4.2 女性军人营养素供给量

女性军人每日膳食能量供给量按男性军人同级劳动强度的80%~90%数量供给，蛋白质、矿物质和维生素供给量按表1执行。

5 部分营养素可耐受最高摄入量

钙、磷、铁、锌、硒、碘、维生素A、维生素D、维生素E、烟酸（烟酰胺）、维生素B_6、维生素C可耐受最高摄入量见表1。

表1 军人每日膳食能量和营养素供给量及部分营养素可耐受最高摄入量

能量及营养素	陆勤				海勤			空勤	可耐受最高摄入量
	轻度劳动[a]	中度劳动[a]	重度劳动[a]	极重度劳动[a]	水面舰艇人员	潜艇人员	核潜艇人员	飞行人员	
能量[b]，MJ（kcal）	10.9~<12.6（2 600~<3 000）	12.6~<14.6（3 000~<3 500）	14.6~<16.7（3 500~<4 000）	16.7~<18.8（4 000~<4 500）	13.8~15.1（3 300~3 600）	13.8~15.1（3 300~3 600）	14.6~15.5（3 500~3 700）	13.0~15.1（3 100~3 600）	—
蛋白质，g	90	100	120	130	110	120	120	120	—
钠，mg	3 400	3 400	3 400	3 400	3 400	3 400	3 400	3 400	—
钾，mg	3 000	3 000	3 000	3 000	3 000	3 000	3 000	3 000	—
镁，mg	410	410	410	410	410	410	410	410	—
钙，mg	800	800	800	800	800	800	800	800	2 000
磷，mg	1 000	1 000	1 000	1 000	1 000	1 000	1 000	1 000	3 500
铁，mg	15	15	15	15	15	15	15	15	42
锌，mg	20	20	20	20	20	20	20	20	40
硒，μg	60	60	60	60	60	60	60	60	400
碘，μg	150	150	150	150	150	150	150	150	600
维生素A，μgRAE	1 000	1 000	1 000	1 000	1 500	1 800	2 250	1 500	3 000
维生素D，μg	10	10	10	10	15	15	15	15	50
维生素E，mg	20	20	20	30	30	30	30	30	700
维生素B_1，mg	1.5	2.0	2.5	3.0	2.5	3.0	3.0	3.0	—
维生素B_2，mg	1.4	1.6	1.8	2.0	2.0	2.5	3.0	3.0	—
烟酸[c]，mgNE	15	20	25	25	20	20	25	20	35
维生素B_6，mg	2	2	2	3	2	3	3	3	60
维生素C，mg	100	120	140	150	150	150	150	150	2 000

注：能量、维生素A、维生素D、烟酸单位计算或换算方法见附录A。

a. 陆勤人员军事劳动强度分级见附录B。

b. 能量为男性军人每日膳食能量供给量，女性军人每日膳食能量供给量按男性军人同级劳动强度的80%~90%数量供给；

c. 烟酸另一种形式烟酰胺的可耐受最高摄入量为310mg。

GJB 823B—2016

6 膳食营养素质量的要求

6.1 膳食中产能的营养素占总能量的百分比分别为：蛋白质 12%～15%；脂肪 20%～30%；碳水化合物 55%～65%。

6.2 陆勤人员摄入动物性蛋白质和大豆蛋白质之和应占摄入蛋白质总量的 30%～50%；海勤、空勤人员摄入动物性蛋白质应占摄入蛋白质总量的 30%～50%。

6.3 每日饱和脂肪摄入量不应超过总脂肪摄入量的 30%，每日反式脂肪酸摄入量不应超过能量摄入量的 1%。

6.4 海、空勤人员维生素 A 摄入量至少应有三分之一来源于动物性食物。

7 特殊环境与特殊作业部队的膳食营养素要求

7.1 寒区部队冬季（12 月、1 月、2 月）脂肪摄入量所产生的能量上限可达总能量的 35%。

7.2 热区部队夏季（7 月、8 月、9 月）水溶性维生素（维生素 B_1、维生素 B_2、烟酸、维生素 B_6、维生素 C）摄入量应增加 10%，水盐补给量按 GJB 1637 执行。

7.3 高原部队各级劳动强度能量供给量应在表 1 规定的摄入量基础上再增加 10%。

7.4 潜艇与核潜艇出航人员、飞行员以及接触放射性物质的人员维生素供给量除按表 1 的规定供应外，每日应增加 1 片复合维生素。

GJB 823B—2016

附　录　A
（资料性附录）
单位换算公式

A.1　能量单位

1kJ = 0.239kcal

1kcal = 4.184kJ

1 000kJ = 1MJ = 239kcal

1 000kcal = 4 184kJ = 4.184MJ

A.2　维生素 A 单位

1μg 视黄醇活性当量（RAE）= 1μg 全反式视黄醇

1μg 视黄醇活性当量（RAE）= 12μg 全反式 β- 胡萝卜素
= 2μg 溶于油剂的纯品全反式 β- 胡萝卜素
= 24μg 其他维生素 A 原类胡萝卜素

1IU 维生素 A = 0.3μg 视黄醇活性当量（RAE）

膳食维生素 A（RAE）= 膳食或补充剂来源全反式视黄醇（μg）+ 1/2μg 补充剂纯品全反式 β- 胡萝卜素（μg）+ 1/12 膳食全反式 β- 胡萝卜素（μg）+ 1/24 膳食其他维生素 A 原类胡萝卜素（μg）

A.3　维生素 D 单位

1μg 维生素 D = 40IU 维生素 D

1IU 维生素 D = 0.025μg 维生素 D

A.4　烟酸单位

1mg 烟酸当量（NE）= 1mg 烟酸
= 60mg 色氨酸

膳食烟酸（mgNE）= 烟酸（mg）+ 1/60 色氨酸（mg）

附　录　B
（规范性附录）
陆勤人员军事劳动强度分级

B.1　轻度劳动

以室内作业为主，能量消耗在 10.9～<12.6MJ（2 600～<3 000kcal），如上课、出操、站岗、放哨、雷达操作、报务及其他类似的活动。

B.2　中度劳动

以营区作业为主，能量消耗在 12.6～<14.6MJ（3 000～<3 500kcal），如投弹、瞄准、射击、队列训练、炮兵基础训练及其他类似活动。

B.3　重度劳动

以野营作业为主，能量消耗在 14.6～<16.7MJ（3 500～<4 000kcal），如步兵野营训练、炮兵靶场训练、坦克修理、坦克与装甲车行车训练及其他类似活动。

B.4　极重度劳动

以平、战时体力消耗超常的作业为主，能量消耗在 16.7～<18.8MJ（4 000～<4 500kcal），如各种部队攻防演习或战斗、抢险救灾、负重越野行军、突击抢修施工、筑路架桥及其他类似活动。

附录五 军人食物定量

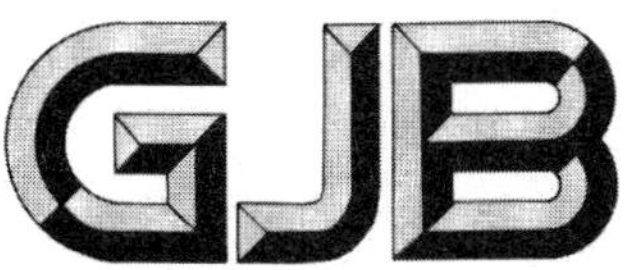

中华人民共和国国家军用标准

FL 5205

GJB 826B—2010
代替 GJB826A-2000

军人食物定量

Dietary ration for soldier

2010—02—10 发布 2010—05—01 实施

中国人民解放军总后勤部 批 准

GJB 826B—2010

前 言

本标准是对 GJB 826A—2000《军人食物定量》的修订。

本标准与 GJB 826A—2000 相比主要有下列变化：

a）调整了食物结构；

b）调整了粮食、动物性食物、水果、乳类、豆制品等食物品种的定量；

c）灶别划分调整为三个类别。

本标准的附录 A 为资料性附录。

本标准由中国人民解放军总后勤部军需物资油料部提出并归口。

本标准起草单位：中国人民解放军军事医学科学院卫生学环境医学研究所、空军航空医学研究所、海军医学研究所。

本标准主要起草人：金宏，郭长江，刘民航，杨昌林，李培兵，高兰兴。

本标准所代替标准历次发布为：

GJB 826—1990，GJB 826A—2000。

GJB 826B—2010

军人食物定量

1 范围

本标准规定了军人、部队在编职工日膳食中主要食物、燃料的供给量。

本标准所列定量为食用标准，适用于部队伙食安排和配餐。

2 引用文件

下列文件中的有关条款通过引用而成为本标准的条款。凡注日期或版次的引用文件，其后的任何修改单（不包含勘误的内容）或修订版本都不适用于本标准，但提倡使用本标准的各方探讨使用其最新版本的可能性。凡不注日期或版次的引用文件，其最新版本适用于本标准。

《军粮供应管理暂行办法》[1997]后需字第4号

3 术语和定义

下列术语和定义适用于本标准。

军人食物定量 dietary ration for soldier

根据军人日膳食营养素供给量标准，结合经费和物质条件等情况所规定的每人每日供应的食物品种和数量。

4 军人食物定量标准

4.1 灶别划分

军人日膳食的灶别按军事作业的特点、环境条件及执行勤务的特殊需要划分为一类灶、二类灶、三类灶。

4.2 食物定量标准

军人食物定量应符合表1的规定。

4.3 食物供应要求

4.3.1 粮食

供应质量和比例，按《军粮供应管理办法》规定执行，建议采购一定比例的粗、杂粮。

4.3.2 畜肉

为猪、牛、羊肉及其脏腑（主要应以肝脏为主），一类灶供应的瘦肉应占70%以上，二、三类灶供应的瘦肉应占90%以上；猪、牛、羊、禽的肉类可等量替换；猪排骨和羊排骨按50%折算为相应的肉类。

4.3.3 禽蛋

鸡、鸭、鹅等禽蛋可等量相互替换。

4.3.4 牛奶（粉）

应首选供应牛奶；无法供应牛奶时，可用奶粉替换，与牛奶按3∶20的比例折算；有条件亦可选择酸奶。

4.3.5 鱼虾类

海鱼的供应量应不少于20%。

GJB 826B—2010

表 1　中国人民解放军军人食物定量(单位:克/人·日)

序号	食物品种		一类灶	二类灶	三类灶
1	粮食，	g/人·日	700	600	500
2	畜肉，	g/人·日	180	200	200
3	禽肉，	g/人·日	60	100	140
4	禽蛋，	g/人·日	70	100	100
5	鱼虾类，	g/人·日	90	150	240
6	牛奶，	g/人·日	200	250	300
7	大豆，	g/人·日	80	80	80
8	蔗糖，	g/人·日	30	30	30
9	植物油，	g/人·日	50	60	70
10	蔬菜，	g/人·日	750	750	750
11	水果，	g/人·日	200	250	300
12	食用菌(干)，	g/人·日	5	10	15
13	干菜类，	g/人·日	10	20	25
14	巧克力，	g/人·日	--	10	20
15	复合维生素，	片	--	--	1
16	饮料		5%	10%	10%
17	调料		10%	10%	10%

注 1：饮料、调料实行折款供给，为表中 2～14 项食物折款总和的百分比。
注 2：维生素片可根据需要酌情补充。

4.3.6　大豆

可选择豆制品，换算为相应大豆的量。部分豆制品与大豆的折算率见附录 A。

4.3.7　蔬菜

深色蔬菜应占 60% 以上。

4.3.8　食用菌(干)

包括蘑菇、木耳、银耳等干的菌菇类，其与鲜菌菇类的折算比为干∶鲜 =1∶10。

4.3.9　干菜

包括干的海藻类、干菜类和野菜类等。

4.3.10　植物油

三类灶的 2/3 应为橄榄油或山茶油。

4.3.11　饮料类

包括茶叶、果汁、咖啡等。

5　炊事燃料

炊事用煤一至三类灶分别为：1 000g/人·日、1 200g/人·日和 1 500g/人·日，质量应与国家供应居民生活用煤所规定的质量标准相同。应用其它燃料可按煤作价折款，用于其它燃料的购置。

附 录 A
（资料性附录）
大豆与部分大豆类食物折算量 100g

大豆与部分大豆类食物折算量见表 A.1。

表 A.1 部分大豆类食物折算量（相当于 100 克大豆的豆制品量） 单位为克

食物名称	重 量	食物名称	重 量
北豆腐	290	豆腐丝	160
南豆腐	560	素鸡豆腐	210
内酯豆腐	700	腐竹	70
豆腐干	220	豆浆	1 460
注：豆制品按照与大豆的蛋白质比折算			

附录六　食品安全国家标准运动营养食品通则

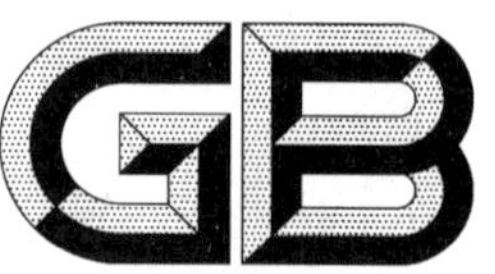

中华人民共和国国家标准

GB 24154—2015

食品安全国家标准

运动营养食品通则

2015-11-13 发布　　2016-11-13 实施

中华人民共和国
国家卫生和计划生育委员会　发布

GB 24154—2015

前 言

本标准代替 GB/T 24154—2009《运动营养食品通则》，整合了 QB/T 2831—2006《运动营养食品能量补充食品》、QB/T 2832—2006《运动营养食品蛋白补充食品》、QB/T 2833—2006《运动营养食品能量控制食品》、QB/T 2834—2006《运动营养食品食用肌酸》、QB/T 2895—2007《运动营养食品运动人群营养素》及卫生部 2008 年 18 号公告《运动营养食品中食品添加剂和食品营养强化剂使用规定》的相应内容。

本标准与 GB/T 24154—2009 相比，主要变化如下：

——标准名称修改为“食品安全国家标准　运动营养食品通则”；

——明确了“术语和定义”；

——修改了“产品分类”的描述，将其按照特征营养素分类和运动项目分类。“补充维生素、矿物质类”与“补充恢复运动性疲劳的营养物质类”归纳入“按运动项目分类”中，删除了“复合营养物质类”、“其他类”；

——增加了“感官要求”；

——删除了“补充能量类”中“冲调饮用能量补充食品”的技术指标；

——修改了“控制能量类”的产品分类；

——合并了“补充能量类”、“控制能量类”、“补充蛋白质类”的技术指标；

——增加了按运动项目分类产品的技术要求；

——增加了“污染物限量”的规定；

——增加了“真菌毒素限量”的规定；

——增加了“微生物限量”的要求；

——修改了营养强化剂的使用规定；

——修改了标签的要求；

——修改了附录 A；

——删除了原附录 B“不同来源蛋白质的经消化率修正的氨基酸评分（PDCAAS）”；

——增加了附录 B“肌酸的质量要求及测定方法”。

GB 24154—2015

食品安全国家标准
运动营养食品通则

1 范围

本标准适用于运动营养食品。

2 术语和定义

2.1 运动营养食品

为满足运动人群(指每周参加体育锻炼3次及以上、每次持续时间30min及以上、每次运动强度达到中等及以上的人群)的生理代谢状态、运动能力及对某些营养成分的特殊需求而专门加工的食品。

3 产品分类

3.1 按特征营养素分类

注:针对能量和蛋白质等的不同需求而设计的运动营养食品,分为三类。

3.1.1 补充能量类

以碳水化合物为主要成分,能够快速或持续提供能量的运动营养食品。

3.1.2 控制能量类

能够满足运动控制体重需求的运动营养食品,含促进能量消耗和能量替代两种。

3.1.3 补充蛋白质类

以蛋白质和/或蛋白质水解物为主要成分,能够满足机体组织生长和修复需求的运动营养食品。

3.2 按运动项目分类

注:针对不同运动项目的特殊需求而设计的运动营养食品,分为三类。

3.2.1 速度力量类

以肌酸为特征成分,适用于短跑、跳高、球类、举重、摔跤、柔道、跆拳道、健美及力量器械练习等人群使用的运动营养食品。

3.2.2 耐力类

以维生素 B_1 和维生素 B_2 为特征成分,适用于中长跑、慢跑、快走、自行车、游泳、划船、有氧健身操、舞蹈、户外运动等人群使用的运动营养食品。

3.2.3 运动后恢复类

以肽类为特征成分，适用于中、高强度或长时间运动后恢复的人群使用的运动营养食品。

4 技术要求

4.1 基本要求

运动营养食品中所使用的原料应符合相应的标准和 / 或相关规定，不得添加世界反兴奋剂机构禁用物质。

4.2 感官要求

运动营养食品的色泽、滋味、气味、组织状态、冲调性应符合相应产品的特性，不应有正常视力可见的外来异物。

4.3 技术指标

4.3.1 按特征营养素分类的各类产品需满足的技术指标应符合表 1 的要求。其中补充蛋白质类产品中优质蛋白质所占比例应不低于 50%。

表 1 各类产品的特征营养素技术要求

项目	补充能量类		控制能量类				补充蛋白质类		
			促进能量消耗		能量替代				
	固态	半固态或液态	固态	半固态或液态	部分代餐	完全代餐	固态	半固态或液态	粉状（需冲调后食用）
能量	≥1 500kJ/100g	≥150kJ/100g	≤300kJ/100g	≤80kJ/100g	835kJ/ 餐～1 670kJ/ 餐	3 350kJ/d～5 020kJ/d	—	—	—
碳水化合物提供的能量占产品总能量的比例 /%	≥60	≥60	—	—	—	—	—	—	—
蛋白质[a]/(g/100g)	—	—	—	—	—	—	≥15	≥4	≥50
蛋白质提供的能量占产品总能量的比例 /%	—	—	—	—	25～50	25～50	—	—	—
脂肪 /(g/100g)	—	—	—	—	—	—	≤15	≤1.5	≤6
脂肪提供的能量占产品总能量的比例 /%	—	—	≤25	≤25	≤25	≤25	—	—	—

[a] 蛋白质含量的计算，应以氮（N）×6.25。

4.3.2 按运动项目分类的各类产品中必须添加成分和建议添加成分应符合表 2 的要求，其每日使用量应符合表 3 的要求。

表 2 产品必须添加成分和建议添加成分

成分	产品分类		
	速度力量类	耐力类	运动后恢复类
必须添加成分	肌酸	维生素 B_1、维生素 B_2	肽类
建议添加成分	谷氨酰胺、β-羟基-β-甲基丁酸钙、1,6-二磷酸果糖	肽类、左旋肉碱、咖啡因、维生素 B_6	谷氨酰胺、L-亮氨酸、L-异亮氨酸、L-缬氨酸

表 3 各类运动项目产品中营养成分的种类和每日使用量

成分	每日使用量[a]	参考检验方法
咖啡因 /mg	20～100	GB 5009.139
肌酸 /g	1～3	附录 B
谷氨酰胺 /g	3.5～15.0	—
肽类 /g	1～6	GB/T 22492
β-羟基-β-甲基丁酸钙 /g	1～3	—
1,6-二磷酸果糖 /g ≤	0.3	—
L-亮氨酸 /g	1.5～3	—
L-异亮氨酸 /g	0.75～1.5	—
L-缬氨酸 /g	0.75～1.5	—
[a] 其他成分含量应符合附录 A 表 A.1 的要求。		

4.3.3 如在 4.3.1 和 4.3.2 产品中选择添加或标签中标示含有表 A.1 中的一种或多种成分，其含量应符合表 A.1 的规定。

4.4 污染物限量

污染物限量应符合表 4 的规定。

表 4 污染物限量

项目	限量		检验方法
	固态、半固态或粉状	液态	
铅 /(mg/kg) ≤	0.5	0.05	GB 5009.12
总砷 /(mg/kg) ≤	0.5	0.2	GB 5009.11

4.5 真菌毒素限量

真菌毒素限量应符合表 5 的规定。

表 5 真菌毒素限量

项目		限量	检验方法
黄曲霉毒素 M_1[a]/(μg/kg)	≤	0.5	GB 5413.37
黄曲霉毒素 B_1[b]/(μg/kg)	≤	0.5	GB/T 18979
[a] 仅适用于以乳类及乳蛋白制品为主要原料的产品。 [b] 仅适用于以豆类及大豆蛋白制品为主要原料的产品。			

4.6 微生物限量

微生物限量应符合表 6 的规定。

表 6 微生物限量

项目	采样方案[a]及限量(若非指定,均以 CFU/g 表示)				检验方法
	n	c	m	M	
沙门氏菌	5	0	0/25g	—	GB 4789.4
金黄色葡萄球菌	5	2	10	100	GB 4789.10 平板计数法
[a] 样品的分析及处理按 GB 4789.1 执行。					

4.7 食品添加剂和营养强化剂

4.7.1 产品中食品添加剂的使用可参照 GB 2760 中相同或相近食品类别中允许使用的添加剂种类和使用量。

4.7.2 产品中如果添加表 A.1 中的一种或多种营养素，其所使用的营养强化剂化合物来源应符合 GB 14880 附录 C 的要求。

4.7.3 食品添加剂和营养强化剂的质量规格应符合相应的标准和 / 或有关规定。

5 标签

5.1 产品标签应符合 GB 13432 的规定。

5.2 标签中应在主要展示面标示“运动营养食品”及产品所属分类。

5.3 如有不适宜人群，应在标签中标识。

5.4 对于添加了肌酸的产品应在标签中标示“孕妇、哺乳期妇女、儿童及婴幼儿不适宜食用”。

附　录　A
可选择添加的营养素及含量要求

运动营养食品可以添加表 A.1 中的一种或多种营养素，其含量（以每日计）应符合表 A.1 的要求。

表 A.1　运动营养食品可添加的营养素种类及含量

种类	含量（以每日计）	参考检验方法
维生素 A/μg	120～375	GB 5413.9 或 GB/T 5009.82
维生素 D/μg	1.5～10	GB 5413.9
维生素 E/（mg α-TE）	2.1～20	GB 5413.9 或 GB/T 5009.82
维生素 B_1/mg	0.2～4	GB 5009.84
维生素 B_2/mg	0.2～2	GB 5413.12
维生素 B_6/mg	0.2～2	GB 5413.13 或 GB/T 5009.154
维生素 B_{12}/μg	0.4～4	GB 5413.14
维生素 C/mg	15～100	GB 5413.18
叶酸 /μg	60～260	GB 5009.211
烟酸 /mg	2.1～20	GB 5413.15 或 GB/T 5009.89
生物素 /μg	4.5～50	GB 5009.259
泛酸 /mg	0.8～7	GB 5413.17 或 GB 5009.210
钙 /mg	150～800	GB 5413.21 或 GB/T 5009.92
钠 /mg	700～1 600	GB 5009.91
钾 /mg	300～2 000	GB 5009.91
镁 /mg	53～300	GB 5009.241
铁 /mg	2.3～14	GB 5413.21 或 GB/T 5009.90
锌 /mg	1.7～12	GB 5009.14
硒 /μg	7.5～52	GB 5009.93
铜 /mg	0.3～1.5	GB 5009.13
碘 /μg	22.5～75	GB 5413.23
锰 /mg	0.5～2.5	GB 5009.242
磷 /mg	105～1 000	GB 5413.22 或 GB/T 5009.87
钼 /μg	80～125	—
铬 /μg	16～32	GB 5009.123
左旋肉碱 /g	1～2	GB 29989
牛磺酸 /g	0～0.6	GB 5009.169

附　录　B
肌酸的质量要求及测定方法

B.1　肌酸的质量要求

肌酸一水合物的质量分数应不低于 99.97%。

B.2　肌酸一水合物的测定(高效液相色谱法)

B.2.1　方法提要

样品中的肌酸一水合物经高效液相色谱分离、净化，用紫外检测器测定，外标法定量。

B.2.2　试剂和材料

B.2.2.1　实验用水：应符合 GB/T 6682 一级水的规定。

B.2.2.2　甲醇：色谱纯。

B.2.2.3　流动相：甲醇∶水 =40∶60。

B.2.2.4　肌酸一水合物（α- 甲基胍乙酸一水合物）标准品：纯度不低于 99.0%。

B.2.2.5　标准贮备溶液：准确称取肌酸一水合物（α- 甲基胍乙酸一水合物）标准品 0.500g，用水溶解并定容至 100mL。此标准贮备溶液的浓度为 5.0mg/mL。4℃保存。如溶液出现沉淀或浑浊，应重新配制。

B.2.2.6　标准系列溶液：用水将标准贮备溶液分别稀释至 0、100μg/mL、200μg/mL、400μg/mL、600μg/mL、800μg/mL、1 000μg/mL。临用时配制。

B.2.3　仪器和设备

B.2.3.1　高效液相色谱仪：配有可调紫外检测器。

B.2.3.2　色谱柱：ODSC_{18} 柱，粒径 5μm，内径 4.6mm，柱长 250mm。

B.2.4　分析步骤

B.2.4.1　试样溶液的制备

称取 0.030g 试样，精确至 0.000 1g。用水溶解并定容至 100mL。

B.2.4.2　测定

B.2.4.2.1　色谱分离条件

检测器波长：220nm。

流动相：甲醇和水（B.2.2.3）。

流速：0.5mL/min。

进样量：5μL。

B.2.4.2.2　定量

用进样器分别吸取 5μL 标准系列溶液（B.2.2.6），注入高效液相色谱仪，在上述色谱分离条件（B.2.4.2.1）下测定标准系列溶液的响应峰面积。以响应峰面积为纵坐标，标准系列溶液的浓度为横坐标，绘制标准曲线或计算回归方程。

吸取 5μL 试样溶液（B.2.4.1）注入高效液相色谱仪，在上述色谱分离条件（B.2.4.2.1）下测定试样溶液的响应峰面积。依据测定的响应峰面积，在标准曲线上查出（或由回归方程计算出）试样溶液中肌酸一水合物的浓度。

在上述色谱条件（B.2.4.2.1）下，肌酸一水合物（α- 甲基胍乙酸一水合物）的出峰时间约为 4.7min。标准系列溶液的液相色谱示意图见图 B.1。

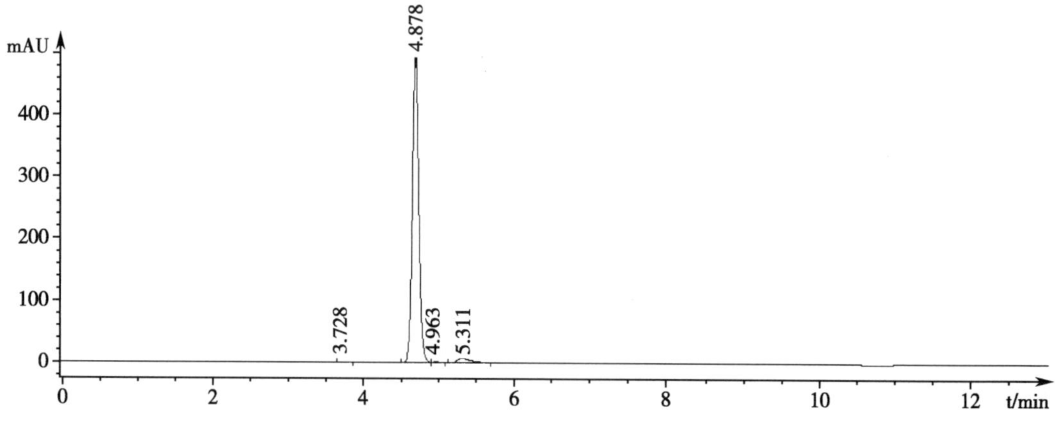

图 B.1　肌酸一水合物（α- 甲基胍乙酸一水合物）标准系列溶液的液相色谱示意图

B.2.5　结果计算

试样中肌酸一水合物的质量分数 W，按式（B.1）计算：

$$W=\frac{c\times 100}{m\times 10^6}\times 100\% \qquad \cdots\cdots\text{(B.1)}$$

式中：

W ——肌酸一水合物的质量分数，%；

c ——从标准曲线上查出（或由回归方程计算出）的肌酸一水合物溶液的质量浓度，单位为微克每毫升（μg/mL）；

100 ——试样的定容体积数，单位为毫升（mL）；

m ——试样的质量，单位为克（g）。

计算结果应标示到小数点后 1 位。

同一样品在重复性条件下获得的两次独立测定结果的绝对差值不应超过平均值的 2%。